Um mal kurz reinzuschmökern

Koronare Herzkran[kheit]

→ **Definition:** Die koronare Herzkrankheit entsteht durch Manifestation der Atherosklerose an den Koronararterien (Abb. 6.**12**). Durch stenosierende Gefäßprozesse kommt es im Rahmen der Durchblutungsstörung zu einem Missverhältnis zwischen Sauerstoffbedarf und Sauerstoffangebot im abhängigen Muskelareal (Abb. 6.**13**).

Folgekrankheiten dieser Koronarinsuffizienz sind Angina pectoris, Myokardinfarkt, Herzrhythmusstörungen oder Herzinsuffizienz.
Synonyme Bezeichnungen sind ischämische Herzkrankheit, Koronarinsuffizienz (engl.: ischemic heart disease, coronary artery disease [CAD]).

Vorkommen

Die KHK ist die weltweit häufigste Todesursache. Die Häufigkeit (Prävalenz) beträgt bis zu 20% bei Männern zwischen 40 und 60 Jahren. Frauen erkranken zunehmend häufiger, wobei hier als Ursachen Nikotinabusus und Antikonzeptiva angesehen werden. Das Geschlechterverhältni[s] (männlich zu weiblich) liegt bei 2–3 zu [1]. Deutschland sinken die Zahlen seit 1981 [langsam], aber kontinuierlich.

Reihe Krankheitslehre

**Innere Medizin
für Pflegeberufe**

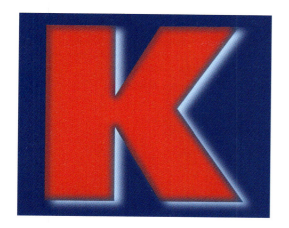

Innere Medizin für Pflegeberufe

Ulrich Gerlach
Hermann Wagner
Wilhelm Wirth

5., völlig neu bearbeitete Auflage

377 Abbildungen in
696 Einzeldarstellungen
125 Tabellen

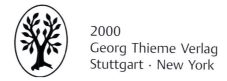

2000
Georg Thieme Verlag
Stuttgart · New York

Univ.-Prof. Dr. med. Ulrich Gerlach
em. Direktor der Medizinischen Klinik und Poliklinik
der Westfälischen Wilhelms-Universität.
Institut für Arterioskleroseforschung
Domagkstraße 3
48149 Münster

Prof. Dr. med. Hermann Wagner
Chefarzt der Medizinischen Klinik I
Klinikum Weiden
Söllnerstraße 16
92637 Weiden i. d. Opf.

Prof. Dr. med. Wilhelm Wirth
em. Chefarzt der Medizinischen Klinik I
St.-Marien-Hospital
Leonhard-Stinnes-Straße 55
45470 Mülheim a. d. Ruhr

1. Auflage 1981
2. Auflage 1985
3. Auflage 1989
4. Auflage 1994
1. französische Auflage 2000

Die Deutsche Bibliothek – CIP-Einheitsaufnahme

Innere Medizin für Pflegeberufe : 125 Tabellen / Ulrich Gerlach ... – 5., völlig neu bearbeitete Aufl. – Stuttgart ; New York : Thieme, 2000

Bis 3. Aufl. u.d.T.: Innere Medizin für Krankenpflegeberufe

NE: Gerlach, Ulrich

Abbildungsnachweis
Eberhardt/Arteria Photography: Abb. 3.9, 6.43, 7.41, 8.14, 8.15, 9.38, 9.39, 10.65, 11.23, 11.24, S. 644.
Johannes Dziemballa: Abb. 1.38, 4.7, 10.66, 12.18.
Thomas Stephan: Fotos (groß) aller 1. Seiten der Kapitel (außer Kap. 18). Foto (klein) Kap. 17, 1. Seite. Fotos der Doppelseite Teil I-III.
Petra Senn Fotodesign: Foto (klein), 1. Seite, Kap. 19.
Bildredaktion der oben genannten Abbildungen:
Anja Knudsen/red.sign
Albert Vogel: S. 655, S. 662

Geschützte Warennamen (Warenzeichen) werden **nicht** besonders kenntlich gemacht. Aus dem Fehlen eines solchen Hinweises kann also nicht geschlossen werden, daß es sich um einen freien Warennamen handele.

Das Werk, einschließlich aller seiner Teile, ist urheberrechtlich geschützt. Jede Verwertung außerhalb der engen Grenzen des Urheberrechtsgesetzes ist ohne Zustimmung des Verlages unzulässig und strafbar. Das gilt insbesondere für Vervielfältigungen, Übersetzungen, Mikroverfilmungen und die Einspeicherung und Verarbeitung in elektronischen Systemen.

© 1981, 2000 Georg Thieme Verlag
Rüdigerstraße 14, D-70469 Stuttgart
Unsere Homepage: http://www.thieme.de

Printed in Germany

Zeichnungen: Kap. 1 – 10, 12 – 18: Barbara Gay, Stuttgart
Kap. 11, 19: Christine Lackner, Ittlingen
Umschlaggestaltung: Stefan Killinger, Kornwestheim
Piktogramme: Martina Berge, Erbach/Ernsbach
Satz: Mitterweger & Partner, Plankstadt bei Heidelberg
Druck: Druckhaus Götz GmbH, Ludwigsburg

ISBN 3-13-593005-X   1 2 3 4 5 6

Wichtiger Hinweis: Wie jede Wissenschaft ist die Medizin ständigen Entwicklungen unterworfen. Forschung und klinische Erfahrung erweitern unsere Erkenntnisse, insbesondere was Behandlung und medikamentöse Therapie anbelangt. Soweit in diesem Werk eine Dosierung oder eine Applikation erwähnt wird, darf der Leser zwar darauf vertrauen, daß Autoren, Herausgeber und Verlag große Sorgfalt darauf verwandt haben, daß diese Angabe dem **Wissensstand bei Fertigstellung des Werkes** entspricht.

Für Angaben über Dosierungsanweisungen und Applikationsformen kann vom Verlag jedoch keine Gewähr übernommen werden. **Jeder Benutzer ist angehalten**, durch sorgfältige Prüfung der Beipackzettel der verwendeten Präparate und gegebenenfalls nach Konsultation eines Spezialisten festzustellen, ob die dort gegebene Empfehlung für Dosierungen oder die Beachtung von Kontraindikationen gegenüber der Angabe in diesem Buch abweicht. Eine solche Prüfung ist besonders wichtig bei selten verwendeten Präparaten oder solchen, die neu auf den Markt gebracht worden sind. **Jede Dosierung oder Applikation erfolgt auf eigene Gefahr des Benutzers**. Autoren und Verlag appelieren an jeden Benutzer, ihm etwa auffallende Ungenauigkeiten dem Verlag mitzuteilen.

Reihengeleitwort

Liebe Leserin, lieber Leser,
ist Ihnen das große **K** auf dem Titelbild ins Auge gefallen? Das finden Sie auf allen Büchern unserer neuen Reihe Krankheitslehre. In dieser Reihe wollen wir Ihnen das Lernen durch einige farbige Elemente erleichtern. Entstanden sind diese durch die häufig wiederkehrenden Fragen von Krankenpflegeschülerinnen und -schülern, die uns selbst noch gut in Erinnerung sind:

- Wollten Sie bei der Vielzahl von internistischen Krankheiten auch immer wissen, welche Ihnen nun besonders häufig in der Klinik begegnen? Dafür haben wir – ausgehend von der Krankenhausdiagnosestatistik des Statistischen Bundesamtes Wiesbaden – sogenannte Häufigkeitslisten entwickelt.

 Diese Krankheit tritt mit mehr als 50.000 Fällen pro Jahr in der Klinik auf ...
 10.000 bis 50.000 Fälle pro Jahr ...
5.000 bis 10.000 Fälle pro Jahr.

Das ausgewertete Datenmaterial bezieht sich lediglich auf die Einweisungsdiagnose. Wundern Sie sich also nicht, wenn in der Bevölkerung weit verbreitete Krankheiten wie beispielsweise die Gastritis nur ein blaues Kästchen bekommen haben.

- Fragen Sie sich, inwieweit all das medizinische Wissen direkten Bezug zu Ihrem täglichen Leben auf Station hat?

 Das „Pflegekissen" ermöglicht Ihnen die Verknüpfung von Medizin und Pflege und liefert Ihnen mit knappen Informationen direkten Praxisnutzen.

- Fühlen Sie sich durch die Größe des Stoffgebiets verunsichert und haben Sie Angst, ganz Wichtiges übersehen zu haben?

 Das Ausrufezeichen weist Sie auf Inhalte hin, die Sie wirklich im Kopf haben sollten und die Sie durch Querlesen wiederholen können.

- Fragen Sie sich: „Muss ich denn wirklich alles wissen?"

 Was Sie hier lesen, geht über das prüfungsrelevante Wissen hinaus, ermöglicht Ihnen jedoch ein umfassenderes Verständnis der Zusammenhänge.

 Die Auswertung der Examensfragen der letzten 5 Jahre finden Sie im typischen Prüfungswissen.

Neben all diesen farbigen Elementen bieten Pflegeschwerpunkte die Möglichkeit, die Bedeutung dieser Krankheit für den Patienten in ganzheitlicher Sicht zu betrachten. Dazu wurden einzelne, im Krankenhaus besonders häufig anzutreffende Themen ausgewählt und von Pflegeexperten für Sie aufbereitet.

Jetzt wünschen wir Ihnen möglichst leichtes Lernen und trotzdem Spaß beim Lesen!

Ihr Pflegeteam bei Thieme

Vorwort zur 1. Auflage

Schwestern, Pfleger, Ärzte und alle anderen Mitarbeiter eines Krankenhauses oder einer Arztpraxis dienen gemeinsam dem gleichen Ziel, kranken Menschen zu helfen. Die Aufgaben sind unterschiedlich verteilt, setzen aber bei jedem Verständnis für den Kranken voraus.

Dieses Buch dient dem Kranken dadurch, daß es Schwestern und Pflegern, die für die Kranken Sorge tragen, Wissen vermittelt; denn die Kenntnis der Krankheitssymptome, der diagnostischen und pathophysiologischen Vorgänge und der therapeutischen Möglichkeiten ist Voraussetzung für eine gute Schwestern- und Pflegertätigkeit, die sich dann in der praktischen Berufserfahrung vervollkommnet.

Neben der Anwendung des Wissens und der Kenntnisse liegt die eher größere Aufgabe der Krankenpflege darin, die Beziehung Schwester – Patient und Patient – Arzt zu vertiefen. Dies beginnt mit dem „guten Wort" beim Eintritt des Patienten in das Krankenhaus und setzt sich im Gespräch mit dem Kranken fort. Die persönlichen Probleme des Kranken, die Aussicht auf Heilung oder tödlichen Ausgang der Krankheit münden in diese Beziehung ein, heute um so mehr, da eine berechtigte Angst vor der nicht immer überschaubaren medizinischen Technik bei den Kranken wie bei den Gesunden verbreitet ist. Dem Kranken einen Teil seiner Unsicherheit in der fremden und oft bedrängenden Umgebung des Krankenhauses zu nehmen, obliegt dem vermittelnden Verständnis, der Hilfsbereitschaft, der Freundlichkeit von Schwestern, Pflegern und Ärzten, die einen verantwortlichen und vertrauensvollen Umgang mit dem Kranken pflegen. Der schutzbedürftige Kranke muß sich der individuellen menschlichen Zuwendung, des Verständnisses und der Achtung seiner Betreuer bei aller notwendigen Organisation und Technisierung der Medizin sicher sein.

Der Inhalt dieses Buches zur Vorbereitung auf den Beruf in der Krankenpflege und für die berufsbegleitende Weiterbildung ist aufgrund der langjährigen praktischen Tätigkeit der Verfasser an Krankenpflegeschulen geordnet: Anatomische, pathologisch-anatomische und pathophysiologische Vorbemerkungen leiten die einzelnen Kapitel ein. Der Schilderung des klinischen Krankheitsbildes ist der wichtigste Platz eingeräumt. Seltene Krankheiten werden nur am Rande „zum Nachschlagen" erwähnt. Lernziele und Prüfungsfragen vervollständigen den nach didaktischen Gesichtspunkten gewählten Aufbau des Buches. Stilistische Verschiedenheit zwischen den einzelnen Beiträgen und gelegentliche inhaltliche Überschneidung wurden belassen, um den Abschnitten mehr „Farbe" zu geben.

Die Autoren danken Frau *Anne Kamphues* für die verläßliche Hilfe bei der Abfassung des Buches, den Mitarbeitern des Verlages, insbesondere Herrn Dr. *D. Bremkamp*, für die immer gern und großzügig gewährte Unterstützung und Herrn Dr. h.c. *G. Hauff*, der das Buch gefördert, entsprechend ausgestattet und nun auf den Weg gebracht hat.

Münster, im Frühjahr 1981

Ulrich Gerlach
Norbert van Husen
Hermann Wagner
Wilhelm Wirth

Vorwort zur 5. Auflage

Nach vier Auflagen der „Inneren Medizin für Pflegeberufe" seit der 1. Auflage im Jahre 1981 präsentiert sich nun die 5. Auflage in völlig neuer Bearbeitung, äußerlich kenntlich am größeren Format, an der erstmals durchgängig farbigen Gestaltung, der vermehrten Anzahl von informativen Abbildungen, erklärenden Graphiken und zusammenfassenden Tabellen. Inhaltlich folgt die Darstellung der in der „Inneren Medizin" bewährten didaktischen Regeln: Die grundlegenden anatomischen, physiologischen und pathophysiologischen Zusammenhänge werden jeweils den klinischen Bildern und Syndromen vorangestellt, um die Regulation und das Zusammenspiel der verschiedenen Funktionen im Organismus besser begreiflich zu machen. So wird das Verständnis krankhafter Vorgänge und damit das Lernen gefördert. Der rasche klinische und wissenschaftliche Fortschritt der Inneren Medizin wurde ebenso beachtet wie die neuen Kenntnisse der Pflegewissenschaft, die in speziellen Hinweisen zur Pflege und in besonderen „Pflegeschwerpunkten" hervorgehoben sind.

Wichtige und häufig vorkommende Krankheiten sind ausführlich dargestellt. Seltene Syndrome werden erwähnt, weil sich gerade an diesen neue molekulargenetische Zusammenhänge und die Fortschritte in der molekularbiologischen Diagnostik und Therapie ablesen lassen. Die Kenntnis der Krankheitslehre ist eine Voraussetzung für klinisches Denken und Handeln. Am Krankenbett freilich erleben wir den Patienten in seiner körperlich-seelischen Einheit, mit seiner Familie, seinen Sorgen, seinem sozialen Umfeld, ganzheitlich als den kranken Menschen. Erst im Umgang mit seiner Person erweist sich eine hohe pflegerische Qualität.

Die Autoren danken den Schwestern und Pflegern, die mit Anregungen und kritischen Bemerkungen auch diese 5. Auflage des Buches „Innere Medizin für Pflegeberufe" gefördert haben. Besonderer Dank gilt Herrn Oberarzt Dr. A. Horn (Weiden) für die wesentliche Mitarbeit am Kapitel „Krankheiten des Gefäß- und Kreislaufsystems" und Frau Dr. H. Wirth (Mülheim) für die Beiträge zur Krankenhaushygiene, zu Impfungen und nosokomialen Infektionen. Norbert van Husen, der am 10. Dezember 1997 verstorben ist, konnte das Erscheinen der 5. Auflage nicht mehr erleben. Als Autor haben seine klinische Erfahrung und sein didaktisches Können die vorangegangenen vier Auflagen maßgebend geprägt.

Dem Thieme Verlag, insbesondere Frau C. Grützner und Frau I. Pfitzer, danken wir für die gelungene redaktionelle und formale Gestaltung des Buches. Herrn A. Hauff gebührt unser Dank für die großzügige Förderung und Ausstattung dieser 5. Auflage der „Inneren Medizin für Pflegeberufe".

Ulrich Gerlach
Hermann Wagner
Wilhelm Wirth

Danksagung

Bei der Neugestaltung der vorliegenden 5. Auflage der „Inneren Medizin für Pflegeberufe" waren namhafte Kolleginnen und Kollegen behilflich, die uns in großzügiger Weise auch zahlreiche Abbildungen aus ihren Fachgebieten zur Verfügung gestellt haben. Dafür sind wir den nachfolgend Genannten zu besonderem Dank verpflichtet:

Univ.-Prof. Dr. W. Böcker
(Gerhard-Domagk-Institut für Pathologie Münster)

Univ.-Prof. Dr. H. Busse
(Klinik und Poliklinik für Augenheilkunde Münster)

Univ.-Prof. Dr. Dr. h.c. W. Domschke
(Medizinische Klinik und Poliklinik Münster)

Dr. R. Fabriz
(Klinik für Gynäkologie und Geburtshilfe, Klinikum Weiden)

Professor Dr. E.-Chr. Foerster
(Medizinische Klinik und Poliklinik Münster)

Privatdozent Dr. J. Giedl
(Pathologisches Institut am Klnikum Weiden)

Privatdozent Dr. A. Gillesen
(Medizinische Klinik „Marienhospital Herne" der Ruhruniverstität Bochum)

Univ.-Prof. Dr. W. Heindel
(Institut für Klinische Radiologie – Röntgendiagnostik – Münster)

Dr. V. Henke
(Facharzt für Augenheilkunde, Klinikum Weiden)

Dr. R. Heyder
(Abteilung für Strahlentherapie, Radioonkologie und Nuklearmedizin, Klinikum Weiden)

Professor Dr. B. Högemann
(Medizinische Klinik, Städtische Kliniken Osnabrück)

Dr. A. Horn
(Medizinische Klinik I, Klinikum Weiden)

Dr. M. Huber
(Funktionsbereich Gefäßchirurgie der Chirurgischen Klinik, Klinikum Weiden)

Privatdozent Dr. J. Konturek
(Medizinische Klinik und Poliklinik Münster)

Dr. J. Menzel
(Medizinische Klinik und Poliklinik Münster)

Privatdozent Dr. W. Moshage
(Medizinische Klinik II der Universitiät Erlangen)

Professor Dr. E. Most
(St. Vincenz-Krankenhaus, Kardiologische Abteilung, Paderborn)

Univ.-Prof. Dr. S. Nolting
(Klinik und Poliklinik für Hautkrankheiten Münster)

Professor Dr. W. Rödl
(Strahleninstitut, Abteilung Radiologische Diagnostik, Klinikum Weiden)

Privatdozentin Dr. P. Scheutzel
(Univ.-Klinik für Zahnärztliche Prothetik Münster)

Dr. K. Schreiber
(Wedel)

Dr. W. Schwirzer
(Medizinische Klinik I, Klinikum Weiden)

Die Autoren

Inhaltsverzeichnis

Einführung 1
U. Gerlach

I

1 Krankheiten der Speiseröhre und des Magen-Darm-Kanals 8
U. Gerlach

Krankheiten der Speiseröhre 9
   Anatomie und Physiologie 9
   Untersuchungsmethoden 10
   Leitsymptome 10
   Ösophagitis 12
   Barrett-Ösophagus (Zylinderepithel-
   Metaplasie des Ösophagus) 14
   Ösophagusruptur 14
   Achalasie 14
   Ösophagospasmus 15
   Ösophagusdivertikel 16
   Tumoren des Ösophagus 16
Krankheiten des Magens 18
   Anatomie und Physiologie 18
   Untersuchungsmethoden 20
   Lageanomalien 22
   Gastritis 24
   Ulkuskrankheit (Ulcus pepticum) 26
   Der operierte Magen 32
   Tumoren des Magens 34
   Diätempfehlungen bei Erkrankungen
   der Verdauungsorgane 36
Krankheiten des Dünndarms 37
   Anatomie und Physiologie 37

Untersuchungsmethoden 39
Duodenitis 40
Chronisch-entzündliche Darmkrankheiten . 40
Sprue 40
Divertikel 41
Tuberkulose 42
Vaskuläre Störungen 42
Tumoren des Dünndarms 43
Krankheiten des Dickdarms 43
   Anatomie und Physiologie 43
   Untersuchungsmethoden 44
   Leitsymptome 44
   Reizdarm-Syndrom (irritabler Darm) 48
   Chronisch- entzündliche Darmkrankheiten . 49
   Divertikulose und Divertikulitis
   (Divertikelkrankheit) 53
   Pseudomembranöse Kolitis 55
   Kolorektale Polypen 55
   Kolorektales Karzinom 57
   Weitere Krankheiten des Dickdarms 59
Krankheiten des Bauchfells 60
   Peritonitis 60
Pflegeschwerpunkt
Chronisch- entzündliche Darmkrankheiten ... 60

2 Krankheiten der Leber 64
U. Gerlach

Anatomie, Physiologie und funktionelle
Bedeutung der Leber 65
Hepatitis 67
   Akute Hepatitis 67
   Chronische Hepatitis 75
Hyperbilirubinämien 76
   Erworbene Hyperbilirubinämien 76
   Funktionelle Hyperbilirubinämien 76
Leberzirrhose und Komplikationen 77
   Leberzirrhose 77

Komplikationen bei Leberzirrhose 80
Biliäre Zirrhosen 84
Leberschädigung infolge Alkoholabusus 85
   Alkoholinduzierte Fettleber 85
   Alkoholhepatitis 85
   Alkoholinduzierte Leberzirrhose 85
Arzneimittelbedingte Leberschäden 86
Leberschädigung durch Umweltgifte 86
Weitere Erkrankungen der Leber 87
   Primär sklerosierende Cholangitis 87

Schwangerschaftsspezifische
Lebererkrankungen 87
Fettleber (Steatosis hepatis) 88
Speicherkrankheiten der Leber 88
Gefäßerkrankungen der Leber 88
Tumoren der Leber 89
Bösartige Lebertumoren 89
Gutartige Lebertumoren 90
Raumforderungen in der Leber
bei Infektionskrankheiten 91
Leberabszess 91
Echinokokkose der Leber 92
Pflegeschwerpunkt Leberzirrhose 60

3 Krankheiten der Gallenblase und der Gallenwege 96
U. Gerlach

Anatomie, Physiologie und Pathophysiologie   97
Untersuchungsmethoden   98
Gallengangsatresie   99
Papillenstenose   99
Dyskinesie der Gallenwege   99
Gallensteinkrankheit 100
Postcholezystektomie-Syndrom 102
Cholezystitis 103
Akute Cholezystitis 103
Chronische Cholezystitis 103
Entzündliche Erkrankungen der Gallenwege . 103
Cholangitis 103
Verschlussikterus, Cholestase 104
Tumoren 105
Tumoren der Gallenblase und der
Gallengänge 105
Pflegeschwerpunkt Gallensteinkrankheit 106

4 Krankheiten des exokrinen Pankreas 108
U. Gerlach

Anatomie und Physiologie 109
Untersuchungsmethoden 110
Angeborene Pankreasveränderungen 111
Mukoviszidose (zystische Fibrose) 111
Pankreatitis 112
Akute Pankreatitis 112
Chronische Pankreatitis 114
Pankreaskarzinom 115
Endokrin aktive Pankreas-, Magen- und
Darmtumoren 115
Pflegeschwerpunkt Chronische Pankreatitis   116

5 Krankheiten des Stoffwechsels 118
U. Gerlach

Anatomie und Physiologie 119
Adipositas 121
Metabolisches Syndrom 126
Mangelernährung 127
Magersucht (Anorexia nervosa) 127
Bulimie (Bulimia nervosa) 128
Störungen des Fettstoffwechsels 129
Hyperlipidämie 129
Hypolipoproteinämien 134
Speicherkrankheiten 135
Lipidosen (Lipidspeicherkrankheiten) 135
Amyloidosen 135
Störungen des Aminosäuren- und
Proteinstoffwechsels 135
Phenylketonurie 135
Störungen des Bindegewebsstoffwechsels . . . 136
Ehlers-Danlos-Syndrom 136
Mukopolysaccharidosen 136
Störungen im Stoffwechsel des Blutfarbstoffs 137
Kongenitale erythropoetische Porphyrie
(Günther-Krankheit) 137
Hepatische Porphyrien 137
Symptomatische (sekundäre) Porphyrie . . 138
Weitere Stoffwechselstörungen 138
Genetische (primäre) Hämochromatose
(Eisenspeicherkrankheit) 138
Morbus Wilson (Kupferspeicherkrankheit) . 139
Gicht (Arthritis urica) 140
Störungen des Kohlenhydratstoffwechsels . 142
Hypoglykämie 142
Glykogenspeicherkrankheiten 142
Hereditäre Fruktoseintoleranz 142
Krankheiten der Muskulatur 143
Muskeldystrophien 143
Myasthenia gravis 143
Weitere Muskelkrankheiten 144
Störungen des Knochenstoffwechsels 144
Osteoporose 145

Osteomalazie 146	Diabetes mellitus renalis
Osteodystrophia fibrosa generalisata	(renale Glukosurie) 148
(Morbus Recklinghausen) 147	Diabetes insipidus renalis 148
Sudeck-Syndrom 147	Störungen des Vitaminhaushalts 149
Morbus Paget (Osteodystrophia deformans	Vitamin A (Retinol) 149
Paget) 147	Vitamin D (Kalziferol) 150
Marmorknochenkrankheit	Vitamin E (Tokopherol) 150
(Osteopetrose) 148	Vitamin K (Phyllochinon) 150
Osteomyelitis 148	Vitamin-B-Gruppe 150
Tumoren 148	Vitamin C (Ascorbinsäure) 151
Störungen des renalen Transports	Biotin (Vitamin H) 151
(hereditäre Tubulopathien) 148	Störung im Stoffwechsel der Spurenelemente 152

6 Krankheiten des Herzens 153
H. Wagner

Anatomie und Physiologie 154	Akute Perikarditis 206
Untersuchungsmethoden 157	Chronisch konstriktive Perikarditis 206
Klinische Untersuchung 157	Erworbene Krankheiten der Herzklappen ... 207
Spezielle Untersuchungsverfahren 159	Mitralstenose 210
Koronare Herzkrankheit (KHK) 167	Mitralinsuffizienz 210
Akuter Myokardinfarkt 173	Mitralklappenprolaps 211
Herzrhythmusstörungen 180	Aortenklappenstenose 211
Bradykarde Herzrhythmusstörungen 181	Aortenklappeninsuffizienz 212
Tachykarde Herzrhythmusstörungen 182	Trikuspidalklappenfehler 213
Störungen des Reizleitungssystems 187	Angeborene Herz- und Gefäßmissbildungen 213
Elektrotherapie 199	Herzfehler ohne Shunt 214
Herzinsuffizienz 193	Herzfehler mit Links-Rechts-Shunt 215
Krankheiten des Endokards 201	Fehlbildung mit Rechts-Links-Shunt 216
Endokarditis 201	Herztumoren 217
Krankheiten des Myokards 204	Traumen des Herzens und der
Kardiomyopathie 204	großen Gefäße 217
Myokarditis 205	Pflegeschwerpunkt Herzinsuffizienz 218
Krankheiten der Perikards 206	

II

7 Krankheiten des Gefäß- und Kreislaufsystems 224
H. Wagner

Anatomie und Physiologie 222	Atherosklerose der hirnversorgenden
Untersuchungsmethoden 223	Gefäße und Schlaganfall 233
Arterienkrankheiten 225	Subclavian-steal-Syndrom 239
Arteriosklerose 225	Krankheiten der peripheren Arterien 240
Krankheiten der Aorta 228	Periphere chronische arterielle
Aortenaneurysma 228	Verschlusskrankheit 240
Aortendissektion 229	Akuter Arterienverschluss 245
Aortenbogensyndrom 232	Thrombangiitis obliterans 247
Krankheiten der Hirngefäße 233	Raynaud-Syndrom 249

Störungen der Kreislaufregulation 251
    Arterielle Hypertonie 251
    Arterielle Hypotonie 259
Krankheiten der Venen und Lymphgefäße .. 261
    Varikosis 261
    Thrombophlebitis 264
    Phlebothrombose 265
    Postthrombotisches Syndrom 267

Chronisch venöse Insuffizienz 269
Lungenembolie 271
Lymphödem 274
Kompressionsbehandlung bei Krankheiten
der Venen und Lymphgefäße 274
    Thromboseprophylaxe 276
Pflegeschwerpunkt Phlebothrombose 279

8 Krankheiten der Atmungsorgane 286
U. Gerlach

Anatomie und Physiologie 287
Untersuchungsmethoden 288
Akute Krankheiten der Nase
und der Bronchien 291
    Akute Bronchitis 291
    Bronchiolitis 291
Chronisch-obstruktive Atemwegs-
erkrankungen 291
    Chronische Bronchitis 291
    Lungenemphysem 293
    Asthma bronchiale 295
    Mukoviszidose 297
Bronchiektasen (Bronchiektasie) 297
Lungenentzündung (Pneumonie) 299
    Besondere Formen der Pneumonie 299
    Lungenabszess 301
    Pilzpneumonien (Lungenmykosen) 301
    Eosinophile Pneumonien 302
    Rheumatische Lungeninfiltrate 302
    Toxische Lungenentzündungen 303
Interstitielle Lungenerkrankungen
(Lungenfibrosen) 303
    Idiopathische Lungenfibrose 303
    Sarkoidose (Morbus Boeck) 303
    Pneumokoniosen
    (Staublungenkrankheiten) 305

Weitere Fibrose auslösende Krankheiten .. 306
Gefäßbedingte Lungenerkrankungen 306
    ARDS (adult respiratory Distress
    Syndrome, Schocklunge, akutes
    Lungenversagen) 306
    Cor pulmonale 307
    Lungenembolie und Lungeninfarkt 307
    Hereditäre hämorrhagische Teleangiektasie
    (Morbus Osler-Weber-Rendu) 309
Tumoren der Lunge 309
    Lungenkarzinome 309
    Lungentransplantation 314
Schlafapnoe 314
Krankheiten des Rippenfells 315
    Pleuritis sicca, und exsudativa,
    Pleuraerguss 315
    Tumoren der Pleura 316
Pneumothorax 317
Krankheiten des Mediastinums 318
    Mediastinitis 318
    Mediastinalemphysem 318
    Mediastinaltumoren 318
Pflegeschwerpunkt Pneumonie 319

9 Rheumatische Krankheiten 322
W. Wirth

Anatomie 320
Rheumatisches Fieber
(akuter Gelenkrheumatismus) 321
Gelenkinfektion 323
Chronische Polyarthritis (rheumatoide
Arthritis) 323
Sonderformen der chronischen Polyarthritis . 328
    Felty-Syndrom 328
    Caplan-Syndrom 328
    Sjögren-Syndrom 329
Arthropathia psoriatica 329

Symptomatische und reaktive Arthritiden ... 331
    Symptomatische Arthritiden 331
    Reaktive Arthritiden 331
Spondylitis ankylosans (Bechterew-Krank-
heit) 333
Kollagenosen (Kollagenkrankheiten) 335
    Systemischer Lupus erythematodes (SLE) . 335
    Progressive Sklerodermie 337
    Polymyositis/Dermatomyositis 338
    Vaskulitiden 339
Arthrosen (degenerativer Rheumatismus) ... 341

Arthrose des Hüftgelenks – Koxarthrose .. 344
Arthrose des Kniegelenks – Gonarthrose .. 345
Fingerpolyarthrose (nodale Arthrose) 345
Degenerative Erkrankungen
der Wirbelsäule 346
Weichteilrheumatismus 348
    Tendopathien – Tendovaginopathien –
    Bursopathien 349

Periarthropathia humeroscapularis 350
Muskelrheumatismus 351
Schulter-Hand-Syndrom 354
Pannikulose 354
Pflegeschwerpunkt
Rheumatische Erkrankungen 355

10 Krankheiten des endokrinen Systems 361
H. Wagner

Krankheiten der Inselzellen des Pankreas ... 362
    Anatomie und Physiologie 362
    Diabetes mellitus 363
    Hyperglykämische Stoffwechsel-
    entgleisungen 380
    Hypoglykämien 382
    Vaskuläre Komplikationen 384
    Endokrin aktive Tumore 389
Krankheiten von Hypothalamus
und Hypophyse 391
    Anatomie und Physiologie 391
    Allgemeine Diagnostik von
    Hypothalamus und Hypophyse 391
    Unterfunktion des Hypophysen-
    vorderlappens 394
    Hypophysentumoren 395
    Diabetes insipidus 399
    Schwartz-Bartter-Syndrom:
    Syndrom der inadäquaten ADH-Sekretion
    (SIADH) 399
Krankheiten der Nebennieren 400
Krankheiten der Nebennierenrinde 401
    Anatomie und Physiologie 401
    Überfunktion der Nebennierenrinde 403
    Unterfunktion der Nebennierenrinde
    (Morbus Addison) 408

Krankheiten des Nebennierenmarks 410
Unterfunktion des Nebennierenmarks ... 412
Krankheiten der Gonaden 412
    Krankheiten der Hoden 412
    Intersexualität 416
    Pubertas praecox 418
    Pubertas tarda 419
    Hirsutismus 419
Krankheiten der Nebenschilddrüsen 421
    Anatomie und Physiologie 421
    Hyperparathyreoidismus 421
    Hyperkalzämiesyndrom 424
    Hypoparathyreoidismus 424
    Pseudohypoparathyreoidismus 425
Krankheiten der Schilddrüse 426
    Anatomie und Physiologie 426
    Diagnostik 427
    Euthyreote Struma 431
    Hyperthyreose 435
    Endokrine Orbitopathie 442
    Hypothyreose 443
    Thyreoiditis 447
    Schilddrüsentumoren 448
Pflegeschwerpunkt Diabetes mellitus
Typ 2 452

11 Krankheiten der Niere 456
H. Wagner

Anatomie und Physiologie 457
Leitsymptome und Untersuchungsbefunde .. 459
Infektionskrankheiten der Harnwege und
der Niere 465
    Asymptomatische Bakteriurie 467
    Akute Zystitis (Harnblasenentzündung) ... 467
    Akute Pyelonephritis 467
    Chronische Pyelonephritis 468
    Urethritis 469
Nichtbakterielle tubulointerstitielle Nieren-
krankheiten 470

Akute, nichtbakterielle interstitielle
Nephritis (AIN) 470
Chronische, nichtbakterielle interstitielle
Nephritis 470
Analgetikanephropathie 471
Störungen tubulärer Partialfunktionen ohne
nachweisbare strukturelle Schäden 471
Obstruktive Uropathie 472
Vesikorenaler Reflux (VRR) 472
Nierenveränderungen
bei primär extrarenalen Krankheiten 473

Nephropathien bei Diabetes mellitus 473
Harnsäurenephropathie 474
Amyloidose der Niere 474
Neoplasien und Paraproteinämie 475
Hypertensive Nierenschäden 475
Urogenitaltuberkulose 476
Schwangerschaftsnephropathien 476
EPH-Gestose 476
Erstmalige Nierenerkrankung und
Schwangerschaft 477
Vorbestehende Nierenerkrankung und
Schwangerschaft 477
Glomeruläre Krankheiten 477
Glomerulonephritis (GN) 478
Nephrotisches Syndrom 482
Asymptomatische Urinbefunde 485
Angeborene anatomische Anomalien
(Fehlbildungen) 486

Zystische Veränderungen der Niere 486
Zystennieren 486
Markschwammniere 487
Nierenzysten 487
Akutes Nierenversagen (ANV) 488
Prärenales ANV 488
Renales ANV 489
Postrenales ANV 489
Chronische Niereninsuffizienz (CNI)
und Urämie 491
Dialyse und Transplantation 493
Transplantation 495
Nierensteinleiden 496
Tumoren des Urogenitaltraktes 499
Nierenzellkarzinom 499
Harnblasentumoren 500
Pflegeschwerpunkt Akute Glomerulo-
nephritis 501

12 Blutkrankheiten ... 508
W. Wirth

Anatomie und Physiologie 509
Erkrankungen des erythropoetischen
Systems 511
Bau und Funktion der Erythrozyten 511
Anämien 512
Hypochrome Anämien 512
Hyperchrome (megaloblastäre) Anämien . 513
Normochrome Anämien 515
Hämolytische Anämien 515
Polyglobulie 517
Erkrankungen des leukopoetischen Systems 518
Klassifizierung, Bau und Funktion
der Leukozyten 518
Agranulozytose 519
Aplastische Anämie (Panhämozytopenie) . 520
Myelodysplastische Syndrome 520
Myeloproliferative Syndrome 521
Akute Leukämien 523
Erkrankungen des lymphoretikulären
Systems 524
Lymphogranulomatose (Morbus Hodgkin) . 524

Non-Hodgkin-Lymphome 525
Monoklonale Gammopathien 528
Hämorrhagische Diathesen (Blutungsübel) . . 530
Normale Gerinnung 530
Untersuchungsmethoden 531
Koagulopathien 532
Angeborene Bildungsstörungen von
Gerinnungsfaktoren 532
Erworbene Bildungsstörungen von
Gerinnungsfaktoren
(erworbene Koagulopathien) 534
Immunkoagulopathien 535
Thrombozytopathien 536
Thrombozytopenien 536
Thrombozytosen 537
Gefäßbedingte Blutungsübel 537
Morbus Osler 537
Weitere Gefäßschäden mit
Blutungsneigung 538
Pflegeschwerpunkt Anämie 538

13 Immunologie ... 540
W. Wirth

Allgemeines und spezifisches Abwehrsystem 541
Trägerzellen des Immunsystems 542
Ablauf einer Abwehrreaktion 543

Pathogene Immunreaktionen 544
Erworbenes Immunmangelsyndrom
(AIDS) 545

14 Infektionskrankheiten 547
W. Wirth

Pathophysiologie 549
Viruskrankheiten der oberen Luftwege
(Erkältungskrankheiten) 550
    Infektion mit Schnupfenviren 550
    Infektion mit Influenzaviren (Grippe) ... 551
    Infektion mit weiteren Erkältungsviren ... 552
    Viruspneumonie – primär atypische
    Pneumonie 552
Viruskrankheiten des Zentralnervensystems . 553
    Poliomyelitis (spinale Kinderlähmung) ... 554
    Coxsackie-Virus-Infektion 555
    ECHO-Virus-Infektion 556
    Frühsommer-Meningoenzephalitis (FSME) 556
    Lymphozytäre Choriomeningitis (LCM) ... 557
    Tollwut (Lyssa) 557
    Meningitis und Enzephalitis als
    Virusbegleiterkrankungen 558
Exanthemische Viruskrankheiten 558
    Windpocken (Varizellen) und Gürtelrose
    (Herpes zoster) 558
    Herpes-simplex-Virus-Infektion 559
    Pocken (Variola vera) 560
    Masern (Morbilli) 560
    Röteln (Rubeola) 561
    Exanthema subitum 562
    Erythema infectiosum (Ringelröteln) 562
Weitere Viruskrankheiten 562
    Parotitis epidemica (Mumps) 562
    Infektiöse Mononukleose
    (Pfeiffer-Drüsenfieber) 563
    Zytomegalievirus-Infektion 563
    Hantavirus-Infektion 564
Rickettsiosen 564
    Klassisches Fleckfieber 564
    Wolhynisches Fieber 565
    Q-Fieber 565
Mykoplasmeninfektionen 565
Chlamydien-Infektionen 566
Bakteriell bedingte Infektionskrankheiten ... 566
    Keuchhusten (Pertussis) 566
    Diphtherie 567
    Scharlach 569
    Katzenkratzkrankheit 570
    Erysipel 570
    Sepsis 570
    Salmonellosen 571
    Shigellosen (Bakterienruhr) 573
    Cholera 574
    Botulismus (Lebensmittelvergiftung) 575
    Leptospirosen 575
    Rückfallfieber 576

    Brucellosen 576
    Tularämie 577
    Yersiniosen 577
    Weitere Bakterienenteritiden 578
    Bakterielle Meningitis 579
    Listeriose 580
    Tetanus (Wundstarrkrampf) 581
    Milzbrand 582
    Gasbrand 582
Krankenhausinfektionen
(nosokomiale Infektionen) 583
Krankheiten durch Protozoen 586
    Toxoplasmose 586
    Lambliasis 586
    Trichomonasis 587
Wurmbefall
Befall mit Nematoden (Fadenwürmer) 587
    Askaridiasis (Spulwurmbefall) 587
    Enterobiasis (Madenwurmbefall) 588
    Trichuriasis (Peitschenwurmbefall) 588
    Trichinose (Trichinenbefall) 588
Befall mit Zestoden (Bandwürmer) 589
    Täniasis (Bandwurmbefall) 589
    Zystizerkose (Zystizerkenbefall) 590
    Diphyllobothrium-latum-Befall
    (Fischbandwurmbefall) 590
    Echinokokkose (Echinokokkenbefall) 590
Befall mit Trematoden (Saugwürmer) 591
    Fasziolosis (Leberegelbefall) 591
Wichtige Tropenkrankheiten
Tropische Viruskrankheiten 592
    Gelbfieber 592
    Denguefieber (7-Tage-Fieber) 593
    Pappataci-Fieber (Sandfliegen-Fieber) ... 593
Bakteriell bedingte Tropenkrankheit 593
    Lepra (Aussatz) 593
Tropenkrankheiten durch Protozoen 594
    Malaria 594
    Schlafkrankheit 597
    Chagas-Krankheit 597
    Leishmaniasen 597
    Amöbiasis 598
Tropische Wurmkrankheiten 599
    Bilharziose (Schistosomiasis) 599
    Filariosen 600
    Ankylostomiasis 601
    Paragonimiasis 601
    Clonorchis- und Opisthorchisbefall 602
Tuberkulose 602
Pflegeschwerpunkt Lungentuberkulose 607

15 Vergiftungen ... 611
W. Wirth

Allgemeine Symptomatik und Grundzüge der Therapie ... 612
    Erste Hilfe ... 614
    Entgiftung (Detoxikation) ... 614
Spezielle Vergiftungen ... 616
    Schlafmittelvergiftungen ... 616
    Schmerzmittelvergiftung ... 616
    Alkoholintoxikation ... 617
Vergiftungen durch Ätzgifte ... 618
Vergiftungen durch organische Lösungsmittel ... 619
Vergiftung mit Pflanzenschutzmitteln ... 620
Schwermetallvergiftungen ... 621
Inhalatorische Vergiftungen ... 622
Vergiftungen durch Schlangenbisse ... 623

16 Allgemeine internistische Onkologie ... 624
H. Wagner

Häufigkeit, Tumorentstehung, Vorsorge ... 625
Diagnostik und Stadieneinteilung ... 629
Onkologische Therapien ... 633
Onkologische Notfälle ... 639
    Tumorhyperkalzämie ... 639
    Obere Einflussstauung ... 639
Querschnittssyndrom ... 639
Tumorlysesyndrom ... 640
Hirnmetastasen ... 641
Handhabung von Zytostatika ... 642
Pflegeschwerpunkt Onkologie ... 643

17 Referenzbereiche für gebräuchliche Laboruntersuchungen bei Erwachsenen ... 646
U. Gerlach

18 Geriatrie (Altersheilkunde) ... 655
W. Wirth

Alter und Altern ... 657
Geriatrische Erkrankungen ... 658
    Postmenopausale, senile Osteoporose ... 658
    Benigne Prostatahyperplasie (BPH) ... 659
Arthrose und Verschleiß ... 659
Medikamentöse Behandlung im Alter ... 660
Pflegeschwerpunkt Geriatrie ... 661

19 Der bewusstlose Patient ... 663
H. Wagner

Synkopen ... 665
Krampfanfälle ... 665
    Generalisierter Krampfanfall ... 665
    Fokale Anfälle ... 666
Koma ... 667
Schock ... 668
Kardiogener Schock ... 669
Hypovolämischer Schock ... 670
Septischer Schock ... 670
Herz-Kreislauf-Stillstand ... 671
Kardiopulmonale Reanimation (Herz-Lungen-Wiederbelebung) ... 672

Sachverzeichnis ... 674

Literatur ... 703

Einführung

U. Gerlach

„Innere Medizin" im Titel dieses Lehrbuchs signalisiert Einsicht in diejenigen Krankheiten des Menschen, die vorwiegend die inneren Organe betreffen, aber die Organisation des ganzen menschlichen Organismus beeinflussen und somit aus dem gesunden Menschen einen Leidenden, einen Patienten machen. Zwar wird die Rede sein von Krankheiten im Allgemeinen (Nosologie), doch bleibt es das Ziel einer ganzheitlichen Patientenversorgung, die Kenntnisse aus der allgemeinen Krankheitslehre mit der Individualität des einzelnen betreuten Patienten zu verbinden.

In der Inneren Medizin begegnen wir Menschen in verschiedenen Schweregraden und Stadien ihrer Krankheit, akut oder chronisch Kranken, jungen Menschen oder älteren, deren Altern zu Multimorbidität (= gleichzeitiges Bestehen mehrerer Krankheiten) geführt hat. Leichte Erkrankungen, die oft nur Befindlichkeitsstörungen verursachen, sind nicht immer von beginnenden schweren Krankheiten zu unterscheiden. Der Umgang mit unheilbar Kranken und Sterbenden erfordert besondere Zuwendung. Seltene Krankheiten stellen den Untersucher manchmal vor große diagnostische Probleme. Häufig sind sogenannte funktionelle Beschwerden, bei denen es sich um Organbeschwerden handelt, die ohne morphologisch erkennbare Schädigung des Organs ablaufen (somatoforme Funktionsstörung).

Wir begegnen Menschen mit Krankheiten, deren Entstehung, Ausprägung und Ablauf durch genetische Faktoren, durch Vorerkrankungen, durch Virulenz der Erreger, durch ein geschwächtes Immunsystem, aber auch durch Ernährung, psychosoziales Umfeld, Familie und Beruf beeinflusst werden. Deshalb erfährt jeder Patient seine Krankheit als individuelles Ereignis.

Die Diagnose der Krankheit, die Therapie der Kranken

Wichtige Bausteine der Diagnostik sind Anamnese, körperlicher Untersuchungsbefund, Laboratoriumsbefunde, bildgebende Verfahren, Elektrophysiologische Untersuchung (EKG), evtl. Probepunktionen. Die Verwendung dieser Bausteine, bezogen auf Auswahl und Reihenfolge, geschieht in stufenförmigem Aufbau in methodischen, logischen Schritten (Stufendiagnostik), in die auch ökonomische Überlegungen einfließen. Ziel einer rationellen Diagnostik ist, mit möglichst geringem Aufwand und mit Methoden, die den Patienten möglichst schonen, eine verlässliche Diagnose zu stellen. Dies gilt als Voraussetzung für die gezielte Therapie. Abweichend von dieser Voraussetzung wird bei Patienten, deren Erkrankung unverzüglich eine Notfalltherapie erfordert, die symptombezogene Notfalltherapie begonnen, auch wenn die Grundkrankheit noch nicht exakt diagnostiziert werden konnte. In dieser lebensbedrohenden Situation wird der pathophysiologische Vorgang diagnostiziert und behandelt, bevor die weitere Diagnostik folgt. Von diesem Beispiel aus der klinischen Intensivmedizin unterscheidet sich das „abwartende Offenhalten" einer genauen Diagnose, das in der Praxis für Allgemeinmedizin oft berechtigt ist. Dann handelt es sich meist um Gesundheitsstörungen, deren Prognose günstig und deren Beschwerlichkeit gering ist, z. B. bei viralen Infekten, besonders, wenn diese sich jahreszeitlich bedingt häufen; dennoch bleibt Vorsicht geboten, zumal wenn ältere Personen oder Patienten mit vorbestehenden Krankheiten betroffen sind. Hier erweist sich vorteilhaft, dass ein Hausarzt seine Patienten und deren Familien („Familienmedizin") über Jahre aus gesunden und kranken Tagen kennt und deshalb aus Erfahrung urteilt („erlebte Anamnese").

Die Anamnese

Anamnese (Rückerinnerung) bedeutet Gespräch mit dem Kranken und hat in der Inneren Medizin den Wert einer objektiven Untersuchungsmethode. Sie hat nicht nur die Schilderung von Krankheitszeichen (Symptomen) zum Inhalt, sondern gibt auch Aufschluss über das Umfeld des Kranken, seine persönlichen Sorgen, seine Familienangelegenheiten, seine Arbeit oder aber den Verlust des Arbeitsplatzes.

In der Familienanamnese erfährt man Allgemeines, hört möglicherweise auch von Krankheiten, denen genetische Defekte zugrunde liegen. Dies wird nicht allein die Diagnostik erleichtern, sondern auch die Therapie des Kranken und die notwendige Prophylaxe bei seinen Familienangehörigen beeinflussen (z. B. bei Fettstoffwechselstörungen, Herzinfarkt, bestimmten Krebskrankheiten).

Die Kunst der Anamneseerhebung erfordert das Zuhören, auch wenn sprachliche Einschränkungen bestehen. So entsteht eine Vertrauensbasis, die sich in nachfolgenden Gesprächen, während der Visite im Krankenhaus, bei der stationären Pflege und bei ambulanter Behandlung bewähren wird.

Die körperliche Untersuchung

Die körperliche Untersuchung eines neuen Patienten erfolgt stets methodisch von Kopf bis Fuß. Sie beginnt mit der Inspektion von Haar, Haut und Schleimhaut. Palpation und Auskultation einschließlich Blutdruckmessung gehören trotz moderner bildgebender Verfahren zum Standard der Untersuchung. Finden sich körperliche Krankheitszeichen, können diese die Anamnese erhärten (z. B. Gelbfärbung der Skleren bei Appetitlosigkeit und Übelkeit in der Anamnese erweckt Verdacht auf Leberkrankheit). Ein körperliches Zeichen kann aber auch ohne Bezug zur Anamnese auffallen, z. B. Bluthochdruck.

Die Laboratoriumsproben

Biochemische, bakteriologische, virologische, immunologische Untersuchungen von Blut, Urin, Liquor, Magensaft, Transsudat oder Exsudat und Stuhl sind heute leicht und fast überall möglich. Tests werden einzeln oder in Testprofilen, die Aufschluss über bestimmte Organfunktionen geben, im Laboratorium mit bestimmter Fragestellung angefordert. Screeningprogramme werden gezielt in Reihenuntersuchungen angewendet oder ungezielt auf der Suche nach einem auffälligen Wert. Zu einem üblichen Testprofil bei einem neuen Patienten gehören z. B.

- BSG (= Blutsenkungsgeschwindigkeit),
- Blutbild,
- sog. Leber- und Nierenwerte,
- Cholesterin,
- Urinuntersuchung.

Dieses Profil wird je nach Anamnese und körperlichem Befund stufenweise erweitert, z. B. durch virologische und immunologische Untersuchungen bei Verdacht auf eine entzündliche Leberkrankheit, oder durch sog. Rheumaproben bei Verdacht auf Krankheiten des rheumatischen Formenkreises.

Schon heute und in wenigen Jahren vermehrt werden zahlreiche genetische Untersuchungsmöglichkeiten verfügbar sein, die die Diagnostik grundlegend verändern werden: definierte Gendefekte werden als Ursache oder Teilursache vieler Krankheiten bekannt sein.

Die bildgebenden Verfahren

Die allgemeine technische Entwicklung der letzten Jahrzehnte hat die apparativen diagnostischen Möglichkeiten in der praktischen Medizin wesentlich erweitert und damit die Diagnose schneller, sicherer und für die Patienten schonender gemacht. Die neuen bildgebenden Verfahren haben viele invasive diagnostische Eingriffe abgelöst. Dies wurde möglich durch die verbesserte Sonographie, erweiterte Röntgentechnik, Einführung der Computertomographie und Magnetresonanztomographie, durch vielfältige nuklearmedizinische Verfahren und durch die Einführung der Positronen-Emmissions-Tomographie in die medizinische Diagnostik. Mit diesen Methoden gelingt es, die inneren Organe abzubilden, ihre äußere Form und ihre innere Struktur. Sogar bestimmte Stoffwechselvorgänge können auf molekularer Basis sichtbar gemacht werden. Die Anwendung dieser Verfahren verursacht hohe Kosten; deshalb ist stets die Indikation zu prüfen. Doppeluntersuchungen sind möglichst zu vermeiden, um kosteneffizient zu arbeiten.

Die elektrophysiologischen Untersuchungen

Die Elektrokardiographie ist die in der ärztlichen Praxis am häufigsten angewendete elektrophysiologische Untersuchungsmethode. Sie wird in unterschiedlichen Techniken und Ableitungen (Extremitäten- und Brustwandableitungen, ösophageale oder intrakardiale Ableitungen) ausgeführt und ist unentbehrlich in der Diagnostik von Herzkrankheiten. Elektroenzephalographie und Elektromyographie, Verfahren, mit denen Hirn- und Muskelströme registriert werden, sind Beispiele für wichtige elektrophysiologische Methoden in der Diagnostik neurologischer Störungen.

Die histologische Untersuchung von Gewebeproben

In bestimmten Situationen muss die vermutete Diagnose durch die histologische Untersuchung einer durch Organpunktion oder Probeexzision gewonnenen Gewebeprobe gesichert werden. Dies wird z. B. notwendig, um gutartige von bösartigen Gewebeveränderungen zu unterscheiden und ist Voraussetzung für die Anwendung eingreifender therapeutischer Verfahren.

Die Diagnose

Liegen die anamnestischen Angaben und die erhobenen Befunde als einzelne Feststellungen vor, folgt auf den analytischen Vorgang die Zusammenführung der festgestellten Symptome, etwa mit der unausgesprochenen Frage, wie alles zusammenpasst. Diese Synthese erfordert Kenntnisse, Unvoreingenommenheit und überlegendes Denken. In die diagnostische Überlegung ist immer die Differentialdiagnostik einzubeziehen: Sie gibt Antwort auf die Frage, welche anderen Krankheiten bei den erhobenen Befunden auch in Frage kommen, so dass evtl. eine weitere Untersuchung erforderlich wird. Manchmal sind intuitives Erfassen des Krankheitsbildes und eine gute Anamnese, die dem Erfahrenen den Vergleich mit früheren Beobachtungen erlaubt, der Schlüssel zur Diagnose.

Wird keine Krankheitsentität diagnostiziert, sondern ein Syndrom, so versteht man darunter einen Komplex von Symptomen, der ein bestimmtes Krankheitsbild als Phänotyp kennzeichnet. Meist ist die Ätiologie einheitlich, die Pathogenese nicht immer bekannt.

Die Versorgung des Patienten

Aus Allgemeinmaßnahmen, speziellen konservativen und operativen therapeutischen Verfahren wird ein Therapieplan entwickelt mit dem Ziel, den Kranken zu heilen, das Befinden und die Beschwerden des unheilbar Kranken zu bessern und den tödlich Kranken auch in der letzten Phase seines Lebens fürsorglich zu begleiten (Ethik der Fürsorge). Für eine ganzheitlich betonte Versorgung des Patienten bilden Ärzte, Krankenschwestern und Krankenpfleger ein Behandlungsteam, wozu in gleicher Weise auch Krankenhausseelsorger, Physiotherapeuten und Diätassistenten gehören. Durch ihre gemeinsame Anstrengung ist die Humanität in der Patientenversorgung gewährleistet. Voraussetzungen für eine gelingende Beziehung von Arzt, Schwester und Pfleger zum Patienten sind einfühlendes Verstehen (Empathie), Takt und Achtung der Integrität und Würde des Patienten. Diese Anforderung geht über gewohnheitsmäßige Anteilnahme hinaus, denn es sind spezifische Leistungen in einer humanen Patientenversorgung. Das Instrument dafür ist die Sprache, durch die sich ein persönliches Verhältnis zum Patienten entwickelt, das auf Vertrauen, Zuversicht und Hoffnung beruht und auf der Sicherheit, dass alles Notwendige geschehen wird. In diesen Dialog fließen somatische, emotionale, soziale und psychologische Gedankengänge ein, doch gehört zu bester Qualität der Krankenversorgung zweifellos auch die hohe fachliche Kompetenz der Krankenpflege, die Bestandteil der Therapie ist. Die allen Beteiligten des Behandlungsteams auferlegte Schweigepflicht ist unverbrüchlich. Sie ist die Voraussetzung für Vertrauen und Offenheit. Im Mittelpunkt bleiben die Person des Kranken und seine Freiheit.

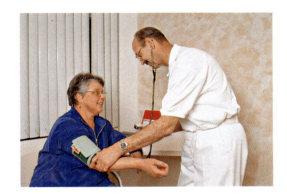

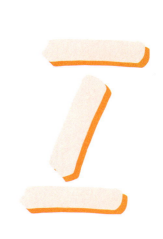

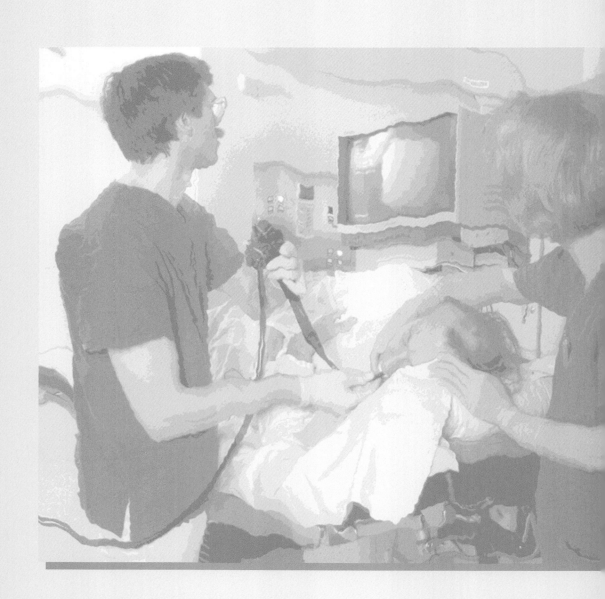

I
Kapitel 1 – 6

1 Speiseröhre, Magen-Darm . . . 8
2 Leber . . . 64
3 Galle . . . 96
4 Bauchspeicheldrüse . . . 108
5 Stoffwechsel . . . 118
6 Herz . . . 153

1 Krankheiten der Speiseröhre und des Magen-Darm-Kanals

U. Gerlach

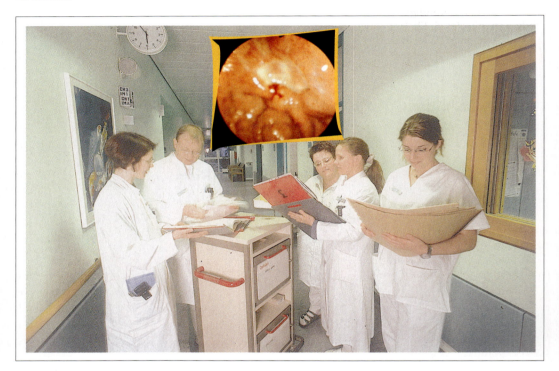

Krankheiten der Speiseröhre . . . 9
Anatomie und Physiologie . . . 9
Untersuchungsmethoden . . . 10
Leitsymptome . . . 10
Ösophagitis . . . 12
Barrett-Ösophagus (Zylinderepithel-Metaplasie des Ösophagus) . . . 14
Ösophagusruptur . . . 14
Achalasie . . . 14
Ösophagospasmus . . . 15
Ösophagusdivertikel . . . 16
Tumoren des Ösophagus . . . 16

Krankheiten des Magens . . . 18
Anatomie und Physiologie . . . 18
Untersuchungsmethoden . . . 20
Lageanomalien . . . 22
Gastritis . . . 24
Ulkuskrankheit (Ulcus pepticum) . . . 26
Der operierte Magen . . . 32

Tumoren des Magens . . . 34
Diätempfehlungen bei Erkrankungen der Verdauungsorgane . . . 36

Krankheiten des Dünndarms . . . 37
Anatomie und Physiologie . . . 37
Untersuchungsmethoden . . . 39
Duodenitis . . . 40
Chronisch-entzündliche Darmkrankheiten . . . 40
Sprue . . . 40
Divertikel . . . 41
Tuberkulose . . . 42
Vaskuläre Störungen . . . 42
Tumoren des Dünndarms . . . 43

Krankheiten des Dickdarms . . . 43
Anatomie und Physiologie . . . 43
Untersuchungsmethoden . . . 44
Leitsymptome . . . 44
Reizdarm-Syndrom (irritabler Darm) . . . 48
Chronisch- entzündliche Darmkrankheiten . . . 49

Krankheiten der Speiseröhre **9**

Divertikulose und Divertikulitis (Divertikelkrankheit) ... 53
Pseudomembranöse Kolitis ... 55
Kolorektale Polypen ... 55
Kolorektales Karzinom ... 57
Weitere Krankheiten des Dickdarms ... 59

Krankheiten des Bauchfells ... 60
Peritonitis ... 60

➔ **Pflegeschwerpunkt
Chronisch- entzündliche
Darmkrankheiten** ... 60

 Typisches Prüfungswissen
Ösophagitis (S. 12), Ulkuskrankheit (S. 26), Magenkarzinom (S. 34), Ileussymptomatik (S. 47), Morbus Crohn (S. 49), Colitis ulcerosa (S. 51)

Krankheiten der Speiseröhre

Anatomie und Physiologie

Im Mund, in der Speiseröhre sowie im gesamten Magen-Darm-Trakt laufen vielfältige physiologische Funktionen ab, die z. T. willkürlich, z. T. unwillkürlich gesteuert werden:

- Einnahme der Nahrungsmittel
- Verdauung (Digestion)
- Aufnahme (Absorption) der Nährstoffe
- Entleerung (Defäkation)

Das willkürliche und das unwillkürliche (autonome) Nervensystem mit motorischen und sensiblen Fasern sowie zahlreiche Enzyme und Hormone regulieren den geordneten Ablauf der Vorgänge. Störungen dieses Systems führen zu funktionellen Krankheiten und zu morphologisch sichtbaren organischen Krankheiten.
In der Mundhöhle (Os = Mund, oral = durch den Mund) wird die aufgenommene Nahrung durch *Kauen* zerkleinert und gleichzeitig mit *Mundspeichel* vermischt. Der Speichel enthält das Enzym Amylase aus der Ohrspeicheldrüse (Glandula parotidea). Durch den Speichel wird der Bissen gleitfähig. Die Zunge schiebt den Bissen in den Rachen (Pharynx). Hier wird sowohl willkürlich als auch unwillkürlich der Schluckakt ausgelöst, an dem Nerven und Muskeln beteiligt sind (Tab. 1.1). Geordnete Kontraktionen der Ösophagusmuskulatur (Peristaltik) befördern den geschluckten Bissen innerhalb ca. 10 Sekunden in den Magen.

Kau- und Schluckakt:
- Beteiligt sind Muskeln von Kiefer, Zunge, Zungengrund, Pharynx, Larynx.
- Die Steuerung erfolgt supranukleär von kortikalen Efferenzen (willkürlich) und von Basalganglien (Hirnstamm).
- Der normale Schluckakt geschieht durch geordnete Motorik mit sensibler Kontrolle.
- Die Ösophagus-Motilität ist autonom durch neurales Netzwerk geregelt.

Die Speiseröhre (Ösophagus) ist ein etwa 25 cm langer Schlauch, der Rachen und Magen verbindet (Abb. 1.1).
Die Wand der Speiseröhre besteht aus 3 Schichten:

- Innen ist die *Schleimhaut* (Tunica mucosa), die von geschichtetem, unverhorntem Plattenepithel bedeckt ist und zahlreiche Schleimdrüsen enthält.
- Die *Tela submucosa* ist eine bindegewebige Verschiebeschicht.
- Die äußere *Muskelschicht* (Tunica muscularis) enthält schraubenförmig angeordnete Muskelfasern. Im oberen Drittel besteht die Muskelschicht der Speiseröhre aus quergestreifter, im unteren Drittel aus glatter Muskulatur. Das mittlere Drittel hat gemischt quergestreifte und glatte Muskulatur.

Tabelle 1.1   Schluckphasen

Phase	Regulation
Orale Phase	vorwiegend willkürlich ausgelöst und vom Hirnstamm reguliert
Pharyngeale Phase	hirnstammregulierte Motorik über Nervus glossopharyngeus und Nervus vagus
Ösophageale Phase	z. T. vom Hirnstamm, z. T. autonom reguliert

1 Krankheiten der Speiseröhre und des Magen-Darm-Kanals

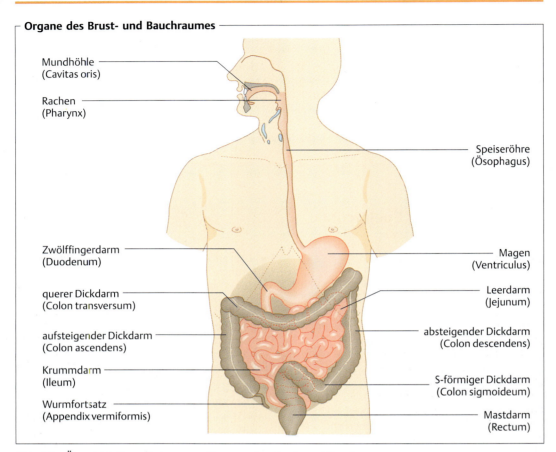

Abb. 1.1 Übersicht über die Lage von Organen des Brust- und Bauchraumes

Der obere und der untere Speiseröhrenabschnitt sind physiologisch verschließbar. Der wichtige untere Ösophagussphinkter verhindert übermäßigen Rückfluss von Mageninhalt in die Speiseröhre. Bei Versagen dieses Verschlusses entsteht eine Refluxösophagitis.

Pflege

Sicherheit. Die Speiseröhre besitzt drei Engstellen, die Ringknorpelenge am Kehlkopfausgang, die Aortenbogenenge und die Zwerchfellenge. Beim Legen einer Magensonde kann sich die Sondenspitze in einer Tasche oder Ausbuchtung des Ösophagus verfangen. Es ist daher wichtig, nach dem Legen der Sonde ihre Lage zu überprüfen. Bei korrekter Sondenlage ist auskultatorisch über der Magengrube ein gurgelndes Geräusch zu hören, wenn man Luft über die Sonde einbläst. Die Lagekontrolle sollte täglich durchgeführt werden, da die Sonde, bei ungenügender Fixation beispielsweise, verrutschen kann.

Untersuchungsmethoden

Die Röntgenuntersuchung mit Kontrastmittel und die Ösophagoskopie, evtl. die Probeexzision aus der Schleimhaut, sind die wichtigsten Untersuchungsverfahren. In speziellen Fällen kann man eine manometrische Druckmessung zum Nachweis funktioneller Störungen der Ösophagusmuskulatur vornehmen. Ein besonders geeignetes Verfahren, um Schluckstörungen zu erkennen, ist die Röntgenkinematographie, bei der ein Breischluck im Röntgenfilm verfolgt werden kann.

Leitsymptome

Dysphagie

Definition: Leitsymptome, die Erkrankungen des Ösophagus kennzeichnen, sind Schluckstörung, Transportstörung des geschluckten Bissens in der Speiseröhre, Druckgefühl und

Krankheiten der Speiseröhre

Schmerz hinter dem Brustbein. Diese Symptome werden als Dysphagie zusammengefasst.

Hoch sitzende Störungen führen zum Symptom des „Verschluckens": Speisen gelangen in die Atemwege, was Hustenreiz und in schweren Fällen Pneumonie hervorruft.

Ursachen der Dysphagie

- Ösophagitis (S. 12),
- Achalasie (S. 14),
- diffuse Spasmen (S. 15),
- Sklerodermie (S. 18),
- Divertikel (S. 16),
- Kompression von außen (z. B. durch Mediastinaltumor),
- gutartige Tumoren (S. 18),
- bösartige Tumoren (Karzinom (S. 16)),
- mechanische Dysphagie (Fremdkörper (S. 21)).

Motorische Störungen der Speiseröhre äußern sich in diffusen oder segmentalen Spasmen, die röntgenologisch und durch Manometrie gesichert werden können. Der geschluckte Bissen wird nicht mehr von geordneten Muskelbewegungen transportiert. Die Störung kommt häufiger im Alter als bei Jugendlichen vor. Auch bei Patienten mit Erregungszuständen oder bei Hyperthyreose tritt diese Störung gehäuft auf. Die Ursachen der Dysphagie werden in den folgenden Abschnitten näher erläutert. Darüber hinaus gibt es neurologisch bedingte Dysphagien, für die Tab. 1.2 Beispiele zeigt.

Tabelle 1.2 Neurologisch bedingte Dysphagien vorwiegend in der oralen und pharyngealen Phase vorkommend

Regulations-zentrum	Auslösende Störungen
Hirnrinde (Kortex)	– vaskuläre Krankheiten, – Hirninfarkte, besonders beidseitige, – Apraxien behindern willkürliches Schlucken
Medulla oblongata	– eingeschränkte Mund-Zungen-Motilität aufgrund von Schädigungen an N. vagus oder N. hypoglossus, – Bulbärparalyse
Basalganglien	– Parkinson-Syndrom, – idiopathische Torsionsdystonie, – laryngopharyngeale Dystonie, – Zungen-Schlund-Syndrom nach Neuroleptika-Einnahme, – Chorea Huntington

 Sicherheit. Schluckstörungen sind grundsätzlich mit der Gefahr der Aspiration verbunden (= Eindringen von festen oder flüssigen Stoffen in die Luftröhre/Lunge). Das kann zu Erstickungsanfällen oder zu einer lebensbedrohlichen Lungenentzündung führen. Eine Störung des Schluckaktes kann man daran erkennen, dass Speichel oder Essensreste ständig aus dem Mund fließen, oder dass sich Speisereste in den Wangentaschen sammeln. Häufiges Husten, Würgen und Verschlucken deuten ebenfalls darauf hin. Bei Patienten mit diesen Symptomen besteht Aspirationsgefahr. Gefährdet sind außerdem diejenigen, die längere Zeit oral keine Nahrung zu sich genommen haben (bei Intubation oder parenteraler Ernährung) und verwirrte Menschen. Um eine Aspiration zu vermeiden, muss der Oberkörper des Patienten zum Essen und Trinken bis ca. 1/2 Stunde danach hoch gelagert werden. Halten Sie den Patienten dazu an, langsam zu essen, gut zu kauen und nur kleine Bissen zu schlucken. Keinesfalls darf der Patient zur Nahrungsaufnahme gedrängt oder gar genötigt werden. Getränke können angedickt werden (z. B. mit Nestargel), da man sich an dickflüssigen Getränken nicht so leicht verschluckt wie an dünnflüssigen. Lassen Sie den Patienten nach dem Essen den Mund ausspülen oder unterstützen Sie ihn bei der Mundpflege, damit er sich nicht noch nachträglich an Speiseresten verschluckt. Um bei einer Aspiration möglichst schnell eingreifen zu können, sollte bei gefährdeten Patienten stets eine Pflegekraft bei der Nahrungsaufnahme anwesend und ein Absauggerät im Zimmer einsatzbereit sein.

 Jede Dysphagie muss diagnostisch abgeklärt werden, da sie auch Hinweis auf eine schwerwiegende Erkrankung (z. B. Ösophaguskarzinom) sein kann.

Sodbrennen

Klinik und Pathogenese

Definition: Sodbrennen ist ein Symptom verschiedener Krankheiten im Speiseröhren-Magen-Abschnitt. Es handelt sich um einen brennenden Schmerz in der Magengegend, der in die Speiseröhre aufsteigt.

Das Symptom kommt bei Hyperazidität, aber auch bei Hypoazidität vor. Es ist eine Folge funktioneller Störungen oder organischer Krankheiten. So wird Sodbrennen bei Ösophagitis, Hiatushernien, Magenkarzinom, Magenulkus und Pylorusstenose empfunden. Auch die Verlagerung des Magens in der Gravidität oder bei Adipositas kann Sodbrennen bewirken. Sodbrennen entsteht gleichfalls bei manchen Patienten mit Gallenblasenerkrankungen.

Therapie

Die Grundkrankheit muss behandelt werden. Symptomatisch helfen oft Antazida und Spasmolytika.

Singultus (Schluckauf)

Pathogenese

Singultus wird durch plötzliche, oft rhythmische Kontraktionen des Zwerchfells hervorgerufen. Singultus kann bedingt sein durch Cholezystitis, Tumoren, Hiatushernien, Mediastinitis oder Perikarditis, wodurch der Phrenikusnerv, der das Zwerchfell erregt, gereizt wird.

Auch andere Ursachen, z. B. zentralnervöse Schädigung bei Enzephalitis, sind bekannt. Oft ist Singultus ein harmloses Symptom, das nach Minuten oder Stunden vorübergeht; doch soll man immer nach einer organischen Ursache suchen (z. B. Cholezystitis).

Therapie

Behandlung der Grundkrankheit. Symptomatisch helfen manchmal Sedativa oder Metoclopramid (Paspertin). Bisweilen wird der Anfall durch Atemanhalten beendet.

Ösophagitis

Definition: Bei der Ösophagitis handelt es sich um eine Entzündung der Speiseröhrenschleimhaut, die akut oder chronisch verlaufen kann.

Pathogenese

- **Akute Ösophagitis:** Verschlucken von Säuren oder Laugen kann eine schwere Verätzung der Speiseröhre bewirken, die eine sofortige Notfalltherapie erfordert. Auch durch eine Strahlenbehandlung oder als Begleiterscheinung von schweren Allgemeinerkrankungen kann sich eine akute Ösophagitis entwickeln.
- **Chronische Ösophagitis:** Sie kann als Folge von Alkohol- und Nikotinabusus eintreten.
- **Refluxkrankheit:** Im Gegensatz zur seltenen Achalasie (S. 14), die zu einer Verengung der Speiseröhre im unteren Abschnitt führt, ist bei der häufigeren Refluxkrankheit die Entleerung des unteren Ösophagusabschnittes aufgrund eines anderen Mechanismus gestört: Nach Nahrungsaufnahme kann auch bei Gesunden ein geringer Reflux von Mageninhalt in die Speiseröhre eintreten. Dieser wird durch fettreiche Speisen, beim Bücken oder bei Bauchpresse (z. B. Husten) und durch Nikotin verstärkt. Die Peristaltik der Speiseröhre befördert das Refluxmaterial normalerweise rasch in den Magen zurück, so dass die Speiseröhre durch verschluckten Speichel bald wieder gereinigt und neutralisiert wird. Liegt eine *funktionelle* Störung der Verschlussmechanismen vor, spricht man von *primärer Refluxkrankheit* (Refluxösophagitis). Bei der *sekundären Refluxkrankheit* findet man als Ursache eine *organische* Veränderung in oder in der Nachbarschaft der Speiseröhre.
- **Peptisches Ulkus der Speiseröhre:** Eine tiefer greifende Entzündung kann im Rahmen der Refluxösophagitis zu Ulzerationen führen.
- **Soorösophagitis:** Soor ist eine Pilzerkrankung. Der Soorpilz (Candida albicans) erzeugt grauweiße Beläge im Mund, Rachen und Ösophagus (Abb. 1.2). Die Soorinfektion kann sich aber auch generalisieren (Pilzsepsis, Pilzpneumonie, vgl. S. 301f). Eine spezielle Form der Ösophagusentzündung ist die Soorösophagitis. Diese Krankheit tritt vorwiegend bei Patienten mit schweren Allgemeinerkrankungen und geschwächtem Abwehrsystem (AIDS) auf, insbesondere wenn diese Patienten mit Zytostatika, Corticosteroiden und Antibiotika behandelt werden. Dann kann der Soorpilz auf der Speiseröhrenwand wuchern und zur Entzündung führen.

Soorösophagitis

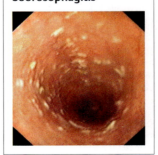

Abb. 1.2 Die Endoskopie zeigt die weißen Beläge der Speiseröhrenschleimhaut

Klinik und Diagnose

Die Patienten schildern je nach Ausprägung der Krankheit Schmerzen beim Schlucken, die hinter dem Brustbein und unterhalb des Brustbeins im Rippenwinkel lokalisiert sind. Sodbrennen (S. 11) kann Symptom der Refluxösophagitis sein.
Zu den wichtigsten diagnostischen Maßnahmen gehört die Endoskopie. Bei unkomplizierten Formen der Ösophagitis sind keine speziellen Abweichungen bei den Laborbefunden zu erwarten.

Komplikationen

Verätzungen durch Laugen und Säuren können zur Perforation der Speiseröhre und damit zur Mediastinitis, oft mit tödlichem Ausgang, führen. Übersteht der Kranke die Verätzung, kann sich eine narbige Schrumpfung der Speiseröhre einstellen.
Bei akuter und chronischer Ösophagitis, besonders bei der ulzerierenden Form, können Blutungen einsetzen.

Therapie

Verätzungen des Ösophagus: Starke Analgetika sind indiziert. Sofort lässt man 1–2 l einer indifferenten Flüssigkeit (z. B. Wasser) trinken, um die ätzende Säure zu verdünnen. Milch kann vorteilhaft sein, um die Säure zu neutralisieren. Schockprophylaxe und Schockbehandlung sind notwendig. Die Ernährung ist parenteral, um die entzündete Speiseröhre nicht zu gefährden. Bei Perforation wird eine operative Behandlung notwendig.
Medikamentös gibt man prophylaktisch Antibiotika. Der Nutzen von Glucocorticoiden zur Vermeidung von Strikturen ist nicht erwiesen. Einige Tage nach dem Unfall beginnt man mit einer Bougierung (Dehnung durch Einführung von Gummischläuchen verschiedenen Kalibers), um narbige Strikturen zu vermeiden.

Refluxösophagitis: Die Behandlung beginnt diätetisch. Man empfiehlt dem Patienten, täglich 5–6 kleine Mahlzeiten einzunehmen. Die Speisen dürfen keine Säurelocker (z. B. Kaffee, Tee, Alkohol) und keine sauren Getränke enthalten. Auch Süßspeisen sind schlecht verträglich. Man gibt wenig Fett. Dagegen soll die Nahrung viel Eiweiß enthalten, welches den Sphinkterschluss verbessert. Nikotin schwächt den Sphinkter, deshalb Rauchverbot. Um den Rückfluss zu verringern, sollen die Kranken mit erhöhtem Oberkörper schlafen.

Medikamentös gibt man Antazida (S. 31), um die Magensäure zu binden, und solche Arzneimittel, die den Muskeltonus der Speiseröhre verbessern (Metoclopramid, z. B. Paspertin).
Wird durch diese Maßnahmen die Refluxösophagitis nicht verbessert, kann man in seltenen Fällen eine operative Behandlung erwägen: Der Chirurg bildet einen neuen Muskelring an der Einmündungsstelle des Ösophagus in den Magen. Eine operative Therapie ist eher indiziert, wenn bei Refluxösophagitis eine Hiatushernie besteht, die den Kardiaschluss beeinträchtigt.

Prophylaxe. Menschen, die mehrere Tage flach gelagert werden (müssen), sind besonders gefährdet, eine Refluxösophagitis zu entwickeln, da es bei ihnen sehr leicht zum Rückfluss von Mageninhalt in die Speiseröhre kommt. Zusätzlich verschärft wird die Situation durch eine liegende Magensonde, da der Verschlussmechanismus dadurch teilweise außer Kraft gesetzt wird. Außerdem führt eine Magensonde als Fremdkörper zu einer ständigen Reizung der Ösophagusschleimhaut.
Neben den oben genannten Diätempfehlungen sollten Sie Patienten mit einer Refluxkrankheit zeigen, wie sie sich rückenschonend – und damit zugleich refluxvermindernd – bücken können. Raten Sie den Betroffenen, keine einengende Kleidung zu tragen und mit erhöhtem Oberkörper zu schlafen, weil beides den Reflux verringert.

Soorösophagitis: Zur Prophylaxe ist sorgfältige Mundpflege wichtig. Therapeutisch gibt man Antimykotika, z. B. Nystatin (Moronal-Suspension) oral. Wenn möglich, sollen die Soor fördernden Medikamente abgesetzt werden.

Ösophagitis bei AIDS: Typische Erreger der Ösophagitis bei Patienten mit Immunschwäche sind Soor, Herpes-simplex- und Zytomegalieviren. Ein Kaposi-Sarkom (S. 546) in der Speiseröhre kann zu Blutungen führen.

Tagelange Horizontallage, besonders bei eingeführter Magensonde, fördert die Entstehung einer Refluxösophagitis. Diese Gefahr kann durch Lagerung mit erhöhtem Oberkörper vermieden werden.

Barrett-Ösophagus (Zylinderepithel-Metaplasie des Ösophagus)

Normalerweise ist der Ösophagus mit Plattenepithel ausgekleidet. Bildet sich im untersten Teil der Speiseröhre Zylinderepithel aus, nennt man diesen Befund Metaplasie. In der Mehrzahl der Fälle ist dies Folge einer lang andauernden chronischen Refluxkrankheit. Nur selten liegt eine angeborene Abnormalität vor. Die Metaplasie ist eine Präkanzerose. Der Patient ist durch eine Entartung der Metaplasie zum Adenokarzinom der Speiseröhre bedroht.
Häufigkeit. Etwa 10 % aller Patienten mit Refluxösophagitis entwickeln eine Zylinderepithelmetaplasie (Barrett-Ösophagus). Von diesen Patienten bekommt wiederum jeder Zehnte ein Ösophaguskarzinom.

Ösophagusruptur

Definition: Die spontane Ruptur der Speiseröhre wird nach dem Erstbeschreiber auch als *Boerhaave-Syndrom* bezeichnet. Reißt am unteren Ende der Speiseröhre nur die Schleimhaut in Längsrichtung ein, bezeichnet man diese Ruptur als *Mallory-Weiss-Syndrom* (Abb.1.**3**).

Alkoholexzesse, insbesondere bei gleichzeitiger Druckerhöhung im Magen durch kohlensäurehaltige Getränke, und heftiges Erbrechen begünstigen die gefährliche Ruptur.

Symptome

Plötzlich einsetzende starke Schmerzen hinter dem Brustbein, Blutung, evtl. Schocksyndrome sind die führenden Symptome. Sofortige Krankenhausbehandlung ist erforderlich.

Mallory-Weiss-Syndrom

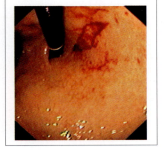

Abb. 1.**3** Endoskopisch sind die blutenden Einrisse der Schleimhaut in Längsrichtung deutlich zu erkennen

Therapie

Liegt eine Ruptur vor, ist eine operative Behandlung notwendig. Liegt lediglich ein Einriss der Schleimhaut vor, ist eine konservative Therapie in der Mehrzahl der Fälle ausreichend.

Achalasie

Definition: Es handelt sich um eine Motilitätsstörung der Speiseröhre. Die Innervation der Muskulatur ist nicht intakt: Im mittleren Ösophagus fehlt die vorwärts transportierende Peristaltik. Im unteren Abschnitt (Sphinkterbereich) ist die Erschlaffung ungenügend, so dass sich hier das Passagehindernis ausbildet. Dadurch ist der Übertritt des geschluckten Bissens aus dem Ösophagus in den Magen behindert und in schweren Fällen unmöglich. Oberhalb des spastisch verengten Sphinkters ist die Speiseröhre erweitert.

Symptome

Dysphagie und Druckgefühl sowie Schmerzen hinter dem Brustbein sind charakteristisch. Die Symptome treten zunächst anfallsweise mit beschwerdefreien Intervallen auf. Im Laufe der Zeit häufen sich die Anfälle, so dass ein Dauerspasmus entsteht.
Röntgenologisch oder endoskopisch sieht man eine spindelförmige Verengung des unteren Ösophagusabschnitts und Erweiterung des darüber liegenden Anteils der Speiseröhre (Bild der „zugebundenen Wurst", Abb. 1.**4a** und **b**).
Organische Krankheiten, die dem Bild der Achalasie gleichen, müssen ausgeschlossen werden, z. B. ein peptisches Ulkus oder ein Karzinom.

Komplikation

Als Komplikation kann der Inhalt des erweiterten Ösophagus „überlaufen", so dass es zur Aspirationspneumonie kommt. Diese gefährliche Komplikation ist besonders beim liegenden Patienten zu befürchten; vorbeugend soll der Patient mit erhöhtem Oberkörper gelagert werden.

Therapie

Da es keine ursächliche Therapie gibt, versucht man, den unteren Ösophagussphinkter zu erweitern. Dazu wird ein Ballondilatator benutzt. Der aufblasbare Ballon dehnt schonend die Muskulatur des Sphinkters. Bei Rezidiven ist die operative Behandlung möglich, bei der die spastisch verengte Muskulatur des Ösophagus gespalten wird (Myotomie).

Krankheiten der Speiseröhre 15

Achalasie

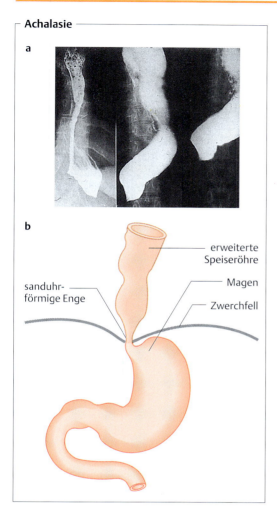

Abb. 1.4 a Das Röntgenbild zeigt drei unterschiedliche Phasen des Schluckaktes bei Achalasie. b Skizze zu Abb. 1.4 a

Klinik und Therapie

Heftige, plötzlich eintretende Schmerzen hinter dem Brustbein sind charakteristisch. Dadurch ähneln die Beschwerden einem Angina-pectoris-Anfall.
Besonders starke Kontraktionen findet man bei hyperkontraktilem Ösophagus (Abb.1.5). Heftige retrosternale Schmerzen sind wegweisend (Nußknacker-Ösophagus) und müssen differenzialdiagnostisch von kardialen Schmerzen unterschieden werden.
Ähnlich wie bei Achalasie wird Nifedipin angewendet.

Ösophagusspasmus

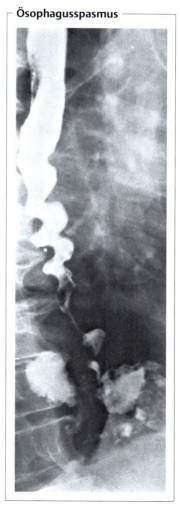

Abb. 1.5 Röntgenologisch zeigen sich in dem schraubenförmigen Verlauf des Ösophagus die starken Kontraktionen (Nußknacker-Ösophagus)

Eine medikamentöse Behandlung der Achalasie ist unsicher. Eine gewisse Wirkung zeigt Nifedipin (z. B. Adalat).

Ösophagospasmus

→ **Definition:** Es handelt sich um Motilitätsstörungen der Speiseröhre, die röntgenologisch (kinematographisch) und durch Druckmessungen (Manometrie) im Ösophagus nachgewiesen werden können. Die Ursache ist nicht bekannt.

Ösophagusdivertikel

Pathogenese

→ **Definition:** Bei Ösophagusdivertikeln handelt es sich um sackartige Ausstülpungen der Speiseröhre. Sie kommen in allen Abschnitten des Ösophagus vor.

Die **Traktionsdivertikel** sind echte Divertikel, d. h., sie bestehen aus allen Wandschichten des Ösophagus. Sie sind meistens im mittleren Abschnitt der Speiseröhre lokalisiert und entstehen aufgrund von Motilitätsstörungen der Speiseröhre oder infolge angeborener Fehlbildungen.
Pulsionsdivertikel sind falsche Divertikel, deren Wand nur aus der Speiseröhrenschleimhaut besteht, die durch eine Lücke in der Muskelschicht hindurchgedrückt wurde (Pulsion). Diese Divertikel sind hauptsächlich zervikal (im Hypopharynx) und epiphrenal (oberhalb des Zwerchfells) lokalisiert. Sie bilden sich wahrscheinlich infolge Druckerhöhung in der Speiseröhre vor einem Hindernis.
Zervikale Divertikel heißen auch **Zenker-Divertikel**. (Abb. 1.6).

Klinik und Therapie

Die Patienten klagen über Dysphagie, Druck und Schmerzen hinter dem Brustbein.
Aus großen Divertikeln wird unverdaute Speise erbrochen. Die Divertikel sind röntgenologisch oder ösophagoskopisch leicht zu erkennen. Sie können klein sein, aber auch Faustgröße erreichen. Bei stärkeren Beschwerden ist operative Behandlung erforderlich.

Beobachtung. Menschen mit Zenker-Divertikel klagen oft über Schluckbeschwerden und Fremdkörpergefühl im Hals. Die Speisereste im Divertikel sind bakteriell besiedelt, was zu faulig-jauchigem Mundgeruch (= Foetor ex ore) führt. Nachts kommt es häufig zum Zurückfließen (= Regurgitation) von unverdauten Essensresten, so dass sich morgens entsprechende Flecken auf dem Kopfkissen finden können.

Tumoren des Ösophagus

Überwiegend handelt es sich um Karzinome. Sarkome und gutartige Tumoren sind selten.

Ösophaguskarzinom

→ **Definition:** Bösartige Erkrankung der Speiseröhre. Meist handelt es sich um Plattenepithelkarzinome.

Häufigkeit

Etwa 2 % aller Malignome und etwa 7 % der bösartigen Tumoren des Gastrointestinaltrakts betreffen den Ösophagus. Männer sind im Verhältnis 3 : 1 häufiger betroffen als Frauen. Die Altershäufigkeit liegt zwischen dem 50. und 70. Lebensjahr.

Pathogenese

Chronische Schädigungen der Ösophagusschleimhaut bilden den Boden für die Krebsentstehung. Solche Schäden sind chemischer, mechanischer oder thermischer Art.

→ **Definition:** Präkanzeröse Bedingungen nennt man Vorerkrankungen, die eine manifeste Krebserkrankung fördern.

Für den Krebs der Speiseröhre zählen hierzu

- Barrett-Ösophagus (S. 14),
- Verätzungen und Narben,
- Plummer-Vinson-Syndrom (S. 18),
- Achalasie (S. 14).

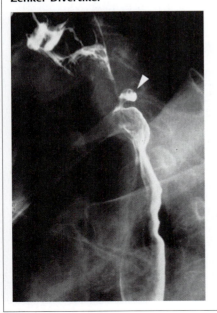

Abb. 1.6 Röntgenkonstrastmittelpassage mit Nachweis eines kleinen Divertikels (Pfeil) im Hypopharynx

Die *größten Risiken* für die Entstehung des Ösophaguskarzinoms sind

- Alkoholabusus und
- Nikotinabusus.

Besonders gefährlich ist das Zusammenwirken mehrerer Risikofaktoren.

Pathologische Anatomie

Im oberen Drittel der Speiseröhre entstehen 20 %, im mittleren 45 % und im unteren Drittel 35 % aller Speiseröhrenkrebse. Von allen Speiseröhrenkarzinomen sind 80–95 % Plattenepithelkarzinome und 3-10 % Adenokarzinome.

Symptome

Das wichtigste Symptom ist die Dysphagie mit Druckgefühl und Brennen hinter dem Brustbein. Die Passagebehinderung bemerkt der Patient zuerst bei festen Speisen; später verursachen auch breiige und flüssige Speisen Beschwerden. Diese Symptome entstehen durch die zunehmende Einengung der Speiseröhre durch das wachsende Karzinom. Blutiger Ösophagusinhalt wird erbrochen.
Röntgenologische, endoskopische und *sonographische* Verfahren mit Probeexzision und histologischer Untersuchung sichern die Diagnose (Abb. 1.**7a**). Mittels Endosonographie und Computertomographie kann die Tiefenausdehnung der Krebsgeschwulst festgestellt werden (Abb. 1.**7b**). Die Kenntnis von Sitz, Größe und Tiefenausdehnung, von Beteiligung der Nachbarorgane und von Metastasen dient der Stadieneinteilung (Staging), die ebenso wie die histologische Sicherung der Diagnose zur Aufstellung des Therapieplans gehört.

Komplikationen

Infiltratives Wachstum und frühzeitig einsetzende Metastasierung bedingen weitere und schwerwiegende Komplikationen, z. B. Lähmung des Rekurrens- und Phrenikusnervs. Der Krebs kann auf die Luftröhre übergreifen, so dass lebensbedrohende *Fisteln* zwischen Luftröhre und Speiseröhre entstehen.

Therapie

Nur in Frühfällen ist eine *operative Entfernung* möglich. Die Strahlentherapie bringt besonders bei Plattenepithelkarzinomen und in Kombination mit Chemotherapie zeitweiligen Erfolg.

Bei fortschreitender Einengung des Speiseröhrenlumens kann der Tumor *endoskopisch* mittels Lasergerät abgetragen werden. Ebenfalls endoskopisch kann ein Kunststofftubus oder ein sich selbst ausdehnender Metall-Stent (Platzhalter) in den Ösophagus eingelegt werden, um die Nahrungsaufnahme zu ermöglichen. Ist keine Nahrungsaufnahme mehr möglich, kann der Patient durch eine perkutane endoskopische Gastrostomie-Sonde (PEG) ernährt werden.
Medikamentös verordnet man Analgetika und sorgt für ausreichende Ernährung; je nach der Schluckbehinderung gibt man feste, breiige oder flüssige Speisen, evtl. Infusionen.

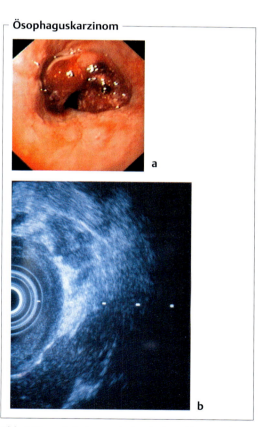

Abb. 1.**7 a** Bei der endoskopischen Untersuchung werden eindeutige Veränderungen der Schleimhaut sichtbar. **b** In der Endosonographie sind extraösophageale Lymphknotenmetastasen sichtbar

1 Krankheiten der Speiseröhre und des Magen-Darm-Kanals

> **Pflege**
>
> **Beobachtung.** Bei der Anlage einer PEG-Sonde wird im Rahmen einer Gastroskopie der Magen von außen durch die Haut (perkutan) und die Bauchdecke hindurch punktiert, die Sonde eingeführt und fixiert. Der Patient erhält zuvor eine Lokalanästhesie.
>
> Pflegerische Vor- und Nachbereitung des Patienten entsprechen der bei Gastroskopie. Hinzu kommen hinterher regelmäßig ein aseptischer Verbandwechsel und Wundkontrollen im Hinblick auf Blutungen oder Infektionen. Wenn die Wundheilung abgeschlossen ist, darf der Patient duschen; der Verband muss anschließend erneuert werden. Die PEG-Sonde kann in der Regel am Tag nach dem Eingriff zur Verabreichung von Nahrung, Flüssigkeit und Medikamenten benutzt werden. Damit die Sonde nicht verstopft, wird sie vor und nach jedem Gebrauch mit 30–50 ml Wasser oder Tee gespült.

Bösartige mesenchymale Ösophagustumoren

Lymphome, Melanome und das Kaposi-Sarkom bei AIDS sind sehr seltene Tumoren der Speiseröhre.

Gutartige Ösophagustumoren

Seltener als bösartige Tumoren der Speiseröhre sind gutartige Ösophagustumoren. Sie entwickeln sich meist aus mesenchymalem Gewebe (Leiomyome, Fibrome, Lipome, Hämangiome), selten aus Epithel (Zysten, Papillome).

Ösophagusvarizen

Sie entstehen als Symptom der portalen Hypertension im unteren Drittel der Speiseröhre und im Fundus des Magens.

Plummer-Vinson-Syndrom

Es handelt sich um eine Atrophie der Schleimhaut von Zunge und Speiseröhre, die ein Symptom der Eisenmangelanämie ist. Die Patienten klagen über Brennen und Dysphagie (S. 10f).

Progressive Sklerodermie des Ösophagus

Im Rahmen der Krankheit Sklerodermie ist auch die Speiseröhre befallen. Die Wandmuskulatur wird geschwächt und durch Bindegewebe ersetzt. Die Kontraktionswellen werden schwächer. Der Ösophagus ist – röntgenologisch erkennbar – erweitert.

Krankheiten des Magens

Anatomie und Physiologie

Der Magen (lat. Ventriculus) ist ein Hohlorgan, dessen Größe, Form und Lage stark vom Füllungszustand abhängig ist. Auch die Körperhaltung beeinflusst seine Lage.

Anatomischer Bau des Magens und der Magenwand (Abb. 1.**8**):

Magenabschnitte

- Kardia
- Fundus (Fornix)
- Korpus
- Antrum
- Pylorus

Schichten der Magenwand (von innen nach außen)

- Tunica mucosa
- Tela submucosa
- Tunica muscularis
- Tunica serosa

Im Fundus sieht man röntgenologisch die Luftblase des Magens. Die Incisura angularis (Angulus) trennt Korpus und Antrum.

Am Magenausgang ist ein Schließmuskelsystem (Pförtner = Pylorus), das den Speisebrei schubweise in den Zwölffingerdarm entlässt (Abb. 1.**9**).

Die Schleimhaut von Fundus und Korpus enthält die sog. Hauptdrüsen. Die Hauptdrüsen enthalten Hauptzellen, Belegzellen und mukoide Zellen (Tab. 1.**3**).

- Hauptzellen sezernieren Pepsinogen,
- Belegzellen sezernieren Salzsäure, Intrinsic Factor (S. 151) und Kalium,
- mukoide Zellen produzieren Schleim.
- Die Schleimhaut des Antrums und des Pylorus enthält Pylorusdrüsen. Pylorusdrüsen sezernieren alkalischen bis neutralen Schleim. Das

Krankheiten des Magens

Anatomischer Aufbau des Magens

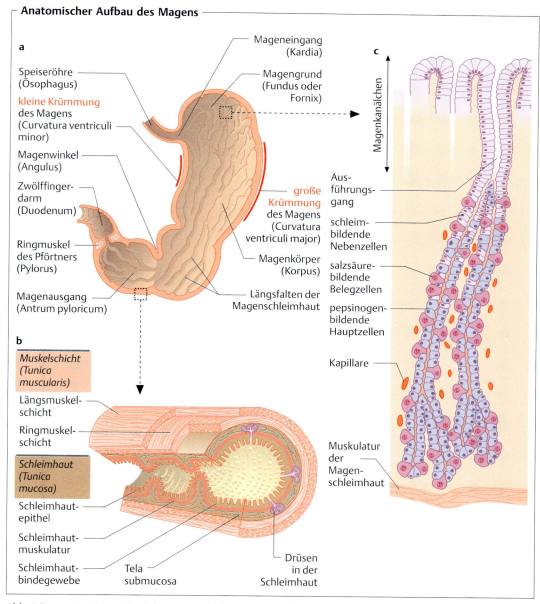

Abb. 1.8 **a** Der Magen besteht aus verschiedenen Anteilen. **b** Die Magenwand setzt sich aus verschiedenen Wandschichten zusammen, dabei befinden sich in der Schleimhaut von Fundus und Korpus die zur Verdauung wichtigen Magendrüsen (**c**) (nach Schwegler 1998)

Hormon Gastrin, in den G-Zellen der Antrumschleimhaut gebildet, stimuliert die Belegzellen zur Sekretion von Salzsäure.

Die Regulation der Magensekretion erfolgt in drei Phasen (Tab. 1.4):

- *Vagale Phase:* gesteuert durch den N. vagus, ausgelöst z. B. durch Sinneseindrücke und Vorstellung von schmackhaften Speisen.
- *Gastrinphase:* gesteuert durch Freisetzung von Gastrin aus den Zellen der Antrumschleimhaut. Diese Phase kommt durch Berührung

1 Krankheiten der Speiseröhre und des Magen-Darm-Kanals

Tabelle 1.3 Physiologische Aufgaben des Magens

Mechanische Aufgaben	Chemische Aufgaben
• Durchmischen und Transportieren des Nahrungsbreis	• Sekretion von Verdauungssäften: • Pepsinogen, Pepsin (aus Hauptzellen), • Salzsäure, Intrinsic Factor, Kalium (aus Belegzellen), • Magenschleim (aus Nebenzellen)

Tabelle 1.4 Regulation der Magensekretion

Phase	Auslöser	Steuerung und Ablauf
Vagale Phase	Sinneseindrücke	N. vagus
Gastrin-Phase	Berührung/Dehnung der Antrumwand	Freisetzung von Gastrin
Intestinale Phase	pH-Veränderung im Duodenum	Saures Milieu im Duodenum → Sekretinfreisetzung → Hemmung der Säureproduktion und Förderung der Bikarbonatanlieferung (zur Neutralisation) aus Leber und Pankreas

und Dehnung der Antrumschleimhaut und durch nervale Stimulierung in Gang.
- *Intestinalphase:* (Intestinum = Darm): pH-Veränderungen im Anfangsteil des Duodenums beeinflussen die Sekretion der Magensäure: Saures Milieu im Duodenum setzt das Hormon Sekretin frei, das die weitere Sekretion von Salzsäure hemmt, die Magenentleerung verzögert und die Bikarbonatanlieferung aus Leber und Pankreas beschleunigt.

Untersuchungsmethoden

Endoskopische Untersuchungsmethoden

An dieser Stelle soll allgemein auf die Bedeutung der Endoskopie für Diagnose und Therapie internistischer Krankheiten hingewiesen werden. Endoskopische Methoden, mit denen man direkten Einblick in das Innere des Körpers gewinnt, haben heute einen außerordentlich wichtigen Anteil in der Diagnostik internistischer Krankheiten, so z. B. bei der Diagnose von Magen- und Darmkrankheiten. Die rasche Entwicklung der endoskopischen Methoden hat auch die endoskopische Therapie verbessert, so dass heute endoskopisch-therapeutische Eingriffe auch bei solchen Krankheiten gebräuchlich sind, die früher allein chirurgisch behandelt werden konnten, z. B. Abtragung von Polypen im Magen-Darm-Trakt, endoskopische Papillotomie mit Extraktion von Gallengangssteinen oder endoskopische Methoden zur Blutstillung. Auch die endoskopische Sklerosierung von Ösophagusvarizen bei Patienten mit Leberzirrhose hat große Bedeutung erlangt.

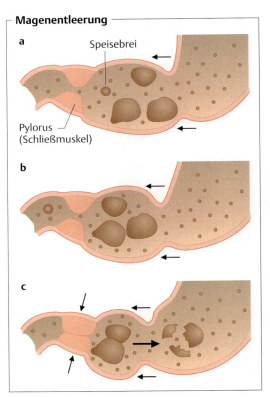

Abb. 1.9 **a** Peristaltische Wellen pressen den Speisebrei im Antrum zusammen, während der Pylorus noch geöffnet ist. **b** Eine kleine Portion tritt ins Duodenum über, worauf sich der Pylorus schließt (**c**). Dadurch wird der Speisebrei zurückgestoßen und zermahlen (nach Murer/Berger in Deetjen/Speckmann 1994)

Die älteren Instrumente sind Fiberendoskope, in denen das Licht durch Glasfibern geleitet wird. Heute werden überwiegend elektronische Endoskope benutzt (Abb. 1.**10a**). Instrumentierkanäle in den Endoskopen ermöglichen Lufteinblasung, Absaugen, Spülen und Probeexzisionen mittels einer Biopsiezange (Abb. 1.**10b**). Vielfältige Zusatzinstrumente zur Steinextraktion, Diathermieschlingen in unterschiedlicher Form und Größe werden verwendet. Mit einem speziellen Instrumentarium können die endoskopische Papillotomie an der Vater-Papille und die anschließende Steinextraktion ausgeführt werden.

Pflege, Desinfektion und Aufbewahrung der Fiberendoskope gehören ebenso wie die sachgerechte Behandlung des Biopsiematerials zum Aufgabenbereich des Krankenpflegepersonals.

Vor jedem Eingriff müssen die Patienten durch ein Aufklärungsgespräch zwischen Arzt und Patient über die vorgesehene Untersuchungsmethode bzw. über das geplante Behandlungsverfahren informiert werden. Nutzen und Risiko der invasiven Verfahren, häufige und typische Komplikationen sind Gegenstand des Aufklärungsgesprächs.

Die Vorbereitung des Patienten durch das Krankenpflegepersonal umfasst je nach geplanter Untersuchung z. B. die Darmreinigung oder die Information über das Nüchternbleiben. Zur Nachsorge gehören beispielsweise die richtige Lagerung des Patienten, die Kontrolle von Puls und Blutdruck sowie die allgemeine Beobachtung des Patienten.

Gastroskopie, Koloskopie, Proebexzision und histologische Untersuchung einer endoskopisch entnommenen Gewebeprobe sind die Verfahren, mit denen die wichtigsten und häufigsten Magen-Darmkrankheiten zu erkennen sind: Gastritis, Ulkus, Polypen, Karzinom.

Große praktische Bedeutung hat die endoskopische Extraktion von Fremdkörpern, die versehentlich, aber manchmal auch absichtlich verschluckt wurden (Abb. 1.**11**). Vor der Entfernung müssen grundsätzliche Fragen abgeklärt werden:

- Was wurde verschluckt?
- Extraktion möglich?
  - Aktuelle Lage
  - Konfiguration?
- Extraktion notwendig?

Gastroskopie

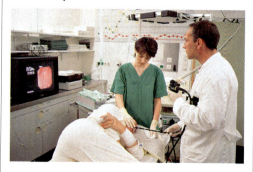

a

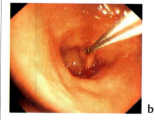

b

> **Pflege** **Gastroduodenoskopie.** Der Patient wird darüber informiert, dass er 6–10 Stunden vor der Magen- und Zwölffingerdarmspiegelung nüchtern bleiben soll, bei Entleerungsstörungen des Magens auch länger. Herausnehmbare Zahnprothesen müssen entfernt werden. Eine Rachenanästhesie wird mit einem Lokalanästhetikum als Pumpspray einige Minuten vor der Untersuchung ausgeführt. Anstelle der lokalen Anästhesie kann eine allgemeine Prämedikation, z.B. mit Dormicum, angeordnet werden. Prämedizierte Patienten müssen sorgfältig überwacht werden.

Nach der Untersuchung müssen das Bewusstsein, die Vitalzeichen und gegebenfalls das Einhalten der Bettruhe nach einer Probeexzision überwacht werden. Wurde der Rachenraum lokal betäubt, darf der Patient aufgrund der Aspirationsgefahr erst nach 2–3 Stunden wieder Flüssigkeit und Nahrung zu sich nehmen.

Abb. 1.**10 a** Durch biegsame Endoskope ist die Betrachtung des Körperinneren, wie hier beispielsweise bei dieser Magenspiegelung, möglich. **b** Dabei können mit einer Zange Proben von der Schleimhaut entnommen werden

Verschluckte Fremdkörper

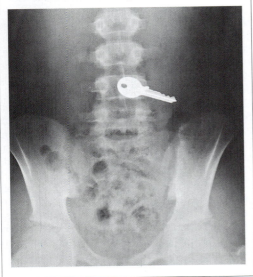

Abb. 1.11 Röntgenologische Lokalisation eines verschluckten Schlüssels

Weitere Untersuchungsverfahren

Die *Röntgenuntersuchung* mit Kontrastmittel liefert gute Bilder von Schleimhaut, Form und Funktionsablauf des Magen-Darm-Kanals.

 Bei Verdacht auf Perforation darf das Kontrastmittel Bariumsulfat wegen der Gefahr der Peritonitis nicht angewendet werden. Ggf. wird ein wasserlösliches Kontrastmittel benutzt.

Über eine Sonde kann Magensaft fraktioniert ausgehebert werden. Diese Untersuchung wird heute kaum noch angewendet. Zum Verständnis der Physiologie der Magensaftsekretion wird der Untersuchungsgang kurz skizziert. Man unterscheidet 2 Phasen:

- *Basalsekretion:* Das innerhalb 1 Stunde sezernierte Volumen an Magensaft und die darin enthaltene Salzsäure werden gemessen.
- *Sekretion nach maximaler Stimulierung:* Zur maximalen Stimulierung der Magensekretion benutzt man Pentagastrin.

Die Basalsekretion ist normal bis 5 mval/h. Diagnostische Bedeutung hat das Verhältinis von Basalsekretion zur Gipfelsekretion.

Abweichungen von der Norm sind:

- Subazidität = verminderte Säuresekretion,
- Superazidität (Hyperazidität) = vermehrte Säuresekretion,
- Anazidität = keine Magensäure nachweisbar,
- Achylie = weder Magensaft noch Magensäure nachweisbar.

Eine andere Untersuchung hat in den letzten Jahren zunehmend an Bedeutung gewonnen, nämlich die histologische, kulturelle und biochemische (Harnstoff-Urease-Test (*HUT*) und ^{13}C-Harnstoff-Atemtest) Untersuchung auf Besiedlung des Magens mit *Helicobacter pylori* (S. 24ff).

Eine weitere Untersuchungsmethode ist die Bestimmung von *Gastrin im Blutserum*. Exzessiv erhöhte Werte sprechen für ein Gastrinom (Zollinger-Ellison-Syndrom, S. 390). Auch bei Patienten mit schwerer chronisch-atrophischer Gastritis findet man erhöhte Gastrinwerte im Blutserum, da die Hemmung der Gastrin produzierenden Zellen durch fehlende Salzsäureproduktion (Atrophie der Säure bildenden Zellen) unterbleibt: gestörter Feedback-Mechanismus.

Lageanomalien

Hiatushernien (Zwerchfellhernien)

Definition: Bei Hiatushernien handelt es sich um eine *Verlagerung* von Magenanteilen in den Brustkorb. Die Entstehung wird begünstigt durch Druckerhöhungen im Bauchraum, wie sie bei Adipositas, Gravidität und Obstipation vorkommen.

Bindegewebsschwäche und Atrophie der Zwerchfellmuskulatur, die sich im Alter einstellen, fördern ebenfalls die Entstehung von Zwerchfellhernien. Man unterscheidet verschiedene Formen:

- **Axiale Gleithernie** (Abb. 1.12a): Diese ist die häufigste Form aller Zwerchfellhernien. Die trichterförmig erweiterte Kardia gleitet bei intraabdomineller Drucksteigerung durch die erweiterte Zwerchfelllücke (Hiatus oesophageus) in den Brustkorb. Die Häufigkeit der axialen Gleithernie steigt mit dem Lebensalter.
- **Paraösophageale Hernie** (Abb. 1.12b): Der Magenfundus ist neben (para) dem Ösophagus vom Bauchraum in den Brustraum übergetreten. Dabei bleibt die Lage der Kardia unverändert. Bezogen auf alle diagnostizierten Hiatushernien beträgt ihre Häufigkeit nur etwa 5 %. Im Extremfall ist der gesamte Magen in den

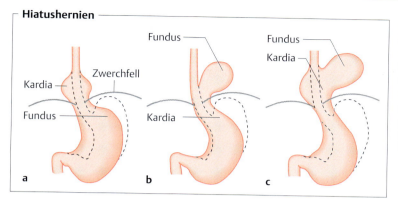

Abb. 1.12 Schematische Darstellung der anatomischen Verhältnisse bei einer **a** axialen Gleithernie, **b** bei einer paraösophagealen Hernie und **c** bei einer gemischten Hernie. Die gestrichelte Linie zeigt die normale Anatomie (nach Hahn/Riemann)

Thoraxraum eingetreten (totaler Thorax-Magen oder Upside-down-Stomach).
- **Kombinierte Hiatushernie** (Abb. 1.12c): Es handelt sich um eine Kombination von axialer und paraösophagealer Hiatushernie. Sowohl die Kardia als auch der obere Magenanteil liegen innerhalb der Thorax.

Die Diagnose wird röntgenologisch oder endoskopisch gestellt.

Symptome

Die Mehrzahl der Patienten mit axialer Gleithernie ist beschwerdefrei. Die übrigen Formen der Zwerchfellhernie führen häufiger zu Beschwerden. Diese sind sehr vielfältig. Sie hängen auch davon ab, wie groß der verlagerte Magenteil ist. Manchmal kommt es zur begleitenden Refluxösophagitis.
Häufige Beschwerden sind Aufstoßen, Sodbrennen, Druckgefühl und Schmerzen hinter dem Brustbein. In Horizontallage, auch bei Pressen oder in gebückter Haltung verstärken sich die Beschwerden.
Röntgenologische und endoskopische Verfahren sichern die Diagnose.

Therapie

Oft genügen konservative Maßnahmen zur Behandlung der Beschwerden: häufige kleine Mahlzeiten, Gewichtsabnahme und Regelung einer evtl. vorhandenen Obstipation (zur Verminderung des intraabdominellen Druckes). Besteht eine Blutarmut (als Folge von Sickerblutungen), gibt man Eisenpräparate.
Eine operative Behandlung ist bei großen Hernien und bei Einklemmungsgefahr angezeigt.

Kaskadenmagen.

Es handelt sich um eine Lageanomalie, die in den meisten Fällen keine klinische Bedeutung hat. Der Speisebrei bleibt im oberen Drittel des Magens liegen, weil der mittlere Teil des Magens sich in die linke Zwerchfellkuppel verlagert hat.

Magenvolvulus

Es handelt sich um eine Verdrehung des Magens, wodurch Zu- und Abfluss des Magens blockiert werden. Auch die Blutgefäße werden stranguliert. Dieses seltene Ereignis ruft das Erscheinungsbild des akuten Abdomens hervor. Im Frühstadium kann der Magen noch durch Einführen einer Magensonde entleert werden. Anschließend ist eine Operation notwendig. Gelingt das Einführen einer Magensonde nicht, muss sofort operiert werden.

Reizmagen (funktionelle Dyspepsie, nichtulzeröse Dyspepsie)

→ **Definition:** Beim Reizmagen handelt es sich um eine funktionelle Störung ohne krankhaften morphologischen Befund.

Auslösende Faktoren sind Motilitätsstörungen der Magenmuskulatur mit verzögerter Magenentleerung, galliger Reflux vom Duodenum in den Magen und Säurereflux vom Magen in die Speiseröhre.

Symptome

Die Patienten schildern Druck- und Völlegefühl in der Oberbauchgegend, Sodbrennen, mäßige bis heftige Schmerzen in der Magengegend und Unverträglichkeit von Alkohol und Kaffee. Oft werden süße Speisen und erhitzte Fette schlecht vertragen. Psychogene Faktoren können das Leiden verstärken.

Therapie

Aufklärung über den funktionellen Mechanismus der Störung. Absetzen unnötiger Medikamente, die Dyspepsie verursachen können. Fünf bis sechs kleine Mahlzeiten pro Tag. Vermeiden von säurelockenden Speisen und Getränken, insbesondere von Alkohol, Kaffee und Süßspeisen.
Medikamentös gibt man Prokinetika zur Förderung der Peristaltik; bei Bedarf kombiniert mit Schmerzmitteln. Die Behandlung wird durch lokale Wärmeanwendung, Antazida und Psychopharmaka unterstützt.

Gastritis

Definition: Die Gastritis kommt als akute und chronische Entzündung der Magenschleimhaut vor.

Akute Gastritis

Pathogenese

Meist handelt es sich um die akute Folge exogener Noxen, z. B. Alkoholgenuss und Medikamente. Eine Sonderform ist die Ätzgastritis, die je nach der Menge der verschluckten Säure bzw. Lauge zu schweren Gewebsschäden an der Schleimhaut von Mund, Rachen, Speiseröhre *und Magen* führen kann. Auch virale und bakterielle Infektionen sowie eine Strahlentherapie verursachen eine Gastritis.

Pathologische Anatomie

Ausdruck der akuten Schleimhautschädigung sind oberflächliche Defekte (Erosionen) und Blutungen der Magenschleimhaut. Mikroskopisch sind Leukozyteninfiltrate zu sehen.

Symptome

Schmerzen in der Magengegend, aber auch im Rücken, Erbrechen, Übelkeit und Appetitlosigkeit sind typische Symptome. Die Erosionen können zu schweren Blutungen führen.

 Extremen physischen Belastungen sind beispielsweise intensivpflegebedürftige Patienten ausgesetzt, vor allem bei Langzeitbeatmung, Sepsis, Schädel-Hirn-Trauma, Verbrennung oder Schock. Daher erhalten diese Patienten grundsätzlich eine medikamentöse Gastritis- bzw. Ulkusprophylaxe.

Therapie

Die akute Gastritis behandelt man mit Nahrungskarenz von 24–36 Stunden. Danach gibt man Tee, Haferschleim und Zwieback. Bei starkem Erbrechen werden intravenös Flüssigkeit und Elektrolyte zugeführt.
Antazida, Spasmolytika und Antiemetika (Mittel gegen Brechreiz) unterstützen den Heilverlauf. Lokale Wärmeanwendung wird subjektiv angenehm empfunden. Auslösende Noxen (Alkohol, Medikamente) müssen abgesetzt werden.
Die akute erosive Gastritis kann zu gefährlichen Blutungen führen (Abb. 1.13), die nach den Richtlinien der Behandlung von Magenblutungen (S. 32) angegangen werden.
Die **Notfall-Endoskopie** bei einer oberen Gastrointestinal-Blutung ist angezeigt bei:

- Refluxösophagitis
- Mallory-Weiss-Läsion
- Ösophagusvarizen
- Fundusvarizen
- Ulcus ventriculi/duodeni
- Erosiv-hämorrhagische Gastritis
- Erosive Duodenitis
- Angiodysplasie

Chronische Gastritis

Definition: Eine chronische Gastritis ist eine chronische, histologisch nachweisbare Entzündung des Magens.

Sie ist mit zunehmendem Lebensalter außerordentlich häufig nachweisbar.

Erosive Gastritis

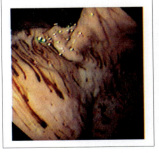

Abb. **1.13** In der Endoskopie wird die stark blutende Schleimhaut deutlich

Krankheiten des Magens

Ätiologie und Pathogenese

Es sind verschiedene Einteilungen der chronischen Gastritis gebräuchlich. Aus didaktischen und aus praktischen Gründen wird in Tab. 1.5 eine Dreiteilung nach dem ABC-Schema beschrieben.

Klinik und Diagnose

Auf chronische Gastritis hinweisende Beschwerden sind Druck- und Völlegefühl in der Magengegend, Brennen und Schmerzen, Appetitlosigkeit und Unverträglichkeit von schwer verdaulichen Speisen, doch hat die Mehrzahl der Patienten *keine* Beschwerden.

Das wichtigste diagnostische Verfahren ist die *gastroskopische Untersuchung* mit Probeexzision und histologischer Beurteilung. Während der Gastroskopie wird die Schleimhaut makroskopisch beurteilt (Lokalisation und Ausdehnung, Erosionen, Polypen, Atrophie, Gallereflux). Die entnommenen Proben werden histologisch untersucht (Grad und Aktivität der Entzündung, Atrophie, Dysplasie, Helicobacter pylori). Die Befunde werden nach Vorkommen und Grad der Entzündung eingeteilt.

Säuresekretionsleistung: Je stärker die Atrophie der Schleimhaut ist, umso mehr wird die Säuresekretion eingeschränkt.

Mittels einer nuklearmedizinischen Methode, die den Patienten nicht belastet, kann ein Mangel an *Intrinsic Factor* nachgewiesen werden *(Schilling-Test)*. Dann entwickelt sich eine perniziöse Anämie (S. 513f).

Therapie

Nur wenn die Patienten über Schmerzen klagen, sollte man einen Versuch mit Antazida oder Spasmolytika machen. Weiterhin versucht man, die Beschwerden des Patienten durch lokale Wärmeanwendung und Sedativa zu verringern.

> **Ernährungs- und Gesundheitsberatung.** Eine spezielle, strenge Gastritisdiät ist nicht erforderlich, da der Patient meist die Nahrungsmittel weglässt, die ihm nicht bekommen. Einige Hinweise zur Ernährung können dem Patienten jedoch hilfreich sein: Günstig für den Heilungsverlauf sind 5–6 kleine Mahlzeiten pro Tag. Die Speisen sollen gut gekaut werden. Dies fördert die Speichelsekretion, und Speichel ist ein gutes Antazidum. Die Nahrung soll ausgewogen, leicht verdaulich, mild gewürzt und ballaststoff- und fettarm sein. Raten Sie dem Patienten, auch koffeinfreien Kaffee nur in geringen Mengen und nicht auf nüchternen Magen zu trinken. Auf hochprozentigen Alkohol und Nikotin sollte er nach Möglichkeit ganz verzichten. Zur ausführlicheren Beratung des Patienten kann auch eine Diätassistentin hinzugezogen werden.

Helicobacter pylori. In den letzten Jahren sind ausgedehnte Untersuchungen über eine bakterielle Besiedlung des Magens mit Erregern ausgeführt worden. In diesen Untersuchungen wurde in fast allen Fällen von Typ-B-Gastritis als Erreger Helicobacter pylori nachgewiesen. (Abb. 1.16). Der gleiche Keim wurde auch bei Ulcus duodeni,

Tabelle 1.5   Formen der chronischen Gastritis. Einteilung nach dem ABC-Schema (Stolte und Heilmanns)

	Typ A	Typ B	Typ C
Ätiologie	autoimmun	bakteriell (Helicobacter pylori. Selten andere Erreger)	chemisch (z. B. nicht steroidale Antirheumatika, Gallereflux)
Häufigkeit in % aller Gastritiden	5	85	10
Lokalisation	Fundus und Korpus	Antrum, Ausdehnung zum Korpus	alle Abschnitte
Verlauf	Schleimhautatrophie, Vitamin-B$_{12}$-Mangel, Anämie, Polyneuropathie	Magenulkus, erhöhtes Vorkommen von Magenkarzinom und Magenlymphom	Abheilung nach Ausschalten der Noxe
Therapie	Substitution von Vitamin B$_{12}$	Eradikation von Helicobacter pylori	Vermeiden von Noxen

Ulcus ventriculi und bei MALT-Lymphom nachgewiesen.

Nachweismethoden für Helicobacter pylori

- Mikroskopisch,
- Urease-Test,
- Antikörper (Immunglobuline),
- Kultur,
- Atemtest (C^{13}, C^{14}): Urease spaltet Harnstoff in Ammoniak und CO_2; das markierte C erscheint in der Ausatmungsluft.

Die wichtigste Maßnahme bei Typ-B-Gastritis mit Helicobacter-pylori-Befall ist eine kombinierte Therapie mit Säurehemmer und Antibiotika, die nach verschiedenen Schemata vorgenommen wird: In einem Tripelschema werden als Säurehemmer ein Protonenpumpenhemmer (z. B. Omeprazol), als Antibiotika Clarithromycin und Amoxicillin für 7 Tage verordnet.

Riesenfaltengastritis (Morbus Ménétrier)

Es handelt sich um eine Hyperplasie (Zellvermehrung) der Magenschleimhaut. Die Symptome sind uncharakteristisch: Oberbauchbeschwerden, Völlegefühl, Druckgefühl. Endoskopisch finden sich Riesenfalten. Eine Rückbildung nach Helicobacter-pylori-Eradikation ist möglich.

Ulkuskrankheit (Ulcus pepticum)

Definition: Mit der Bezeichnung Ulkuskrankheit werden das chronische Ulcus ventriculi (Magengeschwür) und das chronische Ulcus duodeni (Zwölffingerdarmgeschwür) zusammengefasst. Meistens handelt es sich um ein einzelnes Geschwür, doch können auch mehrere Ulzera gleichzeitig vorkommen. Die Krankheit neigt zu Rezidiven.

Im Gegensatz dazu stehen das akute Stressulkus und die stressbedingten Erosionen, die ein akutes Ereignis infolge Minderdurchblutung, z. B. nach schweren Traumen, nach Verbrennung oder nach Operationen, sind.

Häufigkeit

Etwa 10 % der Bevölkerung sind einmal oder mehrmals von einem Geschwür betroffen. Das Zwölffingerdarmgeschwür kommt etwa 3- bis 4-mal häufiger vor als das Magengeschwür. Männer sind vom Duodenalulkus etwa doppelt so häufig betroffen wie Frauen. Häufigkeitsgipfel im Frühjahr und Herbst.

Lokalisation

Das Magengeschwür entsteht vorwiegend an der Grenze von Korpus zu Antrum. Die kleine Kurvatur ist häufiger befallen als die große (Abb. 1.**14a** u. **b**). Rezidiviert das Ulcus ventriculi, dringt es

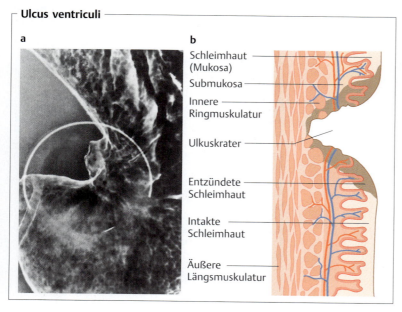

Abb. 1.**14 a** Im Röntgenbild wird ein Magengeschwür als Ausbuchtung an der kleinen Kurvatur sichtbar. **b** Skizze zu Abb. 1.14 **a**

Krankheiten des Magens

in Richtung Kardia vor (auch die sich ausbreitende chronische Gastritis nimmt diesen Weg). Das Ulcus duodeni liegt meist 1-2 cm jenseits des Pylorusringes im Bulbus duodeni.

Pathogenese

Eine familiäre Häufung spricht für die genetische Disposition. Träger der Blutgruppe 0 haben ein erhöhtes Risiko, an einem Ulkus zu erkranken.

Mit gewissen Einschränkungen gilt die Feststellung: Ohne Magensäure entsteht kein Magen- oder Zwölffingerdarmgeschwür. Normalerweise wird die Magenschleimhaut vor der verdauenden Kraft des Magensaftes (peptische Aktiviät) durch „schützende Faktoren" bewahrt. Die „aggressiven peptischen Faktoren" sind: Salzsäure, Pepsin, Gallensäuren und bestimmte Medikamente. Defensive (schützende) Faktoren sind: gute Durchblutung, Schleimqualität und -menge, Neutralisationsvermögen des Duodenalsekrets (Abb. 1.15). Größtes Gewicht in der Pathogenese hat die Besiedelung des Magens mit Helicobacter pylori (Abb. 1.16). Diese Keime werden in über 90 % der Patienten mit Ulcus ventriculi gefunden. Die Eradikation dieser Bakterien ist die Grundlage der Therapie der Ulkuskrankheit und vermindert die sonst hohe Rezidivrate.

Ulcus duodeni. In der Pathogenese des Magengeschwürs und des Zwölffingerdarmgeschwürs bestehen Unterschiede: Beim *Ulcus duodeni* ist die Säuresekretion erhöht. Im Bulbus duodeni sind daher die Konzentrationen von Säure und Pepsin erhöht. Die Hypersekretion beruht auf einer Vermehrung der Belegzellen. Die Entwicklung eines Duodenalulkus im Zusammenhang mit psychischer Belastung, emotionalen Einflüs-

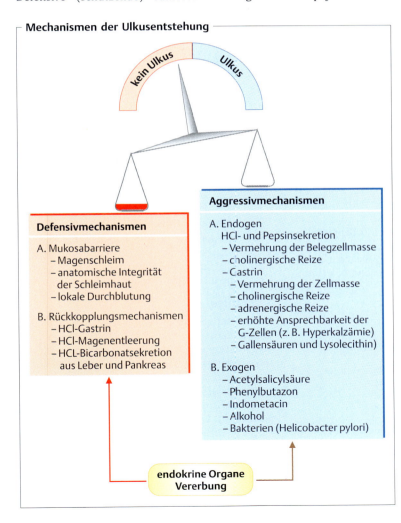

Abb. 1.15 Ist das Gleichgewicht zwischen defensiven und aggressiven Faktoren gestört, wird die Entstehung eines Ulkus begünstigt.

sen, Stresssituationen weist auf die Bedeutung des zentralen Nervensystems in der Pathogenese des Ulcus duodeni hin.

Pathogenetische Faktoren des Ulcus duodeni (nach Moss u. Calam 1992):

- Helicobacter pylori,
- erhöhte Pepsinsekretion,
- Hypersekretion von Magensäure:
  - erhöhte basale und maximale Säuresekretion,
  - gesteigerte nächtliche Säuresekretion,
  - erhöhter Vagotonus,
  - gesteigerte vagale Histaminfreisetzung,
  - gesteigerte Sensibilität der Parietalzelle gegenüber Gastrin;
- gestörte Mukosabarriere (verminderte Prostaglandinsynthese),
- Motilitätsstörungen (beschleunigte Magenentleerung),
- psychische Faktoren (Stress),
- Rauchen,
- Antiphlogistika (NSAR (= nicht steroidale Antirheumatika), Kortikosteroide),
- genetische Faktoren.

Ulcus ventriculi. Hier ist die Säuresekretion eher vermindert. Pylorusinsuffizienz mit Gallereflux fördert die Ulkusentstehung. Medikamente (Antirheumatika) und Nikotinabusus begünstigen gleichfalls die Ulkusentstehung.
Heute ist gesichert, dass die Besiedlung des Magens mit Helicobacter pylori ein wichtiger Faktor in der Entstehung der Ulkuskrankheit ist.
Eine überaus starke Säureproduktion findet man bei dem seltenen Krankheitsbild **Zollinger-Ellison-Syndrom**. Hierbei handelt es sich um Tumoren der Bauchspeicheldrüse, die sehr viel Gastrin bilden. Dadurch wird eine außerordentlich starke

Tabelle 1.6 Exogene und endogene Faktoren bei der Pathogenese des Ulcus ventriculi

Endogene Faktoren	Exogene Faktoren
• Galliger Reflux	• Helicobacter pylori • Rauchen
• Gastritis	• Alkohol
	• Ernährungsgewohnheiten
• Störung der Motilität	• psychische Faktoren
• Störung der Schleim- und Bikarbonatsekretion	• Störung der Schleimhautdurchblutung

Helicobacter pylori

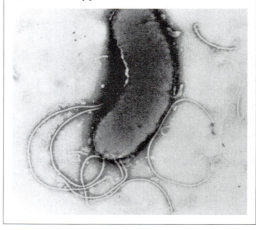

Abb. 1.16 Mikroskopische Darstellung des für die Ulkusentstehung wichtigen Bakteriums

Sekretion von Salzsäure bewirkt. Es entstehen Ulzera im Duodenum, aber auch in tieferen Dünndarmabschnitten, da bei so viel Säure die Pufferungskapazität im Zwölffingerdarm nicht ausreicht und deshalb die Übersäuerung auch tiefer gelegene Darmabschnitte schädigt.

 Die wichtigsten Faktoren für die Entstehung des peptischen Ulzera sind Säure und Helicobacter pylori.

Pathologische Anatomie

Das Ulkus der Schleimhaut dringt bis in die Muskelschicht vor. Es kann die Muskelschicht durchdringen (Penetration). Sogar Durchbruch in die freie Bauchhöhle ist möglich (Perforation).

Symptome

Das typische Symptom der Ulkuskrankheit ist der **Schmerz**. Oft sind die Schmerzen des Ulkuskranken von Übelkeit, Aufstoßen, Druck- und Völlegefühl begleitet. Der Schmerz wird wahrscheinlich durch die Einwirkung der Salzsäure auf die erkrankte Schleimhaut und durch einen gesteigerten Muskeltonus mit Spasmen der Magenmuskulatur in der Geschwürsregion verursacht. Im Gegensatz zum diffusen Schmerz bei Gastritis kann der Ulkuspatient häufig die schmerzhafte Stelle zeigen. Es muss aber betont werden, dass aus der *Schmerzlokalisation* nur ein ungefährer Rückschluss auf den Sitz des Geschwürs möglich ist, und dass viele Ulkuskranke keine Schmerzen haben. Strahlt der Ulkusschmerz in den Rücken und nach links aus, spricht dies für die Penetration eines an der Hinterwand des Magens gelegenen Ulkus in die Bauchspeicheldrüse.

Der Schmerz ist deutlich von der *Nahrungsaufnahme* abhängig. Postprandial (nach Nahrungsaufnahme) auftretender Schmerz, Frühschmerz, wird oft bei Ulcus ventriculi angegeben. Auch nahrungsunabhängiger Schmerz kommt bei Patienten mit Ulcus ventriculi vor. Dagegen ist Nüchternschmerz, der nach Nahrungsaufnahme oder nach Antazidaeinnahme nachlässt, typisch für ein Duodenalulkus.

Säurelockende Speisen und Getränke werden schlecht vertragen. Beispiele sind stark gewürzte Speisen, Süßigkeiten, Alkohol und Kaffee.

Dem Ulkuskranken wird eine besondere Persönlichkeitsstruktur zugeschrieben. Züge der sog. Ulkuspersönlichkeit sind übermäßige Genauigkeit und Erregbarkeit. Der Kranke nimmt das Leben eher schwer und ist empfindlich für Stresseinflüsse.

> Marcellus Donatus soll 1586 das Magengeschwür als Erster beschrieben haben. Der französische Arzt Cruveilhier veröffentlichte die erste umfassende Darstellung der Geschwürkrankheit mit Abbildungen. Die Krankheit trug in Frankreich daher seinen Namen.

Diagnose

Endoskopisch sind alle Formen des Magen- und Zwölffingerdarmgeschwürs sicher zu erkennen (Abb. 1.**17** u. 1.**18a** u.**b**). Probeexzisionen vom Ulkusrand dienen der differentialdiagnostischen Abgrenzung eines geschwürig zerfallenden Karzinoms. Deshalb muss jedes Magengeschwür histologisch untersucht werden (Biopsie bei Endoskopie), um ein Karzinom frühzeitig zu erkennen.

Ulcus ventriculi

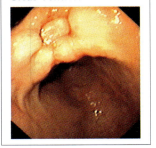

Abb. 1.**17** In der Gastroskopie wird ein Ulcus ventriculi am Angulus ventriculi sichtbar

Auch *röntgenologisch* sind die Ulzera des Magens und des Zwölffingerdarms sichtbar. Ein charakteristischer röntgenologischer Befund ist die sog. Ulkusnische: Der Krater des Geschwürs füllt sich mit Kontrastmittel (s. Abb. 1.**14**). Oft kann der Röntgenologe sehen, dass die Schleimhautfalten strahlenförmig auf das Geschwür zulaufen (Faltenstern). Die Methode der Wahl ist aber die Endoskopie.

 Bei jedem Magengeschwür muss die Differenzialdiagnose Magenkarzinom geklärt werden

Komplikationen

Wichtige und gefährliche Komplikationen sind:

- Blutung aus dem Ulkus,
- Penetration → Perforation (Durchbruch),
- Pylorusstenose.

Blutung. Bei etwa 10 % der Ulkuspatienten tritt eine Blutung ein. Diese kann geringfügig oder massiv sein. Der Patient wird matt; kalter Schweiß bricht aus; ein Schocksyndrom entwickelt sich. Die Pulsfrequenz steigt; der Blutdruck sinkt ab. Oft wird Blut erbrochen, besonders wenn es sich um ein blutendes Magengeschwür handelt. Der Patient klagt über Durst, der durch den Flüssigkeitsverlust erklärt ist.

Weniger massive Blutungen lassen die augenfälligen schweren Symptome vermissen. Müdigkeit, Blässe, einige Tage später Teerstuhl weisen dann auf die Diagnose hin.

Bluterbrechen und Blutstuhl (Teerstuhl). Kommt der rote Blutfarbstoff mit der Salzsäure des Magensaftes in Berührung, entsteht aus Hämoglobin das schwarze Hämatin. Wird der Mageninhalt dann erbrochen, hat er das charakteristische Aussehen von Kaffeesatz.

Wird das Hämatin aus dem Magen weitertransportiert, wird es als Teerstuhl sichtbar. Teerstuhl ist schwarz und glänzend.

 Blutungsquellen, deren Blut mit der Salzsäure des Magens in Berührung kam, liefern *Teerstuhl*. Solche Blutungsquellen können sich z. B. im Nasen-Rachen-Raum, in der Speiseröhre und im Magen befinden. Auch der obere Abschnitt des Zwölffingerdarmes enthält noch Säure, so dass auch blutende Zwölffingerdarmgeschwüre Teerstuhl verursachen. Blutungsquellen unterhalb des Treitz-Bandes führen nicht mehr zu Teerstuhl, da unterhalb dieser Grenze keine Magensäure mehr anzutreffen ist.

Ulcus duodeni

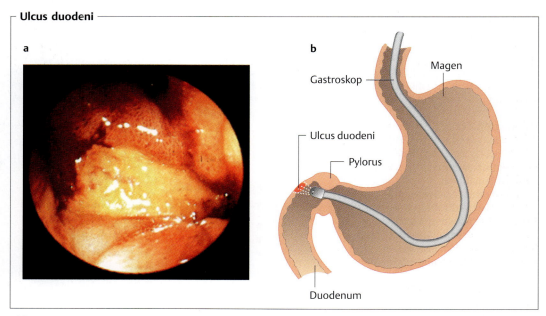

Abb. 1.18 a Die Gastroskopie zeigt ein Ulkus am Bulbusdach b Skizze zu Abb.1.18a

Ausnahmen: Blut, welches länger als 8 Stunden im Darm blieb, zersetzt sich auch ohne Säureeinwirkung und verursacht Schwarzfärbung des Stuhls. Massive Blutungen aus dem Magen können so rasch den Darmkanal passieren, dass flüssiges rotes Blut mit charakteristischem Geruch entleert wird. Enthält der Magen keine Säure (Anazidität), entsteht auch bei Blutungen im oberen Abschnitt des Magen-Darm-Kanals kein Hämatin und damit kein Teerstuhl.
Laboruntersuchungen: Abfall von Hämatokrit und Hämoglobin sind typische Zeichen der Blutung.

> **Pflege**
>
> **Beobachtung.** Das Aussehen von Stuhl und Erbrochenem kann Hinweise auf Blutungen im Magen-Darm-Trakt geben. Beachten Sie, dass die Blutungsquelle nicht zwingend im Magen, sondern auch im Nasen-Rachen-Raum liegen kann. Zu frischen, hellroten Blutauflagerungen auf dem Stuhl kann es beispielsweise bei einer Hämorrhoidalblutung kommen. Informieren Sie den Patienten, dass er den Stuhl selbst beobachtet und Ihnen veränderten Stuhl umgehend zeigt!

Perforation. Der Patient klagt über plötzlich einsetzenden heftigsten Schmerz im Oberbauch. Die Bauchdecken sind hart angespannt (bretthar- ter Bauch als Abwehrspannung). Ein Schock bildet sich aus.
Röntgenologisch sieht man eine Luftsichel unterhalb des Zwerchfells (Abb. 1.19). Die Röntgenauf-

Magenperforation

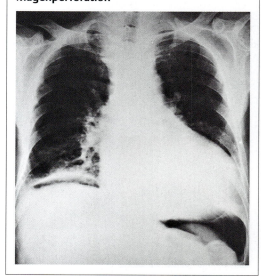

Abb. 1.19 Im Röntgenbild stellt sich unter dem Zwerchfell eine Luftsichel dar

Krankheiten des Magens

nahme muss bei aufgerichtetem Patienten gemacht werden. Ist dies nicht möglich, kann man auch eine Aufnahme im Liegen anfertigen, wobei die Luft dann bei seitlichem Strahlengang unter den Bauchdecken zu erkennen ist. Schon wenige Stunden nach der Perforation ist eine Peritonitis ausgebildet.

Pylorusstenose. Immer wieder rezidivierende Geschwüre in der Pylorusregion führen zu narbigen Wandveränderungen, die eine zunehmende Verengung (Stenose) des Pylorus bewirken. Der Mageninhalt kann nicht mehr rechtzeitig vom Magenpförtner hinausgelassen werden. Die Retention des Mageninhalts führt zur Aufweitung des Magens (in fortgeschrittenen Fällen „Eimermagen"). Der retinierte Mageninhalt wird erbrochen. Störungen des Wasser- und Elektrolythaushaltes sowie *Gewichtsabnahme* sind die Folge.

Therapie der Ulkuskrankheit

Der Patient mit Ulkuskrankheit kann im Allgemeinen ambulant behandelt werden. Eine stationäre Anfangsbehandlung ist dann zu bevorzugen, wenn ein „Wechsel im Milieu" angestrebt wird. Im Gespräch mit dem Patienten versucht man, die Hintergründe psychischer Belastung zu erkennen und mit dem Kranken zu beraten, wie Abhilfe zu schaffen ist. In diesem Zusammenhang kann auch eine kurzzeitige Gabe von Sedativa hilfreich sein. Die strengen Diätvorschriften früherer Jahre sind verlassen, doch tut man gut daran, dem Patienten zu sagen, was nach allgemeiner Erfahrung gut oder schlecht bekömmlich ist (Tab. 1.7). Bei der diätetischen Beratung wird berücksichtigt, welche Beobachtungen der Patient bereits selbst gemacht hat. Zigarettenrauchen ist verboten.

Medikamentöse Therapie. Unkomplizierte Ulcera ventriculi oder duodeni werden bei Nachweis von Helicobacter pylori mit Antibiotika und Säuresekretionshemmern behandelt (S. 26).

Die *medikamentösen* Maßnahmen zur Behandlung der Ulkuskrankheit des Patienten ohne Helicobacter-Infektion hemmen die aggressiven Faktoren der Ulkusentstehung und verstärken die schützenden Einflüsse. Entsprechend der Regel „ohne Magensäure kein Ulkus" (S. 27) ist der wichtigste therapeutische Angriffspunkt die Magensäure. Daher die 2 Prinzipien:

- Abpufferung der sezernierten Säure,
- Hemmung der Säuresekretion.

Tabelle 1.7 Grundzüge der Diät bei Ulkuskrankheit

Bekömmliches		Unbekömmliches
6–7 kleine Mahlzeiten (nicht passiert). Gut kauen!		große Portionen
Eiweiß	Milch, Käse, verrührtes Ei, gekochtes Fleisch, Fisch	scharf Gebratenes
Fett	nicht oder nur wenig erhitzt	erhitztes Fett
Kohlenhydrate	Grieß, Reis, Nudeln, Haferflocken, altes Weißbrot, Knäckebrot, zarte Gemüse, Salat, geriebene Äpfel, Bananen	
Getränke	Vollmilch, Kakao, Pfefferminztee (von mittlerer Temperatur)	Alkohol, Kaffee, Tee, Zitrusfrüchte

- **Antazida** puffern die in das Magenlumen sezernierte Säure. Antazida gibt man als Gel oder Tabletten 1 und 3 Stunden nach den Mahlzeiten. Wirkstoffe sind Aluminiumhydroxid, Magnesiumsalze oder Magaldrat. Viele Handelspräparate sind auf dem Markt.
- **Histamin-H_2-Rezeptor-Antagonisten:** H_2-Blocker blockieren die Rezeptoren für Histamin an den Belegzellen des Magens und hemmen dadurch die Sekretion von Magensäure. H_2-Blocker haben die größte Bedeutung in der medikamentösen Behandlung der Ulkuskrankheit. Man gibt diese Präparate abends über 4 Wochen. Wirkstoffe sind z. B.:
  - Cimetidin, z. B. Tagamet,
  - Famotidin, z. B. Pepdul,
  - Nizatidin, z. B. Gastrax,
  - Ranitidin, z. B. Zantic, Sostril,
  - Roxatidin, z. B. Roxit.
- **Enzymhemmer** (H^+/K^+-ATPase-Hemmer): Der Wirkstoff Omeprazol hemmt ein Enzym, das den Protonentransport an der Belegzelle reguliert (H^+/K^+-ATPase). Die Hemmung der Protonenpumpe verhindert die Säuresekretion vollständig. Handelspräparate sind z. B. Antra, Gastroloc.
- **Misoprostol:** Misoprostol ist ein synthetisch hergestellter Prostaglandinabkömmling. Prostaglandine hemmen die Säureproduktion und fördern die schützenden Faktoren wie

Schleimbildung und Durchblutung der Schleimhaut (zytoprotektive Wirkung = zellschützende Wirkung). Handelspräparat z. B. Cytotec.
- **Wismut:** Gegen die Besiedlung des Magens mit Helicobacter pylori werden neben der auf S. 26 beschriebenen Tripeltherapie Wismutpräparate eingesetzt.

Durch die moderne Therapie werden die Patienten mit Ulcus ventriculi oder duodeni meist innerhalb weniger Tage beschwerdefrei, und das Ulkus heilt in 4–6 Wochen ab.

Verlauf

Der *Verlauf* der Ulkuskrankheit ist unterschiedlich. Meist neigt das Ulkusleiden über Jahre zu Rezidiven. Dadurch beeinträchtigt die Krankheit die Lebensfreude der Ulkusträger beträchtlich. Es gibt aber auch Geschwüre an Magen und Zwölffingerdarm, die durch besondere Stresssituationen ausgelöst werden und nach Überwinden dieser Situation ohne weitere Rezidive ausheilen.

 Rezidive der Ulkuskrankheit werden durch Eradikation von Helicobacter pylori weitgehend verhindert.

Führt die konservative Behandlung nicht zum Erfolg oder treten Komplikationen ein, wird ein operativer Eingriff erforderlich. Die chirurgischen Maßnahmen bei Ulkuskrankheit ohne Komplikationen, z. B. bei Nichtansprechen auf die konservative, medikamentöse Therapie, bestehen in verschiedenen Verfahren der Vagotomie. Dabei werden diejenigen Nervenfasern durchtrennt, die die Säureproduktion anregen. In den Operationsverfahren nach Billroth I und II wird der Gastrin bildende Anteil des Magens reseziert, so dass keine Säureproduktion mehr erfolgt. Alle drei Verfahren zielen also darauf ab, die Säureproduktion im Magen operativ zu hemmen.
Das peptische Ulkus des Magens oder Zwölffingerdarms wird selten primär operiert; vielmehr handelt es sich bei der Ulkuschirurgie heutzutage um chirurgische Maßnahmen bei eingetretenen Komplikationen der Ulkuskrankheit.

Therapie der Komplikationen

Bei jeder Komplikation der Ulkuskrankheit ist ein *frühzeitiges Konsil* zwischen Internisten und Chirurgen notwendig.

Ulkusblutung: Die internistische Therapie der Blutung aus Ulzera oder Erosionen des Magens ist gegen den *Blutungsschock* gerichtet. Der Patient muss strikte Bettruhe einhalten. Bluttransfusionen bzw. Infusionen von Blutersatzflüssigkeit sind bei jeder schweren Blutung erforderlich. Man legt eine Magensonde und gibt Säurehemmer.
Zur Beurteilung des Krankheitsverlaufs sind genau protokollierte Kontrollen von Hämoglobin, Hämatokrit, Blutdruck, Puls und zentralem Venendruck, Messung der stündlichen Harnproduktion und Feststellung einer evtl. einsetzenden Verbrauchskoagulopathie erforderlich. Die Kontrolle des zentralen Venendrucks hilft, Überwässerung frühzeitig zu erkennen.
Nach der anfänglichen Schockbekämpfung versucht man, den Ort der Blutung endoskopisch zu bestimmen (Notfallendoskopie). Unterspritzung und Laserkoagulation des blutenden Gefäßes sind moderne Behandlungsverfahren bei blutendem Ulkus. Stärkere Blutungen sind lebensgefährlich, insbesondere bei älteren Menschen. Werden mehr als 4–5 Blutkonserven innerhalb von 24 Stunden notwendig, ist eine Operation (Resektion nach Billroth) angezeigt.
Ulkusblutungen können Sickerblutungen oder arteriell spritzende Blutungen sein. Eine Einteilung in verschiedene Stadien (nach *Forrest*) aufgrund endoskopischer Kriterien hat sich für die Planung der Therapie bewährt (Tab. 1.**8**).
Perforation: Diese gefürchtete Komplikation ist immer lebensbedrohend. Schockbekämpfung und sofortige Operation (Übernähung der Perforation) sind notwendig.
Magenausgangsstenose: Ist durch immer wieder rezidivierende Geschwüre eine Schrumpfung des Magenausgangs eingetreten, ist eine Operation erforderlich.

Der operierte Magen

Auch am operierten Magen können als Folge der behinderten Funktion charakteristische Veränderungen auftreten, die besonderer Therapie bedürfen:
Teilresektion des Magens und Ausschaltung der Passage des Mageninhalts durch das Duodenum führen zu *Störungen der Nahrungsabsorption*. Anämie infolge Mangels an Eisen (Eisenmangelanämie) oder Vitamin B_{12} (perniziöse Anämie), Gewichtsverlust, Osteoporose infolge gestörter Kalziumabsorption können sich einstellen. Die Beschwerden bei „zu kleinem Magen" verursachen Druck- und Völlegefühl nach der Nahrungsaufnahme.

Krankheiten des Magens

Tabelle 1.8 Modifizierte Forrest-Klassifikation der Ulkusblutung (nach *Rösch*)

Blutung		Therapie
Aktive Blutung		
Forrest Ia:	arteriell-spritzend	Operation oder verzögerte Operation nach endoskopischer Blutstillung
Forrest Ib:	Sickerblutung (arteriell, kapillär, venös. Abb.1.**20**)	endoskopische Blutstillung oder Pharmakotherapie
Zum Stillstand gekommene Blutung		
Forrest IIa:	sichtbarer Gefäßstumpf im Ulkusgrund	Operation
Forrest IIb:	adhärentes Koagulum	Kontrollendoskopie nach 24 h und Reklassifikation
Forrest IIc:	Hämatinbelag im Ulkusgrund	Blutungsrezidivprophylaxe
Keine Blutung mehr nachweisbar		
Forrest III	Ulkus ohne Stigmata einer vorausgegangenen Blutung	Blutungsrezidivprophylaxe

Bei Magenresektion nach Billroth II tritt bisweilen ein *Dumping-Syndrom* auf, das auf einer sog. Sturzentleerung des Mageninhalts beruht. Die Patienten klagen über Blässe, Schweißausbruch, Übelkeit, Schwindel. Diese Symptome treten etwa $1/2$ Stunde nach Nahrungsaufnahme auf, vor allem, wenn die Speisen viel Flüssigkeit und leicht aufschließbare Kohlenhydrate enthalten.

Das *Dumping-Spätsyndrom* wird auch als postalimentäre Hypoglykämie bezeichnet. Es tritt 2–3 Stunden nach einer kohlenhydratreichen Mahlzeit ein. Die kohlenhydratreiche Mahlzeit verursacht zunächst eine Hyperglykämie (vom Patienten unbemerkt) und als Reaktion darauf eine Hypoglykämie, die zu Schweißausbruch, Übelkeit und Kollapsneigung führt.

Therapie. Die Diät soll wenig Flüssigkeit (keine Suppe, keine Getränke zu den Mahlzeiten) und nur schwer resorbierbare Kohlenhydrate enthalten. Essen im Liegen wird empfohlen.

Nach Billroth-II-Operation tritt selten das „*Syndrom der zuführenden Schlinge*" auf. Es beruht auf einer mechanischen Behinderung des Abflusses aus der nach Operation blind endenden Duodenalschlinge. Die Patienten klagen über Druckgefühl und Schmerzen im rechten Mittelbauch.

Therapeutisch gibt man Antibiotika, da in dieser Schlinge gelegentlich Bakterien überwuchern. Bei stärkeren Beschwerden ist eine operative Korrektur notwendig (Umwandlungsoperation). Weitere Komplikationen sind:

- Nach Vagotomie: Schluckstörungen und Durchfall,
- *Ulcus pepticum jejuni nach Billroth-II-Operation:* In der zuführenden Schlinge und im Anastomosenbereich können Geschwüre auftreten. Therapeutisch ist zunächst eine konservative Behandlung, bei Versagen eine Nachresektion, evtl. Vagotomie notwendig.
- *Karzinom im Restmagen:* Im Resektionsmagen nach Billroth II entwickeln sich häufiger Magenkarzinome als im nicht operierten Magen. Operative Behandlung des Karzinoms ist notwendig.

Ulcus ventriculi

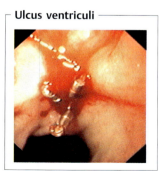

Abb. 1.**20** Endoskopisches Bild einer Forrest-Ib-Blutung

Tumoren des Magens

Magenkarzinom

→ **Definition:** Es handelt sich um eine bösartige Geschwulst der Magenschleimhaut.

Häufigkeit

Unter den bösartigen Tumoren des Magen-Darm-Trakts ist das Magenkarzinom der zweithäufigste Tumor (am häufigsten ist das Kolonkarzinom). In den letzten Jahren ist die Inzidenz des Magenkarzinoms weltweit rückläufig; es bestehen aber große geographische Unterschiede. Männer erkranken etwa doppelt so häufig wie Frauen. In Deutschland sterben jährlich etwa 46 Männer und 34 Frauen je 100 000 Einwohner am Magenkarzinom.

Ätiologie

Die Pathogenese ist wie bei allen bösartigen Tumoren multifaktoriell. Endogene Faktoren und Umweltfaktoren bilden einen Ursachenkomplex. Genetische Faktoren sind wahrscheinlich von geringerem Gewicht als Umweltfaktoren. Bei Patienten, die zu den in Tab. 1.9 aufgeführten Risikogruppen gehören, sind Vorsorgeuntersuchungen (Gastroskopie) zu empfehlen.

Pathologische Anatomie

Die bevorzugte Lokalisation ist das Antrum des Magens (Abb. 1.21). Nach dem Stadium trennt man das Magenfrühkarzinom vom fortgeschrittenen Magenkarzinom. Das Magenfrühkarzinom ist als Oberflächenkarzinom auf die Mukosaschicht beschränkt, kann auch schon in die Submukosaschicht eingedrungen sein. In dieser Form kann das Karzinom langfristig bleiben, bis ein rasches Wachstum einsetzt: Im fortgeschrittenen Stadium ist das Magenkarzinom in die Muskelschicht und die darunter liegenden Schichten eingewachsen. Der Tumor breitet sich durch Wachstum in die Umgebung und durch Metastasierung aus. Die Nachbarorgane (Leber, Pankreas, Kolon) sind betroffen, Fernmetastasen findet man in Leber, Lunge, Niere und Knochen.

Nach dem histologischen Aufbau unterscheidet man: Adenokarzinom, Siegelringkarzinom und anaplastisches Karzinom.

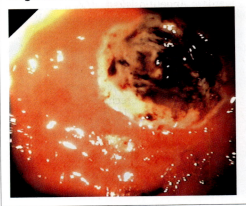

Abb. 1.21 Der Karzinomkrater im Antrum des Magens ist mit Hämatin gefüllt

Symptome

In den Frühstadien kann die Krankheit symptomlos sein oder uncharakteristische Beschwerden wie Völle- und Druckgefühl, Brennen und Schmerzen in der Oberbauchgegend bewirken.

Tabelle 1.9 Prädisponierende Faktoren für die Entstehung eines Magenkarzinoms

Genetische Faktoren	Umweltfaktoren	Prädisponierende Krankheiten
Magenkarzinom bei Blutsverwandten	Nitrat (aus Lebensmitteln oder Trinkwasser)	perniziöse Anämie
Blutgruppe A	geräucherte Nahrungsmittel	chronisch-atrophische Gastritis
	Nahrungsmittel mit Pilzbefall Helicobacter pylori (?)	Magenpolypen Billroth-Resektionsmagen (nach 15 und mehr Jahren)
	Alkoholabusus, Rauchen	juvenile Polypose Peutz-Jeghers-Syndrom Dermatomyositis Acanthosis nigricans

Krankheiten des Magens

In späteren Stadien verstärken sich diese Beschwerden; Appetitlosigkeit, Widerwillen gegen bestimmte Speisen, besonders gegen Fleisch, und stärkere lokale Beschwerden werden geschildert. Schreitet das Krankheitsbild unbehandelt fort, kann der Tumor zerfallen und Beschwerden und Krankheitszeichen wie bei Ulkusleiden hervorrufen. Kommt es zu einer Verlegung des Magenausganges, tritt Erbrechen auf. Wie bei den meisten fortschreitenden Tumorkrankheiten nimmt das Körpergewicht ab. Eine Anämie kann sich einstellen. In diesen Stadien sind oft Zeichen der Metastasierung (Lymphknotenschwellung, Lebermetastasen) nachweisbar.

Diagnostik

An erster Stelle steht die endoskopische Untersuchung: Gastroskopie mit Gewebeentnahme zur histologischen Untersuchung. In zweiter Linie ist die Röntgenuntersuchung zu nennen, die allerdings ein Magenfrühkarzinom nicht ausschließen kann.
Fernmetastasen werden gesucht mit:

- Röntgenuntersuchung (evtl. Spiral-CT) der Lunge,
- Sonographie des Bauchraumes (Nachweis von Leber- und Lymphknotenmetastasen),
- Szintigraphie des Knochensystems.

Die Stadieneinteilung (Staging) hat große Bedeutung für die Therapie. Die TNM-Klassifikation berücksichtigt die Größe des Primär*t*umors (T), den Befall regionaler Lymphknoten (*N*oduli, N) und das Vorhandensein von Fern*m*etastasen (M) (Tab. 1.**10**).

Prognose

Immer noch ist die Prognose des Magenkarzinoms schlecht, weil die Krankheit zumeist erst

Tabelle 1.10   Magenkarzinom-Staging (aus: Schettler, G./Greten, H.: Innere Medizin, 9.Aufl. Thieme, Stuttgart 1998)

Eingruppierung	Primärtumor	regionale Lymphknoten	Fernmetastasen
Stadium 0	Tis	N0	M0
Stadium IA	T1	N0	M0
Stadium IB	T1 T2	N1 N0	M0 M0
Stadium II	T1 T2 T3	N2 N1 N0	M0 M0 M0
Stadium IIIA	T2 T3 T4	N2 N1 N0	M0 M0 M0
Stadium IIIB	T3 T4	N2 N1	M0 M0
Stadium IV	T4 Tx	N2 Nx	M0 M1
	Tis: Carcinoma in situ T1: Tumor erreicht L. propria mucosae oder Submukosa T2: Tumor erreicht Muscularis propria oder Subserosa T3: Tumor penetriert Serosa, tangiert Umgebung nicht T4: Tumor wächst in Umgebung Tx: jedes T-Stadium	N0: keine regionären Lymphknoten N1: Metastasen in perigastrischen Lymphknoten innerhalb 3 cm vom Rand des Primärtumors N2: Metastasen in perigastrischen Lymphknoten >3 cm vom Rand des Primärtumors entlang der linken A. gastrica, A. hepatica communis, A. lienalis, A. coeliaca	M0: keine Fernmetastasen M1: Fernmetastasen

im fortgeschrittenen Stadium des Magenkarzinoms erkannt wird. Deshalb ist die endoskopische Frühdiagnose von entscheidender Bedeutung.

Patienten mit geringfügigen Magenbeschwerden, die länger als 4–6 Wochen bestehen, sollen endoskopisch untersucht werden.

Therapie

Nur bei rechtzeitiger Operation ist eine Heilung möglich: *kurative* Therapie durch Radikaloperation, d. h. Gastrektomie mit Lymphadenektomie (RO-Resektion). Unter einer *palliativen* Operation (palliativ = mildernd) versteht man z. B. Resektion des Magentumors unter Belassung nicht operabler Metastasen.

Hat ein ausgedehntes Magenkarzinom die Kardia verschlossen, kann diese Stenose mittels Laseranwendung geöffnet werden. Gegebenenfalls legt man einen Tubus zur Überbrückung ein. Eine Chemotherapie des Magenkarzinoms ist wenig ergiebig.

Patienten mit Magenkarzinomen sind schwer krank. Sie bedürfen fachkundiger Pflege und menschlicher Zuwendung. Darüber hinaus sind Maßnahmen zur Schmerzbehandlung von besonderer Bedeutung.

Lymphome des Magens

Das Ursprungsgewebe ist das lymphatische Gewebe der Magenschleimhaut. Es hat sich die englische Bezeichnung „*m*ucosa-*a*ssociated-*l*ymphatic-*t*issue" (MALT)-Lymphom eingebürgert. Die MALT-Lymphome entstehen möglicherweise als Folge einer Infektion des Magens mit Helicobacter pylori. Es kommt zu uncharakteristischen Symptomen wie Übelkeit, Appetitlosigkeit, Druckgefühl im Oberbauch.

Diagnose und Therapie. Gastroskopie und Biopsie werden diagnostisch durchgeführt. Die Endosonographie zeigt die Ausdehnung des Lymphoms in die Tiefe. Therapie ist die Beseitigung der Helicobacter-Infektion, in fortgeschrittenen Stadien die Operation.

Gutartige Tumoren des Magens

Gutartige Tumoren des Magens werden meist als Zufallsbefund während einer Gastroskopie entdeckt. Die gutartigen Neubildungen des Magens sind in neoplastische und tumorähnliche Neubildungen einzuteilen.

- **Neoplastische Neubildungen:** Hierzu gehören die Adenome, die in verschiedener Form und Größe vorkommen. Adenome sind Präkanzerosen. Man kann wie bei Adenom des Dickdarms (S. 55) von einer Adenom-Karzinom-Sequenz sprechen.
- **Tumorähnliche Neubildungen:** Zu ihnen gehören Zysten der Korpusdrüsen und hyperplastische Polypen. Nur selten entwickeln sich in hyperplastischen Polypen Karzinome, doch sprechen die Beobachtungen dafür, dass ein Patient mit hyperplastischen Polypen im Magen zur Entwicklung eines Magenkarzinoms konditioniert ist.

Neubildungen, die gastroskopisch erkannt werden, werden mit einer Schlinge abgetragen. Auch eine Entfernung mittels Laser ist möglich. Endoskopisch nicht zu entfernende Neubildungen werden chirurgisch reseziert.

Diätempfehlungen bei Erkrankungen der Verdauungsorgane

Die Kost soll leicht verdaulich und im Rahmen des Erlaubten möglichst vielseitig sein. Man verteilt die tägliche Nahrungsmenge auf 5–6 kleine Mahlzeiten. Regelmäßige Essenszeiten einhalten, langsam essen und gut kauen! Nahrungsmittel und Zubereitungen, die individuell schlecht vertragen werden, sind zu vermeiden.

Geeignete Garmethoden sind Kochen, Dünsten, Dämpfen und Grillen. Garen nach Möglichkeit in Alufolie, Teflonpfanne und Bratfolie. Fett gibt man Gemüsen oder Saucen erst zu, nachdem die Speisen vom Feuer genommen wurden.

◂ Gastroenterologische Basisdiät

Kostbeispiel für 2200 Kalorien:
Zusammensetzung der Kost aus

60 % Kohlenhydraten,	entspr.	327 g	= 1308 kcal
22 % Fett	entspr.	52 g	468 kcal
18 % Eiweiß	entspr.	97 g	388 kcal
100 %			2164 kcal
			≈ 2200 kcal

1 kcal = 4,187 kJoule
1 kJoule = 0,239 kcal

Diätprinzipien:

- leicht verdaulich (ballastarm),
- reich an leicht aufschließbaren Kohlenhydraten,
- fettarm,
- mild.

Bevorzugte Nahrungsmittel:

- mageres Fleisch,
- magere Wurst,
- magerer Fisch,
- magere Käsesorten, d. h. bis zu 30 % Fett i.Tr.,
- fettarme Milch und Milchprodukte mit einem Fettgehalt von 1,5 – 1,8 %,
- Halbfettmargarine oder Halbfettbutter,
- Salzkartoffeln, Kartoffelpüree, Kartoffelschnee, Reis, Nudeln,
- Bananen, Kompott, z. B. aus Birnen, Erdbeeren, Ananas,
- Tee, kohlensäurearmes Mineralwasser, Gemüsesaft, Fruchtsaft,
- leicht verdauliche Gemüsesorten,
- Weißbrot, Mischbrot, Graubrot, Grahambrot, Knäckebrot, Zwieback,
- Marmelade, Honig.

Krankheiten des Dünndarms

Anatomie und Physiologie

Die Länge des Dünndarms beträgt etwa 5 m, der Durchmesser 4 cm. Seine Wand besteht von innen nach außen aus

- Tunica mucosa,
- Tela submucosa,
- Tunica muscularis,
- Tunica serosa.

Für die Funktion des Dünndarms ist der Aufbau (Abb. 1.**22**) der Schleimhautschicht (Tunica mucosa) von besonderer Bedeutung. Die für Absorption eingerichtete Oberfläche der Schleimhaut wird durch die *Zotten* noch außergewöhnlich stark vergrößert. Zotten sind fingerförmige Vorsprünge, die in die Darmlichtung hineinragen. Das Innere der Zotte enthält reichlich Blut- und Lymphkapillaren. Die Zottenhöhe beträgt etwa $1/2$ mm. Die Zellen, welche die Dünndarmzotten bekleiden, sind Absorptionszellen. Sie sind mit einem hochwirksamen Enzymapparat ausgestattet. Diese Zellen tragen als nochmalige Vergrößerung ihrer Oberfläche feinste Vorsprünge, die man als Bürstensaum bezeichnet.

- **Besonderheiten der Dünndarmoberfläche:**

- Die Dünndarmzotten sind mit *Absorptionszellen* belegt, die
  - eine Enzymausstattung und
  - einen Bürstensaum haben.
- Im *Inneren* der Zotten befinden sich
  - Blutgefäße und
  - Lymphgefäße

- Die Oberfläche des Dünndarms ist *600-mal größer* als die eines Zylinders mit gleichem Durchmesser.
- Die gesamte *Absorptionsoberfläche* beträgt etwa 200 m².

Der Anfangsteil des Dünndarms ist der Zwölffingerdarm (Tab. 1.**11**). Daran schließt sich das Jejunum, dann das Ileum an.
Die Funktion des Magen-Darm-Trakts besteht in der Zerkleinerung und Absorption (= Resorption) der Nahrungsbestandteile. Die Absorptionszellen auf den Dünndarmzotten nehmen aus dem Darminhalt Stoffe auf und geben sie im Inneren der Zotte an die Blut- und Lymphkapillaren zum Weitertransport ab.
Man unterscheidet zwei wichtige Mechanismen der Absorption: Diffusion und aktiver Transport.

- Bei der **Diffusion** gelangen Wasser und kleine Moleküle durch Poren in der Zellwand in die Absorptionszelle hinein. Besondere Träger-

Tabelle 1.**11** Abschnitte des Dünndarms

Abschnitt	Deutsche Bezeichnung	Länge
Duodenum	Zwölffingerdarm	25 – 30 cm
Jejunum	Leerdarm	$2/5$ der Gesamtlänge*
Ileum	Krummdarm	$3/5$ der Gesamtlänge*

* Gesamtlänge: ca. 5 m
  Durchmesser: 4 cm

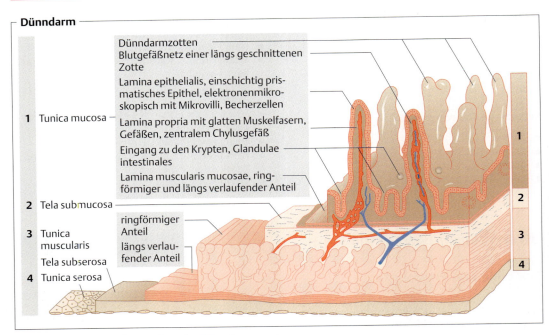

Abb. 1.22 Anatomischer Aufbau der Dünndarmwand

moleküle werden beladen und dienen zum Transport.
- **Aktiver Transport:** Dieser Absorptionsmechanismus verbraucht chemische Energie (im Gegensatz zur Diffusion, die keine Energie verbraucht). Die Trägermoleküle müssen gegen ein Konzentrationsgefälle „bergauf" fahren.

Die *Peristaltik* des Dünndarms dient zum *Mischen* und zum *Transportieren* des Darminhaltes (Abb.1.**23a** u. **b**).
Für den geordneten Ablauf der Verdauung (Digestion) müssen die Verdauungssäfte des Magens, der Bauchspeicheldrüse und der Galle in ausreichender Menge zur richtigen Zeit vorhanden sein. Die Transportfunktion muss regulär sein, so dass der Speisebrei durch die Peristaltik rechtzeitig transportiert wird, und schließlich muss die Schleimhaut intakt sein, um die Absorption von Darminhalt auszuführen.
Störungen der Absorption führen zwangsläufig zu Mangelerscheinungen, die man als Malabsorptionssyndrom (Malabsorption = schlechte Absorption) zusammenfasst. Sehr verschiedene Krankheiten können zu einem Malabsorptionssyndrom führen. Wichtige Hinweise auf die zugrunde liegende Störung gibt Tab. 1.**12**.

Tabelle 1.**12** Malabsorptionssyndrom bei verschiedenen Darmkrankheiten

Zugrunde liegende Störung	Krankheit
Schädigung der Dünndarmschleimhaut	– Sprue – Morbus Crohn – Infektionen mit Bakterien, Viren oder Parasiten – Morbus Whipple – Strikturen – Fisteln – Amyloidose
Störungen in der Blutversorgung des Dünndarms	Gefäßverschluss
Verkürzung des Dünndarms	ausgedehnte operative Dünndarmresektion
sekundär bei endokrinen Erkrankungen	Morbus Addison Hyperthyreose
pankreasbedingt	Pankreatitis (Mangel an Verdauungsenzymen)
Leber-/Gallebedingt	Fehlen von Galle infolge Gallengangsverschluss

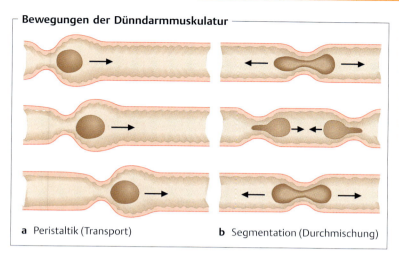

Abb. 1.23 a Peristaltische Wellen treiben den Speisebrei voran. b Die Durchmischung und Zerkleinerung erfolgt durch kurzzeitige Kontraktion der zirkulären Muskulatur (nach Murer/Berger in Deetjen/Speckmann 1994)

a Peristaltik (Transport)
b Segmentation (Durchmischung)

Untersuchungsmethoden

Krankheiten des Dünndarms verursachen Absorptionsstörungen (Malabsorption). Im Test prüft man, ob bestimmte Stoffe, die man oral zuführt, vom Dünndarm richtig absorbiert werden und danach im Blut bzw. Harn erscheinen. Hierfür sind verschiedene Tests geeignet:

- **D-Xylose-Test:** Man gibt 25 g Xylose oral. Normalerweise werden mehr als 4 g innerhalb von 5 h im Harn ausgeschieden.
- Im **Laktose-Toleranztest** wird festgestellt, ob der Patient Laktose (Milchzucker) absorbieren kann, oder ob das Enzym Laktase in den Enterozyten fehlt.
- Im **H_2-Atemtest** kann eine Malabsorption von Kohlenhydraten festgestellt werden: Kohlenhydrate, die im Dünndarm nicht absorbiert wurden, werden im Dickdarm durch Bakterien abgebaut. Die dabei entstehenden Produkte, u. a. H_2, können im Atemtest nachgewiesen werden.
- Im Schilling-Test prüft man, ob Vitamin B_{12} absorbiert werden kann (S. 514).
- Erhöhter Eiweißverlust im Darm wird im ^{51}Chrom-Albumin-Test festgestellt. Der Patient erhält radioaktiv markiertes Albumin injiziert. Der Eiweißverlust ist erhöht, wenn gegenüber der Norm vermehrt Radioaktivität im Stuhl ausgeschieden wird.

Die *Röntgenuntersuchung* gibt Aufschluss über Form und Transportfunktion des Darmes. Aufschlussreiche röntgenologische Abbildungen des Dünndarms findet man, wenn das Kontrastmittel über eine Duodenalsonde direkt in den Dünndarm eingebracht wird. Unter Durchleuchtung kann die Passage im Darm beobachtet werden. Die Einbringung des Kontrastmittels in den Dünndarm ist zweckmäßig, weil mit dieser Methode der Magen frei von Kontrastmittel ist und daher den Dünndarm nicht überlagert.

Stuhluntersuchung (s. auch S. 48): Besonders beim Malabsorptionssyndrom sind Konsistenz, Farbe und Volumen des Stuhls verändert, wie bei den entsprechenden Krankheiten beschrieben wird. Pathologische Beimengungen wie Würmer oder Wurmeier müssen sorgfältig beobachtet werden.

 Beobachtung. Die Untersuchung des Stuhls auf mit dem Auge nicht erkennbares (okkultes) Blut (= Haemoccult-Test) wird bei der Diagnostik der meisten Erkrankungen im Magen-Darm-Trakt angewendet. Während der Testperiode sind bestimmte Richtlinien zu beachten, um ein sicheres Testergebnis zu erhalten. Informieren Sie den Patienten darüber, dass er drei Tage vor und während der Testphase kein rohes Fleisch und keine Vitamin-C-Tabletten zu sich nehmen soll. Bei Frauen darf der Haemoccult-Test nicht während der Menstruation durchgeführt werden, weil daraus falsch positive Testergebnisse resultieren können. Die Stuhlentnahme erfolgt bei drei aufeinander folgenden Stuhlgängen mit einem Spatel jeweils an zwei verschiedenen Stellen des Stuhls. Die Proben werden auf Feld A und B des Testbriefes aufgebracht. Behinderte Patienten können diesen Test oft nicht alleine durchführen und sind daher auf Ihre Hilfe angewiesen.

Eine ebenso einfache wie wichtige Stuhluntersuchung ist die Prüfung, ob dem Stuhl Blut beigemengt ist. Makroskopische Besichtigung des Stuhls und chemische Prüfung mittels Testsubstanzen sind erforderlich.

Endoskopische Methoden: Bei der üblichen Gastroduodenoskopie wird außer dem Magen stets der Zwölffingerdarm besichtigt. Probeexzisionen aus der Dünndarmschleimhaut sind möglich. Mit besonders langen Fiberendoskopen können auch tiefere Abschnitte des Dünndarms erreicht werden. Durch eine spezielle Sonde mit Schneideeinrichtung (Watson-Kapsel) werden Schleimhautproben aus tiefen Dünndarmabschnitten zur mikroskopischen Untersuchung entnommen. Mittels Koloskopie können der gesamte Dickdarm und die Bauhin-Klappe besichtigt werden. Schleimhautproben werden durch den Instrumentierkanal des Koloskops entnommen. Durch weiteres Vorschieben des Koloskops ist das terminale Ileum zu erreichen.

Duodenitis

Die Entzündung des Duodenums (Duodenitis) wird histologisch nach endoskopischer Zangenbiopsie festgestellt. Sie ist keine selbständige Krankheit, sondern Symptom einer anderen Krankheit wie z. B. Ulcus duodeni, Sprue, Morbus Crohn. Auch die Erreger von Infektionskrankheiten (Lamblien, Wurmkrankheiten, Viren) können eine Duodenitis bewirken.
Symptome. Charakteristische Beschwerden oder klinische Befunde gibt es nicht. Die *Therapie* besteht in der Behandlung der Grundkrankheit.

Duodenaldivertikel

Sie liegen an der kleinen Kurvatur nahe der Vater-Papille.

Chronisch-entzündliche Darmkrankheiten

Unter diesem Begriff werden Morbus Crohn und Colitis ulcerosa zusammengefasst, weil sich ihre genetischen Merkmale, Lokalisation und Symptomatik ähneln. Allerdings bestehen auch Unterschiede, die eine Abtrennung ermöglichen. Die Unterscheidung ist im Beginn der Krankheit nicht immer möglich.
Wenngleich die Crohn-Krankheit häufiger den Dünndarm als den Dickdarm betrifft, wird das Krankheitsbild bei den „Chronisch-entzündlichen Darmkrankheiten" im Abschnitt Erkrankungen des Dickdarms beschrieben (S. 49).

Sprue

➡ **Definition:** Man unterscheidet die einheimische von der tropischen Sprue.

Einheimische Sprue (Zöliakie, glutensensitive Enteropathie)

➡ **Definition:** Die Zöliakie ist eine Schädigung der Dünndarmschleimhaut durch Gluten und die darin enthaltene Fraktion Gliadin, die in der Klebereiweißschicht des Getreides (Weizen, Roggen, Hafer, Gerste) vorkommen (Abb.1.**24**).

Man nimmt an, dass bei den Patienten eine verstärkte Immunantwort auf diese Eiweißstoffe besteht. Gesichert ist eine genetische Disposition.

Pathologische Anatomie

Die Überempfindlichkeit gegen Gluten führt zu einem (hyperregeneratorischen) Umbau der Schleimhaut und zum Zottenschwund im oberen Dünndarm. Die Folge ist Malabsorption.

Symptome

Die klinischen Symptome sind direkte Folge der gestörten Absorption wichtiger Nahrungsbestandteile.

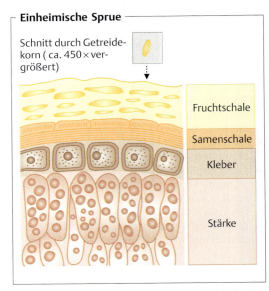

Abb. 1.**24** Darstellung der Klebereiweißschicht des Getreides

Krankheiten des Dünndarms

Hauptsymptom der Sprue sind *Durchfälle*. Die Stühle sind voluminös, breiig, sehr übel riechend und von grauweißlicher, glänzender Farbe. Der Fettanteil ist stark erhöht, da auch die Absorption von Fett gestört ist.

Wegen der Fettabsorptionsstörung ist die Aufnahme fettlöslicher Vitamine (A, D, E und K) vermindert. Auch Kalzium und Kohlenhydrate werden schlecht absorbiert. Folge solcher Absorptionsstörungen sind Gewichtsabnahme, Osteoporose, Osteomalazie, hypokalzämische Tetanie und Anämie.

Der Leib ist infolge Meteorismus (Luftansammlung in den Därmen) aufgetrieben. Die körperliche Leistungsfähigkeit ist stark eingeschränkt. Der Mangel an Eiweiß zeigt sich auch an der Verringerung des Albumingehaltes im Blut. Die Folge sind Ödeme.

> Sprue kommt von dem holländischen Wort „sprouw", das im Deutschen der Bezeichnung Aphthe entspricht und damit auf eine Schleimhautentzündung hinweist. 1904 wurde auf einem Internistenkongress in Wiesbaden erstmals über drei Fälle von Sprue berichtet.

muss die glutenfreie Kost zusätzlich milcheiweißfrei zubereitet werden, weil wegen des Zottenschwundes auch das Enzym Laktase fehlt.

Mais, Reis, Kartoffeln und Sojamehl sind erlaubt. Für die Patienten mit Sprue ist es deshalb notwendig, glutenfreies Brot aus Mais zu backen. Glutenfreie Mehle und Brote sind im Handel käuflich.

Medikamentös unterstützt man bei schweren Verlaufsformen die Spruebehandlung vorübergehend durch Vitaminzufuhr. Der Therapieerfolg ist gut: Die Zotten regenerieren sich, die Patienten sind beschwerdefrei.

 Ernährungsberatung. Die lebenslange streng glutenfreie Diät ist die einzige wirksame Behandlung der Sprue. Klären Sie den Patienten – in Zusammenarbeit mit einer Diätassistentin – über für ihn geeignete und nicht geeignete Nahrungsmittel auf. Neben den bereits genannten zu meidenden Getreidesorten Weizen, Roggen, Hafer, Gerste, kann beispielsweise auch in Instant-Kaffee und in Fertiggerichten Gluten enthalten sein. Sie können dem Patienten auch die Kontaktaufnahme zur Deutschen Zöliakie-Gesellschaft (= DZG) empfehlen. Die Adresse lautet: DZG, Filderhauptstraße 61, 70599 Stuttgart.

Diagnose

Die *Diagnose* wird durch eine *Dünndarmbiopsie* gesichert: Die Darmzotten sind plump, verkürzt oder fehlen ganz. Die Schleimhaut ist mit Rundzellen durchsetzt. Serologisch werden Antikörper gegen Gliadin und Endomysium nachgewiesen.

Röntgenologisch findet man bei der Sprue die Dünndarmschlingen erweitert. Das Röntgenkontrastmittel kann an den mit Flüssigkeit gefüllten Darmschlingen schlecht haften. Es entsteht ein flockiges Kontrastmittelbild, das als „Schneegestöber" bezeichnet wird.

Therapie

In schweren Fällen sind im Beginn der Behandlung intravenöse Ernährung, Wasserzufuhr und Elektrolytausgleich erforderlich. Sonst besteht das Prinzip der Therapie in lebenslang einzuhaltender *streng glutenfreier Diät*. Das bedeutet, dass die Speisen kein Klebereiweiß der Getreidesorten Weizen, Roggen, Hafer und Gerste enthalten dürfen. Fett wird zumindest anfangs in Form mittelkettiger Triglyceride (MCT-Fette) gegeben, die wesentlich besser absorbiert werden. Anfangs

Tropische Sprue

Die Ätiologie ist nicht sicher geklärt. Wahrscheinlich ist der Dünndarm der Patienten chronisch mit pathogenen Keimen kontaminiert. Die Symptome gleichen denen, die bei der einheimischen Sprue beschrieben werden (S. 40). Therapeutisch gibt man Antibiotika und Vitamine.

Morbus Whipple

Sehr seltene Erkrankung mit den Symptomen der Malabsorption und Gelenkschmerzen. Die Krankheit wird durch Aktinobakterien hervorgerufen, die in der Dünndarmschleimhaut nachzuweisen sind. Die Therapie besteht in Gabe von Antibiotika.

Divertikel

Divertikel (Ausstülpungen) kommen im gesamten Darmtrakt vor. Sie werden bei der röntgenologischen Magen-Darm-Passage oder bei endoskopischen Untersuchungen gefunden.

Aus der Entwicklungsgeschichte ist bekannt, dass der Rest des Ductus omphalomesentericus als sog. Meckel-Divertikel bestehen bleiben kann, und

Meckel-Divertikel

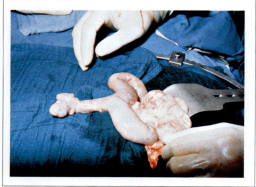

Abb. 1.25 Die Ausstülpungen der Darmwand sind auf dem OP-Tuch deutlich zu erkennen

zwar bei ca. 2 % aller Menschen (Abb. 1.25). Es liegt bei Erwachsenen 60–100 cm proximal der Bauhin-Klappe. In diesem Meckel-Divertikel kann sich eine Entzündung mit den Symptomen des akuten Abdomens entwickeln. Dann ist operative Behandlung erforderlich.

→ **Definition:** Das Meckel-Divertikel ist ein echtes Divertikel, d. h. alle Schichten der Darmwand sind beteiligt, wogegen es sich bei den vorgenannten Divertikeln um Pseudodivertikel handelt. Die Wand der Pseudodivertikel enthält keine Muskelschicht (S. 54).

Die häufigen Kolondivertikel werden auf S. 53 beschrieben.

Tuberkulose

→ **Definition:** Es handelt sich um eine meldepflichtige Infektionskrankheit, die durch säurefeste Stäbchenbakterien (Mycobacterium tuberculosis) hervorgerufen wird.

Häufigkeit und Lokalisation

Die Erkrankung ist heute verhältnismäßig selten. Bevorzugte Lokalisation im Magen-Darmtrakt ist der Ileozäkalbereich, also der letzte Abschnitt des Dünndarms und der Anfangsteil des Dickdarms.

Klinik und Therapie

Schmerzen in der Ileozäkalgegend, Durchfälle, Gewichtsverlust und Fieber sind häufige Symptome.

Röntgenologische und *endoskopische* Untersuchungen zeigen die entzündlichen Veränderungen der Darmwand. *Histologische Untersuchung* einer Probeexzision und *bakteriologische Untersuchung* des Stuhls auf Tuberkelbakterien sichern die Diagnose.

Therapeutisch erhält der Patient eine tuberkulostatische Behandlung nach den Regeln der allgemeinen Tuberkulosetherapie (S. 606).

Vaskuläre Störungen

Arteriosklerotische Durchblutungsstörungen im Versorgungsgebiet der A. mesenterica superior können heftige Bauchschmerzen verursachen. Kommt es zum Gefäßverschluss, tritt die gefährliche Darmgangrän ein. Dann ist sofortige Operation erforderlich.

Vaskulitis

Bei vielen Systemkrankheiten wie Lupus erythematodes, Dermatomyositis, Arteriitis nodosa, rheumatischen Krankheiten kommt es zu einer Entzündung großer und kleiner Blutgefäße (Vaskulitis). Befällt diese den Magen-Darm-Trakt, kommt es zu Schmerzen im Bauchraum, zu Ulzerationen und Blutung. Wird ein größeres Blutgefäß im Mesenterium verschlossen, tritt eine akute Ischämie ein. Dann entwickelt sich ein akutes Abdomen, was eine rasche operative Behandlung erfordert.

Angiodysplasie

Es handelt sich um arterio-venöse Fehlbildungen, die im gesamten Gastrointestinaltrakt vorkommen können.
Symptome. Sie verursachen rezidivierende Darmblutungen (Abb. 1.26). Endoskopisch oder angiographisch wird die Blutungsquelle gesucht

Angiodysplasie

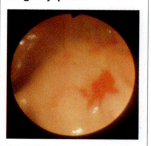

Abb. 1.26 Arterio-venöse Fehlbildung, die schwere Darmblutung verursachen kann

Krankheiten des Dickdarms

und lokal unterspritzt oder mit Laser oder elektrothermisch koaguliert.

Akute infektiöse Enteritis

→ **Definition:** Es handelt sich bei dieser Form der Enteritis um eine akute Darmentzündung mit den führenden Symptomen Diarrhö (S. 44), Leibschmerzen, Gliederschmerzen und Exsikkose. Die infektiöse Enteritis ist die häufigste Krankheit mit akuter Diarrhö. Sie wird durch Viren, Bakterien oder Protozoen hervorgerufen.

Die Erreger teilt man in invasive und nichtinvasive pathogene Keime ein. Die invasiven Keime zerstören die Darmzellen, so dass im Stuhl Blut erscheint. Die nichtinvasiven Erreger dringen nicht in die Darmschleimhaut ein, so dass Blutbeimengungen fehlen. Besonders von der letzteren Erregergruppe werden Enterotoxine gebildet, wodurch schwere, wässerige Durchfälle hervorgerufen werden.
Therapeutische Maßnahmen bestehen im Ersatz von Flüssigkeit und Elektrolyten; ggf. Antibiotika (S. 45).

Tumoren des Dünndarms

Im Vergleich mit Dickdarmtumoren sind die Tumoren des Dünndarms selten. Es handelt sich sowohl um gutartige als auch um bösartige Tumoren. Ein Beispiel für gutartige Dünndarmtumoren sind Hämangiome, aus denen es bluten kann. Beispiele für bösartige Dünndarmtumoren sind maligne Lymphome und Adenokarzinome. Auch endokrin wirksame Dünndarmtumoren kommen vor: Zu dieser Gruppe gehören die Karzinoide, in denen endokrin wirksame Substanzen gebildet werden. Hierdurch entstehen explosionsartige Durchfälle, die mit Bauchkrämpfen verbunden sind.

Eosinophile Gastroenteritis

Bei dieser seltenen Krankheit sind die eosinophilen Zellen im Blut vermehrt. Eosinophile Infiltrate finden sich im Gastrointestinaltrakt, besonders im Magen und Dünndarm. Wahrscheinlich handelt es sich um eine Typ-I-Hypersensitivitätsreaktion.
Klinik und Therapie. Übelkeit, Erbrechen, Durchfall und Bauchschmerzen in Verbindung mit allergischem Schnupfen und Bronchialasthma bestimmen das klinische Bild. Als Ausgangspunkt für eine Therapie sucht man nach Allergenen in der Nahrung. Medikamentös gibt man Prednisolon.

Exsudative Enteropathie (Eiweißverlustsyndrom)

Es handelt sich um ein Syndrom, das bei verschiedenartigen Krankheiten des Magens und des Darms vorkommt. Das gemeinsame Symptom ist eine vermehrte Ausscheidung von Eiweiß in den Darm, wodurch dieses Eiweiß dem Organismus verloren geht. Ursachen der vermehrten Ausscheidung von Eiweiß in den Darm sind Entzündung der Darmschleimhaut, z. B. bei Colitis ulcerosa und Morbus Crohn, aber auch Lymphgefäßkrankheiten oder polypöse Tumoren.
Diagnose und Therapie. Im Serum sind Gesamt-Protein und Albumin vermindert. Die Diagnose wird durch den ^{51}Chrom-Albumin-Test gesichert, womit der Eiweißverlust über den Darm nachgewiesen wird. *Therapeutisch* versucht man, die Grundkrankheit zu bessern.

Krankheiten des Dickdarms

Anatomie und Physiologie

Der Dickdarm heißt lateinisch Intestinum crassum. Im medizinischen Sprachgebrauch wird meist der Ausdruck Kolon gebraucht.
Die Länge des Dickdarms beträgt etwa 1,2 – 1,5 m. Seine lichte Weite beträgt bis 6 cm.
Die deutschen Bezeichnungen Dünndarm und Dickdarm beziehen sich auf die Konsistenz des Darminhaltes, der im Dünndarm flüssig-breiig ist und sich im Dickdarm durch Rückresorption von Wasser eindickt und formt.

Anatomische Abschnitte des Dickdarms:

- Zäkum (Blinddarm) mit Appendix vermiformis (Wurmfortsatz),
- Kolon (Grimmdarm),
- Rektum (Mastdarm).

Das Kolon lässt sich in 4 Abschnitte unterteilen:

- Colon ascendens, aufsteigender Teil,
- Colon transversum, quer gelagerter Teil,
- Colon descendens, absteigender Teil,
- Colon sigmoideum, sigma-förmiger Teil.

Colon ascendens und Colon descendens liegen zum Teil außerhalb des Bauchfells und sind daher wenig beweglich. Dagegen haben das Colon transversum (Querkolon) und das Colon sigmoideum (Sigma) Mesenterien, wodurch sie sehr beweglich werden.

Die Längsmuskulatur des Dickdarms ist in drei Streifen *(Tänien)* angeordnet. Durch die Kontraktionen der Ringmuskulatur wird die Haustrierung hervorgerufen. Die Haustrierung bewirkt die Erweiterungen *(Haustren)* des Kolons.

Der Endabschnitt des Darmes, der Mastdarm (Rektum), weitet sich in seinem letzten Abschnitt zur „Ampulle" auf. Im Anus verschließen ein äußerer und ein innerer Ringmuskel den Darm.

Schichten der Dickdarmwand von innen nach außen:

- Tunica mucosa,
- Tela submucosa,
- Tunica muscularis,
- Tunica serosa.

Die Mukosa hat keine Zotten und sieht deshalb glatt aus. Zahlreiche Schleim produzierende Drüsen sind vorhanden.

Der Dünndarminhalt, der über die Ileozäkalklappe (Bauhin-Klappe) in den Dickdarm gelangt, wird im Kolon transportiert und eingedickt. Das Eindicken geschieht durch Absorption von Wasser und Elektrolyten aus dem Darminhalt. Der Transport des Darminhalts erfolgt durch *fließende Kontraktionen*, die in verschiedenen Wellen ablaufen. Die Zeit der Passage durch das Kolon liegt zwischen 10 und 90 Stunden. N. vagus und N. sympathicus steuern den Bewegungsablauf des Darmes. Das Absetzen des Stuhls (Defäkation) erfolgt durch Reflexe, die durch ein eigenes Zentrum in der Medulla oblongata (verlängertes Mark) gesteuert werden.

Die tägliche Stuhlmenge wiegt 200–400 g. 70 % davon ist Wasser.

Untersuchungsmethoden

Proktoskopie, Rektoskopie und Koloskopie sind die wesentlichen endoskopischen Untersuchungsverfahren, bei denen gleichzeitig Material zur mikroskopischen Untersuchung gewonnen wird.

Bevor diese Verfahren ausgeführt werden, muss die Analregion inspiziert und das Rektum digital (mit dem Finger) untersucht werden. Größe, Form, Oberfläche und Konsistenz der Prostata werden bei Männern zusätzlich beurteilt.

Koloskopie. Um während der Dickdarmspiegelung die Darmschleimhaut optimal beurteilen zu können, muss der Darm zuvor gereinigt werden. Die Darmreinigung beginnt 1–2 Tage vor der Untersuchung; je nach Standard des Krankenhauses stehen verschiedene Möglichkeiten zur Verfügung: stark wirksame Abführmittel (Laxanzien) zusammen mit Einläufen oder die orthograde Darmspülung jeweils in Kombination mit ausschließlich flüssiger Kost.

Mögliche Komplikationen während bzw. nach der Untersuchung sind Verletzungen des Darms bis hin zur Perforation und Blutungen durch Biopsien. Zur Nachbereitung gehört daher neben der Kontrolle der Vitalzeichen und des Abdomens die Überwachung des Patienten im Hinblick auf Schmerzäußerung und Blutungen. Der Patient soll etwa 2 Stunden nach der Koloskopie Bettruhe einhalten und erst nach dieser Zeit Nahrung bzw. Flüssigkeit zu sich nehmen.

Leitsymptome

Vier wichtige und häufige Leitsymptome für Darmkrankheiten sind Diarrhö, Obstipation, Ileus und blutiger Stuhl.

Diarrhö

Definition: Bei der Diarrhö werden mehr als drei dünnflüssige Stühle pro Tag entleert.

Wegen der beschleunigten Darmpassage enthält der Stuhl noch reichlich Wasser, das normalerweise im Dickdarm resorbiert wird. Infolgedessen sind die Stühle breiig bis flüssig.

Ätiologie

Diarrhö ist ein Symptom und keine Krankheitseinheit. Deshalb muss bei Vorhandensein dieses Symptoms sorgfältig nach der Ursache gesucht werden. Es kann sich um Erkrankungen des Dünndarms und des Dickdarms, auch des Pankreas handeln. Diese können gutartig oder bösartig sein.

Häufige Erkrankungen, die mit Diarrhö einhergehen

- Darminfektionen,
- Reizkolon,
- Colitis ulcerosa,

- Morbus Crohn,
- Pankreaskrankheiten,
- hormonelle Krankheiten, z. B. Hyperthyreose.
- Chologene Diarrhö (infolge vermehrter Gallensäuren im Darm).

Sicherheit: Wählen Sie für einen Patienten mit Diarrhö ein Zimmer mit angegliederter Nasszelle aus, und stellen Sie ihm evtl. einen Nachtstuhl bereit, damit er die Sicherheit hat, die Toilette rechtzeitig zu erreichen. Wenn der Betroffene stark geschwächt ist bzw. Kreislaufschwankungen hat – was bei Durchfall häufig vorkommt –, sollte er auf der Toilette nicht allein gelassen werden. Legen Sie eine hautschützende Salbe (z. B. Panthenol) und weiches Toilettenpapier zur Analpflege bereit. Beobachten Sie den Stuhl auf Veränderungen.
Menschen mit Diarrhö benötigen viel Flüssigkeit, um verlorenes Wasser und Salze wieder auszugleichen, z. B. 2–3 l Mineralwasser am Tag. Wenn keine Nahrungskarenz besteht, ist ballaststoffarme Kost sinnvoll, weil sie den Darm nicht noch zusätzlich reizt oder zur Peristaltik anregt.

Therapie

Während der Diagnostik kann man dem Patienten mit Diarrhö vorübergehend durch symptomatische Maßnahmen helfen.

Symptomatische Maßnahmen bei Durchfall:

- Nahrungskarenz für 1–2 Tage,
- Diät: schlackenarme Kost,
- medikamentöse Maßnahmen: intravenöser Ersatz von Flüssigkeit und Elektrolyten,
- evtl. Antibiotika,
- Medikamente, die die Darmmotilität hemmen, z. B. Opium, Atropinabkömmlinge.

Obstipation

Definition: Bleibt die Stuhlentleerung über mehrere Tage aus, spricht man von akuter Obstipation, wenn zuvor die Stuhlentleerung regelmäßig war.
Wird weniger als dreimal wöchentlich Stuhl entleert, handelt es sich um eine chronische Obstipation.
Als besonders wichtiges Symptom, über das fast jeder Patient mit Obstipation klagt, ist die Notwendigkeit, bei der Stuhlentleerung stark zu pressen.

Ätiologie und Pathogenese

Verschiedene Pathomechanismen werden zur Erklärung der Obstipation angenommen, doch bleibt in vielen Fällen die eigentliche Ursache unklar. Häufige Ursachen der *habituellen Obstipation*, bei der sich definitionsgemäß keine morphologische Schädigung (Stenose durch Tumor, Entzündung oder neurologische Störung) findet, sind ballaststoffarme Ernährung und Bewegungsmangel. Auch langfristiger Gebrauch von Abführmitteln und Psychopharmaka kann eine Obstipation bedingen.

Diagnose

Die sorgfältig erhobene Anamnese mit der Frage nach Ernährungsgewohnheiten und Lebensweise steht am Anfang der Diagnostik.

 Ergibt sich in der Anamnese, dass die Obstipation kürzlich oder plötzlich aufgetreten ist, muss ein Darmkarzinom ausgeschlossen werden.

Soll geklärt werden, ob die Obstipation auf verlangsamter Stuhlpassage im Kolon oder auf einer funktionellen Störung im Analkanal beruht, können spezielle Untersuchungen vorgenommen werden:

- Bestimmung der Kolontransitzeit: Der Patient nimmt über mehrere Tage röntgendichte Pellets ein. Dann wird eine Röntgenaufnahme des Abdomens angefertigt. Die Verteilung der Pellets lässt die Kolontransitzeit einschätzen.
- Anorektale Manometrie: Hierdurch kann eine Störung der Defäkation erkannt werden.

Therapie

Ballaststoffreiche Kost und körperliche Bewegung. Medikamentös gibt man Muzilaginosa (z. B. Mucofalk), Laktulose (z. B. Bifiteral G) oder Lactitol (z. B. Importal Neda).
Speziell für die funktionelle Obstruktion bei Outlet-Syndrom (Störung der Defäkation) wird eine Biofeedback-Behandlung empfohlen.
Die Kost soll vielseitig zusammengesetzt, schmackhaft und abwechslungsreich sein. Ballaststoffreiche Produkte fördern die Darmtätigkeit: Bevorzugt werden deshalb Vollkornerzeugnisse, Gemüse und Obst. Ballaststoffarme Nahrungsmittel wie Weißbrot, Brötchen, Kuchen und Teigwaren sollen dagegen eingeschränkt oder ganz ausgeschaltet werden (Tab. **1.13**).

Alle Arten der Zubereitung und des Würzens sind erlaubt. Deshalb kann man den individuellen Essenswünschen weitgehend folgen. Grundsätzliche Regeln für den Erfolg der ballaststoffreichen Diät sind: 5 Mahlzeiten täglich! Langsam essen und gut kauen! Körpergewicht überwachen!

> **Pflege**
>
> **Darmtraining.** Förderlich für einen regelmäßigen Stuhlgang ist es, den Darm an feste Entleerungszeiten zu gewöhnen. Der Patient sollte jeweils zur gleichen Tageszeit zur Toilette gehen und sich ohne Zeitdruck mindestens eine Viertelstunde Zeit nehmen zur Darmentleerung. Darüber hinaus muss der Patient lernen, Defäkationsreize wahrzunehmen, nicht zu unterdrücken, sondern sofort zur Toilette zu gehen. Der Stuhl lässt sich dann leichter, mit weniger Bauchpresse entleeren. Defäkationsreize treten häufig nach größeren Mahlzeiten auf (gastrokolischer Reflex).

Tabelle 1.13 Diätempfehlungen bei funktioneller Obstipation

zu empfehlen	zu vermeiden
• Milch und Milchprodukte in jeder Form, günstig sind Sauermilchprodukte	
• Fleisch, Wurstwaren, Geflügel, Wild: mageres Rind-, Kalb- und Schweinefleisch, magerer Bratenaufschnitt, Schinken roh oder gekocht, Rauchfleisch, Corned beef, Kalbfleischsülze, Hähnchen, Pute, Geflügelsülze, Geflügelwurst, sämtliches Haar- und Federwild	fettes Rind- und Schweinefleisch, Hammelfleisch, Fleischwurst, Blutwurst, Dauerwurst
• Fisch und Fischwaren: in jeder Form	
• Fett: Pflanzenfette und Pflanzenöle	Speck, Schmalz, Talg, Hammel- und Gänsefett, Kokosfett, Butter, Mayonnaise
• Brot und Backwaren: grobe, dunkle Sorten wie Vollkorn-, Roggen- und Leinsamenbrot, Knäckebrot, Kleiegebäck, Obstkuchen, Vollkornbrötchen	helle Brotsorten wie Weißbrot, Zwieback, Brötchen, Kekse, Torten
• Nährmittel: grobe Mehle wie Roggenmehl, grobe Haferflocken, Weizenkleie, Vollkornreis, Vollkornnudeln, Leinsamen, Sesamsaat, Weizenflocken, Sonnenblumenkerne	Weizenmehl, Stärkemehl, Teigwaren, Grieß, Sago, Graupen
• Gemüse: alle Sorten unter Bevorzugung von Rohkost	
• Kartoffeln: in jeder Form und Zubereitung	
• Obst: die meisten Sorten unter Bevorzugung von Trockenobst und pektinreichen Sorten wie Beerenobst und Äpfel	Kompotte bzw. gekochtes Obst
• Zucker und Süßwaren	möglichst meiden
• Getränke: Bevorzugung kohlenhydratarmer Getränke wie Mineralwasser, Kaffee, Tee, Gemüsesaft	
• Gewürze: alle in- und ausländischen Gewürze, sämtliche Küchenkräuter	

Krankheiten des Dickdarms

Müslirezepte. Müslis sind reich an Ballaststoffen, Vitaminen und Mineralstoffen. Weiterhin enthalten sie wertvolles Eiweiß durch die Verbindung von pflanzlichem Eiweiß (Getreide, Obst, Nüsse) mit Milchprodukten. Nüsse und Samen liefern außerdem pflanzliche Fette.

Müsli sind daher besonders hochwertige und ausgewogene Nahrungsmittel und lassen sich zudem abwechslungsreich zubereiten.

Müslizutaten: Wählen Sie für das Müsli mindestens ein Produkt aus jeder Gruppe.

- *Körner:* Flocken: Hafer, Gerste, Roggen, Weizen; geschrotete Körner: Weizen, Gerste, Roggen, Hafer, Buchweizen, Leinsamen;
  Keime: Weizen, Hafer, Hirse, Naturreis, Roggen, Buchweizen, Leinsamen, Kürbiskerne;
  Müslimischungen, ungesüßt.
- *Nüsse und Samen:* Haselnüsse, Walnüsse, Mandeln, Paranüsse, Erdnüsse, Pistazien, Kokosnuss, Pinienkerne, Sonnenblumenkerne, Kürbiskerne, Sesam.
- *Frische Früchte:* alle Beeren, Äpfel, Birnen, Kirschen, Aprikosen, Pfirsiche, Nektarinen, Pflaumen, Trauben, Orangen, Grapefruit, Ananas, Bananen, Mandarinen, Melonen, Mangos, Kiwi, Mirabellen.
- *Trockenobst:* Rosinen, Aprikosen, Pflaumen, Birnen, Äpfel, Bananenchips, Datteln, Feigen.
- *Milchprodukte:* Milch, Buttermilch, Dickmilch, Kefir, Joghurt, Quark, Hüttenkäse.

Rezeptvorschläge für 1 Portion Müsli

Beerenmüsli:
20 g Erdbeeren
10 g Johannisbeeren
10 g Stachelbeeren
30 g Heidelbeeren
10 g Nüsse
10 g Rosinen
1 Essl. Haferflocken
1 Teel. Leinsamenkerne
100 ml Milch

Exotisches Müsli:
20 g Kiwi
20 g Ananas
20 g Mango
1 kleine Banane
1 Teel. Zitronensaft
1 Essl. Kokosflocken
1 Teel. Honig
1 Essl. Hirse
100 ml Dickmilch

Frühstücksmüsli
30 g Orangenfilets
30 g Grapefruitfilets
30 g Apfel
40 g Müslimischung, ungesüßt
100 ml Joghurt

Wintermüsli:
20 g Apfel
20 g Birne
20 g Orange
10 g Walnüsse
10 g Backpflaumen
1 Teel. Leinsamenkerne
1 Essl. Roggen- oder Weizenflocken
1 Teel. Honig
100 ml Milch

Ileus

→ **Definition:** Beim Ileus besteht eine lebensgefährliche Behinderung der Passage durch den Darmkanal (Dünn- oder Dickdarm).

Ätiologie

Man unterscheidet zwei Hauptformen:

- **mechanischer Ileus:** Verlegung des Lumens von Dünn- oder Dickdarm durch
  - Tumoren oder Entzündungen,
  - Kompression von außen (Tumoren des Bauchraumes),
  - Adhäsionen, die den Darm zuschnüren;
- **paralytischer Ileus** (Darmlähmung) aufgrund
  - intraabdomineller Ursachen: z. B. Peritonitis oder Verschluss der Mesenterialgefäße,
  - extraabdomineller Ursachen: toxisch, z. B. bei Pneumonie oder Sepsis, bei Störungen des Wasser- und Elektrolyhaushaltes, insbesondere bei Hypokaliämie.

Symptome

Der *mechanische Darmverschluss* verursacht kolikartige, sehr schmerzhafte Darmkontraktionen, womit der Darm versucht, das Hindernis zu überwinden. Das Abdomen ist anfangs weich. Im Erbrochenen kann Dickdarminhalt sein (Koterbrechen, Miserere). Stuhl und Winde gehen nicht ab. Später entwickeln sich Abwehrspannung und Schocksyndrom.

Bei *paralytischem Ileus* fehlt die Darmperistaltik. Mit dem Stethoskop vernimmt man keine Darmgeräusche mehr („Grabesstille"). Im weiteren Verlauf entwickeln sich je nach der Grundkrankheit wie beim mechanischen Ileus lebensgefährliche Zustände.

Diagnose

Zur *Diagnostik* gehört das Abtasten der Bruchpforten, damit eingeklemmte Hernien als eine Ursache des Ileus erkannt werden. Rektale Untersuchung ist notwendig.

Röntgenologisch wird nach freier Luft im Bauchraum gesucht. Eine Abdomenübersichtsaufnahme im Stehen oder in Linksseitenlage ist ein wichtiges Untersuchungsverfahren, um Flüssigkeitsspiegel und Verteilung der Darmgase zu erkennen. Bei mechanischem Ileus kann das Hindernis durch wasserlösliches Kontrastmittel dargestellt werden.

Die Sonographie ist eine rasch verfügbare diagnostische Methode.

Therapie

Ist die Ursache des Ileus operativ zu beheben, darf keine Zeit bis zur Operation versäumt werden. Konservative Maßnahmen:

- keinerlei orale Zufuhr,
- Normalisierung des Wasser- und Elektrolythaushaltes,
- Magensonde und Absaugen des Mageninhaltes,
- medikamentöser Anreiz der Darmtätigkeit bei paralytischem Ileus, z. B. durch Prostigmin, Bepanthen, Takus,
- Einlegen eines Darmrohres.
- hohe Einläufe bei paralytischem Ileus.

Beim mechanischen Ileus dürfen auf keinen Fall Einläufe oder Abführmittel verabreicht werden, weil sie die ohnehin schon gesteigerte Peristaltik des Darms noch zusätzlich erhöhen!

Beobachtung. Der Darmverschluss gehört zu den gefährlichsten Erkrankungen im Bauchraum. Ein davon betroffener Patient muss daher intensiv überwacht werden. Eine regelmäßige, engmaschige Kontrolle von Bewusstsein, Blutdruck, Ausscheidung und Herzfrequenz hilft, einen Kreislaufschock frühzeitig zu erkennen. Zur genaueren Flüssigkeitsbilanzierung wird meist ein Blasenkatheter gelegt. Der Patient darf vor der sicheren Diagnosestellung keine Schmerz- oder krampflösenden Mittel erhalten, da diese das Krankheitsbild verschleiern können. Eine Knierolle entlastet die Bauchdecke und kann so schmerzlindernd wirken. Hilfreich sind auch feucht-warme Bauchwickel (nach Anordnung) und das Legen eines Darmrohres zum leichteren Abgang von Blähungen. Durch die schmerzbedingte Schonatmung und einen durch den Ileus bedingten Zwerchfellhochstand, der zu mangelnder Belüftung der Lunge führt, sind die Patienten stark pneumoniegefährdet und müssen daher auf Pneumoniezeichen hin beobachtet werden. Infolge der Nahrungskarenz können eine Stomatitis und Parotitis gehäuft auftreten. Mundpflege mit Salbei- oder Kamillentee, Mundspülungen und Anregung der Kautätigkeit, z. B. mit Kaugummi, wirken vorbeugend.

Blutiger Stuhl

Schwarzes Blut im Stuhl (Hämatin) tritt als „Teerstuhl" in Erscheinung. Zu der Bedeutung dieses Leitsymptoms s. S. 29.
Rotes Blut, das in tieferen Darmabschnitten dem Stuhl beigemengt wird, kann der Stuhlsäule aufgelagert sein oder am Ende der Defäkation abgesetzt werden. Stets ist blutiger Stuhl ein wichtiges Symptom, nach dessen Ursache eingehend gesucht werden muss. Makroskopische Stuhlbesichtigung und chemische Probe sind einfache, wichtige Untersuchungsmethoden.

Reizdarm-Syndrom (irritabler Darm)

Definition: Bei Patienten mit Reizdarm-Syndrom handelt es sich um ein außerordentlich häufiges Krankheitsbild mit funktionellen Störungen (Motilitätsstörungen) des Dickdarms. Voraussetzung für die Diagnose ist der Ausschluss organischer Leiden.

Symptome

Die Hauptsymptome sind

- Schmerzen im Abdomen,
- Transportstörungen und
- Sekretionsstörungen, die zu schafskotförmigem Stuhl mit Schleimauflagerungen führen.

Krampfartige Schmerzen im Kolonbereich, häufig in der Gegend des Sigmas, sind charakteristisch. Oft kann man in diesem Gebiet das spastisch kontrahierte Kolon als Walze fühlen. Andere bevorzugte Stellen für Schmerzen bei Reizkolon sind das Zäkum und die rechte sowie die linke Flexur (Biegung) des Dickdarms.
Die Transportstörungen (Motilitätsstörungen) äußern sich häufig als Obstipation mit schafskotartigem Stuhl, nicht selten abwechselnd mit Durchfall. Manchmal begleiten Sekretionsstörungen das klinische Bild: Dann ist der Stuhl mit Schleimabsonderungen vermischt.
Oft schildern die Patienten Völlegefühl und geblähtes Abdomen in wechselndem Ausmaß. Dies erklärt sich durch die wechselnden Luftansammlungen im Darmtrakt.

Diagnose

Besonders wichtig ist eine genaue Anamnese, in der insbesondere nach schafskotartigem Stuhl und Schleimauflagerungen gefragt wird. Liegen derartige Symptome vor, ist die Diagnose Reizdarm-Syndrom sehr wahrscheinlich richtig, doch muss eine vollständige klinische Unter-

suchung andere, ernste Krankheiten ausschließen.
Das Reizkolon wird durch unterschiedliche Faktoren ausgelöst: Häufig handelt es sich um Patienten mit psychovegetativen Spannungen aus verschiedenen Anlässen; aber auch bei Patienten mit organischen Leiden außerhalb des Dickdarms, z. B. bei peptischem Ulkus, entwickelt sich gelegentlich ein Reizkolon.

Bei Änderungen des Stuhlverhaltens ohne erkennbaren äußeren Anlass muss die Koloskopie empfohlen werden, insbesondere wenn es sich um ältere Menschen handelt und ein kurzzeitiger Therapieversuch ohne bleibenden Erfolg ist.

Therapie

Verständnisvolles Gespräch und Erklärung der ungefährlichen Symptomatik sind die Grundlage der Therapie. Die Ernährung soll reich an Ballaststoffen sein. Medikamentös können Prokinetika versucht werden. Körperliche Bewegung und geregelter Tagesablauf sind weitere Bausteine eines Therapieplanes, der die oft hartnäckigen, jahrelang währenden Beschwerden bessern kann.

Chronisch-entzündliche Darmkrankheiten

Morbus Crohn

→ **Definition:** Es handelt sich beim Morbus Crohn um eine chronische Entzündung, die alle Abschnitte des Speiseröhren-Magen-Darm-Kanals befallen kann. Auch an Haut, Augen und Gelenken entwickeln sich Symptome.

Die jährliche Inzidenz beträgt 2–3 von 100 000 Einwohnern. Der Häufigkeitsgipfel liegt zwischem 15. und 35. Lebensjahr. In den letzten Jahren wird ein zweiter Häufigkeitsgipfel bei über 60-Jährigen beschrieben.

Ätiologie

Die eigentliche Ätiologie ist unbekannt, genetische Faktoren und immunologische Reaktionen auf im Einzelnen unbekannte Faktoren aus Bakterienflora, Ernährung und Umwelt sind für die Krankheitsentwicklung von Bedeutung. Eventuell vorhandene psychische Auffälligkeiten sind eher die Folge der Krankheit als ihre Ursache.

Die Krankheit wurde nach dem amerikanischen Arzt Burrill B. Crohn (1884–1932) benannt. Er hatte sie gemeinsam mit seinen Kollegen Ginzburg und Oppenheimer als Ileitis terminalis anhand von 14 eigenen Beobachtungen beschrieben.

Pathologische Anatomie

Häufig ist die Crohn-Krankheit im terminalen Ileum lokalisiert, was zu der Bezeichnung Ileitis terminalis geführt hat. Ein anderer Name – Enteritis regionalis – weist darauf hin, dass die Darmentzündung oftmals scharf regional begrenzt ist (Abb. 1.**27a**). Ist der Dickdarm betroffen, lautet die Bezeichnung Colitis Crohn (Vgl. auch S. 40).
Bei *makroskopischer* Betrachtung ist der befallene Darmabschnitt sulzig verdickt (Abb. 1.**27b**). Fisteln zu benachbarten Darmschlingen (Abb. 1.**27c**), auch zu Blase und Vagina, sind häufig. Oft bilden sich Abszesse in der Umgebung der Fisteln aus. Die Fisteln können die Oberfläche der Bauchhaut erreichen. Perianale Fisteln sind ein häufiger und charakteristischer Befund (Abb. 1.**27d**). Im Verlauf der Krankheit verdickt sich die Darmwand mehr und mehr, so dass das Darmlumen eingeengt wird und ein Passagehindernis entsteht.
Mikroskopisch sind alle Wandschichten des Darmes von der Entzündung befallen, womit sich die häufigen Fisteln erklären. Im Biopsiematerial sind Entzündungszellen und die charakteristischen Granulome nachweisbar. Daher auch die Bezeichnung „granulomatöse Entzündung". Die Granulome sind allerdings nicht spezifisch, sondern kommen auch bei infektiösen Enterokolitiden mit Yersinien, Chlamydien vor (S. 566).

Symptome

Überwiegend sind junge Erwachsene betroffen. Die Krankheit kann akut im terminalen Ileum beginnen und ähnelt dann einer akuten Appendizitis.
Die mehr chronische Verlaufsform verursacht Fieber, Druckgefühl, Schmerzen, die sich zu erheblicher Kolik steigern können, und Durchfälle. Oft tastet man in der Ileozäkalgegend eine schmerzhafte, walzenförmige Verdickung des Darmes. Sind mehrere Darmschlingen miteinander verbacken, tastet man einen Konglomerattumor. Appetitlosigkeit, Gewichtsverlust und Anämie stellen sich ein.
Spielen sich die Veränderungen des Morbus Crohn am Dickdarm ab (Colitis Crohn), gleicht

Morbus Crohn

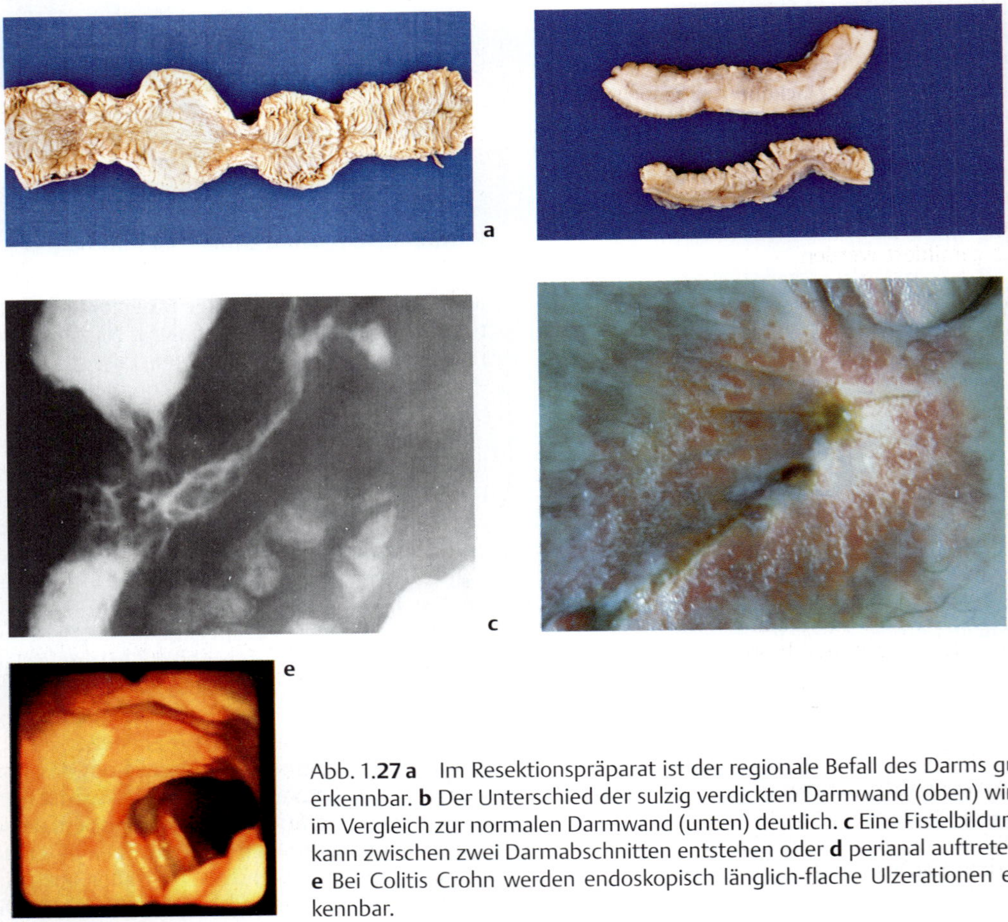

Abb. 1.27 a Im Resektionspräparat ist der regionale Befall des Darms gut erkennbar. **b** Der Unterschied der sulzig verdickten Darmwand (oben) wird im Vergleich zur normalen Darmwand (unten) deutlich. **c** Eine Fistelbildung kann zwischen zwei Darmabschnitten entstehen oder **d** perianal auftreten. **e** Bei Colitis Crohn werden endoskopisch länglich-flache Ulzerationen erkennbar.

das klinische Bild den Symptomen der Colitis ulcerosa.
Symptome und Begleitkrankheiten des Morbus Crohn treten auch außerhalb des Magen-Darm-Traktes an Haut, Gelenken, Leber und Niere auf: An der Haut entsteht ein Erythema nodosum. Die Gelenke sind als Mono- oder Polyarthritis betroffen. Bei der Mehrzahl der Patienten mit Morbus Crohn und Spondylarthritis ist das genetische Merkmal HLA-B27 positiv. In der Leber kann eine Cholangitis entstehen. Der Verlauf der Crohn-Krankheit ist sehr wechselhaft. Die Neigung zu Rezidiven und Komplikationen ist groß.

Diagnostik

Als Zeichen der Entzündung ist die BSG erhöht. Die *Röntgenuntersuchung* zeigt Veränderungen des Schleimhautreliefs (Pflastersteinrelief) und Wandstarre im befallenen Darmabschnitt. Fisteln können röntgenologisch dargestellt werden. Auch die Einengung des Lumens ist ein wichtiger röntgenologischer Befund.
Ist der Dickdarm betroffen, sieht man *koloskopisch* die entzündlich gerötete Schleimhaut mit oberflächlichen Läsionen (Abb. 1.**27e**). Die histologische Untersuchung zeigt entzündliche Infiltration und – nicht in allen Fällen – die charakteristischen Granulome (granulomatöse Entzündung). Auffallend häufig ist die Rektumschleimhaut normal.

Krankheiten des Dickdarms

Sonographisch sind die verdickte Darmwand, Stenosen und Fisteln erkennbar.

Therapie

Diätetisch werden schlackenarme Kost, Formeldiät und in schweren Fällen parenterale Ernährung verordnet.

Medikamentös sind mehrere Pharmaka in der Behandlung akuter Schübe wirksam. Durch eine Langzeittherapie können Rezidive verhindert oder gemildert werden.

> **Wirksame Medikamente in der Therapie des Morbus Crohn:**

- Glucocorticoide wirken im akuten Schub entzündungshemmend und immunsuppressiv.
- Salazosulfapyridin ist bei Befall des Kolons von guter Wirkung.
- 5-Aminosalicylsäure ist im akuten Schub wirksam.
- Metronidazol hat bakterizide Wirkung auf anaerobe Darmbakterien. Es wird ähnlich wie 5-Aminosalicylsäure eingesetzt.
- Eine bewährte Kombination zur Behandlung der Crohn-Krankheit besteht in Glucocorticoiden und Salazosulfapyridin.
- Bei Nichtansprechen auf die Standardtherapie immunsuppressive Therapie mit Azathioprin.
- Enterokutane Fisteln werden mit Metronidazol (z. B. Clont) behandelt.
- Besondere Bedingungen gelten für die medikamentöse Therapie in der Schwangerschaft (kein Azathioprin, kein Metronidazol verordnen!).

Chirurgische Behandlung ist dann angezeigt, wenn die Krankheit zum Darmverschluss geführt hat, wenn sich Abszesse, Fisteln und Peritonitis ausgebildet haben oder wenn sich ein toxisches Megakolon entwickelt hat.

Colitis ulcerosa

Definition: Es handelt sich bei der Colitis ulcerosa um eine chronische Entzündung des Dickdarms (Kolon) mit schubweisem Verlauf und Neigung zu maligner Entartung.

Inzidenz: 3–15 von 100 000 Einwohnern mit starker Abhängigkeit von ethnischer und geographischer Zugehörigkeit. Häufigkeitsgipfel zwischen 20. und 40. sowie 60. und 70. Lebensjahr.

Ätiologie und Pathogenese

Die Ursache der Krankheit ist nicht geklärt. Genetische und immonologische Faktoren spielen bei der Entstehung der Krankheit und bei Schüben eine Rolle. Die Krankheit ist nicht psychosomatisch bedingt, aber der Patient ist durch somatopsychische Einflüsse betroffen.

Pathologische Anatomie

Je nach Stadium sieht man eine hochrote, verletzliche und leicht blutende Schleimhaut (Abb. 1.**28a**). Oberflächliche und tiefe Ulzerationen stehen einzeln oder fließend zusammen. Daneben kommen reparative Vorgänge, Narbenbildung und Pseudopolypenbildung vor (Abb. 1.**28b**).

Symptome

Die Krankheit kann akut oder schleichend beginnen. 10–20 Stuhlentleerungen in 24 Stunden sind keine Seltenheit. Der Stuhl ist breiig bis flüssig und enthält Schleim, Blut und Eiter. Oft sind die Stuhlentleerungen schmerzhaft. Gewichtsverlust bis zur Kachexie kann eintreten.
Die Ausdehnung der Erkrankung ist wechselnd: Anteile des Kolons oder der ganze Dickdarm können betroffen sein. Stets ist das Rektum befallen

Hautbeobachtung. Da Patienten mit Colitis ulcerosa häufig kachektisch sind, sind die sorgfältige Hautbeobachtung und entsprechende Maßnahmen zur Dekubitusprophylaxe besonders wichtig (vgl. Pflegeschwerpunkt: Chronisch-entzündliche Darmkrankheiten).

Verlauf

Leichte und schwere, das Leben bedrohende Formen kommen vor. Hohes Fieber, Exsikkose, Leukozytose, Anämie und Hypokaliämie stellen sich ein. Die BSG ist stark beschleunigt. Das Abdomen ist schmerzhaft.
Die Geschwüre können, vor allem unter Behandlung mit Glucocorticoiden, perforieren und zur Peritonitis führen.
Nach langjährigem Verlauf der Kolitis ist die Haustrierung des Darms aufgehoben. Es entsteht das Bild des „Fahrradschlauches" (Abb. 1.**28c**).

Komplikationen

Komplikationen zeigen an, dass die Krankheit nicht allein eine Darmkrankheit, sondern eine Allgemeinerkrankung ist: An der Haut entwickeln sich Pyodermien. Die Gelenke schmerzen (Spondylitis). Am Auge entsteht eine Iritis oder Uveitis.

Colitis ulcerosa

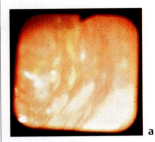
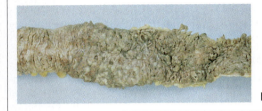
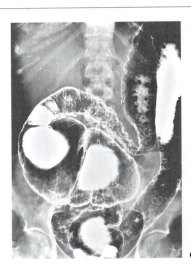

Abb. 1.28 a Endoskopisch wird eine gerötete, leicht verletzliche, blutende Schleimhaut mit zahlreichen Ulzerationen sichtbar. **b** Das Resektionspräparat zeigt zahlreiche Pseudopolypen. **c** Im Röntgenbild fällt die fehlende Haustrierung („Fahrradschlauch") mit der Ausbildung von Pseudopolypen auf

Leber- und Pankreasentzündungen, auch Venenentzündungen (Thrombophlebitis) kommen vor. Darmblutungen, Analabszesse und Analfisteln entwickeln sich (vgl. Morbus Crohn).
Toxisches Megakolon, Darmperforation und Peritonitis sind lebensbedrohende Komplikationen.

> Nach jahrzehntelangem Verlauf der Colitis ulcerosa kann die Krankheit zu einem Kolonkarzinom entarten. Deshalb sind nach mehrjähriger Krankheitsdauer regelmäßige koloskopische Untersuchungen erforderlich.

Therapie

Der Therapieplan muss Ausdehnung und Schweregrad der Krankheit berücksichtigen.

Diätetische Behandlung. Leichte Formen werden diätetisch behandelt. Die Kost soll schlackenarm, aber kalorienreich sein. Verordnung von sog. Formeldiäten, die gänzlich schlackenfrei sind, ist vorteilhaft. In schweren Fällen ist parenterale Ernährung notwendig, um den Darm zu entlasten.

Arzneimitteltherapie. Medikamentös gibt man Sulfasalazin, 5-Aminosalicylsäure oder Metronidazol. Glucocorticoide werden als Tabletten, Injektionen und rektale Instillation gegeben.

Wasser- und Elektrolythaushalt müssen ausgeglichen werden. Bluttransfusionen sind in schweren Fällen notwendig.

In der medikamentösen Behandlung der Colitis ulcerosa hat eine Langzeitbehandlung im Gegensatz zur Behandlung des Morbus Crohn große Bedeutung für die Rezidivprophylaxe. Dadurch kann die Anzahl akuter Schübe deutlich vermindert werden.

Operative Behandlung. Bei Versagen der konservativen Therapie ist die chirurgische Entfernung des Dickdarms (Proktokolektomie) angezeigt. Dadurch kann der Kranke geheilt werden. Eine moderne Operationstechnik besteht in der Anlage einer ileoanalen Anastomose mit Anlage eines Pouch, wobei der natürliche Darmausgang und damit die Kontinenz erhalten bleiben.

Absolute Operationsindikationen sind

- toxisches Megakolon, wenn konservativ keine rasche Besserung eintritt,
- Darmperforation,
- unstillbare Darmblutung,
- Dickdarmkarzinom.

Krankheiten des Dickdarms

Pflege

Beratung. Vor allem junge Patientinnen mit chronisch-entzündlichen Darmkrankheiten sehen sich hinsichtlich ihrer Familienplanung vor besondere Probleme gestellt. Raten Sie bei Kinderwunsch dazu, die Schwangerschaft – soweit planbar – in eine ruhige Krankheitsphase zu legen. Der Kinderwunsch sollte darüber hinaus mit dem behandelnden Arzt und einer Gynäkologin besprochen werden. Während der Schwangerschaft muss die Überwachung der Patientin sowohl seitens des Internisten als auch von gynäkologischer Seite intensiviert werden. Die Kontroll- und Vorsorgetermine müssen zuverlässig wahrgenommen werden (vgl. auch Pflegeschwerpunkt: Chronisch-entzündliche Darmkrankheiten).

Divertikulose und Divertikulitis (Divertikelkrankheit)

Definition: Divertikel sind Ausstülpungen der Kolonwand (Abb. 1.29a u. b).

Divertikulose: keine Entzündungszeichen, keine klinischen Symptome;
Divertikulitis: Entzündung der Divertikel und der Umgebung.

Häufigkeit, Ätiologie und Pathogenese

Die Häufigkeit von Divertikeln nimmt im höheren Lebensalter zu (30–40 % Divertikelträger bei über 70-Jährigen). Erhöhter Darminnendruck infolge schlackenarmer Kost fördert die Entstehung der Divertikel. Die Divertikel entstehen

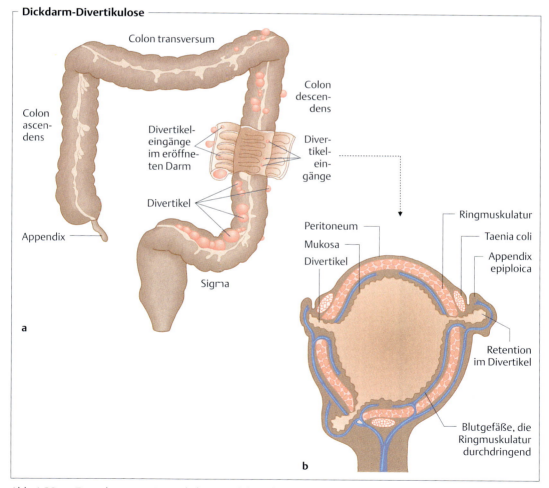

Abb. 1.29 a Entstehung von Divertikeln im Dickdarm b Divertikeleingänge im eröffneten Darm (Schema nach Hahn/Riemann 1996)

dort, wo die Blutgefäße durch die Muskelschicht des Kolons hindurchtreten. Hier ist die Struktur der Darmwand aus anatomischen Gründen schwach.

Pathologische Anatomie

Es handelt sich um Pseudodivertikel (vgl. S. 42): Nicht alle Schichten der Darmwand sind ausgestülpt, in der Divertikelwand fehlt die Muskelschicht. Deshalb sind Divertikel weniger widerstandsfähig als die intakte Darmwand.

Diagnose

Die Divertikulose ist oft ein Zufallsbefund während einer Koloskopie, die aus anderen Gründen durchgeführt wird. Die Divertikulitis verursacht Entzündungszeichen (Leukozytose), Schmerzen, akut einsetzende Obstipation. Sonographisch sind eventuell Verdickungen der Kolonwand sichtbar. Kontrasteinlauf und Koloskopie können die vermutete Diagnose sichern (Abb. 1.**30a** u. **b**). Palpatorisch ist häufig die Abwehrspannung bei Sigmadivertikulitis zu erkennen.

Aufgrund der Perforationsgefahr möglichst keine invasiven Untersuchungen im akuten Stadium. Bei der Röntgenuntersuchung muss ein wasserlösliches Kontrastmittel benutzt werden, weil bei Verwendung von Bariumsulfat bei Perforation die gefährliche Bariumperitonitis droht.

Symptome

Oft entwickelt sich die Divertikulose ohne Beschwerden. Mit Auftreten von Komplikationen bekommen die Patienten Schmerzen im Abdomen. Fieber und erhöhte BSG können sich einstellen. Die häufigste Komplikation ist der Übergang der Divertikulose in die Divertikulitis. Diese ist oft bakteriell bedingt. Durch Retention und Verhärtung von Stuhl in den enghalsigen Divertikeln bilden sich „Kotsteine", die die Divertikelwand durch Druck schädigen. Abszedierung und Perforation sowie Blutung sind möglich.

Immer wieder rezidivierende Entzündungen der Divertikel und deren Umgebung (Divertikulitis und Peridivertikulitis) führen zu narbiger Schrumpfung in dem befallenen Darmabschnitt (Abb. 1.**30b**), so dass eine Stenose entstehen kann.

Therapie

Bei Divertikulose verordnet man schlackenreiche Kost, um einer Obstipation vorzubeugen. Ist eine Divertikulitis entstanden, sind schlackenarme Diät, Formeldiät, evtl. parenterale Ernährung und Antibiotika erforderlich. Die Perforation erfordert eine Operation.

Immer wiederkehrende Divertikulitis mit hohem Fieber und starken Schmerzen kann ebenfalls operativ behandelt werden, insbesondere wenn die Divertikulitis auf einen kleinen Darmabschnitt begrenzt ist. Hat sich eine Stenose gebildet, so ist eine Operation erforderlich, um das mechanische Hindernis zu beseitigen.

Divertikel-Krankheit

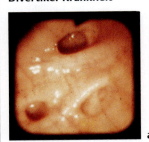
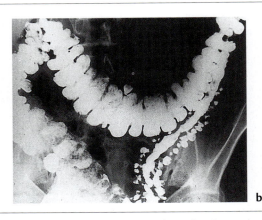

Abb. 1.**30** **a** Koloskopische Sicht auf Divertikeleingänge, **b** im Kontrasteinlauf erkennt man zahlreiche Divertikel im Colon ascendens und transversum. Das Lumen des Colon descendens (rechte Bildhälfte) ist infolge Divertikulitis und Peridivertikulitis hochgradig verengt

Pseudomembranöse Kolitis

Die Einnahme von Antibiotika kann die Darmflora so nachhaltig verändern, dass das Bakterium Clostridium difficile überwuchert und zu einer hochfloriden Kolitis führt. Die Krankheitssymptome werden durch Zytotoxine des Clostridium difficile hervorgerufen. Das Bakterium ist gegen fast alle Breitspektrumantibiotika resistent. Blutige Diarrhö, heftige Bauchschmerzen und hohes Fieber sind die klinischen Zeichen.
Diagnose und Therapie. Bakteriologische, serologische und endoskopische Untersuchungen sichern die Diagnose. Therapie: Absetzen der auslösenden Antibiotika. Weiterbehandlung mit Metronidazol (Clont) oder mit Vancomycin. Bedrohliche Komplikationen sind Ileus, Megakolon, Kolonperforation.

Strahlenkolitis

Eine Strahlentherapie, die gegen bösartige Krankheiten im Bereich des Abdomens und des Beckens gerichtet ist, kann als Nebenwirkung eine Entzündung des Dickdarms (Strahlenkolitis) oder des Dünndarms (Strahlenenteritis) hervorrufen.

Kolorektale Polypen

➡ **Definition:** Ein Polyp ist eine Vorwölbung der Schleimhaut in das Darmlumen. Man kann die Polypen nach der Anzahl in solitäre oder multiple Polypen einteilen. Von Polypose (lat. Polyposis) spricht man, wenn eine Vielzahl von Polypen zu finden ist.

Pathologische Anatomie

Darmpolypen entstammen dem epithelialen oder mesenchymalen Gewebe (Tab. 1.14).
Die Darmtumoren, die sich aus mesenchymalem Gewebe entwickelt haben, wachsen stets submukös. In dieser Gruppe ist das Lipom am häufigsten. Der neoplastische, vom Epithel ausgehende Polyp (Adenom) und die neoplastische Polypose (Adenomatose) sind *Präkanzerosen* im Dickdarm. Die Entartung eines Adenoms zum Karzinom (Adenom-Karzinom-Sequenz, heute genauer: Dysplasie-Karzinom-Sequenz) ist in etwa 5 % der Adenome zu erwarten. Bei Patienten mit *familiärer adenomatöser Polypose* (FAP) ist die maligne Entartung obligat. In großen Adenomen findet man häufiger bösartige Anteile als in kleinen Adenomen. Adenome enthalten immer dysplastische Anteile und sind deshalb Präkanzerosen. Mit Blick auf die Gefahr der malignen Entartung unterscheidet man 2 Gruppen:

Tabelle 1.14 Kolorektale Polypen – WHO-Klassifikation

Tumoren	benigne	maligne
mesenchymal	Leiomyom Lipom/Fibrom Neurinom/Fibrom Hämangiom	Sarkom Sarkom Sarkom Sarkom
epithelial	Adenom Adenomatosis coli Karzinoid	Adenokarzinom undifferenziertes Karzinom
tumorähnlich	Hamartome Peutz-Jeghers-Polyposis juvenile Polypose hyperplastischer Polyp benigner, lymphoider Polyp entzündlicher Polyp	

- Adenome mit geringer Dysplasie (Low-Grade-Dysplasie),
- Adenome mit hochgradiger Dysplasie (High-Grade-Dysplasie).

In beiden Gruppen kann der histologische Aufbau des Adenoms tubulär, villös oder tubulovillös sein (Abb. 1.31).

Häufigkeit

Am häufigsten werden kolorektale Polypen in Ländern mit hohem Lebensstandard gefunden. Die Zahl der Polypenträger steigt mit höherem Lebensalter deutlich an. 15–20 % der über 50-jährigen Menschen in westlichen Ländern haben kolorektale Adenome oder Karzinome.

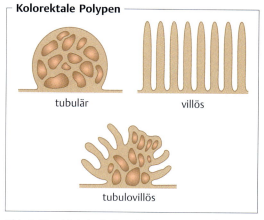

Abb. 1.31 Histologische Typen von Adenomen (nach Hahn/Riemann 1996)

Dickdarmpolypen

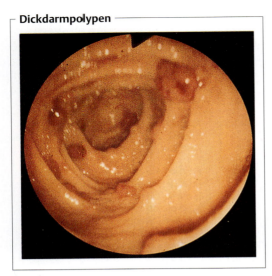

Abb. 1.32 Endoskopische Untersuchung

Von großer Bedeutung ist die Unterscheidung zwischen neoplastischen Polypen und nicht neoplastischen (tumorähnlichen) Polypen (z. B. Darmpolypen bei Peutz-Jeghers-Syndrom, Abb. 1.32).

Ätiologie und Pathogenese

Man nimmt an, dass eine fettreiche, aber faserarme Ernährung sowie vermehrter bakterieller Abbau von Gallensäuren im Darm und genetische Einflüsse wichtige Faktoren für die Entstehung und für das Wachstum kolorektaler Polypen sind. Alkoholabusus ist wahrscheinlich ein weiterer Risikofaktor. Prophylaktisch wird der Verzehr von frischem Obst und Gemüse empfohlen.

Symptome

Kolorektale Polypen sind meistens ohne klinische Symptome. Sie werden koloskopisch bei Vorsorgeuntersuchungen oder Untersuchungen aus anderen Gründen entdeckt. Große Polypen können bluten. Villöse (zottenförmige) Adenome verursachen Schleimabgang und Verlust von Eiweiß und Kalium.

Praktisches Vorgehen

Jeder Polyp muss entfernt und histologisch untersucht werden. Patienten, bei denen Polypen gefunden wurden, müssen koloskopisch nach zwei bis drei Jahren nachuntersucht werden, weil das Risiko erneuter Polypenbildung besteht.
Bei Patienten mit genetisch bedingter, familiärer adenomatöser Polypose ist die Kolektomie mit Anlage eines Dünndarmpouchs erforderlich.

Peutz-Jeghers-Syndrom

Beim Peutz-Jeghers-Syndrom handelt es sich um eine Polyposis im Magen-Darm-Trakt, die autosomal dominant vererbt wird. Die Krankheit weist keine Tendenz zur Entartung auf und zeigt eine charakteristische, fleckförmige Melaninpigmentierung in der Umgebung des Mundes (Abb. 1.33).

Peutz-Jeghers-Syndrom

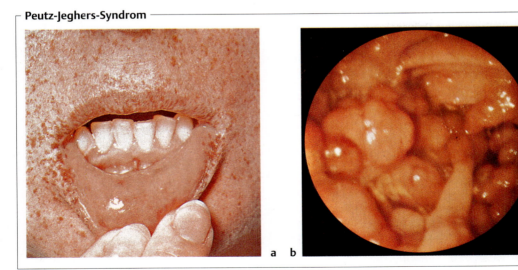

Abb. 1.33 a Periorale Pigmentierung. b Endoskopischer Befund mit intestinalen Polypen

Kolorektales Karzinom

→ **Definition:** Es handelt sich um bösartige Tumoren des Dickdarmes, die sich zu 95 % aus Adenomen entwickeln.

Epidemiologie

Das kolorektale Karzinom ist bei Männern (nach Malignomen der Lunge und der Haut) und Frauen (nach Malignomen der Mamma und der Haut) der dritthäufigste bösartige Tumor. Die Häufigkeit nimmt vom 40. Lebensjahr an deutlich zu. Die Inzidenz beträgt 10 Neuerkrankungen pro Jahr auf 100 000 Einwohner im Alter zwischen 40 und 45 Jahren; sie steigt im 8. Lebensjahrzehnt auf etwa 400 Neuerkrankungen. Während die Inzidenz des Magenkarzinoms abnimmt, nimmt die des Dickdarmkarzinoms zu.

Ätiologie und Pathogenese

Etwa 6 % der kolorektalen Karzinome entstehen auf dem Boden genetischer Defekte, die molekularbiologisch in den letzten Jahren entdeckt wurden.
Die Manifestation eines kolorektalen Karzinoms wird durch bestimmte Risikofaktoren sowie durch fettreiche und faserarme Kost möglicherweise gefördert. Die meisten kolorektalen Karzinome entwickeln sich aus Adenomen (S. 55). Zirka 1 % aller kolorektalen Karzinome entsteht auf der Grundlage einer genetisch bedingten *familiären adenomatösen Polypose* (FAP). Etwa 5 % gehören in die Gruppe der *hereditären (ererbten) nicht polypösen kolorektalen Karzinome* (HNPCC).

Maßnahmen zur Prävention von kolorektalen Karzinomen

- fettreduzierte und ballaststoffreiche Kost,
- regelmäßiger Verzehr von Gemüse und Früchten,
- Reduktion des Alkoholgenusses,
- Vermeiden bzw. Reduktion von Übergewicht,
- evtl. Vitamingaben (unsicher).

Früherkennung

Die wichtigste Maßnahme zur Senkung der Mortalität an kolorektalem Karzinom ist die Anwendung von Methoden, die eine frühzeitige Erkennung des Karzinoms schon bei solchen Patienten ermöglichen, die noch keine klinischen Symptome haben. Deshalb wird für Personen ab dem 50. Lebensjahr neben Anamnese und allgemeiner körperlicher Untersuchung empfohlen:

- jährliche digitale rektale Untersuchung,
- jährliche Stuhluntersuchung auf okkultes Blut,
- Koloskopie alle drei bis fünf Jahre, mit Wiederholung je nach Befund.

Bei den genetisch bedingten kolorektalen Karzinomen wird die molekulargenetische Untersuchung der Familienangehörigen in Zukunft weiter an Bedeutung für die Prävention gewinnen. Bei Patienten mit familiärer Disposition für das kolorektale Karzinom müssen Vorsorgeuntersuchungen schon in früheren Lebensjahren und häufiger vorgenommen werden.

Symptome

In frühen Stadien des kolorektalen Karzinoms fehlen häufig hinweisende Symptome. Erst in späteren Stadien stellen sich Schmerzen, Abgang von Blut, unwillkürlicher Abgang von Stuhl und Winden („falscher Freund") ein. „Bleistiftförmiger" Stuhl ist Folge eines stenosierenden Rektumkarzinoms. Grundsätzlich können Bauchschmerzen im Alter unterschiedliche Ursachen und Ausprägungen aufweisen (Tab.1.15).

Tabelle 1.15

	Bauchschmerz im Alter
Änderung der Prävlenz	• Ischämie • Embolie • Krebs • Divertikulose (Duodenalulkus seltener)
Änderung des Schmerzcharakters	• Kolik weniger schwer (geringere Kontraktilität?)
Änderung der Reaktion	• Leukozytose • Fieber

Diagnose

Zur Häufigkeitsverteilung des kolorektalen Karzinoms s. Abb. 1.**34**.
Rektoskopie und Koloskopie (Abb. 1.**35** u. **b**) mit Probeentnahme zur histologischen Untersuchung sichern die Diagnose des kolorektalen Karzinoms. Die Suche nach regionalen Metastasen und Fernmetastasen geschieht mit sonographischen und röntgenologischen Methoden (Abb. 1.**36**). Für Therapieplan und Prognose des Krankheitsverlaufs ist die TNM-Klassifikation des kolorektalen Karzinoms (Tab. 1.**16**) von großer Bedeutung.

Therapie

Das Prinzip der chirurgischen Therapie ist die Resektion des Tumors mit einem Sicherheitsabstand im gesunden Gewebe von mindestens 5 cm. Außerdem werden die regionalen Lymphknoten und die infiltrierten Nachbarorgane reseziert. Auch Fernmetastasen (Leber) können operativ entfernt werden.
Bei Patienten mit Rektumkarzinom wird eine adjuvante kombinierte *Radiochemotherapie* postoperativ empfohlen. Bei Patienten mit vollständig reseziertem Kolonkarzinom wird diese Therapie zur Zeit nicht angeraten.

Nachsorge

Trotz operativer und radiochemischer Therapie der kolorektalen Karzinome ist die Rezidivrate hoch. Deshalb ist eine regelmäßige Nachsorge erforderlich. Diese umfasst möglichst frühzeitige Diagnose und Therapie von Rezidiven oder Metastasen. Wie bei allen Karzinompatienten hat die Nachsorge nicht nur die körperliche, sondern auch die psychische Rehabilitation der Patienten zum Ziel.

Kolorektales Karzinom

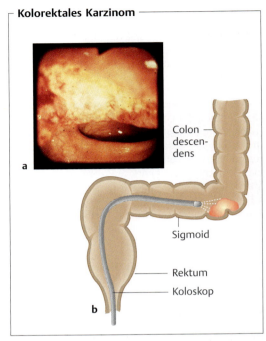

Abb. 1.**35 a** Endoskopische Sicht. **b** Skizze zu Abb.1.**35 a**

Karzinome in Kolon und Rektum

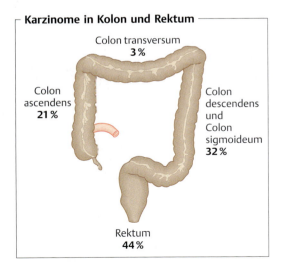

Abb. 1.**34** Häufigkeitsverteilung in den einzelnen Darmabschnitten

Kolonkarzinom

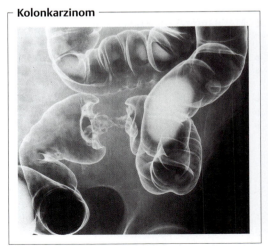

Abb. 1.**36** Röntgenologische Darstellung im fortgeschrittenen Stadium

Tabelle 1.16 TNM-Klassifikation (Staging) des kolorektalen Karzinoms

Eingruppierung	Primärtumor	Regionale Lymphknoten	Fernmetastasen
Stadium 0	TiS (Tumor in situ)	N0 (kein Befall)	M0 (keine Fernmetastasen)
Stadium I	T1 Submukosa T2 Muscluaris propria	N0 N0	M0 M0
Stadium II	T3 Subserosa, perikolisches Gewebe, perirektales Gewebe T4 Nachbarorgane	N0 N0	M0 M0
Stadium III	jedes T jedes T jedes T	N1 1–3 regionäre Lymphknoten befallen N2 mehr als 3 regionäre Lymphknoten befallen N3 Lymphknoten entlang der Blutgefäßstämme	M0 M0 M0
Stadium IV	jedes T	jedes N	M1 (Fernmetastasen vorhanden)

Im Serum messbare Tumormarker sind in der Nachsorge gebräuchliche Bestimmungen, z. B. CEA (karzino-embryonales Antigen).

Analkarzinom

Der „chirurgische" Analkanal ist etwa 4 cm lang. Hier auftretende Karzinome sind weit überwiegend Plattenepithelkarzinome. Die häufigsten Symptome sind Blutungen, Juckreiz und Schmerzen. Therapie: kombinierte Radiochemotherapie.

Weitere Krankheiten des Dickdarms

Durchblutungsstörungen der Mesenterialgefäße

Zur Einengung des Gefäßlumens und schließlich zum akuten Verschluss von Mesenterialgefäßen kommt es bei schwerer Arteriosklerose in dieser Gefäßprovinz. Die Unterbrechung der Blutversorgung führt zur Gangrän im Versorgungsgebiet jenseits des Verschlusses. Meist ist ein mehr oder weniger ausgedehnter Bezirk des Darmes betroffen. Ist das Kolon betroffen, entwickelt sich eine *ischämische Kolitis*. Die genaue Diagnose kann angiographisch gestellt werden.

Klinik und Therapie. Die *ischämische Kolitis* ist eine Erkrankung im höheren Lebensalter. Akutes Abdomen mit plötzlich aufgetretenen heftigsten Schmerzen, Schocksyndrom sowie blutiger Stuhl sind typische Symptome der lebensgefährlichen Erkrankung. Bei Gefäßverschluss kann nur frühzeitige chirurgische Behandlung Hilfe bringen.

Innervationsstörungen von Kolon und Rektum

Es kommen verschiedene Innervationsstörungen des Kolons vor. Die häufigste angeborene ist der Morbus Hirschsprung. Dabei handelt es sich um eine Aganglionose. In der Darmwand von Rektum und Sigma fehlen die Ganglienzellen des Plexus myentericus. In diesem Abschnitt ist der Muskeltonus erhöht, so dass der Ringmuskel spastisch kontrahiert ist. Oberhalb ist das Kolon erweitert (Abb. 1.37). Von Kindheit an besteht eine hartnäckige Obstipation. Bei schweren Formen wird der Darmanteil, dessen Ganglienzellen fehlen, operativ entfernt.

Morbus Hirschsprung

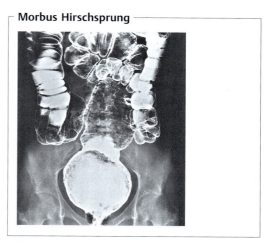

Abb. 1.37 Röntgen-Kontrast-Darstellung des stark erweiterten Dickdarms

Krankheiten des Bauchfells

Peritonitis

Definition: Die eitrige Entzündung des Bauchfells ist die Peritonitis. Fast immer erkrankt das Bauchfell (Peritoneum) sekundär. Das heißt, dass die primäre Erkrankung anderswo zu suchen ist.

Die häufigsten Ausgangsherde der Peritonitis sind:

- phlegmonöse Appendizitis,
- Ulkusperforation an Magen oder Duodenum,
- Darmperforation,
- Entzündung und Perforation der Gallenblase,
- Pankreatitis,
- Entzündung der weiblichen Genitalorgane.

Symptome

Eine beginnende Peritonitis ist nicht immer leicht zu entdecken. Charakteristische Symptome der (schon fortgeschrittenen) Peritonitis sind:

- Bauchschmerz (spontan und auf Druck),
- Abwehrspannung (brettharter Bauch),
- Darmlähmung (auskultatorisch keine Darmgeräusche).

Ist die Peritonitis Folge einer Perforation, beginnt der Schmerz blitzartig (Perforationsschmerz). Bald entwickelt sich ein Schockzustand mit fliegendem Puls, Blutdruckabfall, Oligurie. Der Kranke ist von kaltem Schweiß bedeckt, die Hautfarbe ist blass-zyanotisch, die Zunge trocken und belegt.

Therapie

Sofortige Schockbehandlung ist erforderlich. Sobald wie möglich muss die Operation angeschlossen werden, bei der die Perforationsstelle bzw. die Infektionsquelle beseitigt werden soll.

Pflegeschwerpunkt Chronisch-entzündliche Darmkrankheiten

Da chronisch-entzündliche Darmkrankheiten in der Regel schubweise verlaufen, trifft man auf internistischen Stationen meist Patienten im akuten Krankheitsschub an. Im Vordergrund steht bei den Betroffenen die physische und psychische Belastung durch Durchfälle und krampfartige Bauchschmerzen (Tenesmen). Bei einer schweren Entzündung haben die Patienten auch Fieber. Durch Appetitlosigkeit, Übelkeit und Durchfälle kommt es in vielen Fällen zu einer starken Gewichtsabnahme. Besteht die Krankheit schon länger, fallen die Betroffenen oft durch ihr kachektisches Aussehen auf. All diese körperlichen Symptome und das Wissen, dass es sich um eine chronische Erkrankung handelt, die eventuell auch den Verlust der Stuhlkontinenz durch Anlage eines künstlichen Darmausgangs nach sich ziehen kann, führt zu einer starken psychischen Belastung des Patienten. Der Schwerpunkt der Pflege sollte daher auf der Linderung aller hier genannten Beschwerden liegen. Die Krankenpflege sollte den Patienten begleiten und dafür Sorge tragen, dass durch entsprechende Maßnahmen das Entstehen von Komplikationen vermieden wird.

Aktivität und Bewegung

Im schweren akuten Schub ist Bettruhe erforderlich. Oft fühlt sich der betroffene Patient so schwach, dass er von sich aus lange Ruhephasen einlegt. Die Mobilisation muss sich daher grundsätzlich an den Möglichkeiten des Patienten, auch an einer vielleicht wechselnden Tagesform, orientieren. Informieren Sie den Patienten, dass Bewegung wichtig ist als Maßnahme zur Dekubitusprophylaxe und zur Erhaltung der Kreislaufstabilität, aber setzen Sie ihn nicht unter Druck, das Bett zu verlassen. Da die Betroffenen aufgrund von Malabsorption (verminderte Nährstoffaufnahme im Darm) oft kachektisch sind, sind sie stark dekubitusgefährdet. Daher sind regelmäßige Hautkontrollen oder beispielsweise die 30°-Seitlagerung und Weich- bzw. Hohllagerung besonders wichtig. Da eine Mobilisation durch starke Schmerzen erschwert oder gar unmöglich werden kann, ist eine individuell auf den Patienten abgestimmte Schmerztherapie besonders wichtig. Dazu können Sie beispielsweise in Zusammenarbeit mit dem Patienten ein Schmerzprotokoll führen, das Zeit, Dauer und Qualität der Schmerzen festhält. Das verschafft Ihnen die Möglichkeit, den Zeitpunkt zur Mobilisation möglichst günstig zu wählen. Geben Sie die aus dem Protokoll gewonnenen Informationen an den behandelnden Arzt weiter, damit die Schmerztherapie gegebenenfalls optimiert werden kann.

Ernährung

Der Ernährungszustand von an Morbus Crohn und Colitis ulcerosa Erkrankten ist häufig unzureichend. Die Gründe dafür sind vielfältig:

- Malabsorption durch beschleunigte Darmpassage und Darmentzündung,
- einseitige Ernährung,
- Fasten aus Furcht vor Bauchschmerzen oder Erbrechen,
- erhöhter Eiweißverbrauch durch die chronische Entzündung.

Eine spezielle, zur Heilung führende Diät steht nicht zur Verfügung. Bei schwerer Erkrankung erhält der Patient parenterale Ernährung in Form von Infusionen zur Entlastung des Darms. Abhängig von der noch vorhandenen Verdauungsfähigkeit des Darmes können auch Elementardiäten verordnet werden, die in flüssiger Form vorliegen und deren Bestandteile besonders leicht resorbiert werden. Die Aufnahme durch die Darmwand erfolgt bereits früh, so dass tiefergelegene Darmabschnitte entlastet werden. Bei Elementardiäten wird allerdings von den Patienten häufig der schlechte Geschmack beklagt. Wenn der Darm auf längere Zeit geschont werden muss, bietet sich daher eine Oligopeptiddiät an, die der Elementardiät vergleichbar ist, aber besser schmeckt und von verschiedenen Firmen gebrauchsfertig hergestellt wird. Es handelt sich um voll resorbierbare, ballaststofffreie und eiweißreiche Oligopeptidzubereitungen, die in akuten Schüben der chronisch-entzündlichen Darmkrankheiten verwendet werden. Die Zufuhr geschieht über eine Sonde, die im Magen oder Jejunum liegt.

Ernährung

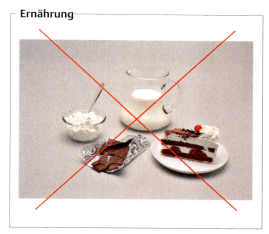

Abb. 1.38 Dies sind Nahrungsmittel, auf die Patienten mit chronisch-entzündlichen Darmkrankheiten möglichst verzichten sollten, weil sie oft schlecht vertragen werden

Nach Abklingen der akuten Phase kann mit dem Kostaufbau begonnen werden. Anfangs dient als Grundnahrungsmittel Reis, der mit unterschiedlichen Zutaten und Gewürzen kombiniert wird. Die Diät kann zunehmend mit Wunschkost kombiniert werden. Die individuelle, konkrete Diätberatung soll durch eine Diätassistentin erfolgen. Als Pflegeperson können sie folgende Ernährungsempfehlungen geben, die als Ziel die bedarfsgerechte und möglichst schmackhafte Versorgung des Patienten mit Energie (Kalorien) und essenziellen Nährstoffen auf der Basis „leichte Vollkost".

- um dieses Ziel zu erreichen, soll der Patient Nahrungsmittel, die nach seiner Erfahrung (Ernährungsanamnese) Beschwerden auslösen, vermeiden.
- anfangs soll der Ballaststoff niedrig sein. Steigerung je nach Toleranz.
- fragen Sie nach der Verträglichkeit von Milchprodukten. Bei Unverträglichkeit milcheiweißfreie oder milchzuckerarme Kost versuchen (dabei zu beachten: Kalziumversorgung!)
- werden stark zuckerhaltige Speisen schlecht vertragen, soll der Patient auf diese verzichten (Abb. 1.38).

Ausscheidung

Vor allem Colitis-ulcerosa-Patienten setzen bis zu dreißigmal am Tag schleimig-dünnen Stuhl ab. Um der Angst, die Toilette nicht rechtzeitig zu erreichen, vorzubeugen, sollten die Betroffenen in einem Krankenzimmer mit angegliederter Nasszelle untergebracht und ggf. ein Toilettenstuhl am Bett bereitgestellt werden. Bieten Sie dem Patienten weiches Toilettenpapier an (hartes Recycling-Papier ist nicht geeignet) und milde Reinigungsmittel wie Panthenol-Salbe oder Kamillelösung zur Analpflege.

Regelmäßige Beobachtung der Haut im Analbereich lässt Hautdefekte, Entzündungen und Fistelausgänge rechtzeitig erkennen. Denken Sie daran, dass die Unterstützung des Patienten bei der Intimtoilette der geeignete Moment ist, den Analbereich diskret zu inspizieren. Bei der Beobachtung der Ausscheidungen sollten Sie berücksichtigen, dass auch Stuhl aus der Scheide oder der Blase austreten kann, wenn sich Fisteln zwischen Darm und Vagina oder zwischen Darm und Blase ausbilden. Außerdem muss der Stuhl mehrmals täglich auf Blutbeimengungen hin kontrolliert werden. Setzt der Patient keinen Stuhl mehr ab, könnte dies bedeuten, dass sich durch narbige Verwachsungen ein Ileus ausgebildet hat und Sie sofort den Arzt verständigen müssen. Daher ist es bei diesem Krankheitsbild besonders wichtig, Häufigkeit, Konsistenz und Aussehen des Stuhlgangs täglich zu dokumentieren, um sich ein genaues Bild des Verlaufs (Verbesserungen/Verschlechterungen) zu verschaffen. Halten Sie auch den Patienten zur eigenen Stuhlbeobachtung an und dass er Veränderungen an Sie weitergeben soll.

Bedingt durch Diarrhö und Erbrechen kann nicht nur ein Gewichts-, sondern auch ein Flüssigkeitsverlust entstehen. Um wachsenden Defiziten rechtzeitig entgegenzusteuern, sollten Sie täglich eine Gewichtskontrolle durchführen. Außerdem können Sie in Absprache mit dem Arzt eine Flüssigkeitsbilanzierung vornehmen, indem Sie Einfuhr und Ausfuhr des Patienten täglich festhalten. Darauf basierend kann einer Exsikkose vorgebeugt werden.

Sicherheit

Die gefährlichste Komplikation bei Colitis ulcerosa ist das toxische Megakolon, bei dem Bakterien bzw. Stoffwechselprodukte in die Darmwand eindringen, die Darmwandnerven schädigen und eine Darmlähmung und massive Lumenerweiterung verursachen. Der Bauch ist dann aufgebläht und gespannt. Der Patient ist schwer krank, hat starke Schmerzen und Fieber. Messen Sie die Vitalzeichen und achten Sie darauf, ob sich Schockzeichen (Pulsanstieg, Blutdruckabfall) einstellen. Überwachen Sie die Bewußtseinslage des Patienten, indem Sie beobachten, ob er beispielsweise zunehmend schläfrig (somnolent) wird oder zeitlich/örtlich desorientiert ist. Die genannten Symptome erfordern die sofortige Benachrichtigung eines Arztes. Wird der Patient nicht rechtzeitig operiert, drohen Darmperforation und Peritonitis.

Sinn finden

Die meisten Menschen mit chronisch-entzündlichen Darmkrankheiten sind noch relativ jung, oft erst zwischen 20 und 40 Jahren alt. Sie haben meist bereits eine lange Krankengeschichte mit erheblich eingeschränkter Lebensqualität. Bis vor wenigen Jahren ging man davon aus, die Erkrankung werde durch psychische Verfassung des Betroffenen ausgelöst oder begünstigt. Obwohl man heute weiß, dass die Ursachen vorwiegend genetischer oder immunologischer Art sind, kann Ihnen diese falsche Vorstellung noch begegnen. Wichtig ist die Unterscheidung, dass nicht seine Psyche den Patienten krank gemacht hat, sondern dass sich die Betroffenen durch die Belastung der Erkrankung psychisch verändern können. Dies kann sich beispielsweise in einem (verdeckt) aggressiven Verhalten gegenüber der Umwelt, auch gegenüber den Pflegenden, ausdrücken. Aber auch regressives Verhalten (Regression = Zurückfallen auf frühere Entwicklungsstufen) ist möglich, z.B. Entscheidungsunfähigkeit oder extreme Anhänglichkeit an Angehörige oder Personen des Pflegepersonals.

Die psychologische Betreuung erfordert Fingerspitzengefühl und kann die Pflegenden viel Kraft kosten. Wichtig ist, nicht in „Beziehungsfallen" zu tappen. Das bedeutet, auf aggressives Verhalten weder aggressiv noch unterwürfig und auf regressives Verhalten beispielsweise nicht übertrieben fürsorglich, sondern möglichst sachlich zu reagieren. Sachlich angemessenes Verhalten schließt Einfühlsamkeit (Empathie) nicht aus.

Um den Patienten bei der Bewältigung seiner Krankheit zu unterstützen, können Sie ihn auf Selbsthilfegruppen aufmerksam machen. Damit erhält er die Möglichkeit, sich mit anderen Betroffenen auszutauschen, von deren Erfahrungen zu profitieren, sich aktiv mit seiner Erkrankung auseinanderzusetzen und sie dadurch möglicherweise besser annehmen zu können. Diese Selbsthilfegruppen gibt es auf Bundesebene, teilweise auch auf regionaler Ebene. In Zusammenarbeit mit dem Sozialdienst können Sie den Kontakt zu diesen Gruppen noch im Krankenhaus herstellen, wenn der Patient dies wünscht, um damit möglicherweise Einsamkeitsgefühlen nach der Entlassung, dem Gefühl, mit der Erkrankung allein gelassen zu sein, vorzubeugen. Die Adresse der Deutschen Morbus-Crohn- und Colitis-ulcerosa-Vereinigung (= DCCV) lautet: DCCV, Paracelsusstraße 15, 51375 Leverkusen.

2 Krankheiten der Leber

U. Gerlach

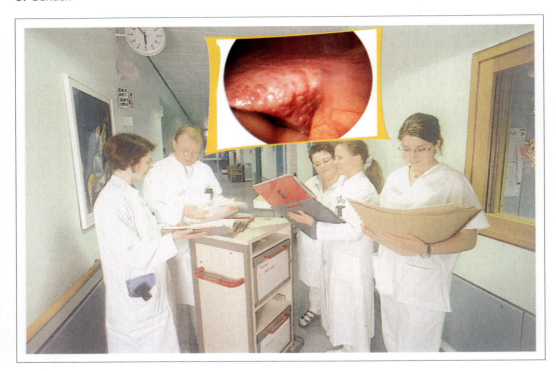

Anatomie, Physiologie und funktionelle Bedeutung der Leber ... 65

Hepatitis ... 67
Akute Hepatitis ... 67
Chronische Hepatitis ... 75

Hyperbilirubinämien ... 76
Erworbene Hyperbilirubinämien ... 76
Funktionelle Hyperbilirubinämien ... 76

Leberzirrhose und Komplikationen ... 77
Leberzirrhose ... 77
Komplikationen bei Leberzirrhose ... 80
Biliäre Zirrhosen ... 84

Leberschädigung infolge Alkoholabusus ... 85
Alkoholinduzierte Fettleber ... 85
Alkoholhepatitis ... 85
Alkoholinduzierte Leberzirrhose ... 85

Arzneimittelbedingte Leberschäden ... 86

Leberschädigung durch Umweltgifte ... 86

Weitere Erkrankungen der Leber ... 87
Primär sklerosierende Cholangitis ... 87
Schwangerschaftsspezifische Lebererkrankungen ... 87
Fettleber (Steatosis hepatis) ... 88
Speicherkrankheiten der Leber ... 88
Gefäßerkrankungen der Leber ... 88

Tumoren der Leber ... 89
Bösartige Lebertumoren ... 89
Gutartige Lebertumoren ... 90

Raumforderungen in der Leber bei Infektionskrankheiten ... 91
Leberabszess ... 91
Echinokokkose der Leber ... 92

➔ **Pflegeschwerpunkt**
Leberzirrhose ... 60

Anatomie, Physiologie und funktionelle Bedeutung der Leber 65

 Typisches Prüfungswissen
Virushepatitis (S. 67ff), Ikterusformen (S. 70f), Leberzirrhose (S. 77ff)

Anatomie, Physiologie und funktionelle Bedeutung der Leber

Die Leber (Abb. 2.**1a** u. **b**) ist mit 1500 g das schwerste Organ der Eingeweide. Der große rechte Leberlappen (Lobus dexter) wird vom kleineren linken Lappen (Lobus sinister) an der *Oberfläche* durch das Ligamentum falciforme hepatis, an der *Unterfläche* durch das Ligamentum teres hepatis bzw. durch eine Einkerbung (Fissur) getrennt. Zwei kleinere Lappen (Lobus caudatus und Lobus quadratus) lassen sich nur an der Unterseite der Leber (Viszeralfläche) abgrenzen. Zwischen Lobus quadratus und rechtem Leberlappen befindet sich das Gallenblasenbett mit der Gallenblase.

Durch die **Leberpforte** (Porta hepatis) treten verschiedene Gefäße, Gallengang und Nervenäste hindurch:

- die große *Pfortader* (V. portae), durch die venöses, nährstoffreiches Blut aus Magen, Darm und Milz in die Leber transportiert wird;
- die schwächere *Leberarterie* (A. hepatica propria), die sauerstoffreiches Blut zur Leber bringt;
- der *Ductus hepaticus communis*, durch den die in der Leber gebildete Galle aus der Leberpforte herausgeleitet wird;
- mehrere *Lymphgefäße*, die aus der Leberpforte austreten;
- *Nervenäste* des N. vagus und des N. sympathicus, die durch die Leberpforte in das Organ eintreten und Leberzellen und Gefäße versorgen.

Anatomischer Aufbau der Leber

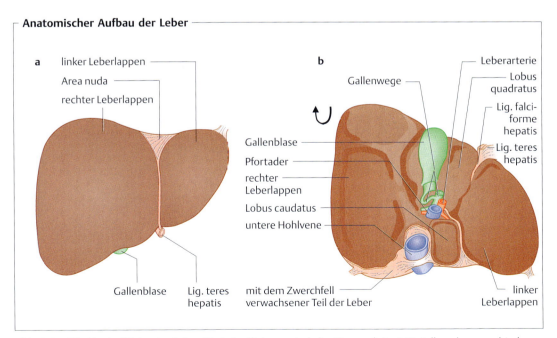

Abb. 2.**1 a** Die Vorderfläche der Leber lässt deutlich den Größenunterschied der beiden Leberlappen erkennen. **b** In der gedrehten Ansicht der Unterseite sind die Ein- und Austrittsstellen der verschiedenen Blutgefäße und die Gallenblase mit den Gallenwegen zu sehen (nach Schwegler 1998)

Ohne Beziehung zur Leberpforte verlässt das venöse Blut die Leber durch mehrere Lebervenen, die direkt in die untere Hohlvene (V. cava) einmünden.

Die vielfältigen Aufgaben der Leber erfordern eine starke Durchblutung des Organs. Deshalb erhält die Leber (unter Ruhebedingungen) 35 % des Herzzeitvolumens.

Die funktionelle Bedeutung der Leber für den Organismus ist sehr groß:

- Die Leber ist das Zentralorgan im Stoffwechsel der Kohlenhydrate, Eiweißkörper und Fette. Die einzelnen Stoffwechselschritte werden durch zahlreiche Enzyme ermöglicht.
- Entgiftung von körpereigenen und von außen zugeführten schädlichen Substanzen.
- Viele Arzneimittel werden in der Leber um- und abgebaut.
- Beim Abbau des Hämoglobins entsteht der Gallenfarbstoff Bilirubin. Man unterscheidet 2 Formen des Bilirubins:
  - unkonjugiertes, indirektes Bilirubin (erhöht bei prähepatitischem Ikterus, z. B. bei hämolytischer Anämie),
  - konjugiertes, direktes Bilirubin (erhöht bei hepatischem oder posthepatischem Ikterus, z. B. Hepatitis, Gallengangsverschluss).

Die Leber ist ein wichtiges Organ für den Cholesterinstoffwechsel. Auch Triglyceride werden in der Leber synthetisiert. Aus dem Cholesterin entstehen in den Leberzellen die primären Gallensäuren. Diese werden über die Gallengänge zur Gallenblase bzw. zum Zwölffingerdarm abgeleitet. Im Darm werden sie zur Resorption von Lipiden benötigt.

Die Hepatozyten sind am Stoffwechsel von Vitaminen, Eisen, Kupfer, Zink und Mangan wesentlich beteiligt.

Neben den eigentlichen Leberzellen (Hepatozyten) erfüllen andere Zellen innerhalb der Leber besondere immunologische Aufgaben: Die sogenannten Kupffer-Zellen bilden im menschlichen Organismus den größten Anteil der ortsständigen Makrophagen. Diese haben eine hohe Fähigkeit zur Phagozytose. Sie liegen im Innern der Sinusoide (kleinste Blutgefäße). Ebenfalls zum immunologischen System gehören die *Pit-Zellen*. Sie sind natürliche Killer-Zellen.

Die Kupffer-Zellen werden auch Kupffer-Sternzellen genannt. Namensgeber war der Anatom K.W. von Kupffer (1829–1902), der diese Zellen entdeckte.

◀ **Untersuchungsmethoden**

- Perkussion (Beklopfen) und Palpation (Betasten). Bei vielen Erkrankungen der Leber ist das Organ vergrößert.
- Laborproben,
- Ultraschalluntersuchung der Leber (Sonographie),
- laparoskopische Besichtigung der Leberoberfläche und der Gallenblase,
- histologische Untersuchung eines durch Punktion gewonnenen Leberzylinders (entweder während der Laparoskopie oder durch sog. Leberblindpunktion),
- Szintigraphie der Leber,
- Computertomographie (ohne und mit Kontrastmittel), Kernspintomographie (= Magnetresonanztomographie). ▶

Hepatitis

Akute Hepatitis

Definition: Die akute Virushepatitis ist eine Entzündung des Leberparenchyms. Zur Virushepatitis im weiteren Sinne gehören auch die Krankheiten, bei denen eine Hepatitis nur begleitend, also nicht im Vordergrund des Krankheitsbildes auftritt. Beispiele sind Infektionen mit Epstein-Barr-Viren (infektiöse Mononukleose), Zytomegalieviren, Herpesinfektionen und Mumps (S. 562f).

Die akute Virushepatitis ist eine meldepflichtige, ansteckende Leberkrankheit mit zahlreichen Allgemeinsymptomen. Verschiedene Erreger sind bekannt, die ähnliche Krankheitsbilder hervorrufen.
Die Virushepatitis ist global verbreitet. Ihre verschiedenen Formen gehören zu den häufigsten meldepflichtigen Infektionskrankheiten in Deutschland.
Man unterscheidet 6 Erreger (hepatotrope Viren) der akuten Virushepatitis:

- Hepatitis-A-Virus,
- Hepatitis-B-Virus,
- Hepatitis-C-Virus,
- Hepatitis-D-Virus,
- Hepatitis-E-Virus,
- Hepatitis-G-Virus.

Hepatitis A

Das *Hepatitis-A-Virus* (HAV) ist ein RNS-Virus (RNS = Ribunukleinsäure = RNA = Ribo nucleic acid). Es ist global verbreitet. Die Übertragung erfolgt in erster Linie fäkal-oral durch Schmierinfektion oder durch Verunreinigung von Trinkwasser und Nahrungsmitteln. In den Industrieländern mit hohem Hygienestandard ist die Durchseuchung der Bevölkerung mit Hepatitis-A-Virus rückläufig. Die Viren können im Stuhl des Patienten elektronenmikroskopisch nachgewiesen werden; diese Methode hat jedoch keine praktische Bedeutung. Dagegen ist der Nachweis und der im Lauf der Krankheit messbare Anstieg von Antikörpern gegen Hepatitis-A-Viren im Serum der Patienten diagnostisch wertvoll (Abb. 2.2). Im akuten Stadium der Hepatitis A sind nur Antikörper der IgM-Klasse nachweisbar. In späteren Stadien findet man Antikörper aus der IgG-Klasse. So kann eine frische von einer älteren Infektion unterschieden werden.

Gesundheitsberatung. In Deutschland tritt die Hepatitis A besonders häufig nach Reisen in Länder mit schlechten hygienischen Verhältnissen auf. Raten Sie Menschen, die in solche Gebiete reisen möchten, ab, dort rohes, ungeschältes Obst, nicht durcherhitzte Speisen und Leitungswasser (Eiswürfel)

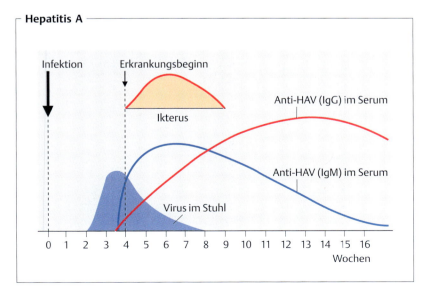

Abb. 2.2 Schematischer Ablauf einer Infektion mit immunologischer Reaktion

zu sich zu nehmen. Machen Sie auf die Möglichkeit der prophylaktischen Immunisierung aufmerksam (vgl. Tab. 2.**3**).

Hepatitis B

Das *Hepatitis-B-Virus* (HBV) ist ein DNS-Virus (DNS = Desoxyribonukleinsäure = DNA = Desoxy ribo nucleic acid), das gleichfalls global vorkommt. Die *Übertragung* erfolgt vorwiegend parenteral, aber auch perinatal und sexuell. Eine orale Übertragung ist in seltenen Fällen möglich. Die Durchseuchung in Nord- und Mitteleuropa beträgt etwa 0,1 – 1 % der Bevölkerung.

Die Struktur des Hepatitis-B-Virus ist weitgehend bekannt. Es besteht aus einem Innenkörper (core) und einer Außenhülle (surface). Nachweis und kurvenförmiger Verlauf verschiedener serologischer Marker dienen der Diagnose und Prognose einer Hepatitis B.

Die Hülle (surface) des Hepatitis-B-Virus ist das HBs-Antigen; der Innenkörper (core) ist das HBc-Antigen. Ein weiterer Bestandteil des Hepatitis-B-Virus ist das HBe-Antigen. Von diesen Antigenen können HBs-Antigen und HBe-Antigen im Blutserum der Patienten serologisch nachgewiesen werden.

Molekularbiologisch ist mit der Polymerase-Kettenreaktion (PCR) das Vorhandensein von Viren im Blut nachweisbar. Auch elektronenmikroskopisch können diese direkt nachgewiesen werden. Doch ist dies für die Praxis zu aufwendig.

Die zeitlichen Beziehungen zwischen Infektion, Auftreten der Antigene und der Antikörper wird in Abb. 2.**3** dargestellt. Das Auftreten von Anti-HBc und Anti-HBs zeigt an, dass die Infektion überwunden ist. Anti-HBs bleibt über Jahre im Serum nachweisbar und bedeutet Schutz vor erneuter Infektion mit Hepatitis-B-Viren (vgl. Impfung S. 73).

Hepatitis C

Das *Hepatitis-C-Virus* ist ein RNS-Virus. Die Infektion wird am Auftreten von Antikörpern im Blut erkannt. Die *Übertragung* geschieht überwiegend parenteral, auch oral. Infizierte Blutspender sind eine wichtige Infektionsquelle.

> **Selbstschutz.** Da das HBV und das HCV auch durch Blut, Blutprodukte, Speichel, Trachealsekret und Liquor übertragen wird, gehört das Pflegepersonal zu den Risikogruppen. Tragen Sie daher beim Umgang mit (potentiell) infektiösem Material geeignete Schutzkleidung wie Einmalhandschuhe, Schutzbrille und Mundschutz. Stecken Sie niemals eine gebrauchte Kanüle in die Kunstoffhülle zurück, sondern entsorgen Sie sie sofort nach Gebrauch in einem stichfesten Spezialbehälter. Desinfizieren Sie sich nach jedem Patientenkontakt die Hände.
> Weitere Hygienemaßnahmen sind die Flächendesinfektion von Duschen, Steckbecken, medizinischen Geräten u.Ä. nach Gebrauch am Patienten und die gesonderte Entsorgung von kontaminierter Bettwäsche.

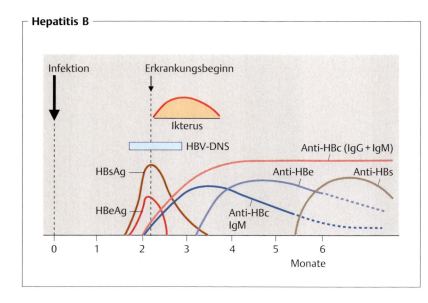

Abb. 2.**3** Schematischer Ablauf einer Infektion mit immunologischer Reaktion

Hepatitis D

Das *Hepatitis-D-Virus* (HDV) ist ein RNS-Virus. Um infektiös zu sein, muss es von HBs-Antigenen umhüllt sein. Deshalb entwickelt sich eine Hepatitis D nur bei Personen, die schon früher oder simultan mit Hepatitis-B-Viren infiziert sind. Die Infektion wird durch Nachweis von Antikörpern gegen Hepatitis-D-Virus-Antigene im Blut der Patienten erkannt. Das Hepatitis-D-Virus kommt bei uns selten, in den Mittelmeerländern dagegen häufiger vor. Entsprechend dem *Infektionsweg* des Hepatitis-B-Virus wird auch das Hepatitis-D-Virus vorwiegend parenteral, oder aber sexuell übertragen.

Hepatitis E und G

Das *Hepatitis-E-Virus* (HEV) ist ein RNS-Virus. Es wird ähnlich wie Hepatitis-A-Viren übertragen. Das *Hepatitis-G-Virus* (HGV) ist ebenfalls ein RNS-Virus. Es wird parenteral übertragen. Seine klinische Bedeutung ist noch nicht genügend geklärt.
Die eingedrungenen hepatotropen Viren werden vom gesunden Organismus als Antigene erkannt. Als Abwehrreaktion bildet der Wirtsorganismus Antikörper. Diese Reaktion läuft nach bestimmten Gesetzen ab und kann für die Diagnose und Prognose der Virushepatitis genutzt werden.

Alle genannten Virusinfektionen rufen bei günstigem Verlauf eine lang anhaltende Immunität hervor.

Pathophysiologie

Die in den Körper eingedrungenen Viren erreichen die Leberparenchymzellen (Hepatozyten) über den Blutweg. Die Viren vermehren sich in den Leberzellen. In der Auseinandersetzung zwischen Hepatitisviren und Wirt kommt es an den infizierten Leberzellen zu immunologischen Reaktionen, die durch Lymphozyten vermittelt werden. Dadurch werden Leberzellen geschädigt; etliche sterben ab (pathologisch-histologisch als „Lebereinzellnekrose" bezeichnet). Die Viruselimination erfolgt wahrscheinlich immunologisch. So entwickeln sich folgende diagnostisch verwertbare Erscheinungen:

- Die Zellwand wird „undicht" (Permeabilitätsstörung): Zellständige *Enzyme* (z. B. Transaminasen) verlassen die Leberzelle und gelangen über den extrazellulären Saftstrom ins Blut, wo sie als wichtiges diagnostisches Symptom frühzeitig nachzuweisen sind (Abb. 2.**4**).

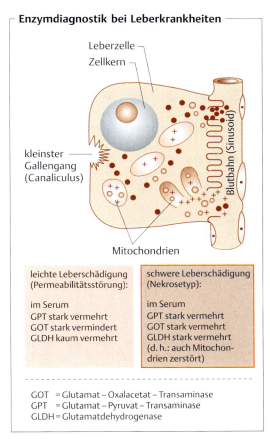

Abb. 2.**4** Intrazelluläre Enzymlokalisation: GPT ● im Zytoplasma, GOT ○ in Zytoplasma und Mitochondrien, + GLDH in Mitochondrien

- Der Transport des Gallenfarbstoffs *Bilirubin* ist gestört: Es kommt zur Gelbsucht (Ikterus).
- Oft ist die Ausscheidung von *Gallensäuren* durch die Leber behindert: Es kommt zur Vermehrung der Gallensäuren im Blut und zur Anreicherung in der Haut. Es entsteht Juckreiz.

Klinik

Die verschiedenen Formen der akuten Virushepatitis laufen in ähnlichen klinischen Bildern, aber in unterschiedlichem Schweregrad und mit unterschiedlicher Prognose ab. Das klassische Krankheitsbild ist die akute Hepatitis mit Gelbsucht. Die Inkubationszeiten sind in Tab. 2.**1** angegeben.

Tabelle 2.1 Merkmale zur Differenzierung der Virushepatitis (nach Manns et al. In: Schettler, G., Greten, H.: Innere Medizin. Thieme, Stuttgart 1998)

	Hepatitis A	Hepatitis B	Hepatitis C	Hepatitis D	Hepatitis E	Hepatitis G/GB-C
Bevorzugte Jahreszeit	Herbst/Winter	keine	keine	keine	„Regenzeit"	unbekannt
Inkubationszeit	14–45 1–6 Wo	30–180 1–6 Mo	16–160	30–180	20–75	unbekannt
Beginn	akut	schleichend	schleichend	akut/schleichend	akut	schleichend
Übertragungsweg: fäkal/oral sexuell/perinatal parenteral	+++ - -	- +++ ++	- + ++	- + ++	+++ - -	- + +++
Schwere der Erkrankung	Kindesalter: mild Erwachsene: oft schwer	oft schwer	oft mild	schwerer als Hepatitis-B	oft mild	unbekannt
Prognose	Kindesalter: gut, mit zunehmendem Alter schlechter	mit zunehmendem Alter schlechter	mäßig	oft schlecht	gut (Ausnahme: Infektion Schwangerer)	unbekannt
Chronischer Verlauf	keiner	Erwachsene: 5–10 % perinatal: 90 %	70–80 %	Koinfektion: 5 % Superinfektion: über 90 %	keiner	häufig (>50 %)
Fulminanter Verlauf	0,2 %	1 %	sehr selten	2–20 %	unbekannt (Ausnahme: Infektion Schwangerer: Letalität 20 %)	unklar

Präikterisches Prodromalstadium. Im *präikterischen Prodromalstadium* (Vorläuferstadium) klagen die Patienten über uncharakteristische Beschwerden wie Appetitlosigkeit, Übelkeit, Unverträglichkeit von Alkohol, Fett und Nikotin. Die Leistungsfähigkeit ist vermindert: Die Patienten fühlen sich müde, matt und klagen über Konzentrationsschwäche. Weitere Symptome wie Schwindel, Meteorismus, Durchfall, Gelenkschmerzen (in ca. 20 % der Fälle) und gelegentlich Juckreiz können auftreten. Häufig entwickelt sich Fieber zwischen 37,5° und 38,5°.

Die Leber ist druckempfindlich, evtl. etwas vergrößert und von vermehrter Konsistenz. Der Harn ist schon im Prodromalstadium dunkel gefärbt. Bilirubin und Urobilinkörper sind im Harn vermehrt. Der Stuhl ist oftmals lehmfarben. Im Blutbild findet man eine relative Lymphozytose. An der Haut sieht man gelegentlich Exantheme und Petechien (punktförmige Hautblutungen). Etwa 5–8 Tage später wird die Haut des Patienten bei ikterischer Verlaufsform gelb.

Ikterisches Stadium. Das *ikterische Stadium* erkennt man zuerst am Sklerenikterus. Mit Beginn des Ikterus bessern sich bei vielen Patienten die subjektiven Beschwerden. Die Leber ist meist vergrößert und druckschmerzhaft. Gelegentlich besteht eine Milzschwellung. Im Harn können Urobilinkörper vorübergehend fehlen, insbesondere bei cholestatischer Verlaufsform (S. 73).

> **Pflege**
>
> **Linderung von Juckreiz.** Viele Menschen mit Ikterus leiden unter heftigem Juckreiz. Bieten Sie zur Linderung kühlende Einreibungen an. Kühles Duschen oder kühle Waschungen mit klarem Wasser können den Juckreiz vorübergehend reduzieren. Auch Puder hat sich als hilfreich erwiesen. Darüber hinaus sind noch einige anordnungspflichtige Medikamente wie z. B. Colestyramin (z. B. Quantalan) und Antihistaminika wirksam. Die Fingernägel des Patienten sollten möglichst kurz sein, um Verletzungen durch Kratzen in Grenzen zu halten.

Extrahepatische Symptome wie Bradykardie, Oberflächengastritis und Oligurie kommen vor. Selten ist eine Myokarditis vorhanden. Im ikterischen Stadium lassen sich gelegentlich im Halsbereich geringfügige Lymphknotenschwellungen tasten.

Das Bilirubin erreicht im Serum bei ikterischer Verlaufsform innerhalb weniger Tage sein Maximum. Das Ausmaß der Hyperbilirubinämie schwankt beträchtlich: Werte zwischen 2 und 20 mg/dl, in seltenen Fällen auch darüber hinaus, kommen vor. Der Anteil des konjugierten (direkten) Bilirubins beträgt ca. 50 % des Gesamtbilirubins.

Zu Beginn der akuten Hepatitis sind die *Blutgerinnungsfaktoren* wenig verändert. Dagegen werden bei schwerem Verlauf der Virushepatitis die in der Leber synthetisierten Gerinnungsfaktoren, insbesondere Faktor II, V, VII und X, im Blut vermindert angetroffen. Deshalb ist die Kontrolle des Prothrombinwertes eine wichtige Methode in der Verlaufsbeurteilung: Der Übergang in eine fulminante Hepatitis kann am Absinken der genannten Gerinnungsfaktoren frühzeitig erkannt werden.

Während die Transaminasen und andere hepatozelluläre Enzyme im Blutserum der Kranken stark erhöht sind, sinkt die Cholinesterase gesetzmäßig ab. Dieses Enzym wird in den Hepatozyten synthetisiert. Bei Untergang von Leberzellen sinkt die Syntheserate, so dass die Aktivität von Cholinesterase im Serum der Kranken vermindert ist. Die Konzentration von Eisen im Serum ist erhöht (bei den meisten anderen Infektionskrankheiten vermindert).

Postikterisches Stadium. Im *postikterischen Stadium* (Reparationsphase) ist die Gelbsucht abgeklungen, Leber und Milz sind noch tastbar, aber weniger schmerzhaft. Die pathologischen Laborwerte sind rückläufig. Abb. 2.5 zeigt den charakteristischen Ablauf einiger Laborwerte bei akuter ikterischer Virushepatitis.

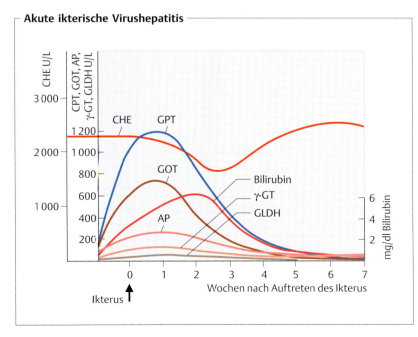

Abb. 2.5 AP = Alkalische Phosphatase, CHE = Cholinesterase, γ-GT = Glutamyltransferase, GLDH = Glutamatdehydrogenase, GOT = Glutamat-Oxalacetat-Transaminase, GPT = Glutamat-Pyruvat-Transaminase

Tabelle 2.2 Diagnostik der akuten Virushepatitis (nach Manns et al. In: Schettler, G., Greten, H.: Innere Medizin. Thieme, Stuttgart 1998)

	A	E	B	D	C
Risikogruppen	Personal in Kinderkliniken, -gärten und -tagesstätten, Endoskopie, Kanalarbeiter, Küchenpersonal, Urlauber in (sub-)tropischen Ländern, Homosexuelle	Urlauber/Einwohner der Endemiegebiete	medizinisches Personal, Dialysepatienten, Drogenabhängige, Homosexuelle, Personen, die Geschlechtsverkehr mit häufig wechselnden Partnern haben, Neugeborene infizierter Mütter		
			Personen, die mit HBsAg-positiven Personen in einem Haushalt wohnen (auch Heime und Behindertentagesstätten)		Personen, die vor 1990 Bluttransfusionen erhielten
Endemiegebiete	Tropen	indischer Subkontinent, Tropen	Tropen, Subtropen, Mittelmeerraum	Mittelmeerraum	
Serologie	anti-HAV IgM+IgG	anti-HEV IgM+IgG	HBsAg anti-HBs anti-HBc HBeAg anti-HBe	anti-HDV IgM+IgG (HDV-AG)	anti-HCV (mittels ELISA, Bestätigung durch RIBA [Recombinant Immunoblot Assay]) HCV-RNA: Marker der Virusreplikation (durch Polymerase-Kettenreaktion)
Weiterführende Serologie bei positivem Befund			HBV-DNA: Indikator für Infektiosität, Therapieverlauf	HDV-RNA	quantitative Bestimmung von HCV-RNA Differenzierung der HCV-Genotypen (Prognose, Therapieschema)
	Bei Nachweis einer Virushepatitis muss immer die Koinfektion mit einem anderen Hepatitisvirus ausgeschlossen werden				
Leberbiopsie	bei akuter Hepatitis nur im Ausnahmefall indiziert				

Diagnostik und pathologische Anatomie

Tab. 2.2 gibt einen Überblick über das diagnostische Vorgehen bei aktuer Hepatitis. Eine histologische Diagnosesicherung ist nur selten erforderlich. Der charakteristische histologische Befund ist die Nekrose von Einzelzellen oder kleinen Gruppen von Leberzellen. Zwischen den Leberzellen sind als Ausdruck der Entzündung einkernige Entzündungszellen angehäuft. Bei Hepatitis-B findet man „Milchglaszellen" (Hepatozyten mit hohem Gehalt an HBsAg).

Prognose

- Die *Hepatitis A* verläuft im Allgemeinen mild und ohne Komplikationen. Sie heilt meist innerhalb von 4–6 Wochen, bisweilen erst nach 3 Monaten folgenlos ab. Oft verläuft die Infektion sogar unbemerkt. Ein Übergang in eine chronische Hepatitis kommt nicht vor. In seltenen Fällen kann die Hepatitis A bedrohlich verlaufen, so dass akute Leberinsuffizienz und Tod des Patienten eintreten.
- Die akute *Hepatitis B* heilt in der Mehrzahl der Krankheitsfälle nach 6–12 Wochen aus. Aber bei 5–10 % der erwachsenen Kranken geht

die aktue Hepatitis B in eine chronische Hepatitis über, bei infizierten Neugeborenen sogar in 90 % der Fälle.
- Die *Hepatitis C* ähnelt in ihrem Verlauf der Hepatitis B, doch ist der Ablauf häufig wellenförmig und geht bei 70–80 % der Patienten in eine chronisches Stadium über.
- Die in Europa seltene *Hepatitis E* ähnelt in ihrem Ablauf der Hepatitis A, ist aber für Schwangere gefährlich.
- Die gleichzeitige Infektion oder Superinfektion mit *Hepatitis-B-* und *Hepatitis-D-Viren* verursacht einen besonders schweren Krankheitsverlauf, der relativ oft in eine chronische Hepatitis, aber auch in eine fulminante Hepatitis einmündet.
- Die *Hepatitis G* geht häufig in ein chronisches Stadium über.

Besondere Verlaufsformen

Anikterische Hepatitis. Anikterische Verlaufsformen, bei denen die Erkrankten keine Gelbsucht ausbilden, sind wahrscheinlich sehr häufig. Untersuchungen während Hepatitisepidemien haben gezeigt, dass mehr als die Hälfte der infizierten Personen keinen Ikterus aufweisen. (Die kindliche Hepatitis verläuft besonders häufig anikterisch.) Die Patienten mit anikterischer Hepatitis haben gleiche Beschwerden, Transaminaseerhöhung und Immunreaktionen wie ikterisch Kranke. Auch die anikterische Hepatitis kann in ein chronisches Stadium übergehen.

Cholestatische Hepatitis. Im klinischen Bild imponiert ein starker Ikterus mit Bilirubinwerten zwischen 15 und 30 mg/dl. Die alkalische Phosphatase ist besonders stark erhöht. Im Harn kann die Urobilinogenprobe negativ sein. Die Kranken klagen über starken Juckreiz.

Fulminante Hepatitis. Bei dieser seltenen Form der akuten Hepatitis (A-E) kommt es innerhalb weniger Tage zur Leberinsuffizienz und zum Leberkoma. Etwa 80 % der Patienten mit dieser Form der akuten Hepatitis sterben an ihrer Erkrankung.

Differentialdiagnose

Auch andere Krankheiten als die Virushepatitis können das Symptom Ikterus bewirken. Von der akuten Virushepatitis unterscheiden sie sich durch die Anamnese, durch die Konstellation der Symptome und durch eigene charakteristische klinische, chemische und serologische Befunde. Häufige und wichtige Krankheiten, die differentialdiagnostisch von der akuten Virushepatitis abgegrenzt werden müssen, sind Verschlussikterus, Arzneimittelikterus, hämolytischer Ikterus und Schwangerschaftsikterus.

Immunität und Prophylaxe

Eine überstandene Virushepatitis hinterlässt jahrelange, wahrscheinlich lebenslange Immunität. Eine Kreuzimmunität besteht aber nicht.
Die wichtigsten prophylaktischen Maßnahmen, um die Übertragung von Hepatitisviren zu vermeiden, sind:

- sorgfältige Hygienemaßnahmen beim Umgang mit Erkrankten,
- aktive bzw. passive Immunisierung gegen HVA und HVB (D) (Tab. 2.**3**),
- Vermeidung unnötiger Gabe von Bluttransfusionen und Blutprodukten.

Tabelle 2.**3** Aktive und passive Immunisierung gegen Hepatitis A und B

Immunisierung	Hepatitis A	Hepatitis B
Passiv	Human-Immunglobulin (intramuskulär) mit standardisiertem Gehalt an Antikörpern gegen Hepatitis A. Relativer Schutz für ca. 3 Monate	nur gleichzeitige passive und aktive Immunisierung, humanes Hepatitis-B-Immunglobulin (intramuskulär) mit standardisiertem Gehalt an Antikörpern gegen HBs-Antigen. Schutz wahrscheinlich
Aktiv	Havrix, Hepatitis-A-Impfstoff (intramuskulär), enthält inaktivierte Hepatitis-A-Viren, gezüchtet in HDC-Kulturen, standardisierter Gehalt an Antigeneinheiten. Schutz für 5–10 Jahre	Gen-H-B-Vax (intramukulär) mit standardisiertem Gehalt an gentechnisch in Hefezellen hergestelltem HBs-Antigen. Nach eingetretener Serokonversion Schutz für mehrere Jahre
	Twinrix, Hepatitis-A- und -B-Impfstoff (intramuskulär) mit standardisiertem Gehalt an inaktivierten Hepatitis-A-Viren, gezüchtet in HDC-Kulturen, und HBsAg, gentechnisch in Hefezellen hergestellt	

Therapie

Allgemeinmaßnahmen. Der akut erkrankte Patient wird im Allgemeinen im Krankenhaus behandelt, doch ist durchaus eine häusliche Behandlung zu vertreten, sofern es sich nicht um eine schwere Verlaufsform handelt. Man verordnet Bettruhe, die im weiteren Krankheitsverlauf gelockert wird.

> **Förderung des Wohlbefindens.** Häufig klagen die Patienten über Oberbauchbeschwerden. Warme Auflagen werden als angenehm empfunden. Allerdings können sie bei Ikterus den Juckreiz verstärken.

Diätetisch versorgt man den Patienten mit einer leicht verdaulichen Kost, wobei man sich nach dem Appetit des Kranken richten kann: Besonders in den ersten Behandlungstagen wird man wegen der subjektiven Inappetenz leichte Kost bevorzugen. Kehrt der Appetit zurück, gibt man etwa 5 kleine Mahlzeiten pro Tag, die aus gemischter Kost bestehen. Fettreiche Speisen, Gebratenes und blähende Speisen werden meist schlechter vertragen. Alkohol ist strikt verboten.

> Verläuft die Erkrankung schwer und lebensgefährlich, soll frühzeitig Kontakt mit einem Transplantationszentrum aufgenommen werden.

Pharmakotherapie. Eine spezifische Pharmakotherapie ist noch nicht bekannt. Entwickelt sich bei dem Patienten mit akuter Hepatitis ein Flüssigkeitsverlust infolge Erbrechens oder starker Inappetenz, substituiert man die fehlende Flüssigkeit durch intravenöse Infusionen. Falls erforderlich, sind leichte Sedativa erlaubt. Bei starkem Juckreiz wird Colestyramin oder ein Antihistaminikum verordnet.

Bei länger dauerndem Ikterus, insbesondere bei der cholestatischen Form, muss man den Prothrombinwert kontrollieren und evtl. Vitamin K parenteral verabreichen.

Hepatitis in der Schwangerschaft

Die Virushepatitis in der Schwangerschaft kann zur Infektion des Kindes führen, und zwar prä-, intra- und postpartal.

- *Hepatitis A:* Wenn bei der erkrankten Mutter das akute Stadium in den Zeitraum der Geburt fällt, wird die aktive und passive Immunisierung des Neugeborenen vorgenommen.
- *Hepatitis B (und D):* Bei Müttern mit akuter oder chronischer Hepatitis B und bei asymptomatischen HBsAg-Trägern ist die Infektion des Kindes intrauterin (seltener) oder durch Blut im Geburtskanal (häufiger) während der Geburt möglich. Deshalb ist aktive und passive Immunisierung des Neugeborenen erforderlich. Immunisierung gegen Hepatitis B schützt auch vor Hepatitis D.
- *Hepatitis C:* Die Infektion des Kindes kann wie bei Hepatitis B ablaufen. Immunisierung ist noch nicht möglich.
- *Hepatitis E:* Die Infektion mit Hepatitis-E-Virus ist in Europa selten, in Entwicklungsländern häufig. Die kindliche Mortalität ist erhöht.

> Chromosomale oder teratogene Schädigungen der Kinder von Müttern mit Hepatitis sind nicht nachgewiesen.

Leberbeteiligung bei Infektionskrankheiten

Eine Hepatitis entwickelt sich bei verschiedenen Infektionskrankheiten. Wichtige Beispiele sind:

- infektiöse Mononukleose,
- Zytomegalie,
- Herpes,
- Gelbfieber,
- Leptospirosen.

Diese Krankheiten werden im Kapitel „Infektionskrankheiten" abgehandelt.

Kranke mit erworbenem Immundefektsyndrom (*a*cquired *i*mmune *d*eficiency *s*yndrome = AIDS) haben fast immer histologisch sichtbare Leberveränderungen. Sog. opportunistische Infektionen führen zu einer Leberentzündung. Dabei handelt es sich oft um Mykobakterien (Mycobacterium avium intracellulare) und um Zytomegalieviren. Häufig werden in der Leber der AIDS-Patienten Kaposi-Sarkome gefunden.

Hepatitis

Chronische Hepatitis

Definition: Der Begriff chronische Hepatitis beschreibt keine Krankheitsentität, sondern ein klinisches Syndrom von Erkrankungen der Leber mit unterschiedlicher Ätiologie und Pathogenese:

- akute Virushepatitis B, C, D,
- Autoimmunhepatitis,
- Arzneimittelhepatitis/Alkoholhepatitis,
- kryptogene chronische Hepatitis (kryptogen [griech.]: verborgener Ursprung).

Ursache

Die chronische Hepatitis als *Folge einer akuten Virushepatitis* der Typen B, C und D ist als andauernde Immunreaktion gegen virusbefallene Leberzellen aufzufassen. Die persistierende Virusinfektion der Leberzellen wird vom Organismus durch Immunreaktionen bekämpft. In diesem System spielen verschiedene Zytokine als Mediatoren der Entzündung eine wichtige Rolle. Die fortwährende Zerstörung von Hepatozyten hat eine Vermehrung von Bindegewebe zur Folge (fibrotische Umwandlung). Dadurch wird die Architektur der Leber (Läppchenaufbau und Gefäßstruktur) zerstört. Bei der prompt ausheilenden akuten Hepatitis B werden die virusbefallenen Hepatozyten durch ein lymphozytäres Immunsystem eliminiert. Bei der nicht ausheilenden akuten Hepatitis B mit Übergang in die chronische Hepatitis besteht bei dem betroffenen Patienten eine ungenügende Abwehrreaktion, so dass die Viruselimination nicht gelingt. Die **chronische Hepatitis B** kann verschiedene Verläufe nehmen: Bei starker entzündlicher Aktivität entwickelt sich eine Leberzirrhose (S. 77). Bei geringer entzündlicher Aktivität ist noch nach Jahren eine Ausheilung der Krankheit möglich. Auf dem Boden der chronischen Hepatitis kann sich ein primäres Leberkarzinom entwickeln.

Hepatitisvirus-B-Träger können asymptomatisch und klinisch gesund sein.

Bei der **Autoimmunhepatitis**, bei der keine Viren nachzuweisen sind, ist es aus nicht geklärten Gründen zu einem Toleranzverlust gegenüber dem körpereigenen (autogenen) Lebergewebe gekommen.
in Europa haben etwa 10–20 % der Patienten mit chronischer Hepatitis eine Autoimmunhepatitis. Etwa 90 % dieser Patienten sind Frauen. Die Ursache der Autoimmunhepatitis ist nicht genau bekannt. Als Auslöser oder als Teilursache werden Hepatitisviren, Herpesviren, Arzneimittel, chemische Mittel und genetische Faktoren genannt. Für das Vorliegen einer chronischen Autoimmunhepatitis sprechen begleitende extrahepatische Krankheiten wie Thyreoiditis (S. 447f), entzündliche Darmkrankheiten (S. 49), rheumatoide Arthritis (S. 326ff) und Sjögren-Syndrom (S. 332).

Fakten, die für das Vorliegen einer Autoimmunhepatitis sprechen

- kein Nachweis von Hepatitisviren,
- keine leberschädigenden Medikamente,
- kein Alkoholkonsum,
- verschiedene Autoantikörper positiv,
- γ-Globulin stark vermehrt,
- Kombination mit anderen Autoimmunkrankheiten,
- weibliches Geschlecht.

Zu der Gruppe der autoimmunologisch induzierten chronischen Lebererkrankungen gehören auch die primär sklerosierende Cholangitis und die primär biliäre Zirrhose (S. 84).

Diagnostik

Bei jedem Patienten mit chronischer Hepatitis sind zu klären: Ursache, Aktivität und Stadium der Krankheit.
Die Klärung der Ursache beinhaltet Anamnese und verschiedene Laboruntersuchungen.

- Anamnese: Gebrauch von Medikamenten, Alkoholkonsum;
- Blutuntersuchung:
  - Marker für Hepatitis B, C, D,
  - Marker für Zytomegalievirus,
  - Marker für Epstein-Barr-Virus,
  - Marker für Herpes-simplex-Virus.

Bei Verdacht auf Autoimmunhepatitis: Suche nach Autoantikörpern, z.B. antinukleäre Antikörper, Antikörper gegen mikrosomale Antigene aus Leber und Niere, Antikörper gegen Leber- und Pankreasgewebe.
Zur Klärung der Krankheitsaktivität wird eine histologische Untersuchung durchgeführt, und folgende Laborwerte werden bestimmt:

- Transaminasen (GOT und GPT),
- Glutamatdehydrogenase (GLDH).

Das Stadium der Krankheit wird nach der Anamnese und nach dem histologischen Ausmaß

der Fibrose (Laparoskopie und Punktion, Leberblindpunktion) festgestellt.
Die Diagnose der chronischen Hepatitis erfordert eine histologische Sicherung. Histologisch sind entzündliche Infiltrate sichtbar. Diese schieben sich zwischen die Leberzellbälkchen vor. Damit ist ein fortschreitender Untergang von Leberzellen verbunden (Mottenfraßnekrosen). In späteren Stadien nimmt die Bindegewebsvermehrung zu. Auf diesem Weg kann die chronische Hepatitis in eine Leberzirrhose übergehen.

Klinik

Die Beschwerden der Patienten mit chronischer Hepatitis sind uncharakteristisch. Müdigkeit, Abgeschlagenheit und verminderte Leistungsfähigkeit sind häufig, aber nicht regelmäßig vorhanden. Bei der Palpation und Sonographie findet man oft eine vergrößerte Leber.

Therapie

Allgemeine Maßnahmen. Die Kost soll gemischt sein. Eine spezielle Diät ist nicht erforderlich. Alkohol ist verboten. Die Therapie der durch Medikamente, andere chemische Substanzen oder Alkohol induzierten chronischen Hepatitis besteht im Absetzen dieser Noxen (vgl. Alkoholhepatitis, S. 85).

Medikamentöse Therapie
- *Chronische Hepatitis B:* Die Behandlung mit α-Interferon bewirkt bei etwa 40–50 % der Patienten die Elimination von HBsAg oder die Serokonversion von HBeAg zu anti-HBe. Dann werden die vorher erhöhten Transaminasen normal. Die histologisch erkennbaren Zeichen der Entzündung gehen zurück. Ob die Lebenserwartung der so behandelten Patienten steigt, ist noch unklar.
- *Chronische Hepatitis C:* Auch bei dieser Hepatitis ist ähnlich wie bei chronischer Hepatitis B die Wirksamkeit von α-Interferon nachgewiesen. In etwa der Hälfte der Fälle kommt es nach Absetzen der Interferon-Therapie zu einem Rezidiv.
- *Chronische Hepatitis D:* Das Hepatitis-D-Virus kommt nur zusammen mit Hepatitis-B-Virus vor. Auch bei dieser Form wird α-Interferon angewendet. Nach Absetzen dieser Therapie entwickeln sich häufig Rezidive.
- *Autoimmunhepatitis:* Entsprechend der Annahme, dass in der Genese dieser Hepatitis autoimmunologische Prozesse eine Rolle spielen, wird eine immunsuppressive Therapie mit Kortison und Azathioprin über mindestens 2 Jahre empfohlen.

Hyperbilirubinämien

→ **Definition:** Eine Hyperbilirubinämie ist eine isolierte Störung im Bilirubinstoffwechsel bei sonst normaler Funktion der Leberzellen und normaler Leberstruktur. Die funktionellen Hyperbilirubinämien können in erworbene und angeborene (ererbte) familiäre Formen eingeteilt werden.

Erworbene Hyperbilirubinämien

Bei dem Krankheitsbild des *hämolytischen Ikterus* entsteht die Hyperbilirubinämie durch ein Überangebot von Bilirubin, das durch vorzeitigen Abbau von Erythrozyten in der Milz anfällt.
Bei anderen Krankheiten tritt eine *intravasale Hämolyse* ein, z. B. bei Malaria (S. 596).
Durch Zerfall unreifer Erythrozyten im Knochenmark entsteht die *Shunt-Hyperbilirubinämie* (Kurzschluss-Hyperbilirubinämie) z. B. bei perniziöser Anämie (S. 513f) oder erythropoetischer Porphyrie (S. 137).

Funktionelle Hyperbilirubinämien

Hierzu gehört eine Gruppe von genetisch bedingten Defekten des Bilirubinstoffwechsels. Die häufigste Form ist das **Gilbert-Meulengracht-Syndrom**, das bei etwa 2 % der Bevölkerung auftritt. Die Symptome werden gewöhnlich erst nach der Pubertät manifest. Das Syndrom kann familiär gehäuft sein, kommt aber auch sporadisch vor.

Klinik

Die Gelbsucht tritt schubweise auf. Häufig klagen die Patienten über Mattigkeit, Ermüdbarkeit, Druckempfindlichkeit der Leber, Kopfschmerzen, Übelkeit, Reizbarkeit und ähnliche Symptome. Die Schübe der Gelbsucht können durch körperliche Anstrengung, durch Infekte oder Alkohol ausgelöst werden. Leber und Milz sind nicht vergrößert. Im Blutserum ist das indirekte Bilirubin erhöht (selten über 3 mg/dl). Die Transaminasen sind normal.

Es handelt sich um eine harmlose Anomalie. Eine Therapie ist unnötig.

Crigler-Najjar-Syndrom: Dieses seltene Syndrom beruht auf einem Mangel an Glucuronyltransferase, einem Enzym, welches die Konjugation des Bilirubins bewirkt. Bei Fehlen dieses Enzyms steigt das indirekte, unkonjugierte Bilirubin im Serum bis auf 40 mg/dl. Die Kinder, die mit diesem Enzymmangel geboren werden, sterben meist innerhalb des 1. Lebensjahres an Kernikterus (Gehirn). Fehlt das Enzym nicht vollständig, kann das Erwachsenenalter erreicht werden.

Bei dem seltenen **Dubin-Johnson-** und beim **Rotor-Syndrom** ist das direkte Bilirubin erhöht. Sie sind differentialdiagnostisch zu beachten.

Leberzirrhose und Komplikationen

Leberzirrhose

→ **Definition:** Bei der Leberzirrhose handelt es sich um eine fortschreitende chronische Leberkrankheit, die zu einem Umbau der normalen Leberstruktur führt.

Sowohl die Gefäßstruktur als auch der normale Läppchenaufbau sind durch Entzündung, Gewebsuntergang (Nekrose), Regeneration und Bindegewebsvermehrung (Fibrose) zerstört.

Die Bezeichnung Zirrhose leitet sich ursprünglich vom griechischen Wort „kirrhos" her, das die blassgelbe Verfärbung des Organs bezeichnet. Da dies jedoch im Vergleich zur generell vorhandenen Verhärtung des Organs ein unbedeutenderes Symptom ist, wurde die Bezeichnung fälschlicherweise auch auf das griechische Wort „skirros" (= hart) zurückgeführt.

Ätiologie

Die zwei häufigsten Formen von Leberzirrhose sind:

- die alkoholische Zirrhose,
- die posthepatitische Zirrhose.

Seltener sind Leberzirrhosen, die als Folge eines anderen Grundleidens entstehen, z. B. Zirrhose bei Hämochromatose (S. 138f), Morbus Wilson (S. 139f), Herzkrankheiten (S. 153ff), und bei weiteren Stoffwechselkrankheiten (S. 135). Darüber hinaus gibt es noch die primär biliäre Zirrhose (S. 84).

Pathophysiologie

Fortschreitende Nekrosen von Leberzellen (Hepatozyten) führen zur *Vermehrung von Bindegewebe*. Über verschiedene Mediatoren kommt es zu einer Steigerung der Bindegewebssynthese in den Fibroblasten der Leber. Das Bindegewebe durchzieht straßenförmig die Leber. Eine ungeregelte Regeneration von Hepatozyten lässt Regeneratknoten entstehen. So werden der normale Läppchenaufbau und die Durchblutung zunehmend gestört.

Der Untergang von Hepatozyten und die Vermehrung des Bindegewebes sowie die gestörte Durchblutung vermindern die funktionelle Leistungsfähigkeit der Leber. Die Verschlechterung kann zur Leberinsuffizienz und zum völligen Versagen der Leberfunktion (Coma hepaticum) führen. Wegen der vielfältigen Aufgaben der Leber im Stoffwechsel des Organismus entwickeln sich infolge Verringerung der Leberzellmasse und wegen der Zunahme des Bindegewebes (Fibrose) verschiedenartige Störungen im Stoffwechsel des Gesamtorganismus: Syntheseleistungen, aber auch Entgiftungsfunktionen der Leber nehmen ab. Fehler im Eiweiß- und Aminosäurenstoffwechsel treten auf. Andere Symptome betreffen den Fettstoffwechsel und den Kohlenhydrathaushalt.

Pathologische Anatomie

Durch den zirrhotischen Umbau wird die normalerweise glatte Oberfläche der Leber höckerig: Laparoskopisch erkennt man die feinen und in späteren Stadien gröberen Höcker auf der Leberoberfläche (Abb. 2.**6a** u. **b**; grobe Höckerbildung kann man durch die Bauchdecken tasten oder sonographisch erkennen). Einige Formen der Leberzirrhose zeigen Besonderheiten in der Größe und Verteilung der Zonen von Zelluntergang, Regeneration, Entzündungszeichen und Bindegewebsvermehrung. So ist die alkoholische Leberzirrhose meist feinknotig, die posthepatitische dagegen

Leber in laparoskopischer Sicht

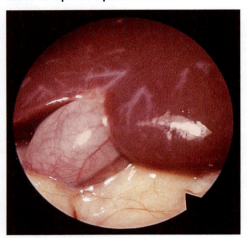

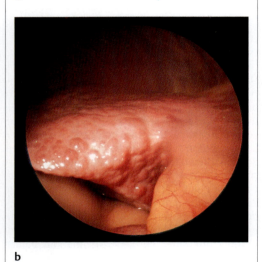

Abb. 2.6 **a** Normale Leber und Gallenblase, **b** höckriger Umbau der Leber bei Leberzirrhose

vorwiegend grobknotig, jedoch spiegelt diese Einteilung die Ätiologie nur unsicher wider.
Die *histologische* Diagnose ist aus einem Gewebszylinder, der durch Nadelbiopsie gewonnen wurde, nicht immer leicht zu stellen. Ein „bröckeliger" Zylinder ist verdächtig auf das Vorliegen einer Zirrhose; diese Neigung zur Fragmentation ist Folge des zirrhotischen Umbaus. Der Pathologe erkennt mikroskopisch die Entzündung, den unregelmäßigen Aufbau der Hepatozyten, die Vermehrung des Bindegewebes und die Zeichen der verstärkten Zellregeneration.

Typisch für eine alkoholbedingte Leberzirrhose sind die sog. Mallory-Körperchen (hyaline Degenerationsprodukte im Plasma der Leberzellen).

Klinik und Diagnose

Patienten mit gering aktiver Leberzirrhose können über lange Zeit ohne Symptome sein oder uncharakteristische Krankheitszeichen aufweisen. Müdigkeit, Mattigkeit, verminderte körperliche und geistige Leistungsfähigkeit sind wichtige, aber uncharakteristische Hinweise für die Lebererkrankung. Dazu kommen Appetitlosigkeit, Völlegefühl im Leib, Druck unter dem rechten Rippenbogen, Menstruations- und Potenzstörungen.

- **Inspektion:** Im fortgeschrittenen Stadium ist der Brustkorb abgemagert, wogegen der Leib durch Meteorismus und im Spätstadium durch Aszites aufgetrieben ist. Gynäkomastie und Hodenatrophie entwickeln sich (Abb. 2.**7a** u. **b**). An der *Haut* sind vielfältige Zeichen für die Lebererkrankung ablesbar:
  - grau-gelbliche Verfärbung,
  - Gefäßspinnen (Spider naevi = arteriell-pulsierende Kapillarerweiterungen, Abb. 2.**7c**),
  - Palmar- und Plantarerythem (symmetrische Rötung der Handflächen bzw. Fußsohlen),
  - Weißfleckenbildung,
  - Subikterus,
  - Dollarscheinhaut,
  - Nagelveränderungen,
  - Hautblutungen (infolge Störung der Gerinnungsfaktoren),
  - Behaarungsanomalien (Verlust der Achsel- und Schamhaare).
- **Palpation:** Häufig tastet man eine vergrößerte, verhärtete und höckrige Leber. In fortgeschrittenen Stadien kann die Leber verkleinert sein (Schrumpfleber). Sehr häufig ist die Milz vergrößert.
- **Sonographie:** Das Binnenecho der Leber ist verdichtet. Der Leberrand ist abgerundet, bisweilen sind Höcker erkennbar. Die Gefäßstrukturen in der Leber sind vermindert, wogegen die Pfortader als Zeichen der Blutstauung vor der Leber verbreitert ist. Gute Beurteilung mit Farbdopplersonographie.

Wichtige Serumuntersuchungen bei Verdacht auf Leberzirrhose

- GOT und GPT (erhöht),
- γ-GT (erhöht),
- GLDH (erhöht),
- CHE (erniedrigt),

Leberzirrhose und Komplikationen

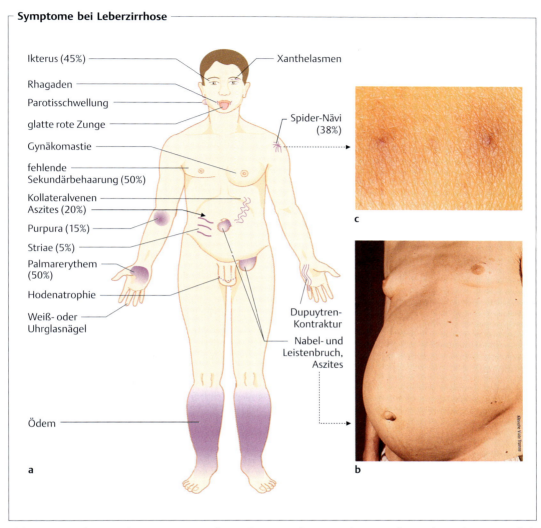

Abb. 2.7 **a** Schematische Zusammenstellung der verschiedenen Symptome bei Leberzirrhose. **b** Der männliche Patient mit Leberzirrhose zeigt deutlich die Gynäkomastie, einen abgemagerten Brustkorb und eine starke Vorwölbung des Leibes mit Nabelbruch durch Aszites (mit freundlicher Genehmigung der Fa. Thomae). **c** Gefäßspinnen (= spider naevi) an der Haut

- serologische Marker der Hepatitisvirus-Infektion,
- Autoantikörper, z. B. antinukleäre und antimitochondriale Faktoren,
- Gerinnungsfaktoren,
- Eiweißelektrophorese (γ-Globulin vermehrt),
- Bilirubin (erhöht),
- Ammoniakspiegel,
- Eisen und Kupfer,
- Alkoholspiegel.

Es muss betont werden, dass viele der biochemischen Untersuchungen normal ausfallen können, obwohl eine Leberzirrhose besteht.
Anamnese, körperlicher Befund und Laborproben sind gewichtige Bausteine für die Diagnose. Bildgebende Verfahren (Sonographie, Farb-Doppler-Sonographie, Computertomographie, Magnetresonanztomographie) ergänzen die Diagnostik. Der Verdacht auf Leberzirrhose wird mit den morphologischen Methoden gesichert.

Anzeichen für die fortschreitende Leberzirrhose mit zunehmender Leberinsuffizienz sind:

- Verschlechterung im Befinden des Patienten,
- Absinken der Gerinnungsfaktoren im Blut,
- Entwicklung von Gelbsucht, Aszites und Ösophagusvarizen,
- Bewusstseinstrübung (Präkoma und Koma).

Schübe der Verschlechterung können durch körperliche Belastungen, Alkoholabusus, Infekte und Magen-Darm-Blutungen ausgelöst werden.

Therapie

Eine ursächliche medikamentöse Therapie der Leberzirrhose gibt es noch nicht.

Die Möglichkeit zur kurativen Therapie ist in Einzelfällen die Lebertransplantation.

Bezüglich medikamentöser Maßnahmen bei chronisch aktiver Hepatitis mit Übergang in Zirrhose vgl. S. 76.

Die Diät soll ausgewogen sein, das heißt, die Nahrungskalorien für Kohlenhydrate, Fett und Eiweiß sollen eine Relation von 40 : 40 : 20 % haben. Alkohol ist streng verboten. Die diätetischen Richtlinien ändern sich bei Eintritt von Komplikationen wie Blutung, Aszites und Enzephalopathie. Belastungen wie Infekte, Operationen oder körperliche Überanstrengung können Schübe der Krankheit bewirken. Dann ist *körperliche Schonung*, evtl. Bettruhe bis zum Rückgang der Transaminasenaktivität notwendig.

Der Patient soll möglichst keine unnötigen und möglicherweise die Leber schädigenden Medikamente einnehmen. Viele Medikamente können bei Patienten mit Leberzirrhose wegen der veränderten Biotransformation zu unerwünschten Wirkungen führen.

Sonderformen der Leberzirrhose wie Hämochromatose oder Wilson-Krankheit erfordern eine spezifische medikamentöse Therapie.

Wenngleich man den Krankheitsvorgang „Leberzirrhose" nicht spezifisch behandeln kann, sind in der Therapie der Komplikationen der Leberzirrhose wichtige therapeutische Maßnahmen indiziert. Dies bezieht sich besonders auf die moderne Behandlung von Ösophagusvarizen, Ösophagusvarizenblutung, Aszites und einigen Komaformen.

Komplikationen bei Leberzirrhose

Pfortaderhochdruck (portale Hypertension) und Ösophagusvarizen

- Der zunehmende zirrhotische Umbau der Leber verengt die Blutstrombahn in der Leber und behindert dadurch den Blutdurchfluss. So entsteht „vor" der Leber ein Bluthochdruck. Infolgedessen sucht sich der Blutstrom von der Pfortader aus Umgehungsbahnen. Diese führen zu den Ösophagusvenen, die sich jetzt durch den erhöhten Druck zu Varizen in der Speiseröhre und im Fundus des Magens erweitern (Abb. 2.8). In schweren Fällen entstehen auch Venenerweiterungen im Nabelgebiet. Die Ösophagusvarizen können platzen, wodurch lebensgefährliche Blutungen entstehen.

 Ernährungsberatung. Empfehlen Sie ballaststoffreiche, überwiegend lactovegetabile Kost mit dem Ziel, weichen Stuhl zu produzieren, der geringe Bauchpresse erfordert. Harte und grobe Nahrungspartikel (Nüsse, Brotrinden, Radischen u. ä.) sind zu vermeiden. Keine zu heißen Getränke! Halten Sie den Patienten zu gründlichem Kauen und zum Schlucken kleiner Einzelbissen an. Geeignete Nahrungsmittel sind u. a. Nudeln und Brot mit weicher Rinde, evtl. pürierte Kost. Bei Ösophagusvarizenblutung Unterbrechung jeglicher oraler Nahrungsaufnahme.

Ösophagusvarizen

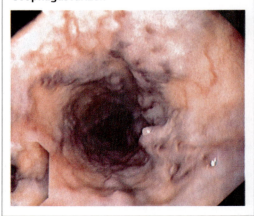

Abb. 2.8 Das Endoskopiebild zeigt hervorstehende Varizen mit fleckförmigen Gefäßektasien, die eine Blutungstendenz anzeigen

Leberzirrhose und Komplikationen

Therapie

Stillung der akuten Blutung durch Einführen einer Sengstaken-Blakemore-Sonde oder Linton-Nachlas-Sonde zur *Kompression* der blutenden Varizen (Abb. 2.**9a** u. **b**). Gleichzeitig Schockbehandlung, Volumenersatz und Frischblut.

> **Pflege**
>
> **Patientenbeobachtung.** Eine Ösophagusvarizenblutung kann z. B. durch Husten oder durch den Einsatz der Bauchpresse ausgelöst werden, weil dadurch der Druck im Abdominalraum und damit in den krankhaft erweiterten Gefäßen schlagartig ansteigt. Zeichen einer Varizenblutung sind kaffeesatzartiges Erbrechen, das Absetzen von Teerstuhl und Blutdruckabfall bzw. Schockzeichen. Das plötzliche, oft massive Erbrechen von frischem oder geronnenem Blut wirkt besonders bedrohlich. Ein Patient mit liegender Varizenkompressionssonde bedarf der ständigen Kontrolle durch das Pflegepersonal. Es besteht die Gefahr einer Asphyxie durch Verlegung von Kehlkopf oder Trachea bei verrutschter Sonde. Es kann zur Aspiration von Speichel kommen, den der Patient wegen der Sonde nicht schlucken kann. Der Speichel sollte daher halbstündlich abgesaugt werden, wenn der Patient ihn nicht selbständig entleeren kann. Um Druckulzera in der Speiseröhre zu vermeiden, wird alle 6 Stunden nach Anordnung der Druck im Ballon kurzfristig abgesenkt. Eine weitere Gefahr besteht in der Ruptur des Ösophagus.

Nach Überwinden der akuten Situation wird eine endoskopische Umspritzung der Ösophagusvarizen zur Verhärtung der Wand *(Sklerosierung)* vorgenommen. Die vorgewölbten Varizen können auch mit speziellen Instrumenten abgebunden werden (Abb. 2.**10**). Heute ist eine portokavale

Varizenkompressionssonden

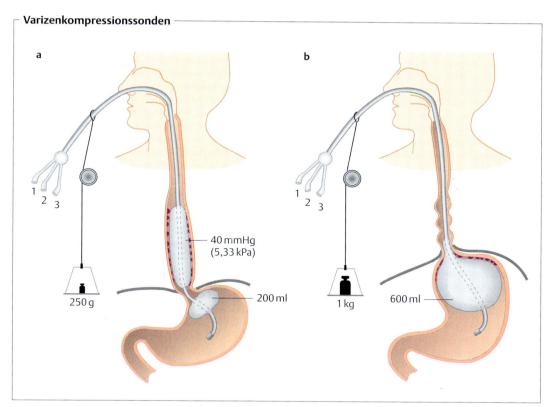

Abb. 2.**9** **a** Sengstaken-Blakemore-Sonde: Der Ballon in der Speiseröhre komprimiert die blutenden Varizen, der Magenballon dient zur Fixierung der Sonde und komprimiert vorhandene Fundusvarizen. Das angehängte Gewicht von 250 g bildet einen Gegenzug und verhindert ein Abrutschen der Sonde nach unten. **b** Linton-Nachlas-Sonde: zur Komprimierung von Magenfundus und Ösophagusvarizen

2 Krankheiten der Leber

Ösophagusvarizen

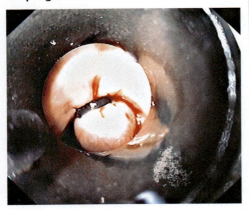

Abb. 2.**10** Während der Ösophagoskopie können Varizen abgebunden werden (= endoskopische Ligatur)

Shuntoperation nur selten – bei Versagen der Sklerosierungstherapie – indiziert. Medikamentös kann die akute Blutung durch Vasopressingabe bekämpft werden. Eine neue Behandlungsmethode zur Senkung des erhöhten Pfortaderdrucks ist der transjuguläre intrahepatische portosystemische Stent-Shunt (TIPS). Hierbei handelt es sich um eine Kathetertechnik, durch die innerhalb der Leber eine Verbindung zwischen Pfortader und Lebervene geschaffen wird (Abb.2.**11a** u. **b**). Dieser Shunt wird durch einen Metall-Stent offen gehalten.

Pfortaderhochdruck (portale Hypertension) und Aszites

- Eine weitere Folge des Pfortaderhochdrucks ist der Aszites (Bauchwassersucht). Der Bluthochdruck in der Pfortader bewirkt eine *Vermehrung des hydrostatischen Druckes* im Zuflussgebiet, d. h. im Venengebiet des Bauchraumes (Mesenterialvenen). Es kommt zum Abpressen der flüssigen Bestandteile des Blutes in den Bauchraum, also zur Bildung von Aszites. Das „Abpressen" der flüssigen Blutbestandteile wird durch den erniedrigten Albumingehalt des Blutes begünstigt: Wenig Albumin im Blut bedeutet, dass der *onkotische Druck* erniedrigt ist und die Blutflüssigkeit deshalb intravasal schwächer gebunden wird.

Endotoxine und Stickstoffmonoxid (NO) führen zu einer peripheren Vasodilatation. Als Gegenregulation kommt es in der Niere zur Aktivierung des Renin-Angiotensin-Aldosteron-Systems (S. 401f) und damit zur Retention von Natrium und Wasser. Die Menge des Aszites kann bei Patienten mit Leberzirrhose wenige Liter bis zu 20 l betragen. Dadurch wird der ohnehin schwerkranke Patient wesentlich behindert.
Eine andere Folge der portalen Hypertension ist eine gesteigerte Produktion von Lymphe, die durch die Leberkapsel in den Aszites „abtropft".

Transjugulärer intrahepatischer portosystemischer Stent-Shunt (=TIPS)

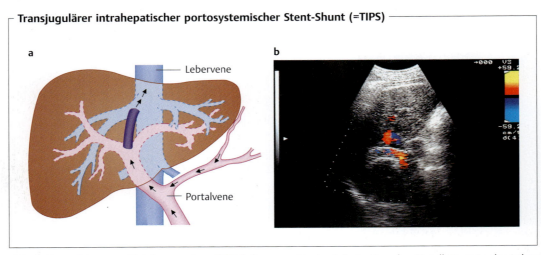

Abb. 2.**11** **a** Skizze zur Platzierung eines TIPS **b** Sonographische Lokalisation des Metall-Stent in der Leber und Farb-Doppler-Sonographie zur Kontrolle des Durchflusses

Faktoren für Aszitesbildung bei Leberzirrhose

- Pfortaderhochdruck,
- Blutalbumin verringert,
- Aldosteronismus,
- Leberlymphe vermehrt,
- Vasodilatation.

Therapie

Einleitende Behandlung durch Flüssigkeitsbeschränkung und salzarme Kost. Gute Erfolge durch medikamentöse Therapie mit Aldosteronantagonisten (Spironolacton) und Saluretika (z. B. Furosemid). Bei Versagen dieser Therapie ist eine Aszitespunktion indiziert: 3–5 l/Tag werden entnommen.

 Bei forcierter Therapie kann sich die Leberfunktion verschlechtern.

Hepatische Enzephalopathie

Definition: Die hepatische Enzephalopathie ist ein hirnorganisches Syndrom, das verschiedene psychiatrische, neurologische und internistische Symptome aufweist und in verschiedenen Stadien abläuft (Tab. 2.4).

Tabelle 2.4 Stadien der hepatischen Enzephalopathie

Stadium	Symptome
I	Patient zeigt auffälliges Verhalten und Stimmungsschwankungen, wirkt geistesabwesend.
II	Patient ist schläfrig und desorientiert.
III	Patient schläft, ist durch Anruf und Berührung noch weckbar, Sprache verwaschen und unkoordiniert.
IV	Patient ist in tiefem Schlaf, nicht mehr weckbar, Reflexe erloschen, Kußmaul-Atmung, alle Zeichen des Coma hepaticum

Die hepatische Enzephalopathie kann das Endstadium bei fortgeschrittener Leberzirrhose sein, weil im Verlauf der langjährigen progredienten Krankheit die verbliebene Restfunktion der Leber nicht mehr ausreicht (*Leberausfallkoma*). Entwickelt sich aber ein Leberversagen ohne vorausgegangene chronische Leberschädigung als akutes Leberversagen, spricht man von *Leberzerfallkoma*, z. B. nach akuter, fulminanter Hepatitis, Knollenblätterpilzvergiftung oder Paracetamolvergiftung.

Symptome

Im Stadium 1 sind Stimmungsschwankungen, Verlangsamung und Sprachstörung erkennbar. Die Gehirnstörung ist noch reversibel. Über die Stadien 2 und 3 entwickelt sich das Stadium 4, in dem der Patient tief komatös ist (Leberkoma, Coma hepaticum) und nicht mehr reagiert. Der Hirndruck ist gesteigert, wodurch das Gehirn irreversibel geschädigt werden kann. In der Ausatmungsluft ist ein typischer Lebergeruch (Foetor hepaticus) wahrnehmbar. Es entwickelt sich eine Blutungsneigung. Durch Hypoglykämie infolge zusammengebrochener Leberfunktion ist der Patient zusätzlich gefährdet.

Auslösende Faktoren einer hepatischen Enzephalopathie

- Progredienz der Krankheit,
- Infektionen,
- vermehrter Eiweißanfall (durch gastrointestinale Blutungen, durch überhöhte Eiweißzufuhr in der Nahrung),
- Sedativa,
- Diuretika (gestörter Säure-Basen- und Elektrolythaushalt),
- portosystemischer Shunt (Umgehung der Leber).

Diagnostisch werden psychometrische Tests (Schriftproben) und EEG durchgeführt. Im Serum werden Ammoniak und Leberenzyme bestimmt.

Therapie

Die Behandlung berücksichtigt die verschiedenen pathophysiologischen Faktoren, die zur Entstehung der neurologischen und psychiatrischen Störungen führen. Im Stadium der Leberzellinsuffizienz kommt es zu Störungen im Aminosäurenstoffwechsel, so dass eine Vermehrung von Ammoniak im Blut resultiert. Die Ammoniakkonzentration ist allerdings nicht streng an den Schweregrad der Enzephalopathie gekoppelt. Eine Quelle, aus der Ammoniak entsteht, ist das Nahrungseiweiß, aber auch die Muskulatur des Kranken. Ammoniak und andere toxische Substanzen, die das Zentralnervensystem beeinflussen, gelangen nicht nur wegen der gestörten Leberfunktion zum Gehirn, sondern auch durch Shunts an den Hepatozyten vorbei in den großen Kreislauf,

z. B. über Ösophagusvarizen. Aus dem Darm werden ebenfalls toxische Substanzen toxische absorbiert, die für die Entwicklung der Enzephalopathie eine wichtige Rolle spielen. Therapeutische Maßnahmen sind:

- Vitalzeichen beobachten,
- Diät: Verminderung der Eiweißzufuhr,
- Ernährung überwiegend mit Kohlenhydraten, um den endogenen Eiweißabbau zu verringern,
- Hemmung der Resorption von Eiweiß im Darm durch hohe Einläufe, Laktulose, schwer resorbierbare Antibiotika.

Hepatorenales Syndrom

In der Symptomatologie der Patienten mit dekompensierter Leberzirrhose entwickelt sich häufig ein weiteres gefährliches Symptom, nämlich eine Niereninsuffizienz, die oft Ausdruck des Endstadiums der Lebererkrankung ist.

Die Niereninsuffizienz entwickelt sich häufig nach einer akuten Varizenblutung, im Stadium des Leberkoma, aber auch nach forcierter Diurese oder zu großer Aszitespunktion. Es handelt sich dann meist um funktionelle Störungen an der Niere, denen kein morphologisches Substrat des Nierenparenchyms zugrunde liegt. Als diagnostische Kriterien gelten Oligurie und Azotämie sowie Retention von Natrium und Wasser durch die Niere.

Therapie

Man versucht, Störungen im Wasser- und Elektrolythaushalt sowie im Säure-Basen-Haushalt zu korrigieren. Dies gelingt besonders dann, wenn die Störungen infolge forcierter Diuresetherapie entstanden sind. Im Übrigen hängt die Prognose vom Verlauf der dekompensierten Leberzirrhose ab, doch bleibt die Prognose ohne Lebertransplantation lebensbedrohlich.

Prognose der Leberzirrhose

Die Prognose des Patienten mit Leberzirrhose hängt von der Aktivität und Progredienz der Krankheit und von der Behandlung der Komplikationen ab. Der Prozess des zirrhotischen Umbaus in der Leber kann zum Stillstand kommen, schreitet jedoch meistens fort und verschlechtert schubweise das Befinden des Patienten. Die Stadieneinteilung nach Child-Plugh erleichtert die prognostische Einordnung. Die einzelnen Parameter dieser Klassifikation sind durch relativ einfache klinische und laborchemische Untersuchungen zu ermitteln (Tab. 2.**5**).

Tabelle 2.**5** Kriterien für die Prognose des Patienten mit Leberzirrhose (Child-Plugh-Klassifikation)

Kriterium			
Enzephalopathie	nein	Stadium I–II	III–IV
Aszites	nein	mäßig	viel
Bilirubin im Serum (mg/dl)	< 2	2–3	> 3
Quick-Wert im Serum (%)	> 50	30–50	< 30
Albumin im Serum (g/dl)	> 3,5	2,8–3,5	< 2,8
Punktwert je Kriterium	1	2	3
Bewertung:	bis 6 Punkte: = Stadium A 7–9 Punkte = Stadium B über 10 Punkte = Stadium C		

Biliäre Zirrhosen

Primär biliäre Zirrhose

→ **Definition:** Die primär biliäre Zirrhose ist das Endstadium der chronischen nichteitrigen destruierenden Cholangitis.

Die primär biliäre Zirrhose gehört gemeinsam mit Autoimmunhepatitis und primär sklerosierender Cholangitis in die Gruppe der Autoimmunkrankheiten der Leber.

Ätiologie und Pathogenese

Es handelt sich um eine autoimmunologisch bedingte Krankheit, bei der die immunologischen Prozesse gegen die Gallengangsepithelien gerichtet sind. Hier kommt es zur Entzündung, wodurch die kleinen intrahepatischen Gallengänge verschlossen werden.

Pathologische Anatomie

Man unterscheidet 4 Stadien der Krankheit: Im Stadium 1 sieht man histologisch die Zeichen der floriden Entzündung der Gallengänge und der Periportalfelder. Im 2. Stadium entwickeln sich Gallengangsproliferation und als Folge der chronischen Entzündung Fibrosen im Lebergewebe. Zunehmende Fibrosierung und fortschreitender Untergang der Gallengänge kennzeichnen das 3. Stadium. Im 4. Stadium ist die Leberzirrhose mit Ausbildung von Regeneratknoten komplett.

Klinik

Frauen sind 10-mal häufiger betroffen als Männer. Es bestehen uncharakteristische Oberbauchbeschwerden. Häufig klagen die Patienten über Juckreiz als Ausdruck der intrahepatischen Cholestase. Die Leber ist in späten Stadien vergrößert, die Milz tastbar. Andere immunologisch bedingte Krankheiten wie Immunthyreoiditis und Sjögren-Syndrom können gleichzeitig auftreten.

Diagnostik

Die antimitochondrialen Antikörper als Ausdruck des immunologischen Geschehens sind im Blut nachweisbar. Der Nachweis gelingt bei fast 100 % der Patienten mit primär biliärer Zirrhose. Zeichen der Cholestase sind erhöhte alkalische Phosphatase im Blut und Xanthelasmen in der Umgebung der Augen. Im fortgeschrittenen Stadium ist auch Bilirubin vermehrt. Zur Abgrenzung gegenüber anderen Krankheiten mit Cholestase ist die endoskopische retrograde Cholangiographie (ERC) geeignet, die die Merkmale der chronischen nichteitrigen destruierenden Cholangitis zeigt. Histologisch sind die Zeichen der Entzündung und der Destruktion der Gallengänge zu sehen.

Laborproben:

- Antimitochondriale Antikörper (AMA) positiv,
- spezifisch: Subtyp Anti M2 positiv,
- Cholestase-Enzyme (alkalische Phosphatase) erhöht,
- IgM-Immunglobuline erhöht.

Therapie

Orale Gabe der primären Gallensäure Ursodeoxycholsäure (z. B. Ursofalk) bessert die subjektiven Symptome der Krankheit. Auch die histologischen Veränderungen werden günstig beeinflusst. Symptomatisch gibt man die fettlöslichen Vitamine A, D, E und K intramuskulär, da diese bei Cholestase schlecht absorbiert werden. Im Endstadium der Krankheit ist eine Lebertransplantation indiziert.

Leberschädigung infolge Alkoholabusus

Chronischer Alkoholabusus kann zu drei verschiedenen Formen der Leberkrankheit führen:

- alkoholinduzierte Fettleber,
- Alkoholhepatitis,
- alkoholinduzierte Leberzirrhose.

Chronischer Alkoholismus führt zu Veränderungen im Stoffwechsel und zu mikroskopisch sichtbarer Schädigung der Hepatozyten.

Alkoholinduzierte Fettleber

Die Symptome entsprechen denen bei Fettleber (S. 85). Eine Sonderform der alkoholinduzierten Fettleber ist das Zieve-Syndrom. Bei diesen Patienten sind die Fettleber-Symptome verbunden mit Gelbsucht, Hyperlipoproteinämie, Pankreatitis und hämolytischer Anämie.

Alkoholhepatitis

Pathologisch anatomisch findet man in den Hepatozyten deutliche Fetteinlagerung als Zeichen der Entzündung Leukozyteninfiltration sowie Nekrose von Hepatozyten. Es folgt die Fibrosierung, die bei fortgesetzter Alkoholschädigung schließlich zur alkoholischen Leberzirrhose führt.

Bei Patienten mit Alkoholhepatitis findet man in den Hepatozyten häufig Mallory-Körperchen. Diese sind charakteristisch für alkoholbedingte Leberkrankheiten, kommen aber auch bei anderen Leberkrankheiten vor.

Die Alkoholhepatitis verläuft klinisch sehr unterschiedlich: Manche Patienten haben subjektiv kaum Beschwerden, doch kann sich bei fortgesetzter Alkoholeinnahme ein akutes Leberversagen mit Todesfolge entwickeln.

 Gesundheitsberatung. Bei Menschen mit Alkoholhepatitis besteht die einzig wirksame Heilungschance im Verzicht auf den Alkohol. Für den Alkoholsüchtigen ist dies sehr schwer; die Entscheidung zum Entzug muss in jedem Fall von ihm selbst ausgehen. Sie können dem Patienten anbieten, über den Sozialdienst Kontakte zu geeigneten Stellen herzustellen (z. B. zu Selbsthilfegruppen wie die Anonymen Alkoholiker oder Therapiezentren).

Alkoholinduzierte Leberzirrhose

Auch bei dieser Form des alkoholischen Leberschadens können zunächst subjekte Symptome fehlen. Im weiteren Verlauf entwickeln sich Komplikationen wie Gelbsucht, Aszites und Ösophagusvarizenblutung (S. 80). Das Risiko, eine alkoholinduzierte Leberzirrhose zu erwerben, steigt mit Menge und Zeitdauer des Alkoholkonsums.

Die „Schwellendosis" für die Entwicklung einer alkoholischen Leberkrankheit ist individuell verschieden. Sie liegt bei kontinuierlicher Einnahme für Männer bei ca. 60 g Alkohol/Tag und für Frauen bei ca. 30 g Alkohol/Tag.

Diagnostik

Die Anamnese hat besondere Aussagekraft! Bei den Laboruntersuchungen ist die Erhöhung von γ-GT (γ-Glutamyltransferase) ein charakteristischer Befund. Auch die Vergrößerung des Erythrozytendurchmessers über den normalen Referenzbereich von 100 µm^3 hinaus (Makrozyten), ist ein typischer Befund.
Sonographisch ist das Echomuster der Leber verdichtet und inhomogen. In späten Stadien werden die Zeichen der portalen Hypertension (S. 80) erkennbar.

Arzneimittelbedingte Leberschäden

Akute oder chronische Leberschädigungen kommen vor.

Pathogenese

Viele Arzneimittel werden in der Leber umgebaut. Im Rahmen dieser Biotransformation entstehen wasserlösliche Substanzen, die über die Niere oder die Galle ausgeschieden werden. Bei diesem sinnvollen Entgiftungsvorgang können auch „reaktive Metabolite" entstehen, die die Leberzellen schädigen. Sowohl die Arzneimittel selbst als auch solche Metabolite lösen Leberzellschädigungen aus.

Arzneimittelschäden an der Leber können in Abhängigkeit von der zugeführten Dosis, aber auch infolge allergischer Reaktion eintreten.

Klinik

Das Bild der durch Arzneimittel ausgelösten Leberschädigung ist vielgestaltig, so dass bei jedem Patienten mit Leberkrankheit in der Anamnese sorgfältig nach vorausgegangener Einnahme von Arzneimitteln geforscht werden muss. Die Arzneimittelschäden an der Leber können unter verschiedenen Schädigungsmustern ablaufen:

- Leberschädigung mit Überwiegen eines Verschlusssyndroms (Cholestase),
- Leberschädigung mit überwiegend hepatitisähnlichem Muster,
- gemischte Schädigungsmuster einschließlich Induzierung von akutem Leberversagen, Zirrhose, Adenomen und Karzinomen.

Therapie

Absetzen der schädigenden Medikamente und symptomatische Therapie, bei akutem Leberversagen evtl. Transplantation.

Leberschädigung durch Umweltgifte

Bei der Herstellung von Polyvinylchlorid (PVC) waren die Arbeiter früher durch Einatmen der toxischen Substanz Vinylchlorid gefährdet. Die Exposition gegenüber dem giftigen Stoff ist heutzutage stark vermindert. Das Polymer PVC (z. B. Fußbodenbelag) ist ungiftig.
Eine große Zahl chemischer Substanzen wie z. B. Tetrachlorkohlenstoff, einige Nitroverbindungen und Amine sind direkte Lebergifte, was beim Arbeiten mit solchen Substanzen vorsorgliche Maßnahmen wie Atemschutzmaske, Arbeiten unter einem Abzug usw. erfordert.

Eine sehr gefährliche, oft tödlich endende Pilzvergiftung entwickelt sich nach Verzehr von Knollenblätterpilzen. Diese Pilze enthalten die Gifte Amanitin und Phalloidin. Die Vergiftung ruft zunächst eine Gastroenteritis und einige Tage später eine hochakute Hepatitis mit rasch einsetzendem Leberversagen hervor. Therapeutisch werden allgemeine intensivmedizinische Maßnahmen und Penizillininfusionen angesetzt. Evtl. Lebertransplantation.

Weitere Erkrankungen der Leber

Primär sklerosierende Cholangitis

Die intra- und extrahepatischen Gallenwege zeigen Entzündung, Fibrosierung, Verengungen und Erweiterungen.

Ätiologie und Pathogenese

Die primär sklerosierende Cholangitis wird zu den autoimmunen Leberkrankheiten gerechnet. Die Mehrzahl der Patienten hat gleichzeitig eine Colitis ulcerosa. Im Blut der Patienten sind antinukleäre Antikörper und antineutrophile zytoplasmatische Antikörper (ANCA) nachweisbar.

Klinik

Durch die Verlegung der Gallenwege kommt es zur Cholestase mit den zugehörigen Symptomen Gelbsucht und Juckreiz. Begleitend kann ein Sjögren-Syndrom auftreten. Besteht gleichzeitig eine Colitis ulcerosa, finden sich die Symptome dieser entzündlichen Darmkrankheit (S. 51).

Diagnostik

Neben den Laboruntersuchungen (ANCA) geben die Ultraschalluntersuchung der Gallenwege und insbesondere die endoskopische retrograde Cholangiopankreatikographie (ERCP) diagnostische Sicherheit (Abb. 2.**12 a** u. **b**). Histologisch kann das Stadium der Krankheit festgestellt werden.

Therapie

Ursodeoxycholsäure (primäre Gallensäure z. B. Ursofalk), fettlösliche Vitamine. Bei Fieber als Ausdruck einer eitrigen Cholangitis Antibiotika. Strikturen in den Gallengängen können endoskopisch dilatiert und mit einem Stent versorgt werden. Im Endstadium ist eine Lebertransplantation indiziert.

Primär sklerosierende Cholangitis

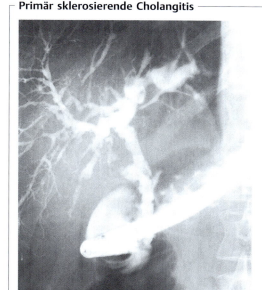
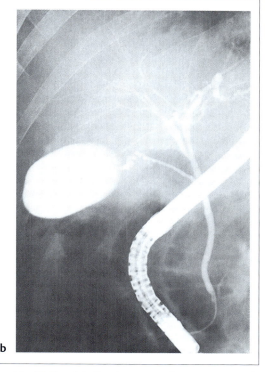

Abb. 2.**12** **a** Die endoskopisch retrograde Cholangiographie (ERC) zeigt die plumpen, teils verengten, teils erweiterten Gallengänge. **b** Im Vergleich dazu schlanke, glatte, anatomisch normale Gallengänge und eine gefüllte Gallenblase

Im Verlauf der primär sklerosierenden Cholangitis entwickeln sich häufig Gallengangskarzinome (Cholangiokarzinom). Somit ist die primär sklerosierende Cholangitis eine Präkanzerose.

Schwangerschaftsspezifische Lebererkrankungen

Man unterscheidet vier schwangerschaftsspezifische Leberkrankheiten:

- Bei der intrahepatischen **Schwangerschaftscholestase** (Schwangerschaftsikterus) entwickeln sich Juckreiz und Gelbsucht. Der Schwangerschaftsikterus verläuft für die Mutter gutartig, rezidiviert aber bei erneuter Schwangerschaft, oft auch nach Gabe östrogenhaltiger Medikamente. Für das Kind besteht erhöhte Gefahr bezüglich Frühgeburt und perinataler Mortalität.
- Im Gegensatz zum gutartigen Schwangerschaftsikterus ist die seltene akute **Schwangerschaftsfettleber** eine lebensgefährliche Komplikation in der Schwangerschaft. Es entwickelt sich eine fulminante Hepatitis mit hoher Letalität. Intensivmedizinische Maßnahmen sind erforderlich. Sofortige Entbindung ist die einzige kurative Behandlung, die Mutter und Kind retten kann.
- Im Verlauf der **Schwangerschaftsgestose** (EPH-Gestose) kann es zu akuten Durchblutungsstörungen der Leber kommen. (EPH-Gestose = Ödem-(Edema-)Proteinurie-Hypertonie-Gestose. S. auch Hepatitis in der Schwangerschaft S. 74)
- Die Leberbeteiligung verursacht Schmerzen im Oberbauch und Ikterus. Das **HELLP-Syndrom** (*H*emolysis, *e*levated *l*iver enzymes, *l*ow *p*latelets) ist eine Sonderform der schwangerschaftsinduzierten Gestose. Wie der Name sagt, sind die charakterisierenden Symptome Hämolyse, erhöhte Leberenzyme, niedrige Thrombozytenzahl.

Fettleber (Steatosis hepatis)

Die Leberzellverfettung ist ein Symptom, das bei verschiedenen Krankheiten vorkommt.

Pathologische Anatomie

Im Zytoplasma der Leberzellen findet man fein- bis grobtropfige Ansammlungen von Fettvakuolen. Bei ausgeprägter Fettansammlung sind mehr als 50 % der Hepatozyten betroffen. Durch die Fetteinlagerung nimmt die Leber an Größe und Gewicht zu.

Ätiologie

Die Verfettung der Hepatozyten entsteht besonders häufig bei folgenden Grundkrankheiten:

- Alkoholismus,
- Diabetes mellitus,
- Überernährung,
- Eiweißmangelernährung,
- Metabolisches Syndrom,
- Fettstoffwechselstörungen.

Die Fettsäuren können in den Hepatozyten synthetisiert oder aus dem Blutstrom in die Leberzellen aufgenommen werden.

Klinik und Diagnose

Die Patienten klagen über Druckgefühl oder geringgradige Schmerzen im rechten Oberbauch; viele haben keinerlei Beschwerden. Die vergrößerte Leber ist tastbar. Die Milz bleibt normal groß. Die Diagnose einer Fettleber wird sonographisch erhärtet: Im Sonogramm ist die Echodichte der Leber vermehrt. Unter den Laborproben ist γ-GT im Serum häufig erhöht; weniger stark ist die Aktivität der Transaminasen im Serum gesteigert. Eine histologische Überprüfung der Diagnose ist bei charakteristischen klinischen, sonographischen und laborchemischen Befunden nicht erforderlich.

Therapie und Prognose

Ausschalten der auslösenden Noxe bzw. Behandlung der Grundkrankheit. Nach Ausschalten der Ursache bildet sich die Verfettung der Leberzellen zurück.

Speicherkrankheiten der Leber

Zu dieser Gruppe von Leberkrankheiten gehören die Hämochromatose (Eisenspeicherkrankheit), die Wilson-Krankheit (Kupferspeicherkrankheit), die Amyloidose, bei der bestimmte Eiweißkörper abgelagert werden, die Glykogenspeicherkrankheiten und einige weitere seltene Stoffwechselstörungen, bei denen Stoffwechselprodukte abgelagert werden.
Die krankhafte Speicherung der Stoffwechselprodukte führt zur Schädigung der Organe, so dass sich in der Leber Funktionsstörungen, Fibrose und Zirrhose entwickeln können.
Diese seltenen Krankheiten werden in Kapitel 5 abgehandelt.

Gefäßerkrankungen der Leber

- **Pfortaderthrombose:** Meist handelt es sich um ein Symptom bei Leberzirrhose infolge der verminderten Blutströmung in der Pfortader oder um eine Gerinnungsstörung bei hämatologischen Krankheiten.
- **Budd-Chiari-Syndrom:** Bei diesem seltenen Syndrom handelt es sich um eine Thrombosierung der Lebervenen. Das Krankheitsbild tritt vergleichsweise häufig mit myeloproliferativen Erkrankungen und nach Knochenmarkstransplantation auf. Das akute Budd-Chiari-Syndrom verursacht Schmerzen in der vergrößerten Leber. Es bildet sich Aszites aus. Ein akutes Leberversagen kann sich entwickeln. Therapie: Im akuten Stadium Lysetherapie.

Tumoren der Leber

Bösartige Lebertumoren

Hepatozelluläres Karzinom (Leberzellkarzinom)

→ **Definition:** Das hepatozelluläre Karzinom ist eine bösartige Entartung der Hepatozyten.

Ätiologie und Pathogenese

Das Leberkarzinom ist in Europa selten: es entsteht hier meist auf dem Boden einer Leberzirrhose. Bei etwa 4–6 % der Patienten mit Leberzirrhose entwickelt sich ein Leberzellkarzinom. Alkoholabusus, Infektion mit Hepatitis-B- und Hepatitis-C-Viren sind gesicherte und voneinander unabhängige Risikofaktoren.
Wegen der hohen Durchseuchung mit Hepatitisviren ist das hepatozelluläre Karzinom in Afrika und Asien besonders häufig.

Hepatozelluläres Karzinom

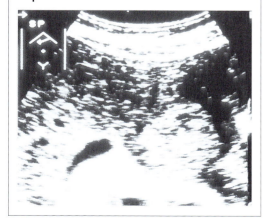

Abb. 2.**13** Echodichtes Karzinom im sonographischen Bild

Klinik und Diagnose

Die Krankheit entwickelt sich schleichend in der meist vergrößerten Leber. Das Karzinom kann unilokulär oder multilokulär entstehen.
Diagnostisch ist die Erhöhung von α_1-Fetoprotein kennzeichnend. Die modernen Verfahren der Sonographie, Computertomographie, Magnetresonanztomographie, Angiographie und Feinnadelbiopsie sind wichtige diagnostische Hilfen bei der Entdeckung des Leberzellkarzinoms (Abb. 2.**13**). Patienten mit Leberzirrhose sollten deshalb regelmäßig auf Entwicklung eines Leberzellkarzinoms untersucht werden (Sonographie, α_1-Fetoprotein im Serum).

Therapie und Prognose

Leberresektion oder Lebertransplantation sind kurative Verfahren. Ist eine Operation nicht möglich, wird eine selektive Embolisation des Tumors vorgenommen. Die Prognose ist ernst.

Cholangiozelluläres Karzinom (Gallengangskarzinom)

Das cholangiozelluläre Karzinom ist ein Adenokarzinom, das vom Epithel der Gallengänge ausgeht. Das Gallengangskarzinom entsteht meist auf dem Boden einer primär sklerosierenden Cholangitis (S. 87). Sonderform: Beim Klatskin-Tumor handelt es sich um die Lokalisation des Gallengangskarzinoms in der Gabel des linken und rechten Ductus hepaticus.

Diagnostik

ERCP (endoskopische retrograde Cholangiopankreatikographie), Sonographie, Cholangioskopie, Computertomographie oder Magnetresonanztomographie werden durchgeführt, um die Ausdehnung des Prozesses festzulegen.

2 Krankheiten der Leber

> **Pflege** ERCP. Die pflegerischen Aufgaben vor und nach einer endoskopischen retrograden Cholangiopankreatikographie sind vergleichbar mit denen bei der Gastroduodenoskopie (S. 21). Durch die ERCP kann eine Pankreatitis oder eine Cholangitis hervorgerufen werden. Daher richtet sich die Patientenbeobachtung nach der Untersuchung auf Zeichen dieser Erkrankungen wie z. B. starke, nach links und in den Rücken ausstrahlende Oberbauchschmerzen.

Therapie

Wenn möglich Resektion des Tumors. Palliative Behandlung: endoskopische Tumorverkleinerung, Stent-Einlage.

Lebermetastasen

Lebermetastasen sind die häufigsten bösartigen Tumoren in der Leber. Der Primärtumor ist meistens im Gastrointestinaltrakt (Abb. 2.**14a** u. **b**), in der Lunge oder in den Mammae zu finden.
Die Metastasen werden häufig in der Leber gefunden, weil der Blutfluss durch die Leber sehr groß ist (V. portae und A. hepatica) und weil die Kupfferzellen mit ihrer hohen Fähigkeit zur Phagozytose in der Leber eine große Filterfunktion haben.

Gutartige Lebertumoren

Leberadenome

Leberadenome sind gutartige Tumoren der Leber, ausgehend von Hepatozyten (Leberzelladenome). Sie treten öfter bei Frauen nach langfristiger Einnahme von Antikonzeptiva auf. Maligne Entartung dieser relativ seltenen Tumoren ist nicht ausgeschlossen.
Die Therapie besteht im Absetzen der Antikonzeptiva, evtl. Operation.

Fokal noduläre Hyperplasie

Es handelt sich um eine gutartige Erkrankung der Leber.

Ätiologie und Pathogenese

Hepatozyten und Gallengangskapillaren sind proliferiert und haben einen oder mehrere Knoten von verschiedener Größe in der Leber gebildet. Die Gefahr einer malignen Entartung besteht nicht. Die Hyperplasie wird häufiger bei Frauen als bei Männern beobachtet. Die Einnahme von Antikonzeptiva über mehrere Jahre ist ein Risikofaktor.

Lebermetastasen bei Kolon-Karzinom

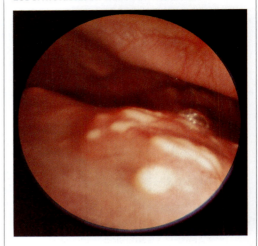

a

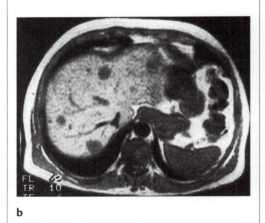

b

Abb. 2.**14** **a** Laparoskopischer Befund **b** Befund bei Magnet-Resonanz-Tomographie

Klinik und Therapie

Die Patientinnen haben selten Beschwerden. Die Diagnose wird meist sonographisch gestellt (Abb 2.**15**). Orale Antikonzeptiva werden abgesetzt.

Hämangiom

Es handelt sich um einen gutartigen Gefäßtumor (Blutschwamm) ohne Gefahr der Entartung. Die Hämangiome sind meist angeborene Fehlbildungen, oft Zufallsbefund bei einer Sonographie aus anderen Anlässen. Hämangiome sind die häufigsten Lebertumoren. Eine Therapie ist nicht erforderlich.

Fokal noduläre Hyperplasie

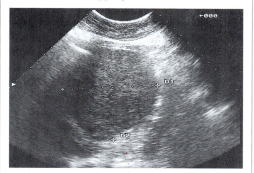

Abb. 2.**15** Sonographische Darstellung

Leberzysten

→ **Definition:** Zysten sind flüssigkeitsgefüllte Hohlräume, die in der Leber einzeln oder zu mehreren vorkommen.

Leberzysten entstehen wahrscheinlich als angeborene Fehlbildung.

Klinik

Die Zysten verursachen meist keine Beschwerden. Oft werden sie bei sonographischen Untersuchungen als Zufallsbefund entdeckt (Abb. 2.**16**). Eine Behandlung ist meist nicht erforderlich. Nur bei sehr großen Zysten, die ein Druckgefühl in der Lebergegend verursachen, kann eine Sklerosierungstherapie mit Ethanol vorgenommen werden.

Zystenleber

→ **Definition:** Es handelt sich um eine familiäre, genetisch bedingte Krankheit, bei der die Leber von Zysten durchsetzt ist.

Man unterscheidet eine genetisch bedingte Form, bei der nur die Leber betroffen ist (selten), von der häufigeren generalisierten Zysten-Krankheit, bei der auch andere Organe (Niere, Bauchspeicheldrüse, Milz) betroffen sind.

Leberzysten

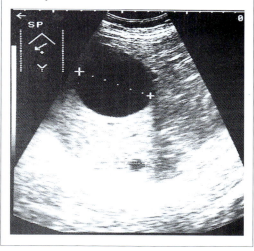

Abb. 2.**16** Sonographische Darstellung von zwei Leberzysten. Durchmesser der großen Zyste ca. 7 cm, der kleinen Zyste ca. 1,5 cm

Klinik und Therapie

Im Laufe der Zeit vergrößern sich die Zysten und führen zu Druckgefühl und Schmerzen. Wenn die Leber infolge starker Vergrößerung die anderen Organe im Bauchraum verdrängt, treten Ernährungsstörungen auf. Die Funktion der Leber ist zunächst erhalten, kann später aber reduziert sein. Dann ist eine Lebertransplantation erforderlich. Einzelne große Zysten können punktiert und sklerosiert werden. Bei Zystenleber mit gleichzeitig vorhandenen Zystennieren wird die Prognose der Krankheit meist durch die sich einstellende Niereninsuffizienz bestimmt.

Raumforderungen in der Leber bei Infektionskrankheiten

Leberabszess

Infektionen mit aeroben und anaeroben Bakterien, Pilzen (Candida, Aktinomyzeten), Protozoen (Amöben) und Würmern (Echinokokken) können in der Leber zu Entzündung und Einschmelzung von Lebergewebe führen (s. Kap. 14).

Bakterielle Leberabszesse entstehen über die Gallenwege oder über den Blut- und Lymphweg.

Klinik, Diagnose und Therapie

Rasch entsteht ein schweres Krankheitsbild mit Fieber und Schüttelfrost, Druckgefühl und Schmerzen in der Lebergegend. Sonographisch

Eitriger Leberabszess

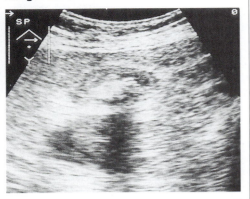

Abb. 2.**17** Sonographischer Befund eines Leberabszesses mit Gasbildung

Echinokokkose

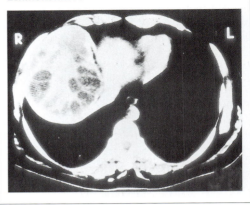

Abb. 2.**18** Darstellung von Zysten in der Leber bei Echinokokkose in der Magnet-Resonanz-Tomographie

Schmerzen in der Lebergegend. Sonographisch sieht man eine echoarme Raumforderung mit unscharfer Grenze zur Umgebung (Abb. 2.**17**). Darüber hinaus liegen Zeichen der Entzündung (erhöhte BSG, Leukozytose, Linksverschiebung im Differentialblutbild) vor. Therapie: Antibiotika, ggf. Anlegen einer Spüldrainage.

Echinokokkose der Leber

Es handelt sich um eine Infektion mit den Parasiten Echinococcus cysticus (Hundebandwurm) oder Echinococcus multilocularis (Fuchsbandwurm). In der Leber findet man bei Befall mit Hundebandwurm Zysten (Abb. 2.**18**), bei Befall mit Fuchsbandwurm diffuse Infiltrationen der Leber und anderer Organe. Klinik und Behandlung s. S. 591.

Pflegeschwerpunkt Leberzirrhose

Bei der Leberzirrhose handelt es sich um eine Organschädigung, die nicht wiederherstellbar (Restitutio ad integrum) ist, sondern die sich bei vielen Patienten schubweise verschlimmert. Daher ist es das Ziel der pflegerischen Maßnahmen, das Wohlbefinden und die Leistungsfähigkeit des Patienten zu verbessern und einer Verschlechterung vorbeugend entgegenzuwirken. Generell sollte sich die Unterstützung der Pflegenden am Schweregrad der Erkrankung orientieren und dabei die Erhaltung bzw. Förderung der Selbständigkeit des Patienten im Blick behalten. Neben den prophylaktischen Maßnahmen spielt die Beobachtung des Patienten eine besondere Rolle. Die Folgeerscheinungen einer sich zunehmend verschlechternden Leberfunktion, wie beispielsweise Schläfrigkeit, Bewusstseinstrübung, Bluterbrechen, Aszites oder Gerinnungsstörungen (blaue Flecken), können den Patienten unter Umständen akut gefährden und müssen von den Pflegenden rechtzeitig erkannt werden. (Vgl. auch Veronika Dannhardt: Arbeitsbuch: Innere Medizin. Thieme, Stuttgart 1999).

Sicherheit

Bei einem zunehmend zirrhotischen Umbau der Leber können Ösophagusvarizen entstehen, deren Ruptur zu lebensbedrohlichen Blutungen führt. Um dies zu vermeiden, können von pflegerischer Seite einige prophylaktische Maßnahmen ergriffen werden (vgl. S. 81). Außerdem gilt es, bei einer liegenden Varizenkompressionssonde entsprechende Kontrollen durchzuführen (vgl. S. 82) und die Vitalzeichen regelmäßig zu kontrollieren. Wichtig ist, dass der Patient über die Gefahr einer solchen Blutung informiert ist und Risikofaktoren wie beispielsweise starkes Pressen meidet.

Durch die eingeschränkte Leberfunktion kann die Blutgerinnung herabgesetzt sein. Dann ist es besonders wichtig, Verletzungsgefahren für den Patienten so weit wie möglich auszuschließen. Häufig schätzt der Erkrankte beispielsweise seine eigene Leistungsfähigkeit falsch ein und stürzt auf dem Weg zur Toilette. Wenn Sie also Unsicherheiten feststellen, fordern Sie den Patienten auf, sich zu melden, damit Sie ihn begleiten können und erklären Sie ihm die Notwendigkeit dieser Maßnahme. In diesem Zusammenhang ist auch der Hinweis wichtig, dass die Fußpflege von einer Fachkraft vorgenommen wird, um Verletzungen zu vermeiden.

Eine weitere Folgeerscheinung im Zuge eines zunehmend zirrhotischen Umbaus ist die Ausbildung von Aszites. Um eine verstärkte Ausprägung und damit eine Verschlechterung des Gesundheitszustands zu erkennen, sollte der Patient täglich vor dem Frühstück gewogen werden. Außerdem kann durch eine Flüssigkeitsbilanzierung (Dokumentation von Einfuhr und Ausfuhr) eine zunehmende Ansammlung von Flüssigkeit im Körper festgestellt werden. Der Patient nimmt in diesem Fall mehr Flüssigkeit zu sich als er ausscheidet. Zusätzlich ist eine Beobachtung des Verlaufs durch die tägliche Messung des Bauchumfangs möglich, die immer an derselben Stelle (Markierung mit wasserunlöslichem Stift) vorgenommen werden sollte.

Zur Verlaufskontrolle gehört auch die Beobachtung von peripheren Ödemen beispielsweise an den Fußknöcheln und bei bettlägerigen Patienten am Rücken.

Informieren Sie den Patienten, dass er zu Hause zusätzliche Medikamente wie beispielsweise einfache Schmerzmittel nur in Absprache mit dem Arzt einnehmen sollte. Durch die herabgesetzte Leberleistung dürfen nach Möglichkeit keine das Organ belastende Medikamente verwendet werden, oder sie müssen entsprechend niedriger dosiert werden.

Essen und Trinken

Bei einer kompensierten Zirrhose, bei der die Leber ihre Aufgaben noch wahrnehmen kann, besteht kein Grund für eine spezielle Diät. Wichtig ist eine ausgewogene und vitaminreiche Ernährung, vor allem wenn sich Patienten in einem schlechten Ernährungs- bzw. Allgemeinzustand befinden sowie das Meiden schädigender Einflüsse wie beispielsweise Alkohol. Wenn möglich können Sie dem Patient anbieten, mehrere kleine Mahlzeiten zu sich zu nehmen, weil die Nahrung dann in der Regel besser vertragen wird. Eine besondere Diät wird generell vom Arzt in Abhängigkeit von den jeweiligen Symptomen verordnet. Im Rahmen einer Diätberatung sollte auf die Wünsche des Patienten, wo dies möglich ist, eingegangen werden. Bei einer fortgeschrittenen Zirrhose kann beispielsweise eine mineralstoffreiche und kochsalzarme Diät verordnet werden, zur Ausschwemmung von Ödemen natriumarme und bei hepatischer Enzephalopathie eiweißarme Kost.

In den Fällen, in denen der Patient Wasser einlagert, wird vom Arzt in der Regel eine Flüssigkeitsbeschränkung verordnet. Die Menge der erlaubten Einfuhr richtet sich nach der Schwere des Krankheitsbildes. Diese Verordnung wird von vielen Patienten als Belastung empfunden, weil sie in der Regel an eine größere Trinkmenge pro Tag gewohnt sind und daher über Durstgefühl klagen. Es ist daher notwendig, dass der Patient den Sinn und die Wichtigkeit dieser Maßnahme begreift, um sich auch entsprechend zu verhalten. Es ist sicherlich nicht in allen Fällen möglich, dieses Verständnis zu erreichen. Vielen Alkoholkranken fällt es beispielsweise schwer, sich an solche Abmachungen zu halten.

Körperpflege

Abhängig davon, in welchem Stadium der Krankheit sich der Patient befindet, benötigt er Hilfe bei der Körperpflege. Das Ausmaß der Unterstützung durch die Pflegeperson sollte sich zum einen an dem Ziel einer aktivierenden Pflege, das heißt die Selbständigkeit fördernde Pflege, orientieren. Zum anderen sollten Sie berücksichtigen, dass die Patienten in vielen Fällen geschwächt sind und sich daher schnell überfordert fühlen. Während des Waschvorgangs sollte die Haut auf Veränderungen beobachtet werden. Hierzu zählen beispielsweise die vermehrte Ausbildung von Gefäßspinnen, Blutungen oder Hautschädigungen allgemein, wie sie u. a. durch starkes Kratzen auftreten können. Dokumentieren Sie Ihre Beobachtungen genau, um so Veränderungen rasch zu erkennen und auch anderen Personen eine Beurteilung des Verlaufs zu ermöglichen. Informieren Sie den Patienten ausreichend, dass er sich selbst beob-

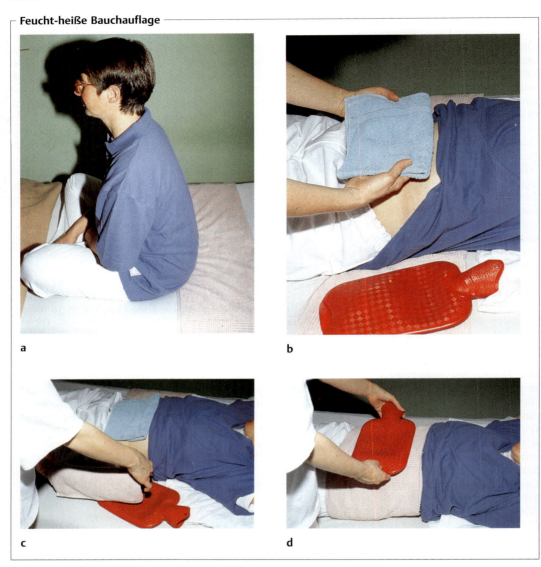

Abb. 2.19 **a** Der Patient liegt auf einem gefalteten Bade- oder einem Moltontuch. Die Wärmflasche wird mit heißem Wasser gefüllt. **b** Ein Handtuch, das als Innentuch verwendet wird, wird in heißem Wasser getränkt. Gut auswringen und 4–6fach falten. Prüfen Sie an Ihrer eigenen Haut und anschließend an der des Patienten, ob das Tuch nicht zu heiß ist. **c** Wickeln Sie das Tuch, auf dem der Patient liegt, rasch über das Innentuch, um einen Wärmeverlust zu vermeiden **d** Die Wärmflasche kann zusätzlich aufgelegt werden, um die Wärmewirkung länger andauern zu lassen (aus Sonn, Annegret: Pflegethema: Wickel und Auflagen. Thieme, Stuttgart 1998)

achten kann und seine Wahrnehmungen an Sie weitergibt. Bei starkem Juckreiz wird kühles Waschwasser oft als angenehm empfunden, ebenso wie der anschließende Gebrauch von beruhigenden Salben oder Puder (vgl. S. 71).

Atmen

Bei zunehmendem Bewegungsmangel wird die Atmung flacher und damit die Belüftung der Lunge schlechter. Zusätzlich erschwert wird die Atmung durch einen ausgeprägten Aszites. Dies führt zu einer verstärkten Pneumoniegefahr für den Patienten. Klären Sie ihn über diese Gefahr auf und halten Sie ihn mehrmals täglich zum tiefen Durchatmen an. Führen Sie regelmäßige Temperaturkontrollen durch und erkundigen Sie sich nach atemabhängigen Schmerzen oder Husten, um eine Pneumonie rechtzeitig zu erkennen. Achten Sie darauf, dass der Patient nicht zu flach liegt, sondern die Atmung durch einen leicht erhöht gelagerten Oberkörper erleichtert wird.

Sich bewegen

Je nach dem Ausmaß der Krankheit ist die Mobilität des Patienten eingeschränkt. Durch einen schlechten Allgemeinzustand, einen ausgeprägten Aszites oder durch Schmerzen im Oberbauch kann das Bett oft immer weniger verlassen werden. Dadurch besteht eine erhöhte Dekubitusgefahr. Informieren Sie den Patienten darüber und halten Sie ihn dazu an, auch im Bett immer wieder selbst Entlastungen bestimmter Körperbezirke vorzunehmen, soweit dies möglich ist. Unterstützen Sie ihn auch bei der Mobilisation aus dem Bett und begleiten Sie ihn gegebenenfalls bei kleineren Gehstrecken. Im Bett kann die durch einen Aszites erschwerte Atmung einer Seitenlagerung im Wege stehen. Daher muss die Lagerungsart auf die Situation des Patienten abgestimmt werden. Lagern Sie den Patienten gegebenenfalls nur leicht seitlich und helfen Sie ihm wieder in die Rückenlage, wenn er die Seitenlage schlecht toleriert. Beobachten Sie die Haut auf Rötungen oder beginnende Hautschädigungen und massieren Sie die gefährdeten Körperstellen beispielsweise bei der Lagerung oder bei der Körperpflege. Klagt der Patient über Schmerzen oder Druckgefühl im Oberbauch, können Sie ihm nach Absprache mit dem Arzt warme Leberwickel anbieten (Abb. 2.**19a-d**).

Ausscheidung

Um eine Druckerhöhung im Abdominalraum und in den Ösophagusvenen durch starkes Pressen zu vermeiden, ist es wichtig, für weichen Stuhlgang zu sorgen. Informieren Sie den Patienten, sich bei Obstipation zu melden und entsprechende Maßnahmen mit Ihnen und dem behandelnden Arzt zu besprechen. Bei einer hepatischen Enzephalopathie kann außerdem eine Darmsterilisation notwendig werden, um die ammoniakproduzierenden Keime im Darm zu verringern. Dazu können oral Antiobiotika oder Lactulose verordnet oder hohe Reinigungseinläufe durchgeführt werden. Das häufige Abführen stellt bei einem ohnehin geschwächten Allgemeinzustand für den Patienten eine große Belastung dar. Sie sollten ihn daher so gut es geht unterstützen. Sorgen Sie wenn möglich dafür, dass der Patient in einem Einzelzimmer liegt und dass ausreichende Ruhephasen gewährleistet sind. Schützen Sie die Haut im Analbereich durch weiches Toilettenpapier und geeignete Salben vor Schädigungen.

Sinn finden

Durch die schlechte Prognose stellt die Leberzirrhose nicht nur physisch, sondern auch psychisch eine starke Belastung für den Patienten dar. Von Mensch zu Mensch sind dabei unterschiedliche Reaktionen und Verhaltensweisen möglich. Allgemeine Aussagen über die Gemütslage des Kranken fallen daher schwer und müssen immer unter Vorbehalt betrachtet werden. In vielen Fällen reagieren die Patienten mit Mutlosigkeit und scheinbarer Gleichgültigkeit. „Ich kann ja doch nichts mehr an meinem Zustand ändern", sagen manche. Alkoholkranke verschließen sich dagegen in vielen Fällen einem Gespräch. Sie wollen weder über ihr Alkoholproblem reden, verdrängen es vielmehr, noch findet eine aktive Auseinandersetzung mit ihrem momentanen Krankheitszustand statt. Der Umgang mit solchen Patienten ist für die Pflegenden oft sehr schwer, weil es an der notwendigen Einsicht mangelt und Abmachungen oft nicht eingehalten werden. Es erfordert daher Geduld, den Patienten immer wieder zu einem angemessenen Umgang mit der Erkrankung anzuleiten. Zeigen Sie Ihre Gesprächsbereitschaft und bieten Sie dem Patienten an, wenn er dies wünscht, über den Sozialdienst den Kontakt zu Selbsthilfegruppen herzustellen. Das Ziel sollte sein, den physischen Zustand des Patienten auf dem bestmöglichen Niveau zu halten und ihm damit auch die bestmögliche Bedingung zu bieten, um sein Leben sinnvoll zu gestalten. Die Pflegenden können dabei in Gesprächen unterstützend eingreifen, den sinnvollen und sinngebenden Umgang mit seiner Erkrankung kann jedoch nur der Patient leisten.

3 Krankheiten der Gallenblase und der Gallenwege

U. Gerlach

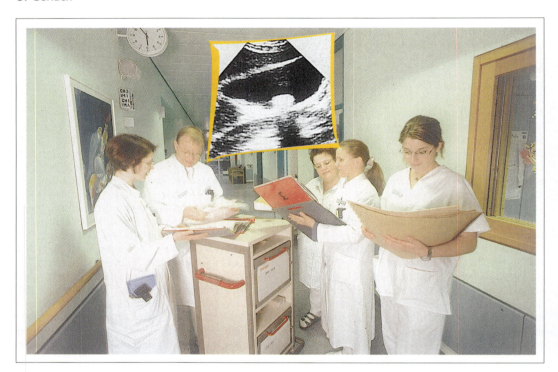

**Anatomie, Physiologie
und Pathophysiologie** . . . 97

Untersuchungsmethoden . . . 98

Gallengangsatresie . . . 99

Papillenstenose . . . 99

Dyskinesie der Gallenwege . . . 99

Gallensteinkrankheit . . . 100

Postcholezystektomie-Syndrom . . . 102

Cholezystitis . . . 103
Akute Cholezystitis . . . 103
Chronische Cholezystitis . . . 103

**Entzündliche Erkrankungen
der Gallenwege** . . . 103
Cholangitis . . . 103

Verschlussikterus . . . 104

Tumoren . . . 105
Tumoren der Gallenblase
und der Gallengänge . . . 105

➞ **Pflegeschwerpunkt
Gallensteinkrankheit** . . . 106

   Typisches Prüfungswissen
Gallensteinkrankheit (S. 100), Gallenkolik (S. 100, 101), Gallenwegsverschluss (S. 104)

Anatomie, Physiologie und Pathophysiologie

Die Gallenblase hat eine annähernd birnenförmige Gestalt (Abb. 3.1). Sie ist 7–10 cm lang und fasst 35–50 ml Gallenflüssigkeit. Die Gallenblasenwand enthält eine Schicht von glatter Muskulatur, die ein Geflecht von autonomen Nerven durchzieht. So kann sich die muskuläre Wand der Gallenblase kontrahieren und dadurch den Inhalt durch den Ausführungsgang (Ductus cysticus) austreiben. Der Ductus cysticus verbindet sich mit dem Ductus hepaticus zum Ductus choledochus. Der Ausführungsgang mündet in der Vater-Papille in den Zwölffingerdarm. Die Vater-Papille kann durch einen Schließmuskel, den Sphincter ampullae hepatopancreaticae, verschlossen werden.

> Der Sphincter ampullae hepatopancreaticae wird auch kurz Sphincter Oddi genannt, benannt nach dem italienischen Chirurgen Ruggero Oddi (1864–1913).

Die Galle wird in den Leberzellen kontinuierlich gebildet. Sie wird in die kleinsten Gallengänge (Canaliculi), die von benachbarten Leberzellen gebildet werden, ausgeschieden. Kleinere Gallengänge (Ductuli) vereinigen sich zu größeren Gallengängen. Auch in den Gallengängen wird Galle gebildet und durch Absorptions- und Sekretionsvorgänge modifiziert (duktuläre Gallebildung). Die Galle fließt bei Verdauungsruhe über den Ductus hepaticus und den Ductus cysticus in die Gallenblase. Hier wird die „Lebergalle" durch Absorption von Kochsalz und Wasser auf 10–20 % des Ausgangsvolumens eingedickt und als „Blasengalle" gespeichert.

Der biochemische Mechanismus für Bildung und Transport der Galle ist kompliziert. Zwei Drittel der täglich gebildeten Galle werden von den Hepatozyten sezerniert. Ein Drittel der täglichen Gallebildung geschieht in den Ductuli, also den größeren Gallengängen. Die Sekretion ist abhängig von dem gastrointestinalen Hormon Sekretin. Wird zur Verdauung Galle im Zwölffingerdarm benötigt, kommt es durch den Nahrungsreiz zur Freisetzung des Dünndarmhormons Cholezystokinin. Dieses bewirkt gleichzeitig eine Kontraktion der Gallenblase mit Entleerung von Galle und eine Öffnung des Sphinkter Oddi, um den Durchfluss der Galle in den Zwölffingerdarm zu ermöglichen. Gerichtete Kontraktionen der glatten, unwillkürlichen Muskulatur im Galletransportsystem werden als „wandernder Motorkomplex", „migrating motor complex" (MMC) bezeichnet.

Wichtige Bestandteile der Galle

- Gallensäuren,
- Cholesterin,
- Phospholipide (Lezithin),
- Gallenfarbstoffe,
- Elektrolyte (Na, K, Ca, Cl, HCO_3),
- Wasser.

Von den Bestandteilen der Galle sind für die Verdauung bzw. *Resorption* der aufgenommenen Nahrung die Gallensäuren von besonderer Bedeutung: Sie ermöglichen es, das aufgeschlossene Nahrungsfett zu emulgieren und dadurch resorbierbar zu machen. Andererseits werden über die Galle zahlreiche exogene Substanzen ausgeschieden *(Exkretion):* Cholesterin, Medikamente und deren Stoffwechselprodukte, auch Quecksilber, Kupfer, Zink. Die Gallensäuren sind Stoffwechselprodukte des Cholesterins.

Gallenblase und Gallenwege

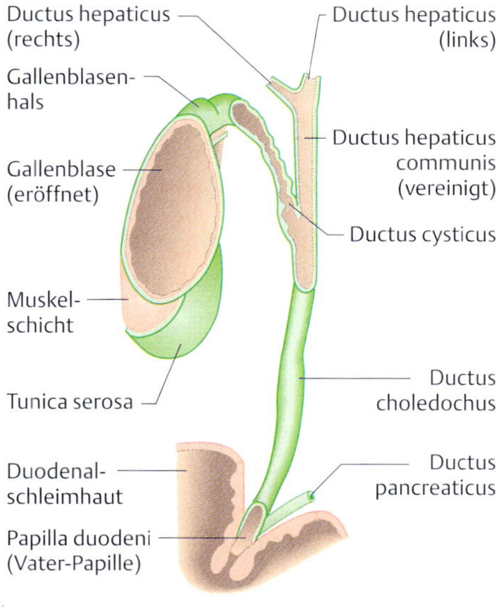

- Ductus hepaticus (rechts)
- Gallenblasenhals
- Gallenblase (eröffnet)
- Muskelschicht
- Tunica serosa
- Duodenalschleimhaut
- Papilla duodeni (Vater-Papille)
- Ductus hepaticus (links)
- Ductus hepaticus communis (vereinigt)
- Ductus cysticus
- Ductus choledochus
- Ductus pancreaticus

Abb. 3.1 Anatomischer Aufbau

3 Krankheiten der Gallenblase und der Gallenwege

Kann bei *Verschluss der Gallenwege* die Gallenflüssigkeit nicht in den Zwölffingerdarm abfließen, ist die Resorption von Fetten und fettlöslichen Vitaminen gestört. Der Rückstau der Gallenfarbstoffe führt zur Gelbsucht (Verschlussikterus).

Ist die *Zusammensetzung der Galle* fehlerhaft, kommt es zur Ausfällung von Gallebestandteilen und damit zur Bildung von Gallensteinen, die in der Gallenblase und in den Gallenwegen gefunden werden (S. 100). Die pathologisch zusammengesetzte Galleflüssigkeit, die zur Bildung von Steinen führt, nennt man lithogene Galle.

Untersuchungsmethoden

Die Gallenblase ist normalerweise unter der Leber verborgen, so dass man sie nicht fühlen oder perkutieren kann. Erkrankt die Gallenblase, verursacht sie oft Schmerzen, insbesondere wenn man auf die Gallengegend drückt. Ist die Gallenblase stark vergrößert, wird sie unterhalb des Leberrandes tastbar.

Eine wichtige Untersuchungsmethode zur Darstellung von Gallenblase und Gallengängen ist die **Sonographie**. Dieses Verfahren ist für den Patienten schonend und ungefährlich, also auch bei Allergie gegen Röntgenkontrastmittel durchführbar. Die Sonographie erlaubt eine rasche und gute Beurteilung von Größe und Lage der Gallenblase und der Gallengänge. Auch die Dicke der Gallenblasenwand lässt sich sonographisch feststellen. Insbesondere dient die Sonographie zur Diagnostik von Steinen in der Gallenblase und – weniger sicher – von Steinen in den Gallengängen. Ein charakteristischer Befund bei Gallenblasensteinen ist der sog. Schallschatten (Abb. 3.**2a** u. **b**).

Gegenüber der Sonographie wird die **röntgenologische Darstellung** der Gallenblase seltener angewendet. Sie erlaubt jedoch ein Urteil darüber, ob sonographisch festgestellte Steine Kalk enthalten. Dies ist für die Auswahl konservativer Behandlungsmethoden der Gallensteinkrankheit von Bedeutung.

Röntgenkontrastmittel zur Darstellung der Gallenblase und der Gallengänge kann oral oder intravenös gegeben werden. Es wird in den Gallenwegen angereichert und macht Gallenblase und Gallengänge röntgenologisch sichtbar (*Cholezysto-* und *Cholangiographie*).

In ausgewählten Fällen werden die Gallengänge retrograd dargestellt, indem man die Vater-Papille endoskopisch sondiert und Röntgenkontrastmittel durch das Endoskop in die Gallengänge einspritzt. Diese *endoskopische retrograde Cholangiographie* (ERC) gelingt auch bei Patienten mit starker Gelbsucht, bei denen eine orale oder intravenöse Röntgendarstellung versagt. Wird gleichzei-

Cholezystolithiasis

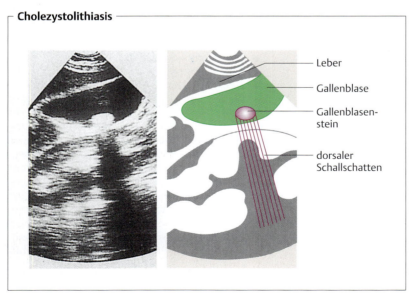

Abb. 3.**2 a** Sonographisches Bild **b** Skizze zu Abb. 3.**2a**

tig auch der Pankreasgang gefüllt, bezeichet man die Untersuchung als endoskopische retrograde Cholangiopankreatikographie (ERCP).
Perkutan kann ein großer Gallengang punktiert und mit Röntgenkontrastmittel gefüllt werden (*perkutane transhepatische Cholangiographie*, PTC). Nach intravenöser oder oraler Füllung der Gallenblase mit Kontrastmittel kann man Cholecystokinin, Eigelb oder Magnesiumsulfat geben, was die Gallenblase zur Kontraktion reizt. Das Ausmaß der Kontraktion wird röntgenologisch festgestellt. Darüber hinaus ist eine **sonographische Beurteilung** der Kontraktionsfähigkeit der Gallenblase möglich. Will man den Gallengang oder den Pankreasgang endoskopisch besichtigen, wird durch das größere Endoskop ein „Baby-Endoskop" (Abb. 3.**8**) über die Vater-Papille eingeführt, um krankhafte Wandveränderungen zu beurteilen. Druckmessungen *(Manometrie)* mittels endoskopisch platzierter spezieller Manometriekatheter erlauben eine Beurteilung von Gallengangsdyskinesien.
Führt man eine **Duodenalsonde** in den Zwölffingerdarm ein, kann die Gallenflüssigkeit abgesaugt und untersucht werden. Die zunächst abfließende Lebergalle (A-Galle) ist hellgelb. Nach Kontraktion der Gallenblase, die durch die oben genannten Mittel zu erzielen ist, fließt dunkelbraune Blasengalle (B-Galle) ab. Die getrennt aufgefangenen Portionen werden chemisch, bakteriologisch, manchmal zytologisch untersucht, doch wird diese Methode heute selten angewendet.

Gallengangsatresie

Bei dieser angeborenen, aber nicht erblichen Krankheit sind die intra- oder extrahepatischen Gallengänge nicht angelegt. Zur Behandlung wird chirurgisch eine Anastomose zwischen dem biliären System und dem Darm gebildet, um einen Gallenabfluss zu ermöglichen. Gelingt dies nicht, muss eine Lebertransplantation ausgeführt werden, sonst bildet sich eine biliäre Zirrhose (S. 77) aus, die innerhalb weniger Jahre zum Tode führt.

Papillenstenose

Die verengte Papille ist ein Abflusshindernis. Verschiedene Ursachen sind bekannt. Am häufigsten ist die entzündliche Papillenstenose infolge Cholelithiasis. Selten sind Papillenkarzinome die Ursache einer Stenose.

Die Diagnose wird durch die endoskopische Untersuchung gestellt. Die gutartige Stenose wird durch endoskopische Papillotomie beseitigt. Eine bösartige Stenose wird operativ behandelt.

Dyskinesie der Gallenwege

Definition: Bei der Dyskinesie der Gallenwege handelt es sich um eine Motilitätsstörung. Das funktionelle Zusammenspiel von Kontraktion der Gallenblase und zugehöriger, zeitgerechter Erschlaffung des Sphinkter Oddi ist gestört.

Pathogenese und Klinik

Die Kontraktion der Gallenblase und der Tonus des Sphinkter Oddi werden durch glatte Muskelfasern reguliert. Diese Regulation ist neurohormonal gesteuert. Eine funktionelle Störung des Sphinkter Oddi wird als Erklärung für die klinischen Symptome der Gallenwegsdyskinesie angenommen.
Von den Patienten werden uncharakteristische Schmerzen im rechten Oberbauch, Völlegefühl, Blähungen, Fettintoleranz angegeben.

Die Diagnose Gallenwegsdyskinesie darf nur gestellt werden, wenn organische Veränderungen sicher ausgeschlossen sind.

Therapie

Nitroglyzerin und Kalziumantagonisten werden verordnet, um den erhöhten Tonus des Sphinkter Oddi zu senken.
Die Funktion des Sphinkter Oddi kann durch endoskopische Manometrie beurteilt werden. Bei dauernd erhöhtem Druck kann in Einzelfällen durch die endoskopische Papillotomie eine Besserung der schmerzhaften Dyskinesie erreicht werden.

 Das Gallensteinleiden ist seit alter Zeit bekannt: Schon in über 3000 Jahre alten Mumien aus Kreta und Ägypten wurden Gallensteine gefunden.

Gallensteinkrankheit

Definition: Befinden sich die Steine in der Gallenblase, handelt es sich um eine Cholezystolithiasis; sind die Steine in den Gallengängen (Ductus choledochus), um eine Choledocholithiasis. Vorstufen der Steine sind stark eingedickte Galle (sludge) und Gallengrieß.

Häufige Krankheiten, die in vielen Fällen mit Cholelithiasis verknüpft sind, sind die akute und chronische Cholezystitis, die Cholangitis und der Verschlussikterus.

Häufigkeit

Die Gallensteinkrankheit ist eine der häufigsten Krankheiten in den westlichen Industrieländern. Deshalb rechnet man sie zu den Zivilisationskrankheiten. In der Bundesrepublik Deutschland haben ca. 12 % der Bevölkerung Gallensteine (Träger „stummer" Steine oder Gallensteinkranke). Frauen sind häufiger betroffen als Männer. Cholesterinsteine überwiegen. Als Gedächtnisstütze zur Häufigkeit von Gallensteinen ist eine Fünf-F-Regel beliebt (female, fair, fat, forty, fecund).

Pathogenese

Verschiedene Faktoren disponieren zur Steinbildung, insbesondere Schwangerschaft, fettreiche, kalorienreiche Ernährung, Adipositas, Hyperlipoproteinämie und hämolytische Anämien. Bakterielle Gallenblasenentzündung, Stase und einige Medikamente begünstigen die Steinbildung. Steine entstehen, wenn die normale Zusammensetzung der Gallenflüssigkeit sich so ändert, dass wasserunlösliche Substanzen wie Cholesterin oder Bilirubin als Kristalle ausfallen. Die Kristalle wachsen und bilden verschieden große Steine, die einzeln oder zu mehreren gefunden werden. Am häufigsten findet man Cholesterin-Pigment-Steine, die aus Cholesterin und Bilirubin bestehen. Diese Steine geben keinen Röntgenkontrast (Abb. 3.**3**). Sind die Steine kalkhaltig, sind sie dagegen röntgenkontrastpositiv.
Nach Zahl und Form der Steine unterscheidet man Cholesterinsolitärsteine (Einzelsteine), Gallengrieß (Pigmentsteine) und Cholesterin-Pigment-Steine (Facettensteine, Tonnensteine, Maulbeersteine).

Klinik

Bisweilen ist der sonographische Steinnachweis nur ein Zufallsbefund bei Personen, die keinerlei Beschwerden haben; man spricht von „stummen Steinen". Oft verursachen die Gallensteine jedoch Beschwerden in wechselnder Stärke: Druck im rechten Oberbauch, Blähungen, Aufstoßen, Erbrechen sowie Unverträglichkeit von Fett, insbesondere von Speisen, die in erhitztem Fett gegart sind. Die genannten Krankheitssymptome können diskret sein, sie können sich aber auch bis zur heftigsten Gallensteinkolik steigern.

Cholezystolithiasis

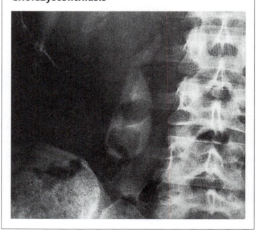

Abb. 3.3 Röntgenaufnahme von kontrastnegativen Steinen in der Gallenblase

Gallensteinkrankheit

 Ernährungsberatung. Als Auslöser für eine Gallenkolik sind fettreiche und gebratene oder geröstete Speisen, Kohl, Hülsenfrüchte, hart gekochte Eier sowie Alkohol und Kaffee (auch koffeinfreier Kaffee) bekannt. Raten Sie daher Patienten mit Gallensteinen, den Genuss dieser Lebensmittel stark einzuschränken oder ganz darauf zu verzichten, um der sehr schmerzhaften Gallenkolik vorzubeugen.

Zur **Gallensteinkolik** kommt es dann, wenn eine plötzliche Drucksteigerung im Gallengangsystem eintritt, z. B. bei Einklemmung eines Steines im Ductus cysticus oder in der Vater-Papille. Die Gallensteinkolik wird durch Diätfehler, auch durch psychische Belastungen ausgelöst; sie verursacht anfallsweise krampfartige, heftige Schmerzen, die im rechten Oberbauch lokalisiert sind und in die rechte Schulter und zwischen die Schulterblätter ausstrahlen. Dann ist die Gallenblasengegend extrem druckschmerzhaft. Oft besteht eine Abwehrspannung.

 Die Kombination der Symptome Kolik, Übelkeit und Erbrechen mit Fettintoleranz ist kennzeichnend für die Diagnose Cholelithiasis.

Je nach dem Sitz des Steines entwickelt sich eine *Gelbsucht:* Verschließt der Stein den Ductus cysticus, so ist kein oder nur ein geringfügiger Anstieg des Bilirubins im Serum zu erwarten. Verschließt der Stein den Ductus choledochus, entwickelt sich rasch eine starke Gelbsucht (Verschlussikterus, S. 104).
Verschließt ein in der Vater-Papille eingeklemmter Stein auch die gemeinsame Mündung des Pankreasganges, entsteht eine akute Pankreatitis (S. 112). Dies ist neben der Perforation der Gallenblasenwand und der Peritonitis eine gefährliche Komplikation!

Diagnose

Anamnese und körperlicher Befund machen die Diagnose wahrscheinlich. Die Sonographie ist eine sehr gut geeignete Methode zum Nachweis von Steinen (Nachweisgrenze ab 2 mm Größe des Steins). Sonographisch wird untersucht, ob die Gallengänge erweitert sind; dann ist wegen Verdachts auf eine Choledocholithiasis bzw. auf einen eingeklemmten Stein in der Vater-Papille eine ERC indiziert.

Laboruntersuchungen. Im unkomplizierten Gallensteinanfall bleiben Körpertemperatur und Laborproben im Wesentlichen normal. Tritt ein Verschlussikterus ein, sind im Blut Bilirubin, alkalische Phosphatase, GLDH (Glutamatdehydrogenase) und Gallensäuren vermehrt.

Bei Verschlussikterus ist der Stuhl hell, da Gallenfarbstoffe und Abbauprodukte fehlen. Der Urin ist dunkelbraun verfärbt (Gallenfarbstoffe vermehrt).

◀ **Differenzialdiagnose bei Cholelithiasis mit Kolik:**

- Magenperforation,
- akute Blinddarmentzündung,
- akute Pankreatitis,
- Pleuritis,
- Lungenembolie,
- Nierenkolik,
- auch Herzinfarkt. ▶

Therapie

Im akuten Gallensteinanfall verordnet man spasmenlösende und schmerzstillende Medikamente

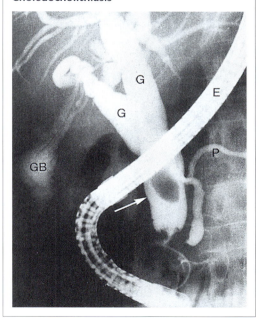

Abb. 3.4 In der ERCP zeigen sich gestaute, erweiterte Gallengänge (G) mit Gallengangsstein (s. Pfeil). Der Pankreasgang (P) ist zusätzlich angefärbt. Auch die Gallenblase (GB) ist teilweise mit Kontrastmittel gefüllt. E = Endoskop

3 Krankheiten der Gallenblase und der Gallenwege

Dormia-Schlinge

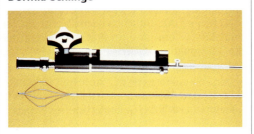

a

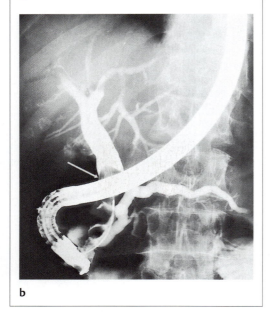

b

Abb. 3.**5** **a** Körbchenförmige Drahtschlinge, mit der Gallengangssteine direkt eingefangen werden können. Benannt nach dem Mailänder Urologen E. Dormia **b** Großer Stein im Ductus choledochus. Das Dormia-Körbchen ist um den Stein gelegt und bereit zur Extraktion

sowie Nahrungskarenz. Unter dieser Behandlung lässt der Schmerz rasch nach.

Da neue Koliken und Komplikationen drohen, soll im symptomfreien Intervall eine **Cholezystektomie** erfolgen, wenn Steine in der Gallenblase oder in den Gallenwegen vorhanden sind. Handelt es sich allein um Gallengangskonkremente (Abb. 3.**4**) können diese *endoskopisch* entfernt werden. Hierfür sind verschiedene Instrumente entwickelt worden (Abb. 3.**5**). Oft muss die Vater-Papille endoskopisch geschlitzt werden (Papillotomie), so dass die Gallengangssteine in den Zwölffingerdarm übertreten können. Sind die Gallengangssteine zu groß, um die Papille zu passieren, werden sie endoskopisch mechanisch oder durch Stoßwellen zerkleinert und extrahiert. Die operative Entfernung der Gallenblase wird heute zunehmend häufiger *laparoskopisch* ausgeführt („minimal invasive Chirurgie").

Ist der Gallensteinanfall schwer und verursacht deutlichen Druckschmerz, Fieber und hohe Leukozytose, kann auch sofort operiert werden (Frühoperation), um gefährliche Komplikationen wie die einer Gallenblasenperforation zu vermeiden. Auch nach Cholezystektomie können sich in den Gallengängen erneut Gallensteine bilden, die dann durch Papillotomie und endoskopische Steinextraktion zu entfernen sind.

Sog. stumme Steine, die z. B. bei Ultraschalluntersuchungen zufällig in der Gallenblase gefunden werden, müssen nicht durch Cholezystektomie entfernt werden. Röntgenkontrastnegative Steine in der Gallenblase können **medikamentös** behandelt werden: Durch tägliche orale Gabe von Chenodeoxycholsäure und Ursodeoxycholsäure, z. B. in einer Kombination von Chenofalk und Ursofalk, können solche Steine aufgelöst werden.

Ein neues Verfahren zur Zertrümmerung von Gallensteinen ist die **Lithotripsie** durch Ultraschallstoßwellen.

Postcholezystektomie-Syndrom

Definition: Nach Cholezystektomie können Beschwerden bestehen bleiben oder neu auftreten. Sie werden unter dem Begriff „Postcholezystektomie-Syndrom" zusammengefasst.

Oft handelt es sich um zurückgelassene oder neu entstandene Steine in den Gallenwegen oder um eine chronisch rezidivierende Cholangitis. Auch kann eine Stenose der Vater-Papille bestehen, die durch endoskopische Papillotomie behandelt wird. Erkrankungen der Nachbarorgane müssen ausgeschlossen werden (Pankreatitis). Der Verdacht auf ein „Postcholezystektomie-Syndrom" erfordert deshalb genaue diagnostische Maßnahmen.

Je nach dem zu Grunde liegenden Leiden werden als Therapie eine endoskopische Papillotomie, Antibiotika und Spasmolytika verordnet.

Cholezystitis

Akute Cholezystitis

Definition: Eine akute Cholezystitis ist eine akute Gallenblasenentzündung, die meist mit Cholezystolithiasis kombiniert ist.

Man findet ein entzündliches Ödem der Gallenblasenwand, in schweren Fällen ein Gallenblasenempyem oder die ulzeröse und gangränöse Entzündung der Gallenblasenwand.

Klinik und Diagnose

Es treten, wie bei einer akuten Gallensteinkolik, starke Schmerzen auf, die jedoch anhalten und mit Fieber, Schüttelfrost und septischen Temperaturen verbunden sind. Im Blutbild lassen sich eine Leukozytose und Linksverschiebung als Zeichen einer akuten Entzündung feststellen.

 Zur Fiebersenkung können zusätzlich Wadenwickel oder Abwaschungen mit Pfefferminzzusatz eingesetzt werden. Sorgen Sie für leichte Bekleidung und dünne Decken, wenn der Patient dies als angenehm empfindet sowie dafür, dass er viel trinkt, um den Flüssigkeitsverlust infolge starken Schwitzens zu ersetzen.

Therapie

Die frühzeitige Cholezystektomie ist angezeigt, sofern keine gefährlichen Begleiterkrankungen vorliegen. In diesem Fall wird zunächst konservativ behandelt mit Allgemeinmaßnahmen, parenteraler Ernährung, Antibiotika und Analgetika.

Chronische Cholezystitis

Meistens ist die Ursache eine Cholelithiasis mit rezidivierenden Schüben einer Gallenblasenentzündung. Die Gallenblasenwand ist chronisch entzündet (Abb. 3.**6**). Die verdickte Wand ist gelegentlich mit Kalk inkrustiert (Porzellangallenblase).

Die Beschwerden ähneln den Symptomen der akuten Cholezystitis, sind aber weniger heftig. Die operative Entfernung der chronisch entzündeten Gallenblase ist notwendig, um die Erkrankung zu heilen.

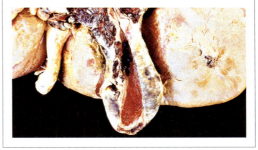

Abb. 3.**6** Chronische Cholezystitis mit verdickter Wand, die mit kleinen Abszessen durchsetzt ist (Sektionspräparat)

Entzündliche Erkrankungen der Gallenwege

Cholangitis

Definition: Eine Cholangitis ist eine bakteriell bedingte Entzündung der intrahepatischen oder extrahepatischen Gallenwege.

Pathogenese

Anlass für die Entzündung ist eine Behinderung des Gallenabflusses, z. B. durch Steine, durch eine Schrumpfung der Vater-Papille (Papillenstenose) oder durch Tumoren.

Klinik

Nach dem Verlauf unterscheidet man eine akute und eine chronisch rezidivierende Cholangitis. Typische Beschwerden sind Schmerzen im rechten Oberbauch, Fieber, wechselnde Gelbsucht und Juckreiz. Als Komplikationen können sich Leberabszesse bilden.

Diagnose und Therapie

Sonographisch ist die verdickte Wand der Gallengänge erkennbar. Frühzeitige ERC ist zur Sicherung der Diagnose erforderlich. Je nach Befund kann sofort durch Papillotomie und Steinextraktion die Therapie eingeleitet werden. Kann das Abflusshindernis so nicht beseitigt werden, wird zunächst ein Pigtail-Katheter am Hindernis vorbei eingelegt, um den Abfluss der gestauten Galle zu ermöglichen.

Laboruntersuchungen. Entzündungszeichen (Beschleunigung der BSG, Leukozytose) und Symptome des Verschlussikterus sind in wechselndem Ausmaß vorhanden: Anstieg von Bilirubin, alkalischer Phosphatase, γ-GT im Serum, heller Stuhl, dunkler Urin. Die Erreger sind gewöhnlich Kolibakterien und Enterokokken.

Primär sklerosierende Cholangitis

Die primär sklerosierende Cholangitis (S. 87) und die chronische nichteitrige destruierende Cholangitis (primäre biliäre Zirrhose, S. 84) gehören zusammen mit der Autoimmunhepatitis zur Gruppe der autoimmunen Lebererkrankungen

Verschlussikterus, Cholestase

➡ **Definition:** Der Verschlussikterus ist ein Leitsymptom, das bei verschiedenen Krankheiten vorkommt: Der Abfluss der in der Leber gebildeten Galle ist gestört (Cholestase). Man trennt eine extrahepatische von einer intrahepatischen Form.

Pathogenese

Der *extrahepathische* Verschlussikterus entsteht infolge Behinderung des Gallenabflusses in den großen Gallengängen oder in der Vater-Papille, am häufigsten verursacht durch Steine, Entzündungen oder Tumoren.
Ursache der *intrahepatischen* Cholestase sind Medikamente, bestimmte Formen der Virushepatitis oder multiple Metastasen bösartiger Tumoren.

Klinik

Auf den extrahepatischen Verschluss weisen solche Symptome hin, die bei dem Krankheitsbild Cholelithiasis beschrieben sind, insbesondere Koliken. Schmerzlose Entstehung der Gelbsucht mit vergrößerter tastbarer Gallenblase spricht für einen bösartigen Tumor (Courvoisier-Zeichen). Einsetzen der Gelbsucht nach Gabe von Medikamenten macht eine intrahepatische Cholestase wahrscheinlich. Zu allen Formen der Cholestase gehört *Juckreiz*. Er wird durch die Ablagerung von Gallensäuren in der Haut verursacht.

Diagnose

Sowohl bei intra- als auch bei extrahepatischem Ikterus sind charakteristische Befunde zu erwarten:

- Erhöhung der cholestaseanzeigenden Enzymaktivitäten im Serum (alkalische Phosphatase und γ-Glutamyltransferase)

$$\text{Quotient} \frac{\text{GOT} + \text{GPT}}{\text{GLDH}} < 10$$

- Bilirubin im Serum vermehrt,
- Stuhl hell, Urin dunkel.

Differenzialdiagnose und Therapie

Mit den genannten Laboruntersuchungen gelingt es, das Syndrom Cholestase zu diagnostizieren, aber nicht immer, den intrahepatischen vom extrahepatischen Typ der Cholestase zu unterscheiden. Dazu sind eine Sonographie und die endoskopische retrograde Gallengangsdarstellung besser geeignet. Die Differenzialdiagnose soll frühzeitig geklärt werden, weil bei der extrahepatischen Form der Cholestase eine endoskopische oder chirurgische Therapie notwendig ist, bei der intrahepatischen Form dagegen eine konservative Behandlung mit Absetzen der auslösenden Medikamente.

Tumoren

Tumoren der Gallenblase und der Gallengänge

Pathologische Anatomie

Die Tumoren, die an Gallenblase, Gallengängen und Vater-Papille entstehen, sind überwiegend bösartige Karzinome. Gallenblasenkarzinome sind etwa doppelt so häufig wie Gallengangskarzinome (Abb. 3.**7**).

Klinik

Die Frühsymptome des Gallenblasenkarzinoms sind uncharakteristisch, weshalb Gallenblasen- und Gallengangskarzinome meistens zu spät erkannt werden. Erst Ikterus, Dauerschmerz im rechten Oberbauch, Gewichtsabnahme, Appetitlosigkeit und allgemeines Schwächegefühl machen die bösartige Krankheit deutlich.

Diagnose

Endoskopisch retrograde Cholangiopankreatikographie (ERCP) oder direkte perkutane transhepatische Cholangiographie (PTC) zeigen Ort und Ausdehnung der bösartigen Krankheit an (Abb. 3.**7**).

Sonographie, Computertomographie und Kernspintomographie sind weitere bildgebende Verfahren zur Darstellung der beschriebenen Tumoren. Die direkte Cholangioskopie ist durch die Entwicklung von „Mother-Baby"-Endoskopen (vgl. S. 99) möglich geworden (Abb. 3.**8**).

Therapie

Nach Möglichkeit operative Entfernung, doch erlauben frühzeitiges Einwachsen des Karzinoms in die Leber und frühzeitige Metastasierung selten eine kurative Operation. Ist eine operative Behandlung nicht mehr möglich, kann der Gallengangsverschluss häufig durch Einlegen einer Endoprothese oder eines selbstexpandierenden Metall-Stents vorübergehend überwunden werden. Auch perkutan kann ein dünner Katheter in einen Gallengang eingeführt werden, damit die Galle nach außen abgeleitet werden kann.

Eine Sonderstellung nimmt das Karzinom der Vater-Papille ein. Dieses metastasiert spät, so dass die Prognose bei rechtzeitiger Operation günstiger ist.

Gutartige Tumoren der Gallenblase werden wegen der modernen sonographischen Untersuchungstechnik meist zufällig entdeckt. Polypen der Gallenblasenwand werden sonographisch vermessen und sollten regelmäßig kontrolliert werden. Größere Polypen werden besser durch Cholezystektomie entfernt, da Adenome entarten können.

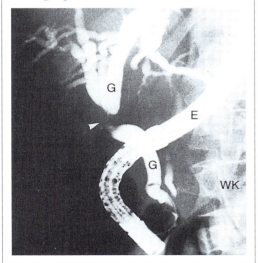

Abb. 3.**7** Endoskopisch retrograde Cholangiographie eines primären Gallengangskarzinoms. Die Stenose im Gallengang ist durch Pfeil markiert. E = Endoskop, G = Gallengang, WK = Wirbelkörper

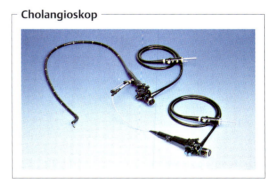

Abb. 3.**8** Instrumentarium zur direkten Cholangioskopie

Pflegeschwerpunkt Gallensteinkrankheit

Die Gallensteinkrankheit ist eine außergewöhnlich häufige Krankheit. Sie kann der Grund für eine Einweisung ins Krankenhaus sein, sie kann jedoch auch im Rahmen einer anderen Erkrankung in Erscheinung treten. In vielen Fällen ist dem Patienten bekannt, dass er Gallensteine hat, d.h. er kennt die damit verbundenen Symptome. Achten Sie deshalb sorgfältig auf die Ernährung dieser Patienten und fragen Sie bei der Auswahl von Speisen nach der Verträglichkeit. Schmerzhafte, nahrungsstimulierte Gallenblasenkontraktionen treten häufig nach fett- und eiweißreichen Speisen, weniger nach Kohlenhydratzufuhr ein. Auch Kaffee und Tee bewirken Kontraktionen der Gallenblase.

Im fortgeschrittenen Stadium stehen krampfartige Schmerzen im rechten Oberbauch im Vordergrund, die in die rechte Schulter und zwischen die Schulterblätter ausstrahlen können. Häufig klagen die Patienten über Übelkeit. Ziel ist es, mögliche Komplikationen rechtzeitig zu erkennen und das Auftreten einer Gallenkolik zu vermeiden. Gelingt dies nicht, müssen Maßnahmen ergriffen werden, um die Schmerzen so effektiv und so rasch wie möglich zu lindern.

Schmerzfreiheit

Die Schmerzen, die ein Gallenstein auslösen kann, umfassen ein breites Spektrum: sie reichen von einem Druckgefühl im rechten Oberbauch bis hin zu heftigsten Schmerzen, wie sie beispielsweise durch die Einklemmung eines Gallensteines im Ductus cysticus verursacht werden können. In diesem Fall ist die Bauchdecke im Bereich der Gallenblase sehr druckschmerzhaft und hart gespannt. Erkundigen Sie sich möglichst genau über den Zeitpunkt des Auftretens des Schmerzes, dessen Lokalisation und Charakter. Befühlen Sie vorsichtig, ob die Bauchdecke weich ist und kontrollieren Sie die Vitalzeichen. Informieren Sie umgehend den Arzt über Ihre Beobachtungen. Dieser kann nach der Untersuchung des Patienten Medikamente zur Krampflösung (Spasmolytika) oder andere Schmerzmittel verordnen, über dessen Wirksamkeit Sie sich beim Patienten erkundigen müssen. Nach Absprache mit dem Arzt können Sie dem Patienten außerdem das Auflegen einer Eisblase auf die schmerzende Stelle anbieten (Abb. 3.**9**).

Sicherheit

Ein Gallensteinleiden kann unter anderem zu folgenden Komplikationen führen:

- zu einer Gelbsucht, wenn der Ductus choledochus verstopft wird
- zu einer akuten Pankreatitis, wenn ein Stein in der Vater-Papille eingeklemmt wird
- zu einer galligen Peritonitis, wenn die Gallenblase perforiert
- zu einem Ileus, wenn ein Gallenstein die Darmpassage behindert.

Um diese Komplikationen rechtzeitig zu erkennen, ist eine genaue Beobachtung des Patienten wichtig. Kontrollieren Sie regelmäßig die Vitalzeichen, um beispielsweise bei einer akuten Pankreatitis einen Temperaturanstieg sofort festzustellen. Unterrichten Sie den Patienten, sich zu melden, wenn er Schmerzen hat. Um sich selbst zu beobachten, sollte er darüber informiert sein, dass sich bei einem Verschlussikterus der Stuhl entfärbt und der Urin dunkel verfärbt und dass er diese Veränderung umgehend mitteilen muss. Zusätzlich kommt es in diesem Fall durch die Ablagerung von Gallensäuren in der Haut zu einem Juckreiz, worauf Sie ebenfalls achten sollten.

Gallensteinschmerzen

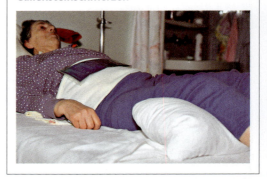

Abb. 3.**9** Das Eiselement in der Gegend der Gallenblase und die Unterpolsterung der Knie mit einem Kissen zur Bauchdeckenentspannung können Schmerzen lindern. Das Eiselement darf nicht direkt auf die Haut aufgelegt werden, um Schädigungen zu vermeiden

Generell gilt es zu berücksichtigen, dass hinter den Beschwerden, die der Patient angibt, immer auch ein ganz anderes Krankheitsbild als „nur" ein Gallenstein stehen kann, wie beispielsweise ein Herzinfarkt oder eine Blinddarmentzündung.

Ernährung

Bei einer akuten Gallenkolik muss zunächst Nahrungskarenz eingehalten werden. In der Regel möchte der Patient wegen Übelkeit und Schmerzen von sich aus nichts essen. Die Ernährung erfolgt zunächst parenteral über Infusionen. Nach Abklingen der akuten Phase erfolgt der Kostaufbau langsam und vorsichtig zunächst über Tee und Zwieback und dann über Gallenschonkost. Dabei sollten auch die individuellen Bedürfnisse, soweit dies möglich ist, berücksichtigt werden, weil der Patient meist selbst weiß, welche Nahrungsmittel er gut verträgt.

Gesundheitsberatung

Um nach der Entlassung dem Auftreten einer Gallenkolik vorzubeugen, sollte der Patient auf jeden Fall fettreiche und blähende Speisen meiden. Außerdem sollten keine zu üppigen Mahlzeiten eingenommen werden, sondern besser mehrere kleinere. Bedenken Sie, dass diese Empfehlungen dem Patienten in der Regel bekannt sind, die Einhaltung jedoch oft Schwierigkeiten bereitet. Da die beiden Faktoren Ernährung und Übergewicht die Bildung von Gallensteinen bzw. das Auftreten einer Gallenkolik fördern, ist es wichtig, dass auch Sie den Patienten darauf hinweisen, dieses Risiko so gering wie möglich zu halten. Hat der Patient starke Beschwerden, wird ihn der Arzt auf die Möglichkeit der chirurgischen Entfernung der Gallenblase aufmerksam machen, um weitere Koliken und das Auftreten von Komplikationen zu vermeiden.

Ein operativer Eingriff ist in vielen Fällen für den Betroffenen mit Angstgefühlen verbunden, die sich in Gesprächen abbauen lassen. Sie können dazu beitragen, indem Sie den Patienten beispielsweise darüber informieren, welche Maßnahmen von pflegerischer Seite aus bei einer Cholezystektomie ergriffen werden, damit er besser einschätzen kann, was auf ihn zukommt (vgl. Freudenberger/Vollmuth: Arbeitsbuch: Spezielle Pflege, Bd.1. Thieme, Stuttgart 1998).

4 Krankheiten des exokrinen Pankreas

U. Gerlach

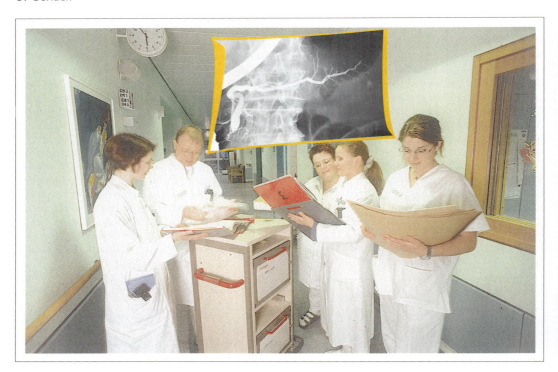

Anatomie und Physiologie . . . 109

Untersuchungsmethoden . . . 110

Angeborene Pankreasveränderungen . . . 111
Mukoviszidose (zystische Fibrose) . . . 111

Pankreatitis . . . 112
Akute Pankreatitis . . . 112
Chronische Pankreatitis . . . 114

Pankreaskarzinom . . . 115

Endokrin aktive Pankreas-, Magen- und Darmtumoren . . . 115

➔ **Pflegeschwerpunkt Chronische Pankreatitis** . . . 116

 Typisches Prüfungswissen
Akute Pankreatitis (S. 112), Chronische Pankreatitis (S. 114)

Anatomie und Physiologie

Die Bauchspeicheldrüse (Pankreas) liegt retroperitoneal in Höhe des ersten und zweiten Lendenwirbelkörpers. Makroskopisch unterscheidet man drei Teile: Kopf, Körper und Schwanz des Pankreas. Der Pankreaskopf ist am breitesten und liegt in der c-förmigen Schlinge des Zwölffingerdarms (Abb. 4.**1**). Der Körper des Pankreas verschmälert sich und endet als Schwanz an der Milz. Morphologisch und funktionell besteht die Bauchspeicheldrüse aus zwei Anteilen,

- endokrines Pankreas,
- exokrines Pankreas.

Der **endokrine Anteil** ist über das ganze Organ verstreut und besteht aus den Langerhans-Inseln. Diese machen 1–2 % des Gesamtvolumens des Pankreas aus. In den verschiedenen Zellen der Langerhans-Inseln werden Insulin, Glukagon, Somatostatin, Gastrin und verschiedene Polypeptide gebildet. Die Produkte des endokrinen Pankreasanteils werden direkt in das Blut abgegeben. Krankheiten des endokrinen Anteils sind Diabetes mellitus und die neurohormonalen Tumoren (Vipom, Apudome).
Das **exokrine Pankreas** besteht aus den Drüsenzellen und dem Gangsystem. Täglich werden 1–3 l Pankreassaft gebildet und über die Vater-Papille in das Duodenum eingeleitet. Der Pankreassaft enthält Verdauungsenzyme (Abb. 4.**2**) zur Spaltung von Fett (Lipase, Phospholipase), Kohlenhydraten (Amylase) und Eiweiß (Trypsin, Chymotrypsin). Die Enzyme werden von den Drüsenzellen als inaktive Proenzyme sezerniert (Ausnahme: Amylase und Lipase). Erst im Duodenum werden die Proenzyme durch Gallensäuren und Enterokinasen aktiviert. Außerdem enthält der Pankreassaft als weitere Bestandteile:

- Bikarbonat,
- Elektrolyte,
- Schleimsubstanzen,
- Wasser.

Der exkretorische Anteil der Bauchspeicheldrüse besteht aus einzelnen Drüsenläppchen (Acini = lat. Weinbeeren). Das in den Läppchen gebildete Sekret wird durch die Ausführungsgänge der Drüsenläppchen in den Hauptausführungsgang geleitet, der den Drüsenkörper in seiner ganzen Länge durchzieht. Der Ausführungsgang (Ductus pancreaticus) mündet meist zusammen mit dem Ductus choledochus in der Vater-Papille (Abb. 4.**1**). Variationen der Gallengangs- und Pankreasmün-

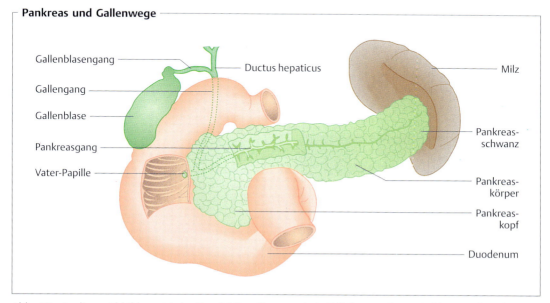

Abb. 4.**1** In dieser Abbildung ist das Bauchfell entfernt und ein Teil der Bauchspeicheldrüse aufgeschnitten. Pankreas und Duodenum liegen retroperitoneal, Milz und Gallenwege intraperitoneal (nach Schwegler)

4 Krankheiten des exokrinen Pankreas

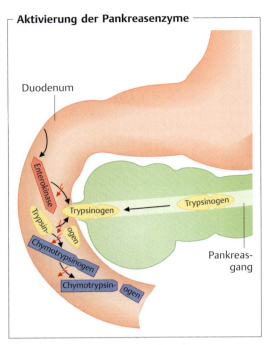

Abb. 4.2 Das Pankreas scheidet die meisten Verdauungsenzyme als inaktive Vorstufen aus, die im Duodenum aktiviert werden

dung sind bekannt. Ein zweiter schwächerer Ausführungsgang des Pankreas (Ductus pancreaticus accessorius) kommt vor.

> Der Pankreasgang wird auch als Ductus Wirsungianus bezeichnet. Benannt nach dem deutschen Anatomen J.W. Wirsung (1600–1643), der ihn 1642 erstmalig beschrieb.

Die Tätigkeit des Pankreas wird durch verschiedene Faktoren reguliert: Nervale Reize werden über den N. vagus geleitet. Die hormonale Steuerung geschieht durch die Enterohormone Sekretin und Pankreozymin (syn. Cholezystokinin). Durch diese Mechanismen wird die Sekretion des Pankreassaftes in Abhängigkeit von der Nahrungszufuhr gesteuert. Bikarbonat wird zur Neutralisation des sauren Magensaftes im Duodenum benötigt.

Untersuchungsmethoden

- *Sonographisch* werden Form, Größe und Struktur der Bauchspeicheldrüse beurteilt. Auch der Pankreashauptgang ist sonographisch zu erkennen (Abb. 4.3). Die Untersuchung kann durch Computertomographie und Magnetresonanztomographie erweitert werden.
- Die *Röntgenübersichtsaufnahme* des Abdomens gehört zum Basisprogramm der bildgebenden Verfahren. Sie dient dem Erkennen einer Perforation eines Hohlorgans, welche zu einer Luftsichel führen würde (Abb. 1.19). Auch sucht man nach Verkalkungen, wie sie bei chronischer Pankreatitis typisch sind.
- Die endoskopische retrograde Pankreatikographie (= ERP, Abb. 4.4), oft im Rahmen der endoskopischen retrograden Cholangiopankreatikographie (ERCP), lässt pathologische Veränderungen des Gangsystems und des Drüsenkörpers erkennen.
- Wichtige Laboruntersuchungen zur Beurteilung des Pankreas sind Messungen der Enzymaktivität in Blut und Urin:
  - Blut: Amylase, Lipase, Elastase und Trypsin;
  - Urin: Amylase.

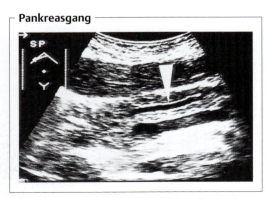

Abb. 4.3 Sonographische Darstellung des Pankreasgangs (Pfeil), auch Ductus Wirsungianus genannt

ERP

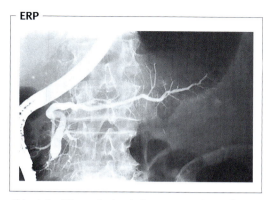

Abb. 4.**4** Die endoskopische retrograde Pankreatikographie (ERP) zeigt einen normalen Befund an Haupt- und Seitenästen des Pankreas (vgl. im Gegensatz dazu Abb. 4.**5**)

Der sogenannte Tumormarker Ca 19–9 wird bei Verdacht auf Pankreaskrankheit bestimmt, doch erlaubt diese Untersuchung keine sichere Differenzialdiagnose zwischen Pankreatitis und Pankreaskarzinom.

Funktionsproben
Sekretin-Pankreozymin-Test: Eine doppelläufige Sonde wird in den Zwölffingerdarm eingelegt. Der Duodenal- und Magensaft wird in Fraktionen abgesaugt. Das exokrine Pankreas wird durch intravenöse Injektion von Sekretin und Pankreozymin stimuliert. In den verschiedenen Fraktionen werden die Bicarbonat-Konzentration und die Enzymaktivität von Amylase, Lipase und Trypsin bestimmt.
Pankreolauryl-Test: Fluoreszeindilaurat wird zusammen mit einer Testmahlzeit eingenommen. Fluoreszeindilaurat wird durch pankreasspezifische Enzyme gespalten. Das freiwerdende Fluoreszein wird resorbiert und im Urin ausgeschieden. Aus der Menge des ausgeschiedenen Fluoreszeins kann auf die Funktionsleistung des exokrinen Pankreas geschlossen werden.
Stuhluntersuchung: Das Pankreasenzym Chymotrypsin kann im Stuhl gemessen werden. Bei Pankreasinsuffizienz stärkeren Grades ist die Aktivität des Enzyms im Stuhl vermindert.
Fettgehalt im Stuhl (quantitative Messung): Bei schwerer Pankreasinsuffizienz ist die Fettausscheidung erhöht.

Angeborene Pankreasveränderungen

- **Pancreas divisum:** Es handelt sich um ein geteiltes Pankreas: Bei dieser Anomalie haben sich im Embryonalstadium die zwei Pankreasanlagen nicht vereinigt. Daraus resultieren zwei Ausführungsgänge, die getrennt im Duodenum münden.
- **Pancreas anulare:** Ein Teil der Bauchspeicheldrüse umgibt ringförmig (anulus = der Ring) das Duodenum. Dadurch kann eine Stenose des Zwölffingerdarms eintreten, die operativ behandelt wird.
- **Pankreaszysten:** Echte Zysten können in der Bauchspeicheldrüse allein oder zugleich in Leber und Niere vorkommen. Meist werden sie als Zufallsbefund bei Ultraschalluntersuchungen gefunden.

Mukoviszidose (zystische Fibrose)

➡ **Definition:** Bei der Mukoviszidose liegt eine angeborene Dysfunktion der exokrinen schleimbildenden Drüsen vor. Es wird pathologischer, zähflüssiger Schleim mit zu hoher Viskosität gebildet. Betroffen sind vor allem das Bronchialsystem, der Darm und das Pankreas.

Der hyperviskose Schleim verlegt die Gänge des Pankreas. Die exkretorischen Drüsen atrophieren. Im Laufe der Jahre entsteht eine Pankreasinsuffizienz mit allen Zeichen der Maldigestion.
Die chronisch obstruktive Lungenerkrankung, die zum Krankheitsbild Mukoviszidose gehört, wird in Kapitel 8 (S. 314) erwähnt.

 Aspekte der Pflege. Mukoviszidose kann zur Zeit nicht geheilt werden. In den vergangenen Jahrzehnten ist die Behandlung der Krankheitssymptome jedoch effektiver geworden; daher erreicht heute ein Großteil der betroffenen Kinder das Erwachsenenalter. Früher traf man Patienten mit Mukoviszidose überwiegend in der stationären Kinderkrankenpflege, wogegen heute Patienten zunehmend auch auf internistischen Stationen und in der ambulanten

Pflege betreut werden. Neben der Anleitung zur Inhalation von schleimlösenden und bronchienerweiternden Medikamenten und der Physiotherapie (Klopfmassage, Vibration, Lagerungsdrainage, Einüben von Atemtechniken), die für die an Mukoviszidose Erkrankten zum Alltag gehören, sind aufgrund der Pankreasfunktionsstörung Enzym- und Vitaminsubstitution und kalorienreiche Kost erforderlich. Sehr oft benötigen die belasteten Eltern eine psychosoziale Begleitung.

Diagnose

Die Diagnose wird meist schon im Kindesalter gestellt. Schweißtest: Die Kranken sezernieren vermehrt Kochsalz in den Schweiß. Der genetisch zugrunde liegende Defekt kann molekularbiologisch nachgewiesen werden.

 Die Mukoviszidose ist die häufigste angeborene Stoffwechselkrankheit der weißen Bevölkerung in Europa und USA (1 Krankheitsfall pro 2500 Geburten).

Pankreatitis

Definition: Die Pankreatitis ist eine Entzündung der Bauchspeicheldrüse aus verschiedenen Ursachen. Die Erkrankung kommt in allen Schweregraden von leichten bis zu schweren, tödlich endenden Formen vor. Nach der Verlaufsform unterscheidet man die akute und die chronische Pankreatitis.

Akute Pankreatitis

Die akute Pankreatitis kommt in zwei Verlaufsformen vor:

- die ödematöse Pankreatitis als milde Verlaufsform mit Schwellung des Organs und geringen Nekrosen im Fettgewebe der Umgebung,
- die hämorrhagisch-nekrotisierende Pankreatitis mit ausgedehnten Nekrosen und Hämorrhagien (Blutungen) in der Bauchspeicheldrüse und in der Umgebung.

Pathologische Anatomie

Bei der milden Verlaufsform steht die ödematöse Schwellung der Bauchspeicheldrüse im Vordergrund. Bei der schweren Verlaufsform entstehen ausgedehnte Nekrosen sowohl des Pankreas selbst als auch der umgebenden Organe. Fettgewebsnekrosen und Einblutungen kennzeichnen das Bild, deshalb der Name hämorrhagisch-nekrotisierende Pankreatitis. Das plötzlich einsetzende schwere Krankheitsbild wird auch als Pankreasapoplexie bezeichnet.

Hauptursachen für die Entwicklung einer akuten Pankreatitis

- Gallensteinkrankheit,
- Alkoholabusus.

Seltenere Ursachen

- Hyperparathyreoidismus,
- Hyperlipidämie,
- Infektionskrankheiten (Parotitis),
- allergisch-toxische Reaktionen (Medikamente).

Bei 1–5 % der endoskopischen retrograden Cholangiopankreatikographien (ERCP) kommt es zu einer akuten Pankreatitis in meist milder Verlaufsform.

Pathophysiologie

Gallensteine können bei Sitz vor der Vater-Papille den Abfluss des Pankreassaftes verhindern. Die Verdauungsenzyme werden am falschen Ort aktiviert (Autodigestion = Selbstverdauung). Alkohol schädigt das Drüsengewebe, vergleichbar mit der Alkoholschädigung an der Leber. Die akute Pankreatitis, die durch Alkoholabusus ausgelöst wird, entsteht meist auf dem Boden einer vorbestehenden alkoholisch bedingten chronischen Pankreatitis.

Kreislaufwirksame Pankreassekrete (besonders Kinine) und Gewebszerfall im Pankreas bewirken ein Schocksyndrom. Die vom Schock besonders betroffenen Organe Lunge und Niere sind in ihrer Funktion eingeschränkt. Störungen der Blutgase, Oligurie bzw. Anurie sind die Folgen.

Klinik und Diagnostik

Charakteristisch sind Schmerzen im Oberbauch mit Ausstrahlung in die linke Flanke. Ist der Pankreaskopf befallen, können die Schmerzen auch nach rechts ausstrahlen. Übelkeit, Erbrechen, Subileus, elastische Abwehrspannung der Bauchdecken, Fieber und Schocksymptome sind charakteristische Krankheitszeichen. Bei der Palpation des Abdomens tastet man eine elastische Abwehrspannung (das Pankreas liegt retroperitoneal!). Die bildgebenden Verfahren, mit denen die Schwellung des Organs und evtl. Komplikationen in der Nachbarschaft erkannt werden, sind Sonographie sowie Computer- und Magnetresonanztomographie. Bei biliärer Pankreatitis ist eine ERCP erforderlich, um ggf. einen verschließenden Stein in der Vater-Papille zu beseitigen.

Laboruntersuchungen. Charakteristisch ist der Anstieg von α-Amylase und Lipase im Blutserum und von α-Amylase im Urin. Oft findet man Hyperglykämie und Glukosurie. Allgemeine Entzündungszeichen stellen sich ein: erhöhte BSG und Leukozytose. Hypovolämie und Kreatininanstieg entwickeln sich als Schocksymptome.

Komplikationen

Die schwere Pankreatitis führt zu ausgeprägtem Schocksyndrom mit Blutdruckabfall durch Hypovolämie. Die totale Pankreasnekrose (Pankreasapoplexie) verläuft oft tödlich. Nekrosen können bakteriell infiziert werden und abszedieren.

Sicherheit. In der Akutphase werden die Patienten meist auf einer Intensivstation betreut. Um schwere Komplikationen wie Kreislaufversagen, Nierenversagen, Schocklunge, Verbrauchskoagulopathie (Blutungen) und Sepsis frühzeitig zu erkennen, müssen Sie – dem individuellen Schweregrad angepasst – engmaschig Vitalzeichen, Bewusstsein, Ausscheidung, zentraler Venendruck (ZVD), Blutzuckerspiegel und den Zustand von Haut und Schleimhäuten überprüfen. Es besteht strikte orale Nahrungs- und Flüssigkeitskarenz; über eine Duodenalsonde wird regelmäßig Magen- bzw. Duodenalsaft abgesaugt.

Therapie

- **Basistherapie:** Stationäre Aufnahme, intensivmedizinische Überwachung und Behandlung unter Kontrolle der Vitalzeichen sind indiziert. Parenterale Ernährung und in schweren Fällen Absaugen von Magen- und Duodenalsaft über eine nasal gelegte Sonde. Dadurch wird der Subileus, der fast immer vorhanden ist, entlastet. Alkohol ist strikt verboten.
- **Schockprophylaxe und -therapie:** Sorgfältige Überwachung aller Vitalfunktionen! Da der Kreislaufschock (infolge Hypovolämie) die gefährlichste Komplikation und häufigste Todesursache bei akuter Pankreatitis ist, gehören Kreislaufüberwachung, Schockprophylaxe und -therapie zu den wichtigsten Maßnahmen in der Behandlung der akuten Pankreatitis. Die Volumensubstitution wird zweckmäßig mit Plasmaexpandern oder Blutplasmakonserven durchgeführt. Volumenersatz bis zu 8 l pro Tag ist erforderlich.
- **Schmerzbekämpfung:** Die Schmerzbekämpfung zielt auf Besserung des subjektiven Befindens des Patienten. Bei leichteren Schmerzen verwendet man Spasmoanalgetika. In schweren Fällen gibt man Morphinderivate mit geringer Gefahr von Spasmen am Sphinkter Oddi, z. B. Temgesic oder Fortral.

Zusätzliche Schmerzlinderung. Bieten Sie dem Patienten eine Knierolle zur Entlastung der Bauchdecke und Eisbeutel für den Oberbauch an. Beides wird in der Regel als erleichternd empfunden.

Unterstützung Der Patient hat zunächst strenge Bettruhe. Mobilisation erfolgt vorsichtig und schrittweise und nur auf Anordnung, da Kollapsgefahr besteht. Viele Aktivitäten des täglichen Lebens (= ATL) und besonders die Prophylaxen werden in der Akutphase komplett von der Pflegeperson ausgeführt. Wenn sich der Zustand des Patienten wieder stabilisiert hat, können Sie seine Selbsthilfe reaktivieren.

- **Medikamentöse Therapie:** Sobald sich Anhaltspunkte für eine Nekrotisierung des Pankreasgewebes ergeben, müssen Antibiotika gegeben werden, um die gefährliche Infektion des nekrotischen Gewebes zu bekämpfen.
- **Diätetik:** Diätetisch beginnt man nach Abklingen der akuten Phase schrittweise mit Nahrungszufuhr, anfänglich Tee, Reisschleim, Haferschleim und Zwieback. Fett darf erst 2–3 Wochen nach Abklingen der akuten Erscheinungen in kleinen Mengen versucht werden. Alkohol ist strikt verboten.

> **Gesundheits- und Ernährungsberatung.** Empfehlen Sie dem Patienten bei der Entlassung, sich eine ausreichend lange Erholungsphase zu gönnen und Überlastungen zu vermeiden. Bezüglich der Ernährung ist es ratsam, mehrere kleine, fettarme Mahlzeiten am Tag zu sich zu nehmen. Erlaubt ist, was bekommt, aber absolute Alkoholkarenz muss eingehalten werden.

Indikation zur chirurgischen Therapie. Operative Maßnahmen bei akuter Pankreatitis kommen bei Versagen der konservativen Therapie in Frage, insbesondere bei schwerer nekrotisierender Pankreatitis. Chirurgisch werden Nekrosen entfernt. Durch Spülung der Bursa omentalis und der freien Bauchhöhle werden toxische Substanzen ausgewaschen.

Bei rückläufiger oder bereits abgeklungener Symptomatik einer akuten Pankreatitis lenken erneute Oberbauchschmerzen, Temperaturanstieg, Erhöhung von Amylase und Lipase, Entwicklung einer tastbaren Resistenz im Oberbauch und sonographisch oder computertomographisch erkennbare Anschwellung des Pankreas den Verdacht darauf, dass sich ein Pankreasabszess entwickelt. In diesem Fall ist die chirurgische Intervention notwendig. Diese besteht in Nekrosektomie und Lavage.

Nach Abklingen der akuten Phase kann sich eine Pseudozyste aus der Pankreasentzündung entwickeln. Dann kann die Punktion oder operative Behandlung erforderlich werden.

Chronische Pankreatitis

Die chronische Entzündung der Bauchspeicheldrüse, die schubweise aufflackert, zerstört mehr und mehr Pankreasgewebe und damit die Funktion des Organs. Die fortgeschrittene Zerstörung und Fibrosierung führt zu exokriner und schließlich auch endokriner Insuffizienz (Diabetes mellitus).

Ätiologie

Alkoholabusus ist die häufigste Ursache. Steinbildung mit Abflussstörungen im Pankreasgang oder an der Vater-Papille können eine chronische Pankreatitis unterhalten. Eine Insuffizienz des Pankreas entwickelt sich bei Hämochromatose infolge der Eisenablagerung (S. 138). In manchen Fällen bleibt die Ursache der chronischen Pankreatitis unbekannt.

Pathophysiologie und pathologische Anatomie

Im Dünndarm fehlen in wechselndem Ausmaß Verdauungsenzyme und Bikarbonat. Überschreitet der Mangel an Insulin eine kritische Grenze, entsteht zudem ein Diabetes mellitus.

Die entzündlichen Erscheinungen führen zu Gewebsuntergang (Nekrose), so dass mehr und mehr funktionstüchtiges Gewebe durch Fibrose (Bindegewebe) ersetzt wird. Verkalkungen des Gewebes kommen vor.

Klinik

Das führende Symptom ist der schubweise einsetzende Schmerz, der in Abhängigkeit von der Nahrungsaufnahme auftritt. Wie bei der akuten Pankreatitis ist der Schmerz im Oberbauch mit Ausstrahlung in die linke Flanke oder in den rechten Oberbauch und in den Rücken kennzeichnend. Oft klagen die Patienten über dumpfen, anhaltenden Dauerschmerz.

Weitere Beschwerden bei chronischer Pankreatitis sind Übelkeit, Brechreiz sowie Unverträglichkeit von fetten und süßen Speisen. Völlegefühl, Obstipation oder Durchfälle vervollständigen das klinische Bild. Pseudozysten können sich entwickeln (S. 115).

Je nach dem Ausmaß der Verödung des Pankreasgewebes kommt es zur exkretorischen Insuffizienz der Bauchspeicheldrüse (Pankreasinsuffizienz). Das heißt, es werden zu wenig Verdauungsenzyme in den Zwölffingerdarm abgegeben. Dann ist die Verdauung nicht mehr ausreichend (Maldigestion). Abmagerung der Patienten ist die Folge. Schließlich entwickelt sich durch Verödung des Inselzellapparates zusätzlich ein Diabetes mellitus.

Diagnostik

In der Diagnostik der chronischen Pankreatitis benutzt man die bildgebenden Verfahren der Sonographie und Computertomographie. Endoskopisch werden über die Vater-Papille der Pankreasgang und die Nebenäste dargestellt (Abb. 4.5). Dabei sieht man unregelmäßige Wandkonturen, Strikturen und evtl. Steine des Pankreasganges. Schon bei einer „Leeraufnahme" ohne Kontrastmittel zeigt das Röntgenbild bisweilen schollige Kalkablagerungen innerhalb des Pankreas als Ausdruck der Entzündung. In fortgeschrittenen Stadien bilden sich Pseudozysten aus.

Laboruntersuchungen. Bei Schüben der chronischen Pankreatitis findet man im Blutserum

Chronische Pankreatitis

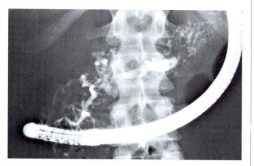

Abb. 4.5 In der endoskopischen retrograden Pankreatikographie (= ERP) werden die unregelmäßigen Konturen des Pankreasausführungsganges mit aufgestauten Seitenästen sichtbar (vgl. den Normalbefund in Abb. 4.4)

vermehrt α-Amylase und Lipase; im Urin ist die α-Amylase gleichfalls vermehrt. Zwischen den Schüben der Erkrankung können Amylase und Lipase normal sein.

Eine genaue, aber aufwendige Methode zur Funktionsprüfung des Pankreas ist die Sondierung des Zwölffingerdarms verbunden mit Absaugen des Pankreassekrets nach Stimulierung mit Sekretin und Pankreozymin (S. 111). Im fortgeschrittenen Fall Zeichen des Diabetes mellitus (S. 126, 362).

Therapie

Frische Schübe der chronischen Pankreatitis behandelt man wie die akute Pankreatitis durch Schmerzbekämpfung und Nahrungskarenz.

Nach Abklingen einer akuten Phase wird die *Diät* vorsichtig aufgebaut. Fett soll ein Viertel der Tageskalorien nicht überschreiten. Mittelkettige Triglyzeride sind zu bevorzugen, da diese leichter absorbiert werden. An Eiweiß werden 100–120 g pro Tag gegeben. Die Kohlenhydratmenge richtet sich nach dem Funktionszustand des inkretorischen Pankreasanteils (Langerhans-Inseln).

Die exokrine Pankreasinsuffizienz behandelt man mit Pankreasenzympräparaten: am wichtigsten ist die Substitution von Lipase. Auch die fettlöslichen Vitamine (A D E K) sollen substituiert werden. Ist bereits ein Diabetes mellitus entstanden, muss Insulin gespritzt werden. Alkohol ist strikt verboten.

Endoskopische und chirurgische Therapie. Hat man bei der endoskopischen retrograden Pankreatikographie Steine im Pankreasgang gefunden, können diese nach endoskopischer Papillotomie extrahiert werden. Zu große Steine werden durch extrakorporale Stoßwellenlithotripsie verkleinert. Strikturen im Pankreasgang sind durch Einlage von Stents zu erweitern. Pankreaspseudozysten, die im Laufe der Pankreatitis entstehen können, bilden sich oft spontan zurück. Eine endoskopische Drainage ist möglich.

Eine operative Behandlung kommt insbesondere dann in Frage, wenn die genannten Verfahren nicht zu Schmerzfreiheit führen: Chirurgisch werden Teilresektionen der Bauchspeicheldrüse oder eine vollständige Pankreatektomie unter Mitnahme des Duodenums *(Whipple-Operation)* vorgenommen.

Pankreaskarzinom

Ursache und Häufigkeit

Unter den bösartigen Tumoren des Gastrointestinaltrakts steht das Pankreaskarzinom an dritter Stelle, nach Kolon- und Magenkarzinom. Die Häufigkeit des Pankreaskarzinoms nimmt zu: Inzidenz 2–10 pro 100 000 Einwohner mit Überwiegen der männlichen Betroffenen. Es handelt sich überwiegend um schnell wachsende Adenokarzinome, selten um Plattenepithelkarzinome oder um anaplastische Karzinome.
Gesicherte Risikofaktoren sind Alkohol- und Nikotinabusus sowie die chronische Pankreatitis.

Klinik

Die Patienten klagen über Oberbauchschmerzen, Übelkeit, Erbrechen und Appetitlosigkeit. Das Körpergewicht nimmt ab. Manchmal weisen Thrombosen im Rahmen eines sog. paraneoplastischen Syndroms auf das Pankreaskarzinom hin.

> Häufig ist ein Verschlussikterus Hinweis auf das Pankreaskarzinom, das dann schon die Gallengänge ummauert hat.

Pankreaskarzinom

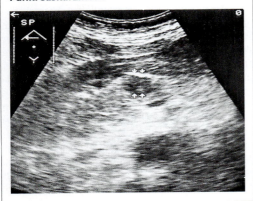

Abb. 4.**6** Die Sonographie zeigt ein Karzinom (Pfeile) im Corpus des Pankreas

Diagnostik

Die wichtigsten Methoden zur Erkennung des Pankreaskarzinoms sind Sonographie (Abb. 4.**6**), Computertomographie, endoskopisch-retrograde Pankreatikographie (ERP) und zur Beurteilung der Operabilität die Angiographie. Im Zweifelsfall ist eine Probelaparotomie angezeigt.
Meist ist die BSG beschleunigt. Beweisende Laborproben sind nicht bekannt. Den Tumormarkern (Ca 19–9) kommt eine hinweisende Bedeutung zu.

Therapie

Wenn das Pankreaskarzinom frühzeitig erkannt wird, wird eine vollständige Entfernung des Tumors angestrebt, jedoch ist dies wegen des schnellen Tumorwachstums nur bei einem relativ kleinen Teil der Patienten möglich. Daher kommt der Frühdiagnose eine besondere Bedeutung zu. Zur Beseitigung des Verschlussikterus und damit des quälenden Juckreizes ist eine Drainage (endoskopisch oder perkutan) möglich. Medikamentös verordnet man gegen den Juckreiz Colestyramin und Antihistaminika.
Eine Chemotherapie hat keine gesicherte Wirkung. Die Strahlentherapie kann die Schmerzen verringern.

> **Pflege**
> **Ganzheitlichkeit.** Patienten mit Pankreaskarzinom haben eine sehr schlechte Prognose. Manchmal sind die Betroffenen bereits schwer krank, bevor die Diagnose gestellt wird. Stellen Sie die regelmäßige Verabreichung der Schmerzmittel sicher, und bestellen Sie aufgrund des oft schlechten Ernährungszustandes Wunschkost für den Patienten. Signalisieren Sie dem Kranken, Zeit für seine Bedürfnisse zu haben, deren Erfüllung drängt und sich nicht unbegrenzt in die Zukunft verschieben lässt.

Endokrin aktive Pankreas-, Magen- und Darmtumoren

Endokrin aktive Pankreas-, Magen- und Darmtumoren sind seltene, hormonbildende Tumoren. Sie werden im Kapitel 10 (S. 389) beschrieben.

 Pflegeschwerpunkt Chronische Pankreatitis

Bei der chronischen Pankreatitis handelt es sich um eine fortschreitende und schubweise aufflackernde Entzündung der Bauchspeicheldrüse. Ziel der Pflege ist es, schädigende Faktoren, die ein Aufflackern der Entzündung begünstigen, so weit wie möglich auszuschalten. Da in vielen Fällen anhaltender Alkoholmissbrauch die Ursache der Erkrankung ist, stößt die Pflege oft an Grenzen, aber im vertrauensvollen, einfühlsamen Gespräch mit der Pflegeperson offenbart der Patient vielleicht die Gründe und Anlässe für sein Verhalten. Dann ist die Hilfe des ganzen Behandlungsteams unter Einschluss des Verhaltenstherapeuten und der Suchtberatung notwendiges Ziel der ganzheitlichen Pflege.

Ernährung

Die Ernährung stellt bei der chronischen Pankreatitis einen wichtigen Ansatzpunkt dar, um die weitere Entwicklung der Erkrankung positiv zu beeinflussen. Durch die Maldigestion (= unzureichende Verdauungsleistung) nehmen die Patienten oft bereits relativ früh an Gewicht ab und klagen über Völlegefühl oder Übelkeit nach den Mahlzeiten. Im akuten Schub der Entzündung besteht strikte Nahrungskarenz, danach erfolgt ein

Chronische Pankreatitis

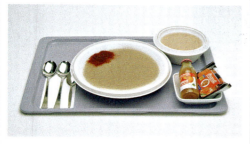

a

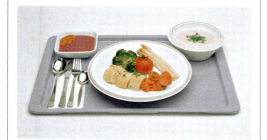

b

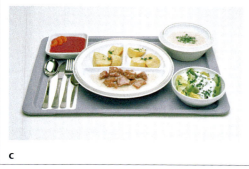

c

Abb. 4.7 Nach einem akuten Schub der Entzündung wird die Kost langsam und je nach Verträglichkeit aufgebaut

langsamer Kostaufbau (Abb. 4.7a–c). Generell empfehlenswert sind mehrere kleine Mahlzeiten. Die Fettzufuhr richtet sich nach der Fettausscheidung im Stuhl. Alkohol ist absolut verboten. Folgende Nahrungsmittel werden wegen fehlender Verdauungsenzyme schlecht vertragen und sollten vermieden werden:

- frittierte/panierte Fleisch- oder Fischgerichte, fette Wurstsorten
- blähendes Gemüse wie Kohl, Hülsenfrüchte, Zwiebeln
- fette Backwaren und Süßigkeiten
- rohes Stein- oder Kernobst wie Pflaumen und Johannisbeeren
- stark gewürzte, gesalzene und gesäuerte Speisen

In der Regel weiß der Patient, welche Nahrungsmittel er schlecht verträgt, kann sich aber nicht unbedingt an die Diätvorschriften halten. Unterstützend kann, wenn dies vom Patient oder von Angehörigen gewünscht wird, eine Beratung durch die Diätassistentin veranlasst werden, die möglicherweise neue Anreize zur Einhaltung der Ernährungsmaßgaben bietet.

Schmerzfreiheit

Schmerzen werden im linken Oberbauch angegeben, sie können gürtelförmig in den Rücken ausstrahlen. Zur Bekämpfung werden entsprechende Medikamente verabreicht, deren Wirksamkeit Sie dokumentieren und als Information an den behandelnden Arzt weiterleiten müssen.

Ausscheidung

In vielen Fällen verändert sich die Häufigkeit des Stuhlgangs. Die Patienten klagen über Durchfälle oder Obstipation. Informieren Sie den Arzt und ergreifen Sie in Absprache mit ihm entsprechend unterstützende Maßnahmen. Beobachten Sie den Stuhlgang auf Fettbeimengungen, da es wegen fehlender Verdauungsenzyme zu Fettstühlen kommen kann. Oft klagen die Patienten auch über Meteorismus. Hier können nach Absprache mit dem Arzt beispielsweise entschäumende Medikamente verabreicht werden.

Sinn finden

Wie alle chronischen Erkrankungen, die mit einer Einschränkung der Lebensqualität verbunden sind, stellt auch die chronische Pankreatitis eine große psychische Belastung für den Patienten und seine Angehörigen dar. Häufig kommen Probleme, die in Zusammenhang mit einem Alkoholmissbrauch auftreten, erschwerend hinzu. Wichtig ist, dass Sie als Pflegeperson Ihre Gesprächsbereitschaft signalisieren und Geduld und Einfühlungsvermögen zeigen. Im vertrauensvollen Gespräch mit dem Patienten können Sie auf die Hilfe durch den Sozialdienst aufmerksam machen. Im Zentrum der Pflege sollte auch hier die Hilfe zur Selbsthilfe stehen, um die größtmögliche Selbständigkeit des Patienten nach der Entlassung zu gewährleisten. Fragen Sie den Patienten, ob er ein gemeinsames Gespräch mit den Angehörigen wünscht. Achten Sie darauf, dass dies nicht erst am Tage der Entlassung geschieht, sondern dass ausreichend Zeit für alle Vorbereitungen bleibt.

5 Krankheiten des Stoffwechsels

U. Gerlach

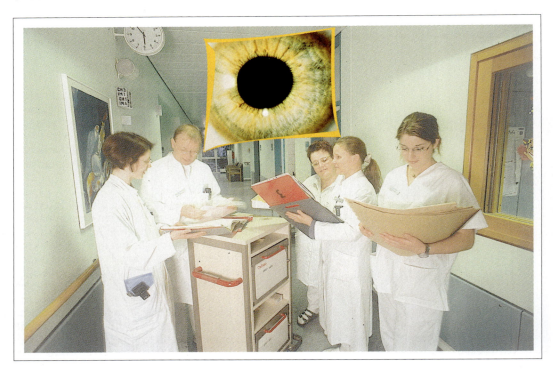

Anatomie und Physiologie . . . 119

Adipositas . . . 121

Metabolisches Syndrom . . . 126

Mangelernährung . . . 127

Magersucht (Anorexia nervosa) . . . 127

Bulimie (Bulimia nervosa) . . . 128

Störungen des Fettstoffwechsels . . . 129
Hyperlipidämie . . . 129
Hypolipoproteinämien . . . 134

Speicherkrankheiten . . . 135
Lipidosen (Lipidspeicherkrankheiten) . . . 135
Amyloidosen . . . 135

Störungen des Aminosäuren- und Proteinstoffwechsels . . . 135
Phenylketonurie . . . 135

Störungen des Bindegewebsstoffwechsels . . . 136
Ehlers-Danlos-Syndrom . . . 136
Mukopolysaccharidosen . . . 136

Störungen im Stoffwechsel des Blutfarbstoffs . . . 137
Kongenitale erythropoetische Porphyrie (Günther-Krankheit) . . . 137
Hepatische Porphyrien . . . 137
Symptomatische (sekundäre) Porphyrie . . . 138

Weitere Stoffwechselstörungen . . . 138
Genetische (primäre) Hämochromatose (Eisenspeicherkrankheit) . . . 138
Morbus Wilson (Kupferspeicherkrankheit) . . . 139
Gicht (Arthritis urica) . . . 140

Störungen des Kohlenhydratstoffwechsels . . . 142
Hypoglykämie . . . 142

Anatomie und Physiologie **119**

Glykogenspeicherkrankheiten ... *142*
Hereditäre Fruktoseintoleranz ... *142*
Krankheiten der Muskulatur ... *143*
Muskeldystrophien ... *143*
Myasthenia gravis ... *143*
Weitere Muskelkrankheiten ... *144*
Störungen des Knochenstoffwechsels ... *144*
Osteoporose ... *145*
Osteomalazie ... *146*
Osteodystrophia fibrosa generalisata
(Morbus Recklinghausen) ... *147*
Sudeck-Syndrom ... *147*
Morbus Paget (Osteodystrophia deformans
Paget) ... *147*
Marmorknochenkrankheit
(Osteopetrose) ... *148*
Osteomyelitis ... *148*

Tumoren ... *148*
**Störungen des renalen Transports
(hereditäre Tubulopathien)** ... *148*
Diabetes mellitus renalis
(renale Glukosurie) ... *148*
Diabetes insipidus renalis ... *148*
Störungen des Vitaminhaushalts ... *149*
Vitamin A (Retinol) ... *149*
Vitamin D (Kalziferol) ... *150*
Vitamin E (Tokopherol) ... *150*
Vitamin K (Phyllochinon) ... *150*
Vitamin-B-Gruppe ... *150*
Vitamin C (Ascorbinsäure) ... *151*
Biotin (Vitamin H) ... *151*
**Störung im Stoffwechsel der
Spurenelemente** ... *152*

 Typisches Prüfungswissen
Gicht (S. 140), Vitamin D-Mangel (S. 150), Vitamin B_{12}-Mangel (S. 151), Skorbut (S. 151)

Anatomie und Physiologie

Der Energiebedarf des Menschen wird durch die Nahrungsaufnahme gedeckt. Schon bei gesunden Menschen ist der Energiebedarf recht unterschiedlich, und zwar in Abhängigkeit von Körpermaß und körperlicher Arbeit sowie von psychischen, nervalen und hormonalen Faktoren. Der Energiebedarf ist in Wachstumsphasen, Schwangerschaft, Stillzeit sowie bei verschiedenen Krankheiten gesteigert.
Die Nahrungsaufnahme wird durch Hungergefühl, Appetit und Nahrungsbedürfnis reguliert. Psychische Einflüsse, Geschmacks- und Geruchsreize, Umgebung, Stimmung und Gewohnheit, aber auch das Verhalten und die Erziehung sind von großem Einfluss auf die Essensgewohnheiten, auf die Nahrungszufuhr und damit auf die Bilanzierung von Nahrungsaufnahme/Kalorienaufnahme (1 kcal [Kilokalorie] = 4,1868 kJ [Kilojoule]) und Nahrungsbedarf (Kalorienverbrauch). Das Fettgewebe besteht aus Fettzellen, die Fett speichern können. Die Fähigkeit zur Fettspeicherung ist – entwicklungsgeschichtlich betrachtet – ein wichtiger Faktor für das Überleben in Hungerzeiten, wie sich an eindrucksvollen Beispielen aus der Zoologie (Winterschläfer) belegen lässt.

Die Fettzelle ist aber auch ein wichtiges sekretorisches Organ: Die Fettzellen produzieren Lipoproteinlipase, ein Enzym, das im Fettstoffwechsel eine wichtige Rolle spielt. Außerdem produziert die Fettzelle Zytokine, Angiotensinogen und Leptin.

> Leptin ist das Genprodukt des so genannten Adipositas-Gens, das 1994 entdeckt wurde. Leptin leitet sich von dem griechischen Wort 'leptos' (= dünn) her.

Das **individuelle Körpergewicht** wird durch ein kompliziertes Regulationssystem geregelt, das die Masse des Körperfetts auf einen individuellen „Setpoint" einstellt. Das zentrale, im Hypothalamus gelegene System wird als Lipostat oder Adipostat bezeichnet.
Die **Energiebilanz** kann vereinfacht als Wechselspiel zwischen Energiezufuhr und Energieabgabe betrachtet werden. Die mit der Nahrung zugeführte Energie wird im intermediären Stoffwechsel, durch körperliche Arbeit, aber – in diesem Zusammenhang besonders wichtig – auch durch Wärmeproduktion (Thermogenese) verbraucht.

Überschüssige Kalorien können im Fettgewebe abgelagert werden. In dieser Regulation spielen genetische Faktoren eine wichtige Rolle. So wird als Basisdefekt bei Adipositas eine Störung im Gleichgewicht zwischen Energiezufuhr und Energieverbrauch angesehen. Genetische Faktoren haben bei unterschiedlichen Formen der Adipositas verschiedenen Anteil, der zwischen 25 bis 50 % liegt. In Analogie zur Tiermedizin kann man von guten und schlechten „Futterverwertern" sprechen.

Energiebilanz bei gesunden Personen

- Grundumsatz: 65 % der zugeführten Kalorien,
- körperliche Aktivität (kein Hochleistungssport): 10–25 % der zugeführten Kalorien,
- Thermogenese: 10–15 % der zugeführten Kalorien.

Das Körpergewicht ist eine wichtige Messgröße, deren Änderung das Verhältnis zwischen Energiebedarf und Energiezufuhr anzeigt. Eine einfache Formel, um das Körpergewicht im Verhältnis zur Körperlänge zu beurteilen, ist die **Broca-Formel**:

Normalgewicht in kg = Körperlänge in cm −100

Das Idealgewicht liegt etwa 10 bis 15 % niedriger. Eine genauere Beziehung zwischen Körpergewicht und Körpergröße ergibt der **Körpermassenindex** (Body-Mass-Index = BMI) nach der Formel:

$$\text{BMI} = \frac{\text{Körpergewicht in kg}}{(\text{Körperlänge in m}^2)}$$

Ein Nomogramm zur Bestimmung des Körpermassenindex ist in Abb. 5.1 dargestellt.

Die *Regulation von Hunger und Sättigung* wird in der Hirnrinde kontrolliert. Hungerzentrum und Sättigungszentrum sind im Hypothalamus nachgewiesen. Verschiedene Hormone (Insulin, gastrointestinale Hormone, Katecholamine) sind in den Regulationskreis eingeschaltet. Die Sättigung bei Nahrungsaufnahme kommt auch durch die Dehnung der Magenwand zustande: Volumen- und Chemorezeptoren senden nervale und humorale Signale zum Regulationszentrum. Die Magendehnung und die dadurch signalisierte Sättigung hängt vom Volumen, nicht aber vom Kaloriengehalt der gegessenen Mahlzeit ab. Fettkalorien begünstigen deshalb eine überkalorische Ernährung stärker als Eiweiß- oder Kohlenhydratkalorien. Neben Hunger und Sättigung haben sicher der Appetit, bezogen auf Anrichtung, Aussehen und Geschmack der Speisen sowie die Tischgesellschaft großen Anteil an der Größe der Mahlzeit, an den eingenommenen Kalorien, also an der zugeführten Energie.

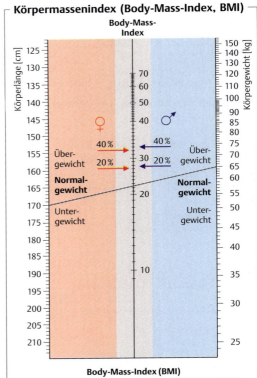

Abb. 5.1 Nomogramm zur Bestimmung des Körpermassenindex. Bei einer Körperlänge von 170 cm und einem Körpergewicht von 65 kg ergibt sich beispielsweise ein BMI von 22,5.

Normal	– BMI < 25
Übergewicht (Adipositas Grad I)	– BMI > 25 – 29,9
Behandlungsbedürftige Adipositas	– BMI > 30 oder – BMI 25 – 30 *und* zusätzliche Risikofaktoren (z. B. durch Übergewicht hervorgerufene oder sich verschlimmernde Erkrankungen) oder psychosozialer Leidensdruck

Adipositas

➜ **Definition:** Die Adipositas (lateinisch Adeps = Fett, Obesitas = Fettsucht) ist eine außerordentlich weit verbreitete Krankheit mit unterschiedlichem Schweregrad (Tab. 5.1). Die Fettmasse des Körpers ist erhöht (Übergewicht, Abb. 5.2).

Häufigkeit

In Deutschland haben 40 % der Bürger einen BMI von mehr als 25 kg/m², 16 % haben mehr als 30 kg/m², 1 % über 40 kg/m². Ab 30 kg/m² BMI handelt es sich um krankhafte, behandlungsbedürftige Adipositas. Die Adipositas stellt selten eine Einweisungsdiagnose in die Klinik dar, sie ist meistens eine Begleiterkrankung.

Tab. 5.1 Einteilung der Adipositas

Gradeinteilung	BMI
Normalgewicht	20 – 24,9 kg/m²
Übergewicht Adipositas Grad I (mäßiges Übergewicht)	25 – 29,9 kg/m²
Adipositas Grad II (behandlungsbedürftiges Übergewicht)	30 – 39,9 kg/m²
Adipositas Grad III (extremes Übergewicht)	über 40 kg/m²

Ätiologie

Adipositas entsteht aus der Interaktion zwischen *exogenen Umständen* und *endogenen, individuellen genetischen Bedingungen*. Der genetische Hintergrund betrifft sowohl die Adipositas an sich als auch den Fettverteilungstyp (Tab. 5.2, Abb. 5.3). Genetische Faktoren beeinflussen das Regulationssystem für Energieaufnahme und Energieverwertung, Grundumsatz, Insulinresistenz und Thermogenese. Genetische Einflüsse bestimmen bei gegebener Körperfettmasse die Größe des viszeralen Fettanteils. Externe Faktoren haben in der multifaktoriellen Genese der Adipositas starkes Gewicht: Hierzu zählen diätetische Faktoren (Fettgehalt bzw. Kohlenhydratgehalt der Nahrung), körperliche Aktivität, Verhaltens- und Essgewohnheiten, Medikamente.
Stets ist die Kalorienzufuhr des Patienten mit Adipositas zu groß im Verhältnis zu seinem Bedarf Deshalb wird die nicht verbrauchte Kalorienmenge als Depotfett abgelegt. Überkalorische Er-

Adipositas

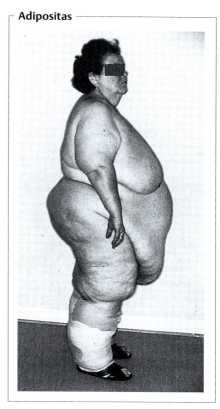

Abb. 5.2 Patientin mit stark ausgeprägter Fettleibigkeit

Tabelle 5.2 Adipositas, Fettverteilungstyp und Vererblichkeit

Adipositas-Typ	Charakterisierung	Genetischer Effekt
Typ I	Vermehrung der Gesamtkörperfettmasse (m > 15 %, w > 25 %)	25 %
Typ II	Vermehrung des abdominellen und Stammfettes (android-abdomineller Fettverteilungstyp)	30 – 35 %
Typ III	Vermehrung des viszeralen Fettdepots	50 %
Typ IV	Vermehrung des gluteal-femoralen Fettgewebes (gynoider Fettverteilungstyp)	30 – 35 %

nährung verbunden mit verminderter körperlicher Bewegung ist ein Zivilisationsschaden, der dazu führt, dass der Adipöse mit großem Appetit mehr isst, als er kalorisch verbraucht.

Aspekte der Pflege. Viele Krankenschwestern und Pfleger beklagen sich über die eigene vermehrte körperliche Belastung, wenn sie adipöse Menschen pflegen müssen und reagieren mitunter aggressiv auf den Patienten. Ursache dieser Aggression können Schuldzuweisungen sein (z. B.: „Wenn der nicht so unmäßig gegessen hätte, müsste ich mich jetzt nicht so plagen!"). Meist liegt der krankhaften Adipositas aber keine Unbeherrschtheit zugrunde, sondern eine ernstzunehmende Krankheit. Die Krankheit besteht darin, dass der Betroffene nicht weniger oder anders essen kann, selbst wenn er es will. Schuldzuweisungen von Pflegenden müssen daher sehr selbstkritisch betrachtet werden: Ein dicker Mensch verdient ebenso wenig eine moralische Verurteilung wie z. B. ein Fußballspieler mit Meniskusverletzung („Wenn der nicht Fußball gespielt hätte, müsste ich mich jetzt nicht plagen!"). Schließen Sie sich als Bezugsperson des Kranken nicht der in unserer Gesellschaft üblichen Ausgrenzung dicker Menschen an. Der größere Kraftaufwand bei der Pflege adipöser Menschen lässt sich durch den Einsatz von geeigneten Hilfsmitteln (z. B. Patientenlifter) und durch die Zusammenarbeit mehrerer Pflegepersonen minimieren.

Pathologische Anatomie

Das überschüssige Fett wird als Depot vorwiegend im Unterhautfettgewebe, retroperitoneal und zwischen den Muskeln und deren Fasern abgelagert. Auch die großen Organe, besonders Niere und Herz, sind von Fettdepots umhüllt. Die Leberzellen sind verfettet; die Leber ist deshalb vergrößert (Fettleber).

Klinik

Einige Kranke mit Adipositas suchen aus kosmetischen Gründen ärztliche Beratung, andere, weil sie infolge Übergewichtigkeit in ihrer körperlichen Leistungsfähigkeit herabgesetzt sind. Besonders in dieser Gruppe sind charakteristische Beschwerden zu erfahren: Die Patienten klagen über Luftnot und inadäquate Pulsbeschleunigung bei körperlicher Anstrengung. Die Atmung des Adipösen ist flach und beschleunigt, da das Zwerchfell durch die Fettansammlung hoch gedrängt ist. Oft besteht eine Obstipation. Die Untersuchung des Patienten mit Fettleibigkeit zeigt eine mehr oder minder starke Verfettung, evtl. mit Besonderheiten der Fettverteilung.

Man unterscheidet eine androide Fettverteilung, bei der das Fettgewebe überwiegend im Bauchbereich vermehrt ist, von einem gynoiden Typ, bei dem insbesondere die Hüftgegend betroffen ist (Abb. 5.**3**). Adipöse mit androidem Verteilungstyp sind vermehrt gefährdet. Oft sieht man an der Haut weiße Striae als Ausdruck der überdehnten Haut.

Die **gesundheitlichen Beeinträchtigungen** betreffen den gesamten Organismus. So findet man häufig eine *Hypertonie*. Die ständige Überlastung des Herzens kann zur Herzinsuffizienz führen. Adipositas ist ein Risikofaktor für die Entwicklung der *koronaren Herzkrankheit*. Hier zeigt sich die Verbindung zum gestörten Fettstoffwechsel an: die antiatherogene Cholesterinfraktion HDL (high density lipoprotein) ist im Blut vermindert. Triglyceride sind erhöht. Oft ist die Harnsäure im Blut vermehrt. Gallensteine finden sich überdurchschnittlich häufig. Varizenbildung und Thromboembolie sind weitere Komplikationen. Überdurchschnittlich häufig entwickeln Übergewichtige eine *Zuckerkrankheit* (Diabetes mellitus Typ II B, S. 363).

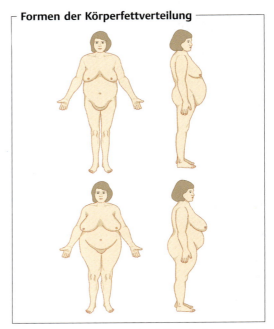

Formen der Körperfettverteilung

Abb. 5.**3** Androider Typ (Apfelform) oben und gynoider Typ (Birnenform) unten

Die Lungenfunktion ist betroffen. Eine starke Fettsucht ist gelegentlich mit alveolärer Hyperventilation und ausgeprägter Schlafneigung verbunden. Dieses Syndrom nennt man Pickwick-Syndrom nach einer treffend beschriebenen Romanfigur von Charles Dickens.
Das hohe Körpergewicht belastet Bänder und Gelenke. Eine Arthrosis deformans der Kniegelenke und Senk-, Spreiz- und Knickfüße ist die Folge.

Diagnose

Anamnese, Inspektion und Bestimmung von Körpergröße und Gewicht sind die Bausteine der Diagnostik.
Cholesterin und Triglyceride sind im Serum der Patienten oft vermehrt. Sehr häufig wird eine diabetische Stoffwechsellage bei Glukosebelastungen festgestellt. Oft besteht eine Vermehrung der Harnsäure im Blut.

Prognose

Die unbehandelte Fettsucht, insbesondere der androide Typ, führt zu Komplikationen an verschiedenen Organsystemen. Besonders schwerwiegende Folgekrankheiten, die die Lebenserwartung bei unbehandelter Adipositas verkürzen, betreffen das kardiovaskuläre System.

◀ **Mit der Adipositas häufig assoziierte Krankheiten**

Kardiovaskuläres System
- Hypertonie,
- koronare Herzkrankheit,
- linksventrikuläre Hypertrophie,
- Herzinsuffizienz,
- venöse Insuffizienz.

Metabolische und hormonelle Funktion
- Diabetes mellitus Typ II,
- Dyslipidämien,
- Hyperurikämie.

Gerinnung
- Hyperfibrinogenämie,
- erhöhter Plasminogen-Aktivator-Inhibitor.

Respiratorisches System
- Schlafapnoe,
- Pickwick-Syndrom.

Hepatobiliäres System
- Cholezystolithiasis,
- Fettleber.

Haut
- Intertrigo,
- Hirsutismus, Striae.

Bewegungsapparat
- Koxarthrose,
- Gonarthrose,
- Fersensporn,
- Sprunggelenksarthrose.

Neoplasien
- erhöhtes Risiko für Endometrium-, Mamma-, Zervix-, Prostata- und Gallenblasenkarzinom.

Sexualfunktion
- reduzierte Fertilität,
- Komplikationen bei Geburt.

Psychosoziale Probleme
- vermindertes Selbstbewußtsein,
- soziale Isolation, Diskriminierung,
- Partnerschaftsprobleme,
- Berufsprobleme.

Verschiedenes
- erhöhtes Operationsrisiko,
- erschwerte Untersuchungsbedingungen,
- reduzierte Beweglichkeit und Ausdauer. ◀

Häufig sind Adipositas, Diabetes mellitus Typ II, Dyslipidämie und Hyperurikämie als „metabolisches Syndrom" verknüpft (s. S. 126).

Therapie

Eine erfolgreiche Behandlung der Übergewichtigkeit ist nur dadurch möglich, dass die Energiebilanz negativ wird. Dies kann man durch Verringerung der Kalorienzufuhr oder durch Erhöhung des Kalorienverbrauchs erreichen, am besten durch eine Kombination beider Maßnahmen.
Der Patient soll über seine Erkrankung und deren Entstehung eingehend aufgeklärt werden. Die Motivation, das Normalgewicht zu erreichen, ist die Voraussetzung für eine erfolgreiche diätetische Behandlung. Verschiedene Formen strenger Diätetik zur Gewichtsabnahme sind gebräuchlich. Nach vorheriger Diätberatung soll der Patient eine nährstoffausgewogene, kalorienbeschränkte Kost einnehmen. Wichtig ist die langfristige Umstellung der Ernährung. Der Erfolg der Behandlung ist durch tägliches Wiegen zu kontrollieren. Psychische Führung und Einsicht des Kranken in den Mechanismus seiner Krankheit versprechen

Erfolg, wenngleich es schwer fällt, Dauererfolge zu erzielen.

Unterstützende Behandlungsmaßnahmen. *Medikamentös* kann im Darm das Fett spaltende Enzym Lipase inhibiert werden. Dadurch wird die Absorption des Nahrungsfettes bis zu 30 % reduziert. Als Nebenwirkungen kann es zu Durchfall und zu Vitaminmangel kommen. Durch Schlucken von Kollagenkapseln, die im Magen zu großem Volumen aufquellen, kann ein frühzeitiges Sättigungsgefühl erreicht werden.

Chirurgische Verfahren zur Behandlung extremer Adipositas sind Maßnahmen zur operativen Verkleinerung des Magens. Laparoskopisch kann der Magen durch die sogenannte Silikonband-Technik verkleinert werden. Eine Dünndarm-Bypass-Operation verkleinert die Absorptionsfläche, doch wird diese Methode selten angewendet.

Eine tabellarische Übersicht zur Behandlungsstrategie bei Adipositas gibt die Tab. 5.**3** in Anlehnung an die Empfehlungen der „International Task Force on Obesity" wieder.

Tabelle 5.**3** Behandlungsstrategie bei Adipositas in Abhängigkeit vom Schweregrad (in Anlehnung an die International Task Force on Obesity)

Adipositasgrad (BMI, kg/m²)	I (25,0 – 29,9)	II (30,0 – 39,9)	III (> 40)
Therapieziel	Gewichtsabnahme von 5 (–10)% des Ausgangsgewichts innerhalb von 6 bis 12 Monaten und Stabilisierung für mindestens 1 weiteres Jahr, Besserung übergewichtsbedingter Risikofaktoren und Krankheiten	Gewichtsabnahme von 5 (–10)% des Ausgangsgewichts innerhalb von 6 bis 12 Monaten und Stabilisierung für mindestens 1 weiteres Jahr, Besserung übergewichtsbedingter Risikofaktoren und Krankheiten	Gewichtsabnahme von 10 – 20 % des Ausgangsgewichts innerhalb von 6 bis 24 Monaten und Stabilisierung für mindestens 1 weiteres Jahr, Besserung übergewichtsbedingter Risikofaktoren und Krankheiten
	(Bei rascher Gewichtzunahme kann die Stabilisierung des Körpergewichts Therapieziel sein)		
Diagnostik	Anamnese, klinische Untersuchung, Fettverteilung, Risikofaktoren, Labor	Anamnese, klinische Untersuchung, Fettverteilung, Risikofaktoren, Labor, EKG	Anamnese, klinische Untersuchung, Fettverteilung, Risikofaktoren, Labor, EKG, Herzecho, Lungenfunktion
	(Begleitende Risikofaktoren (z. B. Typ-II-Diabetes mellitus, Hypertonie) müssen ggf. adäquat medikamentös behandelt werden).		
Erstbehandlung	Ernährungsberatung und Schulung, kalorienreduzierte Mischkost (1000 – 2000 kcal/Tag), Steigerung der körperlichen Aktivität, Änderung des Essverhaltens	Ernährungsberatung und Schulung, kalorienreduzierte Mischkost (1000 – 2000 kcal/Tag), Steigerung der körperlichen Aktivität, Änderung des Essverhaltens	Ernährungsberatung und Schulung, kalorienreduzierte Mischkost (1000 – 2000 kcal/Tag), Steigerung der körperlichen Aktivität, Änderung des Essverhaltens
Alternative oder zusätzliche Behandlungsmaßnahmen	fettreduzierte Kost	drastisch kalorienreduzierte Kost (< 1000 kcal/Tag, z. B. Formula-Diät) für maximal 3 Monate im Rahmen eines multidisziplinären Konzepts, gewichtssenkende Medikamente	drastisch kalorienreduzierte Kost (< 1000 kcal/Tag, z. B. Formula-Diät) für maximal 3 Monate im Rahmen eines multidisziplinären Konzepts, Adipositaschirurgie
Langfristiges Betreuungskonzept	fettreduzierte Kost, Gewichtsstabilisierung, „gesunde Lebensweise", Kontrolle der Risikofaktoren	fettreduzierte Kost, Gewichtsstabilisierung, „gesunde Lebensweise", Kontrolle der Risikofaktoren	fettreduzierte Kost, Gewichtsstabilisierung, „gesunde Lebensweise", Kontrolle der Risikofaktoren

Tabelle 5.4 Empfehlenswerte und wenig empfehlenswerte Nahrungsmittel bei Adipositas

Nahrungsmittel und Getränke	Zu empfehlen	Zu vermeiden
Fleisch, Wurstwaren, Geflügel, Wild	mageres Rind-, Kalb- und Schweinefleisch, Lamm, Bratenaufschnitt, Schinken roh oder gekocht, Corned beef, Aspikwurst, Hähnchen, Putenfleisch, Geflügelwurst, Wild	fettes Schweinefleisch, Hammel, Streichwurst, Frischwurst, Blutwurst, Grützwurst, Gelbwurst, Leberrolle, Sülzen, Pasteten, Dauerwurst, Gans, Ente
Fisch und Fischwaren	Forelle, Hecht, Seelachs, Kabeljau (Dorsch), Seezunge, Rotzunge, Schellfisch, Scholle, Blaufelchen, Lengfisch	Karpfen, Hering, Makrele, Aal, Heilbutt (weißer und schwarzer), Lachs, Dornhai, Kaviar, Fisch in Konserven, Fisch geräuchert
Milch und Milchprodukte	fettarme Milch, Buttermilch, Dickmilch, Magerquark, Kefir in Magerstufe, Magerjoghurt, kalorienreduzierter Fruchtjoghurt, Käse bis zu 30 % Fett i. Tr.	Trink- bzw. Vollmilch und daraus hergestellte Produkte, Käse mit mehr als 45 % Fett i.Tr.
Eier	Ei als Fleischersatz in fettarmer Zubereitung	Eier in fettreicher Zubereitung
Fette	Butter oder Margarine dünn gestrichen, Halbfettmargarine, Öl als Kochfett sparsam verwendet	Speck, Schmalz, Sahne, Mayonnaise
Brot- und Backwaren	alle Sorten Brot, besonders die dunklen	Kuchen, Torte, Kekse, Diabetes-Gebäck, Diabetessüßwaren
Obst	alle Sorten, außer den rechts stehenden, Obstkonserven ohne Zuckerzusatz oder mit Süßstoff gesüßt	Trockenobst, Bananen, Weintrauben, gezuckerte Obstkonserven
Gemüse	alle Sorten, außer den rechts stehenden	Hülsenfrüchte
Nährmittel	Vollkornreis, Vollkornnudeln	Mehl, Speisestärke, Grieß, Puddingpulver, Reis, Nudeln, Trockensuppen
Kartoffeln	Salzkartoffeln, Pellkartoffeln, Kartoffelbrei mit fettarmer Milch zubereitet	Pommes frites, Bratkartoffeln, Kartoffelknabbereien wie z. B. Chips
Getränke	Tee, Kaffee, Mineralwasser, kalorienreduzierte Limonaden und Fruchtsäfte, Gemüsesäfte	alkoholische Getränke, Limonaden, Colagetränke, gezuckerte Obstsäfte

Pflege **Gesundheits- und Ernährungsberatung.** Erklären Sie dem Patienten, dass die tägliche Nahrungsmenge auf 5 bis 6 Mahlzeiten zu verteilen ist und dass er gut kauen und langsam essen soll, damit sich schon während des Essens ein Sättigungsgefühl einstellt. Regelmäßige körperliche Bewegung unterstützt das Abnehmen und ist wichtig für eine geregelte Verdauung. Radikalfastenkuren sind ungesund und ohne anhaltenden Erfolg. Besser ist es, mit Überlegung zu essen und zu trinken und somit die Essgewohnheiten auf Dauer umzustellen. Es wird eine langsame, aber stetige Gewichtsreduktion angestrebt. Als Erfolgskontrolle dient die tägliche Gewichtsbestimmung, immer unter gleichen Bedingungen (z. B. morgens vor dem Frühstück).

Empfehlungen für eine kalorienreduzierte (Joule-reduzierte) Mischkost

Diese Kostform enthält weniger Kalorien bzw. Joule als die übliche Normalkost. Dies wird dadurch ermöglicht, dass einige sehr kalorienreiche Lebensmittel gänzlich ausgeschlossen, andere eingeschränkt werden. Stattdessen werden ballaststoffreiche Lebensmittel und eiweißreiche, aber fettarme Lebensmittel bevorzugt. Mit der kalorienreduzierten Mischkost sollen dem Körper weniger Kalorien (Joule) zugeführt werden, als er benötigt; dadurch wird körpereigenes Fettgewebe abgebaut.

Erstrebenswert aus gesundheitlicher Sicht ist das Erreichen des Normalgewichts. Um das Normalgewicht zu erzielen, muss der Patient mit der Nahrung weniger Energie, d. h. weniger Kalorien zuführen.

Um das Normalgewicht zu erzielen, muss der Patient mit der Nahrung weniger Energie, d. h. weniger Kalorien zuführen und nach Möglichkeit den Energieverbrauch durch Muskelkarbeit steigern. Um die geeigneten Nahrungsmittel auswählen zu können, muss ihre Zusammensetzung in den Grundzügen bekannt sein.

- Eiweiß ist enthalten in Milch, Käse, Quark, Joghurt, Fleisch, Fisch, Wurst und Eiern.
  1 g Eiweiß liefert 17,2 kcal = 4,1 kJ.
- Fett ist enthalten in Butter, Margarine, Speck, Schmalz, Sahne, Mayonnaise und Öl. Außerdem enthalten alle Eiweißprodukte in unterschiedlichen Mengen Fett.
  1 g Fett liefert ca. 9,2 kcal = 38,5 kJ.
- Kohlenhydrate sind enthalten in Zucker, Kartoffeln, Brot, Reis, Nudeln, Obst und Nährmitteln.
  1 g Kohlenhydrate liefert 4,1 kcal = 17,2 kJ.
- Ballaststoffe (= Gesamtheit der unverdaulichen Nahrungsbestandteile, u. a. Zellulose), die durch ihr Volumen als Füllmaterial den Stofftransport im Darm fördern und die Peristaltik anregen. Sie sind enthalten in Weizenkleie, dunklen Brotsorten, Vollkornreis (Naturreis), Vollkornnudeln, frischem Obst und frischem Gemüse.
- Vitamine und Mineralstoffe sind enthalten in frischem Obst, frischem Gemüse, Milch und Milchprodukten, Fleisch, Fisch und Vollkornprodukten.

Wichtig sind die richtigen **Garmethoden**:

- Garen in wenig Wasser oder im Dampfdrucktopf, um den Geschmack bzw. die Vitamine von Gemüse und Kartoffeln weitgehend zu erhalten.
- Garzeiten nicht überschreiten (alles „bissfest" kochen).
- Gemüse und Kartoffeln erst kurz vor dem Garen waschen und putzen (zum Erhalt von Geschmacksstoffen und Vitaminen).
- Fleisch und Fisch fettarm zubereiten, z. B. in einer beschichteten Pfanne, im Grill, im Römertopf, in Brat- oder Alufolie.

Metabolisches Syndrom

Definition: Unter dem Begriff „metabolisches Syndrom" werden Krankheiten mit gemeinsam vorkommenden Leitsymptomen zusammengefasst. Sind wenige Leitsymptome vorhanden, spricht man von inkomplettem metabolischen Syndrom. Die **Häufigkeit** beträgt in Industrieländern 15–30 % der Erwachsenen.

Pathogenese

Es handelt sich um eine multifaktorielle Erkrankung, an der endogen verschiedene Gene beteiligt sind. Die gewichtigen exogenen, behandelbaren Faktoren sind Wohlstandsschäden wie Überernährung, Fehlernährung und Bewegungsmangel (Wohlstandssyndrom).

Klinik

Die charakteristischen, gemeinsam vorkommenden Hauptsymptome sind

- Adipositas,
- Hypertonie,
- Dyslipoproteinämie,
- Hyperurikämie,
- Typ II Diabetes/Insulinresistenz,
- Mikroalbuminurie,
- Hyperkoagulation/Fibrinolysedefekte.

Diese Hauptbefunde sind wichtige Risikofaktoren für die Entwicklung von kardiovaskulären Krankheiten, von Fettleber und Gallensteinen.

Therapie

Kalorienreduzierte, fettmodifizierte, pflanzenfaserreiche Kost, gesteigerte körperliche muskuläre Aktivität.

Mangelernährung

Im Gegensatz zur Adipositas handelt es sich bei Mangelernährung um eine negative Energiebilanz: Hier entspricht der Bedarf an Kalorien nicht der Energiezufuhr. Die Ursache kann eine mangelhafte Nahrungsaufnahme, verzögerte Resorption oder gestörte Verwertung der aufgenommenen Nahrung im Stoffwechsel sein. Es kommt zu einem Mangel an Depotfett und zu einer Atrophie der meisten Organe.

 Die Mangelernährung kann auch einzelne Nährstoffe betreffen, z. B. Proteinmangel, Jodmangel, Eisenmangel.

Magersucht (Anorexia nervosa)

Ätiologie

Die Magersucht ist in den Industrieländern in Friedenszeiten die häufigste Form der Mangelernährung. Es handelt sich um eine Krankheit auf dem Grenzgebiet zwischen Innerer Medizin, Psychiatrie und Psychosomatik. Oft liegen eine Störung im Mutter-Tochter-Verhältnis und Probleme mit der Frauenrolle vor. Zusätzlich spielen gesellschaftsbedingte Einflüsse („Schlankheitswahn") eine Rolle. Dieser Typ der Magersucht tritt überwiegend bei Mädchen und jungen Frauen (Abb. 5.**4a-d**), selten bei männlichen Jugendlichen auf.

Klinik

Leichte Formen bis zur extremen Kachexie kommen vor. Der hohläugige Gesichtsausdruck vermittelt ein greisenhaftes Aussehen. Vorspringende Jochbögen überschatten die eingefallenen Wangen. Oft zeigen die mageren, stelzenartigen Extremitäten eine deutliche Akrozyanose. Die negative Energiebilanz dieser Kranken führt zu extremen Abmagerungen, die das Leben bedrohen.
Fast immer besteht bei den betroffenen jungen Frauen eine Hungeramenorrhoe. Häufig findet man eine Hypokaliämie. In gefährlichen Stadien der Erkrankung sinkt auch der Blutdruck ab. Körpertemperatur und Pulsfrequenz sind vermindert („Spargang"). Stets muss eine konsumierende Erkrankung ausgeschlossen werden.

Therapie

Internistische Notfallbehandlung sowie psychiatrische bzw. psychosomatische Exploration und Therapie müssen Hand in Hand gehen. Die Behandlung ist außergewöhnlich langwierig und muss über Monate bzw. Jahre fortgesetzt werden. Die Letalität beträgt bis zu 20 %.

 Aspekte der Pflege. Junge Frauen mit Anorexie wirken trotz ihrer Abmagerung meist nicht krank. Sie sind ständig in Bewegung, treiben viel Sport. Einige erleben die Nahrungsverweigerung als Sieg des Geistes über den Körper. Andere fühlen sich mit einem Körpergewicht von 40 kg immer noch zu dick; ihr Körperbild ist gestört. In späteren Krankheitsstadien sondern sich einige von der Umwelt ab. Als Pflegeperson ist wichtig zu wissen, dass sich die Patientinnen oft kooperativ geben, in Wirklichkeit aber die Therapie verweigern. Nahrung wird aufgenommen, hinterher heimlich erbrochen, oder es werden Laxanzien benutzt. Manche Kranke spielen Mitglieder des therapeutischen Teams gegeneinander aus. Daher ist es entscheidend, dass im Behandlungsteam eine konsequente und einheitliche Haltung zur Patientin und auch zu ihren Angehörigen eingenommen wird.

Anorexia nervosa

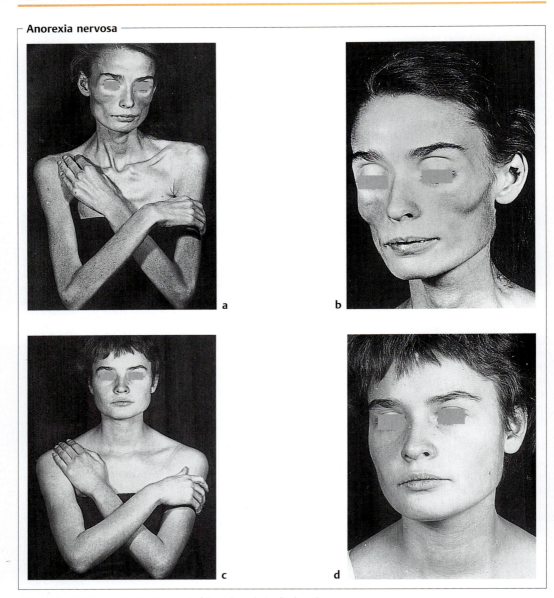

Abb. 5.4 17-jährige Patientin vor (**a,b**) und nach (**c,d**) der Therapie

Bulimie (Bulimia nervosa)

Definition: Bulimie aus dem griechischen übersetzt, heißt Ochsenhunger. Es handelt sich um krankhafte Anfälle von „Esssucht" mit anschließendem, selbstinduziertem Erbrechen (Ess-Brech-Sucht).

Klinik
Persönlichkeitsstörungen, Verhaltensfehler, soziologische und vielfältige psychologische Faktoren sind für die Entwicklung des Krankheitsbildes von Bedeutung.

Klinik

Die Kranken leiden unter Anfällen von Esssucht, wobei in kurzer Zeit große Mahlzeiten schnell verschlungen werden. Häufig wird die „Riesenmahlzeit" selbst induziert wieder erbrochen. Daher die treffende Namensgebung „Ess-Brech-Anfall". Anfälle dieser Art können mehrfach pro Tag auftreten: Ess-Brech-Sucht. Das Körpergewicht kann normal oder auch vermindert sein. Primär besteht eine übersteigerte Angst vor Gewichtszunahme. Meist handelt es sich um junge Frauen, die unter ihrer Bulimie stark leiden, sich aber lange scheuen, von ihrer Krankheit zu sprechen. Sie verheimlichen deshalb die Symptome selbst vor den nächsten Angehörigen und Freundinnen.
Wegen des häufigen Wechsels zwischen Essen und Erbrechen sind die Speicheldrüsen oft geschwollen. Das Erbrechen des sauren Mageninhalts schädigt die Zähne in charakteristischer Weise. Bei langer Krankheitsdauer sind die Zähne des Oberkiefers durch die Säureeinwirkung zerstört, wogegen die Zähne des Unterkiefers durch die beim Erbrechen darüberliegende Zunge geschützt sind (Abb. 5.5).

Bulimie

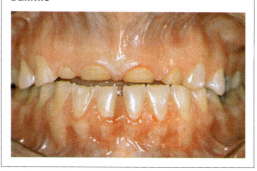

Abb. 5.5 Charakteristische Zerstörung der Zähne im Oberkiefer

Therapie

Nach sorgfältiger Diagnose sind eine Psychotherapie und Verhaltenstherapie notwendig.

Störungen des Fettstoffwechsels

Hyperlipidämie

> **Definition:** Es handelt sich um Krankheiten, bei denen im Nüchternserum vermehrt Blutfette (Lipide) gefunden werden. Einzelne oder mehrere Lipidfraktionen können vermehrt sein.

Da die Lipide im Blut als Lipoproteine transportiert werden, spricht man bei einer Vermehrung der Blutfette von Hyperlipoproteinämie. Handelt es sich um eine genetische Ursache oder um eine derzeit unbekannte Ursache, wird die Vermehrung der Blutfette als primäre Hyperlipoproteinämie bezeichnet. Liegt eine andere Grundkrankheit vor (z. B. Diabetes mellitus, Hyperthyreose oder Fehlernährung), handelt es sich um eine sekundäre Hyperlipoproteinämie.

Physiologie und Pathophysiologie

Bei den Lipiden des Blutes handelt es sich vorwiegend um Cholesterin, Triglyceride und Phospholipide. Da diese Lipide nicht wasserlöslich sind, werden sie im Blut als Lipoproteine transportiert. Sie können in verschiedene Fraktionen unterteilt werden:

- **Chylomikronen** sind physiologischerweise nur nach fettreichen Mahlzeiten im Blut vorhanden. Sie werden in der Darmschleimhaut gebildet und bestehen hauptsächlich aus Triglyceriden. Über die Lymphbahnen erreichen die Chylomikronen die Blutzirkulation. In den Kapillaren des Fettgewebes und der Muskulatur werden sie durch das Enzym Lipoprotein-Lipase abgebaut. Die Restkörper der Chylomikronen heißen Remnants.
- **VLDL** („very low density lipoproteins" = Lipoproteine sehr geringer Dichte) werden in der Leber gebildet. Sie transportieren Lipide von der Leber zu den verschiedenen Organen. Durch Abspaltung von Triglyceriden durch Lipoprotein-Lipase entstehen Lipoproteine von geringer Dichte, nämlich „low density lipoproteins" = LDL.
- **LDL** („low density lipoproteins" = Lipoproteine geringer Dichte). Sie sind Abbauprodukte der VLDL. LDL haben einen hohen Anteil an Cholesterin (45 %). Sie haben deshalb hohe Bedeutung in der Pathogenese der Arteriosklerose. Der größte Teil der Lipoproteine geringer Dichte (LDL) wird von der Leber verstoffwechselt. Das von der Leber aufgenommene LDL-

Cholesterin bewirkt eine Rückkopplungshemmung der HMG-CoA-Reduktase und dadurch eine Hemmung der Synthese von Cholesterin. Dieser Mechanismus wird in der modernen Therapie der Fettstoffwechselstörungen ausgenutzt, indem man medikamentös das Enzym HMG-CoA-Reduktase hemmt (vgl. S. 134). Es handelt sich um ein Schlüsselenzym für die Biosynthese von Cholesterin.

Lipoprotein a ist ein cholesterinreiches Lipoprotein, das dem LDL verwandt ist. Hohe Werte von Lipoprotein a im Blut gelten als Risikofaktor für die Entstehung von Arteriosklerose.

- **HDL** (high density lipoproteins = Lipoproteine hoher Dichte) können Cholesterin aus Organen und Arterien aufnehmen und zur Leber transportieren. Hier wird das rücktransportierte Cholesterin z.T. direkt über die Galle ausgeschieden, z.T. zu Gallensäuren umgebaut. Hieraus erklärt sich die vor Arteriosklerose schützende Funktion von HDL.

Die beschriebenen Lipoproteine werden in komplexen Vorgängen in Darm und Leber gebildet. Exogene Fettzufuhr (Nahrung), endogene Synthese und endogener Umbau und Abbau der Lipide sind in komplizierten Regulationskreisen geordnet, die einerseits durch Ernährung, andererseits durch genetische, hormonelle, enzymatische Faktoren bestimmt werden.

Primäre Hyperlipidämien

Hierzu zählen die in Tab. 5.**5** aufgeführten Krankheiten, die sich wie in Abb. 5.**6** äußern können.

- Die **gewöhnliche, polygene Hypercholesterinämie** ist die häufigste primäre Hyperlipidämie. Das Gesamtcholesterin und die LDL-Fraktion sind erhöht. Vielschichtige genetische Varianten und dadurch bedingte Störungen des Fettstoffwechsels werden als Ursache angenommen. Auf dieser genetischen Basis führt eine kalorienreiche und fettreiche Ernährung zur manifesten Krankheit. Die Patienten haben zunächst keine Beschwerden, Xanthome fehlen; je nach Dauer und Höhe der Cholesterinvermehrung entwickelt sich oft eine Arteriosklerose, z.B. koronare Herzkrankheit, die dann symptomatisch wird.
  In der Familie dieser Kranken ist die koronare Herzkrankheit gehäuft, worauf in der Familienanamnese zu achten ist.
- Bei der familiären **kombinierten Hyperlipidämie** sind die Lipoproteine VLDL und LDL erhöht. In der Familienanamnese ist die koronare Herzkrankheit gehäuft aufgetreten.
- Die **familiäre Hypercholesterinämie** ist unter den Hyperlipidämien eine der häufigsten und gefährlichsten Formen. Das atherogene Risiko für die Entwicklung der koronaren Herzkrankheit ist hoch!
  Dieser Hypercholesterinämie liegt eine genetisch bedingte verminderte Funktion des LDL-Rezeptors an den Zelloberflächen zugrunde. Deshalb ist das LDL-Cholesterin im Blut stark erhöht und zeigt das Arterioskleroserisiko an. Die Patienten haben charakteristische Sehnenxanthome und am Auge Kornealringe.
- Bei der seltenen **Remnant-Hyperlipidämie** sind sowohl Cholesterin als auch Triglyceride erhöht.
- Das **Chylomikronämie Syndrom** kommt selten vor. Charakteristisch sind hohe Triglyceridwerte infolge eines Mangels an Lipoproteinlipase oder an einem Apolipoprotein (C II). Die Patienten sind durch Pankreatitis gefährdet. An der Haut treten eruptive Xanthome auf.
- Für die **familiäre Hypertriglyzeridämie** sind die erhöhten Triglyceridwerte typisch. Das Risiko zur Entwicklung einer koronaren Herzkrankheit ist klein. Häufiger tritt eine Pankreatitis auf.
- Gering erhöhte Cholesterinwerte im Blut können auch durch Vermehrung der HDL-Fraktion hervorgerufen sein.

Sekundäre Hyperlipidämien

Sekundäre Hyperlipidämien oder Dyslipoproteinämien sind Folge anderer Krankheiten. Sie können auch durch Medikamente oder Alkohol bedingt sein.

Häufige Ursachen der sekundären Hyperlipidämien

- Diabetes mellitus,
- Hyperthyreose,
- chronische Niereninsuffizienz,
- nephrotisches Syndrom,
- Cholestase,
- Adipositas,
- Medikamente (z.b. Thiazide, Betablocker, Steroide, Antikonzeptiva)
- Alkoholabusus,
- Gammopathien.

Störungen des Fettstoffwechsels **131**

Tabelle 5.5   Charakteristika primärer (familiär-genetischer) Hyperlipidämien. Verschiedene Formen primärer Hyperlipidämien zeigen charakteristische klinische Befunde (nach G. Assmann)

	KHK-Risiko	Pankreatitis-Risiko	Cholesterin (mg/dl)	Triglyceride (mg/dl)	Symptome (falls vorhanden)
Polygene, multifaktorielle Hypercholesterinämie*	++	-	200–300	< 200	In der Regel weder Xanthome noch Xanthelasmen noch Arcus corneae nachweisbar
Familiäre Hypercholesterinämie	+++	-	350–460	< 200	tendinöse Xanthome (Fingerextensor, Achillessehnen), Arcus corneae, Xanthelasmen, Aortenstenose
Remnant (Typ III) – Hyperlipidämie	+++	+-	300–600	450–1500	tuberöse Xanthome (Ellenbogen), Handflächen-, tendinöse Xanthome
Familiäre kombinierte Hyperlipidämie	++	-	270–350	250–500	Arcus corneae, Xanthelasmen
Familiäre Hypertriglyceridämie	?	++	190–300	350–370	eruptive Xanthome (Gesäß, Ellenbogen), Lipaemia retinalis, Hepatosplenomegalie
Chylomikronämie-Syndrom	-	+++	300–450	> 1000	eruptive Xanthome (Gesäß, Ellenbogen), Lipaemia retinalis, Hepatosplenomegalie
HDL-Hypercholesterinämie (z. B. > 100 mg/dl) (keine Behandlung indiziert)	-	-	190–270	< 200	

* Erhöhte Cholesterinwerte sind nicht immer auf eine eindeutige monogenetische bzw. diätetische Ursache zurückzuführen. Vielmehr interagieren defekte Gene und Sekundärfaktoren (z. B. falsche Ernährung, Medikamente) in komplexer Weise, so dass selbst Familienuntersuchungen keine eindeutige Diagnose zulassen. Diese Form der Hypercholesterinämie ist besonders häufig und wird im angelsächsischen Raum als „common hypercholesterolaemia" bezeichnet.

In den westlichen Industrieländern ist die fettreiche hyperkalorische Ernährung in Verbindung mit erhöhtem Alkoholkonsum die häufigste Ursache einer sekundären Hyperlipidämie.
Auch die sekundären Hyperlipidämien beschleunigen die Entwicklung der Arteriosklerose und müssen deshalb behandelt werden. Die Behandlung richtet sich in erster Linie gegen die Grundkrankheit, wodurch die sekundäre Fettstoffwechselstörung gebessert wird.

Diagnostik von Fettstoffwechselstörungen

Die genaue Diagnostik von Fettstoffwechselstörungen hat große Bedeutung für die einzuschlagende Therapie. Neben Anamnese und körperlicher Untersuchung sind speziell Laborbefunde wichtige Bausteine für die Diagnose. Hierzu gehört die Untersuchung des Blutserums mit Bestimmung von

- Gesamtcholesterin,
- HDL-Fraktion,
- LDL-Fraktion,
- Lipoprotein a,
- Triglyzeride,
- Chylomikronen.

Mit moderneren Methoden können genetische Varianten, die Aktivität des LDL-Rezeptors, Apolipoproteine und lipoproteinspaltende Enzyme bestimmt werden.
Für praktische Zwecke genügt die Berechnung des LDL-Wertes in mg/dl nach der Friedewald-Formel (nicht gültig bei Triglyceridwerten über 400 mg/dl):

LDL-Cholesterin = Gesamtcholesterin

$$- \frac{(HDL + Triglyceride)}{5}$$

Hyperlipidämie

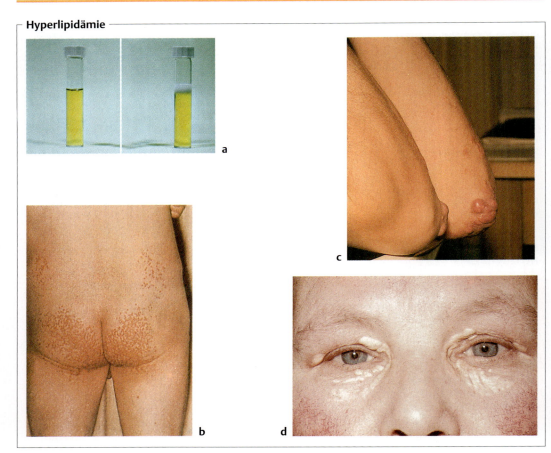

Abb. 5.6 **a** Chylomikronenreiches Serum (rechts) im Vergleich zu Normalserum (links), **b** eruptive Xanthome, **c** tuberöse Xanthome, **d** Xanthelasmen

Die Grundkrankheit bei sekundären Fettstoffwechselstörungen wird durch eine sorgfältig erhobene Anamnese, durch körperliche Untersuchung und durch ein Spektrum klinisch-chemischer Methoden diagnostiziert.

Therapie

Die wichtigsten Bausteine des Therapieplanes bei Hyperlipidämie sind:

- kalorienreduzierte Kost bei Übergewicht,
- fettmodifizierte Ernährung,
- körperliche Bewegung,
- lipidsenkende Medikamente.

Die Therapieplanung berücksichtigt Typ und Schweregrad der Hyperlipidämie des einzelnen Patienten. Das individuelle Krankheitsrisiko wird durch weitere Risikofaktoren, die bei dem Patienten selbst bestehen oder in der Familie bekannt sind, erhöht, wodurch eine Therapie besonders dringlich wird.

Der erste Behandlungsschritt ist immer eine diätische Beratung mit dem Ziel, dass übergewichtige Patienten ihr Normalgewicht erreichen. Der Körpermassenindex (S. 120) soll kleiner als 27 sein.

Die Diät soll kalorienbeschränkt und fettmodifiziert sein, um den Lipidspiegel im Blut zu senken. Bei der fettmodifizierten Ernährung besteht die täglich erforderliche Kalorienmenge aus:

- Kohlenhydrate   55 %,
- Eiweiß   10 – 15 %,
- Fett   bis zu 30 %.

Die Fettmenge soll zu je einem Drittel aus gesättigten, einfach ungesättigten und mehrfach ungesättigten Fettsäuren zusammengesetzt sein

Störungen des Fettstoffwechsels

Einige Beispiele für fetthaltige Nahrungsmittel

- Fetthaltige Nahrungsmittel mit überwiegend gesättigten Fettsäuren:
  Butter, Schmalz, Speck, Palmin, Biskin, Mayonnaise, Eier, Milch und Milchprodukte, Fleisch und Wurst.
- Fetthaltige Nahrungsmittel mit hochungesättigten Fettsäuren:
  Pflanzenmargarine, Pflanzenöle und Fisch.
- Fetthaltige Nahrungsmittel mit hohem Cholesteringehalt:
  Butter, Schmalz, Speck, Eier, Milch, Käse über 30 % Fett i.Tr., fettes Fleisch, fettreiche Wurst, Innereien, Wild, Krusten- und Weichtiere.

Die Cholesterinmenge darf 300 mg täglich nicht überschreiten. Die Kost soll 50 g Ballaststoffe pro Tag enthalten, die sich hauptsächlich aus Gemüse, Hülsenfrüchten und Obst zusammensetzen. Führt diese Standarddiät zur Behandlung der Hyperlipidämie nicht zum gewünschten Erfolg, ist eine spezielle lipidsenkende Diät erforderlich, damit der Fett- und Cholesterinanteil der Nahrung weiter verringert wird (Tab. 5.6).

Gesundheitsberatung. Die Therapie von Fettstoffwechselstörungen ist langfristig notwendig. Unerlässlich für den Erfolg der Therapie und der Prophylaxe von Sekundärerkrankungen, wie Schlaganfall oder Herzinfarkt, ist die aktive Mitarbeit des Patienten. Er muss seine Ernährungsgewohnheiten lebenslang umstellen. Unterstützen Sie seine Motivation dazu. Eine Diätassistentin wird zugezogen, die dem Patienten und seiner Familie zeigt, wie die Diät schmackhaft zubereitet werden kann. Die Einbeziehung der Familie ist besonders wichtig, da es sich oft um familiäre, angeborene Stoffwechselstörungen handelt.

Bei den Patienten, deren Lipidspiegel nach Erreichen des Normalgewichts und mit spezieller lipidsenkender Diät nicht genügend einzustellen ist, ist unter Beibehaltung der Diät eine medikamentöse Therapie erforderlich, um das Risiko für die Entwicklung der Arteriosklerose, insbesondere der koronaren Herzkrankheit, und einer Pankreatitis zu verringern. Wirksame Medikamente, deren Auswahl sich nach der zugrunde liegenden Krankheit und nach dem Schweregrad richtet, gehören in 4 pharmakologische Substanzgruppen; die auch kombiniert werden können:

Tabelle 5.**6** Welche Lebensmittel sollen im Rahmen der empfohlenen fettmodifizierten Ernährung bevorzugt bzw. reduziert werden?

Bevorzugen	Reduzieren
Gemüse aller Art, frisch oder tiefgefroren, Hülsenfrüchte, Kartoffeln	Gemüse in Butter- oder Sahnesoßen Pommes frites, Bratkartoffeln
Obst aller Art	
Vollkornbrot, Vollkorngetreideerzeugnisse, Haferflocken und andere Haferprodukte, Vollkornreis, Vollkornteigwaren ohne Ei	helle Mehle und Brotsorten, fetthaltige Feinbrote (Buttertoast, Croissants) eihaltige Teigwaren
Magerfische (Kabeljau, Rotbarsch, Seelachs), Kaltwasserfische (Hering, Makrele, Thunfisch, Lachs)	Aal, geräucherte Fischerzeugnisse, panierter Fisch, Fischkonserven in Sahnesoße
Magermilch, fettarme Milch, magere und fettarme Milchprodukte, Käse unter 30 % i.Tr.	Vollmilch, Vollmilchprodukte, Sahne, sahnehaltige Milchprodukte, Käse über 30 % Fett i.Tr.
Öle und Margarine mit reichlich einfach und/oder mehrfach ungesättigten Fettsäuren (Sonnenblumenöl, Keimöle, Sojaöl, Olivenöl)	tierische Fette (Butter, Schmalz), gesättigte bzw. gehärtete Pflanzenfette (Kokosfett, Palmkernfett)
Hähnchen, Pute, Kalbfleisch, Wild, mageres Rindfleisch, Fleischsülze, Corned Beef, magerer Schinken, fettreduzierte Wurstsorten	Ente, Gans, Schweinefleisch, fettes Fleisch aller Art, Innereien (Leber, Niere), handelsübliche Wurstsorten
Eiklar	Eidotter
Fruchteis, fettarme Süßspeisen	Milcheis, Sahneeis, fett- oder eihaltige Süßspeisen, Schokolade, Pralinen und andere Süßigkeiten
Kaffee, Tee, Mineralwasser mit niedrigem Natriumgehalt, Gemüsesaft, Fruchtsaft	Mineralwasser mit hohem Natriumgehalt, zuckerhaltige Erfrischungsgetränke, alkoholische Getränke
Kräuter, Gewürze, fettarme Suppen und Soßen	Salz, fett- oder eihaltige Suppen und Soßen, Mayonnaise

- Ionenaustauscher,
- Fibrate,
- Nikotinsäurederivate,
- HMG-CoA-Reduktasehemmer (Statine).

Gallensäure bindende Ionenaustauscher, z. B. Colestyramin, werden oral gegeben, aber nicht resorbiert. Sie verringern im Darm die Rückresorption von Gallensäuren, die nun, an das Austauscherharz gebunden, mit dem Stuhl ausgeschieden werden. Deshalb wird in der Leber die Gallensäuresynthese gesteigert. Da hierfür Cholesterin gebraucht wird, sinkt in den Leberzellen das Cholesterin ab. Dann steigt die Aktivität der LDL-Rezeptoren an den Hepatozyten. Das in die Zelle aufgenommene LDl wird abgebaut, und der Cholesterinspiegel im Blut sinkt.

Fibrate erhöhen die Aktivität des Enzyms Lipoproteinlipase. Sie sind besonders bei Hypertriglyceridämie wirksam. In der Gallenblase entwickeln sich bisweilen als unerwünschte Nebenwirkung Cholesterinsteine.

Nikotinsäurederivate senken die Triglyceride und weniger stark das Cholesterin im Blut. Zahlreiche Nebenwirkungen (Hautrötung, gastrointestinale Beschwerden) erschweren die Anwendung.

Die wichtigsten Cholesterin senkenden Medikamente sind die *Statine*, die die Synthese von Cholesterin durch Hemmung des Enzyms HMG-CoA-Reduktase blockieren (vgl. S. 130).

LDL-Apherese: Die familiäre Hypercholesterinämie kommt als heterozyte oder homozygote Form vor. Bei der homozygoten Form sind keine LDL-Rezeptoren vorhanden. Hier versagt die medikamentöse Therapie. In diesen seltenen Fällen ist eine frühzeitige Dauertherapie mit extrakorporaler LDL-Apherese möglich. Hierbei wird dem Blut LDL durch Immunabsorption entzogen. Als Behandlung kommt auch die Transplantation einer gesunden Leber, die LDL-Rezeptoren enthält, in Frage.

Behandlungsziele. Die Behandlungsziele sind in Tab. 5.7 dargelegt.

Besonders für Patienten mit sekundärer Hyperlipidämie gilt, dass die Grundkrankheit (Hypothyreose, Diabetes mellitus, Alkoholmissbrauch) behandelt werden muss, um dadurch die erhöhten Lipidspiegel im Blut zu senken.

Weitere Empfehlungen zielen darauf ab, den antiatherogenen Schutzfaktor HDL zu erhöhen. Empfohlen wird Normalisierung des Körpergewichts, Rauchverbot, Mäßigung des Alkoholverbrauchs und vermehrte regelmäßige körperliche Belastung.

Tabelle 5.7 Zielwerte für die Behandlung bei Patienten mit Fettstoffwechselstörungen

	Gesamtcholesterin	LDL-Cholesterin
Patienten mit KHK (Sekundärprävention)	< 175 mg/dl	< 100 mg/dl
Patienten ohne KHK mit zwei Risikofaktoren (s. u.) oder nachgewiesener familiärer Hypercholesterinämie (LDL-Rezeptor-Defekt oder Apo B 3500) (Primärprävention)	< 195 mg/dl	< 135 mg/dl
Patienten ohne KHK mit einem Risikofaktor (Primärprävention)	< 195 mg/dl	< 155 mg/dl
Patienten ohne KHK und ohne Risikofaktoren (Primärprävention)	< 230 mg/dl	< 175 mg/dl

Zusätzliche Risikofaktoren sind: HDL-Cholesterin < 35 mg/dl (Männer) bzw. < 45 mg/dl (Frauen), Triglyceride > 200 mg/dl, Lp(a) > 20 mg/dl, Zigarettenrauchen, Übergewicht, arterielle Hypertonie, Diabetes mellitus, arteriosklerotische Gefäßerkrankungen in der Familienanamnese, männliches Geschlecht, Menopause

Alle therapeutischen Maßnahmen haben das Ziel, die Hyperlipidämie zu senken, um die Entwicklung einer Arteriosklerose zu vermeiden, die Progredienz aufzuhalten und möglicherweise sogar eine Rückbildung arteriosklerotischer Ablagerungen zu erreichen.

Hypolipoproteinämien

Ein Beispiel für die seltenen primären Hypolipoproteinämien ist die Hypo-α-Lipoproteinämie, die auch Tangier-Krankheit heißt. Es handelt sich um eine genetisch bedingte HDL-Mangelkrankheit, die zu Polyneuropathien, Lymphknoten- und Tonsillenschwellungen führt.

Nach längeren Hungerperioden oder bei Krankheiten mit schweren Absorptionsstörungen wie Sprue (S. 40), Whipple-Krankheit (S. 41) oder bei Malignomen kann sich eine sekundäre Hypolipoproteinämie einstellen.

Speicherkrankheiten

Unter diesem Oberbegriff kann man Lipidosen, Hämochromatose (Eisenspeicherkrankheit), Morbus Wilson (Kupferspeicherkrankheit), und Glykogenspeicherkrankheiten zusammenfassen. Es handelt sich jeweils um seltene Krankheiten.

Lipidosen (Lipidspeicherkrankheiten)

Bestimmte, durch Enzyme gesteuerte Schritte im Fettstoffwechsel sind blockiert, so dass der Fettabbau auf definierten Stufen unterbrochen ist. Die nicht weiter abbaufähigen Zwischenprodukte häufen sich im Organismus an und werden vor allem von den Zellen des retikuloendothelialen Systems gespeichert. Schäden durch diese Ablagerungen entstehen insbesondere im Gehirn. Die Speicherkrankheiten betreffen meist Kinder.

> Die Lipidosen sind zum Teil nach ihren Entdeckern benannt. Beispiele sind Morbus Gaucher (bei Erwachsenen) nach dem französichen Arzt Philippe Ch. E. Gaucher (1854–1918) und Morbus Niemann-Pick (bei Kindern) nach dem Pädiater Albert Niemann (1880–1921) und dem Pathologen Ludwig Pick (1868–1944).

Alpha₁-Antitrypsin-Mangel

Der Eiweißkörper α₁Antitrypsin ist normaler Bestandteil des Blutes. Als genetische Störung kommt α₁Antitrypsin-Mangel vor. Dieser Defekt begünstigt die Entwicklung von Leberzirrhose (S. 77) und chronischen bronchopulmonalen Erkrankungen (S. 291).

Amyloidosen

Bei dieser Krankheitsgruppe entwickeln sich extrazelluläre Ablagerungen von Proteinen. Alle Organe können betroffen sein, besonders häufig sind die Nieren befallen.
Bei der primären Amyloidose findet man keine andere Grundkrankheit. Die sekundäre Amyloidose entwickelt sich bei chronisch entzündlichen Krankheiten, z.B. rheumatoide Arthritis oder Osteomyelitis. Eine sekundäre Amyloidose kann auch bei Plasmozytom auftreten.

Therapie

Eine spezifische Therapie ist nicht bekannt. Bei der sekundären Amyloidose muss die Grundkrankheit behandelt werden.

Störungen des Aminosäuren- und Proteinstoffwechsels

Zahlreiche genetisch bedingte Störungen des Aminosäurenstoffwechsels sind bekannt, kommen aber sehr selten vor. Die häufigste genetisch bedingte Störung des Aminosäurenstoffwechsels ist die Phenylketonurie. Diese Erbkrankheit wird durch die vorgeschriebene Screening-Untersuchung der Neugeborenen entdeckt und kann deshalb rechtzeitig behandelt werden.

Phenylketonurie

→ **Definition:** Die Phenylketonurie ist eine angeborene Störung des Stoffwechsels der Aminosäure Phenylalanin. Es fehlt das Enzym Phenylalaninhydroxylase, welches normalerweise Phenylalanin zu Tyrosin katalysiert. Deshalb ist im Blut der Patienten Phenylalanin erhöht.

Durch die hohen Blutspiegel kommt es im wachsenden Organismus zu neurologischen und mentalen Störungen. Unbehandelt führt die Krankheit zu verminderter Intelligenz bis hin zu Schwachsinn. Die im Blut vermehrte Aminosäure Phenylalanin und deren Metabolite werden im Urin vermehrt ausgeschieden (Phenylketonurie).
Die Behandlung besteht in einer Diät, die wenig Phenylalanin enthält.

Durch die diätetische Behandlung der Phenylketonurie kommen heute mehr Patientinnen in das gebärfähige Alter. Bestehen dann bei einer Schwangeren erhöhte Blutspiegel an Phenylalanin, ist das Kind durch eine Embryopathie mit verschiedenen Mißbildungen gefährdet!

Störungen des Bindegewebsstoffwechsels

Zu den Systemerkrankungen des Bindegewebes gehören seltene, genetisch bedingte Krankheiten, denen ein definierter Enzymdefekt zugrunde liegt. Von den Störungen des Kollagenstoffwechsels (Kollagen = Faserproteine des Bindegewebes) wird als Beispiel das Ehlers-Danlos-Syndrom genannt. Die Grundsubstanz des Bindegewebes enthält die Mucopolysaccharide (Glycosaminoglykane). Genetische Störungen dieser Bindegewebsbausteine sind z. B. die Mukopolysaccharidosen.

Gegenüber diesen seltenen Krankheiten sind Störungen des Bindegewebsstoffwechsels häufige und charakteristische Merkmale bei den rheumatischen Krankheiten, bei Arteriosklerose und im Alterungsprozeß.

Ehlers-Danlos-Syndrom

Bei dieser Bindegewebskrankheit sind Haut, Skelett, Augen und innere Organe betroffen. Auffällig sind die überdehnbare Haut (Abb. 5.**7a**) und die Überstreckbarkeit der Gelenke (Abb. 5.**7b**).

Osteogenesis imperfecta

Auch hier handelt es sich um eine erbliche allgemeine Bindegewebskrankheit, die in verschiedenen Formen vorkommt und vorwiegend das Knochensystem befällt, so dass eine abnorme Knochenbrüchigkeit entsteht. Blaue Skleren sind ein auffälliges Symptom.

Mukopolysaccharidosen

Mucopolysaccharide sind Glykosaminoglykane. Mukopolysaccharidosen sind seltene Speicherkrankheiten, die genetisch bedingt sind und auf definierten Enzymdefekten beruhen.
Glykosaminoglykane sind Bestandteil der Bindegewebe, die überall im Körper vorkommen. Entsprechend sind die Symptome der Mukopolysaccharidosen an vielen Organen zu finden.
Die klinischen Leitsymptome dieser Gruppe von Krankheiten sind Minderwuchs, Skelettveränderungen, Verzögerungen der geistigen Entwicklung, vergrößerte innere Organe. Beispielhaft sei die Hurler-Pfaundler-Krankheit genannt. Hierbei kommt es zu schweren Deformitäten des Gesichts, sogenanntes Wasserspeiergesicht (Gargoylismus).

Ehlers-Danlos-Syndrom

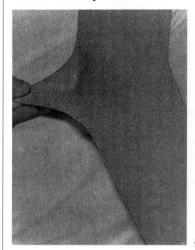

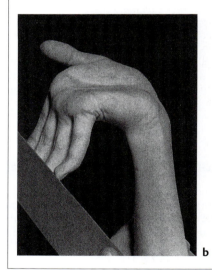

Abb. 5.**7** **a** Überdehnbarkeit der Haut am Ellbogen, **b** Überstreckbarkeit der Gelenke

Viele Patienten sterben im Kindesalter; Patienten mit leichteren Formen der Mukopolysaccharidose haben eine normale oder gering eingeschränkte Lebenserwartung.

Störungen im Stoffwechsel des Blutfarbstoffs

Physiologie und Pathophysiologie

Das Hämoglobin besteht aus dem eisenhaltigen Häm und dem Eiweißanteil Globin. Das Häm ist ein Komplex aus Eisen und Porphyrin. Die Hämsynthese geschieht hauptsächlich in den Hepatozyten und in den Vorstufen der Eryhrozyten. Bei Störungen der Porphyrinsynthese entstehen Krankheiten mit dem Namen Porphyrie. Die Störung der Porphyrinsynthese kann im Knochenmark oder in der Leber liegen.

Wie bei anderen Stoffwechselkrankheiten, z. B. Störungen des Fettstoffwechsels (S. 129), ist eine Einteilung der Porphyrien in primäre, genetisch bedingte Formen und sekundäre, erworbene Formen, die Folge anderer Grundkrankheiten sind, zweckmäßig. Die Bezeichnung der Porphyrien als erythropoetische oder hepatische Porphyrie berücksichtigt pathophysiologische Mechanismen.

Den verschiedenen Formen der primären Porphyrie liegt eine partielle Hemmung der Porphyrinsynthese zugrunde. Diese ist Folge eines genetischen Enzymdefekts. Die Störung der Porphyrinsynthese führt zu vermehrter Ablagerung von Porphyrinen und Vorstufen im Gewebe. Diese Substanzen werden oft vermehrt mit Stuhl und Urin ausgeschieden, wo sie nachweisbar und diagnostisch verwertbar sind.

Kongenitale erythropoetische Porphyrie (Günther-Krankheit)

Der primäre Stoffwechseldefekt ist die verminderte Aktivität eines für die Hämsynthese wichtigen Enzyms im Knochenmark. Diese genetisch bedingte Krankheit ist sehr selten.

Klinik

Die Symptome dieser Porphyrie treten schon innerhalb der ersten 5 Lebensjahre auf. Wegen der photosensibilisierenden Wirkung der im Gewebe abgelagerten Porphyrine entstehen an den belichteten Hautstellen Blasen und Geschwüre. Diese greifen auf Unterhaut, Knorpel und Knochen über und können im Lauf der Jahre schwere Verstümmelungen bewirken.

Laboruntersuchungen

Meist besteht eine hämolytische Anämie. Der Harn ist dunkelrot verfärbt und enthält große Mengen bestimmter Porphyrine (Uro- und Koproporphyrin), die im ultravioletten Licht leuchtendrot fluoreszieren.

Therapie

Schutz der Patienten vor ultraviolettem Licht. Anwendung von Lichtschutzsalben. Bei hämolytischer Anämie evtl. Exstirpation der Milz.

Hepatische Porphyrien

Fünf verschiedene Typen von primärer Porphyrie werden als hepatische Porphyrien zusammengefasst. Von diesen sind die häufigsten die akute intermittierende Porphyrie und die chronische hepatische Porphyrie (Porphyria cutanea tarda).

Akute intermittierende Porphyrie

Auch dieser primären Stoffwechselkrankheit liegt ein Enzymdefekt zugrunde, der die Synthese des Häms in der Leber beeinträchtigt. Bei der akuten intermittierenden Porphyrie werden keine Porphyrine oder Vorstufen im Gewebe abgelagert. Deshalb besteht im Gegensatz zu anderen Porphyrien keine Photosensibilität, also auch keine Photodermatose.

Klinik

Nicht immer sind Krankheitssymptome vorhanden. Diese werden durch exogene Einflüsse, insbesondere durch Arzneimittel, ausgelöst. Charakteristische Symptome sind Bauchkoliken, Erbrechen und Obstipation. Oft bestehen Neuralgien und Paresen. Vielfältige psychische Veränderungen und Verwirrtheit kommen vor. Hauterscheinungen gehören (im Gegensatz zur erythropoetischen Porphyrie) nicht zum Krankheitsbild. Die schweren Schmerzzustände im Bauchgebiet führen bisweilen – solange die Krankheit nicht bekannt ist – zu unnötigen operativen Eingriffen. Im latenten Stadium werden die psychischen Verstimmungen oft fehlgedeutet.

Diagnostik und Therapie

Bei klinischem Verdacht müssen die Metabolite des Porphyrinstoffwechsels untersucht werden. Der Harn nimmt unter Lichteinwirkung eine dunkelrote Farbe an.

Die Therapie besteht in intensivmedizinischer Behandlung. I.v. Infusion von Glucose und Häm. Gegen die heftigen Schmerzen gibt man Morphinderivate. Alle nicht unbedingt notwendigen Medikamente und Alkohol sollen vermieden werden. Genaue Aufklärung des Patienten.

Chronische hepatische Porphyrie (Porphyria cutanea tarda)

Diese Form der Porphyrie kommt in Deutschland am häufigsten vor. Wiederum handelt es sich um einen Enzymdefekt: Die Aktivität eines für die Hämsynthese wichtigen Enzyms ist vermindert, primär genetisch bedingt oder erworben. Die chronische hepatische Porphyrie ist mit einer chronischen Lebererkrankung kombiniert. Damit hat dieser Porphyrietyp eine Zwischenstellung zwischen primärer und sekundärer Porphyrie.
Die klinischen Symptome dieser Porphyrie treten in der Regel erst zwischen dem 40. und 60. Lebensjahr auf (deshalb „tarda" = verzögert). An der Haut, besonders an den belichteten Stellen, treten Photodermatosen auf: Blasen, Erosionen, Ulzera und Pigmentierungen (Abb.5.**8a** u. **b**).

Therapie

Nach Ausbruch der Krankheitssymptome ist eine Aderlassbehandlung wirksam. Durch den damit erzielten Entzug von Eisen wird der gestörte Hämstoffwechsel günstig beeinflusst. Leberbehandlung wie bei Zirrhose und Lichtschutz sind wichtig. Unnötige Medikamente sollen vermieden werden.

Symptomatische (sekundäre) Porphyrie

Es handelt sich um sekundäre Störungen des Porphyrinstoffwechsels infoge verschiedener Grundkrankheiten. Solche Grundkrankheiten sind: Leberzellschäden, vermehrter Blutzerfall, gesteigerte Blutbildung, Bleivergiftung. Die Therapie besteht in der Behandlung des Grundleidens.

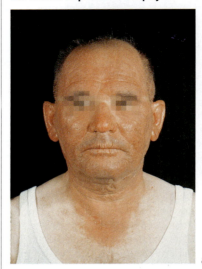

Abb. 5.**8** **a** Rötung, Blasen, Narben an den belichteten Hautarealen **b** Detailaufnahme der Hand

Weitere Stoffwechselstörungen

Genetische (primäre) Hämochromatose (Eisenspeicherkrankheit)

Definition: Bei der Hämochromatose handelt es sich um eine ererbte, auf Chromosom 6 lokalisierte Störung der Eisenresorption im Darm. In deren Folge kommt es zur Ablagerung von Eisen im gesamten Organismus.

Die Hämochromatose kommt mit einer Häufigkeit von 0,3 bis 0,45 % in der Bevölkerung vor. Männer sind 10mal häufiger betroffen als Frauen.

Pathophysiologie

Mit der Nahrung zugeführtes Eisen wird bei Gesunden im Darm von den Mukosazellen resorbiert. Normalerweise wird die Eisenresorption dem Bedarf angepasst. Diese Regulation erfolgt in der Mukosazelle. Bei der genetisch bedingten

Hämochromatose ist dieser Regulationsmechanismus gestört, so dass es zu einer krankhaft vermehrten Eisenresorption kommt. Das übermäßig aufgenommene Eisen wird, sobald das Ferritin abgesättigt ist, in allen Organen, vor allem in Leber, Pankreas, Speicheldrüsen, Lymphknoten, Herz, Milz und in den endokrinen Organen als freies „toxisches" Eisen abgelagert.

Beim gesunden Menschen beträgt der Eisenbestand weniger als 5 g. Bei Patienten mit Hämochromatose ist der Eisenbestand auf 20–40 g erhöht.

Die Symptome der Hämochromatose werden dadurch hervorgerufen, dass die mit Eisen beladenen Zellen zerstört werden, so dass die Funktion der Organe zunehmend leidet.

Klinik

Die ersten Symptome sind Müdigkeit und Leistungsschwäche. Die Haut ist schmutzig-grau und bronzeartig verfärbt. Die erkrankte Leber ist vergrößert und verhärtet. Im Laufe der Jahre entwickelt sich infolge der Eisenablagerungen eine Leberzirrhose (Abb. 5.**9**). Die entsprechende Pankreasschädigung führt zu einem Diabetes. Bronzefarbene Haut und Diabetes gaben der Krankheit den Namen „Bronzediabetes".

Auch andere Organe sind von der Erkrankung befallen, wodurch verschiedene endokrine Störungen wie Hypogonadismus, Nebennierenrindenschwäche oder Hypothyreose entstehen. Auch Herz und Gelenke sind von der Eisenablagerung betroffen.

Laboruntersuchungen

Die Frühdiagnose ist wichtig, um Organschäden zu vermeiden. Die wesentlichen Befunde sind Erhöhung von Eisen und Ferritin im Blutserum. Die freie Eisenbindungskapazität ist stark erniedrigt

Hämochromatose

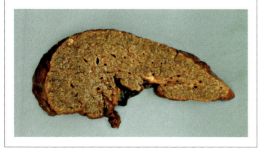

Abb. 5.**9** Das Obduktionspräparat zeigt die tiefbraune Verfärbung der zirrhotisch veränderten Leber

und entsprechend die Transferrinsättigung hoch. Beweisend ist der vermehrte, histochemisch nachgewiesene Eisengehalt in der Leberbiopsie.

Therapie

Das gespeicherte Eisen wird durch häufige und regelmäßig ausgeführte Aderlässe entspeichert und eliminiert. Da mit den Aderlässen auch Bluteiweiß verloren geht, wird dieser Verlust durch eine eiweißreiche Nahrung ausgeglichen. Eisenreiche Nahrungsmittel (Innereien) sollen eingeschränkt werden.

Zur Beratung gehört auch die Empfehlung zur Familienuntersuchung, da es sich um eine Erbkrankheit handelt.

Differentialdiagnostisch ist die sekundäre Hämochromatose (Hämosiderose) abzugrenzen, die z. B. nach zahlreichen Transfusionen infolge Eisenüberladung vorkommen kann.

Prognose

Unbehandelt führt die Erkrankung zur fortschreitenden Leberzellschädigung und zum Diabetes mellitus; um so wichtiger ist ein frühzeitiger Beginn der Aderlasstherapie.

Morbus Wilson (Kupferspeicherkrankheit)

> **Definition:** Morbus Wilson ist eine ererbte Kupferspeicherkrankheit. Die Prävalenz der manifesten Krankheit beträgt 1/30 000. Der genetische Defekt ist auf Chromosom 13 lokalisiert.

Die primäre Stoffwechselstörung liegt in der Leber. Kupfer wird weniger als normal mit der Galle ausgeschieden. Es wird vermehrt im Zentralnervensystem und in der Leber abgelagert, verursacht schwere Schäden am Gehirn und führt zur Leberzirrhose. Die Kupferablagerung in der Kornea des Auges bildet den olivgrünen Kayser-Fleischer-Ring (Abb. 5.**10**). Auch die Nieren sind betroffen.

Der englische Neurologe Samuel A. K. Wilson (1877–1937) beschrieb die Krankheit erstmals in einer zusammenfassenden Darstellung. Die deutschen Augenärzte Bernhard Kayser (1869–1954) und Bruno Fleischer (1874–1965) wiesen auf die Veränderungen des Auges durch die Kupferspeicherkrankheit hin.

Morbus Wilson

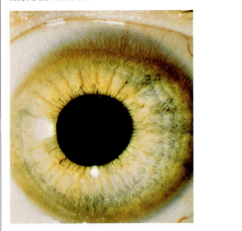

Abb. 5.**10** Oliv-grüner Kayser-Fleischer-Kornealring

Diagnose

Der Nachweis des Kayser-Fleischer-Ringes, der bei der Mehrzahl der Patienten sichtbar ist, ist nahezu beweisend für M. Wilson.
Im Serum sind Kupfer und Coeruloplasmin (Transportprotein für Kupfer) vermindert. Weil Kupfer vermindert mit der Galle ausgeschieden wird, ist es in den Hepatozyten vermehrt. Das aus den Hepatozyten ins Blut abgegebene sog. „freie Kupfer", welches nicht an Coeruloplasmin gebunden ist, ist erhöht.

Therapie

Steigerung der Kupferausscheidung durch D-Penicillamin. Penicillamin bildet im Blut mit Kupfer einen Komplex, der mit dem Urin ausgeschieden wird. Kupferreiche Nahrungsmittel (Innereien, Nüsse, Rosinen, Kakao) sollen vermieden werden. Keine Kochgefäße aus Kupfer benutzen.
Bei akutem Krankheitsverlauf und im Endstadium der Leberzirrhose ist die *Lebertransplantation* indiziert. Dadurch wird der Stoffwechseldefekt behoben.

Gicht (Arthritis urica)

Definition: Die primäre Gicht ist eine genetisch bedingte Störung des Purinstoffwechsels mit dem Symptom Hyperurikämie. Häufig ist sie vergesellschaftet mit anderen Störungen im Kohlenhydrat- und Fettstoffwechsel (metabolisches Syndrom, S. 126). Die erbliche Störung ist wahrscheinlich polygenetisch. Männer sind wesentlich häufiger betroffen als Frauen.

Pathophysiologie

Bei Menschen ist das Endprodukt des Nukleinsäurestoffwechsels die Harnsäure. Bei Patienten mit Gicht besteht eine positive Harnsäurebilanz, d. h., es wird mehr Harnsäure gebildet als über die Niere ausgeschieden wird. Deshalb ist der Harnsäurespiegel im Blut erhöht (Hyperurikämie). Dies beruht überwiegend auf einer Verminderung der renalen Harnsäureausscheidung und selten auf einer verstärkten Harnsäurebildung im Stoffwechsel. Übersteigt der Harnsäurespiegel im Plasma und Gewebe die Grenze der Löslichkeit, kristallisiert die Harnsäure, was vor allem in Gelenken und Nieren auftritt. Die Kristalle werden von Leukozyten phagozytiert. Diese werden dabei geschädigt und setzen lysosomale Enzyme frei, was zu starken Umgebungsreaktionen (Entzündungszeichen) führt.

Klinik

Im latenten Stadium ist die Harnsäure im Blut erhöht, andere Symptome fehlen (noch). Nach jahrelang latentem Stadium manifestiert sich die Gichtanlage in einem Gichtanfall.

 Reichliche Zufuhr von Eiweiß- und Purinkörpern, insbesondere in Verbindung mit Alkohol, führt zum ersten Anfall.

Aus scheinbar voller Gesundheit wird ein einzelnes Gelenk befallen und bereitet heftige Schmerzen mit Schwellung und Rötung. Der erste Anfall trifft gewöhnlich das Großzehengrundgelenk oder ein Fingergelenk. Im weiteren Verlauf wechseln symptomfreie Intervalle mit neuen Attacken. Unbehandelt entwickelt sich das Stadium der chronischen Gicht mit Deformierung der Gelenke und mit sichtbaren Ablagerungen (Tophi = Gichtperlen) am Ohr (Abb. 5.**11a** u. **b**). Die Ablagerung von Harnsäure in der Niere führt zur Gichtniere und zur Bildung von Harnsäuresteinen. Harnsäuretophi in den Knochen sind röntgenologisch als Defekte sichtbar (Abb. 5.**11c**). Befall mehrerer Gelenke täuscht Rheumatismus vor (Abb. 5.**11d**).
Hyperurikämie findet man häufig in Verbindung mit Fettsucht, Hyperlipidämie und Zuckerkrankheit. Deshalb soll bei diesen Krankheiten stets geprüft werden, ob eine Gicht vorliegt.

Laboruntersuchungen

Bei unbehandelten Patienten ist die Harnsäure im Blutserum vermehrt. Im Gichtanfall ist die Harnsäure im Blutserum oft stark vermehrt, aber der

Gicht

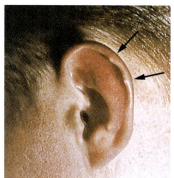

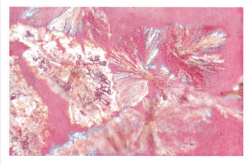

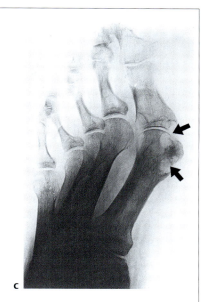

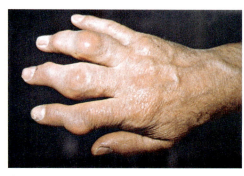

Abb. 5.11 **a** Tophi an der Ohrmuschel, **b** Harnsäurekristalle, die aus einem Tophus entnommen wurden, **c** Röntgenaufnahme des Fußskeletts mit Tophi, **d** Hand einer Patientin mit chronischer Gicht und stark ausgeprägten „Gichtknoten"

Harnsäurespiegel kann im Anfall auch normal sein!

Therapie

Eine mäßige Hyperurikämie ohne andere Symptome wird nicht medikamentös, aber diätetisch behandelt (Ausnahme: wenn ein starker Harnsäureanfall infolge Zellverfalls bei Chemotherapie hämatologischer Erkrankungen vorauszusehen ist). Bei manifester Gicht unterscheidet man in der Therapie die Behandlung des akuten Anfalls von der so genannten Dauertherapie.

Der *akute Gichtanfall* wird am besten mit Colchizin, auch mit nichtsteroidalen Antiphlogistika behandelt.

> **Schmerzlinderung bei Gichtanfall.** Neben der medikamentösen Schmerztherapie lindern Ruhigstellung des betroffenen Gelenks und kühlende Umschläge mit Alkohol die Beschwerden.

Im Gegensatz zur Behandlung des akuten Anfalls wird durch die *Dauertherapie* der Harnsäuregehalt des Organismus vermindert. Dies erreicht man diätetisch und medikamentös.

- Diätetisch durch Vermeiden von nukleoproteinreichen Innereien, insbesondere Leber, Niere und Bries sowie durch Verringerung des Alkoholkonsums;

- medikamentös durch Hemmung der Harnsäureproduktion oder durch Steigerung der Harnsäureausscheidung.

Die Harnsäuresynthese wird durch das Urikostatikum Allopurinol gehemmt. Eine Dauertherapie ist erforderlich, da der genetische Defekt bestehen bleibt. Meist genügt diese Therapie zur befriedigenden Senkung des Harnsäurespiegels. Damit werden die Spätschäden verhindert.
Die Harnsäureausscheidung über die Niere kann durch das Urikosurikum Benzbromaron gesteigert werden.

Sekundäre Gicht (sekundäre Hyperurikämie)

Die sekundäre Gicht entsteht bei Krankheiten mit einem vermehrten Abbau von Zellen und damit einem vermehrten Anfall von Harnsäure. Diese Hyperurikämie verursacht selten akute Anfälle. Man findet sie z. B. während der medikamentösen Behandlung einer Leukämie. Auch bei Nierenkrankheiten kann sich infolge einer Ausscheidungsstörung eine Hyperurikämie entwickeln. Hyperurikämie ist eine häufige Nebenwirkung von Diuretika!

Störungen des Kohlenhydratstoffwechsels

Die wichtigste Störung des Kohlenhydratstoffwechsels ist die Zuckerkrankheit, Diabetes mellitus, die zu krankhafter Erhöhung des Blutzuckers, Hyperglykämie, führt. Hierüber wird ab S. 389 berichtet.

Hypoglykämie

Die Hypoglykämie (Unterzuckerung) ist ein Symptom, das bei verschiedenen Stoffwechselstörungen auftritt. Spontan kann sich eine Hypoglykämie z.B. bei Hungerzuständen oder nach hochgradiger Muskelarbeit entwickeln. Überdosierung von Insulin oder Sulfonylharnstoffen im Rahmen der Diabetesbehandlung verursacht Hypoglykämie.
Krankheiten, bei denen zuviel Insulin produziert wird und dementsprechend Hypoglykämien eintreten, sind das Inselzelladenom (Insulinom) und das Inselzellkarzinom.

Glykogenspeicherkrankheiten

→ **Definition:** Genetisch bedingte Enzymdefekte im Stoffwechsel des Glykogens sind die Ursache der verschiedenen Glykogenspeicherkrankheiten. Es kommt zur Ablagerung von Glykogen in verschiedenen Organen.

Sind die Enzyme der Leber betroffen, wird das Leberglykogen nicht regulär abgebaut, so dass es zu lebensbedrohlichen Hypoglykämien kommen kann.

Sind die Enzyme des Muskels betroffen, ist der muskuläre Energiestoffwechsel gestört, so dass Muskelschmerzen und Muskelschwäche eintreten.

Hereditäre Fruktoseintoleranz

Es handelt sich um eine seltene Erbkrankheit, die durch das Fehlen eines Enzyms (Fruktose-1-Phosphat-Aldolase) entsteht. Wenn die Nahrung Fruktose enthält, bleibt der Abbau wegen des Enzymmangels bei dem Stoffwechselprodukt Fruktose-1-Phosphat stehen. Dieser Metabolit hemmt den Abbau von Glykogen in der Leber, so dass gefährliche Hypoglykämien nach Fruktosezufuhr auftreten.

Therapie

Die Nahrung muss absolut frei von Fruktose, Saccharose und dem Fruktosevorläufer Sorbit sein. Ist eine Hypoglykämie aufgetreten, muss Glukose intravenös gegeben werden.

 In der parenteralen Ernährung sollen die Zucker Fruktose und Sorbit nur noch mit besonderer Indikation verwendet werden, um Patienten mit nicht bekannter Fruktoseintoleranz nicht akut zu gefährden.

Krankheiten der Muskulatur

Muskeldystrophien

Definition: Muskeldystrophien sind eine Gruppe seltener Muskelkrankheiten, die genetisch bedingt sind und zu Degenerationen der Skelettmuskulatur führen. Der Krankheitsverlauf ist progredient.

Die drei häufigsten Typen dieser insgesamt selten vorkommenden Krankheitsgruppe können nach den vorherrschenden klinischen und genetischen Merkmalen unterschieden werden.

Klinik

- Der fazioskapulohumerale Typ ist erblich und befällt Kinder und Erwachsene. Die Krankheit schreitet langsam fort (der Name beschreibt die hauptsächlich betroffenen Muskelpartien: Facies = Gesicht, Scapula = Schulterblatt, Humerus = Oberarm).
- Der Gliedmaßengürteltyp der Muskeldystrophie ist ebenfalls erblich. Vorwiegend betroffen ist die Muskulatur von Schulter- und Beckengürtel. Mit fortschreitender Krankheitsdauer werden auch andere Muskelpartien befallen.
- Die ausgeprägteste Form der progressiven Muskeldystrophie ist die Beckengürtelform (Typ Duchenne). Die Erkrankung wird geschlechtsgebunden vererbt und befällt nur Knaben, die schon im frühen Kindesalter auffällig werden: Die Kinder können sich nur schwer aus dem Liegen aufrichten. Sie wälzen sich deshalb erst auf die Seite, knien dann und stützen sich bei weiterem Aufrichten mit den Händen auf den Beinen ab. Sie „klettern" an sich selbst hoch. Das Leiden schreitet symmetrisch fort und führt im generalisierten Stadium zu schweren Krankheitsbildern mit hochgradiger Bewegungseinschränkung.

Pathologische Anatomie und Laboruntersuchungen

Atrophisierende Muskelfasern kommen neben verdickten Muskelbündeln vor. Andere Muskelfasern sind nekrotisch. Das interstitielle Bindegewebe wuchert. Besonders bei dem Typ Duchenne sind im Blutserum der Kranken die Muskelenzyme, z. B. Kreatinkinase, charakteristisch vermehrt. Elektromyographische und histologische Untersuchungen sind notwendig.

Therapie

Eine medikamentöse Therapie ist nicht bekannt. Nur eine sachgemäß durchgeführte Krankengymnastik, die die erhaltenen Muskelfasern trainieren soll, ist von Nutzen.

Myasthenia gravis

Definition: Der Name bedeutet „schwere Muskelschwäche". Bei dieser Krankheit kann die Erregung, die normalerweise von Nerven zum Muskel übertragen wird, nicht übergeleitet werden. Die Myasthenia gravis ist nicht erblich, sondern ein Autoimmunprozess. Deshalb ist der Nachweis eines Acetylcholin-Rezeptor-Antikörpers diagnostisch wichtig.

Klinik

Vorherrschend ist eine ungewöhnlich schnelle Ermüdbarkeit der Muskulatur. Besonders auffällig sind einzelne Muskelgruppen betroffen, z. B. die Augenmuskeln und die Augenlidheber. Im Tagesablauf schließen sich die Augen der Patienten durch Herabsinken des Oberlides immer mehr. Oft ist der Thymus vergrößert, was computertomographisch oder sonographisch feststellbar ist. Im Elektromyogramm zeigen sich charakteristische pathologische Reaktionen. Pharmakodynamischer Test: Nach Injektion von Prostigmin oder Tensilon wird bei Vorliegen einer Myasthenia gravis eine (vorübergehende) eindrucksvolle Besserung der Krankheitssymptome erzielt.

Für Sicherheit sorgen. Menschen mit Myasthenia gravis sind besonders durch Aspiration gefährdet, weil ihre Schluckmuskulatur (u. U. plötzlich) gelähmt sein kann. Daher sollte im Patientenzimmer stets ein funktionsbereites Absauggerät stehen. Raten Sie dem Patienten, Speichel, den er nicht schlucken kann, auszuspucken. Besonders wichtig ist die häufige Kontrolle der Atmung, um Ateminsuffizienz frühzeitig zu erkennen. Betroffene dürfen keinesfalls Benzodiazepine erhalten, die in vielen Schlaf- und Beruhigungsmitteln enthalten sind, weil diese zu einer akuten Verschlechterung der Erkrankung führen.

Therapie

Bewährt haben sich Prostigmin oder Mestinon. Dadurch wird die Cholinesterase gehemmt. Cholinesterase ist ein Enzym, das bei der Überleitung der Erregung von Nerven auf Muskulatur wirksam ist. Durch Hemmung der Cholinesterase erhöht man die Wirkung des „Überträgerstoffes" Acetylcholin und verbessert somit die Muskelkraft. In vielen Fällen bessert die Thymektomie die Symptome. Auch Immunsuppressiva werden eingesetzt (Kortikosteroide, Ciclosporin, Azathioprin). In schweren Krisen werden Antikörper mittels Plasmapherese oder mit speziellen Adsorptionsverfahren aus dem Blut entfernt.

Weitere Muskelkrankheiten

- **Einige entzündliche Muskelkrankheiten** werden durch Viren hervorgerufen. So kommt es z. B. im Anschluss an eine akute Coxsackie-Virus-Infektion zu heftigen Schmerzen in der Muskulatur (Bornholm-Krankheit, S. 555). Andere entzündliche Muskelerkrankungen wie Polymyositis oder Dermatomyositis werden auf S. 341 beschrieben.
- Auch das Krankheitsbild des **Muskelrheumatismus** und das häufig vorkommende Fibrositis-Syndrom mit vielfältigen Beschwerden und generalisierten Muskelschmerzen werden an anderer Stelle (S. 354) abgehandelt.
- **Tumoren** der Muskulatur sind selten. Bösartige Sarkome (Rhabdomyosarkom) kommen vor.
- Ein Beispiel für eine **toxisch** bedingte Muskelerkrankung ist der Botulismus (S. 575).

Störungen des Knochenstoffwechsels

Physiologie und Pathophysiologie

Fast alle Knochen des erwachsenen Skeletts bestanden anfangs aus Knorpel. Vom 2. Embryonalmonat an bis etwa zum 23. Lebensjahr des Menschen wird der ursprüngliche Knorpel durch Knochen ersetzt. Beim Erwachsenen sind nur geringe Anteile des knorpeligen Stützgerüstes erhalten, so Rippenknorpel, Nasenknorpel und Gelenkknorpel.
Anatomisch sind an der **Knochensubstanz** zwei Hauptbestandteile zu unterscheiden:

- die kompakte Substanz (Substantia compacta),
- die schwammige Substanz (Substantia spongiosa).

Die *kompakte* Substanz bildet vorwiegend den röhrenförmigen Mantel um den Markraum der langen Röhrenknochen. Die *schwammige* Knochensubstanz ist aus zahlreichen feinen Knochenbälkchen in „Leichtbauweise" strukturiert. Die schwammige Substanz bildet vorwiegend die Endteile (Epiphyse) der langen Röhrenknochen. Aber nicht alle Knochen bestanden ursprünglich aus Knorpel. Solche nicht knorpelig vorgebildeten Knochen heißen Deck- oder Belegknochen. Zu den Deckknochen gehören viele Schädelknochen und das Schlüsselbein.
Die **Verknöcherung** (Ossifikation) des ursprünglichen Knorpelgerüstes ist röntgenologisch gut zu verfolgen. So kann an der Verknöcherung der Handwurzel und an der Breite der Epiphysenfuge das Skelettalter recht genau abgeschätzt werden. Ist die Epiphysenfuge unter dem Einfluss von Sexualhormonen geschlossen, ist das Längenwachstum beendet. Der fertige Knochen besteht zu etwa 70 % aus harter Substanz. Den Rest bilden Weichteile wie Gelenkknorpel, Knochenhaut, Knochenmark, Blutgefäße und Nerven.
Die Hauptaufgabe des Knochensystems ist die **Stützfunktion**. Um den Knochen leistungsfähig und gesund zu erhalten, findet auch nach Abschluss des Längenwachstums ein reger Knochenstoffwechsel (Umbaustoffwechsel) statt. Dieser wird durch Hormone (Parathormon, Calcitonin) und Vitamin D gesteuert. Auch mechanische Einflüsse (z. B. Druck) verändern den Knochenstoffwechsel. Neben dieser Hauptaufgabe des Skeletts tragen die Mineralien des Knochens (Kalzium, Phosphat, Magnesium und Natrium) zur **Regulation des Mineralhaushaltes** im Organismus bei. Der Knochen besteht aus einem eiweißreichen Fasergewebe (Osteoid) und den Mineralien, die in das Osteoid eingelagert sind. Die im Knochen enthaltenen Zellen (Osteozyten) regulieren den **Knochenstoffwechsel**: Aufgabe der Osteoblasten ist es, Knochenmatrix zu bilden. Demgegenüber sind Osteoklasten Riesenzellen, die den Knochen abbauen.
Mit zunehmendem Lebensalter entwickelt sich als physiologischer Alternsprozess eine Altersatrophie der Knochen, vergleichbar mit der physiologischen Altersatrophie anderer Organe, z. B. der Haut. Übersteigt die Altersatrophie des Ske-

letts aber das physiologische, normale Maß im Alternsprozess, entsteht ein krankhafter Verlust von Knochensubstanz; diesen nennt man Osteoporose.

Osteoporose

→ **Definition:** Die Knochenmasse ist pathologisch vermindert. Die Mikrostruktur ist gestört.

Wegen der geringeren Festigkeit neigt deshalb der osteoporotische Knochen eher zum Knochenbruch als ein normaler Knochen.

Pathophysiologie

Die Entwicklung des Knochensystems während des Wachstums nennt man *Modeling*. Auch der Knochen des Erwachsenen unterliegt einem ständigen Umbau, der sich aus Knochenresorption und Knochenneubildung zusammensetzt *(Remodeling)*. Die optimale Knochenmasse wird beim Menschen um das 30.–35. Lebensjahr erreicht. Von diesem Zeitpunkt an beginnt die Knochenrückbildung. Durch ein Missverhältnis von Knochenabbau und Knochenneubildung mit Überwiegen der Knochenresorption entsteht die Osteoporose, die eine krankhafte negative Knochenbilanz darstellt.

Ätiologie

Man unterscheidet primäre und sekundäre Osteoporose.

◀ **Ätiologie der primären Osteoporose**

- postmenopausal,
- prämenopausal,
- altersbedingt (senile Osteoporose),
- juvenil,
- idiopathisch. ▶

Die senile Osteoporose ist die Altersatrophie des Knochens. Die postmenopausale Osteoporose ist die häufigste primäre Osteoporose. Sie tritt mit einer Prävalenz von 15–25 % der Frauen jenseits des 60. Lebensjahres auf. Seltener sind andere Formen der primären Osteoporose wie die juvenile, die prämenopausale und die idiopathische Osteoporose.

◀ **Risikofaktoren für die Entwicklung der Osteoporose:**

- genetische Komponente
  - weibliches Geschlecht,
  - gehäuftes Vorkommen in der Familie.
- frühzeitige Menopause,
- Östrogenmangel (Ovarektomie),
- kalziumarme Kost,
- Vitamin D-Mangel
- Alkohol- und Nikotinabusus,
- Medikamente (z. B. Glukokortikoide, Abführmittel). ▶

Klinik

Eine langsame Verformung der Wirbelkörper und die damit verbundene Krümmung der gesamten Wirbelsäule führen zur Verstärkung der Kyphose und der Lordose. Gibbusbildung (Buckel) und Abnahme der Körpergröße sind wichtige klinische Symptome (Abb. 5.**12**).

Vom Patienten wird als führendes Symptom der Schmerz in Brust- und Lendenwirbelsäule angegeben. Die Knochenschmerzen treten zunächst nur bei Belastungen auf. Schließlich sind sie dauernd vorhanden. Spontanfrakturen, besonders der Wirbelkörper, sind häufig. Frakturen der Extremitäten (Oberschenkelhalsbruch) kommen schon bei verhältnismäßig geringen Traumen vor. Bei Patienten mit Osteoporose ist in besonderem Maße darauf zu achten, Stürze zu verhindern.

Diagnostik

Röntgenuntersuchung. Röntgenaufnahmen des Skeletts, insbesondere der Wirbelsäule (Abb. 5.**13**),

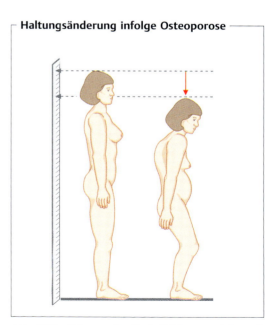

Abb. 5.**12** Schema der Buckelbildung und Rumpfverkürzung

Altersosteoporose

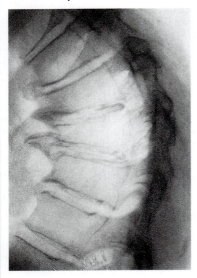

Abb. 5.**13** Seitliche Röntgenaufnahme des Thorax: hochgradige Altersosteoporose und Kyphose der Brustwirbelsäule mit Keilwirbeln

zeigen im fortgeschrittenen Fall die Verformung der Wirbelkörper (Keilwirbel und Kyphose) und Einbrüche der Wirbelkörper. Wegen des verminderten Mineralgehalts der Knochen ist die Strahlendurchlässigkeit erhöht. Die krankhaft verminderte Mineralisation des Knochens ist mit quantitativer Computertomographie (QCT) möglich (Knochendichtemessung).

Laboruntersuchungen. Mineralhaushalt, alkalische Phosphatase, Blutbild, Leber- und Nierenstoffwechsel, Hormonbestimmungen, Blutsenkungsgeschwindigkeit und Elektropherogramm werden untersucht, um – wenn möglich – die verschiedenen Formen der Osteoporose zu differenzieren. In speziellen Blut- und Urinuntersuchungen werden Metabolite des Knochenstoffwechsels gemessen, um in dem krankhaften Knochenumbau das Verhältnis von Knochenneubildung und Knochenabbau zu bestimmen.

Therapie der primären Osteoporose

Prophylaxe und Basistherapie:

- Beachtung von Risikofaktoren,
- Diät (kalziumreiche Ernährung),
- Bewegungstherapie (angepasste Gymnastik, Balneotherapie),

- spezielle medikamentöse Therapie:
  - Hemmung des Knochenabbaus durch Östrogene/Gestagene, Kalzitonin, Bisphosphonate;
  - Stimulation des Knochenanbaus durch Natriumfluorid und Natriummonofluorphosphat;
- Adjuvante Therapie:
  - Schmerzbekämpfung (nichtsteroidale Antirheumatika, Kalzitonin);
  - Frakturrisiken vermeiden (Vorsicht bei abrupten Bewegungen, evtl. Mieder oder Stützkorsett).

Sekundäre Osteoporose

Im Gegensatz zur primären Osteoporose entwickelt sich bei den sekundären Formen der Knochenumbau als Folge anderer Krankheiten, z. B. Malabsorption, Hyperthyreose, Cushing-Syndrom, rheumatoide Arthritis.
In erster Linie muss die Grundkrankheit behandelt werden. Zusätzliche Therapie wie bei primärer Osteoporose.

Osteomalazie

→ **Definition:** Die Osteomalazie ist eine Störung der Mineralisierung des Osteoids, also eine Hemmung des Einbaus von Kalzium und Phosphat in die Knochengrundsubstanz.

Deshalb ist der Knochen weich; die Folge ist eine *Verbiegung* der Knochen. Erinnerung: Die Gefahr der Osteoporose ist der *Bruch* des Knochens.

Ätiologie und Pathogenese

Die Osteomalazie beruht auf einem Mangel an Vitamin D oder auf einer Störung des Vitamin-D-Stoffwechsels. Praktische Bedeutung haben exogener Vitamin-D-Mangel, chronische Niereninsuffizienz, gastroenterologische Maldigestion und Malabsorption sowie tumorbedingte Stoffwechselstörungen in den Nierentubuli.
Mikroskopisch erkennt man breite Osteoidsäume ohne genügende Mineralisation.

Klinik

Im Vordergrund stehen starke generalisierte Knochenschmerzen. Schon bei leichter Kompression des Brustkorbs mit den Händen tritt der typische Biegungsschmerz auf. Muskelschwäche stellt sich ein. Die Folgen der Knochenschmerzen und der Muskelschwäche sind Watschelgang und schließlich Gehunfähigkeit.
Röntgenuntersuchung: Das Röntgenbild ähnelt dem Befund bei Osteoporose: Die Knochendichte

ist herabgesetzt. An der Wirbelsäule zeigt sich eine Fischwirbelbildung. Die Röhrenknochen sind mehr oder weniger stark verbogen; das Becken ist deformiert (Kartenherzbecken). Als Frühsymptom kann man an den Röhrenknochen quer verlaufende, bandförmige Aufhellungen (Looser-Umbauzonen) erkennen.

Laborbefunde: Im Blutserum sind alkalische Phosphatase erhöht, Kalzium und Phosphat vermindert.

Je nach der vermuteten Ursache der Osteomalazie wird nach Störungen im Hormonhaushalt (insbesondere Hyperparathyreoidismus, Nierenkrankheiten, Knochentumoren und Metastasen) gesucht.

Tritt die Stoffwechselstörung, die beim Erwachsenen zur Osteomalazie führt, bereits im Kindesalter, wenn die Epiphysenfugen noch nicht geschlossen sind, auf, wird die Krankheit als *Rachitis* bezeichnet.

Therapie

Wenn möglich soll die das Symptom „Osteomalazie" auslösende Grundkrankheit behandelt werden, z. B. die Darmstörung, die zur Malabsorption geführt hat.

Bei den Formen der Osteomalazie, die Folge von Vitamin-D-Mangel oder Vitamin-D-Stoffwechselstörung sind, wird Vitamin D mit gutem Erfolg gegeben.

Osteodystrophia fibrosa generalisata (Morbus Recklinghausen)

Diese wichtige Knochenerkrankung ist Folge einer Überfunktion der Nebenschilddrüsen. Sie wird deshalb als primärer Hyperparathyreoidismus bezeichnet (S. 421).

Sudeck-Syndrom

Pathogenese

Verschiedene Faktoren können eine Regulationsstörung im Knochenstoffwechsel hervorrufen, die zu einem Sudeck-Syndrom führt. Auslösende Faktoren sind Störungen des Nervensystems und der Durchblutung, verbunden mit Ödem nach Frakturen, Immobilisation und Traumen. Die eigentliche Ursache des Sudeck-Syndroms ist unbekannt.

Klinik

Die Krankheit befällt überwiegend Erwachsene. Nicht nur die Knochen, sondern auch Haut und Muskulatur der betroffenen Extremität sind erkrankt. Die Patienten klagen anfangs über Schmerzen in der befallenen Extremität. Die Weichteile sind zunächst geschwollen und gerötet. Bald kommt es aber zur Atrophie von Haut, Muskulatur und Knochen.

Röntgenologisch ist die Knochenstruktur fleckförmig aufgehellt (Sudeck-Dystrophie).

Therapie

Analgetika, krankengymnastische Übungen und der Einsatz von Kortikosteroiden und Kalzitonin werden empfohlen.

Morbus Paget (Osteodystrophia deformans Paget)

Es handelt sich um eine lokalisierte Knochenkrankheit. Damit steht diese Erkrankung der Knochen im Gegensatz zu den generalisierten Knochenkrankheiten wie Osteoporose, Osteomalazie und Morbus Recklinghausen.

Ursache ist vielleicht eine Virusinfektion („slow virus infection"). Der Stoffwechsel in den betroffenen Knochen ist gesteigert, aber ungeordnet (Dystrophie).

Klinik

Knochenschmerzen können einsetzen, doch verläuft die Krankheit oft ohne subjektive Symptome. Die Deformierung des Knochens zeigt sich am Schädel in einer Vergrößerung des Umfangs (vergrößerte Hutweite). Die Röhrenknochen werden dicker und plump, wobei es bei längerer Krankheitsdauer zu Verbiegungen kommt.

- *Röntgenuntersuchung:* Die Verdickung und Verbiegung des Knochens ist röntgenologisch deutlich sichtbar. Innerhalb der Knochensubstanz erkennt man teils fleckige, teils strähnige Veränderungen. Im Skelettszintigramm ist die Ausdehnung des Prozesses gut zu erfassen.
- *Laboruntersuchung:* Die alkalische Phosphatase im Serum ist stark erhöht. Kalzium und Phosphat im Serum sind meist normal.

Eine gefährliche Komplikation ist die Entwicklung eines malignen Knochentumors.

Therapie

Eine ursächliche Behandlung ist nicht bekannt. Die wichtigste medikamentöse Maßnahme ist die langfristige Gabe von Kalzitonin oder Bisphosphonat, wodurch der Knochenumbau gestoppt wird (messbar an der erhöhten alkalischen Phosphatase, die sich normalisiert).

Marmorknochenkrankheit (Osteopetrose)

Es handelt sich um eine seltene Erbkrankheit. Im Gegensatz zur Osteoporose entwickelt sich bei der Marmorknochenkrankheit eine abnorme Verdichtung der Knochenstruktur, die röntgenologisch deutlich zu erkennen ist.
Die Patienten klagen über Knochenschmerzen. Da auch der Knochenmarkraum sklerosiert, stellt sich oft eine Anämie ein. Bei dieser schweren Verlaufsform mit häufigen Infektionen kann eine Knochenmarktransplantation vorgenommen werden.

Osteomyelitis

Keimverschleppung im Rahmen einer Sepsis kann zur Absiedlung von Bakterien im Knochen führen. Es entsteht eine Entzündung des Knochens und hier vor allem des Knochenmarks: Osteomyelitis. Die Behandlung ist chirurgisch und besteht meist im Eröffnen und Ausräumen der Eiterung sowie in hoch dosierter antibiotischer Behandlung.
Durch hämatogene Streuung von Tuberkelbakterien kann eine spezifische tuberkulöse Osteomyelitis entstehen. Die Knochentuberkulose befällt oft die Zwischenwirbelscheiben und die Wirbelkörper. Die Wirbeltuberkulose war früher eine häufige Ursache für die Entstehung eines Buckels (Gibbus).
Auch andere Infektionskrankheiten können zu Knochenentzündungen führen, so z. B. Typhus und Lues.

Tumoren

Unter den *gutartigen* Knochentumoren ist das Osteochondrom am häufigsten. Dieser Tumor geht wahrscheinlich vom Epiphysenknorpel aus; deshalb findet man diese Tumoren hauptsächlich in der Metaphyse der langen Röhrenknochen.
Von den *bösartigen* Knochentumoren sind die Sarkome die wichtigsten. Es handelt sich um Sarkome, die vom Knorpel (Chondrosarkom), vom Knochen (Osteosarkom), vom Gefäßsystem (Angiosarkom) oder vom Bindegewebe (Fibrosarkom) ausgehen.

Therapie

Für jeden Einzelfall sind chirurgische, zytostatische und radiologische Maßnahmen zu erwägen. Die Prognose der besonders bösartigen **Osteosarkome** ist durch die moderne Chemotherapie entscheidend verbessert worden.

> Von den primären Knochentumoren sind die sekundären Knochentumoren abzugrenzen, bei denen es sich um Metastasen von Tumoren an anderen Organen handelt.

Knochenmetastasen entstehen am häufigsten bei Karzinomen mit primärem Sitz an Brustdrüse, Prostata, Schilddrüse, Nieren, Lunge, Dickdarm und Magen.

Klinik

Die klinischen Symptome von Knochentumoren sind anfangs ziehende Schmerzen und Schwellung der darüber liegenden Weichteile. Bei fortschreitender Knochenzerstörung kann es ohne entsprechende Gewalteinwirkung zur Fraktur kommen (sog. pathologische Fraktur).

Das zu den Gammopathien zählende **Plasmozytom** ist ein vom Knochenmark ausgehender Tumor. Es handelt sich um eine maligne Wucherung der Plasmazellen mit Bildung von Paraproteinen. Einzelheiten S. 528.

Störungen des renalen Transports (hereditäre Tubulopathien)

Diabetes mellitus renalis (renale Glukosurie)

Die selten vorkommende renale Glukosurie beruht auf einer genetischen Störung im Tubulusapparat der Niere. Die mit dem Primärharn ausgeschiedene Glukose kann nicht rückresorbiert werden. Entsprechend ist der Harn zuckerhaltig, obwohl der Blutzuckerspiegel normal ist.

Die Patienten haben meist keine Beschwerden; nur manchmal entsteht infolge des Zuckerverlustes eine Hypoglykämie mit Müdigkeit, Schwindel oder Schweißausbruch.

Diabetes insipidus renalis

Bei dieser Krankheit handelt es sich um eine genetisch bedingte Störung der Wasserresorption im Tubulusapparat der Niere. Der Tubulusapparat kann nicht auf das vom Hypophysenhinterlappen ausgeschüttete Hormon Adiuretin (antidiuretisches Hormon = Vasopressin) ansprechen. Deshalb kommt es zur Ausscheidung von großen Harnmengen mit niedrigem spezifischen Gewicht. Der Wasserverlust verursacht Durst. Entsprechend trinken diese Patienten viel. Flüssigkeitsbilanzierung ist notwendig.

 Flüssigkeitsbilanzierung. Der große Wasserverlust über die Niere verursacht Durst. Daher trinken die betroffenen Patienten täglich mehrere, oft 5–10 oder mehr Liter Flüssigkeit. Da das Trinken vor einer Exsikkose schützt, darf die Trinkmenge der Patienten nicht begrenzt werden. Stellen Sie ausreichend Getränke im Patientenzimmer bereit. Bilanzieren Sie Flüssigkeitseinfuhr und -ausfuhr.

Störungen des Vitaminhaushalts

Physiologie und Pathophysiologie

Vitamine sind lebensnotwendige Wirkstoffe, die vom menschlichen Organismus nicht hergestellt werden können. Die Vitamine werden in fettlösliche (A, D, E, K) und wasserlösliche (B-Gruppe, Vitamin C) Vitamine eingeteilt. Sie entfalten schon in sehr geringen Mengen ihre optimale Wirkung im Stoffwechsel des Menschen. Als Antioxidanzien haben Vitamine eine Schutzfunktion. In den Industrieländern tritt ein diätetisch bedingter Vitaminmangel kaum ein, wenn eine normale, gemischte Kost gegessen wird. Allerdings ist bei manchen Krankheiten die Absorption von Vitaminen gestört, so z. B. bei Darmkrankheiten (Malabsorptionssyndrom S. 38), wodurch es zu ausgeprägten Vitaminmangelerscheinungen (Hypovitaminose) kommen kann. Bei bestimmten Belastungen des Organismus (Infektionen, Schwangerschaft und Stillzeit) ist der Bedarf an Vitaminen erhöht.

Für die Resorption der fettlöslichen Vitamine A, D, E, K ist das Vorhandensein von Gallensäuren im Darm notwendig. Werden bei einem Verschlussikterus keine Gallensäuren über Gallengang und Vater-Papille in den Zwölffingerdarm sezerniert, ist die Resorption dieser Vitamine gestört. Praktisch wichtig ist der dadurch entstehende Mangel an Vitamin K, denn dieses Vitamin ist für die Synthese des Gerinnungsfaktors Prothrombin notwendig. Entsprechend zeigt sich Vitamin-K-Mangel am Absinken des Prothrombinspiegels im Blut. Bei bestimmten Magenkrankheiten oder nach ausgedehnten Magenoperationen fehlt der Intrinsic Factor, der in der Magenschleimhaut gebildet wird (S. 18). Ohne diesen Intrinsic Factor kann Vitamin B_{12} nicht resorbiert werden. Es entsteht das Krankheitsbild der perniziösen Anämie (S. 513).

Definition: Mangel oder gänzliches Fehlen eines bestimmten Vitamins wird als Hypo- bzw. Avitaminose bezeichnet.

Bei Überdosierung der fettlöslichen Vitamine A und D kann eine Hypervitaminose mit Krankheitssymptomen entstehen. Eine Überdosierung von wasserlöslichen Vitaminen verursacht keine Krankheitssymptome.

Vitamin A (Retinol)

Vorkommen: Vitamin A ist in Fischlebertran, Säugetierleber, Eigelb, Milch und Butter vorhanden. Die biologischen Vorstufen des Vitamin A sind die Karotine. Es handelt sich dabei um Provitamin A, welches in grünen Pflanzen, in Leber und Niere sowie in Milch und Butter vorkommt. Die Provitamine können vom menschlichen Organismus in das fertige Vitamin A umgewandelt werden.
Funktionen: Vitamin A ist für die Bildung des Sehpurpurs notwendig. Auch für die normalen Lebensvorgänge von Haut, Schleimhaut und Kornea ist Vitamin A erforderlich.
Vitamin-A-Mangel. Mangelerscheinungen sind Nachtblindheit, Hornhautschäden am Auge und Verhornungsanomalien an der Haut. Wegen der Störungen an der Schleimhaut entwickeln sich Heiserkeit, Mundschleimhautentzündung sowie Bronchitis. *Therapie:* Zufuhr von Vitamin A.
Vitamin-A-Hypervitaminose. Wird über längere Zeit zuviel Vitamin A gegeben, kann sich ein Vergiftungsbild mit Kopfschmerzen und Müdigkeit einstellen. Die Vergiftung kann sich bis zum Koma steigern. Weitere Symptome sind an der Haut, am Knochensystem und an den inneren Organen zu erkennen.

Karotinikterus. Bei andauernder karotinreicher Ernährung, z. B. bei Säuglingen, die mit Karottenbrei gefüttert werden, entsteht der gelbrote Karotinikterus. Es handelt sich um eine harmlose Ablagerung von Karotin in der Haut.

Vitamin D (Kalziferol)

Vorkommen: In Fischlebertran, Fetten, Eiern, Milch und Butter ist Vitamin D vorhanden. Die Provitamine des Vitamin D werden in der Haut gespeichert und dort durch Ultraviolettbestrahlung in das fertige Vitamin D umgewandelt.
Funktion: Vitamin D fördert die Absorption von Kalzium aus dem Darm und ist für den normalen Knochenstoffwechsel notwendig.
Vitamin-D-Mangel. Entsprechend der Funktion des Vitamin D entsteht bei Mangel an diesem Vitamin bei Kindern die Rachitis, bei Erwachsenen eine Osteomalazie. Die Symptome der Rachitis sind frühzeitig am Skelettsystem zu erkennen. Bei Kindern ist die Knochen-Knorpel-Grenze an den Rippen aufgetrieben (Rosenkranzbildung). Andere Zeichen sind Deformation des Kopfes, Verbiegung der Extremitäten und des Beckens. Die Osteomalazie der Erwachsenen wurde auf S. 146 besprochen. *Therapie:* Zufuhr von Vitamin D, das bei Säuglingen oft schon prophylaktisch gegeben wird.
Vitamin-D-Hypervitaminose. Bei Überdosierung therapeutischer Vitamin-D-Gaben entstehen eine Hyperkalzämie und Hyperphosphatämie mit Ablagerung von Kaliumsalzen in allen Geweben. Man erkennt Verkalkungen in den Blutgefäßen und in der Niere. Allgemeinstörungen dieser Hypervitaminose sind Kopfschmerzen, Erbrechen, Magen-Darm-Störungen und Verwirrtheit.

Vitamin E (Tokopherol)

Vorkommen: In Getreidekeimlingen und Ölen ist Vitamin E vorhanden.
Funktion: Man vermutet eine Beteiligung dieses Vitamins am Stoffwechsel von Muskulatur und Kollagen. Vitamin E soll eine antikanzerogene Wirkung haben. Es ist wahrscheinlich an der Regulation der zellulären Immunität beteiligt (gemeinsam mit Selen).
Vitamin-E-Mangel kommt nur sehr selten vor. Mangelerscheinungen sind Hämolyse und neuromuskuläre Störungen. *Therapie:* Zufuhr von Vitamin E.

Vitamin K (Phyllochinon)

Vorkommen: Gemüse und Früchte. Normalerweise erzeugen die Darmbakterien des Menschen genügend Vitamin K. *Funktion:* Vitamin K wird für die Synthese der Gerinnungsfaktoren II (Prothrombin), VII, IX und X benötigt.
Vitamin-K-Mangel. Bei Schädigung der Darmflora, z. B. bei Antibiotikatherapie, kann es zu einem Mangel an Vitamin K kommen. Da zur Resorption des Vitamin K Galle notwendig ist, tritt auch bei länger dauerndem Verschlussikterus ein Vitamin-K-Mangel ein. Da Vitamin-K-Mangel den Prothrombinspiegel senkt, verlängert sich die Blutgerinnungszeit: Es entsteht eine Blutungsneigung. *Therapie:* Zufuhr von Vitamin K.

Vitamin-K-Antagonisten werden therapeutisch eingesetzt, um die Blutgerinnungsfähigkeit herabzusetzen (Cumarin-Derivate, z. B. Marcumar).

Vitamin-B-Gruppe

Vitamin B_1 (Thiamin)

Vorkommen: In ungeschältem Reis und in Getreide, in tierischen Organen und Milch.
Funktion: Vitamin B_1 dient als Koenzym im Stoffwechsel.
Vitamin-B_1-Mangel: Da Vitamin B_1 an wichtigen Schaltstellen des Stoffwechsels benötigt wird, entstehen bei Vitamin-B_1-Mangel klinische Symptome an verschiedenen Organsystemen: Muskelatrophie, Extrasystolen, Nervenstörungen und Darmstörungen. Das Vollbild des Vitamin-B-Mangels ist die Beriberi-Krankheit (Nervenlähmung, Herzinsuffizienz, Enzephalopathie). Vitamin-B-Mangel tritt in den Industrieländern meist bei chronischem Alkoholismus auf. *Therapie:* Zufuhr von Vitamin B_1 und Beseitigung auslösender Faktoren.

Vitamin B_2 (Riboflavin)

Vorkommen: Milch und Milchprodukte, Leber, Vollkornerzeugnisse, Gemüse, Eier und Fleisch.
Funktion: Das Vitamin hat große Bedeutung für den intermediären Stoffwechsel.
Vitamin-B_2-Mangel: Klinische Zeichen sind Wachstumsstörungen an den Fingernägeln, Rhagaden in den Mundwinkeln, Atrophie der Zungenschleimhaut, Einwachsen von Blutgefäßen in die Kornea. *Therapie:* Zufuhr von Vitamin B_2.

Niacin (Nikotinsäureamid)

Vorkommen: Vollkornerzeugnisse, Fleisch, Leber, Fisch und Gemüse.
Funktion: Das Vitamin entfaltet seine Wirkung im intermediären Stoffwechsel.
Niacinmangel: Hautentzündung und Hautpigmentierung sind die wichtigsten Symptome. Das Vollbild des Mangels an Nikotinsäureamid wird als Pellagra bezeichnet.

Vitamin B_6 (Pyridoxin)

Vorkommen: Getreide, Leber und Niere.
Funktion: Vitamin B_6 hat Bedeutung im intermediären Stoffwechsel.
Vitamin-B_6-Mangel: Mangelerscheinungen sind an Nervensystem, Haut und Schleimhaut erkennbar. *Therapie:* Zufuhr von Vitamin B_6.

Folsäure

Vorkommen: Leber, Gemüse und Weizenkeimlinge.
Funktion: Das Vitamin hat wichtige Aufgaben im Intermediärstoffwechsel.
Folsäuremangel: Bei Mangel an Folsäure ist die Blutbildung gestört. Es entsteht eine makrozytäre hyperchrome Anämie mit pathologischen Vorstufen der roten Blutkörperchen im Knochenmark. Auch die Entwicklung der Granulozyten, Lymphozyten und Thrombozyten ist gestört, denn für die Ausreifung dieser Blutzellen wird sowohl Folsäure als auch Vitamin B_{12} benötigt. *Therapie:* Zufuhr des fehlenden Vitamins in Verbindung mit Vitamin-B_{12}-Gaben.

Vitamin B_{12} (Kobalamin)

Vorkommen: Leber und Niere.
Funktion: Vitamin B_{12} ist für den intermediären Stoffwechsel von Bedeutung. Insbesondere ist es zum regelrechten Aufbau von Kernsäuren (Nukleinsäuren) erforderlich.
Vitamin-B_{12}-Mangel: Die wichtigste Ursache für einen Vitamin-B_{12}-Mangel ist das Fehlen von Intrinsic Factor im Magen. Ohne Intrinsic Factor kann Vitamin B_{12} (= Extrinsic Factor) nicht absorbiert werden. Auch andere Magenerkrankungen (Karzinom), Magenresektion oder Darmresektion können die Absorption von Vitamin B_{12} verringern. Der Vitamin-B_{12}-Mangel führt zur perniziösen Anämie (S. 513). *Therapie:* Parenterale Zufuhr, wenn der Intrinsic Factor fehlt.

Vitamin C (Ascorbinsäure)

Vorkommen: Obst, Gemüse und Kartoffeln. Unzweckmäßige Zubereitung der Nahrung (Erhitzen) vermindert den Vitamin-C-Gehalt stark.
Funktion: Wichtige Funktionen des Vitamin C liegen im intermediären Stoffwechsel. Vitamin C ist wahrscheinlich an der Regulation der zellulären Immunität beteiligt.
Vitamin-C-Mangel: Bei einseitiger Ernährung können sich Mangelsymptome einstellen, doch sind diese heutzutage selten. Frühsymptome des Vitamin-C-Mangels sind Schwäche und Mattigkeit.
Das Vollbild der Vitamin-C-Mangel-Krankheit ist der *Skorbut*. Skorbut ist eine klassische Vitaminmangelkrankheit, die heute kaum noch vorkommt, früher aber Schiffsbesatzungen nach monatelanger Seefahrt mit Mangel an Gemüse und Kartoffeln befiel. Das klinische Bild des Skorbuts ist gekennzeichnet durch eine Permeabilitätsstörung der Blutgefäße: Charakteristisch ist die Blutungsneigung des Zahnfleisches. Auch an der Haut entstehen punktförmige, aber auch flächenhafte Blutungen. Blutungen in die Muskulatur und in die Gelenke verursachen schmerzhafte Schwellungen. Im Laufe der Erkrankung lockern sich die Zähne und fallen schließlich aus. *Therapie:* Zufuhr des fehlenden Vitamins.

Biotin (Vitamin H)

Biotin wirkt als Koenzym. Unspezifische Mangelerscheinungen wie Appetitlosigkeit und Dermatitis kommen sehr selten vor, am ehesten als „Rohe-Eier-Krankheit" bei übermäßigem Verzehr roher Eier. Das Avidin im Eiklar entzieht der Nahrung durch Komplexbildung Biotin.

Pantothensäure

Pantothensäure wirkt als Koenzym. Bei Mangel kann eine Polyneuropathie auftreten.

Störung im Stoffwechsel der Spurenelemente

Spurenelemente haben wesentliche Funktionen im Intermediärstoffwechsel. Wichtige Spurenelemente sind: Zink, Selen, Kupfer, Mangan, Chrom, Nickel, Kobalt, Fluor.
Ein Beispiel für Stoffwechselstörungen infolge Mangels an Spurenelementen ist die Zinkmangelkrankheit Akrodermatitis enteropathica (Abb. 5.**14**). Dabei handelt es sich um eine genetisch bedingte Resorptionsstörung für Zink im Darm. Bei den betroffenen Kindern entwickeln sich Nekrosen an Händen und Zehen (Akrodermatitis), Haarausfall und Durchfall. Die Symptome können durch lebenslange hoch dosierte Gabe von Zinkpräparaten behandelt werden.

Akrodermatitis enteropathica

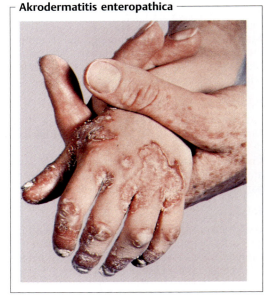

Abb. 5.**14**   Nekrosen an den Händen

6 Krankheiten des Herzens

H. Wagner

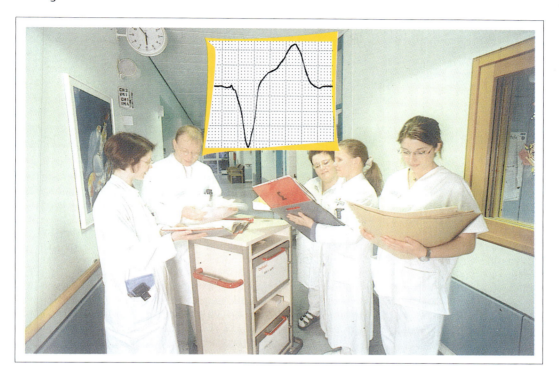

Anatomie und Physiologie . . . 154

Untersuchungsmethoden . . . 157
Klinische Untersuchung . . . 157
Spezielle Untersuchungsverfahren . . . 159

Koronare Herzkrankheit (KHK) . . . 167

Akuter Myokardinfarkt . . . 173

Herzrhythmusstörungen . . . 180
Bradykarde Herzrhythmusstörungen . . . 181
Tachykarde Herzrhythmusstörungen . . . 182
Störungen des Reizleitungssystems . . . 187
Elektrotherapie . . . 189

Herzinsuffizienz . . . 193

Krankheiten des Endokards . . . 201
Endokarditis . . . 201

Krankheiten des Myokards . . . 204
Kardiomyopathie . . . 204
Myokarditis . . . 205

Krankheiten der Perikards . . . 206
Akute Perikarditis . . . 206
Chronisch konstriktive Perikarditis . . . 206

**Erworbene Krankheiten
der Herzklappen** . . . 207
Mitralstenose . . . 209
Mitralinsuffizienz . . . 210
Mitralklappenprolaps . . . 211
Aortenklappenstenose . . . 211
Aortenklappeninsuffizienz . . . 212
Trikuspidalklappenfehler . . . 213

6 Krankheiten des Herzens

Angeborene Herz- und Gefäßmissbildungen ... 213
Herzfehler ohne Shunt ... 214
Herzfehler mit Links-Rechts-Shunt ... 215
Fehlbildung mit Rechts-Links-Shunt ... 216

Herztumoren ... 217
Traumen des Herzens und der großen Gefäße ... 217

➡ **Pflegeschwerpunkt Herzinsuffizienz** ... 218

Typisches Prüfungswissen
Erkrankungen des Endokards (S. 201), Herzfehler (S. 207 und 213), Koronare Herzkrankheit (S. 167), Herzrhythmusstörungen (S. 180), Notfallmaßnahmen bei Herzstillstand (S. 177), Herzinsuffizienz (S. 193 ff)

Anatomie und Physiologie

Das Herz ist ein muskulöses Hohlorgan mit insgesamt 4 Herzhöhlen. Es wird zwischen einem rechten, dem **Lungenkreislauf** zugeordneten Herzanteils und einem linken, der den **Körperkreislauf** aufrechterhält, unterschieden. Auf beiden Seiten sind **Vorhof** (Atrium) und **Herzkammer** (Ventrikel) zu differenzieren. In Abb. 6.**1** ist schematisch die Herzanatomie dargestellt. Rechts erfolgt die Trennung zwischen Vorhof und Kammer durch die dreizipfelige *Trikuspidalklappe*, links durch die zweizipfelige *Mitralklappe*. Die im linken Ventrikel entspringende Hauptschlagader (Aorta) sowie die aus dem rechten Ventrikel entstammende A. pulmonalis sind jeweils durch Rückschlagklappen gesichert (*Aorten-* bzw. *Pulmonalklappe*).

Das Herz arbeitet in regelmäßigem Wechsel von Kontraktion (Systole) und Dilatation (Diastole) (Abb. 6.**2a u. b**). Vom Sinusknoten ausgehend läuft die Erregung über den Atrioventrikularknoten (AV-Knoten) und das *Erregungsleitungssystem* des His-Bündel sowie über die Tawara-Schenkel und die Purkinjefasern der Kammermuskulatur (Abb. 6.**1**). Dabei unterscheidet man verschiedene Erregungsphasen (Abb. 6.**3**).

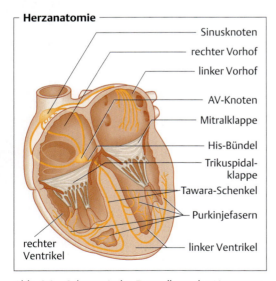

Abb. 6.**1** Schematische Darstellung der Herzanatomie mit Herzkammern, Herzklappen und Reizleitungssystem

Abb. 6.**2 a** Während der Kammerdiastole sind die Herzkammern erschlafft und das Blut strömt aus den Vorhöfen in die Kammern. Während der Kammersystole erhöht sich der Druck in den Herzkammern, und das Blut wird aus der rechten Herzkammer in den Lungenkreislauf und aus der linken Herzkammer in den Körperkreislauf gepumpt. **b** Beachten Sie, dass sich in der Austreibungs- und Füllungsphase die Ventilebene verschiebt. Der untere Teil der Abbildung zeigt die Druckverhältnisse in der linken Herzkammer (rot), in der Aorta (violett) und im linken Vorhof (blau) während der Herzaktion. Der Zeitpunkt, wenn die Aortenklappe sich öffnet und die Austreibungsphase beginnt, fällt mit dem ersten Herzton zusammen (unterste Spur, rot). Der zweite Herzton entsteht, wenn die Aortenklappe sich am Ende der Austreibungsphase schließt. Die Phasen des rechten Herzens laufen in vergleichbarer Weise fast zeitgleich ab (nach Schwegler).

Anatomie und Physiologie 155

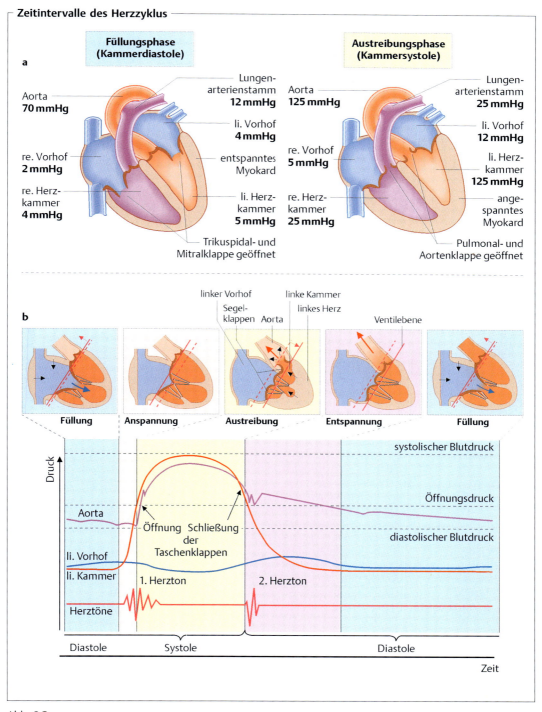

Abb. 6.2

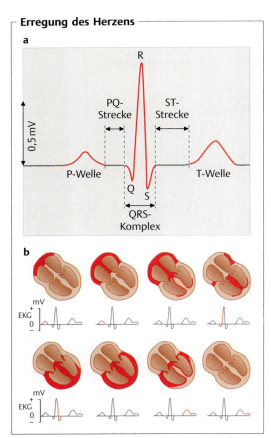

Abb. 6.3 Darstellung der Erregungsbildungs- und Erregungsleitungssystems des Herzens mit zeitlicher Zuordnung der Aktionspotentiale verschiedener Herzregionen zum EKG. Sie sehen ein typisches normales EKG in Ruhe (**a**) und den dazugehörigen Erregungszustand der Herzmuskulatur (**b**). Die rot gekennzeichneten Herzmuskelanteile sind erregt, die grauen nicht. Eine positive Zacke kommt immer dann zustande, wenn sich die Erregung in Richtung auf die Herzspitze ausbreitet oder aber sich in Richtung auf die Herzbasis zurückbildet (aus: Schwegler, J.S.: Der Mensch – Anatomie und Physiologie. Thieme, Stuttgart 1998).

Bei jeder Kontraktion wird ein Teil des im Ventrikel befindlichen Blutes in die Gefäße gepumpt (sogenanntes *Schlagvolumen*). Es beträgt etwa 60–100 ml.

> Die Ejektionsfraktion (Verhältnis des Schlagvolumen zum enddiastolischen Ventrikelvolumen, Normalwert 66,6 %) ist ein guter Parameter für die integrale Pumpfunktion einer Herzkammer und ein wichtiger prognostischer Marker für zahlreiche Herzkrankheiten.

Die normale Herzfrequenz beträgt beim Erwachsenen etwa 60–80 Schläge/min. Das pro Minute vom Herzen ausgeworfene Blut (Herzminutenvolumen) beträgt etwa 5,7 l. Eine Steigerung unter Belastung bis zu 25 l/min ist möglich.
Herzgeräusche entstehen durch Wirbelbildung nach vorwärts (Stenose) bzw. nach rückwärts (Insuffizienz).

Untersuchungsmethoden

Klinische Untersuchung

Durch Anamnese und einfache ärztliche Untersuchung kann der Zustand des Herz-Kreislauf-Systems häufig richtig beurteilt werden (Tab. 6.1).
Die Inspektion (Suche nach Lippenzyanose, Blässe, Gesichtsrötung oder Atemnot, Beinödeme) sowie Palpation der Herzregion und der Pulse (Frequenz, Regelmäßigkeit, Härte, Druckamplitude) sowie Perkussion (Klopfuntersuchung zur Orientierung, recht ungenau) und Auskultation mit dem Stethoskop (Abb. 6.4) (perikardiale Reibegeräusche, Herztöne und Herzgeräusche) geben erste Informationen über den Zustand des Herz-Kreislauf-Systems (Tab. 6.2). Herzfehler (außer Pulmonalisfehler) hört man am besten bei maximaler Ausatmung des Patienten. Eine Änderung des Geräusches findet statt bei Lagewechsel, bei Belastung, verschiedenen Zeiten der Atemexkursion. So hört man z. B. Mitralvitien am besten in Linksseitenlage. Weiterer wesentlicher Bestandteil der Untersuchung herzkranker Patienten ist die Blutdruckmessung.

Leitsymptome

- **Retrosternaler Schmerz:**
  Differenzialdiagnose:
  - Angina pectoris: thorakales Druckgefühl, Beklemmung, Atemnot, Ausstrahlung der Schmerzen in typischer Weise in die linke Axilla und den linken Arm, Besserung nach Nitroglycerin;
  - Myokardinfarkt: mehr als 30 Minuten anhaltender Schmerz (fehlt beim „stummen Myokardinfarkt", Achtung: Diabetes mellitus), Todesangst, Schweißausbruch, Erbrechen, oft nicht auf Nitroglycerin reagierend;
  - aortenbedingter Schmerz: Ruptur eines thorakalen Aortenaneurysmas;
  - Lungenembolie: Schmerzen bei Inspiration, trockener Husten, meistens Dyspnoe;
  - Spontanpneumothorax: plötzlich auftretende Dyspnoe, abgeschwächtes Atemgeräusch;
  - akute Pankreatitis,
  - perforierendes Ulcus ventriculi,
  - vertebragene Schmerzen und Interkostalneuralgie,
  - funktionale Herzbeschwerden: dumpfe, anhaltende Schmerzen von kurzer Dauer und über der Herzspitze lokalisiert, eher in Ruhe auftretend und mit Hyperventilation verbunden.

- **Dyspnoe:**
  Differenzialdiagnose:
  - Linksherzinsuffizienz,
  - Rechtsherzinsuffizienz,
  - biventrikuläre Herzinsuffizienz,
  - Herzinfarkt,
  - Herzrhythmusstörungen (bradykarde und tachykarde),
  - Herzklappenerkrankungen,
  - dilatative Kardiomyopathie,
  - Perikarditis, Perikarderguss, Perikardkonstriktion,
  - Lungenkrankheiten und extrathorakale Ursachen.
- **Herzklopfen** (Palpitation) und **Herzrasen:**
  Es wird der eigene Herzschlag empfunden. Differentialdiagnostisch müssen in Erwägung gezogen werden:
  - Extrasystolie,
  - paroxysmale Tachykardien, Kammertachykardien, Vorhofflimmern und Vorhofflattern, Klimakterium bei Frau und Mann, Genussmittelmissbrauch (Tabak, Kaffee, Alkohol und Drogen).
- **Zyanose**
  Differentialdiagnostisch müssen neben Lungen- verschiedene Herzerkrankungen (Herzinsuffizienz, Rechts-Links-Shunts) sowie Polyglobulie, Methämoglobinämie (selten!), vegetative Dystonie (kühle, schwitzende, bläuliche Haut durch Dilatation der Venolen bei eng

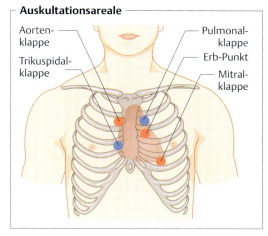

Abb. 6.4 Verschiedene Areale zum Abhören der Herztöne

gestellten Arteriolen) in Erwägung gezogen werden.

- **Gestaute Halsvenen**
Es besteht eine deutliche Schwellung der Halsvenen durch Stauung des Blutes vor dem rechten Herzen. Differentialdiagnostisch müssen neben Rechtsherzinsuffizienz, Mitralstenose, Perikarditis, Herzbeuteltamponade, Bronchialkarzinom, mediastinale Tumoren und Aortenaneurysma in Erwägung gezogen werden.

Tabelle 6.1   Diagnostisches Vorgehen bei Herzkrankheiten

Methode	Funktion
eingehende Anamnese	Eruierung von Symptomen einer Herzkrankheit
klinische Untersuchung – Inspektion – Palpation – Auskultation	Suche nach fassbaren Symptomen einer Herzerkrankung
Ruhe-EKG	Grundorientierung über Herzrhythmus und Stromkurvenverlauf
Belastungs-EKG	bei V.a. koronare Herzkrankheit oder Herzrhythmusstörungen (Verhalten unter Belastung), Kontrolle des RR-Verhaltens, Beurteilung der Leistungsfähigkeit
Langzeit-EKG	Erkennung von Rhythmusstörungen
Karotispulskurve	diagnostische Hinweise bei Aortenklappenfehlern (z. B. „Hahnenkammform" bei Aortenstenose)
Phonokardiogramm	Schallschreibung der Herztöne und Geräusche
zentraler Venendruck	Blutdruckmessung im intrathorakalen Hohlvenensystem
Echokardiographie	Funktionsmorphologie des Herzens und der Klappen, Ausschluss/Nachweis von Septumdefekten
transösophageale Echokardiographie (TEE)	bei V.a. Vorhofthromben, Feinbeurteilung von Klappen
Röntgenuntersuchung des Thorax in 2 Ebenen	Dokumentation der Herzgröße und -funktion, Beurteilung der Lunge und deren Gefäße
Computertomographie (CT) Kernspintomographie (NMR)	Beurteilung von Anatomie und Funktion des Herzens
Elektronenstrahltomographie (EBT)	Ultraschnelles Tomographieverfahren bis zu 34 Bilder/s Darstellung von Anatomie und Funktion des Herzens (Koronararterien)
Myokardszintigraphie	Durchblutung und Stoffwechsel der Herzmuskulatur
Positronen-Emissionstomographie (PET)	Beurteilung des Myokardstoffwechsels (Differenzierung von normalem, ischämischem und Narbengewebe)
Rechtsherzkatheter (Einschwemmkatheter)	Beurteilung des kleinen (Lungen-)Kreislaufs und des rechten Herzens
Linksherzkatheter	Beurteilung des großen Kreislaufs, der Herzkranzgefäße und des linken Herzens
Laboruntersuchungen (Herzmuskelenzyme)	Untergang von Herzmuskulatur
Lungenfunktionsuntersuchungen	Lungenkrankheiten als Ursache bzw. Differentialdiagnose der Herzerkrankung

Untersuchungsmethoden **159**

- **Nykturie**
  Vermehrtes nächtliches Wasserlassen, oft bei latenter oder manifester Herzinsuffizienz.
- **Husten und Hämoptysen**
  Differenzialdiagnose: Bei pulmonalvenöser Stauung sowie länger bestehender pulmonaler Hypertonie oder Lungeninfarkten, Ruptur einer Pulmonal- oder Bronchialvene. Bei Gesunden kann kurzer, trockener Husten Folge von Extrasystolen sein.
- **Synkope (s. S. 664, Kap. 19)**
  Hierbei besteht ein kurzzeitiger Bewusstseinsverlust, der spontan reversibel ist (s.o.). Charakteristisch sind plötzlicher Beginn ohne Aura und rasches Wiedererwachen ohne Zungenbiss und Einnässen (Epilepsie!) Ursachen sind meist eine Minderung des Herzzeitvolumens (z. B. durch Rhythmusstörungen), ein verminderter venöser Rückfluss (vagovasale Synkope) oder eine zerebrovaskuläre Insuffizienz.
- **Periphere Ödeme**
  Bei Rechtsherzinsuffizienz symmetrisch im Bereich der Knöchel, des Fußrückens und/oder prätibiael (vgl. Abb. 6.**43**).

Spezielle Untersuchungsverfahren

In Tab. 6.**1** ist eine Übersicht über die zur Zeit verfügbaren wesentlichen speziellen Untersuchungsverfahren dargestellt.

Elektrokardiogramm

Mit dem Elektrokardiogramm (EKG) werden die bei der Herztätigkeit entstehenden *Herzströme* registriert. Im Sinusknoten beginnt die elektrische Erregung. Die **P-Welle** stellt im EKG die Erregung der Vorhöfe dar (Abb. 6.**5**). Nach Ablauf der **PQ-Dauer** (Erregungsüberleitungszeit) beginnt die Kammererregung (**QRS-Komplex** im EKG): Vom AV-Knoten wird die Erregung verzögert zum His-Bündel geleitet, von dort über den rechten und linken Tawara-Schenkel sowie das Purkinje-System zur Kammermuskulatur. Der initiale Anteil des QRS-Komplexes stellt die Septumaktivierung dar. Die **T-Welle** im EKG stellt die Erregungsrückbildung dar.

Neben den Extremitätenableitungen (Standard- und Goldberger-Ableitungen) haben sich die Brustwandableitungen zur Registrierung der elektrischen Herzaktion bewährt (Abb. 6.**6a** u. **b**). Die Brustwandableitungen werden mit V_1-V_6 bezeichnet und nach folgendem Schema angelegt:
V_1: 4. ICR (Interkostalraum = Zwischenrippenraum) rechts parasternal (neben dem Brustbein)

Tabelle 6.**2** Einteilung von Herztönen und Herzgeräuschen

Herztöne	Herzgeräusche
Klappenschlusstöne – Der 1. Herzton entspricht dem Schluss der Mitral- und Trikuspidalklappe – Der 2. Herzton entspricht dem Schluss der Aorten- und Pulmonalklappe und ist kürzer und heller als der 1. Herzton	*Systolische Geräusche* – Stenose von Aorten- oder Pulmonalklappe – hypertrophische obstruktive Kardiomyopathie – Aortenisthmusstenose – Ventrikelseptumdefekt – Mitralinsuffizienz – unwesentliche und funktionelle systolische Geräusche, z. B. bei Jugendlichen, die gesund sind
Klappenöffnungstöne – z. B. Mitralöffnungen bei Mitralstenose – Prothesenöffnungston bei Mitralklappenprothese	*Diastolische Geräusche* – Mitralstenose – Insuffizienz von Aorten- oder Pulmonalklappe
Dehnungstöne – durch plötzlichen Stopp der Öffnungsbewegung verklebter Klappen	Kontinuierliches systolisches-diastolisches *„Maschinengeräusch"* – offener Ductus Botalli – arteriovenöse Fisteln – Koronarfisteln
Diastolisch-ventrikuläre *Füllungstöne* – Normal bei Kindern und Jugendlichen	
Spätsystolischer *Klick* – z. B. bei Mitralklappenprolaps (S. 211)	

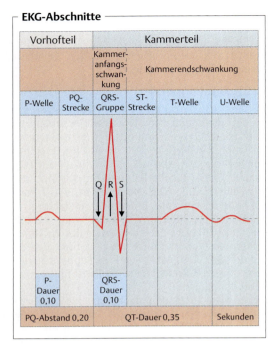

Abb. 6.**5** Benennung der Abschnitte und Ausschläge im EKG

V_2: 4. ICR links parasternal,
V_4: 5. ICR links auf der Medioklavikularlinie,
V_3: zwischen V_2 und V_4,
V_5: vordere Axillarlinie links in Höhe von V_4,
V_6: mittlere Axillarlinie links in Höhe von V_4.

Ableiten eines EKG. Die Durchführung eines EKG ist eine sehr häufige Aufgabe in der Pflege, vor allem im internistischen Funktionsbereich und auf Intensivstationen. Ist die Brust des Patienten stark behaart, werden zunächst die Haare im betreffenden Areal rasiert. Vor dem Anlegen der Elektroden (Abb. 6.**6**), werden sie z. B. mit Elektrodengel befeuchtet, um die Leitfähigkeit zu verbessern. Einmalelektroden sind bereits angefeuchtet. Je nach EKG-Gerät Namen und Geburtsdatum des Patienten und Datum und Uhrzeit eingeben – ansonsten den EKG-Streifen hinterher entsprechend beschriften – und dem Arzt vorlegen. Bei der Qualitätsbeurteilung des EKG bedenken Sie: Bei einem „verwackelten" EKG kann es sich auch um schwerwiegende Rhythmusstörungen wie Vorhofflimmern oder Kammerflattern handeln!

Das EKG wird üblicherweise beim ruhenden Patienten abgeleitet. Für besondere Fragestellungen wird ein Belastungs-EKG (Ergometrie) angefertigt.

Belastungs-EKG

Technische Voraussetzungen sind: Fahrradergometer, Mehrkanal-EKG-Schreiber (möglichst 6 Kanäle), Oszilloskop, Uhr, RR-Messgerät, EKG-Lineal, Tabelle zur Ermittlung der gewünschten Herzfrequenz und des tolerierbaren Blutdrucks, Notfallmedikamente, Intubationsbesteck, Defibrillator. Belastungsprotokoll: Ziel ist eine stufenförmige, mindestens submaximale Belastung, entsprechend 85 % der maximalen Herzfrequenz. Die Fahrradergometrie erfolgt im Liegen oder Sitzen, während bei der Laufbandergometrie der Patient auf einem Laufband läuft.

- Faustregel zur submaximalen Belastung: 200 – Lebensalter
- Maximale Herzfrequenz: 220 – Lebensalter
- Während des Belastungs-EKGs muss ein Arzt anwesend sein.

Belastungs-EKG:

Indikation:

- klinischer Verdacht auf koronare Herzkrankheit,
- Vorsorgeuntersuchung bei Patienten mit Risikofaktoren,
- speziell gefährdete Berufe (Busfahrer, Piloten),
- vor und nach Bypass-Operation oder Ballondilatation,
- nach Infarkt zur Beurteilung der Restischämie,
- vor Rehabilitation

Kontraindikation:

- akuter Herzinfarkt,
- instabile Angina pectoris,
- Karditis,
- manifeste Hypertonie in Ruhe,
- Zeichen der Herzinsuffizienz,
- Herzklappenfehler (besonders Aortenklappenstenose, IHSS),
- maligne Herzrhythmusstörungen in Ruhe,
- Aortenaneurysma
- andere Allgemeinerkrankungen

Untersuchungsmethoden 161

Verschiedene EKG-Ableitungen

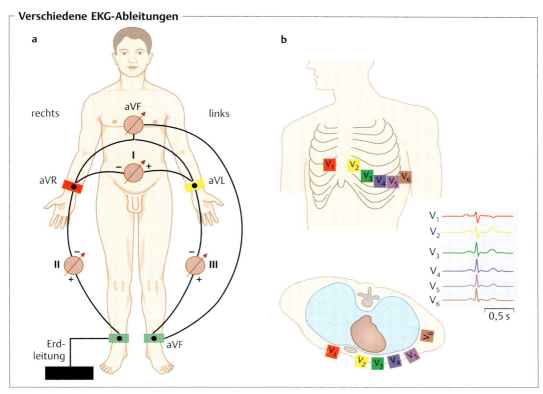

Abb. 6.6 a Elektrodenanlage und Schaltschema nach Einthofen (I, II, III) und nach Goldberger (aVR, aVL, aVF)
b Brustwandableitung nach Wilson

Abbruchkriterien:

- ST-Streckensenkung oder -hebung > 2 mm (EKG)
- Angina pectoris
- Blutdruckanstieg über 240 mmHg
- Blutdruckabfall unter den Ausgangswert
- ventrikuläre Herzrhythmusstörungen
- fehlender Pulsanstieg

Das Belastungs-EKG gibt Auskunft über die Fähigkeit des Koronarkreislaufs, unter dynamischen Belastungsbedingungen den Blutfluss, dem gesteigerten Sauerstoffbedarf anzupassen. Das Belastungs-EKG ist die am weitesten verbreitete, einfachste, preiswerteste und aussagekräftigste Belastungsmethode in der Kardiologie.
Bezüglich der *Komplikationen* ist zu sagen, dass das Belastungs-EKG eine sichere Methode bei Beachtung der oben genannten Sicherheitsmaßnahmen und Kontraindikationen ist. Die Komplikationsrate beträgt ca. 1 : 30 000 – 40 000 (Sterblichkeit durch Infarkt sowie therapieresistenten Herzstillstand).

Praktische Durchführung

- Absetzen von Betablockern (3 Tage), 7 Tage Digoxin, 14 Tage Digitoxin, Nitrate > 24 h).
- Die *Herzfrequenz* wird auf 80–90 % der altersabhängigen maximalen Herzfrequenz gesteigert.
- *Beurteilung* von ST-Strecke, Frequenz-, Rhythmus- und RR-Profil.
- *Kontrolle* der Ergometrie in 14 Tagen.
- *Abbruch* bei Erschöpfung, vermehrter Dyspnoe, Erreichen der maximalen Herzfrequenz, Schwindel, Kopfschmerz, Zyanose, RR-Anstieg > als 220/130 mmHg, RR-Abfall, Angina pectoris, ausgeprägten brady- oder tachykarden Herzrhythmusstörungen.

 Zum Ausschluss eines frischen Herzinfarktes oder einer koronaren Mangeldurchblutung wird vor jeder Ergometrie ein *Ruhe-EKG* aufgezeichnet. Die Ergometrie darf nur dann erfolgen, wenn das Ruhe-EKG diesbezüglich in Ordnung ist.

Langzeit-EKG

Die Langzeit-EKG-Registrierung der Herzaktionen erfolgt über eine längere Phase, in der Regel über 24 Stunden. Indikationen sind Extrasystolie, bradykarde und tachykarde Herzrhythmusstörungen, Beurteilung der Therapie durch Antiarrhythmika, Diagnostik der Myokardischämie und Schrittmacherkontrolle.
Technische Durchführung: Über Brustwandableitungen, Magnetbandaufzeichnung (Aufnahmegerät am Gürtel getragen).

> **Langzeit-EKG.** Während der EKG-Aufzeichnung soll sich der Patient verhalten wie an anderen Tagen auch. Erläutern Sie ihm, welche Eintragungen er auf dem Protokollbogen vornehmen soll:

- besondere Belastungen, z.B. Getränkekiste die Treppe hochtragen, sich heftig erschrecken o.Ä.,
- Beschwerden wie Schwindel, Schwarzwerden vor den Augen oder Herzrasen

Dazu muss er jeweils die Uhrzeit notieren, falls man nicht über einen Knopf des Langzeit-EGK-Gerätes eine Markierung setzen kann.

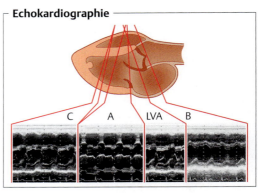

Echokardiographie

Abb. 6.7 Standardposition der M-Mode-Echokardiographie. Im 4. Intercostalraum li.-parasternal wird der Schallkopf senkrecht aufgesetzt; hierbei durchdringt der Schallstrahl den re. und den li. Ventrikel mit vorderem und hinterem Mitralsegel (A). Wird der Schallstrahl nach medial und cranial entlang dem li.-ventrikulären Ausflußtrakt (LVA) geschwenkt, wird neben der Aortenwurzel mit Aortenklappe der dahinterliegende li. Vorhof abgebildet (B). In umgekehrter Reihenfolge wird danach der Schallstrahl kontinuierlich von Position B über den li.-ventrikulären Ausflußtrakt (LVA) nach Position A und schließlich durch den li. Ventrikel geschwenkt (C).

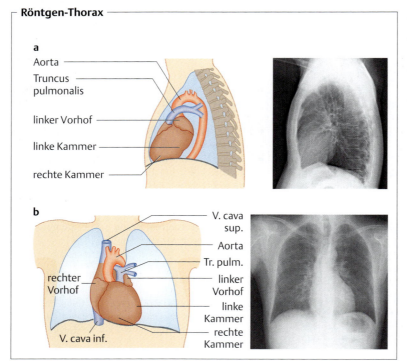

Röntgen-Thorax

Abb. 6.8 Konventionelle Röntgenuntersuchung des Thorax von der Seite und **b** von vorn (Posterior-anterior-Bild). Herzform und Herzlage sowie die Lungenstruktur zeigen einen Normalbefund

Untersuchungsmethoden

Echokardiogramm

In der ein- und zweidimensionalen Echokardiographie (M-Mode) und 2-D-Echokardiographie lassen sich die Größe der einzelnen Herzhöhlen, die Kammerwanddicke, ihre Kontraktion sowie evtl. Infarktnarben mit akinetischen, hypokinetischen oder dyskinetischen Anteilen beurteilen. Die Farbdopplerechokardiographie erlaubt darüber hinaus eine Quantifizierung von intrakardialen Blutströmen und von insuffizienten oder stenosierten Herzklappen (z. B. Beurteilung des Ausmaßes einer Klappenstenose oder Insuffizienz, intrakardiale Shunts [ASD/VSD]) (Abb. 6.**7**).

Konventionelle Röntgenuntersuchungen

Die röntgenologische Darstellung des Thorax gibt Hinweise über Herzgröße und -form sowie über benachbarte Organe (Ösophagus, Lunge, Mediastinum und Aorta).
Es wird darüber hinaus nach Verkalkungen im Verlauf der Koronararterien und der Herzklappen sowie nach Ventrikelaneurysma und Herzvergrößerung gesucht (Abb. 6.**8**).

Nuklearmedizinische Untersuchungen

Bei der *Myokardszintigraphie* wird mit radioaktiven ^{201}Thallium in gesundem Myokardgewebe angereichert. Bei irreversibler Schädigung und myokardialer Narbe fehlt die Speicherung. Ein Myokardszintigramm wird bei KHK zum Nachweis von ischämiebedrohten Myokardbezirken sowie zur Verlaufskontrolle nach PTCA oder ACVB-Versorgung durchgeführt (Abb. 6.**9a** u. **b**).
Die Aussagekraft des Myokardszintigramms lässt sich durch Kombination von Belastungs-EKG mit der Thalliumszintigraphie verbessern.
Das Verfahren der *Positronen-Emissionstomographie* (PET) ist zur Zeit technisch noch sehr aufwendig, erlaubt aber weitergehende Aussagen über die Myokardstruktur.

Zentraler Venendruck

Der zentrale Venendruck (ZVD) ist der Blutdruck im intrathorakalen Hohlvenensystem und entspricht weitgehend dem im rechten Herzvorhof. Die Messung erfolgt über einen zentralen Venenkatheter, der über eine periphere Vene (Armvene, Vena jugularis, Vena subclavia) bis unmittelbar vor den rechten Vorhof geschoben wird (Röntgenkontrolle des Katheters!) mit angeschlossenem Manometer (Abb. 6.**10**). Auf Intensivstationen wird häufig eine elektronische ZVD-Messung mittels Monitoranlage vorgenommen. Die Maßeinheit ist dann mmHg.

Indikationen der ZVD-Messung sind die Überwachung der Herz-Kreislauf-Funktion bei Schwerkranken (z. B. Schock, Herzinsuffizienz, Hyper- und Hypovolämie), während einer Infusionstherapie sowie zur Diagnostik mechanischer Störungen des Blutstroms des Herzens. Der normale ZVD beträgt 2 bis 12 cm H_2O (Wassersäule) bzw. 1,5 bis 9 mmHg.

ZVD-Messung. Der zentralvenöse Druck gibt Auskunft über die Rechtsherzfunktion und die Blutfülle im Venensystem; salopp ausgedrückt ist es eine „Wasserstandsmeldung". Zunächst wird das ZVD-Messsystem vorbereitet und mit isotoner Kochsalzlösung gefüllt. Zur Bestimmung des äußeren Nullpunktes (= Messpunkt), der in der Höhe des rechten Vorhofs liegt, benötigt man eine Thoraxschublehre oder ein Maßband. 3 – 4 Finger breit über dem Schwertfortsatz des Brustbeins wird der obere Schenkel der Schublehre angesetzt, der untere Schenkel wird unter den Oberkörper des Patienten geschoben. Der Metallstift zeigt nun auf den Messpunkt, der mit Fettstift markiert wird. Bei der Vorgehensweise mit Maßband wird der Abstand zwischen Thoraxoberseite und Matratze gemessen und durch 5 geteilt. Der Abstand vom Messpunkt nach oben beträgt 2/5, nach unten 3/5.
Zur Messung wird der Patient in der Regel flach gelagert. Äußerer Messpunkt und Zeiger der Messlatte müssen auf die gleiche Höhe gebracht werden. ZVD-System mit dem ZVK des Patienten verbinden. Parallel laufende Infusionen abklemmen, über Dreiwegehahn etwas NaCl-Lösung in den ZVK einlaufen lassen, dann Dreiwegehahn zwischen Messlatte und Patient öffnen. Etwas warten und Flüssigkeitssäule beobachten. Atemabhängige Schwankungen, um die sich der Wert einpendelt, sind normal; der oberste Wert entspricht dem ZVD-Wert. Nach der Messung Dreiwegehahn zum Patienten hin schließen, Infusionen wieder anstellen und den Patienten bequem lagern. ZVD-System zur Wiederverwendung auffüllen und zur Infektionsprophylaxe am ZVK belassen oder unter sterilen Richtlinien abstöpseln.

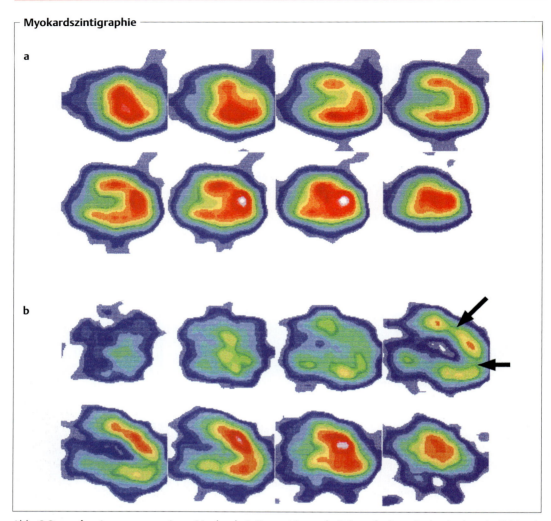

Abb. 6.9a u. b Auszug aus einer Myokardszintigraphie (Myokard-ECT) einer Patientin **a** mit KHK aber guter Speicherung im Myokard (normaler Längsschnitt) und einer Patientin **b** mit KHK mit ischämischen Bezirken an Vorderwand und Herzspitze (Pfeile)

Einschwemmkatheter-(Swan-Ganz-Katheter-)Untersuchung (mit Belastung)

Bei der Rechtsherzkatheteruntersuchung, die in Verbindung mit ergometrischer Belastung durchgeführt werden kann, werden über einen Pulmonaliskatheter Messungen im rechten Herzen vorgenommen. Im Rahmen des hämodynamischen Monitorings auf der Intensivstation ist diese Untersuchung unentbehrlich. Ziel ist die Funktionsbeurteilung des Herzens, Bestimmung des Herz-Minuten-Volumens sowie der pulmonalarteriellen und kapillaren Drücke und des rechtsatrialen Druckes (Multilumenkatheter) in Ruhe und unter Belastung. Komplikationen sind Hämatome und lokale Phlebitis an der Einführungsstelle des Katheters, Venenspasmen, Herzrhythmusstörungen.

Herzkatheteruntersuchung, Angiokardiographie, Koronarangiographie

Als genaueste Untersuchungsmethode bei der Herzkrankheit steht die Herzkatheteruntersuchung als invasives Verfahren am Ende der diagnostischen Maßnahmen (Abb. 6.**11a** u. **b**). Bei klaren Indikationen müssen therapeutische Konsequenzen aus dem Ergebnis ableitbar sein.

Untersuchungsmethoden 165

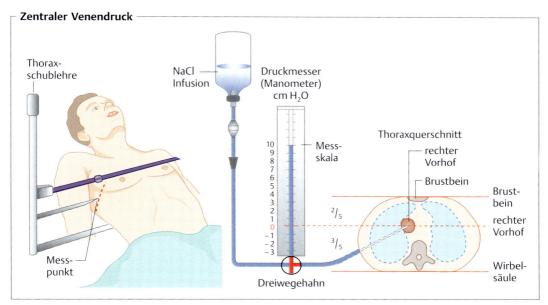

Abb. 6.**10** Schematische Darstellung des zentralen Venendrucks. Links: Einrichten der Messskala, rechts: I = Infusion mit isotoner Kochsalzlösung, M = Manometer, 0 = Nullpunkt in Höhe des rechten Vorhofs, K = Klemme

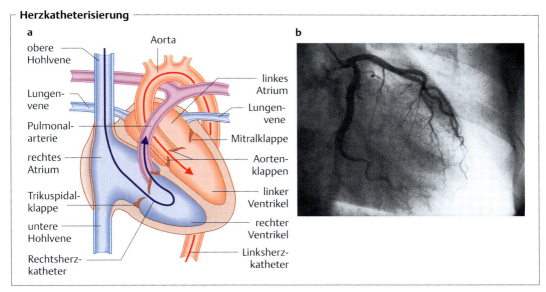

Abb. 6.**11** a Verschiedene Wege beim Links- und Rechtsherzkatheter b normales Koronarogramm der linken Herzarterie

Herzkatheteruntersuchung

Indikation bei bekannter koronarer Herzkrankheit:

- starke Angina pectoris trotz Medikation,
- Infarkt mit Beschwerden,
- nach Bypass-Operation mit Beschwerden,
- nach PTCA mit Beschwerden

Indikation bei V. a. koronare Herzkrankheit:

- Angina pectoris bei niedriger Belastung,
- instabile Angina pectoris,
- pathologisches Belastungs-EKG,
- stumme Ischämie im Langzeit-EKG
- präoperativ vor Klappenersatz

Differenzialdiagnose:

- unklare thorakale Schmerzen,
- häufige Klinikeinweisung als Infarkt ohne Bestätigung,
- auffallendes EKG bei Patienten mit besonderen Berufen (z. B. Busfahrer, Piloten),
- Herzinsuffizienz unklarer Ätiologie

Kontraindikation:

- Endstadien schwerer Grunderkrankungen,
- fehlende therapeutische Konsequenzen

Prinzip: Vorgeformte, röntgenkontrastgebende, dreh- und formstabile Katheter werden nach Punktion einer Arterie (A. femoralis bzw. A. brachialis) retrograd durch Schleusen in die linke Herzkammer bzw. in die Koronararterien geführt. Bei der Messung der Drücke im Herzen und den herznahen Gefäßen bei der angiographischen Darstellung wird Röntgenkontrastmittel in das Herz, die herznahen Gefäße und die Koronararterien mittels motorgesteuerter Injektionsspritze (Angiographie) oder von Hand (Koronararterien) bei gleichzeitiger röntgenologischer Bildaufzeichnung injiziert.

Achtung: Vor jeder Gabe von jodhaltigen Kontrastmitteln Schilddrüsenautonomie (TSH basal, ggf. fT4) ausschließen. Kontrastmittelallergie ausschließen.

Linksherzkatheteruntersuchung. Am Vorabend der Untersuchung wird die rechte Leistengegend ab dem Nabel bis zur Oberschenkelmitte rasiert. Tasten Sie die Fußpulse an beiden Füßen und markieren Sie die Palpationsstellen mit Fettstift, damit sie während der Untersuchung mühelos wieder gefunden werden können. Am Untersuchungstag muss der Patient nüchtern bleiben und erhält keine Heparinspritze aufgrund der erhöhten Blutungsgefahr während der Untersuchung. Unmittelbar vor dem Eingriff sollte der Patient noch einmal zur Toilette gehen und ein Flügelhemd anziehen. Anschließend verabreichen Sie ihm die Prämedikation entsprechend der Anordnung.

Nach der Untersuchung bekommt der Patient einen Druckverband, der zusätzlich mit einem Sandsack belastet wird. Der Verband muss halbstündlich auf Blutungszeichen beobachtet werden. Der Patient hat strenge Bettruhe, darf aber meist frühzeitig wieder Nahrung zu sich nehmen. Die Nachsorge umfasst darüber hinaus die engmaschige Vitalzeichenkontrolle inklusive Tasten der Fußpulse. Die Haut des punktierten Beins wird im Hinblick auf Durchblutungsstörungen (Blässe? Kälte?) beobachtet. Bei komplikationslosem Verlauf kann der Sandsack nach 6 Stunden entfernt werden und der Patient nach 8–10 Stunden aufstehen. Der Druckverband verbleibt meist 24 Stunden, je nach Gerinnungsverhältnissen auch länger.

Komplikationen

- Todesfälle < 0,1 %,
- Arrhythmien z.B. Kammerflimmern, Infarkt bei Koronarangiographie,
- vaskuläre Komplikationen bei arterieller Punktion und Einführung der Katheter, katheterinduzierte Dissektion, Nachblutung, Embolien, Thrombosen,
- Kontrastmittelzwischenfälle, z.B. anaphylaktischer Schock, akutes Nierenversagen.

Vor Untersuchung ist eine sorgfältige Aufklärung des Patienten sowie Abwägung von Risiko der Erkrankung sowie Interventionsmöglichkeiten gegenüber dem Untersuchungsrisiko notwendig

Koronare Herzkrankheit (KHK)

Definition: Die koronare Herzkrankheit entsteht durch Manifestation der Atherosklerose an den Koronararterien (Abb. 6.**12**). Durch stenosierende Gefäßprozesse kommt es im Rahmen der Durchblutungsstörung zu einem Missverhältnis zwischen Sauerstoffbedarf und Sauerstoffangebot im abhängigen Muskelareal (Abb. 6.**13**).

Folgekrankheiten dieser Koronarinsuffizienz sind Angina pectoris, Myokardinfarkt, Herzrhythmusstörungen oder Herzinsuffizienz.
Synonyme Bezeichnungen sind ischämische Herzkrankheit, Koronarinsuffizienz (engl.: ischemic heart-disease, coronary artery-disease [CAD]).

Vorkommen

Die KHK ist die weltweit häufigste Todesursache. Die Häufigkeit (Prävalenz) beträgt bis zu 20 % bei Männern zwischen 40 und 60 Jahren. Frauen erkranken zunehmend häufiger, wobei hier als Ursachen Nikotinabusus und Antikonzeptiva angesehen werden. Das Geschlechterverhältnis (männlich zu weiblich) liegt bei 2–3 zu 1. In Deutschland sinken die Zahlen seit 1981 langsam, aber kontinuierlich.

Ursachen

Risikofaktoren 1. Ordnung der koronaren Herzkrankheit sind:

- familiäre vorzeitige Koronarsklerose (Infarkte in der Familienanamnese),
- Lebensalter,
- männliches Geschlecht,
- Zigarettenrauchen,
- Fettstoffwechselstörungen (S. 129) (Gesamtcholesterin und LDL-Cholesterin erhöht, HDL-Cholesterin erniedrigt, Triglyceride erhöht),
- Hypertonie (S. 254),
- Diabetes mellitus (S. 363),
- metabolisches Syndrom (S. 126).

Als **Risikofaktoren 2. Ordnung** werden Erhöhung von Lipoprotein A, Fibrinogen (> 300 mg/dl) und Homozystein im Blut sowie Bewegungsmangel und „negativer Stress" z. B. Typ-A-Persönlichkeit (mit Aggressivität, Hektik, Ehrgeiz) bezeichnet. Die Krankheit kann auch ohne Vorhandensein von Risikofaktoren auftreten. Liegen zwei Risikofaktoren 1. Ordnung vor, so ist das Infarktrisiko vierfach, bei Vorliegen von drei Risikofaktoren zehnfach erhöht.

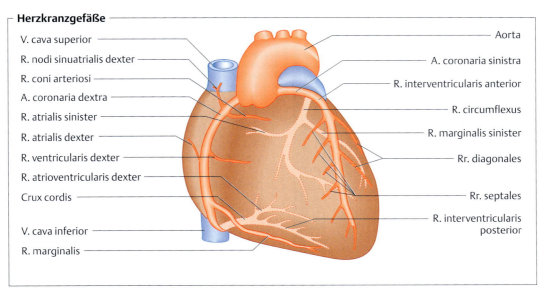

Abb. 6.**12** Ein Geflecht von Koronararterien und Koronarvenen, das sich immer weiter verästelt, umgibt den Herzmuskel

Pathologische Anatomie und Pathophysiologie

Der an den Koronararterien ablaufende Gefäßprozess beginnt oft schon in der Jugend und wird häufig im mittleren und höheren Lebensalter manifest. Die Atherosklerose kann schnell progressiv verlaufen, aber auch nach intervallartigem Auftreten für Jahre zum Stillstand kommen (s. S. 228, Kap. Angiologie).
Prädilektionsstellen für die Atherosklerose im Bereich des Koronarsystemes sind:

- Hauptstamm der linken Kranzarterie,
- Ramus interventricularis anterior im Bereich zwischen I. und II. Septalast,
- Ramus circumflexus,
- Anfangsteile von R. marginalis sin. und R. posteriolateralis,
- rechte Kranzarterie im Bereich unterhalb der Konusarterie,
- Abgang des R. ventricularis dex.,

In Abhängigkeit von der Querschnittsverminderung (in % des Lumens) werden 4 *Schweregrade* der Koronarstenose unterschieden.

- Grad I 25–49 %,
- Grad II 50–74 %,
- Grad II 75–99 % (kritische Stenose),
- Grad IV 100 % (kompletter Verschluss).

In den Innenschichten des Herzmuskels ist infolgeder größeren Druckbelastung der Sauerstoffbedarf größer als in den Außenschichten. Eine Myokardischämie wirkt sich somit zuerst im subendothelialen Myokard aus.
Die koronare Herzkrankheit (KHK) kann als **latente KHK** (asymptomatische KHK, stumme Ischämie) oder als manifeste KHK (symptomatische KHK) in Erscheinung treten.

◄ **Krankheiten bei manifester (symptomatischer) KHK**

- Angina pectoris (Thoraxschmerzen infolge reversibler Myokardischämie),
- Herzinfarkt (ischämische Myokardnekrose),
- ischämische Herzmuskelschädigung mit Linksherzinsuffizienz,
- Herzrhythmusstörungen (besonders ventrikuläre Rhythmusstörung bis zum Kammerflimmern),
- plötzlicher Herztod ►

Bei Erstmanifestation der verschiedenen Herzkrankheiten bei symptomatischer KHK kommt die Angina pectoris zu 55 %, der Herzinfarkt zu 25 % und der plötzliche Herztod zu 20 % vor. In der Regel tritt die typische Angina-pectoris-Symptomatik bei einer kritischen Koronarstenose von ca. 75 % auf.

Symptome

Der charakteristische Anginaschmerz wird als Brennen, „krampfartig", Druck in der Herzgegend oder Reißen beschrieben. Lokalisiert wird der Schmerz oft retrosternal sowie ausstrahlend in die linke Thoraxseite, den linken Arm, das Epigastrium, Hals- oder Zahn-Mund-Kiefer-Bereich. Selten wird der Schmerz in der rechten Körperhälfte lokalisiert (Abb. 6.**14**).
Ausgelöst werden die Schmerzen durch Kälte, Aufregung, körperlichen Stress, schwere Mahlzeiten, Wetterumschwung, ausgeprägte Anämie, Hyperthyreose, Tachykardie.

Verlaufsformen der Angina pectoris sind:

- stabile Angina pectoris,
- instabile Angina pectoris,
- Sonderformen (Prinzmetal-Angina)

Die sogenannte CCS-Klassifikation (Canadian-Cardiovascular-Society) der Angina pectoris teilt die Erkrankung in verschiedene Stadien ein:

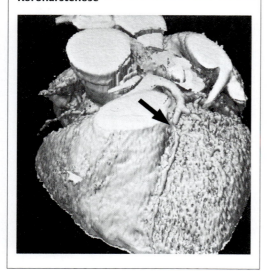

Abb. 6.**13** Darstellung einer Koronarstenose (Pfeil) im Elektronenstrahltomogramm

Koronare Herzkrankheit (KHK)   **169**

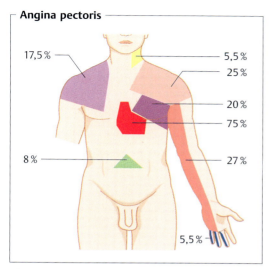

Abb. 6.14 Typische Lokalisation der Angina-pectoris-Schmerzen (Häufigkeitsangaben in %). Bei länger anhaltenden Schmerzen besteht dringender Verdacht auf einen frischen Herzinfarkt

0: stumme Ischämie;
I: Angina pectoris nur bei schwerer körperlicher Anstrengung;
II: geringe Beeinträchtigung bei normaler körperlicher Belastung (z. B. rasches Treppensteigen, bergauf gehen);
III: erhebliche Beeinträchtigung der normalen körperlichen Aktivität durch Angina pectoris (z. B. Treppensteigen in den ersten Stock);
IV: Angina bei geringster körperlicher Belastung oder Ruheschmerzen.

 Die *stabile Angina pectoris* spricht in der Regel gut auf Nitrate an. Die Beschwerden treten bei körperlicher Belastung auf und sind konstant.

Instabile Angina pectoris hingegegen zeichnet sich durch folgende Symptome aus:

- neu auftretende Angina pectoris (De-novo-Angina-pectoris, recent onset-Angina),
- Zunahme an Schwere, Dauer und Häufigkeit der Schmerzen (Crescendo-Angina),
- Abnahme der beschwerdefreien Belastbarkeit bei zuvor stabiler Angina pectoris,
- aus dem Schlaf nachts heraus auftretende Angina pectoris (Angina decubitus),
- zunehmender Bedarf an antianginösen Medikamenten.

Es besteht bei instabiler Angina ein akutes Infarktrisiko von 20 %. Es wird bei zunehmender Heftigkeit bzw. Anfallsfrequenz von einem Präinfarktsyndrom, das einem Myokardinfarkt um Stunden/Tage vorausgehen kann, gesprochen. Die Wirkung von Nitraten ist vermindert. Eine sofortige Krankenhauseinweisung ist unbedingt in ärztlicher Begleitung notwendig.

Die *Prinzmetal-Angina* ist gekennzeichnet durch Angina-pectoris-Beschwerden mit reversibler ST-Anhebung (!) ohne Erhöhung von Enzymen im Serum. Ursächlich ist ein Koronarspasmus nachweisbar, wobei eine KHK in 75 % der Fälle vorliegt.

Differenzialdiagnose

Neben weiteren kardialen Brustschmerzen (Herzvitien, hypertrophische Kardiomyopathie, Perikarditis) werden nichtkardiale Brustschmerzen (pleuraler oder pulmonaler Herkunft), Erkrankungen des Mediastinums sowie Ösophagus und Abdominalerkrankungen mit thorakaler Schmerzausstrahlung (akute Pankreatitis, Gallenkolik) in Erwägung gezogen. Zu bedenken sind auch Erkrankungen an Rippen (Tietze-Syndrom), Wirbelsäule sowie funktionelle Thoraxschmerzen (DaCosta-Syndrom).

◀ **Differenzialdiagnose der koronaren Herzkrankheit:**

Kardiale Beschwerden:

- Aortendissektion,
- Perimyokarditis,
- Kardiomyopathien,
- schwerer Herzklappenfehler (Aortenklappenstenose),
- funktionelle Herzbeschwerden

Pulmonale Erkrankungen:

- Lungenembolie,
- Pleuritis,
- Pneumothorax,
- Pneumonie,
- Mediastinaltumoren

Gastro-intestinale Erkrankungen:

- Refluxösophagitis,
- Ulzera,
- Pankreatitis,
- Cholezystitis, Cholangitis,
- Hiatushernie

Nerven- und Skeletterkrankungen:

- HWS-/BWS-Syndrom,
- Interkostalneuralgie,
- Tietze-Syndrom

Diagnostik

Die **Anamnese** ist bei Koronarkranken von besonderer Bedeutung (Familienanamnese, Risikofaktoren, Charakter der anginösen Beschwerden, Abhängigkeit von Kälte, körperlicher oder psychischer Belastung, eher in Ruhe oder in den frühen Morgenstunden). Das Vorhandensein typischer Angina-pectoris-Anfälle macht die Diagnose einer KHK wahrscheinlich. Allerdings gehen mehr als 50 % der ischämischen Fälle ohne Schmerzen einher (stumme Ischämie, besonders bei Diabetes mellitus [Neuropathie] und älteren Patienten).

- **Ruhe-EKG:** in 50 % der Fälle ist die EKG-Ableitung unauffällig, wobei auch Erregungsrückbildungsstörungen (Abflachung oder Negativierung der T-Wellen, ST-Streckensenkung) auftreten können. Bei instabiler Angina pectoris zeigt die Persistenz von EKG-Veränderungen über 6–12 Stunden möglicherweise einen beginnenden Infarkt an.
- **Belastungs-EKG:** typisch für einen Myokardinfarkt sind z. B. ST-Streckensenkungen von 0,1 mV in den Extremitätenableitungen oder von mindestens 0,2 mV in den Brustwandableitungen.
- **Labordiagnostik:** Zum Infarktausschluss werden folgende Werte bestimmt: CK, CK-MB, GOT, LDH, evtl. Myoglobin, Troponin.
- **Röntgen:** durch die Thorax-Röntgenaufnahme können Stauungszeichen und pulmonale Begleiterkrankungen festgestellt werden.
- **Koronarangiographie:** definitiver Ausschluss oder Diagnose einer stenosierenden KHK. Bei atypischer und instabiler Angina pectoris, zur Therapieplanung, präoperativ vor koronarchirurgischem Eingriff. Möglichst nach medikamentöser Stabilisierung im beschwerdefreien Intervall durchführen. Schlechtere Ergebnisse und höhere Komplikationen im Akutstadium!
- **(Stress-)Echokardiographie:** Lokalisierte Wandbewegungsstörungen des li. Ventrikels, die bei Belastung auftreten, werden mit Hilfe dieser Untersuchungstechnik visualisiert.
- **Myokardszintigraphie:** Mit dieser Untersuchungsmethode können regionale Speicherdefekte unter Belastung bei Myokardischämie dargestellt werden.

Therapie

Instabile Angina pectoris. Ziele der Therapie sind neben der Beschwerdefreiheit die Verhinderung eines Myokardinfarktes. Die Behandlung der instabilen Angina pectoris erfolgt somit wie bei einem Myokardinfarkt.

Die **medikamentöse Therapie** der instabilen Angina pectoris besteht in:

- *Antikoagulation* Heparin 5–10 000 IE als Bolus i. v., dann 1000 IE/h als Dauerinfusion; Einstellung auf die 1,5–2-fache PTT (Achtung: Interferenz mit Nitraten!),
- *ASS* 100 mg tgl. p.o., initial 500 mg i. v.
- *Nitrate* 1–6 mg Nitroglyzerin/h i. v.,
- *Betablocker* z. B. Atenolol (Tenormin 1-mal 100 mg [p.o.]) pro Tag.
- evtl. *thrombolytische Therapie*.

Die Koronarangiographie wird bei fortbestehender Angina pectoris empfohlen. Wichtig ist auch die Behandlung begleitender Krankheiten, wie beispielsweise Hypertonie, Tachykardie oder Anämie.

Stabile Angina pectoris. Die kausale Behandlung der Arteriosklerose besteht in der Prävention. Die Risikofaktoren (S. 167, 230) sollten ausgeschaltet werden (Primärprävention vor Auftreten einer KHK) bzw. bei bereits vorhandener KHK zur Verhinderung der Progression behandelt werden.

 Während die stabile Angina pectoris ambulant behandelt wird, ist bei instabiler Angina pectoris unbedingt eine Klinikbehandlung durchzuführen.

In der **medikamentösen Therapie** finden Anwendung:

- *Glyceroltrinitrat:* Nitroglyzerin (z. B. Nitrolingual) ist das Mittel der Wahl bei Angina-pectoris-Anfällen. Dosis: 1–2 (–3) Kps. zu 0,8 mg sublingual (1 Sprühstoß = 0,4 mg). Der Wirkungseintritt erfolgt innerhalb weniger Minuten.
- Als Langzeittherapie wird *Acetylsalicylsäure* (100 mg/d) zur Thrombozytenaggregationshemmung empfohlen.
- *Nitrate:* Bei höherer Anfallshäufigkeit werden lang wirksame Nitrate wie Isosorbitmononitrat (ISMN; 20–80 mg/d) oder Isosorbitdinitrat (ISDN; bis 120 mg/d) verordnet. Bei Nitratkopfschmerzen z. B. wird alternativ Molsidomin

Koronare Herzkrankheit (KHK)

(z. B. Corvaton) in einer Dosierung von 2–16 mg/d verschrieben.
- *Betarezeptorenblocker:* Durch Verminderung von Herzfrequenz bei gleichzeitiger Blutdrucksenkung wird der Sauerstoffbedarf des Herzmuskels herabgesetzt. Atenolol (z. B. Tenormin 50–100 mg/d), Metoprolol (z. B. Beloc, Lopresor, Prelis 50–200 mg/d) und Isoprolol (z. B. Concor 2,5–10 mg/d) sind Beispiele für diese Substanzgruppe. Aufgrund der bronchokonstriktorischen Wirkung keine Betarezeptorenblocker bei Asthma bronchiale, Hypotonie oder Bradykardie!
- *Kalziumantagonisten:* Besonders bei Koronarspasmus antianginös wirksam. Kalziumantagonisten mit antiarrhythmischer Wirkung sind Verapamil 240–480 mg/d und Diltiazem 180–360 mg/d. Ein Kalziumantagonist ohne antiarrhythmische Wirkung (Nifedipin-Typ) ist Nitrendipin (z. B. Bayotensin 10–40 mg/d). Nitrendipin hat eine besonders ausgeprägte antihypertensive Wirkung (als Reservemedikament falls β-Blockergabe nicht möglich).

Ziele der **Revaskulierungsmaßnahmen** sind eine Besserung der Angina-pectoris-Symptomatik, die Senkung des (Re-)Infarktrisikos und eine Verbesserung von Belastbarkeit und Prognose bei KHK. Interventionelle Therapieverfahren zur Revaskularisierung bei stabiler Angina pectoris sind:

- perkutane transluminale koronare Angioplastie (PTCA):
  - Ballonkatheterdilatation (Standardmethode) (Abb. 6.**15**),
  - Stent-Implantation (Abb. 6.**16 a–e**),
  - weitere Methoden wie Rotationsangioplastie (Rotablation), Laserangioplastie sowie direkte koronare Atheriektomie (DCA);
- operative Therapie (Notfall-)Bypass-Operation (Abb. 6.**17**),
- transmyokardiale Laserrevaskularisation (in klinischer Erprobung),
- Herztransplantation.

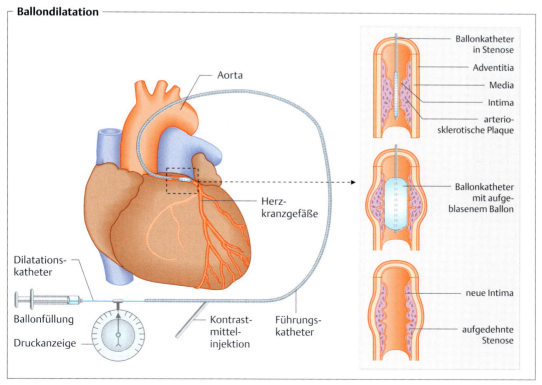

Abb. 6.**15** Schematische Darstellung der perkutanen, transluminalen koronaren Angioplastie (PTCA) zur Aufweitung arteriosklerotisch verengter Koronararterien (Ballondilatation)

Stent-Implantation

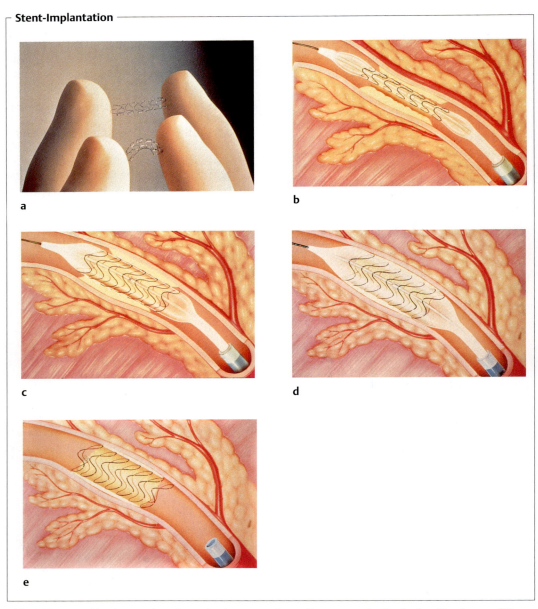

Abb. 6.**16 a–e** Platzierung eines Stents in einer stenosierten Koronararterie. Das in dem Herzkranzgefäß verbleibende Metallgeflecht hält das Gefäßlumen offen

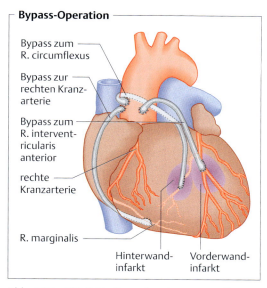

Abb. 6.**17** Möglichkeiten der koronaren Bypass-Operation bei Herzinfarktpatienten

Prognose

Die Progression der Koronarsklerose ist abhängig von Ausmaß und Dauer des Einwirkens der Risikofaktoren. Daher Verbot von Nikotin, RR- und Gewichtsnormalisierung und Senkung des LDL-Cholesterins auf Werte < 100 mg/dl. Das Infarktrisiko steigt mit der Häufigkeit und Schwere der Angina-pectoris-Anfälle. Durch interventionskardiologische Maßnahmen besteht eine primäre Erfolgsquote von 85–90 %, wobei es zu Restenosierungen von ca. 20–40 % innerhalb von 6 Monaten kommt.

Akuter Myokardinfarkt

→ **Definition:** Das akute Herzinfarktereignis zeichnet sich durch den umschriebenen irreversiblen Untergang von Herzmuskelanteilen (Myokardnekrose) infolge unzureichender Sauerstoffzufuhr durch meist thrombotischen Verschluss des versorgenden Abschnitts der Herzkranzgefäße aus (Abb. 6.**18**).

Definition des Herzinfarktes nach der Weltgesundheitsorganisation (WHO)

- typische Klinik (länger als 15–20 Min.), anhaltende typische Angina pectoris (fehlt bei 30 %),
- infarkttypisches EKG (fehlt bei 30 %),
- infarkttypische Serumenzymverläufe (fehlt bei 30 %).

Ein Infarktrisiko liegt vor, wenn 2 der 3 Kriterien erfüllt sind.

Häufigkeit

Nach Angaben der WHO ist der akute Myokardinfarkt die derzeit häufigste einzelne Todesursache auf der Welt. Inzidenz in Deutschland: 330 pro 100 000 Personen pro Jahr.

Ursache

Der akute Myokardinfarkt entwickelt sich in 95 % aller Fälle auf dem Boden einer koronaren Herzkrankheit. Ausgelöst wird der akute Infarkt meist durch das Aufbrechen einer ulzerösen atherosklerotischen Plaque und Bildung eines gefäßverschließenden Thrombus.

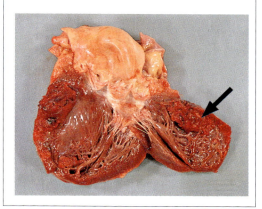

Abb. 6.**18** Darstellung eines Parietalthrombus bei akutem Herzinfarkt.

Beim transmuralen Myokardinfarkt betrifft der Infarkt die gesamte Myokardmuskulatur. Beim nichttransmuralen Myokardinfarkt (Synonym: Non-Q-Infarkt) finden sich meist subendokardial (nahe dem Endokard) gelegene Nekrosen.

Symptome

Anhaltende Angina-pectoris-Beschwerden! Angstgefühl bis zur akuten Todesangst („Vernichtungsgefühl"). Es bestehen intensive, oft unerträgliche Thoraxschmerzen mit Ausstrahlung in die linke oder rechte Körperhälfte, den Rücken oder den Oberbauch (besonders bei Hinterwandinfarkt), nicht selten bis den linken Unterkiefer (Abb. 6.**14**).

 15–25 % der Myokardinfarkte verlaufen asymptomatisch, insbesondere bei Diabetes mellitus infolge autonomer diabetischer Neuropathie.

In der *Akutphase* oft Herzrhythmusstörungen (95 % der Fälle), supraventrikuläre Tachykardien, Kammerflimmern/-flattern. Der Puls kann normal, tachykard oder bradykard sein. Tachypnoe, Dyspnoe oder Orthopnoe sowie feuchte Rasselgeräusche oder ein 3. Herzton weisen auf eine beginnende Linksherzinsuffizienz (ein Drittel der Patienten) hin.

Diagnose

Von wesentlicher Bedeutung ist die exakte Anamnese (KHK bekannt? Risikofaktoren? Frühere Infarkte? Herzinsuffizienz? Rhythmusstörungen? Synkopen? Medikamentenanamnese?), wobei auf Kontraindikationen (Blutungsneigung, unkontrollierbarer Bluthochdruck, zerebraler Tumor etc.) für eine Thrombolysetherapie zu achten ist.

EKG. Bei 60 % aller Patienten zeigt das EKG infarkttypische Veränderungen (Abb. 6.**19**). Bis zu 15 % der Patienten haben ein „normales" EKG.

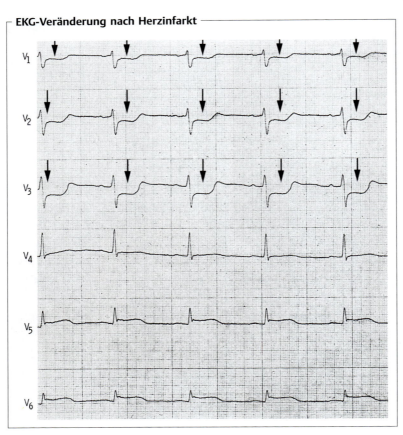

Abb. 6.**19** ST-Strecken-Senkung in den EKG-Brustwandableitungen (50 mm/s) bei frischem Herzinfarkt (↓) als Zeichen einer Innenschichtläsion

Akuter Myokardinfarkt

EKG-Veränderung nach Herzinfarkt

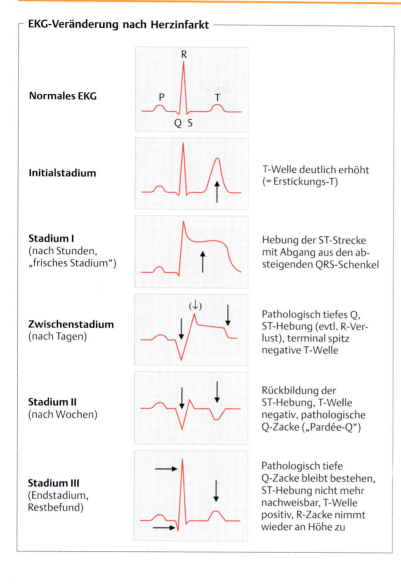

Abb. 6.20 Stadienablauf des akuten Myokardinfarktes in den EKG-Extremitätenableitungen

 Erst 2 EKG-Ableitungen im Abstand von 24 Stunden schließen einen Infarkt aus. Wenn möglich, sollte ein altes EKG zum Vergleich herangezogen werden.

Das EKG gibt Hinweise auf das Alter des Infarktes (Abb. 6.20) sowie auf das Infarktausmaß und die Infarktlokalisation (Abb. 6.21 und Tab. 6.3).
Bei der EKG-Auswertung wird auch zwischen **Q-Zacken-Infarkt** (früher transmuraler Infarkt) mit schlechterer Akutprognose und relativ guter Langzeitprognose und **Nicht-Q-Zacken-Infarkt** (nichttransmuraler Infarkt) mit relativ guter Akutprognose und schlechterer Langzeitprognose unterschieden.

Labordiagnostik. Als Ausdruck des Untergangs von Myokardzellen lassen sich deren zelluläre Bestandteile, die Herzenzyme, im *Blut* erhöht nachweisen. Myoglobin und Troponin-T sind als erstes nachweisbar. Danach folgt die Herzmuskelkreatinkinase (CK-MB); dieses Enzym ist etwa 4–6 Stunden nach dem Infarkt mit einem Maximum zwischen der 14. und 18. Stunde nachweisbar.

Herzinfarkt-Lokalisationen

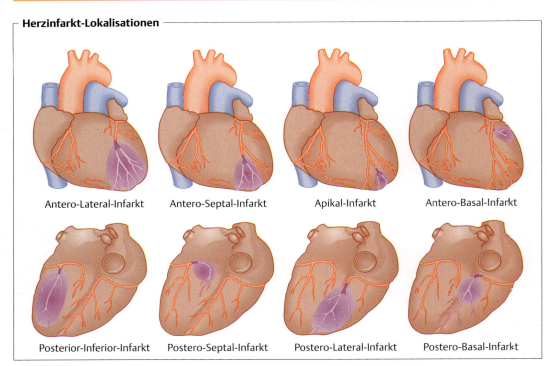

Abb. 6.**21** Typische Herzinfarkt-Lokalisationen, die mit Hilfe des EKG diagnostiziert werden können

> Keine i.m. Injektionen durchführen; sie führen zu einem höheren CK-Wert. Außerdem sind sie eine relative Kontraindikation für eine evtl. Lysetherapie. Hohe CK-Werte können auch durch andere Muskelschäden z. B. aufgrund von Stürzen oder Krampfanfällen hervorgerufen werden.

Die Serumenzyme GOT und LDH bzw. deren Isoenzym HBDH sind nicht für die Akutdiagnose geeignet, aber nützlich zur Verlaufsbeurteilung. Myoglobin ist nicht herzspezifisch und steigt auch nach Skelettmuskelschäden (z. B. intramuskuläre Injektion, elektrische Kardioversion). Troponin-T ist herzmuskelspezifisch und steht als Bedside-Test zur Verfügung. Ähnlich dem EKG zeigen die oben erwähnten Enzyme in Abhängigkeit **nach dem Infarkt** ein typisches Verlaufsmuster (Abb. 6.**22**). Aus der Höhe der CK-MB im Serum lässt sich bedingt das Ausmaß des Infarktes abschätzen.

Echokardiographie: Echokardiographisch können Ort und Ausmaß der Herzmuskelnekrose am Funktionsausfall der Herzwand (hypo- und akinetische Infarktareale) abgeschätzt werden. Nachweisen lässt sich auch das Auftreten typischer Infarktkomplikationen (Nachweis von Thromben, Perikarderguss, Papillarmuskelabriss, Ventrikelseptumruptur).

Röntgen: Der unkomplizierte Infarkt weist im Röntgenbild keine Besonderheiten auf. Bei zunehmender Linksherzinsuffizienz wird eine vermehrte interstitielle Zeichnung, bei Perikarder-

Tabelle 6.**3** Lokalisation des Myokardinfarktes durch EKG-Ableitungen

Lokalisation	Herzkranzarterie	Ableitungen
Vorderwandspitzeninfarkt	R. interventricularis anterior	I, aVL, V2–V6
Anteroseptaler Infarkt	R. interventricularis anterior	I, aVL, V2-V4
Vorderer Lateralinfarkt	R. diagonalis, R. circumflexus	I, aVL, V5, V6
Hinterwandinfarkt	A. coronaria dextra	III, aVF, II
Hinterer Lateralinfarkt	R. circumflexus	III, aVF, II, V5-V6

Akuter Myokardinfarkt

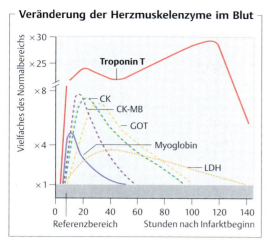

Abb. 6.**22** Pathologische Werte der verschiedenen Herzmuskelenzyme als Zeichen des Zelluntergangs bei Herzinfarkt im zeitlichen Verlauf

guss wird eine Vergrößerung der Herzsilhouette (S. 163) deutlich.

Komplikationen

Zu den Frühkomplikationen des akuten Herzinfarktes gehören Herzrhythmusstörungen (ventrikuläre Extrasystolien [95–100 %] sowie ventrikuläre Tachykardien und Kammerflimmern). Prognostisch ungünstig ist Vorhofflimmern mit absoluter Tachyarrhythmie. Darüber hinaus kann es infolge von Pumpversagen des linken Ventrikels (ein Drittel der Patienten) zu Lungenödem und kardiogenem Schock kommen.

 Kammerflimmern ist die häufigste, Pumpversagen die zweithäufigste Todesursache nach Infarkt.

Bei ausgedehnter Nekrose können Herzruptur mit Herzbeuteltamponade, Ventrikelseptumruptur (neu aufgetretenes Systolikum!) sowie Papillarmuskelnekrose/-abriss mit akuter Mitralinsuffizienz sein.

Therapie

Jeder Angina-pectoris-Anfall, der trotz ausreichender Therapie mit Nitropräparaten (S. 198) länger als 30 Minuten dauert, muss bis zum Beweis des Gegenteils als dringend infarktverdächtig eingestuft werden. Die Therapie beginnt deshalb bei diesen Patienten in der Prähospitalphase mit folgenden Notmaßnahmen:

Sofortmaßnahmen
- Bei sich abzeichnendem kardiogenen Schock Oberkörper hoch und Beine tief lagern, um einem Lungenödem vorzubeugen.
- Nach Anlage eines venösen Zugangs Sedierung, beispielsweise mit Diazepam (wichtig: keine i.m.-Injektionen!).
- O_2-Gabe per Nasensonde ($3 O_2$/min),
- Nitroinfusion unter Blutdruckkontrolle,
- Acetylsalicylsäure (ASS 500 mg i. v. oder oral), Heparin (5000 IE i. v.),
- Schmerzbeseitigung z. B. mit Morphin,
- Prophylaxe von Herzrhythmusstörungen durch Betablocker (wenn keine Zeichen einer Herzinsuffizienz vorliegen),
- sofortiger Transport mit Arztbegleitung, bei instabilen Kreislauf- oder Rhythmusverhältnissen mit dem Notarztwagen unter Sauerstoffgabe in ein Akutkrankenhaus.

Therapie auf Intensivstation. Wichtige Ziele sind jetzt die Begrenzung der Infarktgröße und eine Verhinderung von Infarktkomplikationen. Dies gelingt nur, wenn die Maßnahmen innerhalb von 6–12 Stunden nach Beginn der klinischen Symptomatik begonnen werden. Folgende Erstmaßnahmen werden fortgeführt:

- Sedierung/Analgesierung,
- EKG und hämodynamisches Monitoring,
- O_2-Insufflation,
- ZVK bei kompliziertem Verlauf. Achtung: Eine Fehlpunktion kann eine Lyse unmöglich machen!
- Nitroglycerin i. v. (1–4 mg/h als Basistherapie),
- Betablocker zusätzlich, falls keine Kontraindikationen,
- für die Zeit der Immobilisation Antikoagulation (Vollheparinisierung + ASS 100 mg/d weiterführen),
- ACE-Hemmer (Hypotonie vermeiden).

Bei zur Verfügung stehendem Herzkatheterlabor wird ein akuter Myokardinfarkt idealerweise durch **Akut-PTCA** versorgt. Dieses invasive Vorgehen verbessert die Prognose insbesondere bei ausgedehntem Vorderwandinfarkt erheblich.
Ist eine Akut-PTCA nicht durchführbar, so besteht die Therapie der Wahl in einer **systemischen Lysebehandlung**, sofern der Beginn des Infarktereignisses weniger als 6–12 Stunden zurückliegt. Zur systemischen Fibrinolyse stehen die in Tab. 6.**4** dargestellten Thrombolytika zur Verfügung.

6 Krankheiten des Herzens

Patientenbeobachtung. In der Akutphase wird der Patient auf einer Intensivstation gepflegt. Die Vitalzeichenkontrolle erfolgt kontinuierlich über Monitor, um gefährliche Rhythmusstörungen sofort zu erkennen. Fieber erhöht den O_2-Bedarf des Körpers, muss daher frühzeitig erkannt und gegebenenfalls gesenkt werden. Es empfiehlt sich eine Temperaturkontrolle alle 4–6 Stunden. Der ZVD sollte etwa 6-stündlich bestimmt werden. Häufig erhalten Herzinfarkt-Patienten einen Pulmonalarterien-(PA)-Katheter, über den 4–6-stündlich die Füllungsdrücke im rechten Vorhof und in der A. pulmonalis ermittelt werden. Darüber hinaus richtet sich die Patientenbeobachtung auf Anzeichen eines kardiogenen Schocks wie brodelnde Atmung (Lungenödem), motorische Unruhe, Somnolenz, Koma, kaltschweißige, blasse, evtl. zyanotische Haut und Oligurie. Patienten mit Herzinfarkt sind enormem körperlichen und psychischen Stress ausgesetzt. Beobachten Sie genau, was dem Patienten zusätzlichen Stress bereitet und versuchen Sie, diese Faktoren auszuschalten (z. B. Reduktion der Besucherzahl). Bei den betroffenen Patienten soll eine Erhöhung des intrathorakalen Drucks vermieden werden, daher Obstipationsprophylaxe durchführen, damit der Patient nicht pressen muss; kein Abklatschen oder -klopfen bei der Pneumonieprophylaxe; kein ruckartiges Umlagern.

 Der möglichst frühzeitige Einsatz der systemischen Lyse (vor Entwicklung irreversibler Herzmuskelnekrosen) ist wichtiger als die Wahl eines bestimmten Präparates!

Kontraindikationen zur Thrombolyse:
- Blutungsneigung
- Thrombozytopenie (< 80 000/µl)
- Innere Blutung < 6 Wo
- Hirnblutung/OP < 6 Wo
- Schlaganfall < 6 Wo
- Aortendissektion
- Großer chir. Eingriff, Trauma/Geburt < 10 d
- Zerebraler Tumor
- Intrazerebr. Aneurysma
- Nekrot. Pankreatitis

Der Erfolg der Lysetherapie ist klinisch zu erkennen an der rasch rückläufigen Angina pectoris, der Rückbildung der infarkttypischen EKG-Veränderungen und dem fehlenden bzw. geringen Anstieg der Infarktenzyme. Der Lyseerfolg ist in Abhängigkeit vom Therapiezeitpunkt bei etwa 2/3 der Patienten zu erwarten.

Nach erfolgreicher Akutbehandlung des Infarktes stellt sich das Problem des erneuten Verschlusses der oft vorbestehenden Koronarstenose. Nach erfolgreicher i. v. Lyse sind in 20–25 % der Fälle Reokklusionen möglich. Im beschwerdefreien Intervall ist daher eine Koronarangiographie notwendig, um eine Entscheidung über weitere evtl. Reperfusionsmaßnahmen (PTCA, Bypass-Operation) treffen zu können.

Durch **Langzeitprophylaxe** mit Kumarinen (z. B. Marcumar) bzw. Thrombozytenaggregationshemmern (100 mg ASS pro Tag) wird die Mortalität innerhalb des ersten Jahres nach Infarkt deutlich gesenkt.

Die intensivmedizinische Behandlung des Infarktpatienten hat darüber hinaus zum Ziel, Komplikationen des Myokardinfarktes wie Rhythmusstörungen oder myokardiales Pumpversagen zu erkennen und gezielt zu behandeln.

Tabelle 6.4 Thrombolytika

Substanz	Dosierung
Streptokinase	$1{,}5 \times 10^6$ Einheiten i. v. in 60 min.
Urokinase	$1{,}5–3 \times 10^6$ Einheiten i. v. in 60 min.
APSAC	30 mg i. v. in 5 min.
rt-PA	70–100 mg i. v.; 15 mg Bolus, 50 mg in 30 min, 35 mg in 60 min.
Pro-Urokinase (Saruplase, rscu-PA)	80 mg i. v.; 20 mg als Bolus, 60 mg in 60 min.

Akuter Myokardinfarkt

Rehabilitation nach Myokardinfarkt

Im *Akutkrankenhaus* wird der Patient nach der Verlegung von der Intensivstation mit Dauerüberwachung früh mobilisiert. Der Krankenhausaufenthalt dauert bei unkompliziertem Verlauf ungefähr 10–14 Tage.

Mobilisation. In der Akutphase hat der Patient strenge Bettruhe. Danach erfolgt die Mobilisation meist nach dem klinikeigenen Mobilisationsstufenplan, der genau vorschreibt, wann und wie die Belastung des Patienten gesteigert wird. In jedem Fall müssen die mobilisierenden Maßnahmen zuvor mit dem Arzt abgesprochen werden. Kontrollieren Sie vor und während der Belastung die Vitalzeichen des Patienten, damit Sie bei Rhythmusstörungen oder Blutdruckabfall die Mobilisierung frühzeitig abbrechen können.

Während der Anschlussheilbehandlung (AHB) in einer *Rehabilitationsklinik* erfolgt die Vorbereitung zur Wiedereingliederung in das Alltags- und Berufsleben, wobei neben einer Bewegungstherapie die Gesundheitserziehung zur Ausschaltung von Risikofaktoren (Sekundärprävention) von besonderer Bedeutung ist. Zudem wird der Abbau von Ängsten angestrebt.

Zur Therapieplanung kann eine Koronarangiographie zur Klärung der Indikation für eine PTCA oder Bypass-Operation erfolgen.

Durch optimale Zusammenarbeit zwischen Hausarzt, Radiologen, Werksarzt und evtl. Psychologen sowie physikalischer Therapie und ambulanter Pflege kann die Rehabilitation auch *am Wohnort* der Patienten durchgeführt werden. Die Teilnahme an ambulanten Koronarsportgruppen ist unbedingt empfehlenswert.

Medikamentöse Langzeittherapie zur Prognoseverbesserung bei Infarktpatienten

- **Acetylsalicylsäure** (Thrombozytenaggregationshemmer): Dosis: 100 mg/d,
- **Betablocker** (ohne intrinsische sympatomimetische Aktivität),
- **ACE-Hemmer** und **Angiotensin-II-Blocker** zur Verbesserung des Remodeling-Prozesses des Ventrikels und zur Reduzierung des Ventrikelvolumens,
- **Vitamin E** (senkt das Risiko für Herzinfarkte): Dosis: 400 mg/d,
- **Antikoagulation** (nur indiziert bei schlechter Ventrikelfunktion und/oder Thromben im Bereich der Ventrikel),
- **Diuretika** (bei manifester Herzinsuffizienz zur Kompensation von Wasser und Natriumretention),
- **Nitrate** (zur symptomatischen Therapie einer Postinfarkt-Angina),
- **Antiarrhythmika** routinemäßig nicht nach Infarkt indiziert; durch proarrhythmische Effekte evtl. Verschlechterung der Prognose,
- **Cholesterinsynthesehemmer** (HMG-CoA-Reduktasehemmer); z. B. Pravastatin (Pravasin), Lovastatin (Mevinacor), Atorvastatin (Sortis), Cerivastatin (Lipobay) zur Senkung des LDL-Cholesterins unter 100 mg/dl, Minderung der Gesamtmortalität bei KHK-Patienten und Postinfarktpatienten um 30 %.

Prognose

Innerhalb der ersten 24 Stunden versterben ca. 30 % der Infarktpatienten, danach weitere 10–20 %. Häufigste Todesursache ist das Kammerflimmern. Die Letalität lässt sich deutlich durch frühzeitige, optimale Akutbehandlung sowie konsequente Langzeitbehandlung senken. Die jährliche Mortalitätsrate ist u. a. abhängig von der Zahl der betroffenen Gefäße und nimmt von der Ein- bis zur Dreigefäßerkrankung zu. Die unbehandelte Stammstenose ist am ungünstigsten. Bei Fortbestehen der Risikofaktoren kommt es zur Progression der Koronarsklerose.

Herzrhythmusstörungen

→ **Definition:** Alle Rhythmen, die vom normalen Sinusrhythmus abweichen, werden als Herzrhythmusstörungen bezeichnet.
Bradykardie: weniger als 60 Schläge/min,
Tachykardie: mehr als 100 Schläge/min,
Arrhythmie: unregelmäßiger Herzschlag, unabhängig von seiner Frequenz,
Tachyarrhythmie: unregelmäßiger und zu schneller Herzschlag,
Bradyarrhythmie: unregelmäßiger und zu langsamer Herzschlag,
Extrasystolen (ES): Herzschlag außerhalb des regulären Grundrhythmus.

Häufigkeit

Extrasystolen sind die häufigsten Arrhythmien; sie kommen sowohl bei Herzgesunden als auch als Folge einer kardialen oder extrakardialen Erkrankung vor.

Erregungsbildung im Herzen

Die Herzaktionen nehmen ihren Ausgang von rhythmischen Erregungen des im rechten Vorhof lokalisierten **Sinusknotens**. Von dort breitet sich die Erregung diffus über den Vorhof und den Atrioventrikularknoten (AV-Knoten) zum His-Bündel – einem spezifischen Reizleitungssystem – aus, um über die Tawara-Schenkel zur Herzmuskulatur zu gelangen. Die Unterbrechung der Erregungsleitung im Bereich der Tawara-Schenkel wird als „Schenkelblock" bezeichnet.
Die Tätigkeit des Sinusknotens wird durch das autonome Nervensystem beeinflusst. Ein erhöhter Sympathikotonus steigert die Herzfrequenz, ein erhöhter Vagotonus vermindert sie. Die normale Herzfrequenz des gesunden Erwachsenen beträgt etwa 60–80 Schläge/min. Bei Kindern und Jugendlichen sind höhere Herzfrequenzen normal. Störungen der Erregungsbildung und -ausbreitung können auf allen Stufen des so skizzierten Erregungsweges auftreten. Die klinischen Zeichen einer Herzrhythmusstörung werden im Wesentlichen durch die Ventrikelfrequenz, den Grad der Frequenzunregelmäßigkeiten und die Möglichkeiten zur Aufrechterhaltung des Kreislaufes bei gegebener Kompensationsbreite beeinflusst. Unter praktischen Gesichtspunkten werden bradykarde und tachykarde Rhythmusstörungen sowie Extrasystolen unterschieden.

Diagnose

Die Anamnese gibt die ersten Hinweise. Zu fragen ist nach der Häufigkeit der Arrhythmie, Dauer der Arrhythmie und wann sie zuletzt aufgetreten ist.

◀ **Symptome bei Rhythmusstörungen:**

- Herzstolpern (Aussetzen des Herzens, z. B. Extrasystolie),
- Herzklopfen (Palpitationen),
- Herzrasen bei Tachykardie/Tachyarrhythmie,
- Schwindel (Benommenheit, Verwirrtheitszustände, epileptiforme Krämpfe),
- Adam-Stokes-Anfall bzw. Synkope,
- kardiogener Schock (plötzlicher Herzkreislaufstillstand, akuter Herztod) ▶

Die klinische Untersuchung (Puls und Herzfrequenz über mindestens 1 Minute) wird durch folgende Untersuchungsmethoden ergänzt:

- Ruhe-EKG mit langem Streifen („Rhythmusstreifen"),
- Langzeit-EKG,
- Fahrradergometrie,
- pharmakologische Tests (z. B. Atropin-Test bei V. a. Sick-Sinus-Syndrom),
- invasive Diagnostik (Vorhofstimulation, His-Bündel-EKG, programmierte Ventrikelstimulation (Ursprungslokalisation [„Mapping"] von ventrikulären Tachyarrhythmien).

Die verschiedenen Untersuchungsmethoden dienen der Diagnosesicherung, da Herzrhythmusstörungen die verschiedensten Ursachen haben können, z. B.

- *myokardiale Ursachen:* KHK, Angina pectoris und Herzinfarkt, Myokarditis u. Kardiomyopathie;
- *hämodynamische Ursachen:* Herzvitien mit Klappeninsuffizienzen bzw. -stenosen, Shunt, arterielle oder pulmonale Hypertonie;
- *extrakardiale Ursachen:* psychovegetative Faktoren, Schilddrüsenüberfunktion, Genussmittel im Übermaß (Alkohol, Kaffee), Drogen, Toxine (z. B. Diphtherie), hyperreaktiver Karotissinus, Medikamente (Antiarrhythmika, trizyklische Neuroleptika, Digitalisintoxikation), Elektrolytstörungen (isoliert oder kombiniert mit z. B. Hypoxie, Azidose).

Vorbemerkungen zur Therapie

Die unterschiedliche klinische Bedeutung der Herzrhythmusstörungen sowie die teilweise erheblichen – sogar gefährlichen – Nebenwirkungen der antiarrhythmischen Therapie bedingen Fragen nach der Indikation und Dringlichkeit der Behandlung, nach den Nachteilen der Therapie. Vorab sind folgende Fragen zu beantworten:

- Um welche Herzrhythmusstörung handelt es sich (präzise Diagnose, EKG, Langzeit-EKG-Registrierung, intrakardiale EKG-Ableitungen)?
- Ursache der Arrhythmie (insbesondere Ausschluss von Digitalisüberdosierung und sonstigen Medikamentennebenwirkungen)?
- Ist die Behandlung notwendig (Wie dringlich? Für welchen Zeitraum ist die Behandlung geplant?)?
- Welche Therapie kommt in Frage (Zuwarten? Sedierung? Kalium-/Magnesiumsubstitution? Spezielle Medikamente? Elektrotherapie?)?
- Welche Nebenwirkungen oder Komplikationen sind von der Behandlung zu erwarten?

Therapie

Es gibt zwei prinzipielle Möglichkeiten, Herzrhythmusstörungen zu behandeln: die kausale und die symptomatische Behandlung.
Die symptomatische Behandlung beinhaltet folgende Möglichkeiten:

- Allgemeinmaßnahmen (Sedierung, Vagusmanöver (Karotissinusdruck), Valsavamanöver oder Auslösen eines Würgereflexes bei Tachykardien, eventuell Bettruhe oder O_2-Gabe,
- medikamentöse antiarrhythmische Therapie,
- Elektrotherapie,
- Katheterablation,
- antiarrhythmische Kardiochirurgie.

Ältere Patienten sind empfindlicher gegenüber den Nebenwirkungen von Antiarrhythmika.
Alle handelsüblichen Antiarrhythmika besitzen kardiale und extrakardiale Nebenwirkungen. Die kardialen Nebenwirkungen bestehen in negativer Inotropie und proarrhythmischen Effekten. Durch Antiarrhythmikagabe kann es zur Arrhythmieverstärkung kommen und damit zu einer unmittelbaren vitalen Gefährdung des Patienten.

 Von einer unkritischen Dauerprophylaxe mit Antiarrhythmika ist besonders bei gestörter linksventrikulärer Pumpfunktion abzusehen.

Extrakardiale Nebenwirkungen bestehen z. B. in Übelkeit, Kopfschmerzen, Appetitlosigkeit, Cholestase, Blutbildschäden, Mundtrockenheit, zentralnervösen Beschwerden, Hypotonie, Schlafstörungen, gastrointestinalen Beschwerden (Übelkeit, Erbrechen).
Grundsätzlich wird nur ein Antiarrhythmikum eingesetzt. Die Kombination von 2 Antiarrhythmika kann zu gefährlichen Additionseffekten führen. Die Serumspiegel von Kalium und Magnesium müssen im Normalbereich liegen. Die Magnesiumgabe i. v. kann die Entstehung von Arrhythmien therapeutisch beeinflussen; Indikationen für Magnesium i. v. sind z. B. digitalisinduzierte Herzrhythmusstörungen, monoforme Kammertachykardie, multifokale atriale Tachykardie. Rhythmusstörungen extrakardialen Ursprungs (z. B. Hyperthyreose, Digitalisintoxikation, Elektrolytstörungen) müssen zunächst beseitigt werden.
Besonders ist auf die kausale Behandlung zu achten, wenn eine KHK, eine Myokarditis oder eine Herzinsuffizienz vorliegt.

Bradykarde Herzrhythmusstörungen

Sinusbradykardie

Von Sinusbradykardie spricht man bei einer Sinusknotenfrequenz unter 60 Schlägen/min.

Pathogenese und Symptome

Auch bei Herzgesunden und Sportlern wird ein erhöhter Vagotonus (z. B. Frequenzabfall im Schlaf auf 40/min festgestellt. Weitere Ursachen können KHK, Myokarditits, OP-Folge nach Herz-OP, Hypothyreose (S. 443), erhöhter Hirndruck und bestimmte Medikamente (Antihypertensiva, Digitalis, Betablocker, Kalziumantagonisten) sein (vgl. S. 171, 198, 259).
Der Verlauf ist oft asymptomatisch. Bei Schwindel, Abgeschlagenheit und Schwächezuständen werden bradykardieinduzierte hämodynamische Veränderungen symptomatisch.

Therapie

Eine Behandlung bei asymptomatischen Patienten erfolgt nicht. Lediglich wird eine zugrunde liegende auslösende Erkrankung behandelt bzw. entsprechende Medikamente abgesetzt. Bei schwerer akuter Symptomatik wird ein Schrittmacher implantiert.

Sick-Sinus-Syndrom (SSS) Syndrom des kranken Sinusknotens

▶ **Definition:** Das Syndrom des kranken Sinusknotens ist ein Sammelbegriff für Rhythmusstörung wie
- intermittierende oder permanente Sinusbradykardie,
- sinuatriale (SA) Blockierungen,
- Sinusknotenstillstand,
- Bradykardie-Tachykardie-Syndrom (bei zusätzlich vorliegenden atrialen Tachyarrhythmien).

Ätiologie und Symptome

Ursache der Herzrhythmusstörungen können KHK, Kardiomyopathie oder Myokarditis sein. In 40–70 % wird keine Herzkrankheit nachgewiesen. Typische klinische Zeichen sind Schwindel und Synkopen (Adams-Stokes-Anfälle bei Bradykardie), Herzklopfen, Dyspnoe und Angina pectoris bei Tachykardie.

Diagnostik und Therapie

In der Regel wird ein Langzeit-EKG angeordnet, wenn im Belastungs-EKG ein adäquater Frequenzanstieg fehlt. Der Atropintest ist sehr aussagefähig. Bei symptomatischer Bradykardie erfolgt die Schrittmachertherapie, bei Tachykardie/Bradykardie wird ein Schrittmacher in Kombination mit einer antiarrhythmischen Behandlung angewendet.

Karotissinussyndrom (hypersensitiver Karotissinus)

▶ **Definition:** Kennzeichnend ist eine Überempfindlichkeit der Pressorezeptoren in der Karotisgabel, wobei eine leichte Karotisreizung zur Auslösung des Karotissinusreflexes (Bradykardie und Hypotonie) bereits ausreicht.

Symptome

Häufig sind ältere Patienten (bis zu 25 %) betroffen, wobei die Herzrhythmusstörungen meist arteriosklerotisch bedingt sind. Schwindel und Synkopen treten bei spontanen Kopfdrehungen (z. B. morgendliches Rasieren, Autofahren), leichter äußerer Kompression (einengender Kragen) oder Massage der Karotisgabel auf.

Diagnose und Therapie

Anamnese sowie Karotisdruckversuch. Druck durch den Arzt auf die Karotisgabel unter EKG-Kontrolle und Reanimationsbereitschaft. Befund: Asystolie > 3 Sek. und/oder Blutdruckabfall > 50 mmHg nach einseitigem Karotisdruckversuch (Vorsicht bei Patienten mit Stenose der A. carotis!)
Therapie: Implantation eines Schrittmachers bei Asystolie.

Bradyarrhythmia absoluta

Chronisches Vorhofflimmern mit bradykarder Ventrikelfrequenz bei gestörter AV-Überleitung als Folge fortgeschrittener kardialer Grundkrankheiten (KHK, Kardiomyopathie, Klappenfehler) mit Herzinsuffizienz. Bei Symptomen Herzschrittmacher.

Tachykarde Herzrhythmusstörungen

▶ **Definition:** Eine Tachykardie ist definiert als eine Herzfrequenz > 100 Herzmuskelkontraktionen/min. Die paroxysmale Form beginnt und endet plötzlich.
Das Beschwerdebild während einer Tachykardie ist abhängig von der Höhe der Herzfrequenz und der Funktion des Herzmuskels, somit sehr unterschiedlich. Eine Tachykardie, die über Wochen dauert, kann zur rhythmogenen Herzinsuffizienz führen. Eine Einschränkung der myokardialen Pumpfunktion prädisponiert zu tachykarden Herzrhythmusstörungen und verschlimmert das Beschwerdebild; die Wirksamkeit antiarrhythmischer Maßnahmen ist damit beschränkt.

Bei den nun folgenden **supraventrikulären Tachykardien** liegt das Erregungsbildungszentrum im Bereich der Vorhöfe.

Sinustachykardie

Die Erregung geht vom Sinusknoten aus; es besteht eine regelmäßige 1 : 1-Beziehung zwischen QRS-Komplex und P-Wellen: Der Herzschlag ist somit regelmäßig.
Ursachen: Schmerz, Aufregung, Stress, vermehrte körperliche Belastung, Hyperthyreose, Fieber, Volumenmangel, Exsikkose, verminderte O_2-Konzentration der Atemluft (z. B. in großen Höhen), Herzinsuffizienz, Vergiftungen, Koffein- und Nikotinabusus, Medikamente (Katecholamine bzw. Betasympathikomimetika bei Asthma bronchiale, s. S. 297).

Therapie

Beseitigung der Ursachen; zur symptomatischen Behandlung werden Betablocker und Kalziumantagonisten vom Verapamil-Typ verabreicht (Tab. 6.**5**).

Herzrhythmusstörungen

Tabelle 6.5 Antiarrhythmika

Rhythmusstörung	Substanz	Dosierung
Bradykarde Herzrhythmusstörungen	Atropin	2–4 × 0,5 mg i. v.
	Ipratropiumbromid	2–4 × 0,5 mg i. v. oder oral
Supraventrikuläre Herzrhythmusstörungen	Digoxin	2–4 × 0,2 mg i. v 0,1–0,3 mg/d oral
	Verapamil	1–2 × 5 mg i. v. 3 × 80–160 mg/d oral
	Chinidin	2–3 × 0,2 mg/d oral (nach Digitalisierung)
Ventrikuläre Herzrhythmusstörungen	Lidocain	100 mg i. v., eventuell wiederholen Infusion 1–4 mg/min
	Mexiletin	3 × 200 mg/d oral
	Propafenon	70 mg i. v./3 × 150 mg/d oral
Ajmalin		1 mg/kg/h i. v.
Amiodaron		3–4 × 200 mg/d oral
Sotalol		2 × 80–160 mg/d oral

Paroxysmale supraventrikuläre Tachykardie

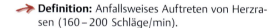 **Definition:** Anfallsweises Auftreten von Herzrasen (160–200 Schläge/min).

Die Symptomatik ist gekennzeichnet durch Schwindel, evtl. kurzzeitiger Bewusstseinsverlust.

Therapie

Sedierung und Maßnahmen zur reflektorischen Steigerung des Vagotonus:

- *Valsalvamanöver:* Man lässt den Patienten tief einatmen, den Atem anhalten und pressen.
- *Karotisdruckversuch:* Unter EKG-Kontrolle mit dem Daumen die Karotisgabel massieren.
- Schnell ein großes Glas *kaltes Wasser* trinken.

Medikamentöser Therapieversuch mit Adenosin (6–12 mg i. v.), Verapamil (5–10 mg langsam i. v.) unter EKG-Kontrolle bzw. Betablocker-Gabe. Im Einzelfall kann eine rasche Digitalisierung zusätzlich hilfreich sein.

Vorhofflattern

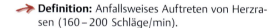 **Definition:** Es bestehen Frequenzen zwischen 250 und 350/min.

Im EKG zeigen sich sägezahnartige Flatterwellen (Abb. 6.**23a**). In der Regel wird nur jede 2. oder 3. Vorhoferregung auf die Kammer übergeleitet (2:1- bzw. 3:1-Überleitung); bei einem 2:1-Block schlagen z. B. die Kammern zwischen 125 und 150/min.

 Gefahr für Patienten: Überleitung aller Vorhofaktionen auf die Herzkammer (1:1-Überleitung Kammerflattern bzw. Kammerflimmern).

Ursächlich bestehen meist organische Herzkrankheiten (siehe Vorhofflimmern).

Therapie

Sofern möglich kausal; symptomatisch durch Elektrostimulation („Over-drive") oder Kardioversion (Abb. 6.**23b**). Kurative Behandlung durch Hochfrequenz-Stromablation des arrhythmogenen Zentrums bei 90 % der Patienten möglich; Rezidivrate: 10–30 %.

6 Krankheiten des Herzens

Vorhofflattern

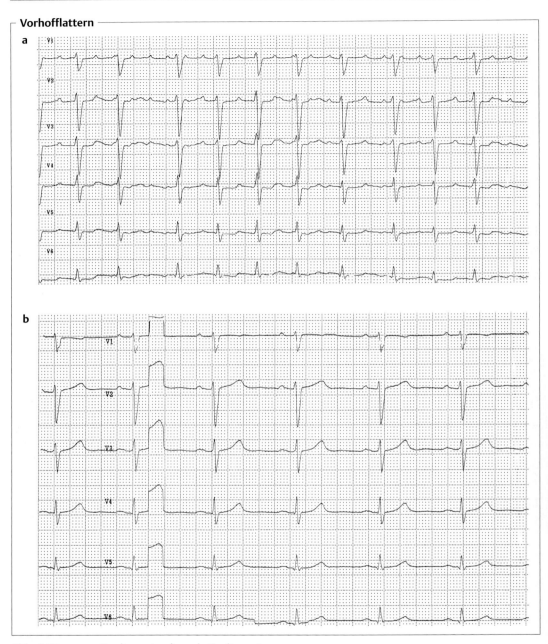

Abb. 6.**23 a** vor Kardioversion **b** nach Kardioversion

Vorhofflimmern

Definition: Die Vorhoffrequenz liegt bei 350–600 Kontraktionen/min.

Da die Vorhofaktionen völlig unregelmäßig auf die Kammern übergeleitet werden, kontrahieren diese sich ebenso unregelmäßig. Die Folge ist eine absolute Arrhythmie mit Frequenzen zwischen 100 bis 150/min.

Epidemiologie
Häufigste Form der supraventrikulären Tachyarrhythmie: 2,5 % der Erwachsenen, 3–4 % bei über 60-Jährigen, 15 % über 70-Jährigen.

Ätiologie
Primär (idiopathisch): bei Herzgesunden.
Sekundär (kardial): Mitralvitien, KHK/Myokardinfarkt, Linksherzinsuffizienz, Kardiomyopathien, Herz-OP, arterieller Hypertonus, Hyperthyreose, Lungenembolie, alkoholtoxisch („Holiday-Heart-Syndrom"), medikamentös-toxisch (z. B. Betasympathikomimetika).
Vorhofflimmern kann passager, paroxysmal und chronisch auftreten.

Symptome
Symptome besonders bei paroxysmaler Form: Herzklopfen, evtl. Schwindelgefühl, Synkopen und Dyspnoe, Angstgefühl und Polyurie, unregelmäßiger Puls mit Pulsdefizit (leichte Differenz zwischen auskultatorisch bestimmter Herzfrequenz und Radialispuls bei Tachyarrhythmie).

Komplikationen
Bildung von Thromben im Vorhof; Gefahr der arteriellen Embolie im großen Kreislauf (Hirnembolie!).

 Bei permanentem Vorhofflimmern beträgt das Risiko für Hirnembolien bis zu 5 % pro Jahr.

Diagnose
Anamnese, Klinik und EKG (fehlende P-Welle, unregelmäßige RR-Intervalle, Flimmerwellen Abb. 6.**24**) geben die entscheidenden Hinweise.

Therapie
Klärung des Behandlungsziels (Frequenzkontrolle oder Rhythmisierung), Klärung notwendiger Zusatzbehandlungen (Antikoagulation). Behandlung der Grundkrankheit (s.o.).
Normalisierung der Kammerfrequenz: Rasche Digitalisierung (Kontrolle des Serumkaliums!), Antiarrhythmika, evtl. zusätzlich Verapamil 5–10 mg langsam i. v., 3 × 80–160 mg/Tag oral oder Betarezeptorenblocker (Propranolol 3 × 10 bis 3 × 80 mg tgl. oral).

Regularisierung von Vorhofflimmern. Sie dient dem Ziel der Rhythmisierung und der Überführung in einen Sinusrhythmus.
Indikation: Dauer des Flimmerns < 1/2 Jahr, linker Vorhof nicht stark dilatiert (< 55 mm), kein Mitralvitium, keine Herzinsuffizienz auf dem Boden einer höhergradigen KHK oder Kardiomyopathie.

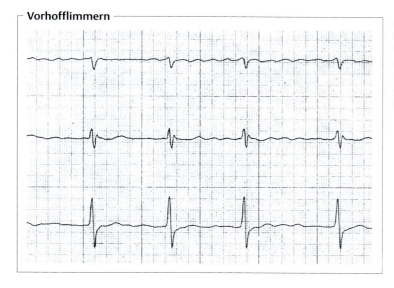

Abb. 6.**24** EKG (Standardableitungen, 50mm/s) bei Vorhofflimmern.
Ableitung 1 zeigt die Flimmerwellen. Unterschiedliche Abstände zwischen den einzelnen Herzaktionen.

Bei den letzteren Patienten sollte nur eine Frequenzkontrolle angestrebt werden.
Patienten mit kardialen Grunderkrankungen werden stationär unter Monitorkontrolle regularisiert; Kontrolle von Serumkalium und Magnesium (evtl. begleitende Gabe von Kalium-/Magnesiumpräparaten zur Verminderung der proarrhythmischen Nebenwirkungen von Antiarrhythmika), Thromboembolieprophylaxe mit Antikoagulanzien mindestens 4 Wochen vor und bis 3–6 Monate nach Regularisierung sowie Ausschluss von Thromben im linken Vorhof (transösophageale Echokardiographie, TEE).
Bei der **medikamentösen Rhythmisierung** ist die Digitalisbehandlung die Basis. Es besteht keine kardiale Grunderkrankung: Gabe eines Klasse-I-Antiarrhythmikums oder Sotalol. Bei kardialer Grunderkrankung: Gabe von Amiodaron unter stationärer Kontrolle (vgl. Tab. 6.**5**).
Alternativ kann die EKG-getriggerte **Elektrokardioversion** mit einer initialen Energiedosis von 100 Joule versucht werden; hierbei intravenöse Sedierung. Absolute Indikation: drohender kardiogener Schock; relative Indikation: Versagen der medikamentösen Regularisierung.
Thromboembolieprophylaxe: Orale Antikoagulanzien obligat bei Mitralklappenfehlern, dilatativer Kardiomyopathie, arteriellen Thromboembolien in der Anamnese, permanentem Vorhofflimmern. INR 2,0–3,0. Fakultativ Acetylsalicylsäure 300 mg tgl.
Rezidivprophylaxe: 1/3 der Fälle innerhalb 1 Woche sowie 2/3 der Fälle innerhalb eines Jahres ist die Rezidivrate nach elektrischer Kardioversion.
Achtung: Keine medikamentöse Rezidivprophylaxe mit Klasse-I-Antiarrhythmika (proarrhythmische Nebenwirkungen haben Prognoseverschlechterung zur Folge). Rezidivprophylaxe bei Vorhofflimmern ist ein ungelöstes Problem. Bei ausgewählten Patienten implantierbare atriale Defibrillatoren. ASS besonders geeignet für ältere Patienten (> 75 Jahre) und Patienten mit erhöhtem Blutungsrisiko. Patienten mit idiopathischem Vorhofflimmern bedürfen keiner Antikoagulation, im Alter > 60 Jahre ist ASS (300 mg/Tag) empfehlenswert.

Prognose

Die Prognose ist abhängig von der Grundkrankheit sowie dem damit verbundenen Embolierisiko und einer guten Thromboembolieprophylaxe.

Ventrikuläre Tachykardie

Bei den nun folgenden **ventrikulären Tachykardien** liegt das Erregungsbildungszentrum in den Herzkammern (distal der Bifurkation des His-Bündels im spezifischen Leitungssystem oder im Myokard); die Frequenz liegt bei über 100 Kammerkontraktionen/min.
Ursachen sind meist schwere organische Herzkrankheiten, insbesondere KHK und Herzinfarkt; auch bei Überdosierung (Intoxikation) mit Digitalis und Antiarrhythmika (z. B. Chinidin). In Abhängigkeit von Schwere und Dauer der ventrikulären Tachykardie und dem Funktionszustand des Herzens bestehen Symptome von Herzrasen, Dyspnoe, Angina pectoris bis Lungenödem und kardiogenem Schock. Im EKG zeigt sich eine Tachykardie (100–200/min), mindestens drei hintereinanderfolgende, schenkelblockartig deformierte breite Kammerkomplexe und eine AV-Dissoziation (unkoordinierte Aktion von Vorhöfen und Kammern).

 Die ventrikuläre Tachykardie ist eine lebensbedrohliche Rhythmusstörung und muss daher sofort medikamentös (z. B. mit Ajmalin; 27–50 mg langsam i. v. über 5 Min. und EKG-Kontrolle) oder Elektrokardioversion in Kurznarkose behandelt werden.

Kammerflattern und Kammerflimmern

→ **Definition:** Die Kammerfrequenz liegt beim Kammerflattern zwischen 250 bis 350 Kontraktionen/min.; beim Kammerflimmern bei mehr als 350 Kontraktionen/min.

Ätiologie

Außer KHK und Herzinfarkt sind dilatative oder hypertrophische Kardiomyopathie, Mitralklappenprolaps sowie angeborene oder erworbene Herzvitien ursächlich verantwortlich.
Medikamentös toxisch sind bestimmte Antiarrhythmika, tri- und tetrazyklische Antidepressiva, Adrenalinderivat, Phenothiazine und Chinin verantwortlich. Neben Elektrolytentgleisungen (Hypokaliämie, Hypomagnesiämie, Hyperkalzämie) können auch Elektrounfälle sowie Herztraumen Ursache für Kammerflattern bzw. -flimmern sein.

Symptome

 Funktionell entsprechen Kammerflattern und -flimmern einem Herz-Kreislauf-Stillstand mit Bewusstlosigkeit, Pulslosigkeit, Atemstillstand, weiten lichtstarre Pupillen.

EKG: Hochamplitudige Haarnadelkurven mit einer Frequenz von 250–350/min. Fließender Übergang von der Kammertachykardie zum Kammerflattern und -flimmern. Bei Flimmern arrhythmische hochfrequente Flimmerwellen (anfangs grob, später fein) mit einer Frequenz > 300/min.

Therapie

Reanimation mit Herzdruckmassage, Beatmung und Defibrillation (siehe Kreislaufstillstand). Behandlung der Grunderkrankung sowie antiarrhythmische Dauertherapie. Evtl. Implantation eines ICD (implantierbarer Cardioverter-Defibrillator).

Störungen des Reizleitungssystems

→ **Definition:** Aus dem Sinusknoten wird die normale Erregung nicht auf normalem Weg und nicht in normaler Geschwindigkeit bis zum Myokard weitergeleitet.

Präexzitationssyndrome

Präexzitationssyndrome beruhen auf besonderen (akzessorischen) Bahnen, die neben der normalen AV-Überleitung eine zusätzliche Verbindung zwischen Vorhof und Kammer sind.
Das häufigste ist das WPW-Syndrom, das durch eine Doppelerregung der Herzkammern gekennzeichnet ist. Der Patient ist durch die Möglichkeit „kreisender" Erregungen (Reentry-Tachykardien) mit einer Art elektrischem Kurzschluss mit vom Vorhof ausgehender paroxysmaler supraventrikulärer Tachykardie gefährdet.

Das WPW-Syndrom wurde nach den Ärzten Louis Wolff, Sir John Parkinson und Paul D. White benannt, die die Erkrankung erstmals 1930 beschrieben haben.

Das WPW-Syndrom kann permanent oder intermittierend auftreten. Plötzliche Todesfälle bei Patienten mit WPW-Syndrom sind meist durch Vorhofflimmern, das zur Kammertachykardie bis -flimmern führen kann, gekennzeichnet.

Das Ruhe-EKG ist durch die Trias verkürzte PQ-Zeit, Deltawelle mit Verbreiterung des QRS-Komplexes gekennzeichnet. Bekannt sind Assoziationen zu Herzfehlern wie Mitralklappenprolaps, hypertrophe Kardiomyopathie, Ebstein-Anomalie.

Therapie

Versuch der Unterbrechung des Herzrasens durch reflektorische Steigerung des Vagotonus (S. 180), sonst: 50–100 mg Ajmalin (Gilurytmal) langsam i. v. unter EKG-Kontrolle.
Bei häufigen Rezidiven regelmäßiger Tachykardien ohne schwere Symptomatik ist die Gabe von Betablockern oft ausreichend; ggf. Antiarrhythmika wie Propafenon (450–900 mg) oder Sotalol 160–320 mg/Tag. Alternativ zur Antiarrhythmika-Langzeittherapie kann durch Anwendung von Hochfrequenzströmen über einen Katheter der zusätzliche Leitungsweg unterbrochen werden (Katheterablation). Dieses Verfahren wird nur in hochspezialisierten rhythmologischen Zentren durchgeführt.
Andere Präexzitationssyndrome wie das LGL-Syndrom (Lown-Ganong-Levine) sowie Präexzitation über Mahaim-Bündel sind selten.

Reizleitungverzögerungen

Es gibt 3 Schweregrade des sinuatrialen Blocks:

- verzögerte Leitung der Erregung vom Sinusknoten zur Vorhofmuskulatur (SA-Block I. Grades),
- intermittierende Leitungsunterbrechung (SA-Block II. Grades),
- totale Leitungsunterbrechung mit fehlender Impulsübertragung zum Vorhofmyokard (SA-Block III. Grades).

Ätiologisch kommen Sick-Sinus-Syndrom, Überdosierung von Digitalis oder Antiarrhythmika, Myokarditis, KHK und Herzinfarkt in Frage.
Bei höhergradiger Blockierung (längere systolische Pausen bzw. erhebliche Bradykardie) sieht man Symptome von Schwindel bis Bewusstlosigkeit/Synkope (Adams-Stokes-Anfall).
Die Diagnosestellung erfolgt mittels EKG, Langzeit-EKG. Die Therapie besteht im Absetzen der Medikamente, Notfallversuch mit Atropin; bei schwerer ausgeprägter klinischer Symptomatik Schrittmachertherapie.

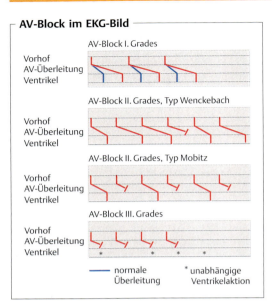

Abb. 6.**25** Die verschiedenen Grade des AV-Blocks (nach Kunze)

Atrioventrikulärer (AV-) Block

Es gibt 3 Schweregrade (vgl. Abb. 6.**25**):

- AV-Block I. Grades: verzögerte Erregungsleitung vom Vorhof zu den Kammern.
- AV-Block II. Grades: intermittierende Leitungsunterbrechung der Vorhofaktionen zu den Kammern (Typ I: Wenckebachperiode, Mobitz I, Typ II: Mobitz II).
- AV-Block III. Grades: totale Leitungsunterbrechung von den Vorhöfen auf die Kammern, sodass Vorhöfe und Kammern unabhängig voneinander schlagen (AV-Dissoziation) (Abb. 6.**25b**).

Ätiologie

Erhöhter Vagotonus, z.B. Sportler AV-Block I. Grades: verschwindet unter Belastung. KHK und Herzinfarkt, Myokarditis, Kardiomyopathien, angeborene Herzfehler und medikamententoxisch (Digitalis, Antiarrhythmika), Hyperkaliämie. Beim AV-Block III. Grades bestehen die Gefahren:

- Morgagni-Adams-Stokes-(MAS-)Anfall durch länger dauernde Asystolie zwischen Beginn des totalen Blockes und Einsetzen eines Kammerersatzrhythmus einhergehend mit Blässe, Schwindel, Bewusstseinsverlust, Krämpfe. (Fehldiagnose Epilepsie! Atemstillstand!)
- Bei starker Bradykardie (< 40/min) entwickelt sich eine Herzinsuffizienz.

Therapie

Ausschluss von Medikamentenüberdosierung; Implantation eines permanenten Schrittmachers. Bei Adams-Stokes-Anfall Reanimation wie bei Kreislaufstillstand und Schrittmachertherapie.

Intraventrikuläre Blockierungen

Synonyme Bezeichnungen sind Schenkelblockierungen, faszikuläre Blockierungen.
Es handelt sich um intraventrikuläre Blockierungen unterhalb des His-Bündels (Infra-His-Blockierungen), verzögerte oder unterbrochene Reizleitung im rechten und/oder linken Kammerschenkel (Rechtsschenkelblock bzw. Linksschenkelblock). Es wird wie zuvor zwischen 3 Schweregraden unterschieden: inkompletter, intermittierender, permanenter Block.
Entsprechend der trifaszikulären Struktur des ventrikulären Erregungsleitungssystems wird unterschieden zwischen: unifaszikulären, bifaszikulären, trifaszikulären Blockierungen.

Ätiologie

KHK und Herzinfarkt, Myokarditis und Kardiomyopathie; Rechtsherzbelastung z.B. durch kongenitale Vitien oder Lungenembolien.

Therapie

Neben dem Grundleiden sollte bei bifaszikulärem Block, z.B. Rechtsschenkelblock mit linksanteriorem Hemiblock, die Schrittmacherindikation überprüft werden.
Therapie des trifaszikulären Blockes siehe totaler AV-Block.

Extrasystolen (ES)

> **Definition:** Extrasystolen sind Sonderschläge des Herzens, die in den physiologischen Grundrhythmus eingestreut sind.

Extrasystolen kommen häufig auch bei gesunden Menschen vor. Jeder Mensch hat irgendwann einmal Extrasystolen; sie werden bemerkt als „Herzstolpern" oder „Aussetzer". Ca. 5 – 10 % der Betroffenen sind durch die Extrasystolen krank. Nach dem Ursprungsort werden supraventrikuläre von ventrikulären Extrasystolen unterschieden.

Ätiologie

Es wird zwischen physiologischen Ursachen wie Übermüdung, Genussmittel (Alkohol, Koffein, Nikotin), Stress, vegetativer Labilität und organischer Herzkrankheit wie z. B. KHK, Kardiomyopathie, Myokarditis sowie extrakardialen Ursachen wie z. B. Kaliummangel bei Diuretikatherapie, Roemheld-Syndrom, Hyperthyreose, Einnahme von Digitalis, Antiarrhythmika, trizyklischen Antidepressiva unterschieden.

Als **kompensatorische Pause** wird die relativ große Zeitspanne zwischen der vorzeitig einfallenden Extrasystole und der nächsten effektiven Systole des Herzmuskels bezeichnet. Sie ist bedingt durch den Ausfall einer regulären Systole in der refraktären Phase. Der Abstand zwischen Extrasystole und Systole ist größer als zwischen 2 normalen Systolen (Herzaktionen).

Supraventrikuläre Extrasystolen (SVES)

Es werden Vorhofextrasystolen von AV-Knoten-Extrasystolen unterschieden. Gesunde Patienten erhalten keine Therapie; bei Vorliegen einer Herzkrankheit wird diese behandelt. Überprüfung von Kaliumhaushalt und evtl. Digitalisbehandlung. Behandlung mit antiarrhythmisch wirksamen Kalziumantagonisten oder Betablocker, wenn SVES paroxysmale supraventrikuäre Tachykardien oder intermittierendes Vorhofflimmern auslösen. Diagnostisch ausschlaggebend ist das Langzeit-EKG.

Ventrikuläre Extrasystolen (VES)

Der Ursprungsort liegt unterhalb der Bifurkation des HIS-Bündels. Der Sinusrhythmus ist ungestört, da der Sinusknoten nicht retrograd erregt wird. Es kommt zur vorbeschriebenen kompensatorischen Pause, die der Patient als Herzstolpern empfindet.

Eine gängige Einteilung der ventrikulären Arrhythmie stammt von Lown und Wolf (Tab. 6.**6**). In Abb. 6.**26a** finden sich multiple VES in Form von Couplets, Triplets und zahlreichen Salven Stadium Lown IV B. Die Diagnose wird in der Regel durch EKG bzw. Langzeit-EKG gestellt.

Therapie

Gesunde werden nicht behandelt. Bei subjektiven Beschwerden evtl. sedierende Behandlung. Bei organischen Herzkrankheiten kausale Therapie. Kontrolle von Kalium- und Magnesiumserumkonzentration sowie Überprüfung der Digitalisdosis (Intoxikation?), antiarrhythmische Therapie; bei erhöhtem Risiko eines Kammerflimmerns nichtmedikamentöse Therapiealternative (Implantation eines ICD). Rhythmuschirugie, Katheterablation.

Tabelle 6.6 Einteilung ventrikulärer Arrhythmien (nach Lown u. Wolf 1971)

Klasse	Rhythmusstörungen
0	keine Arrhythmie
I	isolierte monotope VES < 1/Min. < 30/Std.
II	isolierte monotope VES, > 30/Std.
IIIA	polytope VES
IIIB	Bigeminus
IVA	gekoppelte VES, Paare (Couplets = 2 VES hintereinander)
IVB	Salven von VES und ventrikuläre Tachykardien (> 3 VES hintereinander)
V	früh einfallende VES (R- auf T-Phänomen)

Das gehäufte Auftreten von VES stellt z. B. bei frischem Infarkt ein Alarmsignal dafür dar, dass eine erhöhte Gefahr für Kammerflimmern besteht.

Elektrotherapie

Man versteht hierunter eine elektrische antiarrhythmische Therapie. Elektrotherapeutische Maßnahmen haben ihren festen Platz in der Behandlung kardialer Arrhythmien, insbesondere in der Notfallmedizin. Die elektrische antiarrhythmische Therapie umfasst:

- *Schrittmachertherapie* bei kritischer Frequenzminderung:
  - temporäre Herzschrittmacher,
  - permanente Herzschrittmacher,
- *antitachykarde Schrittmacher* bei ventrikulären Tachykardien und Kammerflimmern;
- implantierbarer Cardioverter Defibrillator (ICD, Abb. 6.**26b** u. **c**), bei supraventrikulärer Tachykardie;
- *externe Kardioversion* und *Defibrillation* (bei supraventrikulären und ventrikulären Tachykardien mit drohendem kardiogenen Schock, Kammerflattern/Kammerflimmern, evtl. bei Versagen der medikamentösen Behandlung von Vorhofflimmern und Vorhofflattern);
- Elektroablation *(Katheterablation)*, Hochfrequenzelektrokoagulation von Leitungsbahnen oder ektopen Störherden im Myokard.

Ventrikuläre Arrhythmien

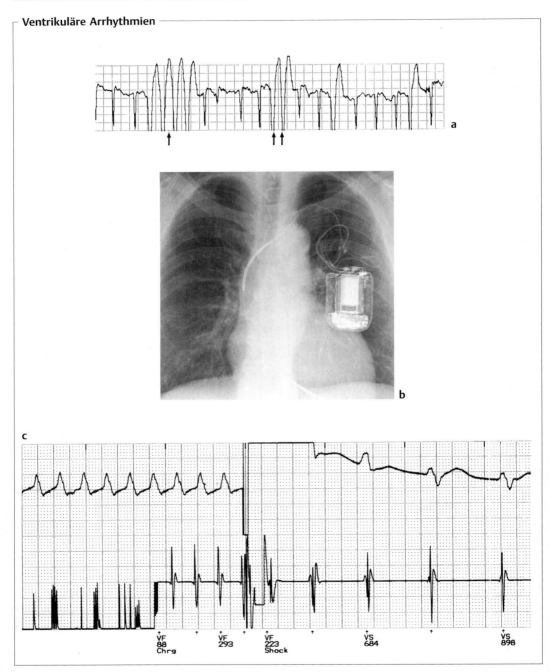

Abb. 6.**26a** Im EKG wechseln sich normale Ableitungen mit Salven (↑) und Couplets (↑↑) ab. **b** Intrakardialer Defibrillator im Röntgenbild. **c** Effektiver Schock über intrakardialen Defibrillator, der in einen normofrequenten Rhythmus übergeführt hat

Herzrhythmusstörungen

Permanenter Herzschrittmacher

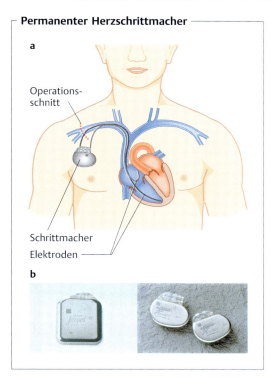

Abb. 6.**27 a** Schematische Darstellung eines auf der rechten Thoraxseite subkutan implantierten Schrittmachers mit Elektrode im rechten Ventrikel, **b** moderne Herzschrittmacheraggregate

Die zeitlich begrenzte Stimulation mit einem externen Schrittmacher ist angezeigt bei

- akut auftretender Asystolie mit Adams-Stokes-Anfällen,
- kardiogenem Schock,
- reversiblen bzw. plötzlich auftretenden Überleitungsstörungen mit hochgradiger Bradykardie (Frequenz < 40/min.) bei z. B. Herzinfarkt, Digitalisintoxikation, Herzinsuffizienz sowie bei bestimmten therapieresistenten Tachykardien.

◀ **Indikation zur Implantation eines permanenten Schrittmachers:**

Bradykardie mit klinischer Symptomatik:

(Adams-Stokes-Anfälle, kardiogener Schock, Angina pectoris, Herzinsuffizienz, Schwindelzustände, Leistungsminderung):

- AV-Blockierungen,
- SA-Blockierungen,
- Bradyarrhythmia absoluta,
- pathologische Sinusbradykardie,
- Karotis-Sinus-Syndrom,
- Sinusknotensyndrom (Bradykardie-Tachykardie-Syndrom)

Relative Indikation:

- Rechtsschenkelblock mit linksanteriorem Hemiblock ▶

Entscheidend für den Entschluss zur Pacemaker-Implantation ist die klinische Symptomatik des Patienten. Hohes Lebensalter und Begleitkrankheit stellen keine Kontraindikationen dar. Das Schrittmacheraggregat wird dem Patienten in der Regel in Lokalanästhesie operativ s.c. im Bereich des rechten M. pectoralis major eingesetzt. Da als „physiologische" Stimulation die Erhaltung bzw. Wiederherstellung der Vorhof-Kammer-Koordination erwünscht ist, werden heute häufig sog. 2-Kammer-Schrittmacher mit 2 Elektroden implantiert. Diese regen zeitlich koordiniert die Vorhöfe und Kammern an, damit die Vorhofaktionen zur Kammerfüllung beitragen. Die Elektroden werden über die V. subclavia und V. cava superior in das rechte Herz vorgeschoben und dort verankert (vgl. Abb. 6.**27a** u. **b**).
Es kommen aber auch als Stimulations- und Detektionsort der rechte Vorhof bzw. der rechte Ventrikel in Frage.
Aufgrund internationaler Übereinkunft gibt ein Code aus 5 Buchstaben über den Schrittmachertyp Auskunft:

- Der 1. Buchstabe bezeichnet den *Stimulationsort*: A = Atrium (Vorhof); V = Ventrikel; D = doppelt = A + V.
- 2. Buchstabe: Detektionsort *(Wahrnehmungsort)*. Siehe unter 1. Buchstabe.
- 3. Buchstabe: *Betriebsart:* I = Inhibition; T = Triggerung; D = doppelt = I + T.
- 4. Buchstabe: *Programmierbarkeit:*
  P = 1–2 Funktionen;
  M = multiprogrammierbar; R = frequenzadaptiert.
- 5. Buchstabe: *Antitachykardiefunktion:*
  0 = keine; P = antiarrhythmische Stimulation;
  S = Elektroschock (= Defibrillation);
  D = doppelt = P + S.

In der Regel werden Bedarfsschrittmacher (Demand-Schrittmacher) implantiert; diese treten in Aktion, wenn eine eingestellte Minimalfrequenz unterschritten wird.

2-Kammer-Schrittmacher

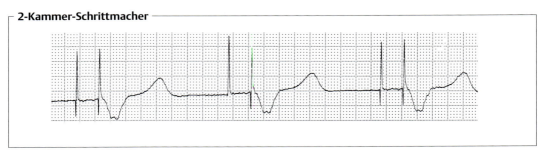

Abb. 6.**28** EKG-Bild eines DDD-2-Kammer-Schrittmachers

Abb. 6.**28** zeigt das EKG eines DDD-2-Kammer-Schrittmachers. Dieser Schrittmacher vereinigt alle Stimulationsarten eines Demand-Schrittmachers. Die Stimulation erfolgt bei Bedarf über 2 Elektroden, die in Vorhof und Kammer gemäß der eingestellten AV-Verzögerungszeit. Eine spontane Herzaktion in Vorhof oder Ventrikel führt zur Hemmung des Impulsabgangs. Die frequenzvariable vorhofgesteuerte Kammerstimulation ist entsprechend der physiologischen Vorhofaktion in einem programmierbaren Frequenzbereich möglich.

Abb. 6.**29** zeigt zeigt das EKG eines VVI-Einkammerschrittmachers. Dieser konventionelle Kammer-Demand-Schrittmacher ist ein ventrikulärer Bedarfsschrittmacher mit einer Elektrode in der rechten Kammer, der nach Ablauf des eingestellten Stimulationsintervalls einen Reizimpuls abgibt. Tritt bei dem Patienten ein höherfrequenter Eigenrhythmus oder ventrikuläre ES auf, wird durch die Detektion des QRS-Komplexes die Impulsabgabe inhibiert.

> Schrittmacherfehlfunktionen sind relativ selten, aber aufgrund der Grundkrankheit für den Patienten gefährlich. Es kann zu Elektrodenbrüchen, Elektrodenverschiebungen, Dislokation (Infektionen an Kabel oder Batterie) und Batterieerschöpfung kommen.

Die Funktion des Schrittmachers muss regelmäßig, beispielsweise durch ein Schrittmacher-EKG kontrolliert werden.

> **Patienteninformation.** Magnetfelder können die Funktion des Schrittmachers beeinträchtigen. Weisen Sie den Patienten darauf hin und warnen Sie insbesondere vor Handys, Personenkontrollen am Flughafen, Diebstahlsicherungen am Ausgang von Kaufhäusern und vor der Kernspintomographie.

Einkammerschrittmacher

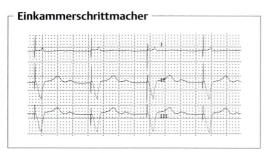

Abb. 6.**29** EKG-Bild eines VVI-Einkammerschrittmachers

Herzinsuffizienz

→ **Definition:** WHO-Definition der Herzinsuffizienz: verminderte körperliche Belastbarkeit aufgrund einer ventrikulären Funktionsstörung.

Die Herzinsuffizienz ist charakterisiert als Unfähigkeit des Herzens, den in Ruhe (= Ruheinsuffizienz) oder bei Belastung (= Belastungsinsuffizienz) für den Stoffwechsel bzw. den Energiebedarf der Organe und Körpergewebe erforderlichen Blutauswurf aufzubringen („Vorwärtsversagen" = „forward-failure") bzw. den venösen Rückfluss aufzunehmen („Rückwärtsversagen" = „backward-failure"). Die Herzinsuffizienz wird als der Zustand des Herzens bezeichnet, in dem die Kompensationsmechanismen (Herzfrequenz, Kontraktilität und Schlagvolumen) nicht mehr zur Aufrechterhaltung eines normalen Herzzeitvolumens ausreichen (Schwäche der Pumpfunktion).

Epidemiologie

Von der häufigsten Herzerkrankung Herzinsuffizienz ist ca. 1 % der Bevölkerung weltweit betroffen. Im höheren Lebesalter wird eine Zunahme der Herzinsuffizienz beobachtet.

Die häufigste Einweisungsdiagnose bei Patienten > 60 Jahre ist die Herzinsuffizienz.

Männer sind häufiger betroffen als Frauen, wobei 10 % der Männer über 60 Jahre eine Herzinsuffizienz aufweisen.

Ätiologie

Die Herzinsuffizienz stellt als klinisches Syndrom unterschiedlicher Ätiologie keine eigenständige Krankheit dar. Die Diagnose „Herzinsuffizienz" ist deswegen als Ausgangspunkt zur weiteren differenzialdiagnostischen Klärung zugrunde liegender Ursachen zu bezeichnen. In Abhängigkeit von der bevorzugt betroffenen Herzkammer oder nach dem zeitlichen Verlauf wird zwischen verschiedenen Formen unterschieden:

- Formen der Herzinsuffizienz entsprechend der betroffenen Herzkammer:
  - Linksherzinsuffizienz,
  - Rechtsherzinsuffizienz,
  - Globalinsuffizienz (beide Kammern betroffen)
- Formen der Herzinsuffizienz entsprechend des zeitlichen Verlaufs:
  - Akute Herzinsuffizienz (Entwicklung in Stunden bis Tagen; Symptomatik durch den abrupten Abfall des Herzminutenvolumens) und
  - chronische Herzinsuffizienz (Entwicklung oft über Monate bis Jahre), die kompensiert oder dekompensiert sein kann.

Die Hauptursachen des akuten Herzversagens und des kardiogenen Schocks werden in Tab. 6.7 dargestellt. Die häufigsten Ursachen können als „pathogenetische Sequenz" aufgeführt werden: Hypertonie → koronare Herzkrankheit → Herzinfarkt → Herzinsuffizienz.

Die arterielle Hypertonie kann zu einer koronaren Herzkrankheit (KHK) führen, die Ursache des Herzinfarktes sein kann. Die chronische Herzinsuffizienz wird u. a. durch KHK und Hypertonie verursacht, die akute Herzinsuffizienz z. B. durch eine akute Ischämie und einen Myokardinfarkt (Abb. 6.**30**).

Tabelle 6.**15** Wesentliche Ursachen des akuten Herzversagens sowie kardiogenen Schocks

Lokalisation	Ursache
Myokard	Myokardinfarkt, Ventrikelseptumruptur, fortgeschrittene Kardiomyopathie, Myokarditis
Klappen	dekompensierter Herzklappenfehler, Papillarmuskelabriss, Sehnenfadenabriss
Herzbeutel	Herzbeuteltamponade infolge Hämatoperikard, Ventrikelwandruptur, Ergussbildung
Rhythmus	ausgeprägte Tachykardie (auch bei z. B. schwerer Hyperthyreose), Bradykardie
Ausflussbahn	hypertensive Krise, massive Lungenarterienembolie, dissezierendes Aortenaneurysma

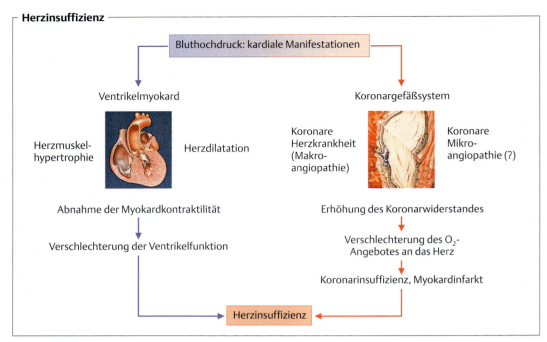

Abb. 6.**30** In Abhängigkeit von Dauer und Schwere des Bluthochdruckes entwickelt sich eine linksventrikuläre Hypertrophie. Gleichzeitig kommt es durch den Bluthochdruck zu einer Schädigung der Koronararterien. Linksherzhypertrophie und Koronargefäßschäden können gemeinsam zur Herzinsuffizienz führen.

> Häufigste Ursache der Rechtsherzinsuffizienz ist die Linksherzinsuffizienz.

Ursachen der chronischen Herzinsuffizienz

- KHK,
- Hypertonie (chronisches Stadium),
- Herzklappenfehler (Spätstadium),
- dilatative Kardiomyopathie,
- Z. n. Peri-/Myokarditis,
- Z. n. konstriktiver Perikarditis,
- Herzrhythmusstörungen,
- pulmonale Hypertonie,
- Hypovolämie (relativ/absolut),
- schwere Anämie,
- große arteriovenöse Fisteln,
- thyreotoxische Krise.

Ursachen der akuten Herzinsuffizienz

- akute Ischämie des Myokards,
- Myokardinfarkt,
- Myokarditis,
- Hochdruckkrise,
- Perikardtamponade,
- Lungenembolie,
- Herzrhythmusstörungen,
- Intoxikationen,
- Medikamente

Symptome

Eine klinisch brauchbare **Schweregradeinteilung** der Herzinsuffizienz erfolgt nach den NYHA-Kriterien (*New-York-Heart-Association*).
Stadium **I**: keine Einschränkung der körperlichen Leistungsfähigkeit.
Stadium **II**: leichte Einschränkung der körperlichen Leistungsfähigkeit.
Stadium **III**: deutliche Einschränkung: Beschwerden schon bei leichter körperlicher Belastung.
Stadium **IV**: Hochgradige Einschränkung der Leistungsfähigkeit: Beschwerden schon in Ruhe.

Linksherzinsuffizienz

Als Leitsymptom der Linksherzinsuffizienz gilt die **Dyspnoe** (Tab. 6.**8**). Besonders bei Belastung klagen die Kranken über Atemnot (*Belastungsdyspnoe*), die bei fortschreitender Krankheit auch in Ruhe bestehen kann (*Ruhedyspnoe*). Die Zunahme der Herzinsuffizienz bewirkt eine *Orthopnoe*, bei der der Kranke aufrecht sitzend versucht, durch Einsatz der Atemhilfsmuskulatur die quälende Luftnot zu lindern. Die Patienten können nicht mehr flach liegen, da bei Linksherzinsuffizienz infolge des dann vermehrten venösen Rückstroms zum Herzen eine weiter stärkere Lungenstauung resultiert (Frage an den Patienten: Wieviele Kopfkissen werden zum Schlafen benötigt?). Charakteristisch für die Linksherzinsuffizienz ist die anfallsweise *nächtliche Luftnot* (paroxysmale nächtliche Dyspnoe), die auch als *Asthma cardiale* bezeichnet wird.

 Schlafen. Nicht nur die nächtliche Atemnot, sondern auch die Nykturie stören den Schlaf des Patienten. Die Voraussetzungen für einen erholsamen Schlaf können durch folgende Pflegemaßnahmen verbessert werden: Das Abendessen soll leicht bekömmlich sein. Das Patientenzimmer gut lüften und abdunkeln. Es soll nicht zu warm sein. Sorgen Sie für eine ruhige Umgebung, geben Sie dem Patienten gegebenenfalls Ohropax und lagern Sie ihn mit erhöhtem Oberkörper, so hoch, wie es der Patient wünscht.

Die **Zyanose** als wichtiges Symptom der Linksherzinsuffizienz macht sich zuerst oft im Bereich der *Lippen* bemerkbar. Zusätzlich besteht eine ungenügende Sauerstoffsättigung des Blutes infolge des gestörten Gasaustausches in der Lunge bei chronischer Lungenstauung (zentrale Zyanose). Darüber hinaus spielt zusätzlich die vermehrte O_2-Ausschöpfung des peripheren Blutes bei verlängerter Kreislaufzeit eine wesentliche Rolle (*periphere Zyanose*).

In schweren Fällen entsteht ein **Lungenödem**, das durch Auskultation am „Brodeln" über der Lunge und am blutig-schaumigen Sputum zu erkennen ist.

Des Weiteren bestehen Herzrhythmusstörungen sowie ein dritter Herzton, der den „Galopp-Rhythmus" charakterisiert. Das inadäquate Herzzeitvolumen führt zu Hypotonie, Schwäche, rascher Ermüdbarkeit und Schwindel.

 Die ausgeprägteste Form des Vorwärtsversagens ist der kardiogene Schock.

Rechtsherzinsuffizienz

Bei der Rechtsherzinsuffizienz staut sich das venöse Blut im großen Kreislauf zurück. Symptome sind gestaute Halsvenen, gestaute Lebervenen sowie Stauungsgastritis/-enteritis, Hepato-/Splenomegalie. Dies führt häufig zu Druckgefühl im Oberbauch sowie zu Übelkeit und Erbrechen, so dass die orale Medikation nicht indiziert ist. Die Stauung der Nieren führt zur Proteinurie. Darüber hinaus entwickeln sich kardiale Ödeme, die typischerweise in den abhängigen Partien auftreten: bei ambulanten Patienten in den Beinen und bei liegenden Kranken am Rücken (Anasarka). Erst eine Flüssigkeitsretention von 3–5 l wird klinisch bemerkt. Später treten Ergüsse in den Körperhöhlen auf (Aszites, Pleuraergüsse). Es handelt sich hierbei um Transsudate, die durch ihr spezifisches Gewicht < 1016 g/l gegenüber den entzündlich bedingten Exsudaten unterschieden werden können.

 Bei der globalen Herzinsuffizienz bestehen die Symptome der Rechts- und Linksherzinsuffizienz.

Diagnose der Herzinsuffizienz

- **Anamnese:** Vorangegangene Myokardinfarkte, Angina pectoris, arterielle Hypertonie, bekannte Herzklappenerkrankungen, durchgemach-

Tabelle 6.8 Symptome bei Herzinsuffizienz

Linksherzinsuffizienz	Klinische Symptome	Rechtsherzinsuffizienz	Klinische Symptome
Lungenstauung („Rückwärtsversagen")	Belastungsdyspnoe Ruhedyspnoe Orthopnoe Asthma cardiale Lungenödem Zyanose	Halsvenenstauung Stauungsleber Stauungsmagen Stauungsniere Ödeme, Anasarka Aszites	Druckgefühl im Oberbauch Übelkeit, Erbrechen Proteinurie Nykturie gespannter Leib Pleuraerguss
„Vowärtsversagen"	Hypotonie, Schock		Dyspnoe

tes rheumatisches Fieber, Herzrhythmusstörungen und familiäre Belastung für Herzerkrankungen machen die Diagnose wahrscheinlicher.
- **Körperliche Untersuchung:** Blässe, Zyanose, Dyspnoe, pulmonale Rasselgeräusche, dritter Herzton („Galopp-Rhythmus") Jugularvenenstauung, periphere Ödeme, Aszites und ein eher niedriger Blutdruck weisen auf eine Herzinsuffizienz hin.
- **EKG:** ST-Änderungen sind bei myokardialer Ischämie oder Myokarditis vorhanden. Vorhofflimmern mit tachykarder Überleitung findet sich bei Schilddrüsenerkrankungen oder bei Herzinsuffizienz durch rasche Kammerfrequenz. Bradyarrhythmien weisen auf eine Herzinsuffizienz aufgrund niedriger Herzfrequenz hin. Ein früherer Myokardinfarkt weist Q-Zacken auf. Niedervoltage kommt bei perikardialem Erguss und Kardiomyopathie vor. Linksventrikuläre Hypertrophiezeichen (Sokolow-Index) zeigen eine diastolische Dysfunktion (z. B. bei hypertensiver Herzerkrankung) an.
- **Röntgen:** Obwohl eine Herzvergrößerung typisch für die Herzinsuffizienz ist, schließt ein normal großes Herz eine Herzinsuffizienz nicht aus. Lungenvenenstauung, Kerley-B-Linien, Randwinkelerguss sind typische Zeichen einer Linksherzinsuffizienz. Weitere spezifische Veränderungen können auf andere Herzerkrankungen hinweisen, wie z. B. Klappenverkalkungen, Dilatation einzelner Herzkammern oder des linken Vorhofs bei Mitralvitium, Perikardverkalkungen.
- **Echokardiographie:** Mit dieser Methode werden Ventrikelgröße und -funktion beurteilt oder ventrikuläre Thromben perikardiale Ergüsse und Shunt-Vitien diagnostiziert.
- **Labordiagnostik:** Blutgasanalyse, Blutbild, Serumelektrolyte, Serumkreatinin und TSH-Bestimmungen liefern nur unspezifische Hinweise für eine Herzinsuffizienz.
- **Spiro-Ergometrie:** Hiermit wird die maximale Sauerstoffaufnahme unter Belastung bestimmt (15–20 ml/min/kg zeichnet eine leichte Herzinsuffizienz aus, 10–15 ml/min/kg eine mäßige bis schwere und Werte unter 10 ml/min/kg eine schwere bis sehr schwere Herzinsuffizienz).
- **Herzkatheteruntersuchung** (Rechts-/Linksherzkatheter): Mit dieser invasiven Methode werden Drücke und Sauerstoffsättigung im großen und kleinen Kreislauf bestimmt und die Herzleistung objektiviert.

Patientenbeobachtung. Überwachen Sie bei Patienten mit Herzinsuffizienz insbesondere Puls, Blutdruck, Atmung im Hinblick auf Lungenödem und ZVD in regelmäßigen Abständen. Zur Feststellung einer Flüssigkeitsretention dienen Bilanzierung von Ein- und Ausfuhr, tägliche Bestimmung des Körpergewichts und Beobachtung der Haut auf Ödeme (vgl. auch Pflegeschwerpunkt Herzinsuffizienz).

Therapie

Behandlungsziele sind:
- Entlastung des Herzens (Ruhe, Senkung des Füllungsdruckes durch Lagerung, Vasodilatation, Diurese, Aderlass, Regularisierung des Herzrhythmus),
- Stärkung der Kontraktionskraft des Herzmuskels (Digitalis, Katecholamine, Phosphodiesterasehemmstoffe, intraaortale Gegenpulsation),
- Elimination auslösender oder die Herzinsuffizienz unterhaltender Faktoren.

Sind bisher applizierte Medikamente nicht wirksam? Wurde die Therapie nicht konsequent eingehalten? Bestehen Medikamentennebenwirkungen (Digitalis-Intoxikation, Betarezeptorenblocker, Antiarrhythmika)? Bestehen Diätfehler? Falsche und zu viele Infusionen?

Zunächst erfolgt die Therapie der zugrunde liegenden Krankheiten bei Herzinsuffizienz (**Kausaltherapie**):
- Einstellung der Hypertonie,
- Therapie der koronaren Herzkrankheit,
- Therapie der Myokarditis, der Kardiomyopathie,
- Therapie der Herzrhythmusstörungen, ggf. Schrittmacherimplantation,
- operative Korrektur von Klappenvitien, einer konstriktiven Perikarditis, Revaskularisierungsmaßnahmen

Bei der **symptomatischen Therapie** ist zu unterscheiden zwischen den allgemeinen Maßnahmen sowie der Gabe von Medikamenten und der Schrittmachertherapie.

Allgemeinmaßnahmen. Neben der körperlichen und seelischen Entlastung (evtl. Sedierung) erfolgt vorsichtiges Ausdauertraining bei chronischer Herzinsuffizienz. Bei akuter Dekompensation empfiehlt sich Bettruhe.

Eine Thromboseprophylaxe ist bei Immobilität und Ödem indiziert.

Eine Gewichtsnormalisierung kann durch leichte Diät, keine Mahlzeiten am späten Abend und eine kochsalzarme Ernährung (max. 3 g NaCl/d) erreicht werden. Kaliummangel erhöht die Arrhythmiebereitschaft und die Glykosidempfindlichkeit, deswegen kaliumreiche Ernährung, Kalinor-Brausetabletten, Rekawan-Granulat 20–80 mmol/Tag. Bei der chronischen Herzinsuffizienz spielt wahrscheinlich Magnesium-Mangel bei der Arrhythmieentstehung eine wichtige Rolle; deswegen Magnesium diätetisch und/oder medikamentös zuführen (Magnesium Verla, Biomagnesin, Tromcardin).

Weglassen von Medikamenten mit negativ inotroper Wirkung.

Medikamentöse Therapie

Die medikamentösen Therapieoptionen der Herzinsuffizienz bestehen in

- der **Entlastung des Herzens** durch ACE-Hemmer sowie Nitrate (Vor- und Nachlastsenkung) und Gabe von Diuretika (Vorlastsenkung);
- der **Steigerung der Kontraktionskraft** des Herzens durch positiv inotrope Medikamente, wie
  - Digitalispräparate,
  - Betarezeptoragonisten (Betasympathikomimetika) wie z. B. Dopamin und Dobutamin sowie Phosphodiesterasehemmern, z. B. Enoximon (Perfen) oder Amrinon (Wincoram). (Sowohl Betarezeptoragonisten sowie Phosphodiesterasehemmer sind ausschließlich bei akuter Herzinsuffizienz angezeigt.);
- der **Rhythmisierung** und **Frequenznormalisierung** des Herzens durch Gabe von Digitalispräparaten, Antiarrhythmika bzw. Schrittmacherimplantation.
- Durch ACE-Hemmer und Betablocker wird das Herz vor kardiodepressiven neuroendokrinen Einwirkungen geschützt.

Die medikamentöse Therapie der *akuten Herzinsuffizienz* besteht in der Gabe von Nitroglycerin und einem schnell wirksamen Schleifendiuretikum (z. B. Furosemid) sowie in der Gabe von positiv inotrop wirkenden Betarezeptoragonisten Dopamin und/oder Dobutamin. Die Wirkung der Medikamente wird über die Messung von Blutdruck, zentralem Venendruck, linksventrikulärem Füllungsdruck und Herzzeitvolumen gesteuert.

Rahmenrichtlinien bzw. **Stufenplan für die Therapie** der Herzinsuffizienz ausgehend von der NYHA-Klassifizierung:

- **NYHA I:** Verzicht auf körperliche Ausbelastung, kochsalzarme Kost, emotionale Entlastung, Möglichkeit kausaler Therapie (Hochdruckbehandlung bzw. Therapie einer KHK) bei dilatiertem Ventrikel mit deutlich verminderter systolischer linksventrikulärer Funktion (Auswurffraktion < 35 %), frühzeitiger Einsatz von ACE-Hemmern.
- **NYHA II:** In Kombination mit einem ACE-Hemmer besteht die Indikation für Diuretika (manchmal nur jeden 2. bzw. 3. Tag und in niedriger Dosierung). Darüber hinaus evtl. Gabe von Herzglykosiden. Bei Neigung zu Tachykardie oder Vorliegen von Vorhofflimmern Kombination ACE-Hemmer und Digitalis. Stärkere Ödemneigung und Kontraindikation gegen Digitalis (Rhythmusstörungen, Bradykardie, diastolische Funktionsstörungen der Ventrikel): Kombination ACE-Hemmer und Diuretika.
- **NYHA III:** Dauertherapie mit Diuretika, Glykosiden und ACE-Hemmern ggf. Nitrate und Hydralazin. Glykoside bevorzugt bei supraventrikulären Tachyarrhythmien. Die Initialdosis der ACE-Hemmer sollte niedrig sein, Steigerung der Dosis orientiert sich am klinischen Befund und im Verhalten des arteriellen Blutdruckes.
- **NYHA IV:** Diuretika, Glykoside sowie ACE-Hemmer bzw. mit Nitraten und Hydralazinen (siehe NYHA III). Im akuten Stadium Katecholamine (z. B. Dobutamin, Dopamin), evtl. Amrinon, evtl. vorsichtige Titration mit Betablockern unter stationären Bedingungen.
Spezielle Maßnahmen: aortale Gegenpulsation, Herztransplantation.

Im Folgenden werden die einzelnen Medikamente kurz vorgestellt:

ACE-Hemmer: Sie sind die Mittel der Wahl und sollten wegen ihres positiven Einflusses auf Letalität, Morbidität und Lebensqualität bei allen Patienten mit linksventrikulärer systolischer Dysfunktion und manifester Herzinsuffizienz angewandt werden. Basis der Therapie sind die ACE-Hemmer. ACE-Hemmer werden bei Herzinsuffizienz zu selten eingesetzt und oft zu niedrig dosiert! ACE-Hemmer werden prophylaktisch im NYHA-Stadium I gegeben. Sie können mit Diuretika und Herzglykosiden kombiniert werden.

Zu Beginn der Therapie kann es zu Blutdruckabfall kommen. Deswegen sollte die Dosis anfangs niedrig liegen und dann langsam gesteigert werden.

 Ein nitratfreies Intervall von 6–8 Stunden ist erforderlich, um den vollen Effekt des Medikaments zu erreichen. Hohe Dosierung oder Dauerapplikation führen zur deutlichen Abschwächung der Nitratwirkung (Nitrattoleranz).

Gebräuchliche ACE-Hemmer sind z. B.: Captopril (Lopirin, Tensobon) sowie Enalapril (Pres, Xanef). Die initiale Dosis von Captopril beträgt 6,25 bis 12,5 mg, von Enalapril von 2,5 bis 5 mg. In der Dauertherapie wird Captopril in der Dosis von 2 × 12,5 bis max. 150 mg/Tag und Enalapril von 1 × 2,5 bis max. 40 mg/Tag eingesetzt. Eine Kombinationsbehandlung mit 3 Medikamenten wie z. B. ACE-Hemmern, Diuretika und Digitalis ist ab NYHA-Stadium II angezeigt.

Diuretika: Die Therapie sollte bei Zeichen der Überwässerung sofort begonnen werden. Die Therapie mit Schleifendiuretika in Kombination mit Thiazid-Diuretika (z. B. Furosemid und Hydrochlorothiazid) kann effizient die Dosen der Schleifendiuretika reduzieren. Kaliumretinierende Diuretika (z. B. Spironolacton, Amilorid) sind bei Niereninsuffizienz sowie Hyperkaliämie kontraindiziert. Als Monotherapeutika sind sie aufgrund ihrer mäßigen diuretischen Wirkung nicht wichtig; sie werden in Kombination mit Thiaziden eingesetzt (z. B. Hydrochlorothiazid und Triamteren [Dytide H]).

Nitrate (Nitroverbindungen): Es handelt sich um Ester der salpetrigen Säure und der Salpetersäure mit antianginöser Wirkung.

Durch Angriff an der Venenmuskulatur kommt es zur Venenerweiterung und damit zu einer vermehrten Blutaufnahme im venösen Teil des Gefäßsystems („venous pooling"). Die Folgen sind eine Verminderung des venösen Rückstroms zum Herzen, Herabsetzung des Füllungsvolumens und Erniedrigung der diastolischen Wandspannung (Preload-Reduktion = *Vorlastsenkung*). Untergeordnet und kurzfristig wird gleichzeitig durch Dilatation der großen Arterien der Aortendruck erniedrigt, der periphere Widerstand und die systolische Anspannung nehmen ab (Afterload-Reduktion = Nachlastsenkung). Nitrate dilatieren des Weiteren die epikardialen Koronararterien und heben Koronarspasmen auf.

Vor- und Nachlastreduktion und die damit verbundene Herzarbeit vermindern den O_2-Bedarf des Herzens. Auch wird darüber hinaus eine Verbesserung des O_2-Bedarfs durch Abnahme des Koronarwiderstandes erreicht. Unter Belastung wirken Nitrate besonders günstig beim Koronarkranken: Es steigt die Belastbarkeit des Patienten.

Nebenwirkungen sind vor allem zu Behandlungsbeginn häufig Kopfschmerzen (Nitratkopfschmerz), Schwindel, Übelkeit, Schwächegefühl und Hautrötung. Bei höherer Dosierung besteht die Gefahr des stärkeren Blutdruckabfalls mit reflektorischer Tachykardie. Kontraindikationen sind schwere hypotone Zustände, insbesondere Schock sowie hypertrophe und obstruktive Kardiomyopathie.

- *Glyceroltrinitrat.* Glyceroltrinitrat, früher als Nitroglycerin bezeichnet, wirkt am schnellsten, wenn es im Mund bzw. Rachenraum (Zerbeißkapsel oder Spray) resorbiert wird, aber auch am kürzesten. Es ist das wichtigste Mittel zur Behandlung des akuten Angina-pectoris-Anfalls. Nicht sinnvoll ist die orale Anwendung zur Angina-pectoris-Prophylaxe im Form von Retardpräparaten. Perkutan wird Glyceroltrinitrat prophylaktisch eingesetzt, da der Wirkstoff unter Umgehung der Leber direkt in den großen Blutkreislauf gelangt. Hier werden häufig Pflaster angewandt (z. B. Deponit). Auch hier kann eine Nitrattoleranz auftreten. Die Wirkdauer beträgt 8–12 Stunden. Die Pflaster werden während der Nacht entfernt.
- *Isosorbiddinitrat (ISDN).* Dieses Nitropräparat ist sowohl im akuten Anfall wirksam als auch als Langzeitnitrat zur Angina-pectoris-Prophylaxe einsetzbar. Bei oraler Gabe von ISDN erfolgt bei der ersten Leberpassage die Biotransformation zu Mononitraten (ISMN), die biologisch aktiv sind.
- *Isosorbidmononitrat (Isosorbid-5-Mononitrat, ISMN).* Dieses Nitrat ist als eigener Wirkstoff im Handel, besitzt jedoch keine Vorteile im Vergleich zum retardierten Isosorbiddinitrat.

Herzglykoside: Herzglykoside (Tab. 6.**9**) sind indiziert bei manifester systolischer Linksherzinsuffizienz mit vergrößertem linken Ventrikel und verminderter Auswurffraktion, insbesondere wenn Vorhofflimmern oder Vorhofflattern mit schneller Kammerfrequenz vorliegen. Kontraindiziert sind Herzglykoside bei Cor pulmonale, diastolischer Ventrikelfunktionsstörung, Hyperthyreose und Amyloidose.

Herzinsuffizienz

Tabelle 6.9 Vorkommen und Wirkungen der Herzglykoside

Vorkommen in verschiedenen Pflanzen	– Digitalis purpurea (roter Fingerhut) – Digitalis lanata (wolliger Fingerhut) – Strophantus kombè (k) und gratus (g) – Scilla maritima (Meerzwiebel) – Convallaria majalis (Maiglöckchen) – Crataegus oxyacantha (Weißdorn)
Wirkungen	– positiv inotrop (Erhöhung der Kontraktionskraft des Herzens) – positiv bathmotrop (Erhöhung der Erregbarkeit des Herzens) – negativ chronotrop (Verlangsamung der Herzfrequenz durch Vaguswirkung) – negativ dromotrop (Verlangsamung der Leitungsgeschwindigkeit)

Kontraindikationen gegen Herzglykoside:

- AV-Block 2. und 3. Grades,
- bradykarde sowie gehäufte Rhythmusstörungen,
- hypertrophische und restriktive Kardiomyopathie,
- Pericarditis constrictiva,
- WPW-Syndrom,
- Hyperthyreose,
- Cor pulmonale,
- Syndrom des kranken Sinusknotens,
- Amyloidose

Bei Patienten mit ausgeprägter Herzinsuffizienz werden Herzglykoside gemeinsam mit ACE-Hemmern und Diuretika kombiniert. *Überdosierung* von Herzglykosiden führt zu folgenden Störungen:

- Tachy- und bradykarden Rhythmusstörungen,
- AV-Blockierungen,
- gastrointestinalen Nebenwirkungen (Appetitlosigkeit, Übelkeit, Erbrechen, Leibschmerzen, Durchfälle),
- neurotoxischen Störungen (Müdigkeit, Kopfschmerzen, Verwirrtheit, selten Sehstörungen in Form von Grün-/Gelbsehen).

Ursachen einer *erhöhten Glykosidempfindlichkeit* sind:

- Hypokaliämie, Hypomagnesiämie (Achtung: Einstellung des Serumspiegels von Kalium und Magnesium auf hochnormale Werte notwendig).
- Hyperkalzämie (Achtung: Einem digitalisierten Patienten niemals Kalzium i.v. geben, da die Gefahr von Tachyarrhythmien bis zum Kammerflimmern besteht),
- höheres Lebensalter,
- Hypothyreose.

Erhöhte Plasmadigoxinkonzentrationen werden nach zusätzlicher Gabe von Chinidin, Amiodaron, Verapamil, Diltiazem und Nifedipin beobachtet. Daher ist eine Kontrolle des Digoxin- und Digitalisspiegels im Serum hierbei dringend erforderlich. Der therapeutische Serumglykosidspiegel beträgt für

- Digoxin: 1–2 ng/ml,
- Digitoxin: 13–25 ng/ml.

Digitoxin wird zu fast 100 % und **Digoxin** zu ca. 80 % enteral resorbiert. Digoxin wird überwiegend über die Nieren ausgeschieden und muss daher bei Nierenfunktionseinschränkung entsprechend dosisreduziert werden. Digitoxin wird zu 35 % renal und zu 40 % über die Leber in den Darm ausgeschieden und kann bei Niereninsuffizienz normal dosiert werden (Tab. 6.10).

Drei *Dosierungsschemata* werden in Abhängigkeit von der Schnelligkeit der zu erreichenden Vollwirkdosis unterschieden:

- *Schnelle Sättigung*
  Erreichen der Vollwirkdosis innerhalb von 2 Tagen; erhöhtes Intoxikationsrisiko!
- *Mittelschnelle Sättigung*
  Erreichen der Vollwirkdosis innerhalb in 3–5 Tagen bei i.v. Anwendung von **Digoxin** 3 Tage je 0,4 mg/d, dann Erhaltungsdosis von 0,2–0,3 mg/d.
  Digitoxin 3 Tage je 0,3 mg/d, danach Erhaltungsdosis von 0,1 mg/d (0,07 mg/d bei älteren oder untergewichtigen Patienten sowie bei Niereninsuffizienz).
- *Langsame Sättigung*
  Erreichen der Vollwirkdosis bei Digoxin in 8 Tagen, Erreichen der Vollwirkdosis von Digitoxin in 1 Monat.

Betablocker: Günstige symptomatische Wirkungen wurden durch eine niedrig dosierte und langsam gesteigerte Betablockertherapie mit Meto-

Tabelle 6.10   Pharmakologische Eigenschaften wichtiger Herzglykoside

Glykosid	Vollwirkdosis	Erhaltungsdosis oral	Erhaltungsdosis i.v
Digoxin (z.B. Lanicor)	0,8 – 1,2 mg	0,25 – 0,375 mg	0,2 – 0,3 mg
β-Acetyldigoxin (z.B. Novodigal)	0,8 – 1,2 mg	0,2 – 0,3 mg	-
β-Methyldigoxin (z.B. Lanitop)	0,8 – 1,2 mg	0,1 – 0,2 mg	0,2 mg
Digitoxin (z.B. Digimerck)		0,8 – 1,2 mg	0,07 – 0,1 mg

prolol (z.B. Beloc, Lopresor: 50 – 200 mg/dl), Bisoprolol (z.B. Concor 2,5 bis 10 mg/Tag) und Carvedilol (Dilatrend) beobachtet.
Die Behandlung soll zur Prognoseverbesserung bei Herzinsuffizienz nach Myokardinfarkt (insbesondere bei frühem Behandlungsbeginn) und bei dilatativer Kardiomyopathie führen. Zu Nebenwirkungen und Kontraindikationen (S. 171).
Tabelle 6.11 zeigt in der Übersicht die medikamentöse Therapie einer Herzinsuffizienz, wie sie von der Arzneimittelkommission der deutschen Ärzteschaft (AkdÄ) 1998 empfohlen wurde.

Herztransplantation. Für Patienten mit medikamentös therapierefraktärer Herzinsuffizienz steht die Herztransplantation als Langzeitoption zur Verfügung.

Indikation zur Herztransplantation

- Herzinsuffizienz NYHA III-IV trotz ausgeschöpfter medikamentöser Therapie,
- Lebenserwartung < 1 Jahr,
- keine sinnvolle Revaskularisierung eines schwer veränderten Koronarsystems möglich,
- ergospirometrisch gemessene max. O_2-Aufnahme < 10 ml/kg/min.

Tabelle 6.11   Medikamentöse Stufentherapie bei linksventrikulärer Dysfunktion (EF = Ejektionsfraktion-Auswurffraktion < 35 %)

Medikament	NYHA I	NYHA II	NYHA III	NYHA IV
ACE-Hemmer	indiziert	indiziert	indiziert	indiziert
Diuretika Thiazide	bei Hypertonie	bei geringgradiger Flüssigkeitsretention	Potenzierung der Schleifendiuretika-Wirkung	Potenzierung der Schleifendiuretika-Wirkung
Schleifendiuretika	-	bei Flüssigkeitsretention	indiziert	indiziert
Spironolacton	-	bei persistierender Hypokaliämie	bei persistierender Hypokaliämie, Potenzierung der Schleifendiuretika-Wirkung	bei persistierender Hypokaliämie, Potenzierung der Schleifendiuretika-Wirkung
Herzglykoside	bei Vorhofflimmern	bei Vorhofflimmern, bei persistierenden Symptomen unter ACE-Hemmern	indiziert	indiziert
Betarezeptorenblocker (ohne ISA)	nach Myokardinfarkt, bei Hypertonie	indiziert *	indiziert *	indiziert *
AT_1-Rezeptorenblocker	-	bei ACE-Hemmer-Nebenwirkungen	bei ACE-Hemmer-Nebenwirkungen	bei ACE-Hemmer-Nebenwirkungen

* nur bei stabilen Patienten, langsam einschleichend unter engmaschiger Kontrolle

Krankheiten des Endokards

Rezidivierende Linksherzdekompensationen sollten als Warnsignal und als Anlass zur raschen Transplantationsvorbereitung aufgefasst werden.

Prävention der Herzinsuffizienz

Am Anfang der Prävention sollten die Vermeidung der auslösenden Ursachen, die Einstellung der arteriellen Hypertonie, eine Beseitigung der Risikofaktoren für die koronare Herzkrankheit und die Vermeidung exogen toxischer Ursachen (z. B. Alkoholabusus) stehen.

 Die frühzeitige Gabe von ACE-Hemmern kann die Morbidität und Hospitalisierungsrate der Patienten senken.

Krankheiten des Endokards

Endokarditis

→ **Definition:** Es handelt sich um die Entzündung der Herzinnenwand, überwiegend des Klappenapparates des Herzens; Mitral- und Aortenklappe sind am häufigsten betroffen.

Die isolierte Rechtsherzendokarditis kommt oft bei i. v.-Drogenabhängigen vor.

Rheumatische Endokarditis

Zugrunde liegt eine Infektion mit β-hämolysierenden Streptokokken der Gruppe A. Nach Infekt, z. B. in den Tonsillen, bilden sich in einer Latenzzeit von etwa 2–3 Wochen Antikörper, und es entwickelt sich als Zweiterkrankung das akute rheumatische Fieber. Die Krankheit manifestiert sich an Herz, Gelenken, ZNS, Haut und Subkutangewebe. Drei typische Krankheitsbilder sind: Rheumatische Karditis, akute Polyarthritis, Chorea minor (Tab. 6.**12**).
Histologisch anatomisch findet sich an den befallenen Herzklappen eine ödematöse Schwellung, fibrinoide Entzündung sowie charakteristische warzenförmige Veränderungen der befallenen Herzklappen; es kann zu Schrumpfung (= Klappeninsuffizienz) sowie Verhärtung und Verkalkung der Klappen (= Stenose) kommen.

Symptome

Betroffen sind überwiegend Kinder und Jugendliche (Altersgipfel zwischen 5 bis 15 Jahren); der Streptokokkeninfekt kann klinisch völlig unauffällig sein oder als eitrige Tonsillitis verlaufen. Typischerweise beginnt die akute rheumatische Endokarditis mit Fieber sowie Arthralgien der großen, seltener der kleinen Gelenke. Diagnostische Kriterien einer *Karditis* sind:

- Auftreten eines Herzgeräusches,
- Herzvergrößerung mit und ohne Herzinsuffizienz,
- Perikardreiben und/oder -erguss.
- Wichtig: Persistierende Tachykardie!

Tabelle 6.**12** Diagnostische Kriterien des akuten rheumatischen Fiebers (Jones-Kriterien)

Hauptkriterien	Nebenkriterien
Karditis, Polyarthritis, Chorea minor, Erythema marginatum, subkutane Rheumaknötchen	Fieber, Gelenkbeschwerden, vorausgegangenes rheumatisches Fieber, EKG-Veränderungen, BSG-Beschleunigung, Leukozytose, erhöhter Antistreptolysintiter

Die Diagnose des rheumatischen Fiebers ist wahrscheinlich, wenn

1. ein vorangegangener Streptokokkeninfekt vorliegt und
2. zwei Hauptkriterien oder ein Haupt- und zwei Nebenkriterien erfüllt sind.

Diagnose

BSG- und CRP-Erhöhung, ausgeprägte Leukozytose, Antistreptolysintiter deutlich erhöht. Echokardiographisch können morphologische Veränderungen an den Klappen sowie funktionell gestörte Strömungsverhältnisse nachgewiesen werden.

Therapie

Penicillin-G ist das Mittel der Wahl: Dosis 3–5 Mio. E/Tag. Im Falle einer Allergie Cephalosporine bzw. Erythromycin. Antiinflammatorische Behandlung mit nichtsteroidalen Antirheumatika

(z. B. 2 – 3 g/Tag Acetylsalicylsäure) und/oder Glukokortikoide (Initialdosis 80 mg Prednisolon/Tag; stufenweise Dosisreduktion). Im freien Intervall unter Penizillinschutz Tonsillektomie, evtl. Sanierung der Zähne (Fokussanierung).

Prognose

Trotz guter Behandlung häufig Rezidive (ca. jeder 2. Patient). Wichtig ist die Fokussanierung sowie medikamentöse Dauerprophylaxe (z. B. Benzyl-Penicillin 1,2 Mio. i.m. alle 3 Wochen 10 Jahre lang). Die Spätprognose hängt von der Entwicklung sowie vom Ausmaß eines Herzklappenfehlers ab. Die Prognose wird insbesondere dadurch getrübt, dass durch rheumatische Entzündung veränderte Herzklappen den Boden für eine bakterielle Endokarditis bilden (s. u.).

Infektiöse Endokarditis

Es liegt eine mikrobielle, meist bakterielle Besiedelung der oft vorgeschädigten Herzklappen vor.

Ätiologie

Neben rheumatischen Erkrankungen prädisponierende Herzerkrankungen (offener Ductus Botalli S. ■). Künstliche Herzklappen oder i. v.-Drogengebrauch führen zur infektiösen Endokarditis.

◀ **Endokarditisrisiko ausgewählter Erkrankungen**

Stark erhöhtes Risiko:

- Herzklappenprothesen,
- Zustand nach bakterieller Endokarditis
- zyanotische Vitien

Mäßig erhöhtes Risiko:

- angeborene Herzfehler (außer Vorhofseptumdefekt vom Secundum-Typ),
- erworbene Herzfehler,
- operierte Herzfehler (komplett korrigierte Vitien < 6 Monate postop., inkomplett korrigierte Vitien),
- Mitralklappenprolapssyndrom mit Klappeninsuffizienz,
- hypertrophe obstruktive Kardiomyopathie (HOCM) ▶

In Tab. 6.**13** ist das Erregerspektrum bei infektiöser Endokarditis aufgelistet.

Symptome

Fieber (90 %), Tachykardie sowie evtl. Schüttelfrost und Allgemeinsymptome wie Schwäche, Appetitlosigkeit, Gewichtsverlust, Schweißneigung,

Tabelle 6.13 Erregerspektrum bei infektiöser Endokarditis (Häufigkeit nach Literaturangaben)

Erreger	Häufigkeit
Streptokokken	45 – 80 %
– S. viridans	30 – 60 %
– Enterokokken	6 – 10 %
– sonstige	6 – 13 %
Staphylokokken	6 – 27 %
– S. aureus	6 – 22 %
– S. epidermidis	1 – 5 %
Gramnegative Keime	3 – 11 %
Anaerobe Keime	0 – 1 %
Seltene Keime	1 – 5 %
Pilze	1 – 2 %
Ohne Keimnachweis	10 – 35 %

Arthralgien sind führend. Kardiale Symptome (Herzgeräusche) sowie Hämaturie und Proteinurie als Ausdruck der Nierenbeteiligung (glomeruläre Herdnephritis, s. S. 478), als Mikroinfarkte gedeutete petechiale Blutungen an Fingern, den Hand- und Fußflächen sowie im Augenhintergrund sind weitere Symptome und Befunde. Rezidivierende Embolien in allen Organen – auch Hirnembolien – finden sich bei 3/4 aller Kranken.

 Aspekte der Pflege. Ein Patient mit Endokarditis hat zunächst strenge Bettruhe. Körperpflege und Prophylaxen werden vollumfänglich von den Pflegenden ausgeführt. Bereiten Sie alle Materialien zur Entnahme von Blutkulturen vor und verständigen Sie den Arzt bei Fieberanstieg (dann ist die Blutkultur am erfolgversprechendsten). Bestimmen Sie mehrmals täglich Vitalzeichen und Körpertemperatur. Bilanzieren Sie Ein- und Ausfuhr und wiegen Sie den Patienten täglich, damit eine Nierenschädigung frühzeitig erkannt werden kann. Haut und Schleimhäute werden auf Zyanose und Mikroembolien bzw. Mikroinfarkte hin beobachtet. Wenn der Patient über neu aufgetretene Sehstörungen klagt, sind Mikroembolien bzw. -infarkte als Ursache wahrscheinlich.

Diagnose

Die Diagnose basiert auf dem klinischen Befund, der Herzauskultation und dem echokardiographischen Klappenbefund. Sie wird gesichert durch Entzündungszeichen im Blut (beschleunigte BSG

Krankheiten des Endokards

und deutlich erhöhtes CRP), Anämie, Leukozytose und mikrobiologischen Nachweis der auslösenden Bakterien in der Blutkultur.

Therapie
Wichtig ist der frühzeitige Beginn (gleich nach Entnahme der Blutkulturen) einer hoch dosierten und ausreichend langen (4–6 Wochen) Antibiotikabehandlung. Bewährt haben sich Penizillin-Präparate (z. B. Penicillin-G 20–30 Mio. E/Tag und Gentamicin (bei Allergie Cephalosporine) bzw. Carbapeneme (z. B. Zienam) oder Glukopeptidantibiotika (Teicoplanin, Vancomycin).

Prognose
Abhängig von der Art der Keime und frühzeitigen effektiven antibiotischen Behandlung sowie dem Ausmaß der vorbestehenden Klappenschädigung.

◀ Komplikationen bei bakterieller Endokarditis

Kardiale Komplikationen (50 %):
- progrediente Herzinsuffizienz (durch Klappendestruktion, Klappenperforation, Abriss, Sehnenfadenabriss),
- Perforation eines Sinus valsalvae,
- Ventrikelseptumdefekt,
- Perikarditis

Embolische Komplikationen (40–60 %)
- blande oder septische Embolien (Gehirn, Nieren, Koronararterien, Milz, Mesenterialarterien, Extremitäten)
- mykotische Aneurysmen

Renale Komplikationen (25 %)
- Niereninfarkt
- Herdnephritis (Löhlein)
- Glomerulonephritis
- tubuläre Schädigungen (medikamentös)

Infektiöse Komplikationen (bis 10 %)
- allgemeine Sepsis
- Abszesse (Klappenring, Myokard, Gehirn, Nieren) ▶

Patienten mit kardiovaskulären Fehlbildungen haben ein erhöhtes Risiko bei (zahn-)medizinischen Eingriffen an einer bakteriellen Endokarditis zu erkranken. Prophylaxe unbedingt erforderlich.

Tabelle 6.14 Bakteriämieraten bei ausgewählten Eingriffen

Eingriff	Häufigkeit einer Bakteriämie
Zahnextraktion	
ohne Gingivitis	35 %
mit Gingivitis	70 %
Zahnchirurgischer Eingriff	40–90 %
Zähneputzen	40 %
Tonsillektomie	30–40 %
Gastroskopie	5 %
Koloskopie	5 %
Transurethrale Prostataresektion	10 %
Urethradilatation	30 %

In Tab. 6.14 sind die Bakteriämieraten bei ausgewählten Eingriffen wiedergegeben.
Als Standardempfehlung gilt: 1 Std. vor dem Eingriff Amoxicillin 3 g per os oder (bei Penizillinallergie) Clindamycin 600 mg oral. Bei stark erhöhtem Risiko sollten nach dem Eingriff alle 6 Std. 750 mg Amoxicillin bzw. 300 mg Clindamycin auf insgesamt 7 Dosen verabreicht werden. Die Empfehlungen der Deutschen Gesellschaft für Herz- und Kreislaufforschung sind in Tab. 6.15 dargestellt.
Endokarditis bei systemischem Lupus erythematodes (S. 338) und Endokardfibrose bei Karzinoidsyndrom (S. 389).

Tabelle 6.15 Endokarditisprophylaxe bei Standard-Risiko (oral) nach Empfehlungen der Deutschen Gesellschaft für Herz- und Kreislaufforschung

Eingriffsort	Penizillin-Verträglichkeit	Penizillin-Allergie
Oropharynx Respirationstrakt	Amoxicillin 2–3 g p.o. 60 min. vor dem Eingriff	Vancomycin 1 g (als Infusion über 1 Std.) 60–90 min. vor Eingriff
Gastrointestinaltrakt Urogenitaltrakt	Amoxicillin: 2–3 g p.o. (50 mg/kg KG) 60 min. vor dem Eingriff	Vancomycin 1 g (als Kurzinfusion über 1 Std.) 60–90 min. vor dem Eingriff
Haut	Clindamycin: 600 mg p.o.	

Krankheiten des Myokards

Kardiomyopathie

Definition: Die Kardiomyopathie ist ein Sammelbegriff für Herzmuskelerkrankungen, die nicht Folge von
- koronarer Herzkrankheit (KHK),
- Herzklappenfehler (Vitien),
- pulmonaler-systemischer Hypertonie oder
- Perikarderkrankungen

sind.

Ätiologie

Es werden primäre von sekundären Kardiomyopathien unterschieden. Unter anatomischen und funktionellen Aspekten wird bei den primären Kardiomyopathien zwischen einer dilatativen, hypertrophischen und restriktiven Form differenziert (Abb. 6.**31a** und **b**). Die dilatative Kardiomyopathie ist die häufigste primäre Kardiomyopathie mit einer Inzidenz von ca. 5/100 000 Einwohner/Jahr. In 10–15 % der Fälle familiäres Vorkommen (unterschiedliche Gendefekte). Die hypertrophische Kardiomyopathie wird in ca. 50 % der Fälle autosomal dominant vererbt (Familienuntersuchungen!).

◀ **Einteilung der Kardiomyopathien**

Primäre Kardiomyopathien:

- dilatative Kardiomyopathie,
- hypertrophische Kardiomyopathie mit und ohne Obstruktion,
- restriktive Kardiomyopathie (Endokardfibrosen),

Ursache meist unbekannt; der hypertrophisch obstruktiven Kardiomyopathie liegt meistens eine Texturstörung des Myokards zugrunde

Sekundäre Kardiomyopathien:
Entzündlich = Myokarditis:

- infektiös (Viren, Bakterien, Pilze, Protozoen, Parasiten),
- nicht infektiös (Autoimmunerkrankungen u. a.)

Nicht entzündlich:

- Stoffwechselstörungen (Hämochromatose, Amyloidose, Oxalose, Beriberi u. a.),
- Systemerkrankungen (Sarkoidose u. a.),
- hormonelle Störungen (Hypo-, Hyperthyreose, Phäochromozytom, Akromegalie),
- Noxen (Medikamente, Alkohol, Arsen, Cytostatika [z. B. Adriamycin]),
- neuromuskuläre Erkrankungen wie Friedreich-Ataxie, progressive Muskeldystrophie, myotonische Muskeldystrophie ▶

Symptome

Bei der dilatativen Kardiomyopathie (DCM) bestehen klinisch die Zeichen der biventrikulären Herzinsuffizienz (S. 193) mit Dyspnoe und Arrhythmien.

Kardiomyopathie

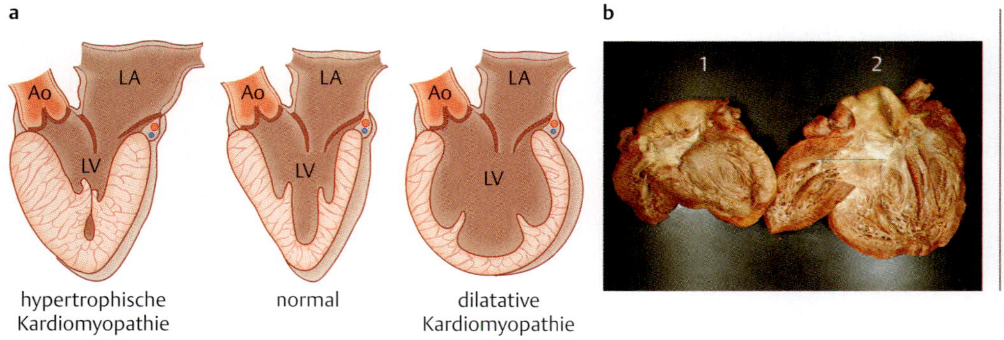

Abb. 6.**31 a** Bei der hypertrophischen From entsteht eine Verdickung der Herzwand, bei der dilatativen Form eine Aussackung des Ventrikels. Ao = Aorta, LA = linkes Atrium, LV = linker Ventrikel **b** links im Bild normales Herz, rechts im Bild Herz mit dilatativer Kardiomyopathie

Die hypertrophische Kardiomyopathie (HCM) kann trotz der deutlichen lumenwärtigen Dickenzunahme des Herzmuskels lange Zeit klinisch stumm bleiben. Die Symptomatik ist zunächst uncharakteristisch und umfasst Angina pectoris sowie Rhythmusstörungen und Schwindel.

Bei der hypertrophisch obstruktiven Kardiomyopathie (HOCM) steht im späteren Krankheitsverlauf die Belastungsdyspnoe im Vordergrund. Auskultatorisch wird oft ein Systolikum gehört, das bei der nichtobstruktiven Form HNCM fehlt.

Diagnose

Sicherung durch Echokardiographie; im Falle der HCM Wandverdickung, im Falle der DCM Herzerweiterung. Weiterführende Diagnostik: Linksherzkatheteruntersuchung, evtl. Myokardbiopsie.

Therapie

Bei der *DCM* die üblichen Maßnahmen wie bei Herzinsuffizienz mit Gabe von Diuretika, ACE-Hemmern, Nitraten und Digitalis (S. 198). Alkoholverbot! Absetzen kardiotoxischer Medikamente. Thromboembolieprophylaxe mit Antikoagulanzien; 2/3 der Patienten profitieren von Betablockern. Im Endstadium wird häufig eine Herztransplantation notwendig. Ob die Wachstumshormongabe eine Prognoseverbesserung bringt, bleibt abzuwarten.

Die Therapie der *HCM* besteht im Meiden schwerer körperlicher Belastungen (Gefahr plötzlicher Todesfälle!), Gabe von Kalziumantagonisten vom Verapamil-Typ, Thromboembolieprophylaxe.

Die symptomatische *HOCM* wird konservativ mit Diuretika therapiert.

Die sehr seltene Form der restriktiven (obliterativen) Kardiomyopathie wird konservativ mit Diuretika behandelt; Thromboembolieprophylaxe bei terminaler Herzinsuffizienz Herztransplantation.

Aspekte der Pflege. Die Pflegemaßnahmen bei Patienten mit Kardiomyopathie sind im Wesentlichen mit denen bei Herzinsuffizienz zu vergleichen (vgl. Pflegeschwerpunkt Herzinsuffizienz).

Myokarditis

Definition und Ätiologie

Definition: Es handelt sich um eine Erkrankung des Herzmuskels durch entzündliche Infiltrate.

Ursächlich kommen in erster Linie verschiedene Viren (50 % der Fälle) in Betracht, von denen Coxsackie-B- (häufig und gefährlich!), Influenza- und Adenoviren nachgewiesen werden. Auch nach bakteriellen Infekten mit Staphylokokken, Enterokokken, hämolysierende Streptokokken, Borrelia Burgdorferi (Lyme-Erkrankung), Diphtherie kann eine Myokarditis auftreten, oft zusammen mit Endokarditis und/oder Perikarditis. Seltene Ursachen sind Pilze, Protozoen oder Parasiten. Alkohol, Drogen oder Chemotherapeutika können ebenfalls Ursache einer Myokarditis sein. Nichtinfektiöse Myokarditiden manifestieren sich bei rheumatoider Arthritis, Kollagenosen sowie Vaskulitiden und nach Bestrahlung des Mediastinums.

Symptome und Diagnose

Der klinische Verlauf ist sehr variabel (vollkommen stumm, aber auch uncharakteristische Zeichen wie Kopfschmerzen, Abgeschlagenheit und Fieber). Atemnot und Herzsensation lassen an eine Herzerkrankung denken.

Die klinische Untersuchung zeigt häufig Herzrhythmusstörungen. Bei Mitbeteiligung des Endokards können Herzgeräusche, bei Perikardbeteiligung Perikardreiben auskultiert werden. Im EKG finden sich verschiedenartige Störungen der Erregungsbildung, -leitung sowie -rückbildung. Echokardiographisch und röntgenologisch – mitunter erst im weiteren Krankheitsverlauf – Größenzunahme des Herzens. Als Ausdruck der Linksherzinsuffizienz kann eine Lungenstauung auftreten. Laborchemisch: beschleunigte BSG und erhöhtes CRP sowie Leukozytose; Nachweis eines Antikörpertiters gegen Viren bei viraler Ätiologie möglich.

Anamnese und Klinik sowie Verlaufsbeobachtung, evtl. Myokardbiopsie sichern die Diagnose.

Therapie

Kausal bei z. B. rheumatischer Karditis, Diphtherie oder Lyme-Karditis.

Symptomatisch:

- strenge Bettruhe bis zum Verschwinden der EKG-Veränderungen,
- Thromboembolieprophylaxe während der Zeit der Bettlägerigkeit,
- Behandlung bei Komplikationen (Herzinsuffizienz, Herzrhythmusstörungen) in typischer Weise.

In der Mehrzahl der Fälle kommt es zur Ausheilung, oft auch zur Persistenz harmloser Rhythmusstörungen. Es gibt jedoch Verlaufsformen, die zu einer schweren Herzinsuffizienz führen.

Krankheiten der Perikards

Akute Perikarditis

→ **Definition:** Entzündungen des viszeralen und/oder parietalen Blattes des Herzbeutels.

Oft ist eine Trennung zwischen Myokarditis und Perikarditis nicht möglich, da bei Perikarditis gleichzeitiger Befall subepikardialer Myokardschichten besteht; Bezeichnung deswegen: *Perimyokarditis*.

Ätiologie

Zahlreiche verschiedene Ursachen können zu einer akuten Perikarditis führen:

- Infektionen (Viren, wie bei Myokarditis, selten Mykobakterien [Tbc]),
- immunologische Ursachen, wie akutes rheumatisches Fieber (rheumatische Pankarditis),
- Postmyokardinfarktsyndrom (= Dressler-Syndrom) und Postkardiotomiesyndrom (1–6 Wochen nach Herzinfarkt bzw. herzchirurgischen Eingriffen),
- Stoffwechselerkrankung (Gicht, Urämie),
- traumatische Einwirkung
- Tumoren, die in das Perikard infiltrieren (z. B. Bronchialkarzinom),
- nach Strahlentherapie,
- in 70 % idiopathisch: infektallergisch, autoimmunologisch, nach grippalem Infekt, häufig junge Männer.

Symptome

Die Symptome einer Perikarditis können von denen der Grunderkrankung überlagert sein. Es werden Schmerzen hinter dem Brustbein und Engegefühl angegeben. Typisch sind wechselnde Ausprägung der Schmerzen in Abhängigkeit von der Atemtiefe und Körperlage. Bei über 50 % der Patienten mit infektiöser Perikarditis und größerem Perikarderguss: Atemnot und RR-Abfall.
Bei rascher Füllung des kaum erweiterungsfähigen Herzbeutels, z. B. durch eine Blutung (sog. Herzbeuteltamponade), können erhebliche Beschwerden auftreten.

Diagnose

Eine Perikarditis ist anzunehmen, wenn bei der körperlichen Untersuchung ein Reiben über dem Perikard (trockene Perikarditis) zu hören ist. Dies ist jedoch nur möglich, solange noch keine seröse Ausschwitzung stattgefunden hat.

Perikarderguss bei viraler Perikarditis

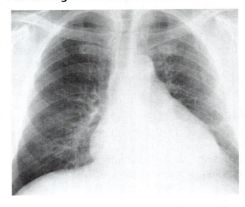

Abb. 6.**32** Das Röntgenbild zeigt eine beidseitige Verbreiterung des Herzschattens, auf der linken Seite noch mehr als auf der rechten (sog. Bocksbeutelform)

Mit zunehmender Flüssigkeitsansammlung im Perikardbeutel (Perikardtamponade) finden sich als Zeichen der venösen Einflussstauung gestaute Halsvenen; die Herztöne werden leise. Im EKG: Niedervoltage. Echokardiographisch ist der Perikarderguss deutlich besser als auf dem Röntgen-Thorax zu beurteilen (vgl. Abb. 6.**32**).

Therapie

Symptomatisch ist Bettruhe ratsam, die kausale Therapie richtet sich nach der Grunderkrankung (z. B. bei bakterieller Genese: Antibiotika). Bei starker Ergussbildung kann eine Entlastungspunktion in kurzer Zeit eine dramatische Besserung durch Beseitigung der Einflussstauung erzielen. Erforderlichenfalls kann so auch gleichzeitig Material für diagnostische Zwecke (z. B. Tumorzellen) gewonnen werden.
Die Prognose ist meist entscheidend abhängig von der auslösenden Grunderkrankung.

Chronisch konstriktive Perikarditis

→ **Definition:** Es handelt sich um narbige Folgezustände (Schrumpfung) des Herzbeutels nach akuter Perikarditis; gelegentliche sekundäre Kalkeinlagerungen („Panzerherz"); Abb. 6.**33a** u. **b**.

Chronisch konstruktive Perikarditis

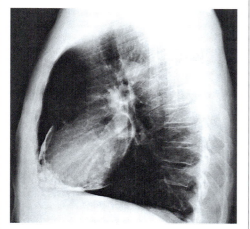

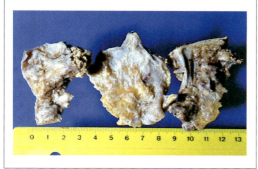

Abb. 6.**33** **a** Das Röntgenbild zeigt eine Perikarditis calcarea. Eine massive Perikardverkalkung umfasst die Kontur des rechten Ventrikels retrosternal und an der Herzbasis, **b** Kalkschalen nach Dekortikation des Herzens

Ätiologie

Es kommen die vorstehend für die akute Perikarditis genannten Ursachen in Betracht, insbesondere Tuberkulose und bakterielle Infektionen.

Symptome und Diagnose

Im Vordergrund stehen die Zeichen der Einflussstauung mit Halsvenenstauung, Hepatomegalie und Aszites; des Weiteren Ödeme und Stauungsproteinurie. Luftnot wird angegeben. Echokardiographie und Thorax-Röntgen sichern die Diagnose.

Therapie

Die Indikation zur operativen Dekortikation (Entschwielung) des Herzens und Perikardektomie sollte frühzeitig gestellt werden, da ansonsten wegen Myokardatrophie postoperativ eine akute Herzdilatation droht.

Erworbene Krankheiten der Herzklappen

Definition: Es handelt sich um erworbene Fehlfunktionen (Stenose oder Insuffizienz) der Herzklappen durch Veränderungen des Klappengewebes oder subvalvulären Apparates. Synonyme Bezeichnung: erworbene Vitien.

Das Spektrum der Ätiologie der erworbenen Herzklappenfehler hat sich in den letzten 30 Jahren erheblich verschoben:

- Verminderung der Aorten- und Mitralklappenfehler durch Abnahme des rheumatischen Fiebers;
- Zunahme der degenerativen Erkrankungen derHerzklappen (Aortenklappensklerosen mit schwerer Stenosierung sowie Mitralklappenringverkalkungen einhergehend mit funktioneller/ischämischerMitralinsuffizienz);
- Zunahme des mittleren Alters bei Erstdiagnose (5.–6. Lebensjahrzehnt);
- Insuffizienzen der Trikuspidal-/Pulmonalklappe durch Anstieg der Endokarditiden infolge Drogenabusus bei jüngeren Patienten;
- neu: AIDS-ausgelöste Herzkrankheiten, die die Herzklappen und Herzmuskulatur betreffen.

Herzklappenfehler können akut auftreten oder chronisch vorhanden sein:

- **Akute Herzklappenfehler:** akute Insuffizienz durch Klappenperforation (Endokarditis) oder Einriss (Thoraxtrauma, Aortendissektion), Sehnenfaden-, Papillarmuskelabriss, sehr selten akute Stenose (z. B. Mitralstenose bei Myxom);
- **chronische Herzklappenfehler:** fortschreitende fibrotische Klappenveränderung, oft kombinierte Fehler (Stenose und Insuffizienz) durch Verwachsungen der Kommissuren sowie narbige Retraktion und Verkleinerung des Klappenapparates.

Für die Leistungsfähigkeit des Herzens ist die Art der kardialen Belastung, die aus dem Klappenfehler resultiert, entscheidend:

Volumenbelastung bei Klappeninsuffizienz mit Pendelblutvolumen: günstigere Prognosen – *Druckbelastung* bei Klappenstenosen: ungünstigere Prognose

Vier **Schweregrade der Vitien** (*New York Heart Association – NYHA*) werden nach dem Ausmaß der subjektiven Beschwerden unterschieden:
Stadium **I**: keine Beschwerden,
Stadium **II**: Beschwerden bei stärkerer körperlicher Belastung,
Stadium **III**: Beschwerden bereits bei leichten körperlichen Belastungen,
Stadium **IV**: Beschwerden in Ruhe (kardiale Dekompensation und Bettlägerigkeit).

Therapie

Allgemeine Maßnahmen und internistische Therapie:

- Meiden körperlicher Belastung (Schonung je nach Schweregrad),
- Behandlung der Herzinsuffizienz (S. 197),
- Frequenzregulierung oder Kardioversion bei Vorhofflimmern (S. 185),
- Thromboembolieprophylaxe mit Antikoagulanzien (S. 534),
- Endokarditisprophylaxe (S. 202).

Operative Therapie

Der präoperative Funktionszustand des linken Ventrikels bestimmt insbesondere bei Klappeninsuffizienzen wesentlich die Langzeitprognose. Der optimale Operationszeitpunkt darf daher nicht verpasst werden. Bei den operativen Therapien wird unterschieden zwischen klappenerhaltenden Verfahren (Rekonstruktion, Valvuloplastie) sowie Klappenersatz.

Es werden neben biologischen Herzklappen von Herztransplatationspatienten oder Verstorbenen (homograft), Herzklappen von Schweinen (heterograft) (vgl. Abb. 6.**34a**) oder mechanische Prothesen wie Kugel-Käfigprothesen, Kippscheibenprothesen oder Doppelflügelprothesen (vgl. Abb. 6.**34b**) eingesetzt.

Komplikationen nach Klappenersatz können sein:

- Klappendysfunktion (z. B. Nahtdehiszenz),
- mechanische Klappenstörungen, (z. B. Klappenbrüche),
- Thrombosen, Embolien besonders bei Stahl-/Kunststoffprothesen oder bei mitralvitiendilatiertem linken Vorhof (> als 55 mm Durchmesser) und Vorhofflimmern,
- Blutungen als Komplikation der Antikoagulanzientherapie,
- mechanische intravasale Hämolyse,
- Prothesen-Endokarditis (4 % der Patienten im Laufe von 10 Jahren),
- Herzinsuffizienz im Spätverlauf.

Herzklappen

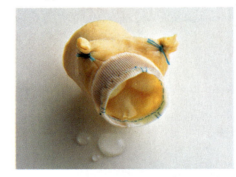

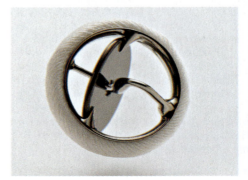

Abb. 6.**34** **a** Biologische Herzklappe vom Schwein, **b** mechanische Kippscheibenprothese (hier z.B. von der Firma Medtronic

Erworbene Krankheiten der Herzklappen **209**

> **Pflege** Aspekte der Pflege. Künstliche Herzklappen, vor allem die Metallklappen klicken bei jedem Herzschlag so laut, dass man das Geräusch neben dem Patienten stehend hören kann. Die Betroffenen nehmen das Klicken natürlich noch lauter wahr. Einigen Patienten vermittelt das beständige Klicken Sicherheit, dass ihr Herz „ordentlich" schlägt; andere Patienten fühlen sich dadurch erheblich gestört und entwickeln z. B. Schlafprobleme oder psychische Störungen. In der Anfangszeit helfen oft Schlafmittel oder Sedativa, langfristig sollte der Patient aber ohne diese Medikamente auskommen können. In einer kognitiven Verhaltenstherapie kann der Patient lernen, sich durch entsprechende Gedanken vom Klicken abzulenken.

Mitralstenose

Ätiologie

Meist Folge einer rheumatischen Endokarditis (10–30 Jahre zurück liegend), selten Folge einer bakteriellen Endokarditis.
2/3 der Mitralvitien sind Mitralstenosen; Frauen sind häufiger betroffen als Männer (Verhältnis 4 : 1).

Symptome

Die Mitralstenose ist lange Zeit klinisch stumm; sie wird klinisch manifest bei Verkleinerung der Mitralklappenöffnungsfläche auf etwa 1/3 der Norm. Der Blutrückstau der verengten Mitralklappe bewirkt eine Aufweitung des linken Vorhofs (Abb. 6.**35**a u. **b**). Des Weiteren besteht oft Vorhofflimmern. Durch Blutrückstau in den Lungen sind Atemnot bis hin zum Lungenödem und Bluthusten die Folge. Im Spätstadium entwickelt sich auf dem Boden einer pulmonalen Hypertonie eine zunehmende Überlastung des rechten Herzens einhergehend mit Einflussstauung.
Das Vorhofflimmern bewirkt eine Abnahme der Herzleistung um ca. 20 % und disponiert zur Bildung von Vorhofthromben, die Quelle häufiger arterieller Embolien (z. B. Gehirn, Extremitäten, Nieren) sind.

Diagnose

Die Patienten zeigen oft eine durch erweiterte Blutgefäße hervorgerufene rötlich-zyanotische Hautverfärbung der Wangen (sogenannte „Mitralbäckchen"). Typisch ist der Auskultationsbefund (Abb. 6.**36**) mit Mitralklappenöffnungston

Mitralstenose

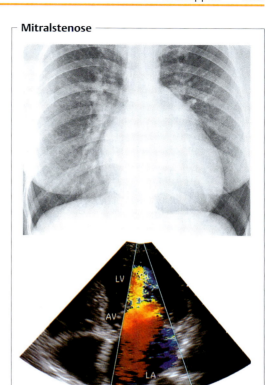

Abb. 6.**35** **a** Im Röntgenbild zeigt sich eine deutliche Erweiterung des linken Vorhofs. **b** In der Echokardiographie sind ein vergrößerter linker Vorhof (LA), eine beschleunigte Blutströmung hinter dem Mitralklappeneingang sowie Turbulenzen im linken Ventrikel (LV) erkennbar.

(MÖT), anschließendem mesodiastolischem Decrescendo-Geräusch und paukendem 1. Herzton. Im EKG P-Mitrale oder Vorhofflimmern; echokardiographisch Vergrößerung des linken Vorhofs, Quantifizierung der Mitralstenose mit Berechnung der Klappenöffnungsfläche, fibrotische Verdickungen oder Verkalkungen der Klappen usw. Im Röntgenbild (p.a.-Bild) Vergrößerung des linken Vorhofs.

> Es gibt kein hämodynamisch wirksames Mitralvitium ohne Erweiterung des linken Vorhofs!

Evtl. Zeichen der Lungenstauung (bei interstitiellem Lungenödem Kerley-B-Linien in den Unterfeldern).

Durch invasive Diagnostik (z. B. Linksherzkatheter), Quantifizierung des diastolischen Druckgradienten zwischen linken Vorhof und linker Kammer sowie Berechnung der Klappenöffnungsfläche.

Therapie
Bei leichtgradiger Form der Mitralstenose ist eine klinische Verlaufsbeobachtung oft ausreichend, eine Endokarditisprophylaxe (S. 202) ist stets obligat.
Bei klinisch manifester höhergradiger Mitralstenose orientiert sich bei der Behandlung an der klinischen Symptomatik. Akut eintretendes Vorhofflimmern führt wegen der spontanen, meist tachykarden Kammerfrequenz (160–190/min) zu einer bedrohlichen Verschlechterung bis hin zum Lungenödem, daher dringend: Senkung der Kammerfrequenz unter 100/min. (Digitalis, ggf. zusätzlich Betablocker oder Verapamil). Thromboembolieprophylaxe mit Antikoagulanzien bei Vorhofflimmern oder instabilem Sinusrhythmus, Diuretika bei Herzinsuffizienz bzw. Lungenstauung.

 Wegen der drohenden Gefahr einer irreversiblen pulmonalen Hypertonie bei chronischen Druckerhöhung im Lungenkreislauf sollte eine Mitralstenose mit einer Klappenöffnungsfläche von < 1,5 cm² oder weniger frühzeitig operativ korrigiert werden.

Die **Prognose** ist abhängig vom Schweregrad der Erkrankung und von den aus den Komplikationen Vorhofflimmern, Embolie und pulmonale Hypertonie resultierenden Folgen.

Mitralinsuffizienz

➔ **Definition:** Als Mitralinsuffizienz wird die mangelnde Schlussfähigkeit der Mitralklappe mit daraus resultierender Blutregurgitation bezeichnet (Abb. 6.**37a**).

Ätiologie
Selten angeboren, meist erworben durch
- rheumatische und/oder bakterielle Endokarditis,
- Mitralklappenprolapssyndrom,
- Abriss der Papillarmuskeln nach Herzinfarkt,
- nach Mitralklappensprengung (Kommissurotomie),
- Linksherzinsuffizienz mit ventrikulärer Dilatation (relative Mitralinsuffizienz).

Symptome
Die klinische Symptomatik ist lange spärlich, obwohl es infolge der Mitralinsuffizienz in der Systole zu einem Rückstrom von Blut in den linken Vorhof (sog. Pendelblut) kommt (Abb. 6.**37b**). Erst bei (beginnender) Dekompensation des linken Ventrikels wird die Erkrankung mit Dyspnoe, Herzklopfen, nächtlichen Hustenanfällen manifest. Die klinische Symptomatik wird darüber hinaus durch Begleitumstände wie eine gleichzeitig bestehende Mitralstenose (sog. kombinierter Mitralklappenfehler) beeinflusst.

Diagnose
In typischen Fällen auskultatorisch charakteristische systolische Geräusche der Herzspitze mit Fortleitung in die Axilla (Descrescendo- oder Bandgeräusch, direkt im Anschluss an den 1. Herzton). Kombinierte Mitralklappenfehler sind schwerer einzuordnen. Im EKG Zeichen der Linksherzbelastung mit P-Mitrale, evtl. Vorhofflim-

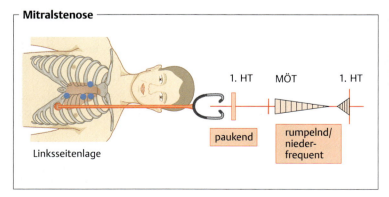

Abb. 6.**36** Die Grafik zeigt die Region, in der der Mitralklappenöffnungston (= MÖT) am besten zu hören ist, HT = Herzton (nach Schettler/Greten)

Erworbene Krankheiten der Herzklappen

Mitralstenose und Mitralinsuffizienz

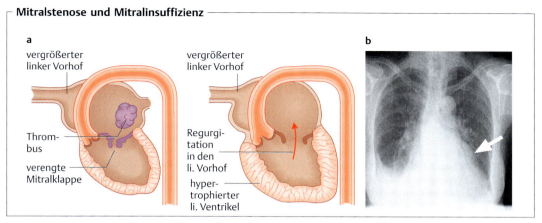

Abb. 6.**37** **a** Formveränderungen des linken Herzens sind besonders deutlich im linken Vorhof. Mitralstenose (links) und Mitralinsuffizienz (rechts). **b** Das Röntgenbild zeigt den Stauungserguss und die Erweiterung des linken Vorhofs bei Mitralinsuffizienz (s. Pfeil).

mern mit absoluter Arrhythmie. Echokardiographisch vergrößerter linker Vorhof und linker Kammer. Direkter Nachweis des Insuffizienzjets im Farbdoppler. Röntgenologisch Vergrößerung des linken Vorhofs und (im Gegensatz zur Mitralstenose) auch des linken Ventrikels. Der Linksherzkatheter stellt die extakte Diagnose mit den typischen Druckkurven.

Therapie
Behandlung der Herzinsuffizienz; Thromboembolieprophylaxe mit Antikoagulanzien bei Vorhofflimmern oder instabilem Sinusrhythmus; Endokarditisprophylaxe. Bei hochgradiger Mitralinsuffizienz sowie z. B. akutem Papillarmuskelabriss operativer Eingriff (Mitralklappenrekonstruktion), ansonsten Mitralklappenersatz.

Mitralklappenprolaps

> **Definition:** Man versteht darunter eine systolische Vorwölbung des hinteren oder beider Mitralsegel in den linken Vorhof, in der Regel klinisch und hämodynamisch unbedeutend; selten Mitralinsuffizienz sowie klinische Beschwerden.

Ätiologie
Angeborene Anomalie bei Bindegewebsstörung (90 % der Patienten mit Marfan-Syndrom haben einen Mitralklappenprolaps); erworben: Papillarmuskeldysfunktion nach Infarkt, myxomatöse Proliferation der Mitralsegel.

Symptome und Diagnose
Die Mehrzahl der betroffenen Patienten ist beschwerdefrei. Bei einem kleinen Teil bestehen Rhythmusstörungen mit Palpitationen, Schwindel, evtl. Synkopen.
Auskultatorisch hört man einen mesosystolischen Klick, bei Mitralinsuffizienz ein systolisches Geräusch im Anschluss an den 1. Herzton. Elektrokardiographisch in der Mehrzahl der Fälle unauffällig. Echokardiogramm: systolischer Prolaps eines oder beider Mitralsegel in den linken Vorhof („Hängematten-Form").

Therapie
Nur bei Beschwerden, z. B. Behandlung von Rhythmusstörungen, Behandlung einer hämodynamisch wirksamen Mitralinsuffizienz (S. 210).

Aortenklappenstenose

In der Altersgruppe über 70 Jahre ist die degenerativ-sklerotische Aortenstenose die häufigste Herzklappenerkrankung. Bei der Aortenklappenstenose rheumatischer Genese sind Stenose und Insuffizienz meist miteinander kombiniert.

Symptome
Die leichte Aortenstenose ist oft klinisch stumm. Hämodynamisch wirksam wird eine Aortenklappenstenose erst dann, wenn sich die Klappenöffnungsfläche auf 1/3 der Norm vermindert. Als Folge der vermehrten Herzarbeit kommt es zur Linksherzhypertrophie (Abb. 6.**38**). Aufgrund der

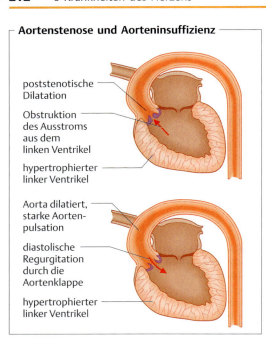

Abb. 6.38 Deutlich zu erkennen sind die Strukturänderungen des linken Herzens. Aortenstenose (oben) und Aorteninsuffizienz (unten)

Erhöhung des enddiastolischen Füllungsdrucks kommt es zur Koronarinsuffizienz.

Es bestehen:
- Leistungsknick mit rascher Ermüdbarkeit,
- blasses Aussehen,
- niedriger Blutdruck mit kleiner Blutdruckamplitude,
- Schwindel, Synkope (bei Belastung),
- Belastungsdyspnoe,
- Angina pectoris.

Diagnose

Die Karotispulskurve zeigt die charakteristische „Hahnenkamm"-Form. Die kleine langsam ansteigende Puls- und die kleine Blutdruckamplitude in Verbindung mit einem rauen, in die Karotiden fortgeleiteten Systolikum begründen den dringenden Verdacht auf eine Aortenklappenstenose. Im *EKG* Zeichen der Linksherzhypertrophie; als Ausdruck der Druckhypertrophie T-Negativierung links präkordial (V4 und 6). Das *Röntgenbild* zeigt im kompensierten Stadium ein normal großes Herz, erst bei terminaler Dilatation Linkshypertrophie und poststenotische Dilatation der Aorta ascendens, bei Durchleuchtung evtl. die verkalkte Aortenklappe. *Echokardiographisch* können die Linksherzhypertrophie, die fibrotisch verdickten oder verkalkten Aortenklappen, die verminderte Klappenbeweglichkeit, verminderte Öffnungsfähigkeit beurteilt werden. Im *Linksherzkatheter* Bestimmung des systolischen Druckgradienten zwischen linken Ventrikel und Aorta, Berechnung der Klappenöffnungsfläche, links ventrikuläre Funktionsdiagnostik und Beurteilung der Herzkranzgefäße.

Therapie

Abwarten bei leichten asymptomatischen Formen der Aortenklappenstenose unter regelmäßiger klinischer Kontrolle, Endokarditisprophylaxe (S. 202). Bei höhergradiger Stenose ist körperliche Schonung ratsam. Aufgrund der schlechten Prognose ist die symptomatische Aortenstenose eine der am erfolgreichsten operativ therapierbaren Herzklappenerkrankungen!

Prognose

Bei Auftreten von Symptomen schlecht (ca. 20 % plötzliche Todesfälle). Die Prognose lässt sich durch einen operativen Klappenersatz deutlich verbessern. Die 10-Jahres-Überlebensrate der operierten Patienten beträgt ca. 65 %.

Aortenklappeninsuffizienz

> **Definition:** Als Aortenklappeninsuffizienz wird die mangelnde Schlussfähigkeit der Aortenklappe bezeichnet.

Meist ist sie erworben: in 80 % rheumatische Endokarditis, aber auch Folge einer bakteriellen Endokarditis, Lues, posttraumatisch oder Aneurysma (mit/ohne Dissektion).

Symptome

Lange Zeit asymptomatisch in Folge der großen Kompensationsbreite des linken Ventrikels, während sich unbemerkt eine Linksherzhypertrophie entwickelt infolge der Volumenbelastung des linken Ventrikels (großes Schlagvolumen, das um das Pendelvolumen vermehrt ist). *Leitsymptom:* Die große Blutdruckamplitude („Wasserhammer-Puls"). Palpitationen und rasche Ermüdbarkeit sowie Angina-pectoris-Beschwerden und Zeichen der Linksherzinsuffizienz (Dyspnoe, Lungenstauung).

Diagnose

Charakteristisch ist infolge der Regurgitation die *große Blutdruckamplitude*. Bei der Messung des

Blutdrucks nach Riva-Rocci finden sich Werte von 150/0 mmHg, wobei der Nullwert ein Fehler der Messung infolge des Versagens der Korotkow-Geräusche ist (S. 227). Auskultatorisch findet sich ein Diastolikum re. parasternal (Decrescendo unmittelbar nach dem 2. Herzton). Im *EKG* Zeichen der Linksherzhypertrophie. Im *Röntgenbild* aortale Konfiguration des Herzens (großer nach links ausladender linker Ventrikel, Dilatation und Elongation der Aorta ascendens, prominenter Aortenknopf („Schuh-Form" des Herzens). *Echokardiographisch* wird das Regurgitationsvolumen abgeschätzt, Vergrößerung des enddiastolischen Durchmessers des linken Ventrikels. Bei der *Linksherzkatheteruntersuchung:* Quantifizierung der Aorteninsuffizienz durch Bestimmung der Regurgitationsfraktion in den linken Ventrikel sowie Funktionsdiagnostik des linken Ventrikels und Messung der Druckgradienten der Aortenklappe.

Therapie

Konservativ wie bei Herzinsuffizienz (S. 196) sowie Endokarditisprophylaxe (s. S. 202). Operativer Klappenersatz bei Auftreten von Belastungsdyspnoe sowie bei Hinweisen auf eine Schädigung des linken Ventrikels bzw. in Einzelfällen einer Regurgitationsfraktion von 30 %. Die 10-Jahres-Überlebensrate bei operativem Klappenersatz beträgt 50–60 %.

Prognose

Bei präoperativer Einschränkung der linksventrikulären Funktion ist die Prognose hinsichtlich OP-Risiko und Langzeitergebnis eher ungünstig. Frühzeitige Operation empfehlenswert.

Trikuspidalklappenfehler

Trikuspidalklappenstenose

Die Trikuspidalklappenstenose ist ein äußerst seltener Klappenfehler, tritt selten isoliert auf, meist in Kombination mit anderen Klappenfehlern. In der Regel rheumatischer Genese.

Trikuspidalklappeninsuffizienz

Ätiologie

Selten handelt es sich um eine primäre Klappenerkrankung, oft um eine Folge eines pulmonalen Hochdrucks. Bei i. v.-Drogenabusus Trikuspidalklappenendokarditis.

Symptome

Klinisch bestehen Zeichen der Rechtsherzinsuffizienz, abdominelle Beschwerden durch untere Einflussstauung.

Diagnose

Die Diagnose wird durch Echokardiographie und Rechtsherzkatheter gesichert.

Therapie

Sanierung der Grundkrankheit (z.B. Mitralklappenfehler). Natrium-/Flüssigkeitsrestriktion, Diuretika, Vorlastsenker (Nitrate). OP nur bei ausgeprägter Symptomatik.

Angeborene Herz- und Gefäßmissbildungen

0,8 bis 1 % aller Neugeborenen weisen angeborene Herz- und Gefäßmissbildungen auf. In Tab. 6.**16** sind die 8 häufigsten kongenitalen Vitien, die ca. 80 % aller angeborenen Herzfehler ausmachen, wiedergegeben. Ca. 70 % werden im Kindesalter diagnostiziert und operativ behandelt. Ca. 80 % der Betroffenen erreichen das Erwachsenenalter.

Ätiologie

Die Ursache der angeborenen Herz- und Gefäßmissbildungen ist in der Mehrzahl der Fälle unbekannt. Neben ca. 10 % *genetischen Faktoren*

Tabelle 6.**16** Häufigkeitsverteilung angeborener Herzfehler

Fehlbildung	Häufigkeit
Ventrikelseptumdefekt	30 %
Vorhofseptumdefekt	10 %
Offener Ductus Botalli	10 %
Pulmonalstenose	7 %
Aortenstenose	6 %
Reitende Aorta	6 %
Fallot-Tetralogie	6 %
Transposition der großen Gefäße	4 %

- Trisomie 21 (Mongolismus, Down-Syndrom): in 40 % Herzfehler, meist Ventrikelseptumdefekte (S. 216),
- Turner-(XO-)Syndrom: gehäuftes Vorkommen von Ventrikelseptumdefekt und Aortenisthmusstenose (S. 214),

kommen *exogene Faktoren* in Frage wie

- Virusinfekte, z. B. Röteln: Die Rubeolen-Embryopathie führt in 50 % der Fälle zu angeborenen Herzfehlern;
- teratogene Substanzen, z. B. Zytostatika, Immunsuppressiva, Alkohol,
- ionisierende Strahlen,
- O_2-Mangel.

> Nicht die Art der Noxe, sondern der Zeitpunkt ihrer Einwirkung (teratogenetisch sensible Phase des Herzens: 4. bis 6. Woche der Embryogenese) bestimmt die Art der Missbildung.
> Die frühzeitige Diagnostik der angeborenen Herzfehler beginnt im Rahmen der Schwangerschaftsvorsorgeuntersuchungen durch die Sonographie. Im Falle von Herzmissbildungen können somit frühzeitige Operationen eingeplant werden.

Einteilung

I. Herzfehler ohne Shunt (25 %), z. B. Pulmonalstenose, Aortenstenose, Aortenisthmusstenose;
II. Herzfehler mit Links-Rechts-Shunt (55 %), z. B. Vorhofseptumdefekt, Ventrikelseptumdefekt, persistierender Ductus arteriosus Botalli;
III. Herzfehler mit Rechts-Links-Shunt (20 %):
   a) mit verminderter Lungenperfusion, z. B. Fallot-Tetralogie,
   b) mit vermehrter Lungenperfusion, z. B. Transposition der großen Arterien.

Für Sicherheit sorgen. Auf Kinder mit angeborenen Herzfehlern trifft man nicht nur in der pädiatrischen Pflege, sondern auch z. B. in einer internistischen Ambulanz oder in der chirurgischen Pflege. Besonders wichtig zu wissen ist, dass Kindern mit Verdacht auf kardiale Fehlbildung niemals ohne ausdrückliche Anordnung Sauerstoff verabreicht werden darf, weil sich dadurch ein noch offener Ductus Botalli verschließen kann, was unter Umständen für das Kind tödlich ist.

Herzfehler ohne Shunt

Diese Gruppe, die etwa 1/3 aller angeborenen Fehlbildungen des Herzens ausmacht, umfasst Verengungen der Ausflussbahnen des Herzens sowie der herznahen großen Gefäße.

Aortenisthmusstenose

→ **Definition:** Es besteht eine Einengung im Bereich des Anfangsteils der Aorta descendens.

Symptome

Die klinische Symptomatik ist oft spärlich. Charakteristischerweise besteht eine deutliche Blutdruckdifferenz zwischen den oberen und unteren Extremitäten. Infolge des oft erhöhten Blutdrucks oberhalb der Stenose leiden die Patienten unter Druckgefühl im Kopf und Schwindel, bei minderdurchbluteten unteren Extremitäten werden vorzeitige Ermüdbarkeit der Beine und Kältegefühl angegeben.

Diagnose

Deutliche Blutdruckdifferenz zwischen oberen und unteren Extremitäten; auskultatorisch spindelförmiges Systolikum, auch im Rücken zwischen den Schulterblättern hörbar; EKG in der Regel unauffällig. Im Echo evtl. Nachweis der Stenose. Beim Thorax-Röntgen evtl. Usuren am Unterrand der 4. bis 6. Rippe sichtbar.

Therapie

Operative Stenosebeseitigung. Prognose bei rechtzeitiger OP: RR-Normalisierung und normale Lebenserwartung. Endokarditisprophylaxe bis 6 Monate postoperativ.

Pulmonalstenose

Die häufigste Form der Pulmonalstenose ist die valvuläre Form (Einengung der Klappe mit Kommissurverschmelzung oder bikuspidale Klappe). Alle Schweregrade von geringer Einengung bis zur fast atretischen Klappe kommen vor.

Symptome

Leichte Fälle: beschwerdefrei; schwere Fälle: Belastungsdyspnoe, periphere Zyanose.

Diagnose

EKG bei leichter Stenose oft unauffällig, bei schwerer Stenose Rechtstyp, P-dextrokardiale Zeichen der Rechtshypertrophie.
Echokardiographie: Nachweis der sich unvollständig öffnenden Pulmonalklappe, poststenotische Erweiterung der A. pulmonalis, rechtsventrikuläre Hypertrophie.

Der Rechtsherzkatheter zeigt den Hochdruck der rechten Kammer; es wird der Druckgradient zwischen A. pulmonalis und dem rechten Ventrikel ermittelt.

Therapie

Endokarditisprophylaxe. Die Ballondilatation (Valvuloplastie) ist die Methode der Wahl. Bei höherem Schweregrad erfolgt ein operativer Eingriff.

Herzfehler mit Links-Rechts-Shunt

Bei dieser Art der Fehlbildung tritt Blut aus dem linken großen Kreislauf in den rechten kleinen Kreislauf über (Abb. 6.39). Die chronische Druckerhöhung kann durch strukturelle Veränderungen im kleinen Kreislauf schließlich zur Shunt-Umkehr führen (Eisenmenger-Reaktion). Dann besteht eine zentrale Zyanose.

Offener Ductus arteriosus Botalli

Definition: Nach der Geburt persistierende Verbindung zwischen Aorta und A. pulmonalis.

Der Ductus arteriosus Botalli ist eine Kurzschlussverbindung zwischen A. pulmonalis und dem Anfangsteil der Aorta descendens, um den Lungenkreislauf zu umgehen. Nach der Geburt kommt es normalerweise innerhalb einer Woche, spätestens innerhalb von ca. 3 Monaten durch einen PO_2-Anstieg im Blut zum Verschluss. Bei Frühgeborenen oder Rötelnembryopathie kann dieser Duktusverschluss verzögert einsetzen oder ausbleiben.

Symptome und Diagnose

Wegen des deutlich höheren Drucks im großen Kreislauf bildet sich stets ein Links-Rechts-Shunt. Die Symptomatik hängt ab vom Durchmesser des Ductus arteriosus bzw. vom Shunt-Volumen. Patienten mit kleinem Links-Rechts-Shunt sind beschwerdefrei. Patienten mit großem Links-Rechts-Shunt klagen über Atemnot bei Belastung, Herzklopfen und Herzstiche.
Es findet sich eine große Blutdruckamplitude (wie bei Aorteninsuffizienz, S. 212), auskultatorisch hört man ein kontinuierlich systolisch-diastolisches „Maschinengeräusch" über dem 2. Interkostalraum. Im *EKG* Zeichen der Linksherzbelastung. Im *Echokardiogramm* Darstellung des Ductus arteriosus mit Nachweis eines Links-Rechts-Shunts im Farbdopplerbild. *Röntgen:* Prominenz der Lungenhili infolge der vermehrten Gefäßfülle; bei der invasiven Diagnostik wird das Shunt-Volumen gemessen.

Therapie

Konsequente Endokarditisprophylaxe, medikamentöser Versuch des Verschlusses des persistierenden Ductus arteriosus durch z. B. Indometazin; alternativ Katheterokklusion oder operativer Verschluss.

Prognose

Unbehandelt ist die Prognose wegen der Komplikationen (Endokarditis, Eisenmenger-Reaktion, Herzinsuffizienz) ernst. Bei rechtzeitiger Operation vor Eintritt von Komplikationen ist die Lebenserwartung normal.

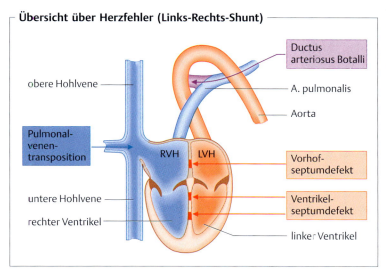

Abb. 6.**39** Die Pfeile markieren die Shunt-Stellen, an denen das Blut vom linken in den rechten Kreislauf übertritt

Vorhof-Septum-Defekt (ASD)

▶ **Definition:** Es besteht eine Verbindung zwischen den beiden Vorhöfen, wobei wegen des Druckgradienten ein Links-Rechts-Shunt resultiert.

Bei kleinem ASD keine Beschwerden, bei größeren Defekten finden sich klinische Symptome erst mit Zunahme des Links-Rechts-Shunts im Kleinkindesalter: Leistungsminderung, Ermüdbarkeit, Belastungsdyspnoe. Graziler Körperbau und blasse Hautfarbe.
Auskultatorisch findet sich über dem Herzen ein Systolikum sowie eine fixierte Spaltung des 2. Herztons. Im EKG ist immer ein (meist inkompletter) Rechtsschenkelblock. Vorhofflimmern weist auf eine Überdehnung des Vorhofs hin. Echokardiographie (transösophageal) Darstellung des Defektes und Nachweis der Shunt-Strömung (Farbdoppler, Abb. 6.**40**).

Therapie und Prognose

Der Vorhofseptumdefekt hat unter den angeborenen Herzfehlern die günstigste Prognose. Ein größerer Defekt (Links-Rechts-Shunt > 30 % des Herz-Minuten-Volumens) sollte stets operativ verschlossen werden, bevor sich eine prognostisch ungünstig zu bewertende pulmonale Hypertonie entwickelt.

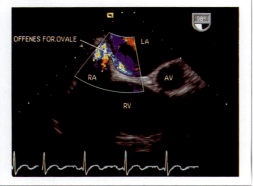

Offenes Foramen ovale

Abb. 6.**40** Das Echokardiographiebild zeigt die Blutströmung vom rechten Vorhof (RA) in den linken Vorhof (LA) bei Pressversuch. AV = Aortenklappe, RV = rechter Ventrikel

Ventrikel-Septum-Defekt (VSD)

▶ **Definition:** Es besteht eine offene Verbindung zwischen dem rechten und linken Ventrikel; 50 % isoliert, 50 % kombiniert mit anderen Anomalien des Herzens.

Symptome und Diagnose

In Abhängigkeit von der Größe und damit vom Shunt-Volumen variiert die klinische Symptomatik von völliger Beschwerdefreiheit über uncharakteristische Leistungsminderung bis hin zur Luftnot und Gedeihstörung sowie Herzinsuffizienz.
Auskultatorisch: bandförmiges Systolikum, im EKG Zeichen der links- bis biventrikulären Hypertrophie. Echokardiographisch Darstellung des Defekts und Nachweis der Shunt-Strömung (Farbdoppler). Röntgen: In Abhängigkeit von der Größe des Ventrikeldefekts Herzvergrößerung und vermehrte Lungengefäßzeichnung, „tanzende" Hilusgefäße bei Durchleuchtung.

Therapie und Prognose

Jeder Ventrikel-Septum-Defekt sollte operativ verschlossen werden. Die ansonsten obligate Endokarditisprophylaxe kann 6 Monate nach erfolgreichem Verschluss unterbleiben.
Prognose: Spontanverschluss in 30–50 % der Fälle. Bei rechtzeitiger Operation normale Lebenserwartung.

Fehlbildung mit Rechts-Links-Shunt

In dieser Gruppe werden solche Fehlbildungen zusammengefasst, bei denen es aufgrund der Druckverhältnisse zu einem Blutübertritt vom kleinen in den großen Kreislauf kommt.

Fallot-Tetralogie

▶ **Definition:** Kombinierter angeborener Herzfehler bestehend aus:
1. hoch sitzendendem, großem Ventrikel-Septum-Defekt,
2. Pulmonalstenose,
3. über dem VSD „reitende" Aorta als Folge der rechts positionierten Aorta (Abb. 6.**41**).
4. rechtsventrikulärer Hypertrophie als Folge der Pulmonalstenose.

Symptome

Leitsymptom ist die zentrale Zyanose infolge des Übertritts von noch nicht sauerstoffgesättigtem (arterialisiertem) Blut aus dem rechten Ventrikel in den großen Kreislauf. Ausdruck des daraus re-

Fallot-Tetralogie

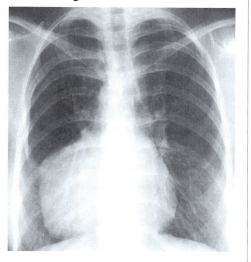

Abb. 6.**41** Das Röntgenbild zeigt deutliche Veränderungen des Herzens und der Gefäße. Es findet sich eine rechts absteigende Aorta, eine deutliche Linksherzvergrößerung und eine noch eindrucksvollere Vergrößerung der rechten Herzkammer im Rahmen des Ventrikel-Septum-Defektes

sultierenden O_2-Mangels: Trommelschlägelfinger und -zehen, Uhrglasnägel, Polyglobulie, körperliche Entwicklungsverzögerung.

 Die Fallot-Tetralogie wurde nach dem französischen Arzt Etienne L.A. Fallot (1850–1911) benannt.

Diagnose und Therapie

Durch Echokardiographie und invasive Diagnostik (Herzkatheter/Angiokardiographie) wird die Diagnose gesichert. Therapeutisch Endokarditisprophylaxe sowie Korrekturoperation. Bei rechtzeitiger Operation besteht eine normale Lebenserwartung.

Herztumoren

In 75 % der Fälle benigne und 25 % der Fälle liegen maligne Tumoren vor. Ausgang sind überwiegend die bindegewebigen Strukturen und seltener die Muskelzellen selbst. Die bei weitem häufigsten Herztumoren (30–50 %) sind Myxome, die sich in 75 % der Fälle im linken Vorhof finden (Abb. 6.**42**). Weitere primäre gutartige Tumoren sind: Rhabdomyome, Fibrome, Lipome. Bei den malignen Tumoren handelt es sich nahezu ausschließlich um Sarkome. Metastasen extrakardialer Tumoren sind deutlich häufiger als primäre kardiale Neoplasmen.
Diagnostisches Vorgehen: Echokardiographie, Koronarangiographie, Magnetresonanztomographie (MRT), Perikardpunktion bei begleitenden Ergüssen.
Therapie: Tumorexstirpation. Bei primär malignen Tumoren ist eine kurative OP oft nicht möglich.

Traumen des Herzens und der großen Gefäße

Stumpfe und penetrierende Gewalteinwirkungen können zu Verletzungen des Herzens führen, z. B. an

- *Perikard:* traumatische Perikarditis, evtl. Perikarderguss mit und ohne Tamponade,
- *Herzmuskel:* z. B. kleinere myokardiale Blutungen bis zu ausgedehnten traumatischen Nekrosen, Rhythmus- und Leitungsstörungen, Myokardrupturen;
- *Koronargefäßen:* Wandeinrisse z. B. Aneursyma dissecans, sekundäre Thrombenbildung;
- *Herzklappen:* (partiellen oder vollständigen Abriss insbesondere von Aorten- und Trikuspidalklappe, seltener Mitralklappe),
- *großen Gefäßen:* Aortenruptur (Rupturstelle liegt in der Regel im Isthmusbereich).

Als Ursachen stehen Autounfälle mit Aufprall des Brustkorbs auf das Lenkrad an erster Stelle. Dane-

Herztumor

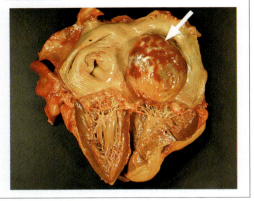

Abb. 6.**42** Myxome (Pfeil), wie hier das Myxom des rechten Vorhofs, sind die häufigsten Herztumoren

ben finden sich Sturz aus großer Höhe, Verschüttungen, Schlag- und Stoßverletzungen. Zunehmend an Bedeutung gewinnen Schuss- und Stichverletzungen.

Bei diesen penetrierenden Verletzungen ist der rechte Ventrikel entsprechend seiner anatomischen Lage am häufigsten betroffen gefolgt vom linken Ventrikel und den Vorhöfen. In der Diagnostik muss die ganze Palette der zur Verfügung stehenden apparativen Untersuchungen ausgenutzt werden. Die Therapie ist den Umständen der Verletzung anzupassen.

Pflegeschwerpunkt Herzinsuffizienz

Die Herzinsuffizienz kann plötzlich auftreten, beispielsweise nach einer akuten Ischämie des Herzmuskels, oder sie kann chronisch verlaufen wie dies im Rahmen einer koronaren Herzkrankheit der Fall ist. Die Leistungsminderung des Herzens hat eine Abnahme der körperlichen Belastbarkeit zur Folge, was für die meisten Patienten eine sehr schmerzliche Erfahrung ist. Im Krankenhaus befinden sich diese Patienten zur Abklärung der Ursache einer Herzinsuffizienz oder im Falle einer akuten Verschlechterung. Gerade bei älteren Patienten stellt die Erkrankung jedoch oft auch die Zweitdiagnose dar und ist nicht der eigentliche Grund der Einweisung. In jedem Fall muss die verminderte Leistungskraft des Herzens genau beobachtet und entsprechend behandelt werden. Die pflegerischen Maßnahmen sollten sich insgesamt darauf konzentrieren, den Patienten so gut wie möglich zu entlasten, um das erkrankte Organ zu schonen, schädigende Einflüsse auszuschließen und eine Verschlechterung des Zustands rechtzeitig zu erkennen. (Zur Pflege bei Herzinsuffizienz vgl. auch Freudenberger/Vollmuth: Spezielle Pflege, Bd.1. Thieme, Stuttgart 1998).

Sicherheit

Je nach dem Schweregrad der Erkrankung werden in regelmäßigen Abständen Kontrollen von Blutdruck, Puls und zentralem Venendruck durchgeführt und dokumentiert. Achten Sie hierbei besonders auf den Herzrhythmus, da bei Digitalispräparaten oder einem medikamentös bedingten Kaliummangel Arrhythmien auftreten können. Zur Therapie einer Herzinsuffizienz steht eine Vielzahl von Medikamenten zur Verfügung, über deren Nebenwirkungen Sie informiert sein müssen, um Ihre Beobachtungen dementsprechend auszurichten. Wichtig ist, bei der Einweisung die Befindlichkeit des Patienten schriftlich genau festzuhalten, um einen Ausgangswert zu haben und eine Verschlechterung feststellen zu können. Die genaue Dokumentation ist wichtig, um denjenigen, die den Patienten bisher nicht betreut haben, eine Beurteilung von Veränderungen ebenfalls zu ermöglichen.

Lagert der Patient Flüssigkeit ein (d. h. Ausfuhr deutlich geringer als Einfuhr, Gewichtszunahme), wird in der Regel eine Einfuhrbeschränkung verordnet. Bei zunehmender Flüssigkeitseinlagerung kommt es häufig zur Ausbildung von Ödemen, die bei mobilen Patienten anfangs vor allem im Bereich der Fußknöchel, später im Unterschenkelbereich auftreten (Abb. 6.**43**). Beobachten Sie, ob die Ödeme zunehmen. Durch die tägliche Gewichtskontrolle können Sie feststellen, ob zunehmend Flüssigkeit eingelagert wird. Bei Bettlägerigen muss vor allem der Steißbereich beobachtet werden, im fortgeschrittenen Stadium kann es zu

Ödem

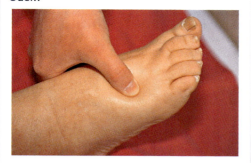

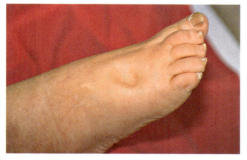

Abb. 6.**43** Bei Ödemen, die anfangs vor allem im Knöchel- und Fußrückenbereich auftreten, bleibt typischerweise der Daumenabdruck einige Zeit sichtbar

einem generalisierten Unterhautödem (Anasarka) kommen. Beachten Sie, dass bei einer dekompensierten Herzinsuffizienz die Beine nicht gewickelt werden sollten, um den venösen Rückfluss nicht zusätzlich zu fördern. Führen Sie diese Maßnahme nur nach Rücksprache mit dem Arzt durch.

Da sich durch die Ödeme auch der Zustand der Haut verändert, sie wird glatt, dünn und dystrophisch, und zusätzlich in vielen Fällen eine weitgehende Immobilität vorherrscht, sind Maßnahmen zur Dekubitusprophylaxe besonders wichtig. Bedenken Sie jedoch, dass Patienten die Seitenlagerung wegen der bestehenden Atemnot nur schlecht tolerieren und Sie diese daher nur bedingt durchführen können.

Ein wichtige Maßnahme, um eine Verschlechterung des Zustands rechtzeitig zu erkennen, ist die Beobachtung der Bewusstseinslage des Patienten. Durch eine diuretikabedingte Exsikkose oder durch eine Digitalisüberdosierung kann es zu einer veränderten Hirnleistung bis hin zu Verwirrtheitszuständen kommen. Im Gespräch können Sie nachvollziehen, ob der Patient zur Person, zu Ort und Zeit orientiert ist. Auch hier ist eine genaue Dokumentation wichtig, um allen an der Betreuung Beteiligten eine exakte Beurteilung zu ermöglichen.

Atmung

Der wichtigste Beobachtungsparameter bei der Herzinsuffizienz ist die Atmung. Sie gibt Auskunft über den Zustand des Patienten oder kündigt drohende Komplikationen an. Ein wichtiges Symptom bei der Herzinsuffizienz ist die Atemnot. Achten sie darauf, wie sich die Atemnot unter Belastung verändert und ob hier Unterschiede im Vergleich zum Vortag festzustellen sind. Halten Sie fest, welche Tätigkeiten den Patienten besonders anstrengen, damit diese, auch von ihren Kollegen, in Zukunft vermieden werden können. Fragen Sie den Patienten, wie er die Atemnot selbst empfindet und einschätzt. Haben Sie das Gefühl, dass der Patient sich überfordert, weil er die Leistungseinschränkung nicht akzeptieren kann, dann versuchen Sie, ihm die negativen Folgen dieser Verhaltensweise verständlich zu machen. Beachten Sie, dass sich durch die vermehrte Bettruhe eine Schonatmung entwickelt, die das Entstehen einer Pneumonie begünstigt. Um dies zu vermeiden, müssen entsprechende prophylaktische Maßnahmen durchgeführt werden. Fordern Sie den Patienten beispielsweise mehrmals täglich zum tiefen Durchatmen auf.

Bei einem Engegefühl in der Brust kann das Herz durch die zusätzliche Gabe von Nitraten entlastet werden, die zu einer Vorlast- und Nachlastsenkung führen und den Blutdruck senken. Vor der Verabreichung muss in jedem Fall der Blutdruck kontrolliert werden, da die Gabe bei niedrigem Blutdruck nicht erfolgen darf, um ein zu starkes Absinken zu vermeiden. Eine halbe Stunde nach der Verabreichung sollte eine erneute Kontrolle erfolgen. Tritt keine Besserung ein, muss der Arzt verständigt werden.

Bei einer Linksherzinsuffizienz ist die Ausbildung eines Lungenödems eine gefürchtete Komplikation. Der Patient hat extreme Atemnot und fällt durch Zyanose, Tachykardie, rasselnde Atemgeräusche und große Angst auf. Dies ist eine Notfallsituation, die rasches Handeln erforderlich macht. Bleiben Sie beim Patienten und versuchen Sie, beruhigend auf ihn einzuwirken. Stellen Sie das Kopfteil des Bettes hoch, lagern Sie die Beine tief, um das Herz zu entlasten. Informieren Sie umgehend Ihre Kollegen, um weitere Schritte (Arztinformation, Vitalzeichenkontrolle, Sauerstoffgabe, Absauganlage bereitstellen etc.) einzuleiten.

Ernährung

Eine Herzinsuffizienz kann zu gastrointestinalen Störungen wie Appetitlosigkeit, Übelkeit, Völlegefühl, Obstipation und Meteorismus führen. Achten Sie auf kleine und leicht verdauliche Mahlzeiten, die möglichst fettarm und nicht blähend sein sollten. Hat der Patient eine Flüssigkeitsbeschränkung, dann müssen Sie die Einfuhr schriftlich festhalten und einmal täglich der Ausfuhr gegenüberstellen, um ein vermehrtes Einlagern von Flüssigkeit beurteilen zu können. Bei starkem Durstgefühl können Sie erfrischende Mundpflegemittel anbieten. Beachten Sie, dass vor allem ältere Patienten dazu neigen, möglichst wenig zu trinken, weil sie zum einen ein vermindertes Durstgefühl haben und zum anderen das häufige Wasserlassen vermeiden wollen. Hier muss darauf hingewiesen werden, dass die Flüssigkeitszufuhr für die Nierenfunktion wichtig ist und vor allem bei einer Diuretikatherapie die Gefahr der Exsikkose besteht.

Waschen

Unterstützen Sie den Patienten bei der Körperpflege abhängig vom Schweregrad der Erkrankung oder übernehmen Sie die Körperpflege gegebenenfalls vollständig. Einige Patienten möchten trotz großer Atemnot, die schon bei kleinen Anstrengungen auftritt, oft keine Hilfe. Es ist daher besonders wichtig, dass Sie auf die Notwendigkeit der körperlichen Schonung hinweisen. Helfen Sie eher zuviel als zuwenig, ohne dem Kranken jedoch das Gefühl der Unmündigkeit zu geben.

Ausscheidung

Durch die Erkrankung kommt es zu einer Einschränkung der Darmfunktion. Klagt der Patient über Obstipation, müssen prophylaktische Maßnahmen ergriffen werden, um Anstrengungen bei der Defäktion zu vermeiden. Bieten Sie ballaststoffreiche Nahrung an und erörtern Sie gemeinsam mit dem Arzt die Verabreichung von Stuhlerweichungsmitteln. Starker Meteorismus kann den Patienten zusätzlich sehr belasten und die Atmung einschränken. Mit entblähenden Mitteln, warmen Bauchauflagen oder mit einem Darmrohr kann Abhilfe geschaffen werden.

Schlaf

Atemnot und Nykturie führen häufig zu Schlafproblemen. Sie können unterstützend eingreifen, indem Sie für eine ruhige Umgebung sorgen, bei der Essensauswahl von belastendem Nahrungsmitteln abraten und auf eine ausreichende Oberkörperhochlagerung achten. Erhält der Patient nachmittags Diuretika, dann sorgen Sie dafür, dass er diese nicht zu spät einnimmt und durch eine verspätete Wirkung die Nykturie noch verstärkt wird. Ermöglichen Sie dem Patienten auch tagsüber Erholungsphasen, indem Sie Ihre Tätigkeiten mit den Kollegen absprechen, um ständige Störungen zu vermeiden.

Bewegung

Um die Atemnot des Patienten zu lindern, empfiehlt sich im Bett eine sitzende oder halbsitzende Lagerung. Bei der Mobilisation müssen Sie die Atmung des Patienten genau beobachten, um eine Überanstrengung so schnell wie möglich zu erkennen. Fordern Sie den Patienten auch auf, Sie über sein momentanes Befinden zu informieren, damit Sie rechtzeitig eine Erholungspause einlegen können. Da durch die vorwiegende Immobilität eine verstärkte Thrombosegefahr besteht, müssen entsprechende prophylaktische Maßnahmen ergriffen werden. Immer wieder, wenn Sie beim Patienten sind, können Sie ihn dazu auffordern, die Zehen kreisen zu lassen oder leichte Fußbewegungen durchzuführen.

 Bei entwässernder Behandlung ist die Thrombosegefahr erhöht. Daher ist die Thromboseprophylaxe und die sorgfältige Beobachtung auf Thrombosezeichen besonders wichtig.

Beratung

Vor der Entlassung sollte der Patient und die Angehörigen über Dosierung und Einnahmezeiten der Herzmedikamente genau informiert sein. Machen Sie ihn auf die möglichen Folgen einer eigenmächtigen Reduzierung der Medikamente aufmerksam. Häufig werden Patienten mit einer akuten Verschlechterung der Herzleistung ins Krankenhaus eingewiesen, weil sie die Medikamente nicht vorschriftsmäßig eingenommen haben, beispielsweise, um den Harndrang zu reduzieren. Bei Patienten mit Konzentrationsschwierigkeiten können Sie zur Benutzung von Medikamentendispensern raten, um die richtige Einnahme zu gewährleisten. Des Weiteren sollte auch in der häuslichen Umgebung die Entwicklung von Ödemen beobachtet und Gewichtskontrollen durchgeführt werden. Körperliche Überanstrengungen müssen grundsätzlich vermieden werden, um das Herz zu schonen. Wichtig ist, dass der Patient seine Leistungsfähigkeit der körperlichen Verfassung anpasst und lernt, bewusst mit seiner Erkrankung umzugehen und ein Kürzertreten zu akzeptieren.

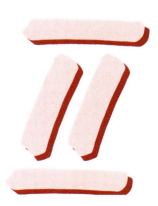

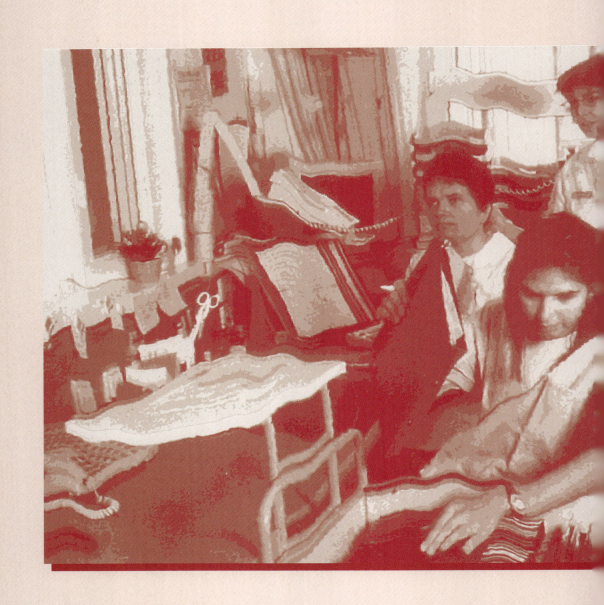

II
Kapitel 7 – 11

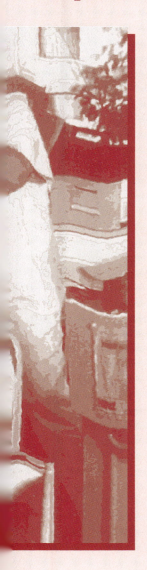

7 Krankheiten des Gefäß- und Kreislaufsystems . . . 224

8 Krankheiten der Atmungsorgane . . . 286

9 Rheumatische Krankheiten . . . 322

10 Krankheiten des endokrinen Systems . . . 361

11 Krankheiten der Niere . . . 456

7 Krankheiten des Gefäß- und Kreislaufsystems

H. Wagner

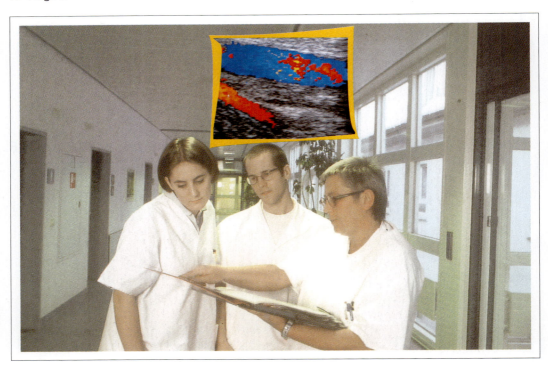

Anatomie und Physiologie . . . 225

Untersuchungsmethoden . . . 226

Arterienkrankheiten . . . 228
Arteriosklerose . . . 228

Krankheiten der Aorta . . . 231
Aortenaneurysma . . . 231
Aortendissektion . . . 232
Aortenbogensyndrom . . . 235

Krankheiten der Hirngefäße . . . 236
Atherosklerose der hirnversorgenden Gefäße und Schlaganfall . . . 236
Subclavian-steal-Syndrom . . . 242

Krankheiten der peripheren Arterien . . . 243
Periphere chronische arterielle Verschlusskrankheit . . . 243
Akuter Arterienverschluss . . . 248
Thrombangiitis obliterans . . . 250
Raynaud-Syndrom . . . 252

Störungen der Kreislaufregulation . . . 254
Arterielle Hypertonie . . . 254
Arterielle Hypotonie . . . 262

Anatomie und Physiologie **225**

Krankheiten der Venen und Lymphgefäße . . . 264
Varikosis . . . 264
Thrombophlebitis . . . 267
Phlebothrombose . . . 268
Postthrombotisches Syndrom . . . 270
Chronisch venöse Insuffizienz . . . 272
Lungenembolie . . . 274

Lymphödem . . . 277
Kompressionsbehandlung bei Krankheiten der Venen und Lymphgefäße . . . 277
Thromboseprophylaxe . . . 279

➔ **Pflegeschwerpunkt Phlebothrombose** . . . 282

Typisches Prüfungswissen
Arteriosklerose (S. 228), Aneurysma (S. 231), AVK (S. 243), Embolie (S. 248/274), Hypertonie (S. 254), Varikosis (S. 264), Beinvenenthrombose (S. 268), Lymphödem (S. 277), Schock (S. 667)

Anatomie und Physiologie

Bau und Funktion der Arterien, der Venen sowie des Lymphgefäßsystems sind aufeinander abgestimmt.
Die **Arterien** zeigen einen dreischichtigen Bau:

- Innenschicht (Intima),
- Mittelschicht (Media),
- Außenschicht (Adventitia).

Die peripheren Arterien weisen in der Media zahlreiche Muskelfasern auf, mit denen der Gefäßtonus gesteuert werden kann. Demgegenüber haben die großen zentralen Arterien – wie beispielsweise die Aorta – elastische Fasern am Übergang Intima – Media und nur relativ wenig Muskelanteile. Versorgt werden die Gefäße in den äußeren zwei Dritteln durch eine eigenständige Gefäßversorgung (Vasa vasorum). Das innere Drittel des Gefäßes wird durch Diffusion vom Blutstrom aus ernährt.
Ein besonderer Abschnitt des Gefäßsystems sind die **Kapillaren**, in welchen sich der Stoffaustausch mit dem Gewebe vollzieht.

Auch die **Venen** zeigen einen dreischichtigen Aufbau. In der Regel ist jedoch die Venenwand deutlich dünner als eine vergleichbare Arterienwand. Klappen in den Venen verhindern einen Blutrückstrom bei Kreislaufstagnation (Abb. 7.**36b**).
Während die bisher besprochenen Gefäße sauerstoffreiches Blut zu den Organen (Arterien) und sauerstoffärmeres zum Herzen (Venen) transportieren, dient das **Lymphgefäßsystem** dem Transport eiweißreicher Gewebsflüssigkeit. Auch hier sind Klappen vorhanden, um einen gerichteten Lymphfluss zu gewährleisten.

Der Blutkreislauf wurde erstmals von William Harvey (1578 – 1657) beschrieben. Bis dahin hatte man geglaubt, das Blut breite sich vom Herzen zentrifugal aus. Die Idee, dass das Blut im Kreis laufen müsse, war im 17. Jahrhundert völlig neu und revolutionierte die gesamte Medizin.

Untersuchungsmethoden

Anamnese und Inspektion

Die *Befragung des Patienten* mit Erkrankungen des Gefäßsystems berücksichtigt die verschiedenen akuten und chronischen Auswirkungen der Gefäßerkrankung wie beispielsweise Kältegefühl in den Extremitäten oder Schmerzen nach körperlicher Anstrengung. Nähere Einzelheiten zur Anamnese finden sich bei der Besprechung der einzelnen Krankheitsbilder.

Wichtige Hinweise auf eine Gefäßerkrankung gibt oft schon die *Inspektion*. Eine einseitig blasse Extremität bei sonst normaler Körperfarbe kann auf eine arterielle Minderdurchblutung hinweisen. Zyanose der Extremität zeigt ebenfalls verminderte Durchblutung und vermehrte Sauerstoffausschöpfung des Blutes an. Demgegenüber läßt eine deutliche Schwellung einer Extremität eine venöse oder lymphatische Abflussstörung vermuten.

 Definition: Zeigt eine Extremität eine schwärzliche Verfärbung spricht man von einer Gangrän; man versteht darunter das Absterben unzureichend durchbluteter Gewebsbezirke.

Die Gangrän ist normalerweise trocken. Eine feuchte Gangrän deutet auf eine zusätzliche Infektion hin.

Palpation der arteriellen Pulse

Das *Tasten (die Palpation) des Pulses* ist eine wesentliche Untersuchungsmethode, um sich über die Funktion des arteriellen Kreislaufs und die Herztätigkeit zu informieren. Pulse können besonders gut dort palpiert werden, wo Arterien nahe an der Körperoberfläche liegen. Abb. 7.**1** zeigt die wichtigen Stellen der Pulspalpation zur Kreislaufbeurteilung.

Für die tägliche Routine hat sich die Palpation des Pulses der *A. radialis* bewährt. Durch gleichzeitige Palpation an mehreren Stellen kann beurteilt werden, ob Seitendifferenzen in der Pulsqualität bestehen, die auf eine Durchblutungsstörung hinweisen würden. Können die peripheren Pulse an den Füßen und Händen dagegen seitengleich getastet werden, darf davon ausgegangen werden, dass zumindest höhergradige arterielle Durchblutungsstörungen nicht vorliegen.

Durch die Palpation des Pulses können darüber hinaus wesentliche Rückschlüsse auf die *Tätigkeit des Herzens* gezogen werden. Ein unregelmäßiger

Prüfung der arteriellen Pulse

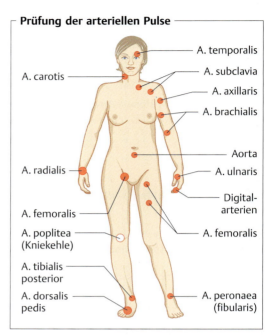

Abb. 7.**1** Palpationsstellen

Pulsrhythmus deutet auf Herzrhythmusstörungen hin (S. 180). Eine Beurteilung der Füllung des Pulses, d. h. der Größe der Pulswelle, gibt Hinweise auf mögliche Herzklappenfehler. Ein besonders hoher Puls findet sich z. B. bei einer ungenügenden Schlussfunktion der Aortenklappe, ein kleiner Puls demgegenüber bei Verengung der Aortenklappe. Ein harter Puls wird bei erhöhtem Blutdruck gefunden, ein schwacher Puls bei erniedrigtem Blutdruck, wie beispielsweise im Kollaps.

 Die Auskultation gehört zusammen mit der Perkussion zu den ältesten schalldiagnostischen Verfahren, die gegen Ende des 18. Jahrhunderts in die medizinische Diagnostik eingeführt wurden. René Théophil Hyacinthe Laennec entwickelte 1819 das Stethoskop.

Arterienauskultation

Während der Blutstrom in normalen Arterien keine *Strömungsgeräusche* verursacht, können solche Geräusche durch Wandunregelmäßigkeiten (z. B. eine Verengung) oder durch besonders rasche Blutströmung entstehen. Als Ursache dieser Geräuschphänomene werden Wirbelbildungen im Blutgefäß angenommen.

Gefäße können dort auskultiert werden, wo sie verhältnismäßig nahe unter der Haut liegen. Strömungsgeräusche in Gefäßen gelten als Zeichen einer arteriellen Gefäßerkrankung. Hat die Erkrankung zu einem vollständigen Gefäßverschluß geführt, sind keine Geräuschphänomene mehr nachweisbar.

Arterieller Blutdruck

Die Messung des arteriellen Blutdrucks gehört zu jeder Patientenuntersuchung. Allgemein üblich ist die unblutige Blutdruckmessung nach Riva-Rocci (Abb. 7.**2**). Dabei wird mit Hilfe einer aufpumpbaren Blutdruckmanschette am Oberarm ein Druck aufgebaut, der den arteriellen Blutdruck übersteigt (Abb. 7.**3a** u. **b**). Nach Korotkow wird in der Ellenbeuge dann die A. brachialis auskultiert. Als systolischer Blutdruckwert wird derjenige Punkt angenommen, bei dem die arteriellen Pulsationen bei langsam nachlassendem Manschettendruck deutlich hörbar werden. Als diastolischen Druck bezeichnet man den Blutdruckwert, der bei deutlichem Leiserwerden der Kompressionsgeräusche zu messen ist. Der Blutdruck wird angegeben in Millimeter Quecksilbersäule (mmHg) oder in Kilopascal (kPa). Die Differenz zwischen systolischem Blutdruckwert und diastolischem Wert wird als Blutdruckamplitude bezeichnet.

Blutdruckmessung. Bei der Messung ist darauf zu achten, dass eine ausreichend breite Manschette verwendet wird, da anderenfalls Fehlmessungen zu erwarten sind. Für Patienten mit besonders dicken Oberarmen empfiehlt sich die aus einer Tabelle zu entnehmende, meist geringfügige Korrektur für den Oberarmumfang, um somit von den gemessenen Blutdruckwerten auf die tatsächlichen (niedrigeren) Blutdruckwerte zu kommen.

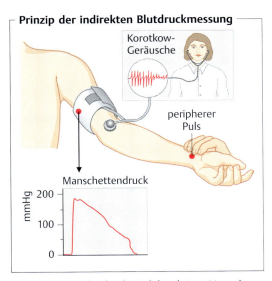

Abb. 7.**2** Der Blutdruck wird distal einer Manschette erfasst. Die aufblasbare Manschette drosselt dabei durch Kompression vorübergehend den Blutstrom in der Extremität. Der zur Änderung des Blutstroms notwendige äußere Druck wird durch die Blutströmungskriterien bestimmt.

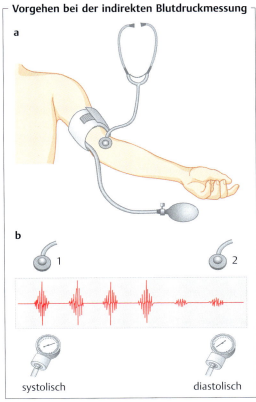

Abb. 7.**3** **a** Die Manschette muss fest anliegen ohne die Extremität abzuschnüren. Sie soll etwa zwei Fingerbreit oberhalb der Ellenbeuge enden. Die Kleidung darf oberhalb der Manschette den Arm nicht zusätzlich beengen. **b** Beim ersten mit dem Stethoskop hörbaren Geräusch (1) wird am Manometer der systolische Blutdruckwert abgelesen; sobald die Geräusche deutlich leiser werden bzw. ganz verschwinden (2) wird der diastolische Wert abgelesen.

Seitenvergleichende Messung und Messung an den unteren Extremitäten helfen, den Kreislauf besser zu beurteilen. Ähnlich dem Langzeit-EKG kann auch der Blutdruck über 24 Stunden in Intervallen gemessen und registriert werden. Dadurch werden tages- und belastungsabhängige Schwankungen besser erkennbar.

 Besteht ein venöser oder arterieller Gefäßzugang, ein Lymphödem oder ein Shunt (z. B. für Dialyse), wird am betroffenen Arm kein Blutdruck gemessen, da Blutungen entstehen können oder der Shunt Schaden nehmen kann.

Arterienkrankheiten

Erkrankungen von Arterien können in allen Teilen des Körpers auftreten. Entsprechend vielfältig ist die klinische Symptomatik. Die mit Abstand häufigste Ursache von Arterienkrankheiten ist die Arteriosklerose.

Arteriosklerose

Die Arteriosklerose ist im gewissen Umfang eine altersphysiologische Erscheinung. Manifestation und Ausprägungsgrad werden jedoch durch folgende teilweise korrigierbare Risikofaktoren gefördert:

- Nikotinabusus,
- arterielle Hypertonie*,
- Diabetes mellitus*,
- Hypercholesterinämie*,
- Hyperhomozysteinämie,
- Hyperfibrinogenämie.

Die mit Stern (*) gekennzeichneten Risikofaktoren sind Teilaspekte des metabolischen Syndroms (S. 126).

→ **Definition:** Der Ausdruck **Arteriosklerose** umfasst als Sammelbegriff alle Veränderungen mit einer pathologischen Verdickung und Verhärtung der Arterienwand.

Der wichtigste Typ der Arteriosklerose ist die Atherosklerose. Die anderen Typen der Arteriosklerose sind die Mediasklerose Typ Mönckeberg und die Arteriolosklerose. Beide können auch zusammen mit einer Atherosklerose auftreten.

- Die **Atherosklerose** betrifft primär die *Gefäßintima* (Atherome = fokale Lipidansammlungen mit zellulärer Reaktion). Die häufigsten Manifestationsorte sind Koronararterien (32 %), Hirngefäße (17 %), Aorta abdominalis und Becken-Bein-Arterien (42 %) und Viszeralarterien (3 %). Prognostisch ungünstig ist der Befall mehrerer Gefäßprovinzen (häufig). Die Atherosklerose ist die häufigste Todesursache in westlichen Indurstrienationen (Herzinfarkt, Apoplexie, Aortenaneurysma).

- Unter **Mediasklerose Typ Mönckeberg** versteht man die Degeneration glatter Muskelzellen und Kalzifizierung der *Media* v. a. mittelgroßer muskulärer Arterien. Häufigste Manifestation: Extremitätenarterien, Genitaltrakt. Das Patientenalter liegt meist über 50 Jahre. Beschleunigter und schwerer Verlauf sind möglich bei Diabetikern, insbesondere mit Neuropathie (Ursache: Denervierung glatter Muskelzellen in der Media). Folgende klinische Zeichen treten auf:
  - Palpation: Arterien können als starres Rohr getastet werden (z. B. A. radialis);
  - Blutdruckmessung: falsch hohe Werte durch fehlende Komprimierbarkeit der Arterienwand;
  - Röntgen: Nativdarstellung der Arterienwände („Eisenbahnschiene").

  Die Bedeutung der Mediasklerose Typ Mönckeberg ist relativ gering, da keine Lumeneinengung besteht und die Intima intakt ist.

- Bei der **Arteriosklerose** bestehen hyaline und degenerative Veränderungen der *Intima* und *Media* muskulärer Arterien und Arteriolen. Betroffene Organe sind Nieren, Nebennieren, Pankreas und Milz. Die Arteriosklerose der Nierengefäße (nicht notwendigerweise der anderen Organe) geht regelhaft mit arterieller Hypertonie einher.

Atherosklerose

Ätiologie und Pathogenese

Die charakteristische Läsion der Atherosklerose ist die fetthaltige, fibröse **Plaque**, die aus einem zentralen hoch mit Cholesterin angereicherten Kern und einer umgebenden Schicht glatter Muskelzellen und mit Endothel bedecktem Kollagen besteht. Die Plaque kann bei steigendem arteriellen Blutdruck in die Media hineinwuchern, während das Gefäßvolumen – wenn auch bei verringertem Innendurchmesser – unverändert bleibt. Es werden feste Plaques, bestehend aus glatten Muskelzellen, unterschieden von Plaques, die im Wesentlichen aus einer mit einer dünnen Bindegewebsschicht bedeckten großen Ansammlung von Cholesterin bestehen. Plaques neigen dazu, sich zu spalten und zu ulzerieren (Abb. 7.**4**).

Ursächlich verantwortlich für die Entstehung der Atherosklerose ist die **Degeneration der arteriellen Gefäßwand**, hervorgerufen durch Alterungsvorgänge, Stoffwechselstörungen (z.B. im Fett- oder/und Glukosestoffwechsel) und hämodynamische Faktoren. Nikotinmissbrauch wirkt begünstigend.

◀ **Pathogenese der Atherosklerose:**

Alterungsvorgänge:

- Ab dem 20. Lebensjahr nimmt die Zahl glatter Muskelzellen in der Media kontinuierlich ab.
- Die elastische Faserstruktur der Media wird brüchig.
- Nicht-elastische Matrixelemente (Kollagen, chondroitinreiche Proteoglykane) und Kalziumablagerungen nehmen zu.

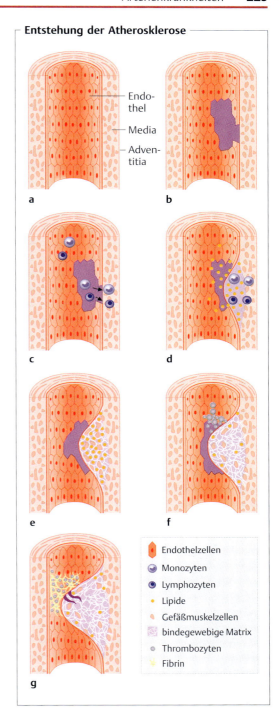

Abb. 7.**4** Schematische Darstellung der histologisch-anatomischen Veränderungen bei der Atherogenese. **a** Intaktes Gefäß **b** zunächst nur Schädigung im Bereich des Endothels des Blutgefäßes (violette Farbe) **c** an der Stelle der Schädigung heften sich Monozyten und Lymphozyten an und wandern in die Media ein; es bilden sich Makrophagen **d** Lipide werden in der Intima angehäuft und bilden die sichtbare Läsion der Atherogenese (sog. fatty streaks) **e** in die Plaque wandern Gefäßmuskelzellen ein; es kommt zur Proliferation und Bildung von Bindegewebe **f** die Plaque fibrosiert; durch Anlagerung von Thrombozyten wächst die Plaque **g** die Plaque rupturiert und kann das Blutgefäß durch Fibrin und weitere Anlagerung von Thrombozyten thrombotisch verschließen. Darüber hinaus kann die Plaque verkalken.

Im Extremfall führt der Elastizitätsverlust zur Ausbildung arterieller Aneurysmen und Rupturen.

Hämodynamische Faktoren:

- Die Atherosklerose entwickelt sich oft an mechanisch besonders beanspruchten Stellen des Gefäßsystems (z. B. Gefäßgabelungen).
- Hoher Blutdruck begünstigt die Entstehung der Atherosklerose.

Mesenchymale Entzündungsreaktionen spielen ebenfalls eine Rolle. Heftig diskutiert wird in diesem Zusammenhang zur Zeit eine *Infektion mit Mykoplasmen*, die als intrazelluläre Keime durch eine chronische Stimulation der Makrophagen die Entstehung der Atherome fördern sollen. Der Stellenwert dieser Hypothese ist derzeit nicht abschließend beurteilbar. Als auslösendes Ereignis bei der Atherosklerose wird neben einer Schädigung des Endothels das Konzept der *Endotheldysfunktion* diskutiert. Diese Anomalie soll vor Entstehung atheromatöser Läsionen nachweisbar sein.

Pathophysiologie

Am Läsionsort lagern sich Lipoproteine geringer Dichte (LDL) an, die Monozyten anziehen, die sich ihrerseits an der Intima anhaften und in sie eindringen. Nach der Umwandlung der Monozyten in Makrophagen werden durch sie große Mengen an LDL-Cholesterin aufgenommen. Diese Prozesse führen zur Bildung von streifenförmigen Fetteinlagerungen („fatty streaks") der Intima. Die Endothelschicht, die die Ansammlung von cholesterinbeladenen Makrophagen oder „Schaumzellen" bedeckt, bricht im Laufe der Zeit auf, und Thrombozyten lagern sich an der Läsion an. Der von den Thrombozyten gebildete Wachstumsfaktor wird freigesetzt und bewirkt die Proliferation von glatten Muskelzellen der Media, die in die Intima auswandern und dort atherosklerotische Plaques bilden. Diese verursachen eine umschriebene Wandverdickung und Lumeneinengung, die bei entsprechender Ausprägung zu einer kritischen Verminderung des Blutstroms zunächst in Belastungssituationen und schließlich auch in Ruhe führen kann (**stenosierte Form der Atherosklerose:** chronische arterielle Durchblutungsstörung).

Komplizierende Ereignisse (Ulzerationen, Hämatom, Thrombose bzw. Lösen von Teilen der Plaques) sind oft die Ursache für plötzlich eintretende Gefäßverschlüsse (z. B. Herz- oder Hirninfarkt oder einer *transitorisch-ischämischen Attacke*, TIA) und daher von besonderer praktischer Bedeutung.

- **Ulzeration:**

Besonders ältere Atherome werden an ihrer Oberfläche von einer zellarmen fibrösen Kappe bedeckt. Diese unelastische, spröde Grenzschicht kann unter den oszillierenden Pulsbelastungen bersten, so dass der zentrale Lipidkern des Atheroms freiliegt und mit dem Blutstrom fortgespült werden kann *(Cholesterinembolisation)*. Umgebende Mikrothromben können den Effekt verstärken.

- **Hämatom:**

Das Bersten der fibrösen Kappe kann auch eine raumfordernde Einblutung in das Atherom bzw. in die Gefäßwand zur Folge haben. Dies kann zum Verschluss kleiner und mittlerer Arterien führen (Koronararterien, Hirngefäße etc.). Der gleiche Mechanismus liegt dem Aneurysma dissecans der Aorta zugrunde.

- **Thrombose:**

Häufige Ursache akuter Gefäßverschlüsse (der Herzinfarkt wird in der Regel durch eine Thrombose ausgelöst). Disponierend wirken insbesondere Ulzerationen (s. o.). Patienten mit hohem Lipoprotein a haben ein erhöhtes Infarktrisiko, da Lipoprotein a aufgrund seiner Homologie zu Plasminogen antifibrinolytische Eigenschaften besitzt.

Die Degeneration der Gefäßwand führt aber auch zu einer verminderten mechanischen Belastbarkeit mit Ausbildung von Gefäßektasien und Aneurysmen (**dilatative Form der Artherosklerose**). Diese Folgeerscheinungen treten bevorzugt an Stellen mit primär erhöhter Wandspannung wie z.B in der Aorta auf.

Prophylaxe

Die Maßnahmen zur Primär- und Sekundärprophylaxe der Atherosklerose ergeben sich aus den pathogenetischen Mechanismen. Alle Faktoren mit Ausnahme des Alters können therapeutisch beeinflusst werden:

- Cholesterinsenkung (Ziel: LDL < 100 mg/dl),
- Blutzuckernormalisierung,
- Blutdrucksenkung,
- Nikotinkarenz,
- Normalisierung des Körpergewichts (Adipositas begünstigt Hypercholesterinämie, Diabetes mellitus und Hypertonie!)
- Antibiotika (?)

Krankheiten der Aorta

Aortenaneurysma

> **Definition:** Ein Aneurysma ist eine umschriebene Erweiterung eines Blutgefäßes. Der Sammelbegriff wird für Arterienkrankheiten mit unterschiedlicher Pathogenese, Morphologie, Klinik und Therapie verwendet.

An der Aorta treten das Aneurysma verum (s. u.) und das Aneurysma dissecans (S. 233) auf. Das Aneurysma spurium entsteht fast ausschließlich nach arteriellen Punktionen in der Leiste und ist nur zur Klärung der Terminologie und Systematik hier aufgeführt.
Die nachfolgenden Ausführungen beziehen sich auf das **Aneurysma verum**. Da eine Dissektion auch bei normkalibriger Hauptschlagader auftreten kann, wird das Aneurysma dissecans als dessen dilatative Variante unter dem korrekteren Oberbegriff „Aortendissektion" (S. 235) besprochen.

Ätiologie und Pathogenese

Das Aneurysma verum der Aorta ist in den allermeisten Fällen eine *Komplikation der Atherosklerose*, die an der Hauptschlagader bevorzugt im infrarenalen Bereich (75 %) auftritt. Oft sind auch die Beckenarterien beteiligt. Betroffen sind meist Männer im 5. bis 7. Lebensjahrzehnt. Eine familiäre Häufung von abdominellen Aortenaneurysmen ist bei ca. 20 % der Patienten zu beobachten.
Aneurysmen *anderer Ätiologie* sind selten. Sie betreffen bevorzugt die aszendierende Aorta und können mit einer Aorteninsuffizienz einhergehen. Ursachen sind u. a.:

- zystische Medianekrose z. B. bei Marfan-Syndrom, Hypertension, Schwangerschaft,
- syphilitische Aortitis,
- Infektion der Vasa vasorum,
- rheumatische Aortitis,
- Traumen.

Symptome und Diagnose

Abdominelle Aortenaneurysmen sind häufig asymptomatisch und werden zufällig entdeckt. Gelegentlich bemerken die Patienten Pulsationen im Abdomen oder Schmerzen im unteren Bereich des Rückens. Leitsymptome der Ruptur: starker Dauerschmerz und Schocksymptomatik.
Große Aneurysmen sind als pulsierender prallelastischer Tumor zu tasten. Die Sonographie ist

Aortenaneurysma

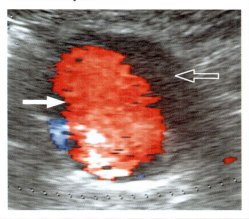

Abb. 7.**5** Die Duplexsonographie eines infrarenalen Aortenaneurysmas zeigt das perfundierte Lumen (→) und einen randständigen Thrombosesaum (⇒)

die Methode der Wahl zur Diagnose und Verlaufskontrolle (Abb. 7.**5**). Eine Computertomographie ist vorteilhaft bei schlechten Ultraschallbedingungen und zur Beurteilung der suprarenalen Aortenabschnitte bzw. der Beckenarterien (Abb. 7.**6a**). Die Angiographie dient zur Beurteilung der Gefäßabgänge (z. B. Nierenarterien) (Abb. 7.**6b**).

 Sicherheit. Plötzlicher Druckanstieg im Bauchraum kann ein Aneurysma zum Platzen bringen. Der Patient soll daher ruckartige Bewegungen, vor allem in Verbindung mit dem Anheben schwerer Gegenstände, meiden. Führen Sie darüber hinaus Obstipationsprophylaxe durch, damit der Patient bei der Defäkation nicht stark pressen muss.

Therapie und Prognose

Die Prognose ist sowohl von der Größe des Aneurysmas als auch vom Schweregrad einer begleitenden generalisierten Vasosklerose (koronare Herzkrankheit, zerebrovaskuläre Insuffizienz) abhängig. Daher ist eine ausgiebige kardiovaskuläre Abklärung (Karotisdoppler, Linksherzkatheter) erforderlich.

Aortenaneurysma

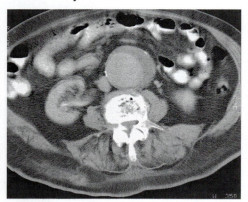

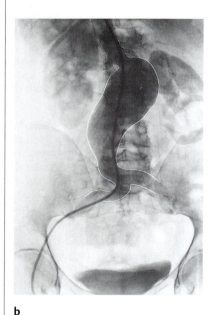

Abb. 7.**6** **a** Computertomographie. Infrarenales Aortenaneurysma mit einem Durchmesser von ca. 6 cm. Deutlich sichtbar die hellen Wandeinlagerungen (Verkalkungen bei zugrunde liegender Atheromatose) sowie der sichelförmige, hier dunkelgrau dargestellte wandständige Thrombus. **b** Angiographie: spindelförmiges Aortenaneurysma unter Einbeziehung der Iliakalarterien. Das Aneurysma beginnt unmittelbar unterhalb der Nierenarterien. Kleine lumbale Äste sowie die A. mesenterica inferior stellen sich nicht dar. Somit muss von einem aneurysmabedingten Verschluss dieser Gefäße ausgegangen werden

Operation eines Aortenaneurysmas

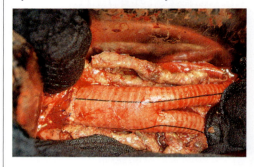

Abb. 7.**7** Infrarenales Aortenaneurysma mit Beteiligung beider Iliakalarterien. Implantation einer Y-Prothese in Inlay-Technik. Mindestens eine A. iliaca interna muß zur Verhinderung von Nekrosen angeschlossen werden.

Operationsindikationen sind:

- Auftreten von Symptomen (Zeichen der drohenden Ruptur) *oder*
- Durchmesser > 5 cm *oder*
- rasche Größenzunahme (> 0,5 – 1 cm/Jahr).

Operationstechnik: tubulärer Einsatz der Aorta, bei zusätzlichem Befall der Iliakalarterien Einlegen einer Y-Prothese (Abb. 7.**7**). Das Operationsrisiko ist bei Elektiveingriffen < 5 % (auch bei Patientenalter > 75 Jahre!) und bei Notfalloperationen >50 %.
Die Lebenserwartung operierter Patienten ist bei regelmäßiger ärztlicher Kontrolle (Manifestation arteriosklerotischer Erkrankungen) ähnlich wie die der gleichaltrigen Normalbevölkerung.

Aortendissektion

→ **Definition:** Die Aortendissektion ist eine Spaltbildung in der Media der Aortenwand mit Ausbildung eines zweiten Lumens (Abb. 7.**8**).

Die Aortendissektion tritt bevorzugt bei vorgeschädigter Media und bei hohen Scherkräften auf. Sie breitet sich meist nach distal, seltener nach proximal aus. Sie kann segmental beschränkt sein oder sich über die ganze Länge der Aorta erstrecken.
Innerhalb der ersten zwei Wochen nach Krankheitsbeginn wird eine Dissektion als akut klassifiziert. Akute Dissektionen treten meist bei primär normkalibriger Aorta auf. Im weiteren Verlauf

Krankheiten der Aorta

Morphologie der Aortendissektion

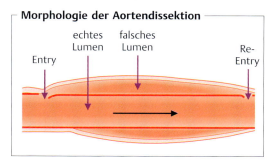

Abb. 7.**8** **Entry:** Proximal gelegener Ort des Intimadefektes, an dem die beiden Rohre des Doppellumens miteinander in Verbindung stehen. **Echtes Lumen:** der von der Aortenintima begrenzte Teil des Doppellumens. **Falsches Lumen:** der intramural gelegene Teil des Doppellumens. **Re-Entry:** in einigen Fällen auftretende distale zweite Intimaruptur, die zum Wiedereintritt des Blutes in das echte Lumen führt

entwickelt sich in der Regel (jedoch nicht immer) eine aneurysmatische Erweiterung insbesondere des falschen Lumens (Aneurysma dissecans).

Stanford-Klassifikation der Aortendissektion

Abb. 7.**9** **a** Dissektion Typ A (Dissektion der Aorta ascendens ohne oder mit zusätzlicher Beteiligung der distalen Aortenabschnitte) **b** Dissektion Typ B (Dissektion der Pars descendens oder/und transversalis der Aorta, Aorta ascendens nicht beteiligt)

Aortendissektion – prädisponierende Faktoren:

- zystische Mediadegeneration (m:w = 3:1 3. bis 5. Lebensjahrzehnt),
- Marfan-Syndrom,
- bikuspide Aortenklappe,
- arterielle Hypertonie (70 %),
- Aortenisthmusstenose,
- Schwangerschaft im 3. Trimenon.

Die aus therapeutischen Überlegungen sinnvollste Einteilung der Aortendissektionen ist die **Stanford-Klassifikation**. Sie unterscheidet Dissektionen mit (Typ A) und ohne Beteiligung der Aorta ascendens (Typ B). Der Ort des Entry und die distale Ausdehnung der Dissektion spielen für die Zuordnung innerhalb der Stanford-Klassifikation keine Rolle (Abb. 7.9 a u. b).
Leitsymptom der akuten Dissektion ist ein plötzlich einschießender Schmerz, der typischerweise zwischen den Schulterblättern lokalisiert wird.

Tabelle 7.**1** Symptome der Aortendissektion neben dem Leitsymptom Schmerz

Symptome	Ursachen
Symptome durch Verschluss von Aortenästen:	
Pulsdifferenz oder Pulslosigkeit der Extremitätenarterien	Verschluss von Extremitätenarterien
Apoplex	Karotisverschluss
Paraplegie	Rückenmarksischämie
Abdominalschmerzen, Ileus	Eingeweideischämie
Anurie	Nierenarterienverschluss
Symptome durch Kompression bei aneurysmatischer Aufweitung:	
Obere Einflussstauung	Kompression der V. cava superior
Horner-Syndrom	Kompression des oberen Zervikalganglions
Heiserkeit	Kompression des N. recurrens
Atemwegsobstruktion	Kompression der Bronchien
Dysphagie	Ösophaguskompression

Der Schmerz kann mit dem Fortschreiten der Dissektion wandern. Weitere Symptome (Tab. 7.1) werden durch den temporären oder permanenten dissektionsbedingten Verschluss der Aortenäste oder durch eine Kompression benachbarter Strukturen bei aneurysmatischer Aufweitung der dissezierten Aorta verursacht.

Die häufigste **Komplikation** der akuten Aortendissektion ist die Ruptur, die über einen Blutungsschock rasch zum Tode führt. Daneben kann auch eine Perikardtamponade sowie eine akute Aorteninsuffizienz durch Ausriss des Klappenringes auftreten.

Diagnose

- *Röntgen:* Mediastinalverbreiterung;
- *Echokardiographie:* transthorakal Diagnose bei Dissektion Typ A in 70–90 % der Fälle, transösophageal mit hoher Aussagekraft bei Dissektion Typ A und B (Abb. 7.**10** u. 7.**11**);
- *Computertomographie* und *Kernspintomographie* : hohe Aussagekraft, oft mit detaillierter Darstellung des Entry und Re-Entry sowie der aus dem echten oder falschen Lumen abgehenden Aortenäste. Im Gegensatz zur transösophagealen Echokardiographie ist auch eine Beurteilung der Aorta unterhalb des Zwerchfells möglich.
- *Angiographie:* indiziert bei Verdacht auf Durchblutungsstörung eines Aortenabgangsgefäßes.

Therapie und Prognose

Die **Operationsindikation** wird für die verschiedenen Typen der Dissektion unterschiedlich gestellt. Die Operation ist nur bei der akuten Dissektion Typ A obligat.

◀ Akute Dissektion Typ A:
Sofortige Operation* obligat, da die Letalität trotz konservativer Therapie in den ersten 48 Stunden um 50 % liegt

Akute Dissektion Typ B:
Primär konservative Therapie, da sich die Letalität für primär operierte und primär konservativ behandelte Patienten nicht unterscheidet (15–25 %).
Operationsindikation**:

- persistierende Schmerzen trotz konservativer Therapie,
- rasche Zunahme des Aortendurchmessers,
- Durchblutungsstörungen durch Kompression der Hauptäste der Aorta

---

*   Herz-Lungen-Maschine erforderlich bei Operation der Aorta ascendens und transversalis

** Linksherz-Bypass erforderlich zur Verhinderung einer Rückenmarksischämie

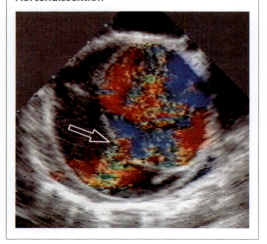

Aortendissektion

Abb. 7.**10** Akute Aortendissektion bei einem 23jährigen Patienten. Die transösophageale Echokardiographie zeigt, wie das Blut mit einem Jet (→) in das falsche Lumen übertritt („Entry").

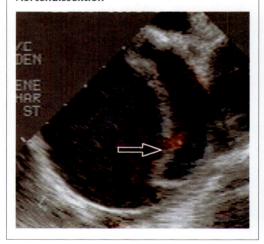

Aortendissektion

Abb. 7.**11** Bei gleichzeitig bestehender Aortenklappeninsuffizienz kollabiert das echte Lumen in der Diastole und nimmt eine sichelförmige Gestalt an. Der Intimaeinriss wird durch einen geringen retrograden Blutfluss sichtbar (⇒).

Krankheiten der Aorta **235**

Chronische Dissektion Typ A und B:
Primär konservative Therapie. Operationsindikation ähnlich wie bei Aneurysma verum gleicher Lokalisation:

- Symptome,
- Aortendurchmesser > 5 cm,
- rasche Zunahme des Aortendurchmessers

Die **konservative Behandlung** ist die primäre Therapie der Wahl bei akuter Dissektion Typ B und bei chronischer Dissektion. Durch Blutdrucksenkung und Verminderung der Kontraktilität des Herzens soll die Scherbelastung der Aortenwand reduziert werden. Soweit tolerabel, soll die Herzfrequenz auf ca. 60 Schläge/min und der systolische Blutdruck auf 120 mmHg oder niedriger eingestellt werden. Geeignete Medikamente sind in erster Linie die Betarezeptorenblocker, ergänzend können bei Bedarf weitere Antihypertonika eingesetzt werden.

Prognose:
Bei der akuten Dissektion Typ B beträgt die Letalität mit und ohne Operation 15–25 %. Bei Elektivoperationen chronischer Dissektionen liegen Letalität und Inzidenz der Rückenmarksischämie unter 5 %. Die 10-Jahres-Überlebensrate der Menschen mit behandelter Dissektion (mit oder ohne chirurgische Intervention) beträgt 60 % (außer beim Marfan-Syndrom).

Aortenbogensyndrom

→ **Definition:** Der Oberbegriff Aortenbogensyndrom umfasst Erkrankungen des Aortenbogens, die zu einer Stenose oder zu einem Verschluss der Aorta und ihrer Hauptäste mit entsprechenden Malperfusionssyndromen führen. In der Regel liegt eine Gefäßentzündung vor (Aortitis). Hauptvertreter ist der **Morbus Takayasu**, der vorzugsweise bei jungen Frauen auftritt.

Bei älteren Personen kann das Aortenbogensyndrom auch Teil oder Hauptmanifestation der **Arteriitis temporalis** sein. Auch die **Arteriosklerose** kann in seltenen Fällen ein Aortenbogensyndrom verursachen. Wesentliche Unterscheidungsmerkmale zur entzündlichen Aortitis sind das höhere Alter, der Nachweis von Gefäßkalk im Röntgenbild und das Fehlen von Entzündungszeichen.
Differentialdiagnostisch muss auch immer der **Ergotismus** (Vergiftung z. B. mit bestimmten Migränemedikamenten) in Betracht gezogen werden.

Morbus Takayasu (Takayasu-Arteriitis, Aortitissyndrom)

→ **Definition:** Beim Morbus Takayasu handelt es sich um eine chronische okkludierende Entzündung der Aorta und ihrer Hauptäste sowie der Pulmonalarterien mit unbekannter Ätiologie, die vorwiegend bei jungen Frauen im zweiten oder dritten Lebensjahrzehnt auftritt.

Die Erkrankung kommt in westlichen Ländern relativ selten vor (2,6/100 000), im Orient häufiger.

Symptome

Akutes Stadium: Allgemeinsymptome wie Abgeschlagenheit, Fieber, Nachtschweiß, Gewichtsverlust, Arthralgien.
Chronisches Stadium: Malperfusionssyndrome entsprechend dem Befallsmuster. Pulslosigkeit und Auskultationsgeräusche regelhaft (Abb. 7.**12**). Arterielle Hypertonie in ca. 50 % der Fälle. Deren mögliche Ursachen sind Rigidität der Gefäße, entzündliche Schädigung des Karotissinus und Nierenarterienstenose. Bei Stenose, Verschluss der Armarterien: „Scheinnormalisierung" des hohen Blutdrucks.

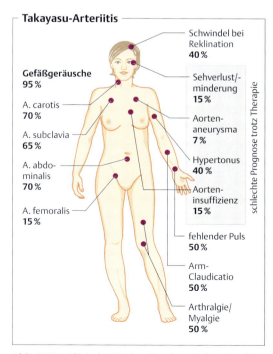

Abb. 7.**12** Klinische Zeichen im chronischen Stadium

Diagnostik

Angiographie ist die Methode der Wahl; Gefäßsonographie und Echokardiographie soweit zugänglich und zur Klärung von Begleiterkrankungen. Histologie: nicht routinemäßig wegen der schlechten Zugänglichkeit der betroffenen Gefäße.

Therapie und Prognose

Spontanverlauf: tödlich in wenigen Jahren. Todesursache: meist kardiale Komplikationen (Aorteninsuffizienz in 10–20 %, Vaskulitis der Koronararterien in 10 % der Fälle, selten Myo- und Perikarditis. Schlechte Prognose trotz Therapie bei Hypertonus, Aorteninsuffizienz, Aneurysma, Retinopathie.
Therapie: Steroide, meist jahrelange Erhaltungstherapie erforderlich.

Krankheiten der Hirngefäße

Atherosklerose der hirnversorgenden Gefäße und Schlaganfall

Definition: Der **Schlaganfall (Apoplex)** umfasst als Oberbegriff alle plötzlich auftretenden neurologischen Ausfälle, deren Ursache in einer Störung der Hirngefäße bzw. der Durchblutung besteht. Bei den meisten Schlaganfällen liegt eine zerebrale Ischämie vor.

Ätiologie

Ätiologische Einteilung des Schlaganfalls.

Zerebrale Ischämie (ischämischer Insult):
- arterioarterielle Embolie (60 % aller Embolien) aus exulzerierter Plaque der A. carotis interna, seltener der A. carotis communis und Aorta ascendens,
- kardiale Embolie (40 % aller Embolien, häufigster Risikofaktor: Vorhofflimmern)

Hirnblutung:
- 25 % aller Schlaganfälle,
- Hypertonie Ursache von ca. 2/3 aller Hirnblutungen („hypertone Massenblutung" meist in die Stammganglien),
- seltener: Gerinnungsstörungen (Marcumar), Gefäßfehlbildungen, Tumoreinblutungen

Hirnvenen- und Sinusthrombosen:
- 5 % aller Schlaganfälle,
- venöse Abflussstörung führt zu hämorrhagischer Infarzierung des Gehirns mit oft beidseitigen Einblutungen,
- Risikofaktoren: Schwangerschaft und Wochenbett, Infektionen im HNO-Bereich,

- Prognose ohne rasche Therapie (Heparinisierung) sehr schlecht

Seltene Ursachen:
- Vaskulitis,
- Subarachnoidalblutung,
- Dissektion der A. carotis (Therapie: Heparinisierung)

Die fortgeschrittene **Atherosklerose der extrakraniellen Hirnarterien** (hochgradige Stenose oder Verschluss) ist die Ursache von ca. 50 % aller zerebralen Durchblutungsstörungen und von ca. 30 % aller tödlich verlaufenden Schlaganfälle. Die Rolle der Risikofaktoren ist hier im Vergleich zur peripheren arteriellen Verschlusskrankheit unterschiedlich gewichtet.

Während bei der pAVK der Nikotinkonsum eine herausragende Rolle spielt, dominiert beim Apoplex die arterielle Hypertonie über alle anderen Risikofaktoren.

Wiederholt wurde über eine erhöhte Schlaganfallrate bei **Einnahme oraler Kontrazeptiva** berichtet. Dies trifft insbesondere auf Präparate mit einem hohen Östrogengehalt zu. Die heute fast ausschließlich verwendeten „Mikropillen" mit einem Östrogengehalt von 30–35 Mikrogramm erhöhen das Schlaganfallrisiko nicht signifikant. Das Risiko steigt jedoch, wenn gleichzeitig geraucht wird.

Epidemiologie

Die Erkrankung ist die häufigste Invaliditätsursache (ca. 1 Million Menschen in der BRD) und nach den Herz- und Kreislauferkrankungen die dritt-

Krankheiten der Hirngefäße 237

häufigste Todesursache. Jährliche Inzidenzraten: flüchtige Ischämie 50/100 000, bleibendes neurologisches Defizit 150–300/100 000.

Pathophysiologie und Pathogenese

Das Gehirn ist auf eine kontinuierliche Zufuhr von Sauerstoff und Glukose angewiesen. Wenn die Substratzufuhr nicht ausreichend aufrechterhalten werden kann, entwickelt sich in wenigen Sekunden eine reversible Funktionsstörung der Neurone, die innerhalb von Minuten in eine irreversible Störung des Strukturstoffwechsels übergeht. Schließlich sterben die Nervenzellen ab. In 4–6 Wochen wird das nekrotische Gewebe unter Zurücklassung eines pseudozystischen Substanzdefektes abgeräumt.

Anatomisch sind **Kollateralen** zwischen den Hirnarterien angelegt (Abb. 7.**13 a-c**). Solange das Kollateralsystem und die Pumpleistung des Herzens intakt sind, manifestiert sich die Stenose oder Okklusion einer hirnzuführenden Arterie in der Regel nicht durch ihre hämodynamischen Auswirkungen.

> Der Circulus arteriosus Willisii ist benannt nach Thomas Willis (1621–1675). Der englische Arzt war Anhänger der von Paracelsus begründeten Iatrochemie, bei der Gesundheit und Krankheit als Auswirkungen körpereigener Stoffe angesehen wurden.

Der Schlaganfall durch fortgeschrittene Atherosklerose der hirnversorgenden Arterien (Karotisschlaganfall) entsteht meist durch eine *arterioarterielle Embolie*. Verschiedene Faktoren sind beteiligt:

- Endotheldysfunktion,
- Plaqueulzeration,
- hohe Scherkräfte in der Stenose,
- Turbulenzen, Verwirbelungen bei poststenotischer Dilatation,
- aus ulzerierten Plaques Cholesterienemboli.

Die *Streuquelle* liegt meist im Abgangsbereich der A. carotis interna. Aus hämodynamischen Gründen ist dieser von der Atherosklerose bevorzugt betroffen (Abb. 7.**14**). Häufigstes *Zielgebiet* ist die gleichseitige A. cerebri media.

Symptome

Die neurologischen Symptome zerebraler Durchblutungsstörungen ergeben sich aus der Funktion der betroffenen Gehirnregionen:

Karotisstromgebiet: Sehstörungen (ipsilateral), z. B. vorübergehende Blindheit, Hemiparese (kontralateral), Sensibilitätsstörung (kontralateral) und Aphasie (dominante Hemisphäre).

Vertebralisstromgebiet: Schwindel, Ohrensausen, Doppelbilder, Dysarthrie und sogenannte „drop attacks" (Sturzattacken ohne Bewusstseinsverlust).

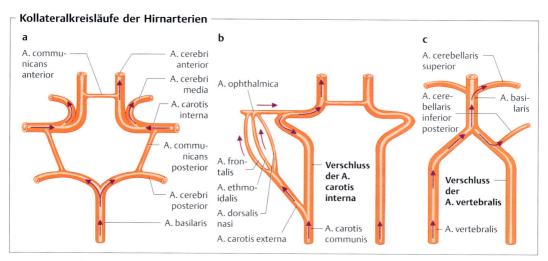

Abb. 7.**13** **a** Circulus arteriosus Willisii., **b** Versorgung des Gehirns über die A. carotis externa bei Verschluss der A. carotis interna, **c** Kleinhirnversorgung bei Verschluss einer A. vertebralis

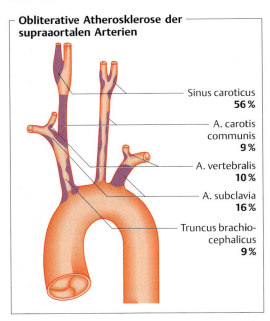

Abb. 7.**14** Prozentuale Verteilung obliterierender Gefäßveränderungen (Stenosen und Verschlüsse). Betroffen sind vorwiegend Gabelungen und Gefäßabgänge Die lange tubuläre A. carotis communis ist in weniger als 10 % der Fälle Sitz stenosierender Prozesse supraortaler Arterien.

Labels in figure:
- Sinus caroticus 56 %
- A. carotis communis 9 %
- A. vertebralis 10 %
- A. subclavia 16 %
- Truncus brachiocephalicus 9 %

Aspekte der Pflege. Die Behinderung durch den Schlaganfall ist von der Lokalisation und vom Ausmaß der Hirnläsion abhängig. Im Vordergrund stehen meist Bewegungsstörungen und halbseitige Neglect-Phänomene (to neglect = vernachlässigen). Bewegungsstörungen äußern sich in schlaffen bzw. spastischen Lähmungen und/oder in stereotypen Haltungs- und Bewegungsmustern. Der Neglect kann sich auf eine oder mehrere Sinnesqualitäten beziehen: Der Patient übersieht Hindernisse oder Personen auf der betroffenen Seite (er isst z. B. nur die Nahrungsmittel auf der rechten Seite des Tabletts). Der Patient nimmt Geräusche, die von der betroffenen Seite herkommen, nicht wahr. Beim sensomotorischen Neglect hat der Patient die Empfindung für Berührung, Schmerz und/ oder Temperatur auf der gelähmten Seite verloren. Meist besteht dabei auch eine massive Körperbildstörung: Der Patient ignoriert die betroffene Seite beim Waschen oder Rasieren; er lässt den Arm achtlos hängen oder liegt unbeachtet darauf. Oft geht auch das Gefühl der Vertrautheit für die betroffenen Gliedmaßen verloren: Der Patient sieht zwar seinen Arm, meint aber, er gehöre nicht zu ihm. In vielen Fällen ist das Gleichgewicht gestört.

Warnzeichen eines Schlaganfalls:
Lähmungs- bzw. Taubheitsgefühl einer Körperseite,
Verlust der Sprechfähigkeit oder Verständnisschwierigkeiten,
Kopfschmerzen,
Sehstörungen,
Drehschwindel, Gangunsicherheit.

Die Einteilung zerebraler Durchblutungsstörungen in 4 Stadien (Tab. 7.**2**) erfolgt nach Zeitverlauf und Reversibilität der neurologischen Defizite. Sie ist auch weiterhin die pragmatische Grundlage zur Therapieplanung, wenngleich das Konzept des klinisch definierten transitorischen neurologischen Defizits ohne bleibenden Schaden durch die zunehmend verbesserten bildgebenden Verfahren relativiert wird, welche auch in diesen Fällen häufig lang anhaltende Veränderungen aufzeigen.

Diagnose
- **Anamnese und körperliche Untersuchung:**
  - kardiovaskuläre Risikofaktoren,
  - neurologische Anamnese und Untersuchung,
  - Gefäßstatus: Palpation, Auskultationsgeräusche,
  - Blutdruck, Puls, Blutzucker, Blutgase,
  - ergänzend EKG (hohe Koinzidenz der KHK!), eventuell Echokardiographie.
- **Doppler- und Duplexsonographie:**
  - nichtinvasive Untersuchung der *extrakraniellen Hirngefäße* mit hoher Aussagekraft zur Lokalisation und Stenosegradbestimmung (Abb. 7.**15 a u. b**)
  - Beurteilung der *Kollateralverhältnisse* durch Untersuchung der A. supraorbitalis/supratrochlearis und durch die transkranielle Dopplersonographie (Aa. cerebri media, anterior und posterior sowie A. basilaris).
- **Angiographie:**
  - Nur intraarterielle digitale Subtraktionsangiographie (Abb. 7.**16**), intravenöse Technik unbrauchbar.

Diagnostik der hirnversorgenden Arterien

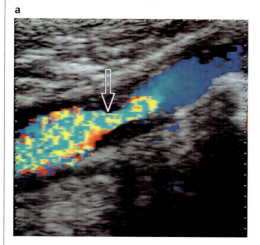
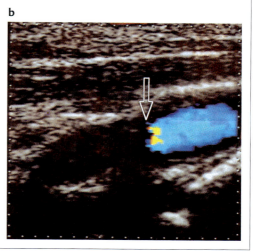

Abb. 7.**15** **a** Duplexsonographie. Stenose am Abgang der A. carotis interna links im Stenosebereich (→). Verengung des durchströmten Lumens, poststenotisch Turbulenzen (blau und gelb-orange gesprenkelter Bezirk) **b** Duplexsonographie. Verschluss der A. carotis interna rechts, Abbruch der strömenden Blutsäule, Lumen distal davon obliteriert (schwarz).

Diagnostik der hirnversorgenden Arterien

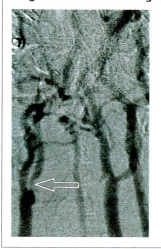

Abb. 7.**16** Angiographie. Filiforme Stenose am Abgang der A. carotis interna rechts (→).

- **Computertomographie:**
  - Eine Computertomographie des Schädels (CCT) muss bei jedem Schlaganfallpatienten sofort durchgeführt werden, um eine Blutung auszuschließen (Abb. 7.**17a-c**).
  - Bei geplanter Fibrinolyse ist die CCT neben der Anamnese (Zeit seit Symptombeginn <6 Stunden) ein zentrales Kriterium zur Indikationsstellung: Zeichen der Parenchymnekrose dürfen nicht vorliegen.

Therapie und Prognose

Die Therapie zerebraler Durchblutungsstörungen orientiert sich an der klinischen Stadieneinteilung und der Prognose unter konservativer Therapie im Vergleich zum Operationsrisiko (ca. 3 %). Faktoren, die das Operationsrisiko erhöhen, müssen bei der Indikationsstellung berücksichtigt werden:

- schlechter Allgemeinzustand,
- Angina pectoris,
- Herzinfarkt in den letzten 6 Monaten,
- schlecht einstellbarer Hypertonus,
- mittelschwere und schwere pulmonale Obstruktion.

Die Durchführung einer Operation setzt auch voraus, dass die Karotisläsion als Ursache der zerebralen Ischämie gesichert ist. Insbesondere kardiale Emboliequellen müssen daher ausgeschlossen sein (Vorhofflimmern u. a.). Unter Beachtung dieser Einschränkungen ist die **Operation** als Therapie der Wahl im Stadium II anzusehen (transitorische ischämische Attacke). Im Stadium I und III wird nur in besonderen Fällen zur Operation geraten (Tab. 7.**2**). Im Stadium IV besteht in der Regel keine Operationsindikation.

Zerebrale Computertomographie (CCT)

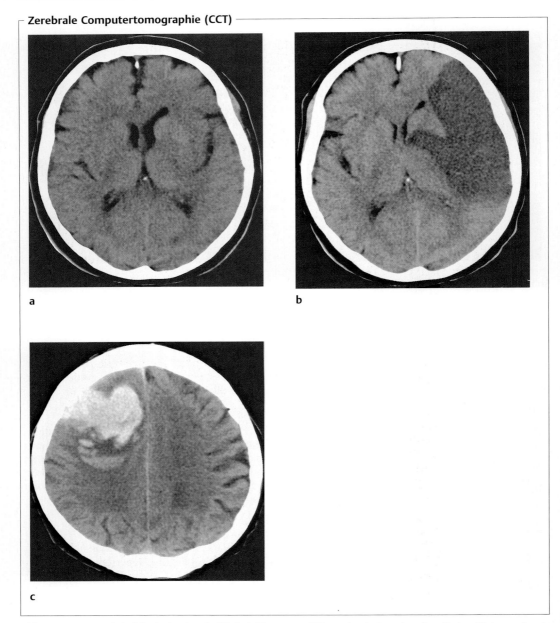

Abb. 7.**17a-c**   **a** u. **b** Ischämischer Insult. Klinisch Hemiparese rechts und Aphasie.
a CCT unmittelbar nach Krankenhausaufnahme: nur leichte computertomographische Änderungen in der linken Hemisphäre, generalisierte Hirnatrophie
b 3 Tage später: Es zeigt sich deutlich ein Territorialinfarkt im Versorgungsgebiet der A. cerebri media links.

c Hämorrhagischer Insult. Akute Blutung frontoparietal rechts mit Begleitödem und Mittellinienverlagerung. Seitenventrikel und kontralaterale Hirnfurchen erweitert bei zugrunde liegender Hirnatrophie (84-jähriger Patient). Auf der Blutungsseite verstrichene Hirnfurchen, zusätzliches Kriterium für die raumfordernde Wirkung neben der Mittellinienverlagerung

Tabelle 7.2 Stadieneinteilung und Therapie der zerebralen Ischämie

Stadium		Therapie
Stadium I:	Asymptomatische Stenose	• Standardtherapie: Thrombozytenaggregationshemmer (ASS 100–300 mg/Tag, Clopidrogel 75 mg/Tag) • Operation fakultativ nur in besonderen Fällen mit erhöhtem Apoplexrisiko: – filiforme Stenose > 90 %, – rasch progrediente Stenose > 70 % – hochgradige Stenose bei kontralateralem Verschluss, – hochgradige Stenose bei geplanter elektiver großer Operation
Stadium II:	Transitorische ischämische Attacke*	• Operation bei nachgewiesener Emboliequelle an der zugehörigen A. carotis (hochgradige Stenose, Ulzeration), • Begleittherapie: Thrombozytenaggregationshemmer vor und (zeitlich unbegrenzt) nach der Operation
Stadium III:	Progredienter Insult (progressive stroke)**	• Standardtherapie: Heparin (3-mal 5000–7500 Einheiten unfraktioniertes Heparin), • falls trotzdem weitere Progredienz: PPT-wirksame Vollheparinisierung (nach sicherem computertomographischem Ausschluss einer Blutung) oder Operation innerhalb der ersten 6 Stunden
Stadium IV:	kompletter Insult (completed stroke)	• konservative Behandlung, • keine Operation (Ausnahmen im Einzelfall bei partiellem Defizit, z.B. Handlähmung bei restituierter Beinlähmung)

* Neurologisches Defizit von maximal 24 Stunden Dauer, völlige Restitution
** Unterteilung des progredienten Insults:
  a) ohne Rückbildung,
  b) mit Rückbildung (RIND: reversibles ischämisches neurologisches Defizit),
  c) mit prolongierter Rückbildung (PRIND: prolongiertes reversibles ischämisches neurologisches Defizit).

Stroke Unit. Eine Stroke Unit (Schlaganfall-Einheit) ist eine Station speziell nur für Menschen mit Schlaganfall. Sie werden dort von einem multiprofessionellen Team bestehend aus Krankenschwestern, Neurologen, Neuropsychologen, Sozialarbeitern, Physio- und Ergotherapeuten betreut, die hierfür besonders fortgebildet sind. Ziel ist die optimale Frührehabilitation der betroffenen Patienten; je früher die Rehabilitation beginnt, um so größer sind die Erfolgsaussichten. Man geht bei diesem Konzept davon aus, dass die Rehabilitation unmittelbar nach dem „Schlag" beginnt. Zur Zeit werden in Deutschland viele Stroke Units neu eröffnet.

Die **stadienübergreifende Basistherapie** dient der Optimierung von Kreislauf und Stoffwechsel sowie der Sekundärprophylaxe. Die einzelnen Bestandteile dieser Basistherapie zeigt die folgende Übersicht:

Kreislauf:

- Behandlung einer Herzinsuffizienz,
- Behandlung von Herzrhythmusstörungen

Blutdruck:

- Akutphase: Blutdruck nie unter 180 mmHg senken, sofern keine hypertensive Krise vorliegt und die kardiale Situation dies erlaubt;
- Postakutphase: Blutdrucknormalisierung unter Vermeidung hypotensiver Phasen

Stoffwechsel:

- Blutzuckernormalisierung,
- Cholesterinsenkung

Prophylaxe von Komplikationen:

- Thromboseprophylaxe (Antiemboliestrümpfe, Heparin s.c.),
- physiotherapeutische Maßnahmen zur Pneumonie- und Dekubitusprophylaxe

Sekundärprophylaxe:

- Thrombozytenaggregationshemmer,
- Nikotinkarenz,
- andere Risikofaktoren ausschalten bzw. vermindern

Rehabilitation:

- Krankengymnastik,
- Ergotherapie,
- Logopädie

75 % aller Kranken überleben das akute Stadium. Nach fünf Jahren lebt nur noch jeder zweite Patient, Haupttodesursache ist der Herzinfarkt. 25 % aller Schlaganfallpatienten erleiden ein Rezidiv.

 Pflege- und Rehabilitationskonzepte. Auf einer umfassenden Situationsanalyse basierend werden die Rehabilitationsziele individuell für den Patienten festgelegt. Die Ziele können nur erreicht werden, wenn alle an der Betreuung des Patienten Beteiligten an einem Strang ziehen (vgl. Stroke Unit, S. 241). Die professionelle Pflege ist ein wichtiger Bestandteil der Therapie, die von Anfang an im 24-Stunden-Management betrieben werden muss. Handlungsleitende Ziele sind die Stimulation der Sinne, damit der Patient die betroffene Seite wieder wahrzunehmen lernt, und die Anregung und Führung zur aktiven Mitarbeit mit der betroffenen Körperhälfte. Besonders effektiv zur Erreichung dieser Ziele ist eine Kombination aus Bobath-Konzept, Förderkonzept der basalen Stimulation und gezieltem Selbsthilfetraining (z. B. Logopädie). Nähere Informationen zur Durchführung dieser Konzepte finden Sie in: Vollmuth/Freudenberger/Schuster: Arbeitsbuch: Spezielle Pflege, Bd.2. Thieme, Stuttgart 1999.

Subclavian-steal-Syndrom

Definition: Beim Subclavian-steal-Syndrom liegt eine Obstruktion der A. subclavia zwischen ihrem Abgang aus der Aorta und der Abgangsstelle der A. vertebralis vor. Der poststenotische Druckabfall führt insbesondere bei Arbeit mit dem ipsilateralen (gleichseitigen) Arm zu einer Strömungsumkehr in der ipsilateralen A. vertebralis, die dem vertebrobasilären Strömungsgebiet das Blut entzieht.

Eine Arteriosklerose an der oberen Extremität jenseits der ersten Zentimeter der A. subclavia ist eine extreme Seltenheit. Das Subclavian-steal-Syndrom ist damit praktisch die einzige Manifestation der arteriellen Verschlusskrankheit an der oberen Extremität.

Symptome, Diagnostik und Therapie

Intermittierend bestehen vertebrobasiläre Symptome wie Schwindel, flüchtige Paresen und Parästhesien, Sehstörungen, Ataxie und Synkopen.
Bei der Blutdruckmessung liegt eine Seitendifferenz vor. Auskultatorisch hört man ein Geräusch über dem Truncus brachiocephalicus bzw. der A. subclavia bei zugrunde liegender Stenose. Duplexsonographie (Abb. 7.**18**) und Angiographie geben darüber hinaus Aufschluss.
Eine Therapie ist nur indiziert bei ausgeprägter zerebraler oder brachialer Symptomatik: Angioplastie der A. subclavia oder Bypass.

Subclavian-steal-Syndrom

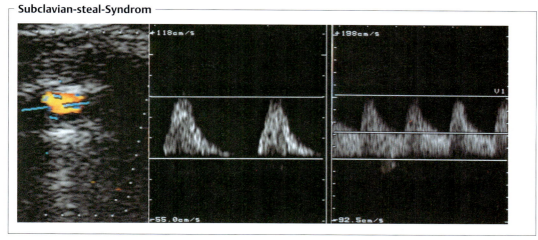

Abb. 7.**18** Duplexsonographie. A. vertebralis links mit spontaner Strömungsumkehr und deutlicher Flusszunahme nach Ischämie des linken Armes (suprasystolische Kompression mit der Blutdruckmanschette für 2–3 Minuten): Das Blut läuft primär vom Kopf weg zum Arm hin, systolische Geschwindigkeit 59,5 cm/s, diastolischer Flussstopp. Nach Belastungsischämie (Reduzierung des Strömungswiderstandes im linken Arm) Zunahme der systolischen Strömung auf 104 cm/s, nun auch diastolischer Fluss mit ca. 43 cm/s. Auslösung heftigen Drehschwindels durch dieses Manöver, da das vermehrt in den Arm fließende Blut nun nicht mehr für die Durchblutung des Hirnstamms zur Verfügung steht

Krankheiten der peripheren Arterien

Periphere chronische arterielle Verschlusskrankheit

➔ **Definition:** Die periphere arterielle Verschlusskrankheit ist eine chronische Durchblutungsstörung durch Stenosen und/oder Verschlüsse der Becken- und Beinarterien. Ursache ist in mehr als 95 % der Fälle die Atherosklerose.

Eine arterielle Verschlusskrankheit der Arme – mit Ausnahme des Subclavian-steal-Syndroms – ist eine extreme Rarität.

Epidemiologie

- *Häufigkeit:* ca. 2,2 Millionen Männer und 1,8 Millionen Frauen in Deutschland;
- *Amputationen:* ca. 35 000 pro Jahr. Diabetiker haben ein ca. 15-mal höheres Amputationsrisiko;
- *Lebenserwartung:* Bei PAVK um ca. 10 Jahre verkürzt wegen der hohen Koinzidenz von KHK bzw. zerebralen Durchblutungsstörungen.

Symptomatik

Die periphere arterielle Verschlusskrankheit wird nach ihren Symptomen in 4 Stadien eingeteilt (Tab. 7.**3**). Die Leitsymptome arterieller Durchblutungsstörungen sind **Schmerz** und **Nekrosenbildung**. In Abhängigkeit von der verbliebenen Restdurchblutung tritt Schmerz als Belastungsschmerz oder als Ruheschmerz auf.

 Lagerung. Die Beine eines Patienten mit PAVK dürfen nicht hoch gelagert werden, weil dann die arterielle Durchblutung noch schlechter würde. Aus diesem Grund sind auch Antithrombosestrümpfe kontraindiziert.
Klagt der Patient über Ruheschmerzen, ist eine Wechsellagerung der Beine empfehlenswert: Er soll zunächst die Beine flach im Bett ausstrecken (10 Minuten) und anschließend für etwa 5 Minuten die warm eingepackten Beine etwas nach unten gerichtet auf einem niedrigen Hocker ablegen. Dieser Vorgang kann mehrmals wiederholt werden.

Tabelle 7.3 Stadien der peripheren arteriellen Verschlusskrankheit (nach Fontaine)

Stadium und Hauptsymptom	Beschreibung der Symptome
Stadium I: Keine Symptome	• 75 % aller Fälle • ausreichende Kollateralenbildung
Stadium II: Belastungsschmerz (Claudicatio intermittens)* a. Gehstrecke > 200 Meter b. Gehstrecke < 200 Meter	• Lokalisation des Strombahnhindernisses: immer eine Etage über der schmerzenden Muskulatur, • „Walking-through-Phänomen": meist unbewusste Anpassung der Geschwindigkeit an die Durchblutungsverhältnisse, so dass längere schmerzfreie Gehstrecken erreicht werden
Stadium III: Ruheschmerz	• Zeichen der vitalen Gefährdung der Extremität. Ruheschmerz zeigt Druckabfall in den peripheren Arterien unter 50–60 mmHg an. • Wegen Wegfall des hydrostatischen Drucks im Liegen tritt der Ruheschmerz insbesondere nachts auf. • Vorübergehende Besserung durch Herabhängen der Beine und nächtliches Umhergehen
Stadium IV Nekrose	• Zeichen der vitalen Gefährdung der Extremität, • Ausdruck einer längeren Minderdurchblutung (Druck unter 50 mmHg), • beginnt meist an den Zehen

* Ziehende, krampfartige Muskelschmerzen zwingen den Patienten nach immer gleicher Wegstrecke zum Stehenbleiben. Die Schmerzen hören nach kurzer Zeit auf. Im Gegensatz zu arthrotischen Schmerzen hat der Patient keine Schmerzen beim Aufstehen und bei den ersten Schritten.

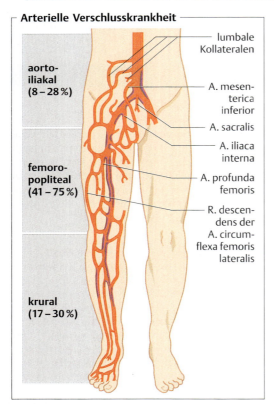

Abb. 7.19 Periphere Lokalisationstypen und wichtigste Kollateralen

Die Symptomatik korreliert nicht eng mit dem Schweregrad des Strombahnhindernisses, da bei dem chronischen jahrzehntelangen Verlauf der Atherosklerose häufig ausreichend Kollateralen gebildet werden können (Abb. 7.19).

Die **Lokalisation der Gefäßobstruktion** ergibt sich aus der Lokalisation des Schmerzes, der immer eine Etage tiefer auftritt (Tab. 7.4). Die obstruktiven Gefäßläsionen bilden sich bevorzugt an Gefäßaufzweigungen und im Adduktorenkanal. Bei Diabetikern sind der Abgang der A. profunda femoris und die Unterschenkelarterien häufig betroffen.

Diagnose

Körperliche Untersuchung

- **Inspektion und Temperaturvergleich** der Beine: Die minderdurchblutete Extemität ist blass und kühl, die Venenzeichnung vermindert. Zweifelhafte Fälle: Klärung durch Belastungstest nach Ratschow (Abb. 7.20). Es sind Hautdefekte wie Nekrosen und Ulzerationen erkennbar. Häufig bestehen chronische trophische Störungen, z. B. Haarverlust, Nagelmykosen.
- **Pulspalpation und Gefäßauskultation** (Abb. 7.21): Der Patient sollte vor der Auskultation 15 Minuten ruhen, da auch eine Hyperzirkula-

Krankheiten der peripheren Arterien

Ratschow-Lagerungsprobe

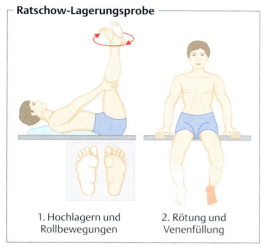

1. Hochlagern und Rollbewegungen
2. Rötung und Venenfüllung

Abb. 7.**20** Zur Diagnostik der AVK der Beine werden die Beine zuerst zwei Minuten hoch gelagert und kreisende Bewegungen durchgeführt. Danach lässt der Patient die Beine herabhängen. Die Rötung des gesunden Beins (reaktive Hyperämie) erfolgt nach 5–10 Sekunden, die Venen des gesunden Beins sind nach 15–20 Sekunden wieder gefüllt. Reaktive Hyperämie und Venenfüllung am minderdurchbluteten Bein treten erst Minuten später auf (nach Schettler/Greten).

tion zu Geräuschphänomenen führt. Schon eine geringe Lumeneinengung einer Arterie verursacht ein Auskultationsgeräusch. Stenosegeräusche sind sehr leise, die Lautstärke lässt keinen Rückschluss auf den Stenosegrad zu. Distal der A. poplitea können Stenosegeräusche nicht mehr gehört werden. Jenseits eines Strömungshindernisses ist der Puls vermindert oder gar nicht mehr tastbar (Seitenvergleich!). Wenn proximal der Pulsminderung kein Geräusch auskultierbar ist, ist ein Verschluss des Gefäßsegmentes anzunehmen. Eine Pulsminderung distal eines Stenosegeräusches deutet auf eine hochgradige, hämodynamisch wirksame Stenose hin.

Die Beurteilung erfolgt in Zusammenschau mit dem Lokalisationstyp des Beschwerdebildes (Tab. 7.**4**).

Apparative Untersuchungen

- **Dopplersonographische Druckmessung:** Die einfachste technische Untersuchung zur hämodynamischen Relevanz eines Strombahnhindernisses erlaubt die Bestimmung des systolischen Blutdrucks in den Knöchelarterien, der beim Gesunden mindestens so hoch ist wie der Druck in der A. brachialis und beim Kranken mit der Schwere der Durchblutungsstörung zusammenhängt (Tab. 7.**5**).
- **Direktionale Dopplersonographie:** Charakteristische Veränderungen der Flusskurven („Hämotachygramme") zeigen die Existenz und hämodynamische Wertigkeit von Strombahnhindernissen an.
- **Duplexsonographie** (Kombination aus Ultraschall-B-Bild und gepulster Dopplersonographie): exakte Lokalisation und Charakterisierung von Strombahnhindernissen durch Darstellung der Struktur und der Blutströmung (Geschwindigkeit, Turbulenzen) (Abb. 7.**22a** u. **b**).
- **Angiographie** (konventionelle Blattfilmtechnik oder digitale Subtraktionsangiographie =

Tabelle 7.**4** Lokalisationstypen der arteriellen Verschlusskrankheit

Strombahnhindernis	Schmerzlokalisation	Pulsminderung
Unterschenkel	Fuß	Fußpulse
Oberschenkel/ A. poplitea	Wade	A. poplitea und Fußpulse
Becken	Oberschenkel	ab Leiste
A. iliaca interna	Gesäß	keine
Aorta	Gesäß, Becken und Oberschenkel beidseits, Impotenz*	ab Leiste beidseits

*„Leriche-Syndrom"

Tabelle 7.**5** Doppler-Druckmessung

Quotient Knöchel-/ Armdruck	Knöcheldruck	Beschwerden
> 1	> 100 mmHg	keine
< 1		PAVK (asymptomatisch)
< 0,8		symptomatische PAVK
	< 50 mmHg	Ruheschmerz
< 0,3	< 40 mmHg	vital bedrohte Extremität

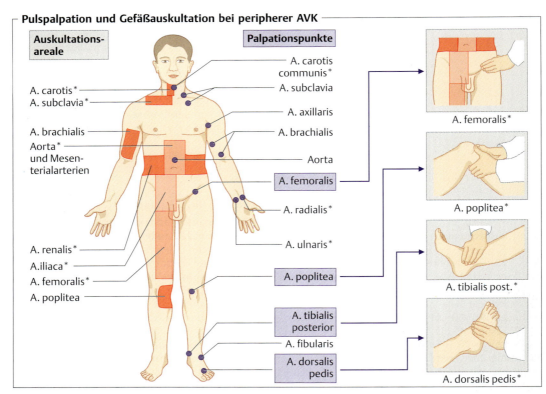

Abb. 7.**21** Die mit Stern (*) gekennzeichneten Palpationspunkte sind obligater Bestandteil jeder angiologischen Untersuchung

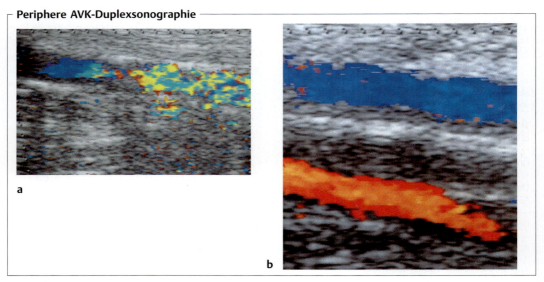

Abb. 7.**22a u. b** **a** Fadenförmige Stenose der A. femoralis rechts: nach der Stenose Turbulenzen (Flussgeschwindigkeit max. über 500 cm/s, Farbechos im umgebenden Gewebe durch die turbulenzbedingten Erschütterungen **b** Verschluss der A. femoralis superficialis rechts: Diese ist als dunkle Struktur zwischen der V. femoralis superficialis rechts (rot) sowie dem oberflächlich liegenden femoropoplitealen Bypass (blau) zu erkennen

Krankheiten der peripheren Arterien **247**

DSA; (Abb. 7.**23a-c**): Durchführung nur bei therapeutischer Relevanz (Operationsplanung) indiziert. Die intravenöse DSA ist veraltet und wird nicht mehr durchgeführt.

Bei der digitalen Subtraktionsangiographie wird zunächst ein Bild der Weichteile ohne Kontrastmittel angefertigt, anschließend ein zweites Bild nach Konstrastmittelgabe. Per Computer werden dann die Weichteilstrukturen des ersten Bildes vom kompletten zweiten Bild abgezogen (daher: Subtraktion!) und es bleibt eine übersichtliche Gefäßdarstellung ohne Weichteilschatten.

Therapie

Die Therapie der chronischen peripheren arteriellen Verschlusskrankheit ist überwiegend konservativ. Bei ca. 80 % aller Patienten ist ein gefäßchirurgischer Eingriff noch nicht oder nicht mehr indiziert. Zunehmende Verbreitung finden angioplastische Verfahren einschließlich der lokalen Fibrinolyse. Die individuell sinnvollste Therapie besteht häufig in einer simultanen oder nacheinander geschalteten Kombination angiologisch-radiologisch-gefäßchirurgischer Verfahren (Tab. 7.**6**). Dies gilt insbesondere für den Mehr-Etagen-Verschlusstyp (20 % der Fälle).

- Maßnahmen unabhängig von Stadium und Lokalisation:
  - Behandlung der Grundkrankheit,

Periphere AVK-Angiographie

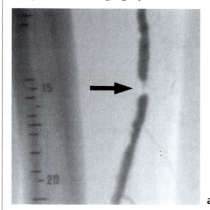

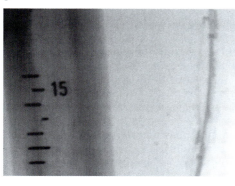

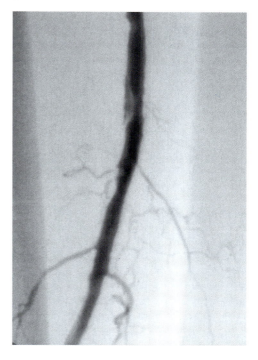

Abb. 7.**23a-c** Gleiche Patientin wie in Abb. 7.**22a** Fadenförmige kurzstreckige Stenose der A. femoralis superficialis rechts (→), **b** liegender Dilatationsballon, **c** Kontrolle nach erfolgreicher Dilatation: An der vormaligen Stenose ist noch ein kleines Dissektat zu erkennen

Tabelle 7.6 Stadien- und lokalisationsbezogene Therapie der chronischen peripheren arteriellen Verschlusskrankheit

Stadium I und IIa (alle Lokalisationen):		
• Gehtraining • Thrombozytenaggregationshemmer bei Stenose		

Stadium IIb bis IV:		
Beckentyp	**Stenose**	**Verschluss**
Stadium IIb	Gehtraining, vasoaktive Substanzen, Angioplastie + Thrombozytenaggregationshemmer	Bypass
Stadium III und IV*	Angioplastie + Thrombozytenaggregationshemmer	Bypass, Y-Prothese

* zusätzlich evtl. Antibiotika systemisch

Oberschenkeltyp	**Stenose/kurzstreckiger Verschluss bis 2 cm**	**Langstreckiger Verschluss**
Stadium IIb	Angioplastie (+ lokale Lyse), Thrombozytenaggregationshemmer	vasoaktive Substanzen, Bypass
Stadium III und IV*		Bypass

* zusätzlich evtl. Antibiotika i. a.

Unterschenkeltyp		
Stadium IIb bis IV Stadium III und IV*	vasoaktive Substanzen i. a. Hämodilution, Fibrinogensenkung zusätzlich: femorokruraler Bypass, Angioplastie	

* zusätzlich evtl. Antibiotika i. a.

- Besserung z. B. einer Herzinsuffizienz,
- Therapie der Risikofaktoren.
• Maßnahmen unabhängig von der Lokalisation:
  - Stadium III: Ruhigstellung, Tieflagerung,
  - Stadium IV: Wundbehandlung.

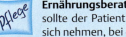 **Ernährungsberatung.** Bei Übergewicht sollte der Patient eine Reduktionskost zu sich nehmen, bei erhöhten Blutfettwerten eine fettarme Kost, da es sich jeweils um Risikofaktoren für das raschere Voranschreiten der Erkrankung handelt. Aus dem gleichen Grund ist es ratsam, wenn möglich, ganz auf das Rauchen zu verzichten. Oft bestehen solch schädigende Einflüsse bereits jahrelang, daher fällt es vielen Patienten schwer, diese Lebensgewohnheiten zu ändern.

Akuter Arterienverschluss

Definition: Ein akuter Arterienverschluss ist eine kritische Durchblutungsminderung durch eine plötzliche Verlegung des Gefäßlumens. Der akute Arterienverschluss ist immer ein Notfall.

Komplettes Ischämiesyndrom: völliges Sistieren der Blutversorgung durch vollständige Verlegung strategisch wichtiger Gefäßstrecken, die keine ausreichenden Primärkollateralen haben (z. B. Aortengabel, Femoralisbifurkation, Unterschenkeltrifurkation).

Inkomplettes Ischämiesyndrom: kritische Durchblutungsstörung, jedoch noch notdürftige Restperfusion des Versorgungsgebietes über bestehende Kollateralen oder bei unvollständiger Verlegung des Lumens (z. B. reitender Thrombus).

Krankheiten der peripheren Arterien **249**

Ätiologie

Der akute Gefäßverschluss entsteht in ca. 80 % der Fälle durch eine Embolie, in ca. 20 % durch eine lokale Thrombose bei vorbestehender Gefäßläsion (z. B. Atherom). Andere Ursachen sind eine Rarität. Emboliequelle ist in 90 % das Herz (Vorhofflimmern, Herzinfarkt, Aneurysma, Herzklappenfehler, Endokarditis, Kunststoffklappe). Prädilektionsstellen für den akuten Extremitätenarterienverschluss sind Verzweigungsstellen und arteriosklerotisch veränderte Gefäßabschnitte.

Pathogenese und Komplikationen

In hämodynamischer Hinsicht bedeutet der akute Gefäßverschluss einen plötzlichen Druckabfall distal des Verschlusses. Der verminderte Blutfluss disponiert zur **Appositionsthrombose** in den zuführenden Arterien, Kollateralen, Kapillaren und schließlich auch den zugehörigen Venen mit weiterer Verschlechterung der Durchblutung. Bei Unterschreiten eines kritischen Druckniveaus sistiert die Blutzirkulation in der Endstrombahn. Dies führt zum **hypoxischen Gewebeschaden** bis hin zum Gewebeuntergang.
Selbst bei technisch erfolgreichem Eingriff ist die Revaskularisation oft ineffektiv, wenn die oben genannte eigengesetzliche Entwicklung zu weit fortgeschritten ist. **Rethrombosierungen** der eröffneten Strombahn sind häufig.

Weitere Risiken nach Revaskularisation:

- Ödembildung mit Ausbildung eines *Kompartmentsyndromes* und/oder eines *hypovolämischen Schocks*,
- Einschwemmung toxischer Metabolite mit Azidose und Hyperkaliämie sowie Myoglobinämie und Myoglobinurie mit sekundärem *Nierenversagen*.

Betroffen sind überwiegend Menschen ab dem 60. Lebensjahr wegen der hohen Prävalenz der koronaren Herzkrankheit in dieser Altersgruppe.

Symptome

Die typischen Symptome erlauben die Diagnose und Lokalisation des akuten Extremitätenarterienverschlusses (6-P-Symptome).

◀ **Symptome des akuten Arterienverschlusses („6P"):**

pain → plötzlicher starker Schmerz
paraesthesia → Parästhesien, Kältegefühl, Missempfindungen
paleness → Blässe der Haut, einhergehend mit Kälte, Marmorierung und kollabierten Venen*
pulselessness → Pulsverlust
paresis → Lähmung
prostration → Schock

* Die proximale Begrenzung liegt meist zwei Handbreit distal der Verschlusshöhe. ▶

Der plötzlich einsetzende, oft sehr starke Schmerz sistiert erst mit dem Absterben der Gewebezellen (Ischämietoleranz: Darmmukosa 3 Stunden, übrige Gewebe 6 Stunden).

 Eine massive ischämische Muskelschwellung und eine großflächige Blasenbildung der Haut zeigen die mit dem Absterben der Extremität zunehmende Lebensgefahr für den Patienten an und erfordern die Amputation der Extremität.

Diagnostik

Bei klassischer Konstellation von Anamnese und körperlichem Befund ist keine weitere (zeitraubende) Diagnostik angezeigt. In zweifelhaften Fällen kann die Doppler- und Duplexsonographie meist Klärung schaffen. Eine Angiographie ist nur in seltenen Ausnahmefällen indiziert, z. B. bei Verdacht auf eine zusätzliche viszerale Embolie.

 Sicherheit. Packen Sie die betroffene Extremität bis zur endgültigen Therapieentscheidung in einen Watteverband. Er beugt einem Wärmeverlust und der Dekubitusentstehung vor.

Therapie und Prognose

- **Ambulante Maßnahmen:**
  - Tieflagerung der Extremität zur Verbesserung des Perfusionsdrucks,
  - möglichst Watteschuh; keine Wärme- oder Kälteapplikation!
  - Schmerzbehandlung (Morphin oder Dolantin i. v.), keine i.m. Injektionen!

- 10 000 I.E. Heparin i. v. zur Verhinderung der gefährlichen Appositionsthrombose,
- i. v. Zugang mit NaCl-Infusion.
- **Stationäre Therapie:**
  - operative Embolektomie (Fogarty-Katheter) mit intraoperativer Angiographie (80 %),
  - perkutane transluminale Angioplastie oder Aspirationsembolektomie,
  - lokale und systemische Fibrinolyse.

Die Prognose hängt wesentlich ab vom Entstehen der gefürchteten *Appositionsthrombose* und von der Zeit bis zur Wiederherstellung des Blutstroms. Insbesondere eine zeitverschwendende perfektionistische Diagnostik verschlechtert die Aussichten des Patienten. Die Sterberate bei peripherer arterieller Embolie liegt auch heute noch bei ca. 15 %.

Thrombangiitis obliterans

Definition: Eine Thrombangiitis obliterans ist eine Vaskulitis mit segmentalem multilokulärem Befall der mittleren und kleinen *Arterien* insbesondere der unteren (75 %), aber auch der oberen Extremität. Bei 25 % der Patienten sind auch die *Venen* betroffen (Phlebitis saltans/migrans).

Synonyme: Endangiitis obliterans, Buerger-Syndrom, Morbus von Winiwarter-Buerger.

Epidemiologie und Ätiologie

In Westeuropa handelt es sich bei ca. 0,5 % aller arteriellen Verschlusskrankheiten um eine Thrombangiitis obliterans, in Südostasien sind es 16 %. Früher waren fast ausschließlich junge Männer betroffen, mit dem zunehmenden Rauchverhalten junger Frauen liegt das Verhältnis m:w heute bei ca. 4 : 1.
Ätiologie und Pathogenese sind letztendlich unklar. Sicher spielt jedoch der **Nikotinkonsum**, insbesondere Zigarettenrauchen, eine herausragende pathogenetische Rolle. Betroffen sind fast ausnahmslos Raucher(-innen). Anhaltender Nikotinverzicht hat meist eine Krankheitsremission zur Folge, die Wiederaufnahme des Nikotinkonsums führt zum Rezidiv. In diesem Zusammenhang müssen auch die möglichen Folgen des Passivrauchens bedacht werden.

Symptome, Diagnose und Prognose

Die Diagnose der Thrombangiitis obliterans ist meist klinisch zu stellen. Typische Symptome sind raynaudartige Beschwerden mit seitenbetonter Kälteempfindlichkeit und dumpfe belastungsabhängige Schmerzen im Fußgewölbe.

Diagnostische Kriterien der Thrombangiitis obliterans:

Klinische Befunde:

- Leitsymptome: periphere Durchblutungsstörungen der Füße und Hände, Kältegefühl, Parästhesien, Schmerzen;
- Erkrankungsbeginn meist vor dem 40. Lebensjahr;
- Verlauf schubweise über Jahre;
- fast alle Patienten sind Raucher;
- außer Rauchen meist *keine* anderen kardiovaskulären Risikofaktoren (Hypertonie, Hypercholesterinämie, Diabetes, Zeichen der Atherosklerose);
- Phlebitis saltans in 25 % der Fälle

Angiographie (Abb. 7.24 a-d):

- (oft segmentale) Gefäßverschlüsse distal des Kniegelenks bzw. des Ellbogens;
- charakteristisch: korkenzieherartige Kollateralgefäße;
- Femoral- und Poplitealarterien: typischerweise fehlen arteriosklerotische Veränderungen. Selten können sie im Krankheitsverlauf in den Verschlussprozess einbezogen werden, jedoch nie isoliert ohne den peripheren Befall.

Histologie:

- Panangiitis (Gefäßentzündung aller Wandschichten) ohne Atherombildung.

Bei fortgesetztem Nikotinkonsum ist der Verlauf schubweise. Die Schübe treten im Abstand von Monaten bis Jahren auf. Kürzere Intervalle sind prognostisch ungünstig. Nikotinkarenz führt fast immer zur Krankheitsremission.
Distale *Amputationen* sind bei fortgesetztem Nikotinkonsum in ca. 50 % der Fälle, bei Nikotinabstinenz in weniger als 5 % der Fälle erforderlich. Hohe Amputationen sind eine Rarität. Amputationen können auch durch den sehr intensiven thrombangiitischen Ruheschmerz (meist in den Zehen bzw Fingern) erforderlich werden, der oft schwer zu therapieren ist und rasch zum Analgetikaabusus führt.
Die mittlere Lebenserwartung bei Thrombangiitis obliterans ist normal, da – abgesehen von sehr seltenen Ausnahmefällen – nur periphere Arterien betroffen sind.

Thrombangiitis obliterans

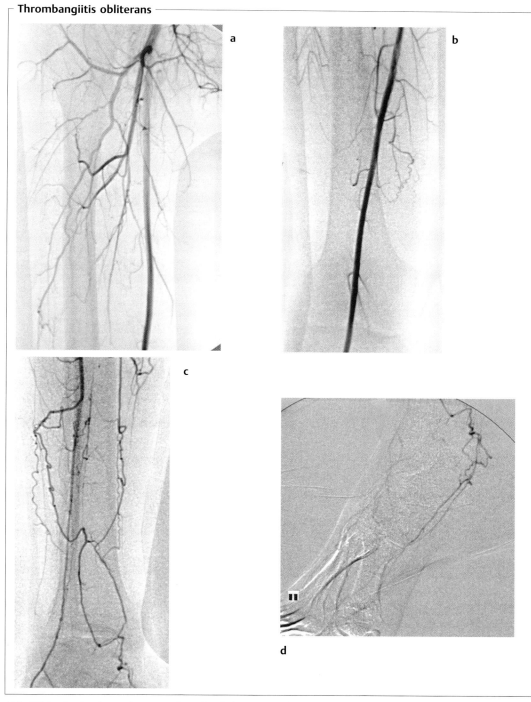

Abb. 7.**24a–d** Angiographie. Die Oberschenkelarterien (**a**) sowie Kniekehlenarterien (**b**) sind unauffällig. Verschlossene A. tibialis posterior, Abbruch der A. fibularis und Nachweis typischer „Korkenzieherkollateralen" am distalen Unterschenkel (**c**). Am Fuß fehlende Fußbögen sowie peripher nach hinten zunehmend verdämmernde Gefäße (**d**)

Therapie

Nur das sofortige Einstellen des Nikotinkonsums kann die Krankheit zum Stillstand bringen. Weitere therapeutische Möglichkeiten sind: Prostaglandinanaloga, Antibiotika nach Bedarf, Schmerztherapie einschließlich peridurale Anästhesie bei Bedarf, sorgfältige Wundpflege einschließlich Nekrosenabtragung, (möglichst sparsame) Amputation.

Wesentlich ist die Vermeidung von Nekrosen durch zu enges Schuhwerk, unsachgemäße Fußpflege, sonstige Traumen und Nässe-, Kälte- oder Hitzeeinwirkung.

Die Phlebitis saltans spricht im Gegensatz zur Thrombangiitis der Arterien gut auf Acetylsalicylsäure an.

Raynaud-Syndrom

Definition: Das Raynaud-Syndrom ist eine infolge einer gestörten Vasomotorik (Vasospasmus) anfallsweise auftretende ischämische Attacke mit reversiblem komplettem Sistieren der akralen Durchblutung. Am häufigsten betroffen sind die Finger. Kennzeichnend sind eine mindestens zweiphasische Verfärbung und eine Abkühlung der betroffenen Akren. Typische Auslöser der ischämischen Attacken sind Kälte und emotionale Belastungen.

Wesentlich ist die Unterscheidung zwischen dem rein funktionellen, prognostisch harmlosen primären Raynaud-Syndrom und dem mit trophischen Störungen einhergehenden und meist im Rahmen einer Systemerkrankung auftretenden sekundären Raynaud-Syndrom.

- **Primäres und sekundäres Raynaud-Syndrom:**

Primäres Raynaud-Syndrom:

- idiopathischer vasospastischer Symptomenkomplex unbekannter Ätiologie,
- Prävalenz 5–10 %, m:w = 1 : 2,
- Manifestation nach der Pubertät, meist Besserung in der Menopause,
- morphologisch sind die Gefäße unauffällig,
- keine trophischen Störungen

Sekundäres Raynaud-Syndrom:

- Begleitphänomen, oft Frühsymptom einer Grunderkrankung,
- organische Gefäßschäden (Makro- und Mikroangiopathie),
- lokale Komplikationen: Nekrosen, Gangrän,
- systemische Komplikationen: „Sklerodermiekrise" (rasch progredientes Nierenversagen)

Ätiologie

Die Ätiologie des primären Raynaud-Syndroms ist nicht bekannt.
Das sekundäre Raynaud-Syndrom tritt meist bei Kollagenosen (oft als Initialsymptom) auf, z. B. bei Sklerodermie, Mischkollagenose, Lupus erythematodes, Sjögren-Syndrom, Dermatomyositis. Des Weiteren tritt es auf in Zusammenhang mit Thrombangiitis obliterans und Vibrationstraumen (Presslufthammer, Motorsäge). Medikamentös kann es ausgelöst werden durch Bleomycin und Cisplatin.

Symptome und Diagnostik

Das Raynaud-Syndrom manifestiert sich durch einen ischämischen **Schmerzanfall** der Finger, der durch Kälte oder emotionale Belastungen ausgelöst wird und mit einer mindestens zweiphasischen **Verfärbung** einhergeht:

- Weißfärbung: arterieller und venöser Spasmus,
- Blaufärbung: venöse Stase,
- Rotfärbung: Hyperämie.

Die Reihenfolge der Farbänderungen ist ohne diagnostische Relevanz. Die Verteilung ist nicht immer streng symmetrisch. Eine ausgeprägte Asymmetrie sollte Anlass geben, nach einem lokal disponierenden Faktor (z. B. neurovaskuläres Schultergürtelsyndrom) zu suchen. Gelegentlich sind auch die übrigen Akren betroffen (Zehen, Nase, Ohren).
Die Diagnose des Raynaud-Syndroms ist bei typischer Klinik einfach. In zweifelhaften Fällen kann sie durch die Plethysmographie in Wärme und Kälte gesichert werden.
Nur beim sekundären Raynaud-Syndrom finden sich diagnostische Zeichen der Mikro- und Makroangiopathie und trophische Gewebsschäden (Nekrosen, Gangrän; Abb. 7.**25 a-d**).

Sekundäres Raynaud-Syndrom

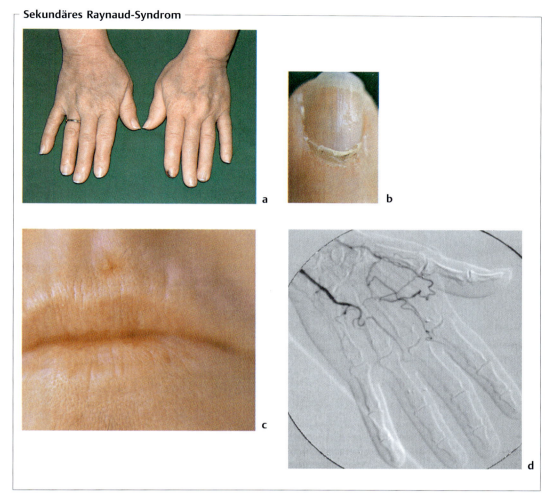

Abb. 7.**25a-d** **a** Akrale Nekrose am linken Zeigefinger **b** Megakapillaren im Nagelfalzbereich, bereits mit der Lupe sichtbar (rötliche Pünktchen) **c** Tabaksbeutelmund bei zugrunde liegender Sklerodermie **d** angiographisch Fehlen der Hohlhandbogen- sowie deutliche Verengung mehrerer bzw. Verschluss der Fingerarterien

Therapie

- *Allgemeinmaßnahmen* zur Anfallsprophylaxe: Wärme, Meiden von Kälte (Handschuhe etc.), emotionale Ausgeglichenheit anstreben, Nikotinverzicht.
- *Medikamente* zur Anfallsprophylaxe: Nifedipin (Therapie der Wahl), Nitrate, $α_1$-Antagonisten.
- Therapie der *Ischämie* und *Gangrän*: Prostaglandinanaloga (Iloprost, Alprostadil). Prostaglandinanaloga bewirken nach i. v. Gabe über wenige Tage eine Anfallsreduktion und eine Besserung der akralen Trophik für mehrere Wochen, so dass in besonderen Fällen eine zyklische Therapie überlegt werden kann.

Störungen der Kreislaufregulation

Arterielle Hypertonie

Definition

Die in gewisser Weise willkürliche Festlegung der Grenzwerte für die arterielle Hypertonie (Tab. 7.7) ist vor dem Hintergrund zu interpretieren, dass die Häufigkeit kardiovaskulärer Folgeerkrankungen und Todesfälle kontinuierlich über den gesamten normo- und hypertensiven Bereich mit der Höhe des Blutdrucks ansteigt. Durch eine therapeutische Senkung des erhöhten Blutdrucks kann die Lebenserwartung der Patienten erheblich verlängert werden. Bei Vorliegen weiterer kardiovaskulärer Risikofaktoren erhöht sich das Risiko zusätzlich, so dass z. B. bei Diabetikern Blutdruckwerte deutlich unter der formalen Normgrenze von 140/90 mmHg angestrebt werden.

Kardiovaskuläre Risikofaktoren:

- arterielle Hypertonie,*
- Diabetes mellitus,*
- Hyperlipoproteinämie,*
- Hyperhomocysteinämie,
- Hyperfibrinogenämie,
- Nikotinabusus

* Teilaspekte des „metabolischen Syndroms" (S. 126)

Tabelle 7.7 Definition und Schweregradeinteilung der arteriellen Hypertonie

Bezeichnung	RR systolisch	RR diastolisch
Normotonie	< 140 mmHg	< 90 mmHg
Milde Hypertonie	140 – 180 mmHg	90 – 105 mmHg
Mäßige Hypertonie	> 180 mmHg	105 – 115 mmHg
Schwere Hypertonie		> 115 mmHg

- Wiederholte Einzelmessungen nach Riva-Rocci (mmHg).
- Die Zuordnung erfolgt entsprechend dem höheren Messwert (systolisch *oder* diastolisch).
- Werte von 140 – 160 mmHg systolisch und von 90 – 95 mmHg diastolisch werden auch als „Grenzwerthypertonie" bezeichnet.

Tabelle 7.8 Kriterien der 24-Stunden-Blutdruckmessung

	Mittelwert tagsüber*	Systolisch > 140	Diastolisch > 90
Normotonie	< 135/85 mmHg	< 25 %	< 25 %
Hypertonie	> 135/85 mmHg	> 25 %	> 25 %

* Der nächtliche Mittelwert sollte um mindestens 10 % unter dem Wert tagsüber liegen.

Eine zunehmende Rolle in der Diagnostik der arteriellen Hypertonie spielt die **24-Stunden-Langzeitmessung**. Der Grenzwert für eine Normotonie (Tab. 7.8) liegt hier etwas niedriger als bei den oben beschriebenen Einzelmessungen nach Riva-Rocci.

Nach dem italienischen Kinderarzt Scipione Riva-Rocci (1863 – 1937) werden alle Blutdruckwerte mit RR bezeichnet. Er entwickelte das erste Blutdruckmessgerät. Eine weitere Erfindung dieser entdeckungsreichen Zeit war die Aspirin-Tablette.

Epidemiologie

In den Industrieländern weisen 10 – 15 % der Erwachsenen Blutdruckwerte über 160/95 mmHg auf. Ein etwa gleicher Prozentsatz hat eine sog. Grenzwerthypertonie (140 – 160 mmHg systolisch bzw. 90 – 95 mmHg diastolisch). Die Häufigkeit der arteriellen Hypertonie steigt mit dem Lebensalter.

Ätiologie und Pathogenese

Bei lediglich ca. 10 % der Hypertoniker lässt sich eine Erkrankung nachweisen, die die Hypertonie verursacht (**sekundäre Hypertonie**). Fast ausnahmslos handelt es sich dabei um Krankheiten der Nieren oder des Endokriniums.

◀ **Sekundäre Hypertonieformen:**
Renoparenchymatöse Hypertonie*
(alle ein- oder beidseitigen Nierenerkrankungen, die nicht mit einem Salzverlust einhergehen)

- Glomerulonephritis,
- chronische Pyelonephritis,
- Analgetikanephropathie,
- Zystennieren u. a.

Renovaskuläre Hypertonie:

- Nierenarterienstenose (85 %),
- fibromuskuläre Dysplasie (15 %),
- selten: Lupus erythematodes, Panarteriitis nodosa

Endokrine Hypertonie:

- Phäochromozytom,
- Cushing-Syndrom,
- Conn-Syndrom,
- Akromegalie

Neurogene Hypertonie:

- Hirntumor

Aortenisthmusstenose
Iatrogene Hypertonie:

- Glukokortikoide,
- Ovulationshemmer

* häufigste sekundäre Hypertonie (2–5 % aller Hypertonien) ▶

In ca. 90 % der Fälle lässt sich keine ursächliche Grunderkrankung nachweisen. Im Sinne einer Ausschlussdiagnose liegt in diesen Fällen eine **primäre (essentielle) Hypertonie** vor. In individuell unterschiedlicher Gewichtung wirken mehrere Faktoren bei ihrer Entstehung zusammen:

- *Vererbung:* polygen, häufig positive Familienanamnese.
- *Übergewicht:* enge Beziehung zwischen Körperfettmasse und Blutdruckhöhe.
- *Kochsalzzufuhr:* Bedarf liegt bei ca. 1 g/Tag, der tatsächliche Konsum in Industrieländern bei 10–15 g/Tag.

Die wesentlichen Konsequenzen für die Therapie bestehen in Gewichtsreduktion, Minderung der Kochsalzzufuhr und Meiden von übermäßigem Alkoholkonsum. Bei zahlreichen Patienten tritt die essentielle Hypertonie zusammen mit Adipositas sowie Fett- und Kohlehydratstoffwechselstörungen auf (**metabolisches Syndrom**). Das kardiovaskuläre Risiko ist sehr hoch. Eine gemeinsame genetische Ursache für diese verschiedenen Störungen wird vermutet (Insulinresistenz?). Der wesentliche therapeutische Ansatz ist die Gewichtsreduktion.

Pathophysiologie

Eine Erhöhung des totalen peripheren Gefäßwiderstandes ist bei fast allen Hochdruckkranken entscheidend für die Entstehung und Aufrechterhaltung der arteriellen Hypertonie. Die beteiligten Mechanismen sind komplex und nicht vollständig erforscht. Ein wesentlicher Faktor ist die gestörte Ausscheidung von Natrium in der Niere von Hypertonikern (Abb. 7.**26**).

Der Körper passt sich dem dauerhaft erhöhten Blutdruck an. Es kommt zu folgenden Sekundärveränderungen:

- *Herzhypertrophie:* trotz erhöhter Nachlast normales Herzzeitvolumen;
- *Hypertrophie der Widerstandsgefäße:* blutdrucksteigernde Wirkung von Vasopressoren erhöht;
- *Barorezeptorenreflex:* Verstellung des Sollwertes, der erhöhte Blutdruck wird fälschlicherweise nicht als erhöht registriert.

Die Sekundärveränderungen sind unter konsequenter antihypertensiver Therapie reversibel.

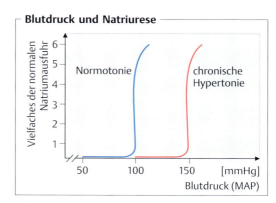

Abb. 7.**26** Ab einer bestimmten Blutdruckschwelle steigt die Natriumausscheidung der Niere massiv an. Diese kritische Grenze ist beim Hochdruckkranken in den Bereich erhöhter Blutdruckwerte verschoben. Die Niere des Hypertonikers kann bei normalen Blutdruckwerten nicht ausreichend Natrium ausscheiden, die resultierende Natriumretention trägt zur Entstehung und Aufrechterhaltung der arteriellen Hypertonie bei

Symptome

Es gibt kein spezifisches Symptom der arteriellen Hypertonie. Beschwerden wie Kopfschmerzen, Augenflimmern, Ohrensausen oder Schwindel sind meist an die Blutdruckhöhe gekoppelt und unabhängig von der Ursache der Blutdruckerhöhung.

 Viele Patienten mit einer Blutdruckerhöhung weisen keine Symptome auf und der Hypertonus wird zufällig diagnostiziert.

Die Lebenserwartung *unbehandelter* Patienten ist wegen der kardiovaskulären Folgeerkrankungen der arteriellen Hypertonie (Herzinfarkt, Herzinsuffizienz, Apoplex) erheblich reduziert, auch wenn der Patient asymptomatisch ist. Die Messung des arteriellen Blutdrucks ist daher unverzichtbarer Bestandteil jeder körperlichen Untersuchung.

Von besonderer klinischer Relevanz ist die Erkennung und Behandlung der malignen Hypertonie und der hypertensiven Krise, da diese Krankheitsbilder unbehandelt eine hohe Letalität aufweisen. Die bedrohliche Dimension der *malignen Hypertonie* (S. 261) entsteht durch das Auftreten fibrinoider Nekrosen in den Arteriolen verschiedener Organe. Für die Diagnosestellung ist die Spiegelung des Augenhintergrundes (Tab. 7.**9**) neben der Blutdruckmessung entscheidend. Eine *hypertensive Krise* (S. 260) liegt vor, wenn der massiv erhöhte Blutdruck eine akute lebensbedrohliche Dekompensation von Organsystemen verursacht. Die Höhe des Blutdrucks allein ohne die weiteren genannten Kriterien erlaubt nicht eine Zuordnung als maligne Hypertonie oder hypertensive Krise. Der irreführende und unglücklich gewählte Ausdruck „benigne Hypertonie" wird gelegentlich verwendet für die zahlenmäßig weitaus häufigeren Fälle von arterieller Hypertonie (99 %), bei denen die Kriterien der malignen Hypertonie nicht erfüllt sind.

Diagnostik

Das diagnostische Vorgehen bei Hochdruckpatienten (Tab. 7.**10**) dient folgenden Zielen:

- Sicherung der Hochdruckkrankheit,
- Klärung der Frage, ob eine primäre oder sekundäre Hypertonie vorliegt,
- Erfassung von Organkomplikationen,
- Erfassung weiterer Risikofaktoren.

Blutdruckmessung. Die **direkte (blutige) Messung** des arteriellen Drucks erfordert eine Punktion z. B. der A. radialis und das Einbringen eines dünnen Katheters. Die blutige Druckmessung ist besonderen Situationen in der Intensivmedizin vorbehalten.

Die **unblutige Messung nach Riva-Rocci** ist unverzichtbarer Bestandteil jeder Patientenuntersuchung. Sie ist daher die am häufigsten in der Medizin eingesetzte apparative Untersuchung. Ihre korrekte Durchführung und Interpretation ist von herausragender Bedeutung.

Blutdruckbestimmung nach Riva-Rocci – Durchführung:

- *Manschettenauswahl* entsprechend dem Armumfang (größere Manschette ab ca. 40 cm Umfang),
- *Armlagerung* in Herzhöhe (ansonsten Fehler durch hydrostatischen Druck),
- *Anlage der Manschette* am Oberarm: Der Unterrand der Manschette soll 2 cm oberhalb der Ellenbeuge liegen.
- *Aufpumpen der Manschette* bis ca. 30 mmHg oberhalb des zu erwartenden systolischen Blutdrucks. Kontrolle durch Palpation: Puls in der A. radialis muss verschwinden.
- *Vermindern des Drucks* um 2 – 3 mmHg/Sekunde bei gleichzeitiger Auskultation in der Ellenbeuge: Das erste auskultierbare Geräusch markiert den systolischen Blutdruck, das völlige Verschwinden der Geräusche zeigt den diastolischen Blutdruck an.
- *Vorsicht:* zwischen Systole und Diastole können die Auskultationsgeräusche verschwinden („auskultatorische Lücke").

Tabelle 7.**9** Augenhintergrundveränderungen bei Hypertonie

Stadium	Zeichen
Stadium I	beginnende Sklerose und Verengung der Arteriolen
Stadium II	Kreuzungszeichen, mäßige Arteriosklerose, Engstellung der Arteriolen
Stadium III	Netzhautödem, Exsudate („cotton wool"), Netzhautblutungen
Stadium IV	wie Stadium III, zusätzlich Papillenödem

Störungen der Kreislaufregulation

Tabelle 7.10 Diagnostik bei arterieller Hypertonie

Art der Untersuchung	Spezielle Fragestellungen	Mögliche Grunderkrankungen
Familienanamnese	Hypertonie?	Hinweis auf essentielle Hypertonie schließt sekundäre Hypertonie nicht aus!
	Herzinfarkt, Schlaganfall?	erhöhtes kardiovaskuläres Risiko
Patientenanamnese	Nierenkrankheiten? endokrine Krankheiten?	Sekundäre Hypertonie?
	Sehstörungen? Kopfschmerzen?	maligne Hypertonie?
	Blutdruckkrisen?	Phäochromozytom?
	Herz- und Gefäßkrankheiten?	sekundäre Hypertonie? Folgeerkrankungen?
	Schwangerschaftskomplikationen?	Nierenerkrankung?
	Medikamente?	sekundäre Hypertonie?
	Ovulationshemmer?	Nebenwirkungen von Antihypertensiva?
	Nikotinabusus?	Erhöhtes Risikoprofil
	Alkohol?	steigert Blutdruck
Körperliche Untersuchung	Übergewicht	Übergewicht begünstigt Hypertonie und weitere Risikofaktoren (Diabetes, Hyperlipidämie)
	Aspekt	M. Cushing? Akromegalie?
	Herz	Herzgröße? Dekompensationszeichen: Ödeme, pulmonale Stauung?
	Gefäße: Palpation und Auskultation	Pulsqualität? Aortenisthmusstenose? Nierenarterienstenose? Gefäßstenosen, Aneurysma?
	Augen	Fundusveränderungen? Wichtig bei konstanten diastolischen Drücken > 100 mmHg (maligne Hypertonie?)
Urin	Eiweiß/Sediment	Nierenerkrankung, maligne Hypertonie?
	Glukose	Diabetes?
	Katecholamine*	Phäochromozytom?
Blut	Kreatinin	Nierenerkrankung? maligne Hypertonie?
	Kalium	Nierenerkrankung? Aldosteronismus? Saluretika? Laxanzien?
	Glukose, Cholesterin, Triglyzeride, Harnsäure **	weitere Risikofaktoren?
Zusatzuntersuchungen	EKG Echokardiographie *** Thoraxröntgen ***	Hypertrophie? KHK? Pumpfunktion? Herzgröße? Lungenstauung? Sklerose/Ektasie der Aorta?
	Nierensonographie Gefäßsonographie, Nierensequenzszintigraphie, Angiographie	Nierenerkrankung? renovaskuläre Hypertonie? Gefäßstenosen? Aneurysmen?

*   Indiziert bei Erstdiagnose der arteriellen Hypertonie mit diastolischem Blutdruck > 100 mmHg
** Zur Hochdruckdiagnostik selber nicht erforderlich.
*** Zusatzuntersuchungen wie EGK, Echo, und Thoraxröntgen sollten bei Patienten unter 30 und über 50 Jahren durchgeführt werden.

- *Erste Messung:* Blutdruck an beiden Armen messen. Der höhere Wert gilt, weitere Messungen sollen an dem Arm mit den höheren Werten erfolgen.
- *Junge Patienten:* einmalig am Unterschenkel messen (Ausschluss einer Lumeneinengung der Aorta).
- *Lymphödem* (Mammakarzinom!), *Shunt* (Dialysepatienten!) oder *Parese:* keine Messung am betroffenen Arm!
- Verdacht auf *orthostatische Dysregulation:* wiederholte Messung des Blutdrucks im Stehen sinnvoll.
- *Hyperzirkulatorischer Kreislauf* (Fieber, Anämie, Schwangerschaft): Hier zeigt bereits das Leiserwerden der Auskultationsgeräusche den diastolischen Blutdruck an.
- *Pseudohypertonie:* Bei ausgeprägter Arteriosklerose bzw Mediasklerose lässt sich die Arterie nicht komprimieren, so dass falsch hohe Werte angezeigt werden.
- *Strömungsgeräusche bis 0 mmHg auskultierbar:* tritt gelegentlich auf bei Patienten mit Arteriosklerose, dann ist nur der systolische Druck erfassbar.

Die Diagnose einer arteriellen Hypertonie erfordert mindestens 3 Messungen an 3 verschiedenen Tagen in sitzender Körperhaltung nach mindestens 5 Minuten Ruhe.

Bei ca. 15 % der Patienten steigt der Blutdruck, wenn er durch medizinisches Fachpersonal ermittelt wird („Weißkitteleffekt"). Hier kann die Selbstmessung durch den Patienten sehr hilfreich sein.

Die 24-Stunden-Blutdruckmessung (ambulantes Blutdruckmonitoring, ABDM) hat ebenfalls den Vorteil des fehlenden „Weißkitteleffektes". Sie korreliert besser mit der Prognose als die Gelegenheitsmessung. Die Langzeitmessung ermöglicht die Erfassung eines fehlenden nächtlichen Blutdruckabfalls, der eine Anpassung der Behandlung erfordert (Abb. 7.**27a** u. **b**).

Therapie der essenziellen Hypertonie

Das therapeutische Spektrum bei der essentiellen Hypertonie gliedert sich in nichtmedikamentöse Allgemeinmaßnahmen und die Gabe von antihypertensiv wirkenden Medikamenten.
Die **nichtmedikamentösen Allgemeinmaßnahmen** (Tab. 7.11) sollen bei Blutdruckwerten > 140/90 mmHg immer zur Anwendung kommen.

Die Mitarbeit des Patienten ist hierbei ebenso entscheidend wie bisweilen schwierig. Die Wirkung der Allgemeinmaßnahmen tritt meist erst nach 2 bis 3 Monaten ein.

Tabelle 7.**11** Allgemeinmaßnahmen zur Blutdrucksenkung

Maßnahme	Begründung/Erläuterung
Aufklärung	entscheidend für Mitarbeit des Patienten
Lebensführung	Stressvermeidung/-bewältigung, körperliche Bewegung,* Rauchen einstellen, Alkohol max. 30 g/Tag
Entspannungsübungen/Psychotherapie	Blutdrucksenkung um 5–10 mmHg möglich bei geeignetem Patienten
Diät	Gewicht normalisieren, Kochsalzzufuhr < 6 g/Tag, kaliumreiche Kost (Obst, Gemüse)

* Hochleistungssport und isometrische Übungen (Kraftsport!) sind kontraindiziert

Eine zusätzliche Behandlung mit **Medikamenten** ist dann indiziert, wenn der therapeutische Nutzen die möglichen Nebenwirkungen übersteigt:

- RR diastolisch > *100 mmHg* trotz Allgemeinmaßnahmen bei Hypertonie ohne Sekundärveränderungen, Folgeerkrankungen oder zusätzliche kardiovaskuläre Risikofaktoren.
- RR diastolisch > *90 mmHg* trotz Allgemeinmaßnahmen bei Hypertonie mit Sekundärveränderungen, Folgeerkrankungen oder/und zusätzlichen kardiovaskulären Risikofaktoren:
  - positive Familienanamnese für kardiovaskuläre Erkrankungen,
  - Alter < 40 Jahre (insbesondere Männer),
  - Nikotinabusus,
  - Diabetes mellitus,
  - Hypercholesterinämie,
  - Organschäden (z. B. Herzhypertrophie, Albuminurie),
  - Folgeerkrankungen (z. B. KHK, AVK, Zustand nach Apoplex).

Für die Behandlung der arteriellen Hypertonie steht eine Vielzahl von Medikamenten zur Verfügung, die in 5 Gruppen eingeteilt werden:

- **Diuretika** unterstützen die blutdrucksenkende Wirkung einer Kochsalzrestriktion < 6 g/Tag

Störungen der Kreislaufregulation

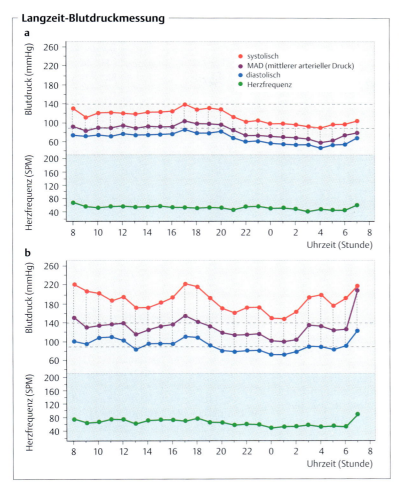

Abb. 7.**27a** u. **b** **a** arterielle Normotonie (mittlerer Blutdruck 114/69 mmHg) **b** arterielle Hypertonie (mittlerer Blutdruck 185/92 mmHg)

und werden daher oft zuerst eingesetzt. Wirkmechanismus: akut Volumenverlust, langfristig Gefäßdilatation. Das Hauptrisiko liegt in der Entwicklung einer Hypokaliämie (Thiazide und Schleifendiuretika). Daher häufig Kombinationspräparate mit Kalium sparenden Diuretika. Laborkontrollen (Serumkalium) erforderlich.

- **Kalziumantagonisten** senken den Blutdruck durch Senkung des peripheren Widerstandes. Wegen des schnellen Wirkungseintritts werden Dihydropyridine (Nifedipin, Nitrendipin) in der Notfalltherapie eingesetzt. Nebenwirkungen: Flush, Kopfschmerzen, Tachykardie.
- **ACE-Hemmer** hemmen die Bildung von Angiotensin II aus Angiotensin I und den Abbau von Kininen. Sie verbessern nachgewiesenermaßen die Prognose bei Herzinsuffizienz und Niereninsuffizienz (Einsatz bis ca. Kreatinin 4mg/dl) und sind wirksam in der Sekundärprophylaxe des Herzinfarktes. Wegen der Stoffwechselneutralität und nephroprotektiven Wirkung besonders geeignet bei zusätzlichem Diabetes mellitus.
- **Angiotensin-II-Rezeptorantagonisten** sind ebenso wirksam wie die ACE-Hemmer bei noch besserer Verträglichkeit (Nebenwirkungsprofil und -häufigkeit unterscheidet sich nicht von Placebo).
- **β-Rezeptorenblocker** wirken akut durch Verminderung des Herzzeitvolumens, langfristig durch eine Senkung des peripheren Widerstandes und eine Hemmung der Reninsekretion. Antianginöse und antiarrhythmische Wirkung, daher geeignet bei zusätzlicher koronarer Herzkrankheit und bei Herzrhythmusstörungen. Geeignet zur Sekundärprophylaxe nach Herzinfarkt.

Medikamentöse Stufentherapie der arteriellen Hypertonie

1. Stufe: Monotherapie

| Diuretikum | Kalzium-antagonist | ACE-Hemmer | β-Blocker | α_1-Blocker |

2. Stufe: Zweiertherapie

Diuretikum
+ Kalziumantagonist / + ACE-Hemmer / + β-Blocker / + α_1-Blocker

oder

Kalziumantagonist
+ ACE-Hemmer / + β-Blocker

Abb. 7.**28** Der Stufenplan ist angelehnt an die Empfehlungen der Deutschen Liga zur Bekämpfung des hohen Blutdrucks

- **Zentral wirksame Sympatholytika** hemmen vor allem zentralnervöse Kreislaufzentren durch Stimulierung zentraler α_2-Rezeptoren.
- **α_1-Rezeptorenblocker** hemmen selektiv periphere α-Adrenozeptoren. Geeignet bei zusätzlicher Hyperlipidämie und Prostatahypertrophie. Alle Antisympathikotonika können zur Orthostase und Natriumretention führen, die zentral wirksamen auch zur Sedierung.

Die Medikamente werden zusätzlich zu den in Tab. 7.**11** beschriebenen Allgemeinmaßnahmen eingesetzt. Die Behandlung erfolgt einschleichend und stufenweise (Abb. 7.**28**). Zunächst wird eine Monotherapie mit nur einem Medikament durchgeführt. Bei unzureichendem Effekt ist eine Kombinationstherapie aus zwei oder mehr Medikamenten nötig. Bei der Auswahl des geeigneten Medikaments müssen relevante Begleiterkrankungen berücksichtigt werden, z. B. Asthma bronchiale oder Niereninsuffizienz. Medikamente mit gleichem Wirkmechanismus sollten nicht kombiniert werden.
Mit dem Stufenschema in Abb. 7.**28** sind etwa 90 % der Hypertoniker einstellbar. Wenn der Blutdruck damit nicht normalisiert werden kann, sollten folgende Störfaktoren ausgeschlossen werden:

- Patient nimmt Medikamente nicht ein (mangelnde Compliance),
- Medikamentendosis nicht ausreichend,
- Medikamentenkombination nicht optimal,
- Salz- und Wasserretention.

Patientenbeobachtung. Die Nebenwirkungen von Blutdruck senkenden Medikamenten sind äußerst vielfältig. Sie reichen von Störungen im Kaliumhaushalt (Diuretika, ACE-Hemmer) über die Verminderung der Herzfrequenz und -schlagkraft (β-Rezeptorenblocker) bis hin zu Obstipation (Kalziumantagonisten) und Mundtrockenheit (Sympatholytika). Beachten Sie bei jedem Patienten mit Hypertonie mit welchen Medikamenten er eingestellt wird, und beobachten Sie ihn gezielt im Hinblick auf Nebenwirkungen. Unter Umständen kann ein Präparatewechsel notwendig werden.

Spezielle Aspekte der Blutdruckbehandlung müssen bei besonderen Situationen wie Alter, Diabetes mellitus oder Schwangerschaft berücksichtigt werden (S. 261). Die lebensbedrohliche hypertensive Krise erfordert eine Notfalltherapie.

Hypertensive Krise

Der diastolische Blutdruck ist meist > 120 mmHg. Eine vitale Bedrohung kann durch Lungenödem, koronare Ischämie oder Enzephalopathie entstehen. Kennzeichnend ist das Fehlen höhergradiger Augenhintergrundveränderungen (Abgrenzung zur malignen Hypertonie).
Bei hypertensiver Krise ist eine stationäre Behandlung erforderlich. Der Patient erhält eine Venenverweilkanüle und hat Bettruhe. Der Blutdruck soll rasch gesenkt werden (um 20–25 % in einer Stunde).

Medikamente der 1. Wahl (ambulant und stationär) sind:

- Nifedipin 5–10 mg (zerbeißen),
- Clonidin 75–150 µg (s.c. oder langsam i. v.),
- Urapidil 25–50 mg (langsam i. v.) und
- Nitroglyzerin 0,6–1,2 mg (langsam i. v.).

Wenn die Blutdrucksenkung nach 10 Minuten nicht ausreichend ist, erfolgt Wiederholung oder Wechsel auf ein anderes Medikament. Weitere Medikamente (nur stationär) sind:

- Dihydralazin 6,25–12,5 mg (langsam i. v.),
- Diazoxid 75–150 mg (langsam i. v.) oder
- Nitroprussid in Abhängigkeit vom Blutdruck kontinuierlich i. v.

Maligne Hypertonie

Bei der malignen Hypertonie ist der diastolische Blutdruck höher als *120 mmHg*. Es liegen Augenhintergrundveränderungen Stadium III oder IV oder fibrinoide Nekrosen der renalen Arteriolen (Nierenbiopsie) vor. Weniger als 1 % aller Hypertoniker sind betroffen.
Die subjektiven Symptome sind *starke Kopfschmerzen* und *Sehstörungen*. Blutdruckmessung, Spiegelung des Augenhintergrundes und evtl. eine Nierenbiopsie sichern die Diagnose. Labor: oft Zeichen von Niereninsuffizienz und mikroangiopathischer hämolytischer Anämie.
Die Prognose ist nur noch unbehandelt schlecht, nach 2 Jahren leben weniger als 20 % der Patienten. Eine sofortige stationäre Therapie bringt eine deutliche Prognoseverbesserung.

Weitere besondere Behandlungssituationen

Hypertonie im Alter. Etwa 40–50 % aller Menschen über 65 Jahre sind von der arteriellen Hypertonie betroffen. Auch im Alter senkt eine antihypertensive Therapie die kardiovaskuläre Morbidität und Mortalität erheblich. Dies gilt ebenso für die im Alter häufige isolierte systolische arterielle Hypertonie (RR systolisch > 180 mmHg, RR diastolisch < 90 mmHg). Bei alten Menschen sind Begleiterkrankungen wie z. B. Diabetes mellitus weit verbreitet.

Besonderheiten der Behandlung bei älteren Hypertonikern:

- Blutdrucksenkung langsam und vorsichtig,
- Vorsicht: orthostatische Hypotonie (Blutdruckmessung im Liegen und Stehen!),
- möglichst einfaches Therapieschema.

Störungen der Kreislaufregulation   261

Hypertonie und Diabetes mellitus. Die häufigste Todesursache bei Diabetikern sind kardiovaskuläre Komplikationen, die durch Hypertonus gefördert werden. Auch das Auftreten und Fortschreiten der diabetischen Nephropathie zur terminalen Niereninsuffizienz werden durch Hypertonie gefördert. Bei Patienten mit Typ-II-Diabetes und Übergewicht fördert der Hyperinsulinismus die renale Natriumrückresorption und steigert die Sympathikusaktivität, so dass die Entstehung der Hypertonie gefördert wird. Beim insulinpflichtigen Diabetes Typ I entsteht Hypertonie erst bei Nephropathie mit Proteinurie.

Therapieziele sind:

- Gewichtsnormalisierung,
- Diabetes ohne Nephropathie:
  RR < 135/85 mmHg,
- Diabetes mit Nephropathie:
  RR diastolisch < 70 mmHg,
  arterieller Mitteldruck < 95 mmHg.

Hypertonie und Schwangerschaft. Die Häufigkeit des Schwangerschaftshypertonus beträgt ca. 10 % und steigt mit zunehmendem Alter. Das Risiko für Mutter und Kind wird durch die Hypertonie erhöht.
Ätiologisch kommen Präeklampsie (EPH-Gestose), vorbestehende oder jetzt erstmals manifestierte essentielle Hypertonie, Nierenerkrankungen oder eine transitorische Hypertonie in der Schwangerschaft in Frage. Bei der *EPH-Gestose* kommt es vermutlich zu einer Freisetzung vasopressorischer Substanzen bei Minderdurchblutung der Plazenta. Eine stationäre Therapie ist hier zwingend erforderlich.

Therapie (Indikation ab RR 160/100 mmHg):

- Bettruhe in Linksseitenlage,
- α-Methyldopa,
- Kardioselektive β-Rezeptorenblocker (nichtkardioselektive β-Blocker kontraindiziert: $β_2$-Blockade kann wehenstimulierend wirken)
- Dihydralazin.

Hypertonie und Einnahme hormoneller Antikonzeptiva

- *Häufigkeit* der Hypertonie bei Einnahme von Kontrazeptiva: ca. 5 % (im Alter zunehmend);
- *Ätiologie:* Demaskierung einer essentiellen Hypertonie oder alleinige Nebenwirkung;
- *Pathogenese:* Östrogene stimulieren die Produktion von Angiotensinogen in der Leber.

- **Therapie:** Absetzen der Kontrazeptiva führt zu Blutdrucknormalisierung in 3–9 Monaten in über 50 % der Fälle. Ansonsten übliche Hochdrucktherapie.

Therapie sekundärer Hypertonien

Sekundäre Hochdruckerkrankungen erfordern die Behandlung der auslösenden Grundkrankheit. Wenn die kausale Therapie nicht zur Blutdrucknormalisierung ausreicht, orientiert sich die weitere Behandlung an den Therapierichtlinien für die essentielle Hypertonie.

Zur Behandlung von **renoparenchymatösen Hypertonien** werden Diuretika wegen der meist im Rahmen der Grundkrankheit eingeschränkten Ausscheidung von Kochsalz und Flüssigkeit bevorzugt. Die Verschlechterung der Nierenfunktion wird durch eine Senkung des Blutdrucks (Ziel: ca. 120/80 mmHg) verlangsamt. Besonders günstig sind in dieser Hinsicht ACE-Hemmer, die unter sorgfältiger Kontrolle der Retentionswerte bis zu einem Kreatininwert von ca. 4 mg/dl gegeben werden können.

ACE-Hemmer sind auch bei der **renovaskulären Hypertonie** gut wirksam, da hier eine absolute oder relative Überproduktion von Renin in der vermindert durchbluteten Niere besteht. Eine engmaschige Kontrolle des Kreatininwertes ist erforderlich, da ACE-Hemmer durch Verminderung des glomerulären Drucks die Funktion der stenosierten Niere verschlechtern können. Bei beidseitiger Nierenarterienstenose sind ACE-Hemmer daher kontraindiziert.

Arterielle Hypotonie

→ **Definition:** Eine arterielle Hypotonie liegt vor bei einem systolischen Blutdruckwert unter 100 mmHg. Eine arterielle Hypotonie ist jedoch erst dann als Krankheit zu bezeichnen, wenn sie Beschwerden verursacht.

Zu unterscheiden ist die arterielle Hypotonie in Ruhe von der hypotonen Kreislaufdysregulation. Hier tritt die Blutdruckverminderung erst bei Belastung auf. Die orthostatische Hypotonie (S. 263) ist eine hypotone Kreislaufdysregulation, die bereits bei Stehbelastung (Orthostase) manifest wird. Eine nicht krankhafte Hypotonie findet sich häufig bei gut trainierten Sportlern.

Grundlegend ist die Unterscheidung der **primären (essentiellen) Hypotonie** von **sekundären Hypotonien**, bei denen der niedere Blutdruck Symptom einer anderen Grunderkrankung ist.

Die essentielle Hypotonie tritt bevorzugt auf bei jungen Frauen mit leptosomalem Habitus. Es besteht eine familiäre Häufung. Begünstigend wirken körperliche Inaktivität und Stress.

Die Störung ist als harmlos zu betrachten. Therapeutisch kommen in erster Linie Allgemeinmaßnahmen, nur selten Medikamente in Frage.

◀ **Ätiologie sekundärer Hypotonien:**

Hypovolämie:
- Blutung,
- Exsikkose

Gestörter venöser Rückfluss:
- Spannungspneumothorax,
- Venenleiden (Varikosis u.a)

Erhöhter pulmonaler Gefäßwiderstand:
- Lungenembolie

Herzschwäche:
- Herzinfarkt, Herzinsuffizienz,
- Rhythmusstörungen,
- Klappenvitium,
- Perikarderkrankung

Neurovaskuläre Störung:
- Erkrankung des zentralen und peripheren Nervensystems,
- autonome Insuffizienz,
- Immobilisation,
- vasovagale Reaktion,
- Karotissinussyndrom,
- Husten-, Miktionssynkope

Endokrine Störung:
- Nebenniereninsuffizienz,
- Hypothyreose,
- Hypophysenvorderlappeninsuffizienz

Sonstige:
- Sepsis

Iatrogen (medikamentös):
- Sympatholytika, Vasodilatanzien, Diuretika,
- Antidepressiva, Phenothiazine, Tranquilizer,
- dopaminerge Substanzen,
- Vincristin

Orthostatische Hypotonie

Definition: Bei der orthostatischen Hypotonie besteht ein übermäßiger Blutdruckabfall im Stehen (meist systolisch < 100 mmHg) mit konsekutiven Symptomen der zerebralen Minderdurchblutung und/oder Leistungsminderung.

Wesentlich in diagnostischer wie therapeutischer Hinsicht ist die Unterscheidung der orthostatischen Hypotonie nach der Sympathikusaktivität, die durch das Verhalten der Herzfrequenz erkannt werden kann:

- *sympathikotone (nichtautonom-neurogene) Hypotonie:* konstitiutionell bedingt, medikamentös induziert, vermindertes effektives Blutvolumen oder postinfektiös;
- *asympathikotone (autonom-neurogene) Hypotonie:* z. B. idiopathisch bedingt, Dopamin-β-Hydroxylase-Mangel, autonome Dysfunktion oder Neuropathie, Hypotonie nach Nahrungsaufnahme.

Symptome und Diagnostik

Symptome der *zerebralen Minderdurchblutung* im Stehen sind:

- Schwindel,
- Sehstörungen (Schwarzwerden vor den Augen, „Tunnelsehen"),
- Kopf- und Nackenschmerzen,
- Präsynkope, Synkope.

Das Auftreten dieser Symptome im Liegen schließt eine orthostatische Ursache aus. Zusätzliche Symptome bei sympathikotoner orthostatischer Hypotonie sind: Tachkardie, Schwitzen, kalte Extremitäten, Blässe und Übelkeit.

Die wichtigste Untersuchung bei Verdacht auf eine orthostatische Hypotonie ist der Schellong-Test (Tab. 7.**12**). Im Falle einer orthostatischen Hypotonie mit fehlendem Pulsanstieg (asympathikoton) müssen zusätzlich neurologische Diagnostik und autonome Funktionstests (Herzfrequenzvariabilität, Noradrenalin und Vasopressin im Liegen und Stehen) erfolgen. Die meisten *sekundären* Hypotonien sind lageunabhängig. Sie können jedoch orthostatisch verstärkt werden und sollten daher ausgeschlossen werden.

Therapie

- Allgemeinmaßnahmen bei *sympathikotoner* orthostatischer Hypotonie:
  - Aufklärung über Harmlosigkeit der Blutdruckregulationsstörung,
  - Gefäßregulationstraining (Bewegung, Wechselduschen, Bürstenmassagen),
  - Steigerung des Blutvolumens: Schlafen in Schräglage, kochsalzreiche Kost,
  - evtl. tagsüber Kompressionsstrumpfhosen.
- Allgemeinmaßnahmen bei *asympathikotoner* orthostatischer Hypotonie:
  - Überkreuzen und Aneinanderpressen der Beine im Stehen,
  - Vornüberbeugen,
  - Hinhocken bei drohendem Bewusstseinsverlust.

Zur medikamentösen Behandlung stehen Fludrokortison (Natrium- und Wasserretention), Mutterkornalkaloide (Tonisierung der venösen Kapazitätsgefäße) und Sympathikomimetika (arterielle Vasokonstriktion bzw. Herzstimulation) zur Verfügung.

Tabelle 7.**12** Schellong-Test

Durchführung:	• Liegen (5–10 Minuten) mit dreimaliger Blutdruck- und Herzfrequenzmessung • Stehen (7–10 Minuten) mit Blutdruck- und Herzfrequenzmessung jede Minute • Liegen (3 Minuten) mit Blutdruck- und Herzfrequenzmessung jede Minute.			
Interpretation:	RR systolisch	RR diastolisch		Puls
Gesund	< 10 mmHg ↓	ca. 5 mmHg ↑		ca. 5–20 Schläge/Min. ↑
Pathologisch	> 20–30 mmHg ↓	> 10–15 mmHg ↓		Sympathikoton: ↑

Krankheiten der Venen und Lymphgefäße

Varikosis

Definition: Varizen sind ungleichmäßig erweiterte oberflächliche Venen, die geschlängelt verlaufen. Die Erweiterung führt zum unvollständigen Verschluss der Klappensegel und damit zur Venenklappeninsuffizienz.

Primäre Varizen (95 %) entstehen ohne fassbare Ursache durch eine Degeneration der Venenwand (weitgehender Ersatz der glatten Muskulatur durch Bindegewebe, einhergehend mit Elastizitätsverlust). **Sekundäre Varizen** entwickeln sich, wenn die oberflächlichen Venen bei okkludierender tiefer Beinvenenthrombose als Kollateralen fungieren (vgl. postthrombotisches Syndrom).
Nur maximal 50 % der Erwachsenen sind venengesund. Die Prävalenz der Varikose ist hoch: leichtgradige Varikose 25 – 50 %, fortgeschrittene Varikose 5 – 15 %, Ulcus cruris 1 – 4 %.

Ätiologie und Pathogenese

Ätiologie der primären Varikose:

Primäre (ätiologische) Faktoren:

- familiäre Disposition („Bindegewebsschwäche"),
- weibliches Geschlecht (hormonale Disposition),*
- Alter

Realisations- und Progressionsfaktoren:

- überwiegend stehende oder sitzende Tätigkeit,
- Bewegungsmangel

Übergewicht spielt bei der Entstehung primärer Varizen entgegen einer weit verbreiteten Meinung keine Rolle.

* Varizen treten auch vermehrt während der Schwangerschaft auf. Ein Großteil der Schwangerschaftsvarizen bilden sich nach der Entbindung aber spurlos zurück.

Die variköse Degeneration der Vv. saphena magna und parva beginnt meist im 3. Lebensjahrzehnt auf dem Boden einer Dysfunktion der Mündungsklappe in der Leiste bzw. in der Kniekehle. Unter dem Einfluss verschiedener Manifestationsfaktoren schreitet die Krampfaderbildung von diesem *proximalen Insuffizienzpunkt* nach distal bis zum Abgang eines Seitenastes fort. Die Lage des *distalen Insuffizienzpunktes* ist Grundlage für die Stadieneinteilung der Stammvarikose (Abb. 7.**29a**, Abb. 7.**30a**). Unterhalb des distalen Insuffizienzpunktes ist der Saphenastamm intakt und suffizient.
Im Laufe vieler Jahre erfasst die variköse Degeneration auch Seitenäste und Perforansvenen (Abb. 7.**29b** u. **c**, 7.**30b**). Das Blut kann dann von der Leiste retrograd durch die insuffizienten epifaszialen Varizen und durch die insuffizienten Perforatoren in die tiefen Venen fließen. Diese transportieren das Blut nach proximal. In der Leiste kann das Blut wieder über die insuffiziente V. saphena magna in den *Rezirkulationskreislauf* eintreten.
Das zusätzliche rezirkulierende Blutvolumen führt im Laufe der Zeit zu einer Erweiterung der tiefen Venen und schließlich zur Schlussunfähigkeit der Venenklappen. Der Zusammenbruch des anterograden Bluttransportes *(dekompensierter Rezirkulationskreislauf)* bildet die Grundlage für die venöse Druckerhöhung und das **chronische venöse Stauungssyndrom**.

Die Entstehungszeit des chronischen venösen Stauungssyndroms ist umso kürzer, je näher der distale Insuffizienzpunkt am Knöchel liegt (Tab. 7.**13**).

Tabelle 7.**13** Entstehungszeit des chronischen venösen Stauungssyndroms

Stadium	Distaler Insuffizienzpunkt	Entstehungszeit
Stadium I	Leiste	> 25 Jahre (sehr selten)
Stadium II	distaler Oberschenkel	> 25 Jahre
Stadium III	proximaler Unterschenkel	12,5 – 25 Jahre
Stadium IV	Fuß	kurz

Krankheiten der Venen und Lymphgefäße **265**

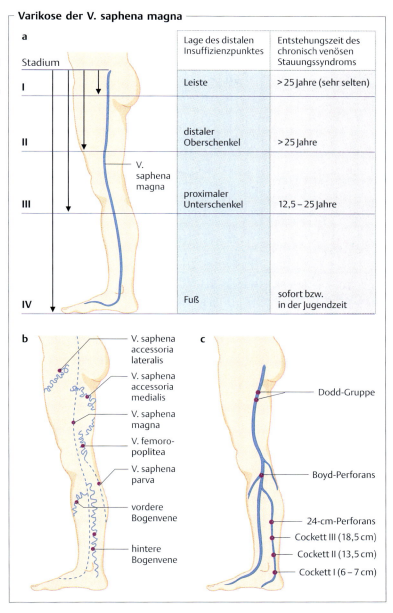

Abb. 7.**29a-c a** Stammvarikose der V. saphena magna. Stadieneinteilung nach der Lage des distalen Insuffizienzpunktes (nach Hach), **b** Seitenastvarikose, **c** Perforansvenen

Symptome

Die **subjektiven Krankheitszeichen** der Varikose sind:

- Schweregefühl und Druck in den Beinen,
- gelegentlich Schmerzen im Bereich der Varizen,
- Verschlechterung durch langes Stehen, Besserung durch Gehen und insbesondere Hochlagern der Beine,
- typisch ist die Beschwerdezunahme bei Wärme.

Bei der **körperlichen Untersuchung** sind die Stamm- und Seitenastvarizen in der Regel gut sichtbar. Oft können die Faszienlücken insuffizienter Perforatoren getastet werden. Wesentlich ist die Erkennung der stadienartig entstehenden Zeichen des chronischen venösen Stauungssyndroms: Zunächst nur Knöchelödeme insbeson de-

Varikose der V. saphena parva

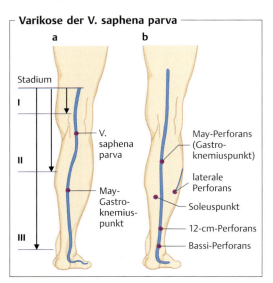

Abb. 7.**30a** u. **b a** Stammvarikose der V. saphena parva, **b** Perforansvenen

re unter hydrostatischer Belastung, allmählich zunehmende Fibrosierung der supramalleolären Haut und des subkutanen Fettes *(Dermatoliposklerose)*, Spätstadien mit Faszienbeteiligung *(Dermatolipofaszlosklerose)*: Ulcus cruris, Faszienkompressionssyndrom, arthrogenes Stauungssyndrom.

Diagnostik und Therapie

Zunächst erfolgt die Inspektion und Palpation der Beine. Darüber hinaus geben Doppler- und Duplexsonographie der Beinvenen (Abb. 7.**31a** u. **b**) und die Pressphlebographie Aufschluss über die Perfusionsverhältnisse in den Beinvenen.

Die Therapie der Wahl bei Stammvarikose ist die **Operation** (partielle Saphenaresektion = Entfernung der extrafaszialen Anteile des Rezirkulationskreislaufes). Sie kann bei jungen Menschen zur völligen Rückbildung einer sekundären Popliteal- und Femorvaneninsuffizienz führen. Falls eine Operation kontraindiziert oder nicht gewünscht ist, erfolgt eine Kompressionstherapie (S. 277).
Seitenastvarizen und retikuläre Varizen werden sklerosiert.

Varikose der V. saphena magna – Duplexsonographie

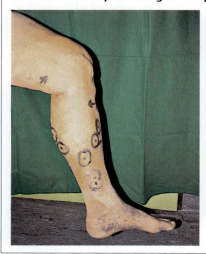
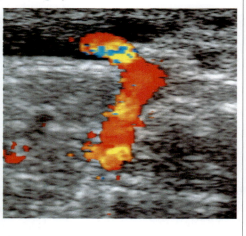

Abb. 7.**31a** u. **b a** Hauptstamm- und Seitenastvarikosis. Die insuffizienten Perforatoren sind präoperativ markiert. **b** Insuffizienter Perforator. Die rote Farbmarkierung zeigt den Fluss aus dem tiefen Muskelkompartiment in Richtung Haut an

Thrombophlebitis

Definition: Eine Thrombophlebitis ist eine thrombotische Verlegung einer oberflächlichen, epifaszialen Vene, die klinisch meist mit lokalen Entzündungszeichen einhergeht. Sie heilt im Gegensatz zur tiefen Beinvenenthrombose meist folgenfrei aus und führt nur in Ausnahmefällen zur Lungenembolie.

Ätiologie und Pathogenese

Die Thrombophlebitis ist eine typische *Spätkomplikation der Varikose* (91,5 %). Sie tritt meist erst nach 10 bis 15 Jahren auf. Bei primär gesundem, nicht varikös degeneriertem Venensystem (8,5 %) ist sie in der Regel eine *Begleiterkrankung anderer primärer Krankheiten*, z. B. Trauma, Infektion in der Umgebung, Thrombangiitis obliterans, Autoimmunerkrankung (z. B. Lupus erythematodes), Hämoblastosen, paraneoplastisches Syndrom (v. a. Prostata- und Pankreaskarzinom).

Die Thrombophlebitis an den Armen ist meist *iatrogen* bedingt etwa durch Verweilkatheter bzw. Venen-Kanülen bei intravenöser Langzeittherapie, oft mit bakterieller Infektion oder durch fehlerhafte peripher-venöse Applikation hyperosmolarer Lösungen oder anderer venenwandschädigender Substanzen.

Kanülen- und katheterassoziierte Sepsis

Erreger:

- Staphylococcus epidermidis (mit Abstand der häufigste),
- Staphylococcus aureus und gramnegative Erreger (Klebsiella, Enterobacter, Pseudomonas u. a.).

Sofortmaßnahmen:

- sofortige Entfernung der Kanüle bzw. des Katheters,
- Bakterienkulturen von der Katheterspitze, Blutkulturen

Indikation zur Antibiotikagabe:

- normalerweise spontane Entfieberung in wenigen Stunden,
- Fieber länger als 24 Stunden: zunächst Breitbandantibiotika, Umstellung auf gezielte Therapie nach Erhalt des Antibiogramms

Lokaltherapie:

- Extremität hochlagern und ruhigstellen,
- Kühlung, Antiphlogistika und chirurgische Maßnahmen nach Bedarf,
- keine Kompression: Gefahr der Keimverschleppung!

Eine Thrombophlebitis hat in der Regel keine relevanten hämodynamischen Auswirkungen, da nur 10 % des venösen Rückstroms über die oberflächlichen Venen abtransportiert werden und das netzartig verzweigte Venensystem ausreichend Kollateralen zur Verfügung stellt.

Selten findet eine Aszension der Thrombophlebitis von einer epifaszialen Hauptstammvene in die V. femoralis communis bzw. poplitea statt mit der Folge einer zusätzlichen *tiefen Beinvenenthrombose*. Ein Patient mit Thrombophlebitis der V. saphena magna und parva muss daher engmaschig klinisch und duplexsonographisch kontrolliert werden, um eine Ausdehnung in die mündungsnahen Abschnitte rechtzeitig zu erkennen.

Symptome

Typische Symptome und Krankheitszeichen sind:

- spontan schmerzhafter, druckdolenter, derber Venenstrang,
- Überwärmung und Rötung der darüber liegenden Haut,
- lokales Ödem,
- subfebrile Temperatur, serologische Entzündungszeichen (BKS erhöht, Leukozytose).

Bei infektiöser und septischer Thrombophlebitis zusätzlich:

- Eintrittspforte (Ulcus cruris, Pyodermie, Venenpunktionsstelle),
- Schwellung der regionalen Lymphknoten,
- Fieber, Schüttelfrost, Sepsis.

Besondere Verlaufsformen sind die Thrombophlebitis migrans und saltans. Die **Thrombophlebitis migrans** breitet sich kontinuierlich aus. Häufig liegt ihr ein Karzinom, meist Pankreaskarzinom, zugrunde.

Die **Thrombophlebitis saltans** ist eine rezidivierende, die Lokalisation sprunghaft wechselnde Entzündung nichtvariköser Venen des oberflächlichen Systems. Die Entzündungserscheinungen sind auf kurze Venenabschnitte beschränkt, klingen nach wenigen Tagen spontan ab und treten an anderer Stelle in gleicher Form wieder auf. Schubweiser Verlauf: Intervall Wochen bis Monate, manchmal Jahre; Diagnosesicherung durch Histologie; Therapie: Acetylsalicylsäure 1,5 – 3 g. Die Erkrankung tritt gehäuft auf bei

Thrombangiitis obliterans, Polyzythämie, Paraneoplasie (entsprechende Diagnostik erforderlich).

Therapie der Thrombophlebitis

Medikamentöse Therapie: Systemische Antiphlogistika.

Chirurgische Therapie bei:

- *Varikophlebitis:* Stichinzision nach Lokalanästhesie mit Exprimieren des Koagulans führt meist zur schlagartigen Beschwerdebesserung;
- *mündungsnaher Thrombophlebitis der Stammvenen:* Ligatur der V. saphena magna bzw. parva oder Exzision des thrombosierten Venenstranges (möglichst nach Vollheparinisierung bis zur Rückbildung der lokalen Entzündungszeichen);
- *septische Thrombophlebitis:* Inzision oder besser Exzision der infizierten Vene nach vorheriger Ligatur, Antibiotika nach Resistenzbestimmung.

 Pflegemaßnahmen. Patienten mit einer Thrombophlebitis oberflächlicher Venen sollen keinesfalls Bettruhe einhalten (dies wäre ein Kunstfehler); sie erhalten einen Verband (z.B. mit Heparinsalbe) und werden mobilisiert. Sie können die Entzündung auch lokal mit kaltem Wasser oder Alkohol kühlen.
Betroffene Patienten dürfen keine i.m. Injektionen erhalten, um im Falle einer Ausbreitung auf das tiefe Venensystem eine Lysetherapie nicht zu verhindern.

Phlebothrombose

➔ **Definition:** Eine Phlebothrombose ist ein akuter kompletter oder inkompletter Verschluss der intrafaszialen Leitvenen.

Betroffen sind am häufigsten die Venen des Beines (60 %) und der Beckenregion (30 %). Phlebothrombosen der oberen Extremität sind sehr viel seltener (0,5 – 1,5 %).

Tiefe Bein- und Beckenvenenthrombose

Ätiologie und Pathogenese

Die 1856 formulierte **Virchow-Trias** hat auch heute noch Gültigkeit. Sie beschreibt die wesentlichen pathogenetischen Faktoren für die Thromboseentstehung.

◄ **Virchow-Trias:**

1. Schädigung der Gefäßwand/des Endothels durch:

- mechanisches Trauma (Operation*, Verletzung),
- langes beengtes Sitzen („Economy-class-Syndrom"),
- körperliche Überlastung („Thrombose des 1. Ferientages" bei untrainierten Bergsteigern),
- zytotoxische Einflüsse bei schweren Allgemeinerkrankungen

2. Verlangsamung der Blutströmung:

- Immobilisation durch Bettruhe oder Gipsverband,
- Herzinsuffizienz,
- tiefe Leitveneninsuffizienz (postthrombotisches Syndrom, Varikose mit dekompensiertem Rezirkulationskreislauf)

3. Veränderte Zusammensetzung des Blutes (Thrombophilie):

- hereditäre Thrombophilie **, (APC-Resistenz, Protein-C- und -S-Mangel, AT-III-Mangel. Faktor-II Mutation, Hyperhomocysteinämie u.a.),
- erworbene Thrombophilie (Antiphospholipidsyndrom, Malignome, Sepsis; heparininduzierte Thrombopenie Typ II) ▶

Die Verbesserung der Labormethoden hat dazu geführt, dass mittlerweile bei ca. jeder dritten Thrombose eine *Thrombophilie* nachgewiesen werden kann. Die häufigste Störung ist die Resistenz gegen aktiviertes Protein C (APC-Resistenz). Die Einnahme von *Ovulationshemmern* erhöht das Thromboserisiko, insbesondere bei gleichzeitigem Zigarettenrauchen. Bei 30 bis 40 % der Fälle bleibt die Ursache der Thrombose unklar *(idiopathische Thrombose)*. Dabei muss immer bedacht werden, dass es sich auch um ein paraneoplastisches Syndrom handeln kann.
Einzelheiten über das Thromboserisiko im Zusammenhang mit Operationen und internistischen Allgemeinerkrankungen sind im Abschnitt „Thromboseprophylaxe" (S. 279) abgehandelt.

* Besonders hohe Thrombosegefahr bei Hüft- und Kniegelenkersatz.
** Der Verdacht auf eine hereditäre Thrombophilie ergibt sich bei rezidivierenden Thrombosen und/oder Lungenembolien vor dem 45. Lebensjahr, bei positiver Familienanamnese und bei ungewöhnlicher Lokalisation der Thrombose (Hirnsinus, Mesenterialvenen).

Tiefe Beinvenenthrombose – Kompressions- und Duplexsonographie

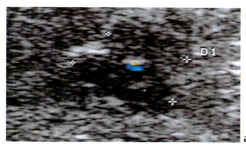
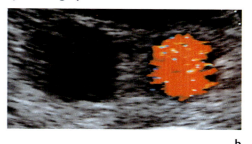

Abb. 7.**32a** u. **b** Klassische Kriterien der akuten Venenthrombose sind der im Vergleich zur Arterie erhöhte Venendurchmesser sowie die fehlende Kompressibilität der nicht durchströmten Vene. **a** Unterschenkelvenenthrombose. Deutliche Auftreibung der frisch thrombosierten Vv. tibiales posteriores (schwarz). Blau die dazwischen liegende A. tibialis posterior erkennbar. **b** Aszension einer tiefen Beinvenenthrombose bis in den Bauchraum: rot Aorta, schwarz daneben mit etwas größerem Kaliber die frisch thrombosierte V. cava inferior

Symptome und Diagnostik

Die klinische Diagnose einer tiefen Beinvenenthrombose ist mitunter schwierig. Auch bei völligem Fehlen klinischer Zeichen ist eine Phlebothrombose nicht ausgeschlossen: ca 50 % aller Phlebothrombosen sind klinisch stumm. Die Diagnose einer tiefen Venenthrombose kann daher nur durch die apparative Diagnostik gesichert oder ausgeschlossen werden. Die Indikation zur sonographischen Untersuchung sollte daher großzügig gestellt werden.

Die klassischen Symptome und Krankheitszeichen beruhen auf der akuten Druckerhöhung und Schmerzempfindlichkeit durch die Thrombose. Sie treten bei aufrechter Körperhaltung besonders hervor, so dass insbesondere bei Bettlägrigen die klinische Diagnose erschwert sein kann. Unspezifische Symptome wie unklares Fieber können Ausdruck einer Thrombose sein. **Kardinalsymptome** der tiefen Beinvenenthrombose sind:

- Berstungsschmerz in der Wade beim Gehen und Stehen,
- Ödem insbesondere bei Orthostase,
- livide Verfärbung, oft einhergehend mit Überwärmung und auffälliger Zeichnung der oberflächlichen Venen ("Pratt-Venen").

Klassische Thrombosezeichen haben wegen der hohen Rate an falsch-positiven und falsch-negativen Befunden heute eher historische Bedeutung, z. B. Payr-Zeichen, Bisgaard-Zeichen, Homans-Zeichen, Lowenberg-Test, Meyer-Druckpunkte.

Apparative Diagnostik ist unentbehrlich zur sicheren Thrombosediagnose. Die *Sonographie* (B-Bild-Kompressionssonographie, Duplex) ist die Methode der Wahl bei ausreichender Erfahrung (Abb. 7.**32a** u. **b**). Die *aszendierende Phlebographie* ist immer indiziert vor einer Lyse zur Dokumentation. Außerdem ist sie eine Alternative in der Primärdiagnostik bei fehlender Verfügbarkeit der Duplexsonographie bzw. bei unzureichender Erfahrung (Abb. 7.**33**).

Therapie

Sofortmaßnahmen nach Diagnosestellung sind Immobilisation und Heparingabe: Bolus 5000 IE i. v., Dauerinfusion (Ziel: PTT-Verlängerung auf das 1,5–2,5-fache der Norm).

Zur evtl. angestrebten Rekonstruktion der venösen Strombahn bieten sich die **Thrombolyse** oder die **Thrombektomie** an. Beide sind aber nur sinnvoll innerhalb der ersten 6 Tage. Kontraindikationen müssen streng beachtet werden.

Die Nachbehandlung mit **Marcumar** bzw. bei Unverträglichkeit mit Heparin dient der Rezidivprophylaxe. Darüber hinaus soll der Patient als Langzeitbehandlung nach dem Abschwellen des Beines **Kompressionsstrümpfe** tragen.

Komplikationen

- Lungenembolie (S. 274),
- Postthrombotisches Syndrom (S. 270),
- Phlegmasia coerulea dolens (S. 270).

Axilla-Subklavia-Venenthrombose

Synonyme sind Paget-von-Schroetter-Syndrom und „effort thrombosis".

Tiefe Beinvenenthrombose – Phlebographie

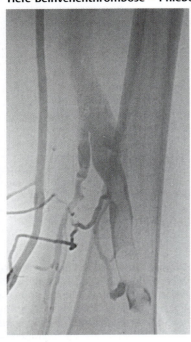

Abb. 7.33   Thrombose der V. poplitea. Auf Kniegelenkshöhe ist das Gefäß vollkommen verschlossen und überhaupt nicht kontrastiert. Auf Höhe ca. Pop I dann umflossener Thrombus darstellbar, Thrombuskopf in Höhe des Adduktorenkanals (an der Knochenkontur abbrechend). Auffüllung der V. femoralis superficialis über Muskelkollateralen. Links im Bild die oberflächliche V. saphena magna, welche als Kollaterale bei verschlossenem tiefen Venensystem fungiert

Ätiologie

- „Thoracic-inlet-Kompressionssyndrom": disponiert ist die Durchtrittsstelle der Vene zwischen Schlüsselbein und 1. Rippe.
- Mechanische Provokation durch Sport (Handball, Basketball, Tennis, Speerwerfen) oder ähnliche Beanspruchung (Rucksacktragen, Malerarbeiten mit erhobenen Armen).
- Tumoren der Axilla bzw. des Mediastinums,
- iatrogen: zentrale Venenkatheter, Herzschrittmacher.

Symptome und Komplikationen

Klassische Symptome wie Schmerz, Schwellung, livide Verfärbung können fehlen.
Häufig beobachtet man gestaute Venen am Handrücken, die bei Anheben des Armes bestehen bleiben und gut sichtbare Kollateralen an der Thoraxwand.
Als Komplikationen können Lungenembolie (selten, 2 %) und postthrombotisches Syndrom (selten) auftreten.

Therapie

Akut erfolgt eine PPT-wirksame Vollheparinisierung (wie tiefe Beinvenenthrombose), überlappend wird der Patient für 3 Monate marcumarisiert. Eine Thrombolyse ist nur in seltenen Ausnahmefällen (z. B. Profisportler) indiziert, eine Thrombektomie wird nicht durchgeführt.

Phlegmasia coerulea dolens

→ **Definition:** Die Phlegmasia coerulea dolens ist eine schlagartig einsetzende komplette Thrombose aller Venen einer Extremität.

Durch die extreme Mikrozirkulationsstörung kommt es sekundär zu einer arteriellen Minderdurchblutung und schließlich zur „venösen Gangrän" mit hoher Letalität (bis 50 % trotz Therapie). Ätiologisch liegt meist eine systemische Tumorkrankheit mit Zusammenbruch des Hämostasesystems zugrunde.

Symptome, Diagnose und Therapie

Die Krankheitszeichen sind tief livide Verfärbung der betroffenen Extremität, schmerzhaftes Ödem, motorische Schwäche, Hypästhesien, Parästhesien, hypovolämischer Schock, druckschmerzhafte Venenpunkte und abgeschwächte oder fehlende Arterienpulse. Diagnostik: Neben dem klinischen Eindruck ist eine Duplexsonographie diagnostisch aufschlussreich. Die Phlebographie ist kontraindiziert. Die Therapie besteht in Antikoagulation (Heparin), Fibrinolyse und Thrombektomie.

Postthrombotisches Syndrom

→ **Definition:** Beim postthrombotischen Syndrom handelt es sich um Symptome und Krankheitszeichen, die nach einer Thrombose der tiefen Venen bestehen bleiben oder sich im Laufe von Jahren ausbilden.

Ca. 1 Million Bundesbürger leiden an einem postthrombotischen Syndrom.

Pathogenese und Einteilung

Zur Reparation und Kompensation nach akuter tiefer Beinvenenthrombose stehen 2 Möglichkeiten zur Verfügung:

- *Rekanalisation:* Wiederherstellung der Strombahn
- *Kollateralisation:* Ausbildung von Umgehungskreisläufen bei verschlossener proximaler Strombahn.

Die Rekanalisation dauert bis zu 12 Monate (**postthrombotisches Frühsyndrom**). Sie beginnt mit der Ausbildung kleiner Hohlräume durch spontane Fibrinolyse. Schon nach wenigen Tagen setzt der Abräumprozess durch einwachsendes Organisationsgewebe ein mit individuell unterschiedlichem Erfolg:

- Rekanalisation bleibt völlig aus (11 %),
- unvollständige Rekanalisation (53 %),
- vollständige Wiedereröffnung der Lumina (36 %; insbesondere bei Kindern und Jugendlichen wegen der hohen fibrinolytischen Aktivität der Venenwand in dieser Altersgruppe).

Mit dem Abräumprozess werden auch die **Venenklappen zerstört**. Dadurch verliert die Wadenmuskelpumpe ihre Effektivität. Das Blut wird durch die Muskelkontraktion nicht nur anterograd transportiert, sondern auch retrograd in die Leitvenen gepresst. Über insuffiziente Verbindungsvenen (Perforansvenen) findet es schließlich seinen Weg in die epifaszialen Venenstämme, die nun als Kollateralvenen dienen. Sie passen sich dem erhöhten Strömungsvolumen an und erweitern sich (**physiologische Phlebektasie**). Das wichtigste Kollateralgefäß ist die V. saphena magna.

Die zunehmende Erweiterung der Kollateralvenen führt schließlich zur **sekundären Stammvarikose** mit Verlust der Klappenschlussfähigkeit und leitet das **postthrombotische Spätsyndrom** ein: Die sekundäre Klappeninsuffizienz des Kollateralsystems führt zu einer Verminderung der venösen Förderleistung mit systolisch-diastolischem Pendelfluss und zu einer Erhöhung des Venendrucks. Die Überlastung der Kompensationsmechanismen führt so zum **chronischen venösen Stauungssyndrom** (S. 267).

Diagnostik

- **Pressphlebographie** (Methode der Wahl): umfassende Darstellung der tiefen Leit- und Muskelvenen, der Venenklappen und der Kollateralkreisläufe bezüglich Morphologie und hämodynamischer Funktion.
- **Duplexsonographie:** Gefäßlumen mit echoreichen Strukturen, Inseln und Septen, Nachweis der venösen Insuffizienz als Folge der Klappendestruktion (Abb. 7.**34**, 7.**35**). Die direkte Darstellung der Venenklappen und der Umgehungskreisläufe gelingt nicht optimal wie mit der Phlebographie.
- Die Bestimmung verschiedener **Parameter der globalen Venenfunktion** hat einen herausragenden Wert für die Verlaufsbeobachtung der postthrombotischen Krankheit. Sie liefern Erkenntnisse über den Kompensationsgrad der postthrombotischen Veränderungen.
  - Periphere dynamische Venendruckmessung: blutige Druckmessung am Fußrücken zur quantitativen Bestimmung des Druckabfalls und der Wiederauffüllungszeit,
  - Photoplethysmographie: Volumenverschiebungen des Blutes in den subkutanen Venenplexus,
  - Venenverschlussplethysmographie: Bestimmung der venösen Kapazität und Drainage.

Therapie

In jeder Krankheitsphase hat die physikalische Behandlung durch optimale **Kompression** (elastische Kurzzugbinden, Kompressionsstrümpfe) vorrangige Bedeutung.

Die pathophysiologischen und hämodynamischen Veränderungen beim postthrombotischen Spätsyndrom gleichen dem dekompensierten Rezirkulationskreislauf beim Krampfaderleiden (S. 267). Die Indikation zur **operativen Therapie** besteht unter der Voraussetzung einer Abflussmöglichkeit über das tiefe System (Rekanalisation). Ziel ist die Ausschaltung der insuffizienten Perforatoren und Stammvenen (V. saphena magna/parva). Auch postoperativ besteht die absolute Notwendigkeit einer optimalen Kompression (weiterhin Insuffizienz der tiefen Venen!).

Postthrombotisches Syndrom – Duplexsonographie

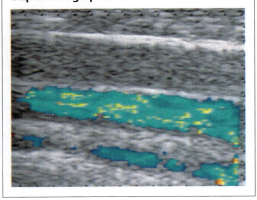

Abb. 7.**34** Zustand nach 5-Etagen-Thrombose und operativer Thrombektomie. Ausgezeichnete Rekanalisation, im Valsalva-Manöver jedoch retrograder Blutfluss in der V. femoralis superficialis (blau, dickeres Gefäß) und in der V. femoralis profunda (blau, dünnere Gefäßäste) als Ausdruck der Klappendestruktion nach Thrombose.

Postthrombotisches Syndrom – Duplexsonographie

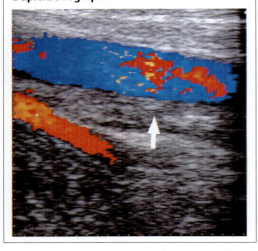

Abb. 7.**35** Persistierender Verschluss der V. femoralis superficialis nach einer Thrombose. Im Gegensatz zu den sichtbar durchströmten Arterien ist die V. femoralis superficialis ohne Blutfluss und mit mittelechogenem Material durchbaut (→). Klassische Kriterien des chronischen Venenverschlusses sind das relativ geringe Gefäßkaliber sowie die Akzentuierung der Venenwand. Eine Rekanalisation ist hier in keiner Weise zu erwarten

Chronisch venöse Insuffizienz

→ **Definition:** Der Sammelbegriff „venöse Insuffizienz" umfasst alle krankhaften Zustände mit erschwertem venösen Rückfluss.

Die einzige Form der *akuten* venösen Insuffizienz ist die akute tiefe Beinvenenthrombose. Die *chronische* venöse Insuffizienz führt zu Mikrozirkulationsstörungen der Haut mit schweren trophischen und entzündlichen Veränderungen, die als chronisches venöses Stauungssyndrom bezeichnet werden.

Ätiologie

Die chronisch venöse Insuffizienz tritt fast ausschließlich an der unteren Extremität auf. Die mit Abstand häufigsten Ursachen sind die primäre Varikose und das postthrombotische Syndrom.
Die Ursache der Rückflussstörung ist bei der **primären Varikose** zunächst eine Klappeninsuffizienz der oberflächlichen Venen und der Verbindungsvenen. Ein chronisches Stauungssyndrom tritt auf, wenn schließlich die am Rezirkulationskreislauf beteiligten tiefen Venen sich erweitern und dadurch insuffizient werden (**dekompensierter Rezirkulationskreislauf**; S. 264).
Beim **postthrombotischen Syndrom** tragen mehrere Faktoren zur venösen Rückflussstörung bei:

- mangelhafte Rekanalisation: chronische Verschlüsse, hochgradige Stenosen,
- Klappenschäden der tiefen Leitvenen nach Rekanalisation durch Destruktion oder narbige Schrumpfung (tiefe Leitveneninsuffizienz),
- sekundäre Klappeninsuffizienz der Verbindungsvenen und der erweiterten oberflächlichen Kollateralvenen bei zu großer Volumenbelastung durch Dehiszenz der Klappensegel, Ausbildung sekundärer Varizen.

Pathogenese und Symptome

Die Klappeninsuffizienz der tiefen Venen führt zu einer Verminderung der venösen Förderleistung und zu einer venösen Druckerhöhung im Stehen (Abb. 7.**36a-c**).
Die **venöse Hypertonie** ist der entscheidende Faktor für die Entstehung des chronischen venösen Stauungssyndroms. Sie führt zu einem vermehrten Übertritt von Flüssigkeit, Eiweiß und auch von korpuskulären Elementen (Blutkörperchen) aus den Kapillaren in das Interstitium. Die Ödembildung kann initial noch verhindert werden durch eine Erhöhung der lymphatischen

Venenklappen

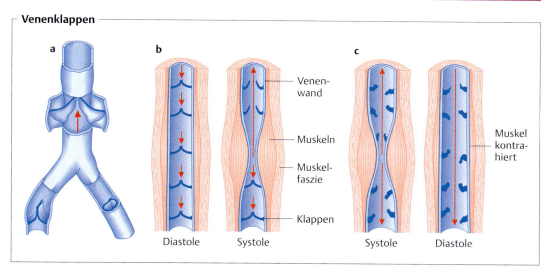

Abb. 7.**36 a-c   a** Die Venenklappen sitzen als eine venenspezifische Sonderkonstruktion als halbmondförmige Taschenklappen schwalbennestartig der Gefäßwand auf. **b** In geschlossenem Zustand verhindern die Venenklappen den Rückstrom des Blutes in die Peripherie, die geöffneten Venenklappen ermöglichen den ungehinderten Blutfluss zum Herzen hin. Gesunde Venenklappen können einem Druck bis 800 mmHg standhalten. Muskelkontraktionen führen zu einer Druckerhöhung im Faszienschlauch. In Verbindung mit dieser Muskelpumpe bilden die Venenklappen eine Ventilpumpe, die sich wie ein Paternoster von Etage zu Etage hocharbeitet. **c** Postthrombotisch veränderte, fibrosierte Venenwand mit narbig geschrumpften Klappen. Bei Klappeninsuffizienz wird das Blut durch die Muskelkontraktion nicht nur herzwärts, sondern auch rückwärts in die Peripherie und retrograd durch die Vv. perforantes gepresst. Bei Muskelerschlaffung (Druckabfall im Kompartiment) fließt das herzwärts gepumpte Blut wieder zurück (Reflux). So entsteht ein systolisch-diastolischer Pendelfluss, der in ausgeprägten Fällen bis zu 500 ml pro Minute erreichen kann

Ulcus cruris

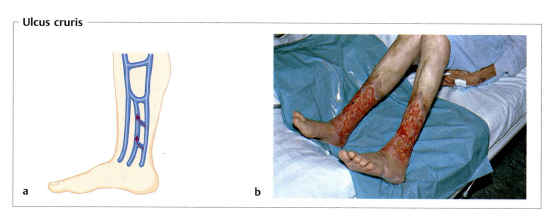

Abb. 7.**37a u. b   a** Im Bereich der Unterschenkel besteht eine Schwachstelle des Venensystems. Dort fließt das Blut normalerweise von den oberflächlichen Venen durch die Vv. communicantes und perforantes zu den tiefen Venen. Entsteht in diesen Verbindungsvenen eine Klappeninsuffizienz, so kommt es bei Einsetzen der Muskelpumpe zu einer Blutstromumkehr dahingehend, dass Blut aus der Tiefe in das oberflächliche Venennetz gelangt. Hier liegt u. a. eine Ursache für das häufige Entstehen von Ulcera cruris im Bereich dieser sogenannten Cockett-Perforansvenen **b** Ulcera cruris an beiden Unterschenkeln

Drainageleistung auf das 10- bis 20-fache der Norm. Schließlich entsteht ein **eiweißreiches Ödem**.
Die chronische Stimulation insbesondere von Makrophagen und andere zelluläre Mechanismen führen zu einer **Fibrosierung und Sklerosierung** der Haut und des subkutanen Fettgewebes (Dermatoliposklerose) und schließlich auch der Muskelfaszie (Dermatolipofasziosklerose). U.a. entstehen perikapilläre Fibrinmanschetten im Bereich der Dermatoliposklerose, die zur Hypoxie und Azidose beitragen. Die narbige Destruction der Fascia cruris (Elastizitätsverlust) führt zusammen mit der venösen Hypertonie zu einem **orthostatischen Kompartmentsyndrom** mit funktioneller arterieller Minderdurchblutung und schwersten Störungen der Mikrozirkulation. Die Krankheitserscheinungen in diesem Spätstadium werden auch als **Faszienkompressionssyndrom** bezeichnet (Abb. 7.**37a** u. **b**).
Die therapierelevante Stadieneinteilung des chronischen venösen Stauungssyndroms entspricht der geschilderten pathogenetischen Kaskade. Sie orientiert sich am Vorhandensein fibrosierender Gewebeveränderungen der Haut und des Unterhautfettgewebes (Stadium II) und an der Beteiligung der Muskelfaszie (Stadium III und IV).

Stadieneinteilung des chronischen venösen Stauungssyndroms

Stadium I: keine Gewebssklerose

- Druck- und Schweregefühl,
- Ödemneigung im Stehen,
- evtl. Pigmentierungen, Atrophie blanche, Corona phlebectatica paraplantaris

Stadium II: Dermatoliposklerose

- Induration (Verhärtung),
- akutes Ulcus cruris

Stadium III: Dermatolipofasciosclerosis regionalis

- derbe Induration,
- chronisches Ulcus cruris

Stadium IV: Dermatolipofasciosclerosis circularis

- Chronisches Faszienkompressionssyndrom:
- Glykogenverarmung und Nekrosen der Muskulatur,
- Manschettenulzera mit fehlender Spontanheilung,
- arthrogenes Stauungssyndrom*,
- evtl. humorale Entzündungszeichen, Depression, sozialer Abstieg

Therapie

Stadium I und II: Kompressionstherapie,
Stadium III: paratibiale Fasziotomie bei Ulzeration an der Innenseite des Unterschenkels, laterale Muskeltranspositionsplastik bei Ulzeration an der Außenseite des Unterschenkels,
Stadium IV: krurale Fasziektomie.

Lungenembolie

Definition: Eine Lungenembolie ist eine Verlegung der Lungenarterie oder ihrer Äste durch Fremdmaterial, das mit dem Blutstrom verschleppt wurde.

In 10 % der Fälle führt die Lungenembolie zu einer hämorrhagischen Infarzierung des embolisierten Lungenareals (Lungeninfarkt).

Ätiologie und Pathophysiologie

Die mit Abstand häufigste Form ist die *Thrombembolie*. Selten sind Lungenembolien durch Fett, Fruchtwasser, Luft und Fremdkörper.
Die Thromben stammen zu 80 % aus den Bein- und Beckenvenen (Abb. 7.**38**) wobei jedoch nur

---

Thrombenbildung an Venenklappen

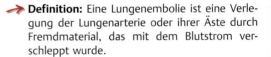

Abb. 7.38 Lokale Wirbelbildungen bzw. Stase im Bereich der venösen Taschenklappen prädisponieren für eine diskrete Thrombozytenaggregation und Thrombusbildung. Bei zunehmendem Thrombuswachstum wird der Blutfluss in den Venen behindert.

* Im Extremfall greift die Fibrosierung auf den Bandapparat des Sprunggelenks über: fixierter Spitzfuß mit Ausfall der peripheren Venenpumpen. Eine Abheilung der Ulzera ist dann nicht mehr möglich.

25 % der Patienten klinische Symptome einer tiefen Beinvenenthrombose aufweisen. Embolisationen aus dem rechten Herz und dem Einzugsgebiet der oberen Hohlvene (z. B. Thrombenbildung durch zentrale Venenkatheter) sind selten.
Die **Risikosituationen** für eine Lungenembolie entsprechen denen für die tiefe Beinvenenthrombose (S. 268). Im Krankenhausalltag sind folgende Faktoren besonders wichtig:

- Bettlägerigkeit, Immobilisation,
- Herzinsuffizienz, forcierte Diurese,
- Tumorerkrankungen, hämatologische Erkrankungen,
- Östrogentherapie (Antikonzeptiva), insbesondere in Kombination mit Zigarettenrauchen,
- Operationen, insbesondere an Hüfte und Knie.

Die Thromben lösen sich häufig nach einer **akuten Erhöhung des Venendrucks** (z. B. morgendliches Aufstehen, Pressen bei der Defäkation, Hustenanfall, körperliche Anstrengung).
Der Druck in der Pulmonalarterie steigt bei einer zuvor gesunden Lunge erst an, wenn durch die Embolie mehr als 50 % des Gefäßbettes verlegt sind. Eine vorgeschädigte Lunge zeigt bereits bei kleineren Embolien einen Druckanstieg bei erhöhter Mortalität. Auch kleinere Embolien führen durch humorale Mechanismen zu Spasmen der Pulmonalarterien und der Bronchien.

Symptome

Viele Lungenembolien verlaufen asymptomatisch. Wiederholte symptomlose Embolien können allmählich zur pulmonalen Hypertonie und Rechtsherzdekompensation (**Cor pulmonale**) führen. Auch kleine Lungenembolien verdienen große Aufmerksamkeit, da sie in einem hohen Prozentsatz schweren, fulminanten Lungenembolien vorausgehen (Signalembolien). Der Schweregrad einer Lungenembolie (Tab. 7.14) wird wesentlich durch das Ausmaß der Obstruktion des pulmonalen Gefäßquerschnitts bestimmt und hat sowohl prognostische als auch therapeutische Bedeutung.
Der Verdacht auf eine Lungenembolie besteht grundsätzlich bei plötzlich einsetzenden **thorakalen Symptomen** wie

- Dyspnoe, Tachypnoe,
- Tachykardie,
- Thoraxschmerzen,
- Husten, ggf. Hämoptoe.

Tabelle 7.14 Schweregradeinteilung der Lungenembolie (nach Grosser)

Schweregrad	Klinik	PaO_2*	Systemischer Blutdruck	Pulmonalarterieller Mitteldruck	Pulmonalarterielle Obstruktion
I	Thorakale Symptome: diskret, kurzfristig	normal	normal	normal	periphere Äste (< 25 %)
II	Thorakale Symptome: leicht, anhaltend	< 80 mmHg	normal oder leicht erniedrigt	normal oder leicht erhöht	Segmentarterien (25–50 %)
III	Thorakale Symptome: ausgeprägt, anhaltend	< 70 mmHg	erniedrigt	25–30 mmHg	Ein Pulmonalarterienast oder mehrere Lappenarterien (⩾ 50 %)
IV	wie III, zusätzlich Schock	< 60 mmHg	stark erniedrigt mit kleiner Amplitude	> 30 mmHg	Pulmonalarterienstamm oder Pulmonalarterienast und Lappenarterien (⩾ 66 %)

* gilt nur für lungengesunde Patienten

Erstmaßnahmen bei Lungenembolie. Der Patient soll nicht aufstehen, weder aus dem Bett, noch vom Fußboden, falls er gestürzt ist. Lagern Sie den Oberkörper hoch. Versuchen Sie Ruhe zu bewahren und diese dem Patienten zu vermitteln. Lassen Sie den Patienten nicht allein, holen Sie Hilfe über die Gegensprechanlage; Arzt verständigen. Öffnen Sie das Fenster und richten Sie die Materialien für die Sauerstoffinsufflation (3 l/Minute). Wenn der Patient bei der Vitalzeichenkontrolle Schockzeichen hat, lagern Sie seine Beine erhöht. Der Oberkörper bleibt in der Hochlage, weil es sonst aufgrund der Volumenverschiebung zum Herzversagen kommen kann. Richten Sie die verordneten Medikamente, die Materialien für einen (zentral-) venösen Zugang sowie für eine Blutgasanalyse.

Eine schwere Lungenembolie ist durch die Erhöhung des pulmonalarteriellen und Erniedrigung des systemischen Blutdrucks bis hin zur Schocksymptomatik gekennzeichnet. Mit zunehmendem Schweregrad der Lungenembolie sinkt die arterielle Sauerstoffsättigung.

60 % der Patienten mit einer fulminanten Lungenembolie sterben innerhalb der ersten Stunde.

Lungenembolie

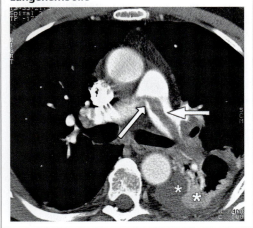

Abb. 7.**39** Großer Embolus, der auf der Aufzweigung des Pulmonalishauptstammes reitet (→) und in diesem Schnitt langstreckig bis in die Peripherie der linken A. pulmonalis zu verfolgen ist (⇒). Infarktpneumonie mit Begleiterguss als Folge der massiven Lungenembolie (**)

Die Leitsymptome des **Lungeninfarktes** sind blutiges Sputum und starke atemabhängige Schmerzen. Als Komplikationen können auftreten:

- hämorrhagischer Pleuraerguss,
- Infarktpneumonie,
- Lungenabszess.

Diagnostik

Die pulmonalarterielle Embolie ist nur selten allein durch die klinische Symptomatik zu diagnostizieren. Zur Diagnosesicherung und Schweregradeinteilung sind ergänzende Untersuchungen erforderlich, um die Indikation für die nicht risikolose thrombolytische Therapie richtig stellen zu können:

- **Blutgasanalyse:** meist respiratorische Partialinsuffizienz (PaO_2 ↓) mit Zeichen der alveolären Hyperventilation ($PaCO_2$ ↓).
- **EKG:** Veränderungen unspezifisch und oft nur passager: Sinustachykardie, P-pulmonale, Tachyarrhythmie, Rechtsschenkelblock, $S_I Q_{III}$-Typ, ST-Anhebung in III mit T-Negativierung, T-Negativierung in V1 bis V4.
- **Thorax-Röntgen:** Ausschluss anderer thorakaler Erkrankungen. Bei 40 % unspezifische Veränderungen (Zwerchfellhochstand, Pleuraerguss, Parenchymverdichtungen, Atelektasen, Prominenz der zentralen Pulmonalarterien).
- **Echokardiographie:** bei Drucksteigerung im kleinen Kreislauf (Stadium III und IV) Zeichen der Rechtsherzbelastung, nichtinvasive Druckbestimmung (Dopplerechokardiographie).
- **Lungenperfusionsszintigraphie:** typisch sind keilförmige (segment- oder lappenbezogene) Perfusionsausfälle.
- **Spiralcomputertomographie:** schneller und wenig belastender direkter Nachweis aller relevanten Embolien mit genauer Beurteilung der Pulmonalarterien bis auf Segmentebene (Abb. 7.**39**).
- **Pulmonalisangiographie:** Goldstandard, jedoch invasiv und nicht allseits verfügbar, daher Einsatz nur bei unklarer Diagnose.

Therapie

Die **Akuttherapie** orientiert sich am Schweregrad der Embolie:

- *Schweregrad I und II:* PTT-wirksame Vollheparinisierung (2–3-fache Norm),
- *Schweregrad III und IV:* Thrombolyse und nachfolgende Heparintherapie.

Daneben werden **symptomatische Therapiemaßnahmen** eingesetzt:

- Ruhigstellung, Oberkörper leicht hochlagern,
- Sedierung Analgesie,
- O_2-Zufuhr (Nasensonde; ab P_{O2} < 60 mmHg Intubation und Beatmung),
- Schocktherapie (Volumengabe, Katecholamine).

Bei fulminanter Lungenembolie wird in Abhängigkeit von der Ausstattung des Krankenhauses (Herz-Lungen-Maschine) auch eine operative Embolektomie angestrebt (Trendelenburg-Operation).
Nach der Akutphase ist eine **Nachbehandlung** erforderlich. Der Patient wird marcumarisiert. Bei einer Lungenembolie unter Marcumar-Therapie oder bei Marcumarunverträglichkeit: Vena-cava-Filter (Greenfield-Filter).

 Sicherheit. Auch im weiteren Verlauf der Erkrankung ist ein Patient mit Lungenembolie pflegebedürftig. Zur Verhinderung neuer Embolien sind folgende Maßnahmen nötig: Der Patient hat Bettruhe, die Körperpflege wird weitgehend von den Pflegenden durchgeführt. Ruckartige Bewegungen und Erschütterungen des Bettes sollten vermieden werden. Obstipations- und Thromboseprophylaxe sind erforderlich. Der Atemerleichterung dient die Oberkörperhochlagerung. Betroffene Patienten sind verstärkt pneumoniegefährdet; führen Sie daher eine sorgfältige Pneumonieprophylaxe durch, allerdings ohne abzuklopfen oder abzuklatschen. Der Patient soll keine blähenden Nahrungsmittel erhalten, weil dadurch die Atmung beeinträchtigt werden kann.

Lymphödem

➔ **Definition:** Beim Lymphödem besteht eine Ansammlung von Lymphe im Gewebe aufgrund einer Störung des Lymphtransports.

Ätiologie und Epidemiologie

Lymphödeme sind selten und treten meist bei Frauen auf. **Primäre Lympödeme** können angeboren sein oder erstmals in der Pubertät auftreten. **Sekundäre Lymphödeme** entstehen durch eine entzündliche, tumoröse oder iatrogene Zerstörung bzw. Verlegung der Lymphgefäße:

- iatrogen: z. B. Therapie des Mammakarzinoms (Operation mit Axilladissektion, Bestrahlung)
- malignes Lymphödem (Tumoren, z. B. Prostatakarzinom)
- chronisch venöses Stauungssyndrom,
- Infektionen (Bakterien, z. B. Erysipel; Pilze),
- Parasiten (Wuchereria bancrofti).

Symptome

Das häufigere sekundäre Lymphödem beginnt an der Achsel oder Leiste und breitet sich von dort nach distal aus. Das primäre Lymphödem beginnt an den Zehen und Füßen.
Das Lymphödem ist charakterisiert durch eine blasse Schwellung ohne Überwärmung und es entstehen auf lokalen Druck keine Dellen. Nach dem Ausprägungsgrad werden unterschieden:

- Stadium I: reversibles Ödem,
- Stadium II: irreversibles Ödem,
- Stadium III: Elephantiasis.

Therapie

Das Lymphödem bleibt meist lebenslang bestehen und erfordert eine kontinuierliche sorgfältige Behandlung:

- physikalische Entstauung (Hochlagern),
- manuelle Lymphdrainage,
- Kompressionstherapie (Binden, Strümpfe),
- sorgfältige Fußpflege mit aggressiver Behandlung von Mykosen,
- bei rezidivierender Lymphangitis: Antibiotikaprophylaxe.

Kompressionsbehandlung bei Krankheiten der Venen und Lymphgefäße

Indikationen

Die Kompressionstherapie hat bei allen venösen und lymphatischen Krankheiten einen festen Stellenwert. Sie dient der:

- Prophylaxe tiefer Venenthrombosen (S. 279),
- Basistherapie der tiefen Beinvenenthrombose,
- Basistherapie der chronisch venösen Insuffizienz,
- Basistherapie des Lymphödems.

 Die Kompressionsbehandlung ist unabhängig von anderen prophylaktischen oder therapeutischen Maßnahmen (Antikoagulation, Fibrinolyse, Thrombektomie) sinnvoll und notwendig.

Kontraindikationen

Kontraindikationen der Kompressionsbehandlung sind: periphere AVK mit Knöcheldrücken < 50 mmHg und Phlegmasia coerulea dolens. Eine periphere AVK mit Knöcheldrücken < 90 mmHg ist als relative Kontraindikation zu betrachten und erfordert eine besonders sorgfältige Überwachung.

> Kompressionsstrümpfe, Antithrombosestrümpfe und nichtelastische Dauerverbände sind kontraindiziert bei Beinödemen.

Wirkungsweise

Die Wirkungsweise der Kompressionsbehandlung setzt sich aus folgenden Faktoren zusammen:

- Beschleunigung und Vermehrung des venösen Rückstroms,
- Verminderung des subkutanen und intrafaszialen Ödems,
- Verbesserung der Wandadhärenz und Organisierung von Thromben,
- Verringerung des appositionellen Thrombuswachstums und
- Verringerung des Embolierisikos.

Physikalische Voraussetzungen

Der erzielte **Kompressionsdruck** auf das Gewebe ist entscheidend für den therapeutischen Effekt der Kompressionsbehandlung: Der **Ruhedruck** (Muskulatur schlaff) wird durch die Bandage von außen auf das Gewebe ausgeübt. Der **Arbeitsdruck** wird primär durch die kontrahierte (verdickte) Muskulatur verursacht, die Bandage dient als Widerlager. Der Arbeitsdruck ist umso höher, je weniger die Bandage nachgibt, d. h. je weniger elastisch sie ist. Folgende Parameter bestimmen den Ruhe- und Arbeitsdruck:

- Elastizität der Binde,
- Vordehnung beim Wickeln,
- Zahl der Bindenlagen.

Der Druck muss bei jeder Kompressionsbehandlung von distal nach proximal abnehmen, um das venöse Blutdruckgefälle aufrechtzuerhalten. Das **optimale Druckprofil** zeigt einen kontinuierlichen Abfall vom Knöchel (100 %) zur Leiste (40 %). Der gewünschte Druckverlauf wird durch eine adäquate Wickeltechnik erreicht.

> Bei gleichem Zug auf eine elastische Binde (z. B. Vordehnung um 50 %) ist der *lokale* Druck umso höher, je geringer *der Radius der umwickelten Struktur* ist (Laplace-Gesetz).
> Da der Beinumfang vom Knöchel zur Leiste zunimmt, wird das erforderliche Druckgefälle bei Einhalten eines gleichbleibenden Zuges (Vordehnung) einer Kompressionsbinde „automatisch" erreicht.

Materialwahl und Wickeltechnik sind durch ihren Einfluss auf die physikalischen Eigenschaften der erreichten Kompression entscheidend für den Nutzen jeder Kompressionstherapie.

Eigenschaften von Kompressionsbinden:

Unelastische Binden:

- nicht dehnbar,
- optimales Widerlager für die arbeitende Muskulatur: hoher Arbeitsdruck,
- grundsätzlich ohne Zug angelegt, fehlende Rückstellkraft: kein Ruhedruck

Kurzzugbinden:

- Dehnung ca. 30 bis 90 %,
- Rückstellkraft niedrig: geringer Ruhedruck,
- gutes Widerlager bei Muskelaktivität: hoher Arbeitsdruck

Langzugbinden:

- Dehnung ca. 100 bis 200 %,
- hohe Rückstellkraft: hoher Ruhedruck,
- geringer Arbeitsdruck

Elastizität:

- textilelastisch: Baumwolle, Elastizität durch Webart ohne Gummizusatz, daher auch bei Allergien geeignet;
- dauerelastisch: Gummi-, Polyamid- oder Polyurethanzusatz. Hohe Rückstellkraft und Lebensdauer

Klebeverhalten:

- nonhäsiv: Binden kleben und haften nicht;
- kohäsiv: Binden kleben nicht auf Haut, aber Lagen haften aneinander;
- adhäsiv: selbstklebend auf Haut und zwischen Lagen, geeignet vor allem für Dauerverbände

Krankheiten der Venen und Lymphgefäße

Materialwahl

Zur Behandlung venöser und lymphatischer Krankheiten werden Kurzzugbinden, Zinkgelverband und Kompressionsstrümpfe eingesetzt. Solange ein *Ödem* vorliegt, werden ausschließlich Binden zur Kompression verwendet. Nach Entstauung kann dann zum Kompressionsstrumpf gewechselt werden. Beim Zinkgelverband ist der Unterschied zwischen Ruhe- und Arbeitsdruck besonders hoch. Er kann nicht vom Patienten selber angelegt werden, eignet sich jedoch ebenso wie Adhäsivbinden für Dauerverbände.

Zur **Thromboseprophylaxe** werden elastische Langzugbinden und Antithrombosestrümpfe eingesetzt.

Wickeltechnik. Die ausgefeilte Wickeltechnik ist entscheidend für die Wirksamkeit der Kompression durch Binden. Die Wickeltechnik bestimmt den **lokalen Kompressionsdruck** und das **optimale Druckgefälle** für die Verbesserung des venösen Rückstroms.

Die anatomischen Vertiefungen in der Umgebung der Knöchel („*Kulissen*") werden mit zurechtgeschnittenen Schaumstoffteilen ausgeglichen, damit der Kompressionsdruck auch in den Kulissenbereich übertragen wird. Gleichzeitig werden dadurch die Prominenzen (Knöchel) vor zu hohem Druck geschützt. An Stellen mit kleinem Radius (*Schienbeinkante*) ist der lokale Druck sehr hoch (Laplace-Gesetz). Hier muß ein lokaler Schutz durch Watteauflagerungen zur Vermeidung von Druckschäden erfolgen.

Die zahlreichen zur Verfügung stehenden Wickeltechniken unterscheiden sich nicht wesentlich in ihrer Wirksamkeit. Eine mögliche Wickelanleitung zeigen die Abb. 7.**42a-h**.

Kompressionsklassen

Die Therapie von **Venen- und Lymphgefäßkrankheiten** erfordert einen umso höheren Kompressionsdruck, je fortgeschrittener die Ödemneigung bzw. das Krankheitsstadium ist. Kompressionsstrümpfe werden daher in verschiedenen Kompressionsklassen hergestellt (Tab. 7.**15**). Für jede Kompressionsklasse werden 2 Weiten und 2 Längen angeboten. Zusätzlich gibt es eine „plus"-Form für Patienten mit proximal umfangvermehrten Beinen. Bei Überempfindlichkeit gegen Gummimaterialien stehen Baumwollstrümpfe zur Verfügung.

Die Kompression zur **Thromboseprophylaxe** lässt sich nicht in das etablierte Schema der Kompressionsklassen einordnen. Das optimale Kompressionsprofil liegt hier auf einem niedrigeren Niveau: optimaler Knöcheldruck ca 18 mmHg, optimaler Oberschenkeldruck ca. 8 mmHg.

Thromboseprophylaxe

Risikokategorien

Im Zusammenhang mit Operationen und internistischen Allgemeinerkrankungen treten Thrombosen und Lungenembolien gehäuft auf:

- Allgemeinchirurgie: Thromboserisiko ca. 25 %,
- Hüft- und Kniegelenkersatz: Thrombose 45–70 %, tödliche Embolie 1–4 %,
- Immobilisation wegen Herzinfarkt, Infektion etc.:Thrombose ca. 25 %,
- Schlaganfall: Thrombose ca. 50 %.

Tabelle 7.**15** Kompressionsklassen

Klasse	Druck (Knöchel)	Indikation
I (leicht)	ca. 20 mmHg	geringe Varikosis, beginnende Schwangerschaftsvarikosis
II (mittelkräftig)	ca 30 mmHg	Ödemneigung: • ausgeprägte Varikosis, • tiefe Beinvenenthrombose, • Thrombophlebitis
III (kräftig)	ca. 40 mmHg	schwere Ödemneigung: • postthrombotisches Syndrom, • chronisch venöse Insuffizienz
IV (sehr kräftig)	> 60 mmHg	Lymphödem, Elephantiasis

Tabelle 7.**16** Risikokategorien – Zuordnung

Kategorie	Operative Medizin	Innere Medizin
Hohes Risiko	große Operation: • Alter > 60, • Alter 40–60 bei Malignom, Z.n. Thrombose/Embolie Fraktur oder große orthopädische Operation an Becken, Hüfte oder Beinen	• Schlaganfall, • Alter > 70, • kardiale Dekompensation, • Schock, • Z.n. Thromboembolie, • Thrombophilie
Mittleres Risiko	große Operation, Alter 40–60 ohne weitere Risikofaktoren Kleine Operation: • Alter > 60, • Alter 40–60 bei Z.n. Thrombose/Embolie oder anderen Risikofaktoren	Immobilisierung bei • Herzinsuffizienz, • Herzinfarkt, • Infektion
Geringes Risiko	große Operation, Alter < 40, kleine Operation, Alter 40–60	leichte internistische Erkrankungen

Die Häufigkeit wird von verschiedenen Faktoren beeinflusst:

- Art und Dauer der Operation,
- Art und Schwere der internistischen Erkrankung,
- Patientenalter,
- Risikofaktoren für eine Thromboembolie (frühere Thromboembolie, Thrombophilie, Malignom u. a.).

Die Zuordnung zu einer der drei Risikokategorien (Tab. 7.**16**) erlaubt die Abschätzung des individuellen Thromboembolierisikos (Tab. 7.**17**) und ist die Grundlage für die Wahl und Intensität der erforderlichen Maßnahmen zur Thromboseprophylaxe (Tab. 7.**18**).

Physikalische Thromboseprophylaxe

Längere Bettruhe und Immobilität sind die Hauptrisikofaktoren für eine tiefe Beinvenenthrombose. Durch den Ausfall der Muskelpumpe verlangsamt sich der venöse Rückstrom zum Herzen. Physikalische Maßnahmen erhöhen die *Strömungsgeschwindigkeit* in den Venen und vermindern dadurch das Thromboserisiko.

◀ **Physikalische Maßnahmen zur Thromboseprophylaxe**

Kompression:

- elastische Kompression (Antithrombosestrumpf, Kompressionsbinde),
- intermittierende pneumatische Kompression

Allgemeine physiotherapeutische Maßnahmen:

- Lagerung
- Krankengymnastik und Bewegungstherapie,
- Frühmobilisation ▶

Tabelle 7.**17** Thromboserisikokategorien

Kategorie	Unterschenkelthrombose	Proximale Thrombose	Tödliche Lungenembolie
Hohes Risiko	40–80 %	10–30 %	> 1 %
Mittleres Risiko	10–40 %	1–10 %	0,1–1 %
Geringes Risiko	< 10 %	< 1 %	< 0,1 %

Krankheiten der Venen und Lymphgefäße

Tabelle 7.18 Thromboseprophylaxe in Abhängigkeit von der Risikokategorie

Kategorie	Physikalische Prophylaxe	Medikamentöse Prophylaxe
Hohes Risiko	Antithrombosestrümpfe*, Physiotherapie	niedermolekulares Heparin: • 4000 – 5000 Anti-FXa-Einheiten • 1- bis 2-mal täglich • Beginn 2 – 12 Stunden vor der Operation
Mittleres Risiko	Antithrombosestrümpfe*, Physiotherapie	niedermolekulares Heparin: • 2000-3000 Anti-FXa-Einheiten • 1- bis 2-mal täglich Beginn 2 Stunden vor der Operation
Geringes Risiko	Antithrombosestrümpfe*, Frühmobilisierung	keine

* evtl. ergänzt durch intermittierende Beinkompression

Die Kompression der Beine durch einen **Antithrombosestrumpf** oder einen korrekt angelegten **Kompressionsverband** ist die wichtigste physikalische Methode zur Verhütung thromboembolischer Komplikationen. Die allgemeinen physiotherapeutischen Maßnahmen werden zusätzlich zur Kompression eingesetzt. Im Gegensatz zur permanenten elastischen Kompression ist ihr Effekt nur vorübergehend, da die Wirkung der physiotherapeutischen Maßnahmen auf die venöse Blutströmung kurz nach Beendigung der Maßnahme nachlässt.

Elastische Kompression der Beinvenen

Die Grundprinzipien der Kompression sind im Abschnitt „Kompressionsbehandlung" (S. 277) dargestellt.
Zur Thromboseprophylaxe werden **elastische Materialien** wie Antithrombosestrümpfe und dauerelastische Langzugbinden eingesetzt. Der Kompressionsverband mit dauerelastischen Binden kommt vor allem bei Beindeformitäten und extremen anatomischen Varianten zum Einsatz. Das optimale Kompressionsprofil für die Thromboseprophylaxe beträgt ca. 18 mmHg Knöcheldruck und ca. 8 mmHg Oberschenkeldruck.

Wichtige **Therapieprinzipien** sind:

- Beine ausmessen und AT-Strümpfe exakt anpassen,
- Strümpfe bzw. Verbände anlegen am liegenden Patienten mit entstauten Venen,
- Wechsel: Verband mindestens täglich, Strümpfe alle 2 – 3 Tage,
- tägliche Beobachtung und Hautpflege,
- keine Nachtentlastungen: Die Kompression muss 24 Stunden getragen werden.

Intermittierende pneumatische Kompression

Die intermittierende maschinelle Kompression durch Druckstiefel erfolgt in einem Wechsel von Inflation und Deflation von Luft über eine Dauer von bis zu 90 Sekunden mit einem Druck von 100 – 180 mmHg. Große Thromben der tiefen Bein- und Beckenvenen müssen vorher ausgeschlossen werden (Gefahr der Lungenembolie). Die Verbreitung der Druckstiefel ist gering wegen der hohen Anschaffungskosten und des hohen personellen Aufwandes. Ihr Einsatz ist jedoch sinnvoll, wenn jede Form der Antikoagulation kontraindiziert ist (z. B. Schädel-Hirn-Verletzung, Magen-Darm-Blutung).

Lagerung

Die venöse Hämodynamik wird verbessert durch die Beseitigung des sog. „Femoralisberges", den das zurückströmende Blut vom Knie bis zur Leiste zu überwinden hat. Die Fersen sollten auf Herzhöhe zu liegen kommen. Hüfte und Knie sind leicht gebeugt, da das dauernde Durchdrücken der Knie für den Patienten unangenehm ist. (Abb. 7.**40**).

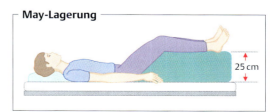

Abb. 7.**40** Lagerung zur Thromboseprophylaxe

7 Krankheiten des Gefäß- und Kreislaufsystems

 Die optimale Lagerung ist dem Patienten auf Dauer oft lästig, da seine Bewegungsfreiheit eingeschränkt ist. Erläuterungen zum Sinn und Zweck der Lagerung können dem Patienten helfen und seine Motivation zur Mitarbeit fördern.

- Zehen einkrallen und spreizen,
- Wippen mit den Fußspitzen,
- Füße kreisen,
- Wadenmuskulatur an- und entspannen,
- Anheben der Beine,
- Kniekehle auf die Matratze pressen,
- „Brücke": Beine anwinkeln, Füße aufstellen, Gesäß anheben
- Bettfahrrad.

Krankengymnastik, Bewegungstherapie und Frühmobilisation

Es kommt zur Aktivierung der Muskeln im Fuß- und Unterschenkelbereich und damit zur Unterstützung des venösen Rückstroms. Der Patient sollte angeleitet und die Übungen alle 4 bis 6 Stunden wiederholt werden:

Die Muskelaktivität der Frühmobilisation verbessert die venöse Hämodynamik erheblich. Der Patient soll individuell angemessen möglichst frühzeitig zunächst kleinere, dann größere Strecken gehen. Längeres Sitzen im Bett oder aufrechtes Stehen verschlechtern dagegen die venöse Hämodynamik und sind zu vermeiden.

Pflegeschwerpunkt Phlebothrombose

Die große Gefahr bei einer Phlebothrombose liegt in der Ablösung des Thrombus, der schließlich zu einer Lungenembolie führt, die in vielen Fällen tödlich endet. Daher müssen die pflegerischen Maßnahmen darauf ausgerichtet sein, diese lebensbedrohliche Komplikation zu verhindern. Da sich der Patient durch die Erkrankung oft nicht so eingeschränkt fühlt, unterschätzt er möglicherweise die Gefahr, die mit diesem Krankheitsbild verbunden ist. Daher ist eine umfassende Information durch die Pflegenden besonders wichtig.

Sicherheit

Die Vitalzeichen sollten regelmäßig kontrolliert werden, um eine Lungenembolie rechtzeitig zu erkennen. Die Frühsymptome der Lungenembolie sind Tachykardie und Tachypnoe. Beobachten Sie daher Atmung und Puls des Patienten. Informieren Sie ihn, sich bei atemabhängigen Schmerzen (Dyspnoe) sofort zu melden. Eine Verschlechterung des Gesundheitszustands kann sich auch in diffuser Unruhe äußern, die der Patient möglicherweise nicht näher erklären kann. Teilen Sie dem Arzt frühzeitig mit, wenn sich das Befinden des Patienten ändert, damit der Verdacht einer Lungenembolie abgeklärt werden kann.

Lagerung/Mobilisation

Patienten mit einer Phlebothrombose müssen in der Regel 6–8 Tage Bettruhe einhalten und dürfen erst nach Arztanordnung schrittweise mobilisiert werden. Während dieser Zeit sollten abrupte Bewegungen und Belastungen, die zu einer Thrombusablösung von der Gefäßwand führen können, unbedingt vermieden werden. Holen Sie sich daher bei allen Tätigkeiten, bei denen eine Drucksteigerung wahrscheinlich ist, z. B. zum Betten des Patienten, eine zweite Pflegekraft zu Hilfe. Leiten Sie den Patienten an, sich en bloc zu drehen, statt sich aufzurichten. Für den Kranken ist dies manchmal schwer zu verstehen, und er findet die Maßnahmen vielleicht übertrieben, weil er sich durch die Erkrankung nicht so beeinträchtigt fühlt. Die Erklärung der pflegerischen Maßnahmen ist daher wichtig, um das Verständnis des Patienten für die Vorgehensweise zu erhöhen und damit seine Mitarbeit zu fördern.

Wird das Bein bei einer tiefen Beinvenenthrombose auf einer Schiene hochgelagert, sollten die Fersen frei liegen, um die Gefahr einer Dekubitusentstehung zu vermeiden. Bei einer Beckenvenenthrombose wird das Bein nicht hochgelagert, da dies zu einer Beugung im Beckenbereich führt und damit den venösen Rückstrom erschwert. Aus diesem Grund soll auch eine extreme

Oberkörperhochlagerung, beispielsweise beim Essen oder beim Waschen, vermieden werden.
Wenn der Patient nach den ersten Tagen der strengen Bettruhe auf Anordnung des behandelnden Arztes wieder mobilisiert wird, sollte dies in kleinen Schritten erfolgen. Nach der langen Zeit der Immobilisation müssen Sie berücksichtigen, dass die Gefahr einer Kreislaufschwäche besteht. Daher messen Sie Blutdruck und Puls sowohl im Liegen als auch später im Sitzen, damit Sie die Gefahr eines Kreislaufkollapses besser einschätzen können. Fordern Sie den Patienten auf, vor dem ersten Sitzen an der Bettkante beispielsweise tief durchzuatmen, die Zehen kreisen zu lassen und sich langsam aufzurichten. Wenn Ihnen die Kreislaufsituation instabil erscheint, holen Sie sich lieber eine zweite Pflegekraft zu Hilfe, um bei einer Kreislaufschwäche entsprechend reagieren zu können.

 Überprüfen Sie unbedingt vor der Mobilisation, ob die Antithrombosestrümpfe oder der Kompressionsverband der Beine richtig sitzen! Ist dies nicht der Fall, dann entstehen Einschnürungen, die zu einem Blutstau und zu Hautschädigungen führen können.

Körperpflege

Die Unterstützung des Patienten bei der Körperpflege, deren Ausmaß sich nach dem Grad der Immobilität richtet, bietet Ihnen die optimale Gelegenheit zur Hautbeobachtung. Sie können Veränderungen der Hautfarbe (livide oder rötliche Verfärbungen), ebenso wie eine Überwärmung bestimmter Hautbezirke erkennen und beurteilen. Die exakte Dokumentation ihrer Beobachtungen ist unter anderem wichtig, damit auch andere Pflegekräfte Veränderungen zur Ausgangssituation beurteilen können.
Bedenken Sie beim Waschen, dass Sie keinen Druck auf die Haut ausüben, gehen Sie besonders behutsam vor. Achten Sie darauf, dass Sie auch hier starke Beugungen im Hüft- und Kniebereich vermeiden.
Der Zeitpunkt der Körperpflege bietet ihnen außerdem die Gelegenheit, den Umfang der Waden zu messen. Damit die Messung immer an der gleichen Körperstelle vorgenommen wird, muss sie eindeutig markiert werden. Das heißt:

- oberhalb und unterhalb des Maßbandes,
- an der Innen- und Außenseite des Beines (vgl. Abb. 7.**41**).

Eine Zunahme des Beinumfangs melden Sie bitte an den behandelnden Arzt weiter.
Die Beine sind nach der Hautpflege wieder sorgfältig zu wickeln (vgl. Abb. 7.**42a-h**). Generell gilt: Wenn Sie dem Patienten neue Antithrombosestrümpfe anziehen, dann sollten Sie darauf achten, dass die Beine entstaut sind, das heißt, der Patient sollte mindestens eine halbe Stunde lang gelegen haben.

 Antithrombosestrümpfe müssen 24 Stunden am Tag getragen werden!

Entscheidend ist die einwandfreie Durchführung der gewählten Wickeltechnik. Auf folgende Punkte ist besonders zu achten:

- potentielle Druckstellen abpolstern (s.o.),
- Einhalten eines konstanten Zuges auf die Binde,
- Einhalten der geforderten Überlappung,
- keine Falten,
- Druckkontrolle nach 30 Minuten: Die Zehen müssen rosa gefärbt sein.

Ausscheidung

Um eine Druckerhöhung im venösen Gefäßsystem durch starkes Pressen zu vermeiden und den Blutrückstrom durch Obstipation nicht zu erschweren, sollten Sie unterstützende Maßnahmen zur regelmäßigen Stuhlentleerung ergreifen. Informieren Sie den Patienten über die Notwendigkeit einer ballaststoffreichen Ernährung und ausreichenden Flüssigkeitszufuhr. Dies ist besonders wichtig, weil manche Patienten bewusst wenig trinken möchten, um die für viele

Wadenumfang

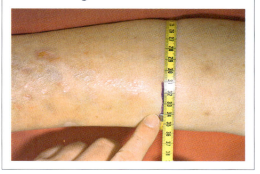

Abb. 7.**41** Die Messung des Wadenumfangs wird mit einem Maßband an der angezeichneten Stelle durchgeführt.

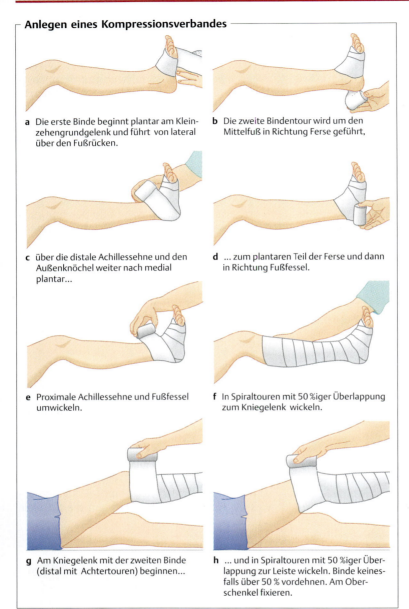

Anlegen eines Kompressionsverbandes

a Die erste Binde beginnt plantar am Kleinzehengrundgelenk und führt von lateral über den Fußrücken.

b Die zweite Bindentour wird um den Mittelfuß in Richtung Ferse geführt,

c über die distale Achillessehne und den Außenknöchel weiter nach medial plantar...

d ... zum plantaren Teil der Ferse und dann in Richtung Fußfessel.

e Proximale Achillessehne und Fußfessel umwickeln.

f In Spiraltouren mit 50 %iger Überlappung zum Kniegelenk wickeln.

g Am Kniegelenk mit der zweiten Binde (distal mit Achtertouren) beginnen...

h ... und in Spiraltouren mit 50 %iger Überlappung zur Leiste wickeln. Binde keinesfalls über 50 % vordehnen. Am Oberschenkel fixieren.

Abb. 7.42

unangenehme Benutzung des Steckbeckens oder der Urinflasche zu vermeiden.

Gesundheitsberatung

Da für Patienten, die an einer Phlebothrombose erkrankt sind, auch nach ihrer Genesung die Gefahr eines Rezidivs besteht, ist eine umfassende Information des Patienten vor seiner Entlassung wichtig. So kann er Verhaltensweisen vermeiden, die das Entstehen einer neuen Thrombose begünstigen. Langes Sitzen beispielsweise im Flugzeug und im Auto und langes Stehen sollten vermieden werden, damit das Blut nicht in den Venen versacken kann. Kleinere Bewegungsrunden, Kreisen der Füße, Anspannen der Waden und das Treten auf der Stelle fördern den venösen Rückstrom.

Meistens verordnet der Arzt dem Patient noch während des Krankenhausaufenthaltes Kompressionsstrümpfe. Dazu müssen die Pflegenden den Kontakt mit einem Orthopädiegeschäft aufnehmen, das die Anpassung der Strümpfe vornimmt. Diese Strümpfe müssen in der Regel ein Jahr getragen werden, was gerade im Sommer für den Patienten unangenehm, aber zwingend erforderlich ist.

Wird der Patient dauerhaft mit Antikoagulanzien (z. B. Marcumar) behandelt, muss er vom Arzt über die Gefahren der herabgesetzten Blutgerinnung aufgeklärt werden. Selbst kleine Schnittverletzungen können zu starken Blutungen führen. Daher sollte die Fußpflege nur von Fachpersonal vorgenommen werden. Ein entsprechender Ausweis, der den Namen und die Dosierung des eingenommenen Medikamentes festhält, sollte stets mit sich geführt werden.

Weitere Inhalte der Gesundheitsberatung sind z. B. die Information über Frühsymptome einer Thrombose und über prophylaktische Maßnahmen (u. a. ausreichende Bewegung).

Besonders wichtig ist immer, dass die empfohlenen Maßnahmen für den Patienten nachvollziehbar sind, Denn nur so ist die Wahrscheinlichkeit, dass der Patient seine Lebensgewohnheiten entsprechend anpasst, gegeben.

8 Krankheiten der Atmungsorgane

U. Gerlach

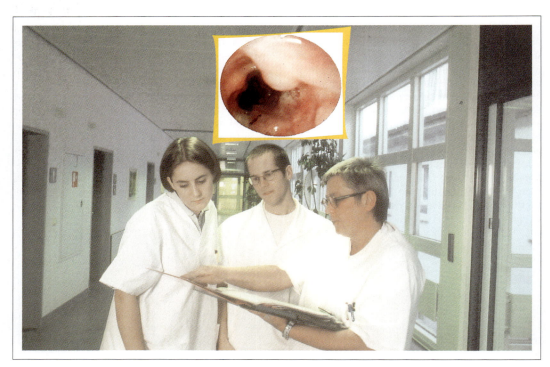

Anatomie und Physiologie . . . 287

Untersuchungsmethoden . . . 288

**Akute Krankheiten der Nase
und der Bronchien** . . . 291
Akute Bronchitis . . . 291
Bronchiolitis obliterans . . . 291

**Chronisch-obstruktive
Atemwegserkrankungen** . . . 291
Chronische Bronchitis . . . 291
Lungenemphysem . . . 293
Asthma bronchiale . . . 295
Mukoviszidose (zystische Fibrose) . . . 297

Bronchiektasen (Bronchiektasie) . . . 297

Lungenentzündung (Pneumonie) . . . 299
Besondere Formen der Pneumonie . . . 299
Lungenabszess . . . 301
Pilzpneumonien (Lungenmykosen) . . . 301
Eosinophile Pneumonien . . . 302

Rheumatische Lungeninfiltrate . . . 302
Toxische Lungenentzündungen . . . 303

**Interstitielle Lungenerkrankungen
(Lungenfibrosen)** . . . 303
Idiopathische Lungenfibrose . . . 303
Sarkoidose (Morbus Boeck) . . . 303
Pneumokoniosen
(Staublungenkrankheiten) . . . 305
Weitere Fibrose auslösende Krankheiten . . . 306

Gefäßbedingte Lungenerkrankungen . . . 306
ARDS (Adult Respiratory Distress Syndrome,
Schocklunge, akutes Lungenversagen) . . . 306
Cor pulmonale . . . 307
Lungenembolie und Lungeninfarkt . . . 307
Hereditäre hämorrhagische Teleangiektasie
(Morbus Osler-Weber-Rendu) . . . 309

Tumoren der Lunge . . . 309
Lungenkarzinome 309

Anatomie und Physiologie

Lungentransplantation ... 314
Schlafapnoe ... 314

Krankheiten des Rippenfells ... 315
Pleuritis sicca und exsudativa,
Pleuraerguss ... 315
Tumoren der Pleura ... 316

Pneumothorax ... 317

Krankheiten des Mediastinums ... 318
Mediastinitis ... 318
Mediastinalemphysem ... 318
Mediastinaltumoren ... 318

➤ **Pflegeschwerpunkt**
Pneumonie ... 319

Typisches Prüfungswissen
Chronisch-obstruktive Bronchitis (S. 291), Asthma bronchiale (S. 295), Lungenemphysem (S. 293), Bronchiektasen (S. 297), Pneumonie (S. 299, 319), Lungenfibrosen (S. 303), Lungenembolie (S. 307), Bronchialkarzinom (S. 309f), Pneumothorax (S. 317)

Anatomie und Physiologie

Die sauerstoffhaltige Luft wird über ein Höhlen- und Röhrensystem in die Lunge geleitet. Die Luftwege werden in obere und untere Luftwege eingeteilt. Zu den oberen Luftwegen gehören die Nasenhöhlen und der Rachen (Pharynx). Bei den unteren Luftwegen unterscheidet man Kehlkopf (Larynx), Luftröhre (Trachea), Luftröhrenäste (Bronchialbaum) und Lungen (Pulmo, Pulmones).

◀ **Luftwege**

Obere Luftwege
- Nasenhöhlen
- Rachen (Pharynx)

Untere Luftwege
- Kehlkopf (Larynx)
- Luftröhre (Trachea)
- Luftröhrenäste (Bronchien)
- Lungen (Pulmo, Pulmones) ▶

Ein Teil der Nase ist mit Riechschleimhaut ausgekleidet; sonst besteht die Schleimhaut der oberen und unteren Luftwege überwiegend aus Flimmerepithel.
Die unteren Luftwege beginnen mit dem Kehlkopf. Er ist aus mehreren Knorpeln zusammengesetzt, die die Stimmbänder schützen. Der Kehlkopf leitet die Luft in die zylindrische Luftröhre weiter, die aus hufeisenförmigen Knorpelspangen besteht. Die Rückwand der Trachea ist durch Muskeln verschlossen. Der Durchmesser der Luftröhre beträgt etwa 2 cm. Die Luftröhre teilt sich nach 10–12 cm in die zwei Hauptbronchien, die sich baumähnlich in die Lungen hinein verzweigen.

Die Lungen sind paarige Organe (Abb. 8.1). Ihre Oberfläche ist vom Brustfell **(Pleura)** überzogen. Die Pleura bedeckt als Pleura visceralis (Lungenfell) die Lunge und als Rippenfell (Pleura parietalis) die innere Thoraxwand. Zwischen den beiden Pleurablättern ist ein kapillarer, seröser Spalt, der die Gleitfähigkeit der Lunge bei der Atembewegung gewährleistet. Die rechte Lunge ist in 3 Lappen, die linke Lunge in nur 2 Lappen unterteilt. Am Lungenhilus (Lungenwurzel) treten Blutgefäße, Bronchialäste und Nerven in die Lunge ein. Im Lungenhilus sind regelmäßig Lymph-

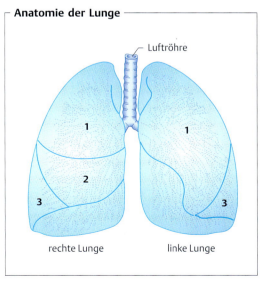

Abb. 8.1 1 = Oberlappen, 2 = Mittellappen, 3 = Unterlappen

knoten zu finden, die sich bei Erkrankungen der Lunge häufig verdicken und radiologisch erkennbar sind. Der eigentliche Gasaustausch findet in den Lungenbläschen (**Alveolen**) statt. Ihre Gesamtoberfläche beträgt etwa 100 m². Die Wand der Alveolen enthält Pneumozyten, Bindegewebszellen und Blutkapillaren. Die Innenfläche der Alveolarwand ist von einer dünnen Schicht aus Phospholipiden bedeckt. Sie schützen vor Atelektasen (Antiatelektasefaktor).

Mehrere Alveolen bilden einen **Azinus**, der die kleinste morphologische Funktionseinheit in der Lunge ist. Etwa 5 Azini bilden einen **Lobulus** (Lungenläppchen). Diese wiederum werden zu den großen Lungenlappen zusammengesetzt. Von der Pleura aus ziehen Bindegewebsschichten zwischen die Lungenläppchen. Diese anatomischen Vorbemerkungen sind für das Verständnis von z. B. Pneumonie und Lungenfibrose wichtig.

Auf dem Weg von der Umwelt in die Alveolen wird die eingeatmete Luft angewärmt, angefeuchtet und gereinigt. Außerdem wird sie auf dem Weg entlang der Nasenschleimhaut auf Geruch und Temperatur überprüft. In den Alveolen wird der Sauerstoff der Atmungsluft von den Blutkapillaren der Alveolarwand aufgenommen. Gleichzeitig wird die Kohlensäure aus dem Blut abgegeben. Um dieses Ziel des Gaswechsels zu erreichen, muss die Luft periodisch ein- und ausgeatmet werden (Inspiration = Einatmung, Exspiration = Ausatmung).

In der zweiten Hälfte des 17. Jahrhunderts wurden bedeutende Erkenntnisse über Lungenphysiologie und Atemmechanik gewonnen. Marcello Malpighi (1628–1694) untersuchte Lungengewebe mikroskopisch und beschrieb die Lungenalveolen. Robert Hooke (1635–1703) erkannte, dass das Blut bei der Lungenpassage seine Farbe ändert und führte im Tierversuch eine künstliche Beatmung durch.

Untersuchungsmethoden

Anamnese

In der Anamnese fragt man nach den Leitsymptomen für Lungenkrankheiten: Husten, Auswurf, Atemnot.

- **Husten** dient normalerweise als Abwehrmechanismus (Hustenreflex), um Verschlucktes aus der Luftröhre zu entfernen. Besteht krankhafter Husten länger als 2 Wochen, muss nach der Ursache gesucht werden (z. B. Bronchialkarzinom).
- **Auswurf (Sputum)** ist das durch Husten ausgeworfene Sekret der Schleimhaut aus oberen und unteren Luftwegen. Bei der Beurteilung des Auswurfs ist wichtig, auf dessen
  - Menge,
  - Beschaffenheit (schaumig oder zäh) und
  - Farbe (gelblich, rötlich)

  zu achten. Die Bestandteile des Sputums werden mikroskopisch genauer untersucht (Zellen, Bakterien, Pilze). Kulturen geben Aufschluss über die Art der vorhandenen Erreger.
- **Atemnot (Dyspnoe).** Die subjektiv empfundene Atemnot ist mit sichtbar und hörbar verstärkter oder erschwerter Atemarbeit verbunden.

- **Brustschmerz.** Thoraxschmerzen infolge Erkrankung der Lunge entstehen bei Beteiligung der Pleura. Das Lungengewebe selbst verursacht keine Schmerzen. Differenzialdiagnostisch sind bei Thoraxschmerzen die Krankheiten des Herzens und der benachbarten Organe, einschließlich Wirbelsäule und Oberbauch zu bedenken.

Inspektion, Perkussion und Auskultation

Bei der **Inspektion** betrachtet man die Thoraxform und achtet darauf, ob die Atembewegungen seitengleich sind. Auch der Atemtyp muss beobachtet werden: Es wird festgestellt, ob die Atmung gleichmäßig ist oder etwa periodisch zu- und abnimmt (*Cheyne-Stokes-Atemtyp*, der sich insbesondere bei zerebralen Durchblutungsstörungen einstellt). Gleichmäßige, jedoch sehr tiefe und langsame Atemzüge bezeichnet man nach dem Internisten *A. K. Kußmaul* als *Kußmaul-Atmung*; sie ist oft Folge einer Azidose, z. B. bei Diabetes mellitus oder Urämie.

Zwischen maximaler In- und Exspiration ändert sich der Thoraxumfang normalerweise um mehr als 5 cm.

Eine Zyanose tritt dann ein, wenn die Hautkapillaren mehr als 5 g/dl (3 mmol/l) reduziertes

Hämoglobin enthalten. Eine Zyanose kommt z. B. bei Störungen des Gasaustausches in der Lunge vor.

Der normale **Perkussionsschall** über der Lunge ist sonor. Eine sog. Dämpfung des Klopfschalls tritt über Infiltration der Lunge, Pleuraerguss oder Pleuraschwarte ein. Durch Perkussion wird auch die maximale Verschieblichkeit der Zwerchfelle (untere Lungengrenze) bestimmt. Zwischen der unteren Lungengrenze bei tiefer Inspiration und anschließender tiefer Exspiration beträgt die Verschieblichkeit 5 – 6 cm.

Bei **Auskultation** mit dem Stethoskop hört man über der Lunge während der gesamten Einatmungszeit Bläschenatmen (Vesikuläratmen). Bei der Exspiration ist dieses Atemgeräusch nur kurz hörbar. Bronchialatmen hört man beim Gesunden über der Trachea und über den Hauptbronchien. Bronchialatmen, das über anderen Lungenabschnitten hörbar wird, ist pathologisch. Es kommt z. B. bei Lungenentzündungen vor.

Häufig treten Rasselgeräusche auf. Sie werden durch flüssiges Sekret oder Sekretfäden in den Bronchien hervorgerufen, z. B. bei Bronchitis. Nach dem Geräuschcharakter unterscheidet man feuchte und trockene Rasselgeräusche. Feuchte Rasselgeräusche sind typisch für Bronchitis, trockene Rasselgeräusche (Giemen, Pfeifen, Brummen) typisch für Bronchialasthma.

Bildgebende Verfahren

Bei vielen Erkrankungen der Lunge und des Rippenfells kommt der *Röntgenuntersuchung* des Thorax die überragende diagnostische Bedeutung zu. Röntgenaufnahmen und Durchleuchtung können durch Schichtaufnahmen (Tomographie) und Computertomographie ergänzt werden. Eine Bronchographie, bei der das Bronchialsystem mit Kontrastmittel gefüllt wird, ist seltener erforderlich.

Die *Lungenperfusionsszintigraphie* ist eine nuklearmedizinische Methode, um Perfusionsausfälle festzustellen; z. B. bei Lungenembolie.

Angiographisch können Verschlüsse von Blutgefäßen (Embolie) oder Anomalien nachgewiesen werden.

Wilhelm Conrad Röntgen, Physiker (1845 – 1923), entdeckte 1895 die X-Strahlen, die zum hochenergetischen Bereich des Spektrums elektromagnetischer Wellen gehören und nach ihm als Röntgenstrahlen bezeichnet werden.

Bronchoskopie

Die in Lokalanästhesie ausgeführte endoskopische Untersuchung des Bronchialsystems, ggf. in Verbindung mit Zangenbiopsie, ist eine häufig verwendete Methode, die insbesondere dann angewendet wird, wenn Verdacht auf ein Bronchialkarzinom besteht. Sie dient zur histologischen Sicherung des Befundes und zur Beurteilung der Operationsmöglichkeit.

Mittels bronchoalveolärer Lavage (BAL) werden Zellen und Sekret aus Alveolen und Bronchialsystem herausgespült; das so gewonnene Material wird mikroskopisch und kulturell untersucht.

 Bronchoskopie. Der Patient soll mindestens sechs Stunden vor der Untersuchung nüchtern bleiben. Unmittelbar vor der Bronchoskopie soll der Patient die Blase entleeren und die Zahnprothese herausnehmen. Die Untersuchung wird in Lokalanästhesie oder in Kurznarkose ausgeführt. Anschließend soll der Patient einige Stunden Bettruhe einhalten. Kontrollieren Sie während dieser Zeit die Vitalzeichen regelmäßig. Der Patient darf erst wieder essen, wenn die Lokalanästhesie abgeklungen ist. Bei einer Kurznarkose beachten Sie diesbezüglich die Arztanordnung.

Lungenfunktionsprüfungen

In Lungenfunktionsprüfungen werden die Leistungen der Lungen geprüft.

- **Spirometrie:** Mit dieser Methode werden die Ventilationsgrößen (Atmungsgrößen) gemessen. Das normale Volumen eines Atemzuges beträgt etwa 500 ml. Bei der *restriktiven* Ventilationsstörung ist das Lungenvolumen verkleinert. Bei der *obstruktiven* Ventilationsstörung sind die Atemwege verengt oder verschlossen. Die Vitalkapazität ist die Luftmenge, die zwischen maximaler Ein- und Ausatmung bewegt wird. Die normale Vitalkapazität ist abhängig von Größe, Alter, Geschlecht und Gewicht des Untersuchten (Abb. 8.**2a** u. **b**).
- **Compliance:** Mittels größerer apparativer Ausrüstung kann man auch die Dehnbarkeit der Lunge messen. Die Dehnbarkeit ist herabgesetzt z. B. bei Lungenfibrose. Sie ist erhöht z. B. bei Lungenemphysem.
- **Ganzkörperplethysmographie:** Der Patient sitzt in einer geschlossenen Kammer. Außer den bei Spirometrie genannten Atemgrößen können weitere Messwerte erhoben werden:

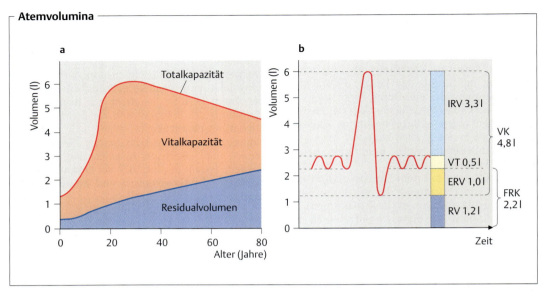

Abb. 8.2 a Verschiedene Atemvolumina im Laufe eines Lebens. b Die Spirometerkurve zeigt das Atemvolumen. VT = Atemzugvolumen, IRV = inspiratorisches Reservevolumen, ERV = exspiratorisches Reservevolumen, VK = Vitalkapazität, RV = Residualvolumen, FRK = funktionelle Residualkapazität (nach Deetjen u. Speckmann).

- Restvolumen: Gemessen wird das Luftvolumen, das nicht ausgeatmet werden kann (Residualvolumen);
- Atemwegswiderstand: Gemessen wird der intrabronchiale Druck, der erforderlich ist, um 1 Liter Luft pro Sekunde zu bewegen.
- **Transferfaktor:** Der Gasaustausch zwischen Alveolen und Blut in den Alveolarkapillaren geschieht durch Diffusion. Die Diffusionskapazität kann mit CO gemessen werden (Transferfaktor).
- **Blutgasanalyse** und Säure-Basen-Haushalt: Die Bestimmung der arteriellen Blutgase in körperlicher Ruhe und unter Belastung ist von großer praktischer Bedeutung für die Beurteilung vieler Krankheitszustände und zur Beurteilung der Operabilität und des Anästhesieverfahrens. Die Untersuchung wird im Arterienblut vorgenommen, das man durch Punktion der A. femoralis oder radialis gewinnt. Mit annähernd genauem Ergebnis kann auch Kapillarblut aus dem Ohrläppchen verwendet werden, das man nach sog. Arterialisierung (durch Einreiben des Ohrläppchens mit hyperämisierenden Salben) gewinnt. Wichtige Messgrößen bei der arteriellen Blutgasanalyse sind in Tab. 8.1 aufgeführt.

Tabelle 8.1 Blutgasanalyse

Parameter	Normaler Wert
Sauerstoffpartialdruck (P_{aO_2})	70–100 mmHg*
Kohlendioxidpartialdruck (P_{aCO_2})	35–45 mmHg*
pH	7,36–7,44
Bikarbonat (HCO_3)	22–26 mmol/l
Basenexzess (BE)	0 ± 2 mmol/l

* 1 mmHg = 133,322 Pascal (Pa)

Die Blutgasanalyse gibt wichtige Einblicke in Krankheitsvorgänge bei verschiedenen Lungenerkrankungen, auch bei Lungenstauung infolge Herzinsuffizienz.

 Blutgasanalysen sind von hoher Bedeutung bei der Kontrolle von Beatmungspatienten.

Akute Krankheiten der Nase und der Bronchien

Häufigkeit

Von diesen Krankheiten sind drei besonders häufig:
die **Rhinitis acuta (akuter Schnupfen)**, eine Infektion mit Schnupfenviren (Rhinoviren, S. 550), die **Laryngitis acuta**, eine akute Kehlkopfentzündung im Rahmen einer Rachenentzündung mit dem Hauptsymptom Heiserkeit und die **akute Bronchitis**.

Akute Bronchitis

→ **Definition:** Bei der akuten Bronchitis liegt eine Schädigung der Schleimhaut der oberen und unteren Luftwege vor.

Ätiologie

Die akute Bronchitis tritt im Rahmen einer Entzündung der gesamten oberen Luftwege auf, meist infolge Virusinfektion mit sekundärer Bakterienbesiedlung. Bei immunsupprimierten Patienten kommen auch Pilzinfektionen vor. Auch physikalische Reize wie starke Luftverschmutzung (Rauch, Ruß), starke Schwankungen von Temperatur und Feuchtigkeit, Lösungsmittel, Säuredämpfe usw. können eine akute Bronchitis auslösen.

Klinik und Therapie

Die Kranken klagen über Husten und Auswurf sowie Schmerzen hinter dem Brustbein. Oft besteht Fieber. Hustendämpfende und schleimlösende Mittel erleichtern dem Patienten die Beschwerden. Antibiotika sind bei bakterieller Infektion angezeigt.

 Anleitung zum Abhusten von Bronchialsekret. Oft ist es Patienten unangenehm oder peinlich, Sekret auszuhusten. Lösen und Abhusten des vermehrten Sekrets ist wichtig für die Abheilung der Bronchitis. Sekretstau bildet einen Nährboden für Bakterien. Erläutern Sie dem Patienten diesen Zusammenhang. Wenn keine Kontraindikationen bestehen, soll der Patient unterstützend 2–3 l pro Tag trinken. Legen Sie Papiertücher und einen Abwurfbehälter bereit. Das Abhusten von Sekret geschieht am einfachsten mit aufgerichtetem Oberkörper. Der Patient soll durch die Nase einatmen und dann in kurzen, festen Stößen husten und das Sekret in ein Papiertuch ausspucken. Erst wenn die Atmung wieder ruhiger ist, sollte der Vorgang wiederholt werden.

Bronchiolitis

Es handelt sich um eine Virusinfektion mit Entzündung der kleinen Äste (Bronchioli) des Bronchialbaumes. Die Krankheit tritt häufiger bei Kindern als bei Erwachsenen auf und kann zu narbigen Veränderungen der Bronchioli führen (Bronchiolitis obliterans).

Chronisch-obstruktive Atemwegserkrankungen

Es handelt sich um die häufigsten Krankheiten der Atmungsorgane, die oft kombiniert vorkommen: Chronische obstruktive Bronchitis und Lungenemphysem. Die englische Bezeichnung „chronic obstructive lung disease" führt zu der gebräuchlichen Abkürzung COLD.

Chronische Bronchitis

→ **Definition:** Die Patienten haben chronischen oder rezidivierenden Husten und Auswurf. Diese Symptome müssen, um die Diagnose zu rechtfertigen, an den meisten Tagen des Jahres, aber wenigstens ein Vierteljahr lang in mindestens 2 aufeinander folgenden Jahren vorhanden sein.

Findet man immer wieder eitriges Sputum, spricht man von einer chronischen eitrigen Bronchitis.

Ätiologie

Rauch (Zigarettenrauch!), Staub, virale und bakterielle Infekte sind exogene Faktoren, die die Bronchialschleimhaut schädigen. Endogene genetische Faktoren sind von geringer Bedeutung.

Häufigkeit

Etwa 20 % der Erwachsenen haben eine chronische Bronchitis, Männer häufiger als Frauen.

Die chronische Bronchitis verursacht sehr oft zeitweilige Arbeitsunfähigkeit und frühzeitige Invalidität.

Pathophysiologie

Bei chronischer Bronchitis entwickelt sich infolge der chronischen Reizung (Zigarettenrauch) eine Hypertrophie der Schleim produzierenden Drüsen in Trachea und Bronchien. Zum Transport des vermehrt gebildeten Schleims nach außen reichen die Bewegungen der Zilien auf der Bronchialschleimhaut nicht mehr aus, so dass Hustenreiz, Husten und Auswurf ausgelöst werden. Im weiteren Verlauf entwickeln sich entzündliche Veränderungen der Bronchialschleimhaut, wodurch eine chronische Verengung der Bronchien (Obstruktion) hervorgerufen wird.

Klinik

Die chronische Bronchitis verläuft in Schüben, die durch die ätiologisch wichtigen Noxen ausgelöst werden. Jahreszeitlich bedingt häufen sich die Schübe bei nasskalter Witterung. Husten und Auswurf sind die ersten, oft wetterabhängigen Symptome. Nach Anamnese und Befund ist es zweckmäßig, 2 Formen der chronischen Bronchitis zu unterscheiden:

- chronisch-nichtobstruktive Bronchitis (unkomplizierte chronische Bronchitis),
- chronisch-obstruktive Bronchitis.

Bei der unkomplizierten **chronisch-nichtobstruktiven Bronchitis,** wie sie bei den meisten Rauchern besteht, ist der Auswurf zuerst schleimig. Atemnot besteht nicht. Auskultatorisch hört man trockene und feuchte Rasselgeräusche. Bei vielen dieser Patienten besteht kaum Krankheitsgefühl. Bei schweren Formen ist die Belästigung durch größere Sputummengen und ständiges Husten groß. Dann ist auch das Allgemeinbefinden gestört. Typisches Beispiel dieser Bronchitisform ist die *Raucherbronchitis.*
Die BSG kann beschleunigt sein. Die geschädigte Schleimhaut begünstigt zusätzliche virale und bakterielle Entzündungen. Dann wird das Sputum eitrig und ändert seine Farbe in Gelbgrün oder Grau. Die größte Sputummenge wird morgens ausgehustet. Infolge Schwellung der entzündeten Schleimhaut stellt sich Atemnot ein.

Die **chronisch-obstruktive Bronchitis** kann sich aus einer chronisch-nichtobstruktiven Bronchitis entwickeln. Jedoch kann die chronisch-obstruktive Bronchitis auch von Anfang an obstruktiv verlaufen. Die chronisch-obstruktive Bronchitis hat großen Krankheitswert. Dies zeigt sich schon im klinischen Bild, in dem neben Husten und Auswurf nun die Atemnot im Vordergrund steht. Auskultatorisch hört man trockene und feuchte Rasselgeräusche. Patienten mit chronisch-obstruktiver Bronchitis sind durch die Entwicklung von Bronchopneumonien zusätzlich gefährdet.
Je nach dem Grad der Entzündung bestehen BSG-Beschleunigung und Leukozytose. Da in der erkrankten Lunge der Gasaustausch behindert ist, entwickelt sich kompensatorisch manchmal eine Polyglobulie (Vermehrung der roten Blutkörperchen). Ausdruck des gestörten Gasaustausches ist die Zyanose des Patienten.

Röntgenuntersuchung

Die chronische Bronchitis hat keine sicheren röntgenologischen Symptome, evtl. vermehrte streifige Zeichnung der Lungenfelder. Die Röntgenuntersuchung des Thorax lässt aber wichtige Komplikationen der Erkrankung erkennen, wie Bronchopneumonie, Emphysem und Cor pulmonale.

Insbesondere dient die Röntgenuntersuchung dazu, andere Erkrankungen, die die Symptome einer chronischen Bronchitis nachahmen, auszuschließen, so z. B. Bronchialkarzinom und Tuberkulose.

Komplikationen

Im Verlauf der chronisch-obstruktiven Bronchitis entwickelt sich häufig ein Lungenemphysem. Klinische und röntgenologische Zeichen lassen diese Komplikation erkennen (S. 293). Durch den emphysematösen Umbau des Lungengewebes wird die Lungendurchblutung behindert, so dass der rechte Herzanteil vermehrt belastet wird. Es entwickelt sich ein Cor pulmonale. Bei fortdauernder und übermäßiger Belastung kann sich eine Rechtsherzinsuffizienz einstellen mit den zusätzlichen Symptomen Halsvenenstauung, Lebervergrößerung, Knöchel- und Unterschenkelödem. Die weiteren Folgen von Lungenemphysem und Cor pulmonale sind die respiratorische Insuffizienz (Versagen der Sauerstoffversorgung) und das Rechtsherzversagen, das zum Tod dieser Patienten führen kann.

Therapie

Die wichtigsten Bausteine des Therapieplans sind: Ausschalten der Noxen (Rauchverbot!), Antibiotika und bronchienerweiternde Mittel (bei obstruktiver Bronchitis). Einzelheiten S. 294.

 Sicherheit. Bei Patienten mit chronisch-obstruktiven Lungenerkrankungen ist große Vorsicht im Umgang mit O_2-Gabe geboten. Ihr Atemzentrum ist an einen ständig erhöhten CO_2-Gehalt im Blut gewöhnt; Die Atmung wird dann über den niedrigen O_2-Partialdruck des Blutes reguliert. Wird dieser durch O_2-Inhalation plötzlich erhöht, fehlt der Atemantrieb und es kommt zur Eintrübung des Bewusstseins (CO_2-Narkose). Unterbrechen Sie in diesem Fall sofort die Sauerstoffzufuhr und verständigen Sie einen Arzt.

Lungenemphysem

 Definition: Beim Lungenemphysem handelt es sich um den Verlust von Alveolarsepten, der nicht mehr rückgängig zu machen ist. Die Lungen sind überbläht und enthalten mehr Luft als normal (Emphysem – aus dem Griechischen – bedeutet Aufblähung). Die Lungenerweiterung kann einzelne Abschnitte oder die gesamte Lunge betreffen. Deshalb unterscheidet man:
- generalisierte Emphyseme,
- lokalisierte Emphyseme.

Ätiologie

Die Trennwände der Alveolen sind zerstört. Mehrere Alveolen vereinigen sich und bilden verschieden große Blasen (Bullae).
Generalisierte Emphyseme sind die häufigste Form. Der wichtigste exogene Faktor ist Zigarettenrauch. Dadurch entsteht eine Entzündung in den Azini, wobei gewebsabbauende Enzyme aus Makrophagen frei werden, die zur Autolyse der Alveolarwand beitragen. Ein seltener endogener Faktor ist der genetisch bedingte Mangel an α_1-Antitrypsin (α_1-Proteaseinhibitor). Dadurch wird der Stoffwechsel der Alveolen gestört. Besonders betroffen ist Elastin als Baustein des Bindegewebes.
Zu den **lokalisierten Emphysemen** gehört das bullöse Lungenemphysem: Es handelt sich um blasige Hohlräume, die einen Durchmesser von mehr als 1 cm haben. Sie können zum Spontanpneumothorax führen (S. 317).

Altersgipfel

Emphyseme werden meist zwischen dem 35. und 60. Lebensjahr manifest, weil die auslösenden Faktoren jahrelang einwirken müssen, bevor die Symptome des Emphysems auftreten. Das Altern an sich führt nicht zum Lungenemphysem.

Klinik

Wichtigstes Symptom ist die dauernde Atemnot. Jeder geringgradige Infekt der Atemwege bewirkt eine deutliche Verschlechterung des Zustandes, da die Bronchialschleimhaut infolge der Entzündung anschwillt und dadurch die Atemwege einengt. Sekretstau in den Bronchien verschlimmert den Zustand.
Die Inspektion zeigt den fassförmigen Thorax mit geringen Atemexkursionen. Im fortgeschrittenen Stadium sieht man die Zyanose des Patienten infolge mangelnden Gasaustausches. Perkussorisch hört man hypersonoren Klopfschall (Schachtelton). Auskultatorisch hört man abgeschwächtes Atmen, bei zusätzlichem Infekt und Bronchospasmus trockene und feuchte Rasselgeräusche (spastische Emphysembronchitis).

Röntgenuntersuchung

Die Lungen sind vermehrt strahlendurchlässig, denn durch die Verminderung der Alveolarwände sind auch die darin verlaufenden Blutgefäße reduziert, so dass die Röntgenstrahlen das Lungengewebe leichter durchdringen können. Röntgenologisch erkennt man auch den fassförmigen Thorax: Dementsprechend sind die Zwischenrippenräume breit. Das Zwerchfell steht tief. Die Zwerchfellbeweglichkeit ist vermindert. Es handelt sich also um Zeichen der Inspirationsstellung des Thorax.

Komplikationen

In fortgeschrittenen Fällen entwickelt sich ein Cor pulmonale (S. 307), später evtl. Rechtsherzinsuffizienz mit den Symptomen Tachykardie, Halsvenenstauung, Stauungsleber, Stauungsgastritis, Stauungsniere, Ödeme an den Beinen.

 Emphysemblasen können platzen, so dass sich ein Spontanpneumothorax mit plötzlich einsetzender Verschlimmerung der Atemnot entwickelt (S. 317).

Therapie der chronisch-obstruktiven Lungenerkrankungen

Die Grundzüge der Therapie von chronischer Bronchitis, Lungenemphysem und Asthma bronchiale ähneln sich ebenso wie die in den einzelnen Abschnitten beschriebenen Symptome dieser Krankheiten. Die Therapie richtet sich nach dem zugrunde liegenden pathophysiologischen Vorgang. Die Komponenten dieses Vorganges sind je nach Krankheit unterschiedlich zusammengesetzt. Am wichtigsten im Therapieplan ist die *Bekämpfung der Obstruktion*. Verschiedene medikamentöse Maßnahmen mit unterschiedlichem Angriffspunkt gehören zum Therapieplan, dessen Einzelkomponenten aus Tab. 8.2 zu ersehen sind. Die Medikamente können als Tabletten (auch in Depotform), als Dosieraerosol, als intravenöse Injektion oder als Dauertropfinfusion angewendet werden. Die Wahl der Applikationsform richtet sich gleichfalls nach dem Stadium der Krankheit: So wird man im akuten Asthmaanfall die Therapie mit der rasch wirksamen inhalativen oder intravenösen Applikation eines Bronchospasmolytikums beginnen.

Allgemeinmaßnahmen wie vorsichtige Sedierung, Flüssigkeitszufuhr und Flüssigkeitsbilanzierung, kontrollierte Sauerstoffzufuhr haben ebenfalls ihren Platz im Therapieplan. Die Sedierung muss „vorsichtig" vorgenommen werden, um das Atemzentrum nicht zu beeinträchtigen. Aus demselben Grund sind Morphin und Morphinderivate bei obstruktiven Lungenerkrankungen kontraindiziert. In Notfällen ist künstliche Beatmung oder Absaugen von Bronchialsekret (Bronchiallavage) indiziert.

Immer muss man auf unverträgliche Arzneimittelmischungen und unerwünschte Arzneimittelwirkungen achten: So können β-Rezeptorenblocker den Spasmus der Bronchialmuskulatur verstärken und dürfen deshalb nur dann weiter verordnet werden, wenn unbedingte Notwendigkeit wegen einer Herzkrankheit besteht.

Außerhalb des akuten Anfalls von Atemnot sind atemgymnastische Übungen von großem Wert. Oft ist eine Hyposensibilisierung bei identifizierten Allergenen erfolgreich.

Zur Behandlung gehört auch, dem chronisch Kranken genaue Verhaltensregeln zur Prophylaxe und zur allgemeinen Lebensführung zu geben. Beispiele hierfür sind striktes Rauchverbot, Vermeiden **auslösender Noxen** (S. 291f). Beachten des Pollenflugwarndienstes (Abb. 8.3, S. 295), evtl. sogar Berufswechsel (Bäckerasthma).

In fortgeschrittenen Krankheitsfällen von chronisch-obstruktiven Atemwegserkrankungen kommen auch **chirurgische Maßnahmen** in Betracht. So können sehr große Emphysemblasen, die gesundes Lungengewebe komprimieren, chirurgisch entfernt werden.

Sauerstoff-Langzeittherapie: Ist der arterielle Sauerstoffpartialdruck nicht mehr ausreichend, um den Organismus mit genügend Sauerstoff zu versorgen ($P_{aO2} < 55$ mmHg) kann der Patient mit tragbaren Sauerstoffquellen versorgt werden, ggf. um die Zeit bis zur geplanten Lungentransplantation zu überbrücken.

Eine Lungentransplantation ist dann indiziert, wenn die Lungenfunktion so stark eingeschränkt ist, dass die vermutete Überlebenszeit geringer als ein Jahr ist.

Tabelle 8.2 Wichtige Komponenten im Therapieplan bei chronischen unspezifischen Lungenerkrankungen

Pathogene Faktoren	Therapieziel	Behandlung
Obstruktionsentstehung – Bronchospasmus	Obstruktionsbekämpfung – Bronchospasmolyse	β_2-Adrenorezeptor-Agonist
– ödematöse Schwellung	– antientzündliche Wirkung – antiallergische Wirkung – abschwellende Wirkung	Cromoglicinsäure Glukokortikoide
– Dyskrinie	– Verflüssigung – Auswurfförderung	Sekretolytika Expektoranzien
Bakterieller Superinfekt	Bekämpfung der Bakterien	Antibiotika
Herzbelastung	Herzkraftförderung	Digitalis
Vorbeugung	Änderung der Hyperreagibilität und Exposition	Beeinflussung der Entzündungsmediatoren Expositionsminderung Hyposensibilisierung

Chronisch-obstruktive Atemwegserkrankungen **295**

Asthma bronchiale

→ **Definition:** Asthma bronchiale (Bronchialasthma) verursacht anfallsweise eintretende Atemnot durch reversible Obstruktion des Bronchialsystems.

Häufigkeit

Asthma ist eine häufige Erkrankung, von der etwa 5 % der Bevölkerung betroffen sind.

Das Wort Asthma kommt aus dem Griechischen und bedeutet erschwertes Atmen. Noch zu Beginn des 20. Jahrhunderts waren die Ursachen des Asthma weitgehend unbekannt. Man vermutete Diätfehler und hielt das Asthma für eine rein nervöse Krankheit. Therapiert wurde mit starkem Kaffee und Fruchteis. In besonders schweren Fällen verabreichte man ein Brechmittel oder ließ den Patienten Chloroform atmen.

Ätiologie

Allen Asthmaformen liegt eine abnorme Reaktionsbereitschaft des Bronchialsystems auf zahlreiche, verschiedene Reize zugrunde. Im Asthmaanfall reagiert die Muskulatur des Bronchialsystems mit spastischer Kontraktion (Bronchospasmus). Gleichzeitig reagiert die Schleimhaut des Bronchialsystems mit ödematöser Schwellung. Von der Bronchialschleimhaut wird abnormer glasiger, zäher Schleim gebildet (Dyskrinie = gestörte Sekretion).

Die 3 Faktoren Bronchospasmus, Schleimhautschwellung und Dyskrinie bedingen die Obstruktion der Atemwege im Asthmaanfall.

Die Atemwegsverlegung (Obstruktion) führt zu Überblähung und Minderbelüftung (Hypoventilation) der Alveolen. Da die Ausatmung behindert ist, ist das thorakale Gasvolumen vermehrt. Die Lunge ist insgesamt überbläht; der Thorax wird deshalb fassförmig. Die eingeatmete Luft kann nur schwer wieder ausgeatmet werden. Deshalb wird der Druck der Exspirationsmuskulatur gesteigert, doch erhöht sich dadurch der intrathorakale Druck so stark, dass die kleinen Luftröhrenäste zusätzlich komprimiert werden.
Der pathophysiologisch gleichartige Mechanismus der Atemwegsobstruktion bei Asthma bronchiale kann durch verschiedene Noxen ausgelöst

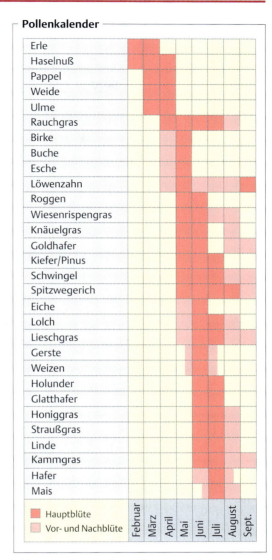

Abb. 8.**3** Flugzeit der wichtigsten Pollen mit Angabe der Hauptblüte- und Vor- bzw. Nachblütezeit

werden. Dementsprechend sind 2 Hauptgruppen von Asthma bronchiale zu unterscheiden:

- exogen-allergisches Asthma bronchiale: Bei dieser Asthmaform liegt eine allergische Reaktion vor.
- nicht-allergisches, endogenes Asthma bronchiale: Bei dieser Asthmaform liegt eine Intoleranzreaktion vor.

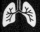

Exogen-allergisches Asthma bronchiale

Diese Asthmaform wird durch die *Einatmung von Allergenen* ausgelöst. Die allergische Reaktion tritt als Sofortreaktion ein (Typ-I-Allergie). Sie wird durch Antikörper aus der Gruppe der Immunglobuline E vermittelt.

Das exogen-allergische Asthma tritt schon in der Kindheit und nur selten jenseits des 35. Lebensjahres erstmals auf.

Der Ausdruck exogen-allergisches Asthma soll darauf hinweisen, dass die Allergene exogen, d. h. von außen, durch Inhalation in das Bronchialsystem eindringen. Am häufigsten wird das allergische Asthma durch Pollen, Hausstaub, Tierschuppen, Tierhaare, Federn und Pilzsporen ausgelöst. Abb. 8.**3** gibt einen Überblick über die ungefähren Flugzeiten von Pollen.

In der **Anamnese** der Kranken mit allergischem Asthma erfährt man oft, dass in der Säuglingszeit Milchschorf bestanden hat und dass sich später eine Neurodermitis entwickelte. Oft wechseln Schübe von Neurodermitis und Asthma bronchiale im Laufe der Zeit ab. In der Familienanamnese des Asthmapatienten findet man gehäuft ebenfalls Asthma bronchiale, aber auch Heuschnupfen, Milchschorf und Neurodermitis. (Diese Krankheiten werden als Atopien zusammengefasst.)

Nicht-allergisches, endogenes Asthma bronchiale

Bei dieser Form des Asthma bronchiale entsteht der einzelne Anfall als **Überempfindlichkeitsreaktion** (Intoleranzreaktion), also ohne Nachweis eines bestimmten Allergens. Es entwickelt sich meist jenseits des 40. Lebensjahres. Auslösende Faktoren sind Infekte der Atemwege (deshalb auch als Infektasthma bezeichnet). Aber auch andere Auslöser wie Analgetika oder Chemikalien, die inhaliert werden, sind bekannt.

Sonderformen

Beim Anstrengungsasthma wird der einzelne Asthmaanfall durch vorangegangene körperliche Anstrengung, z. B. Laufen, ausgelöst. Diese Asthmaform ist bei Kindern anzutreffen.

Fraglich ist, ob das Anstrengungsasthma tatsächlich eine Sonderform ist. Da diese Form nach dem Laufen eintritt, könnte es sich auch um die vagale Erholungsphase nach der körperlichen Anstrengung handeln.

Asthmaanfälle können auch durch besondere psychische Belastungen ausgelöst werden, doch muss man auch dann eine krankhafte Übererregbarkeit des Bronchialsystems voraussetzen.

Klinik des Asthma bronchiale

Der einzelne *Asthmaanfall* entsteht plötzlich. Der Patient ist schweißbedeckt und blass, in schweren Anfällen auch zyanotisch. Oft steht der Patient am Fenster, stützt die Arme auf und atmet pfeifend. Im schweren Anfall sitzt der Patient aufrecht im Bett, die Arme aufgestützt, und ringt nach Luft. Das Aufstützen der Arme bedeutet, dass die Atemhilfsmuskulatur benutzt wird. Die quälende Atemnot wird von starken Hustenanfällen begleitet, doch entleeren sich nur kleine Mengen zähen Sputums.

Bei der Inspektion fällt die Zyanose des Patienten bei verringertem Gasaustausch in der Lunge auf. Außerdem sieht man den fassförmigen Thorax mit nur geringen Atemexkursionen. Das Perkussionsgeräusch ist hypersonor. Das pfeifende Atemgeräusch ist schon auf Distanz zu hören.

Bei der Auskultation sind zwei diagnostisch wichtige Befunde zu erheben:

- über allen Lungenabschnitten trockene Rasselgeräusche, die als Giemen, Pfeifen und Brummen beschrieben werden,
- deutliche Verlängerung des Exspiriums (Ausatmung).

Der Puls ist tachykard. Der Anfall dauert unbehandelt Stunden bis Tage. Einen lang anhaltenden Anfall nennt man auch Status asthmaticus. Am Ende eines Anfalls entleert der Patient größere Mengen des glasigen, zähen Schleims.

Laboruntersuchungen

Im Sputum findet man mikroskopisch zahlreiche eosinophile Zellen, *Curschmann*-Spiralen und *Charcot-Leyden*-Kristalle. Im Blutbild ist häufig eine Vermehrung der eosinophilen Zellen nachweisbar.

Außerhalb des Anfalls versucht man, die anfallsauslösenden Allergene zu bestimmen. Hierzu dienen *Allergentests* an der Haut des Patienten. Beweisend sind Provokationstests, bei denen bestimmte Allergene inhaliert werden. Bei positivem Ausfall eines solchen Inhalationstests entsteht ein Bronchospasmus, der mittels Lungenfunktionsprüfung erkannt wird.

Da sich bei dem Patienten mit exogen-allergischem Asthma spezifische, auf die Allergene gerichtete Antikörper bilden, kann man auch direkt nach diesen Antikörpern suchen: Es handelt sich um Immunglobuline der Klasse E (IgE-Antikörper), die man im Blut des Patienten mit radioaktiven Methoden bestimmt (RAST = Radio-allergo-sorbent-test).

Therapie

Man unterscheidet die Therapie des akuten Asthmaanfalls von den Maßnahmen, die im Intervall zu ergreifen sind. Meist gelingt es, den akuten Asthmaanfall im Laufe einer Stunde zu bessern.

> Asthma ist immer eine ernst zu nehmende Erkrankung, insbesondere dann, wenn der Anfall sich zum Status asthmaticus ausweitet, der mit Versagen des rechten Herzens tödlich enden kann.

Einteilung der medikamentösen Therapie

- Symptomatische Therapie mit Bronchodilatatoren:
  - β_2-Adrenorezeptor-Agonisten (= β_2-Sympathikomimetika), Wirkung: Bronchospasmolyse, z. B. Fenoterol als Dosier-Aerosol;
  - Theophyllin, intravenös rasch wirksame Bronchodilatation;
- Antientzündliche Therapie: Wirkung: Hemmung der Entzündungsmediatoren, keine Spasmolyse,
  - z. B. Cromoglicinsäure als Dosier-Aerosol,
  - Glukokortikosteroide (Inhalation, oral, intravenös von ausgezeichneter Wirkung);
- Sekretolytika, Mukolytika, Expektoranzien: Wirksamkeit nur gering;
- Kombination von β_2-Adrenorezeptor-Agonist mit Glukokortikosteroiden gut geeignet zur ambulanten Behandlung, evtl. zusätzlich Cromoglicinsäure.

Sicherheit. Der Patient soll wissen, durch welche Faktoren bei ihm Asthmaanfälle ausgelöst werden können, z.B. durch Pollen, emotionalen Stress oder körperliche Überlastung. Bei jedem Allergie-Test und besonders bei Provokations-Tests müssen Medikamente zur Notfall-Therapie bereitstehen, da es zu einer anaphylaktischen Reaktion kommen kann.

Anleitung zur Lippenbremse: Die Lippenbremse ist eine spezielle Ausatmungstechnik, die in Kombination mit atemerleichternder Körperhaltung hilft, leichte bis mittelschwere Atemnot sofort zu mindern. Der Patient soll die Lippen beim Ausatmen so aufeinander legen, dass die Luft nur durch einen kleinen Spalt herausströmen kann (es darf allerdings nicht gepresst werden). Dadurch wird bei der Ausatmung der intrapulmonale Druck erhöht und der Bronchialkollaps verhindert.

Nach Abklingen des Anfalls muss mit dem Patienten eingehend besprochen werden, welche Faktoren für die Auslösung eines Anfalls in Frage kommen. Auslösende Noxen kennenzulernen gehört zum Schulungsprogramm. Medikamente, die im beginnenden Asthmaanfall wirksam sind, sollte der Patient mit sich führen, z. B. als Aerosol-Inhalator. Rauchen ist strikt verboten. Patienten mit allergischem Asthma sollten die Hinweise des Pollenflugwarndienstes beachten.

> Mehl- oder Bäckerasthma, das bei Bäckern nach Inhalation von Mehlstaub eintritt, wird als Berufskrankheit anerkannt.

Mukoviszidose (zystische Fibrose)

Definition: Es besteht eine angeborene Dysfunktion der exokrinen Drüsen. In der Lunge führt die Dyskrinie zur Verlegung der Atemwege durch zähen Schleim. Bakterielle Entzündungen sind häufig und verursachen Bronchitis, Pneumonie und chronisch-obstruktive Lungenerkrankungen.

Klinik

Schon im Kindesalter fallen chronischer Husten und Durchfall auf. Im weiteren Verlauf entwickeln sich die Symptome der chronisch-obstruktiven Lungenerkrankung. Grundzüge der Therapie s. S. 294.

Bronchiektasen (Bronchiektasie)

Definition: Bronchiektasen sind Erweiterungen (Ektasen) der Bronchien. Einmal vorhandene Bronchiektasen sind nicht rückbildungsfähig.

Ätiologie

Bronchiektasen können als Entwicklungsstörung der Bronchialanlage angeboren sein. Häufige Ursachen von erworbenen Bronchiektasen sind bronchopulmonale Infektionen mit Viren oder Bakterien einschließlich Masern und Keuchhus-

Bronchiektasen

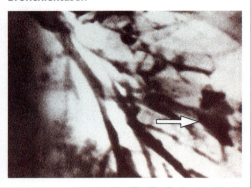

Abb. 8.4 Im Röntgenbild zeigen sich die Erweiterungen der Bronchien (Bronchographie)

Trommelschlägelfinger und Uhrglasnägel

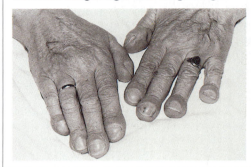

Abb. 8.5 Symptome eines Patienten mit Bronchiektasen

ten im frühen Kindesalter. Im Erwachsenenalter entstehen Bronchiektasen infolge von chronischer Bronchitis, Tuberkulose und Pleuraschwarten.

Pathologische Anatomie

Am häufigsten sind die Unterlappen betroffen. Die Wand der Bronchien ist teilweise zerstört und sackförmig (häufig bei angeborenen Formen) oder zylindrisch (häufig bei erworbenen Formen) erweitert (Abb. 8.4). Das umgebende Lungengewebe ist in verschiedenem Ausmaß geschädigt und zeigt Atelektasen (luftleere Lungenabschnitte), Fibrosen (Bindegewebsvermehrung) und Emphysem.

Klinik

Die typischen Symptome sind Husten und Auswurf. Besonders morgens werden große Mengen entleert, die sich über Nacht in den Bronchiektasen angesammelt haben. Kopftieflagerung fördert die Expektoration: „Maulvolle" Expektoration ergibt 100–200 ml eines übelriechenden, eitrigen Sputums. Es setzt sich in einem Spitzglas in 3 Schichten ab: oben schaumig-wässrig, in der Mitte schleimig, unten ballenförmig-eitrig. Blutbeimengungen sind häufig. Chronischer Husten mit mehr oder weniger Sputum quält den Patienten über den ganzen Tag.
Bei der Inspektion des Patienten sieht man häufig Trommelschlägelfinger und Uhrglasnägel (Abb. 8.5), die wahrscheinlich auf den gestörten Blutkreislauf der Lunge zurückzuführen sind (Anastomosen zwischen Bronchialarterien und Lungenkreislauf). Auskultatorisch hört man feuchte Rasselgeräusche.

Laboruntersuchungen: Je nach dem Grad der Entzündung in den Bronchiektasen bestehen Fieber, beschleunigte BSG und Leukozytose.
Röntgenuntersuchung: Auf der Übersichtsaufnahme des Thorax und bei Schichtaufnahmen kann schon der Verdacht auf Bronchiektasen geäußert werden. Im CT sind die Erweiterungen der Bronchien zu erkennen. Vor einer evtl. notwendigen Operation macht die Bronchographie Ausdehnung und Form der Bronchiektasen direkt sichtbar.

Komplikationen

Bronchopneumonie, Hämoptoe, Abszess und Empyem sind häufige Komplikationen. Wie nach vielen, jahrelang schwelenden eitrigen Entzündungen kann sich auch bei Bronchiektasen eine Amyloidose (S. 135) entwickeln.

Therapie

Bronchodilatatoren und Mukolytika wie bei Asthma bronchiale (S. 295). Antibiotika je nach Grad der Entzündung, evtl. als Dauermedikation. Abhusten in Hängelage (Quincke-Hängelage) regelmäßig morgens, um die Bronchiektasen zu entleeren. Drainagetechnik und Flutter-Ventil.
Operative Therapie ist möglich, wenn die Bronchiektasen in einem umschriebenen Lungengebiet sind.

 Quincke-Lagerung, benannt nach dem Internisten H. J. Quincke (1842–1922): Tieflagerung des Oberkörpers durch Erhöhung des Fußendes des Bettes.

Lungenentzündung (Pneumonie)

→ **Definition:** Die Pneumonie ist eine akut oder chronisch verlaufende Entzündung des Lungenparenchyms mit den Leitsymptomen
- Husten
- Auswurf
- Fieber
- Schmerzen bei der Atmung.

Die Pneumonie wird durch eine Vielzahl von Erregern (Bakterien, Viren, Pilze, Protozoen) hervorgerufen. Es handelt sich also nicht um eine Krankheitseinheit, sondern um eine Gruppe von Lungenkrankheiten mit unterschiedlichen klinischen Symptomen.

Häufigkeit

Unter den Infektionskrankheiten ist die Pneumonie diejenige, die am häufigsten zum Tod führt. Insgesamt stellt sie die fünfthäufigste Todesursache dar.

Abwehrmechanismen

Die tieferen Lungenabschnitte sind normalerweise keimfrei. Die Zilien des Flimmerepithels sind mit einer Gelschicht bedeckt, worin Fremdstoffe, z. B. Bakterien, eingefangen werden. Durch die koordinierte, wellenförmige Bewegung der Zilien (etwa 1000-mal/min) werden Fremdstoffe in Richtung Rachen transportiert. Deshalb sind die tiefen Atemwege keimfrei. Dagegen ist der Nasenrachenraum von einer Vielzahl von Mikroorganismen besiedelt. Infektiöse Partikel, die trotz des Abwehrmechanismus des Flimmerepithels den Alveolarraum erreicht haben, werden hier durch zelluläre und humorale Mechanismen beseitigt. In diesem System spielen die Makrophagen mit ihrer Fähigkeit zur Phagozytose von Mikroorganismen eine wichtige Rolle.

Infektionsweg

Die Erreger der Pneumonie können auf verschiedenen Wegen in die Lunge gelangen und zur Lungenentzündung führen.

- **Aspiration** von Keimen aus dem Nasen-Mund-Rachenraum. Auch bei gesunden Menschen sind zeitweilig pathogene Mikroorganismen auf der Schleimhaut dieses Raumes angesiedelt, führen aber nicht zur Krankheit. Ist aber die Menge oder die Virulenz der aspirierten pathogenen Keime zu groß, ist der mechanische oder der immunologische Abwehrmechanismus defekt, kann sich eine Pneumonie entwickeln. Die Aspiration von Keimen aus Mund- und Rachenraum ist der häufigste Infektionsweg bei der Entstehung der Pneumonie.
- Inhalation von infektiösem Aerosol (**Tröpfcheninfektion**). Infektiöse Aerosole, deren Teilchengröße weniger als 3–5 µm beträgt, können die Abwehrmechanismen überwinden und in den Alveolen zur Entzündung führen. Typisches Beispiel für diesen Infektionsweg ist die Infektion mit den Erregern der Tuberkulose.
- **Hämatogene Streuung** aus Infektionsherden, die außerhalb der Lunge bestehen, z. B. Endokarditis, infizierte venöse Katheter.

Pathologische Anatomie

Die Entzündung betrifft das Interstitium und die Alveolen der Lunge. Ist ein ganzer Lappen (Lobus) der Lunge betroffen, spricht man von **Lobärpneumonie**. Sind die peribronchialen Alveolen befallen und zwar meist an mehreren Stellen der Lunge, spricht man von **Bronchopneumonie**. Diese morphologisch beschreibende Einteilung ist heute weniger gebräuchlich. Stattdessen steht im Vordergrund die diagnostische Klärung und Einteilung bezogen auf:

- Erregertyp (Ätiologie),
- Infektionsort (ambulant im täglichen Leben oder im Krankenhaus erworben),
- Verlauf (akut oder chronisch),
- Grundkrankheit,
- Röntgenbefund (Ausdehnung und Verteilung der Herde).

Besondere Formen der Pneumonie

Ambulant erworbene Pneumonie

Die Infektion wurde im sozialen Umfeld im täglichen Leben erworben. Man unterscheidet zwei Formen, wenngleich diese nicht streng zu trennen sind.

- **Typische Pneumonie:** plötzlicher Beginn aus voller Gesundheit mit Schüttelfrost und hohem Fieber, Husten, eitriger, bei Blutbeimengung rostfarbener Auswurf, Schmerzen bei der Atmung, wenn die Entzündung die Pleura erreicht. Die Patienten sind kurzatmig. Es besteht eine Tachykardie. Die Kranken sind

vom Kreislaufschock bedroht. Oft tritt eine Herpesinfektion an den Lippen auf.
Aukultatorisch hört man über den befallenen Lungenabschnitten im Beginn Rasselgeräusche, später das charakteristische Bronchialatmen.
Röntgenologisch wird eine segmentale oder lobäre Verschattung festgestellt.
- **Atypische Pneumonie:** Allmählicher Beginn mit geringerem Fieberanstieg. Extrapulmonale Symptome stehen im Vordergrund: Kopfschmerzen, Halsschmerzen, Muskelschmerzen, allgemeine Mattigkeit. Röntgenologisch sind diffuse, interstitielle Entzündungsherde in der Lunge zu erkennen. Der Auskultationsbefund kann normal sein. Typische Erreger sind Mykoplasmen, Viren (Zytomegalie-Viren), Pilze, Protozoen (Pneumocystis carinii, Toxoplasmen, insbesondere bei Patienten mit immunologischer Abwehrschwäche, z. B. nach Organtransplantation oder bei AIDS).

Nosokomiale Pneumonie

Es handelt sich um eine im Krankenhaus oder Pflegeheim erworbene Infektion. Gefährdet sind multimorbide Patienten mit vorbestehenden Grundkrankheiten des Herz-Kreislauf-Systems oder der Lunge.

 Eine nosokomiale Pneumonie kann durch Hygienemängel, z. B. unterlassene Händedesinfektion des Personals, ausgelöst werden.

Pneumonie bei prädisponierten Patienten

Patienten mit schweren Grundkrankheiten, wie Herzinsuffizienz, hochgradige Störung der Leber- und Nierenfunktion, entgleister Diabetes mellitus haben ein erhöhtes Risiko, zusätzlich an Pneumonie zu erkranken. Auch Patienten mit Immunschwäche (medikamentös induziert nach Transplantation, bei HIV-Infektion) sind vermehrt gefährdet. Erhöhtes Risiko besteht bei Patienten, die zur Aspiration neigen (Aspirationspneumonie), z. B. bei neurologischen Störungen des Zentralnervensystems, bei Ösophaguserkrankungen (S. 14), bei Alkoholismus.

Legionellenpneumonie

Übertragung der Legionellen durch infizierte Aerosole aus Klimaanlagen und Duschen. Ältere Menschen, Patienten mit Abwehrschwäche und schweren Grundkrankheiten sind besonders gefährdet.

Pneumonie

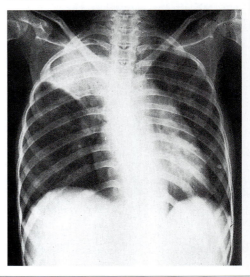

Abb. 8.**6** Röntgenbild einer Patientin mit Lobärpneumonie im rechten Oberlappen

Diagnostik

Erste Anhaltspunkte gibt die Anamnese, wobei nach Krankheiten in der Umgebung (Exposition), nach besonderen Ereignissen wie z. B. Unterkühlung u. a. gefragt wird.
Entscheidend für die Feststellung einer Lungenentzündung ist die Röntgenuntersuchung, bei der die Verschattung der betroffenen Lungenabschnitte festgestellt wird (Abb. 8.**6**).

Erregernachweis

Im Sputum oder in der bronchoalveolären Lavage wird mikroskopisch und kulturell nach Erregern gesucht. Im Blutserum können nach etwa 1 Woche Krankheitsverlauf serologisch Antikörper gesucht werden. Als Zeichen der hochgradigen und schweren Entzündung findet man eine Erhöhung der BSG und eine Leukozytose mit starker Linksverschiebung.
Da sich das Erregerspektrum von ambulant erworbenen Pneumonien erheblich von den Erregern nosokomialer Pneumonien unterscheidet, ist für den Einzelfall der Nachweis des Erregers wichtig, um das am besten wirksame Antibiotikum auszuwählen. Bis der Erregernachweis gelungen ist, werden Antibiotika gegen den *vermuteten* Erreger eingesetzt.
Die häufigsten Erreger der typischen ambulant erworbenen Pneumonie sind Pneumokokken

(Streptococcus pneumoniae), aber auch andere Streptokokken, Staphylokokken, Viren, Protozoen und Pilze. Das Spektrum der Erreger hat sich in den letzten Jahren sehr verbreitert.

Therapie
Bettruhe sowie Antibiotika, wodurch das Fieber innerhalb von 24–48 Stunden gesenkt wird. Zunächst erhält der Patient ein entsprechendes Antibiotikum je nachdem, ob eine ambulant oder nosokomial erworbene Pneumonie besteht. Nach Erhalt des Antibiogramms muss die Antibiotikatherapie ggf. umgestellt werden.
Bei schwerem Krankheitsverlauf ist stationäre Behandlung, evtl. intensivmedizinische Therapie erforderlich. Maßnahmen der unterstützenden, supportiven Therapie sind Flüssigkeitszufuhr, Sauerstoffgabe, Bronchodilatatoren und Analgetika. Bei respiratorischer Insuffizienz ist eine maschinelle Beatmung erforderlich. Es besteht Gefahr des septischen Schocks.

Prognose
Seit Einführung der Antibiotika hat sich die Prognose der bakteriellen Pneumonie ebenso wie bei anderen bakteriellen Infektionskrankheiten dramatisch gebessert. Aber immer noch sind ältere und geschwächte Patienten erheblich gefährdet, insbesondere bei der nosokomialen Pneumonie, die von Patienten erworben wird, die schon an anderen Grundkrankheiten erkrankt sind.

Komplikationen
Eitrige Lungenentzündungen können zu Lungenabszess und Pleuraempyem führen.

Lungenabszess

> **Definition:** Beim Lungenabszess handelt es sich um eine umschriebene, eitrige Einschmelzung von Lungengewebe.

Pathophysiologie
Im Verlauf von Pneumonien kann Lungengewebe eitrig einschmelzen.
Bei Sepsis können Bakterien hämatogen verstreut werden, in der Lunge stranden und dort multiple Abszesse bilden.

Klinik
Schweres Krankheitsbild, hohes Fieber und eitriger Auswurf sind hervorstechende Symptome. Als Zeichen der Entzündung bestehen Beschleunigung der BSG und Leukozytose. In der Röntgenuntersuchung kann man oft eine Abszesshöhle mit Flüssigkeitsspiegel und darüber liegender Gaskuppel erkennen.

Therapie
In der Mehrzahl der Fälle heilt der Lungenabszess unter antibiotischer Behandlung aus. Bei Versagen der konservativen Therapie ist eine operative Behandlung (Drainage oder Resektion) notwendig.

Pilzpneumonien (Lungenmykosen)

> **Definition:** Pilzpneumonien sind meist chronische Pneumonien, die durch Pilze verursacht werden. Am häufigsten sind Candidamykosen (Soor, Monilia), Aktinomykose und Aspergillose (Abb. 8.**7a** u. **b**).

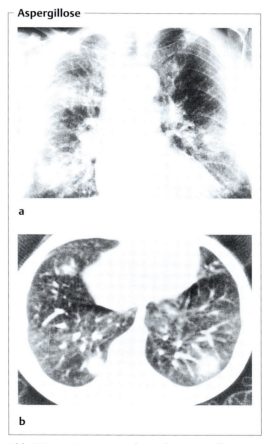

Abb. 8.**7 a** Invasive pulmonale Aspergillose im konventionellen Röntgenbild und **b** in der Magnetresonanz-Tomographie

Pathogenese

Gesunde Menschen erkranken selten an einer Pilzpneumonie. Meist handelt es sich um Patienten, deren Abwehrkraft aufgrund anderer Erkrankungen oder wegen einer vorausgegangenen aggressiven resistenzschwächenden Therapie gemindert war. Als Beispiel sind Patienten mit Leukämie oder bösartigen Tumoren zu nennen, die mit Glukokortikoiden, Antibiotika und Chemotherapeutika wegen ihrer Grundkrankheit behandelt wurden. Diffus in der Lunge bilden sich Entzündungen, Granulationsgewebe und Abszesse.

Als Teilursache für den häufigen Pilzbefall unter der genannten Behandlung Schwerkranker ist die Reduktion der Bakterienflora anzusehen, die normalerweise die Schleimhäute in Mund und Rachen besiedelt. Deshalb sind sorgfältige Vorsorgemaßnahmen in der täglichen Pflege der Schwerkranken von großer Bedeutung. Nach jeder Mahlzeit muss der Mund gut gespült werden, um Speisereste zu beseitigen. Schon prophylaktisch, besonders bei den ersten Anzeichen eines Soorbelages auf der Zunge, sind Mundspülungen und Lutschtabletten mit antimykotischen Wirkstoffen zu verordnen. So kann schweren Komplikationen einer Grundkrankheit vorgebeugt werden.

Klinik, Therapie und Prognose

Das Krankheitsbild der Lungenmykose ist schwer und lebensbedrohlich. Es besteht Fieber. Der Allgemeinzustand ist stark reduziert. Man versucht, die Pilze aus dem Sputum mikroskopisch und kulturell zu identifizieren. Die Therapie besteht in der Gabe von Antimykotika.

Es handelt sich stets um lebensbedrohende Erkrankungen, deren Prognose weitgehend vom Grundleiden bestimmt wird.

Eosinophile Pneumonien

Definition

Definition: Eosinophile Pneumonien sind Pneumonien mit Infiltration von eosinophilen Granulozyten und Eosinophilie im peripheren Blut.

Die wichtigste Erkrankung ist das *eosinophile Lungeninfiltrat* (*Löffler*). Hierbei handelt es sich um flüchtige, nur einige Tage röntgenologisch sichtbare rundliche Lungenherde, die zuerst von *Löffler* beschrieben wurden. Diese hyperergische Pneumonie entsteht meist infolge von Infektion mit Askariden (Infektionskapitel S. 587).

Innerhalb von 6 – 7 Tagen nach Infektion des Menschen mit Eiern des Eingeweidewurmes Askaris (Mehrzahl Askariden) wandern die ausgeschlüpften Larven durch die Darmwand über Leber und rechtes Herz in die Lunge und verursachen dort als allergische Reaktion Lungeninfiltrate, die 10 – 20 Tage bestehen bleiben. Im Stuhl der Patienten sind zu dieser Zeit noch keine Wurmeier nachweisbar, sondern erst 2 – 3 Monate später.

Auch andere Parasiten können eosinophile Lungeninfiltrate verursachen, sind bei uns aber selten. Als Beispiel sei die Infektion mit Echinokokken genannt.

Bei der *Echinokokkose* (S. 590) ist der Mensch Zwischenwirt für den Hundebandwurm. An der Lunge können sich Zysten entwickeln. Diese Zysten sollen reseziert werden, da bei Ruptur die Gefahr der Aussaat und der gefährlichen allergischen Reaktion besteht.

Eosinophile Lungeninfiltrate kommen auch als allergische Reaktion auf Medikamente vor.

Symptome

Oft werden die eosinophilen Lungeninfiltrate zufällig entdeckt. Die Patienten schildern Müdigkeit, Kopfschmerz, Husten und Atembeschwerden. Im Blutbild findet man die charakteristische Eosinophilie.

Therapie

Wurmmittel. Eine besondere Behandlung des Lungeninfiltrates ist nicht erforderlich.

Das **Churg-Strauss-Syndrom** ist ein Syndrom aus allergischer Vaskulitis und Granulomen in vielen Organen einschließlich Lunge.

Goodpasture-Syndrom: Die im Kapitel 9 (S. 322) beschriebene rapid progrediente Glomerulonephritis kann durch Schädigung der Basalmembran in den Alveolen zu schweren alveolären Lungenblutungen führen.

Rheumatische Lungeninfiltrate

Selten entstehen bei rheumatoider Arthritis herdförmige Lungeninfiltrate oder diffuse Lungenfibrosen (S. 303).

Weitere Lungenveränderungen, die bei sog. Kollagenosen, Lupus erythematodes, Sklerodermie, Dermatomyositis, Wegener-Granulomatose, Sharp-Syndrom vorkommen, werden im Kapitel 9 beschrieben.

Toxische Lungenentzündungen

Meist handelt es sich um Gase oder Dämpfe, z.B. Ammoniak, Salzsäure, Chlorgas, die zu Schleimhautreizung, Husten und chemisch bedingter interstitieller Pneumonie führen können. Ursache sind oft Unfälle in geschlossenen Räumen. Dann ist die betroffene Person zusätzlich einem gefährlichen Sauerstoffmangel (Anoxie) ausgesetzt.

Andere Gase, z. B. Phosgen, verursachen anfangs geringe Symptome, können aber ein verzögert einsetzendes Lungenödem hervorrufen. Deshalb ist Nachbeobachtung über mehrere Tage erforderlich. Prophylaktisch erhält der Patient Glukokortikoide.

Interstitielle Lungenerkrankungen (Lungenfibrosen)

▶ **Definition:** Die interstitiellen Lungenkrankheiten sind eine Gruppe von Krankheiten, die mit Entzündung der Alveolen (Alveolitis) beginnen und im Verlauf zur Vermehrung von interstitiellem Bindegewebe in der Lunge (Lungenfibrose) führen.

Die Lungenfibrose ist ein morphologischer Begriff. Es handelt sich um die Folge von verschiedenartigen Entzündungen in der Lunge, die eine reaktive Vermehrung von Bindegewebe im Lungengerüst bewirken und so – trotz verschiedener Ursachen – zu dem einheitlichen Endstadium Lungenfibrose führen.

Ätiologie

Bei der Mehrzahl der Krankheiten dieser Gruppe ist die Ätiologie unbekannt. Wichtige Beispiele sind:

- idiopathische Lungenfibrose,
- Sarkoidose (Morbus Boeck),
- Kollagenosen (S. 338),
- Vaskulitis (Morbus Wegener, Immunvaskulitis [S. 342]).

Idiopathische Lungenfibrose

Es handelt sich um eine chronische fortschreitende Lungenfibrose, deren Ursache unbekannt ist. Die Patienten klagen über Husten und Atemnot. Im fortgeschrittenen Stadium können Zyanose, Trommelschlägelfinger und Cor pulmonale infolge Rechtsherzbelastung entstehen. Es handelt sich um eine schwere Krankheit, deren Progredienz man mit Kortikosteroiden und Immunsuppressiva zu bremsen versucht. Die besonders rasch verlaufende Form, bei der die Überlebenszeit kaum ein Jahr beträgt, wird als *Hamman-Rich*-Syndrom bezeichnet. Eine Sauerstoff-Langzeittherapie, evtl. eine Lungentransplantation sind indiziert.

Sarkoidose (Morbus Boeck)

▶ **Definition:** Die Sarkoidose ist eine systemische Krankheit mit Bildung von Granulomen. Die Krankheit kann alle Organe befallen, doch ist die Lunge regelmäßig betroffen.

Ätiologie

Die Ursache der Erkrankung ist unbekannt. Es wird angenommen, dass die Sarkoidose eine einheitliche Reaktion auf verschiedene Noxen ist, wobei Änderungen im Immunsystem eine Rolle spielen.

Häufigkeit

Die Prävalenz beträgt etwa 10–40 pro 100 000 Einwohner. Gehäuft tritt die Sarkoidose zwischen dem 15. und 40. Lebensjahr auf.

 Der Morbus Boeck ist benannt nach dem dänischen Dermatologen *Caesar Petrus Moller Boeck* (1845–1917).

Pathologische Anatomie

Alle Organe können befallen sein, am häufigsten Lunge, Leber, Augen und Milz. Charakteristische Symptome finden sich auch an Haut und Augen. Die Krankheit bildet als pathologisch-anatomisches Charakteristikum Granulome, die Epitheloidzellen enthalten. Im Gegensatz zur Tuberkulose entstehen keine Verkäsungen im Inneren der Granulome.

Klinik

Man unterscheidet eine akute und eine chronische Sarkoidose. Alle Organe können betroffen sein Bei etwa 90 % der Patienten ist die Lunge beteiligt. Andere, häufig betroffene Organe sind Lymphknoten, Auge, Haut, Leber und Nervensystem.

Tabelle 8.3   Einteilung der Sarkoidose

Typ		Erscheinungsform
Typ 0	röntgenolog. Normalbefund	selten; bei extrapulmonaler Sarkoidose
Typ I	bihiläre Lymphadenopathie (polyzyklische Hilusvergrößerung)	reversibel; häufig bei akuten Formen
Typ II	bihiläre Lymphadenopathie mit Lungenbefall (retikulonoduläre Lungenzeichnung, Abb. 8.8)	noch reversibel
Typ III	Lungenbefall ohne Lymphadenopathie	noch reversibel
Typ IV	Lungenfibrose	irreversible Lungenfunktionsminderung

Sarkoidose

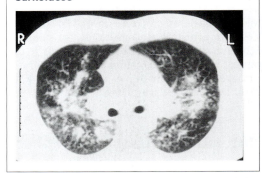

Abb. 8.8   Bihiläre Lymphadenopathie mit Lungenbefall (Magnetresonanz-Tomogramm)

- **Akute Sarkoidose:** Die Patienten klagen über Mattigkeit, Fieber, Gelenkschmerzen, Husten und Atemnot. Eine besondere Erscheinungsform der akuten Sarkoidose ist das Löfgren-Syndrom. Es umfasst die Trias Erythema nodosum, Lymphknotenschwellung im Hilus der Lunge und Arthritis.
- **Chronische Sarkoidose:** 40–70 % der Patienten mit Sarkoidose entwickeln die chronische Verlaufsform mit Reizhusten und Belastungsdyspnoe. Bei etwa 10 % entsteht eine Lungenfibrose.

Oft wird die Sarkoidose als Zufallsbefund bei einer Röntgenuntersuchung entdeckt (Tab. 8.3).

Diagnostik

Röntgenuntersuchung entsprechend Tab. 8.3. Am empfindlichsten zeigen Computer- und Magnetresonanztomographie die pathologischen Lungenveränderungen. Im aktiven Stadium ist im Blut ACE (Angiotensin Converting Enzyme) erhöht. Kalzium kann erhöht sein (infolge gesteigerter Vitamin D-Produktion in den Granulomen. Eine wichtige Untersuchung ist die bronchoalveoläre Lavage (BAL). Die ausgewaschenen Zellen werden gezählt und differenziert. Der Quotient aus T-Helferzellen und T-Suppressorzellen ist erhöht. Im Leberpunktat und in exstirpierten Lymphknoten sind oft charakteristische Granulome nachweisbar. Eine augenärztliche Untersuchung ist immer erforderlich. Lungenfunktionsprüfungen zeigen frühzeitig einen gestörten Gasaustausch an. Immer wird ein EKG angefertigt (mögliche Herzbeteiligung).

Therapie

Die *akute* Sarkoidose wird mit nichtsteroidalen Antiphlogistika behandelt. Nur in ausgewählten Fällen sind Glukokortikosteroide indiziert. *Chronische* Sarkoidose: Hier sind Glukokortikosteroide indiziert, insbesondere, wenn Augen, Herz oder Zentralnervensystem befallen sind.

Prognose

Die akute Sarkoidose heilt in der Mehrzahl der Fälle ohne Residuen aus. Dagegen bleiben bei der chronischen Sarkoidose in etwa der Hälfte der Fälle Dauerschäden (meist geringfügiger Art). In ausgewählten Fällen werden bei Progredienz der chronischen Sarkoidose Antimetabolite eingesetzt.

Lungenfibrose

Lungenfibrose bei Kollagenosen, Vaskulitiden und rheumatischen Krankheiten

- Sklerodermie (S. 340),
- Lupus erythematodes (S. 338),
- Dermatomyositis (S. 341),
- rheumatoide Arthritis (S. 326),
- Vaskulitis (S. 342).

Wichtige Beispiele für Krankheiten mit bekannter Ätiologie die zur Lungenfibrose führen sind:

- Pneumokoniosen (Silikose, Asbestose),
- exogen-allergische Bronchioli-Alveolitis,
- Strahlenfibrose nach Strahlentherapie,
- medikamentös induzierte Fibrose,
- chronische Stauungslunge bei Herzinsuffizienz.

Pneumokoniosen (Staublungenkrankheiten)

Staub besteht aus festen Partikeln. Langfristige Inhalation verschiedener Stäube kann zur Staublunge führen. Ursächlich kommen zahlreiche anorganische und organische Stäube in Betracht. Zwei Pneumokoniosen, die als Berufskrankheit durch Inhalation von organischem Staub entstehen, sind

- die Silikose durch Inhalation von quarzhaltigem Staub,
- die Asbestose durch Inhalation von Asbeststaub, der Silikate enthält (deshalb gehört die Asbestose zur Gruppe der Silikatosen).

Silikose (Steinstaublunge)

Sie ist die wichtigste Form unter den Pneumokoniosen.

Ätiologie

Die Silikose wird durch jahrelanges Einatmen von Steinstaub, z. B. bei Bergleuten, hervorgerufen. Der schädigende Anteil im Steinstaub ist Quarz. Die Kieselsäure des Quarzes bewirkt die reaktive Vermehrung des Bindegewebes. In den inhalierten Stäuben kommt Kieselsäure frei in Form des Quarzes oder gebunden als Silikat vor. Die schädigenden quarzhaltigen Staubteilchen in einer Größenordnung von 0,5 – 2 µm gelangen durch Inhalation in die Alveolen. Zelluläre und immunologische Reaktionen führen zur Bindegewebsvermehrung und damit zur Lungenfibrose.
Betroffener Personenkreis: Bergleute, Sandstrahlbläser, Steinhauer.

Pathologische Anatomie

Ein Teil des inhalierten Quarzstaubes wird in den Alveolen phagozytiert. Die folgende Bindegewebsvermehrung zeigt sich zunächst in kleinen, vereinzelt stehenden Knötchen. Diese vergrößern sich und fließen zusammen, so dass ausgedehnte silikotische Bezirke entstehen. Auch nach Beendigung der Staubinhalation kann die Silikose noch fortschreiten.

Klinik

Husten und Atemnot sind die häufigsten subjektiven Symptome. Im Röntgenbild erkennt man die der Atemnot zugrunde liegende Bindegewebsvermehrung in der Lunge, die zunächst kleinfleckig, später knoten- und flächenförmig aussieht. Das Ausmaß der Funktionsstörung wird durch die Lungenfunktionsprüfung erfasst (S. 289).

Komplikationen

In einem Drittel der Fälle entwickelt sich als wichtige Komplikation eine Tuberkulose (Silikotuberkulose). Mit Fortschreiten der Silikose wird die Belastung des rechten Herzens größer, so dass sich eine Rechtsherzinsuffizienz einstellen kann.

Therapie

Eine spezifische Therapie der Silikose ist nicht bekannt. Dagegen muss eine vorhandene Tuberkulose mit Tuberkulostatika behandelt werden. Husten und Atemnot werden symptomatisch behandelt wie bei chronischer Bronchitis. Die Silikose wird als Berufskrankheit anerkannt und ist entschädigungspflichtig.

Prophylaxe

Die Arbeitsplätze sollen möglichst frei von Steinstaub sein. Masken schützen vor Inhalation von Staub. Bei gefährdeten Arbeitern sind Röntgenkontrollen notwendig.

Asbestose (Asbeststaublunge)

Asbest besteht aus faserförmigen Silikaten. Asbestfeinstaub, aus faser- oder nadelförmigen Kristallen bestehend, wird inhaliert, gelangt in die Bronchioli und Alveolen. Dort dringen die Asbestnadeln in das Gewebe ein und verursachen als Fremdkörper eine Vermehrung des Bindegewebes, das stark zur Schrumpfung neigt.

Klinik

Husten, Auswurf, Atemnot und Schmerzen sind die uncharakteristischen klinischen Symptome des Patienten mit Asbeststaublunge. Schwerwiegende Komplikationen sind das Bronchuskarzinom und das Pleuramesotheliom, die sich als Folge der Asbestose entwickeln können.
Röntgenologisch ist die Bindegewebsvermehrung streifen- oder netzartig sichtbar.

Therapie

Da es keine ursächliche Behandlung gibt, beschränkt sich die Therapie auf die Symptome der Krankheit. Umso wichtiger ist die Vermeidung der Exposition (Prophylaxe). Auch die Asbestose wird als Berufskrankheit anerkannt.

Weitere Fibrose auslösende Krankheiten

Exogen-allergische Alveolitis

Es handelt sich um eine Immunreaktion, die als Alveolitis beginnt, auch die Bronchioli betrifft, und bei fortgesetzter Exposition zur Lungenfibrose führt.

Die exogen-allergische Alveolitis kann durch verschiedene Allergene hervorgerufen werden, die der Patient eingeatmet hat. Oft erhält man aus der Anamnese wichtige diagnostische Hinweise: Am häufigsten kommt die allergische Alveolitis bei Haltern von Tieren (Wellensittich, Tauben) nach Einatmen von Vogelexkrementen vor (Vogelhalterlunge).

Als Befeuchterlunge bezeichnet man diese Form der exogen-allergischen Alveolitis, wenn sie durch Pilze, Pilzsporen oder Bakterien aus Klimaanlagen oder Luftbefeuchtern hervorgerufen wurde.

Landwirte können durch Einatmen von Sporen aus verschimmeltem Heu erkranken (Farmerlunge).

Es handelt sich insgesamt um relativ seltene Krankheiten.

Verlauf

Man unterscheidet akute und chronische Formen. Besteht die Exposition fort, kann sich eine diffuse Lungenfibrose entwickeln.

Therapeutisch muss die Exposition vermieden werden. Im akuten Stadium gibt man Glukokortikoide.

Strahlenfibrose: Bei der radiologischen Behandlung von Lungenkarzinomen entwickelt sich eine Entzündung (Strahlenpneumonie), die zu lokaler Strahlenfibrose führen kann.

Medikamentös induzierte Lungenfibrosen: Medikamentös induzierte Lungenfibrosen können durch Antibiotika und Chemotherapeutika induziert werden.

Chronische Stauungslunge: Infolge Herzinsuffizienz (Linksherzinsuffizienz) ist der Druck im kleinen Kreislauf erhöht. Es kommt zur Vermehrung von Bindegewebe und zur Lungenfibrose.

Gefäßbedingte Lungenerkrankungen

ARDS (Adult Respiratory Distress Syndrome, Schocklunge, akutes Lungenversagen)

Das akute Lungenversagen beim ARDS ist ein Syndrom mit akut einsetzendem hypoxämischen Atemversagen. Es entsteht durch eine erhöhte Durchlässigkeit der Alveolarkapillaren und demzufolge Ödem im Interstitium und in den Alveolen. Es handelt sich um eine lebensbedrohliche Situation, die durch eine unregulierte Überreaktion auf Infektionen, Sepsis, Thoraxtrauma zustande kommt.

Klinik

Oft ist das erste Zeichen ein Anstieg der Atemfrequenz, gefolgt von Dyspnoe. Das akute Lungenversagen entwickelt sich innerhalb von Stunden. Die Blutgasanalyse ergibt rasch zunehmende Ateminsuffizienz. Die Röntgenuntersuchung des Thorax zeigt beidseitige großflächige Lungenverschattungen.

Tracheale Intubation. Bereiten Sie bei den oben beschriebenen Symptomen frühzeitig eine Intubation vor. Im Patientenzimmer müssen ein Absauggerät und ein Sauerstoffanschluss einsatzbereit sein. Zusätzlich muss ein Beatmungsbeutel bzw. ein Beatmungsgerät bereitstehen. Richten Sie mehrere Endotrachealtuben verschiedener Größe inklusive Gleitgel und Führungsstab. Darüber hinaus werden ein Laryngoskop, eine 10 ml-Spritze zum Blocken, evtl. ein Cuffwächter, ein Stethoskop zur Tubuslagekontrolle und Pflaster oder Schlauchgaze zur Tubusfixierung benötigt. Auf dem Notfallwagen befinden sich Medikamente und weitere Materialien, die bei Bedarf eingesetzt werden. Eine Pflegeperson assistiert während der Intubation, d. h., sie reicht das Material an und hält „Kontakt" zum Patienten. Anschließend fixiert sie den Tubus und schließt ggf. das Beatmungsgerät an.

Therapie

Maschinelle Beatmung ist meist mit hohen Sauerstoffkonzentrationen und positivem endexspiratorischem Atemwegsdruck (PEEP) notwendig.

Die verursachende Störung (Schockzustand, Sepsis, Infektion, Verbrauchskoagulopathie) muss beseitigt werden, um die Überlebenschance der hochgradig gefährdeten Patienten zu erhöhen.

Cor pulmonale

→ **Definition:** Rechtsherzbelastung, die durch erhöhten Widerstand im Lungenkreislauf (pulmonale Hypertonie) hervorgerufen wird.

Die deshalb verstärkte Arbeitsleistung des rechten Herzens führt zu:

- Hypertrophie der rechten Kammerwand,
- Verlängerung der Herzachse,
- Linksdrehung und Querlagerung des Herzens.

Akutes Cor pulmonale: Die Widerstandserhöhung im Lungenkreislauf ist akut eingetreten, meist durch eine Lungenembolie.
Chronisches Cor pulmonale: Einengung der Lungenstrombahn (Kapillarverlust) und deshalb erhöhter Widerstand im Lungenkreislauf. Häufige Ursachen sind chronische Lungenkrankheiten, z. B. obstruktive Bronchitis, Lungenfibrose, Alveolitis, Lungenemphysem.

Diagnose

- Auskultation: bei akutem Cor pulmonale meist unauffällig.
- Blutgasanalyse: respiratorische Partialinsuffizienz.
- EKG: P-pulmonale, Wechsel der Herzachse (Rechtstyp), Rechtsschenkelblock.
- Echokardiographie: Dilatation des rechten Ventrikels.
- Röntgen-Thorax: bei akutem Cor pulmonale meist unauffällig.
- Angiographie und Szintigraphie oder Spiral-CT zum Nachweis einer Lungenembolie.

Klinik

Bei **akutem Cor pulmonale** Atemnot, Brustschmerzen, Tachykardie, Schockentwicklung, Hämoptyse.
Bei **chronischem Cor pulmonale** Symptome der Grundkrankheit, Dyspnoe, im späten Stadium infolge Rechtsherzinsuffizienz Ödeme, obere Einflussstauung, Pleuraerguss.

Therapie

Bei **akutem Cor pulmonale** infolge Lungenembolie je nach Schweregrad der Embolie (S. 307).

Bei **chronischem Cor pulmonale:** Behandlung der ursächlichen Lungenerkrankung (S. 292).

Symptomatische Therapie. Behandlung der Herzinsuffizienz (S. 196), evtl. Sauerstofftherapie (Heimtherapie), als letzte Möglichkeit Herz-Lungen-Transplantation.

Prognose. Die Prognose wird vorwiegend nach Blutgasanalyse und Schweregrad der Rechtsherzinsuffizienz eingeschätzt.

Lungenembolie und Lungeninfarkt

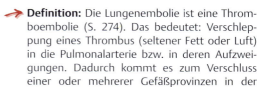

→ **Definition:** Die Lungenembolie ist eine Thromboembolie (S. 274). Das bedeutet: Verschleppung eines Thrombus (seltener Fett oder Luft) in die Pulmonalarterie bzw. in deren Aufzweigungen. Dadurch kommt es zum Verschluss einer oder mehrerer Gefäßprovinzen in der Lunge.
Beim Lungeninfarkt handelt es sich um eine Lungenembolie, bei der die embolisierte Gefäßprovinz hämorrhagisch infarziert wird (blutige Nekrose).

Die Thromboembolie ist eine häufige und gefährliche Krankheit, insbesondere bei hospitalisierten Patienten.

Ätiologie

Die Thromboembolie ist Folge einer Venenthrombose, die zu über 90 % in den Venen der Beine, des Beckens oder des Abdomens lokalisiert ist. Thromben können aber auch im rechten Ventrikel und rechten Vorhof sein und von dort aus embolisieren.

◀ **Risikofaktoren für eine Lungenembolie**

- Bettlägerigkeit,
- Immobilisation,
- postoperativer Zustand,
- langes Sitzen,
- Phlebothrombose,
- Blutgerinnungsstörungen (Hyperkoagulabilität),
- Tumorleiden,
- Adipositas ▶

Klinik

Kleine Lungenembolien verursachen nur eine geringe Symptomatologie: geringe, aber plötzlich auftretende Atemnot, Tachykardie, subfebriler

Tabelle 8.4 Schweregradeinteilung der Lungenembolie (nach Grosser 1988)

	Schweregrad I	Schweregrad II	Schweregrad III	Schweregrad IV
Klinik	diskret (Dyspnoe, thorakaler Schmerz)	akut auftretende Dyspnoe, thorakaler Schmerz, Tachykardie, Angst, evtl. Folgezustände: Hämoptyse, Fieber, Pleuraerguss	wie Schweregrad II	zusätzl. Schock (Herz-Kreislauf-Stillstand)
Systemischer Blutdruck	normal	normal oder erniedrigt	erniedrigt	stark erniedrigt mit kleiner Amplitude
Pulmonal-arterieller Druck (PA)	normal	normal oder leicht erhöht	PA-Mitteldruck 25–30 mmHg	PA-Mitteldruck > 30 mmHg
P_aO_2	normal	< 80 mmHg	< 70 mmHg	< 60 mmHg
Gefäß-obstruktion	periphere Äste	Segmentarterien	ein PA-Ast oder mehrere Lappen-arterien	ein PA-Ast und mehrere Lappen-arterien (PA-Stamm)
Therapie	Heparin		Thrombolyse	

Temperaturanstieg. Kleine Lungenembolien sind oft „Vorläuferembolien", Vorboten einer großen Embolie.
Große Embolien führen zu Atemnot, Brustschmerzen, Übelkeit und zu den Symptomen des schweren Schocks. Je nach Ausprägung der subjektiven und objektiven Symptome kann das Krankheitsbild in Schweregrade eingeteilt werden, nach denen sich die Therapie richtet (Tab. 8.4).
Hämorrhagisches Sputum ist ein Zeichen des sich entwickelnden *Lungeninfarktes.* Erreicht die Infarzierung die Pleura, sind heftige, atemabhängige Schmerzen und hämorrhagischer Pleuraerguss die Folgen.
Ein besonderes thromboembolisches Krankheitsbild entsteht dann, wenn es sich um rezidivierende Mikroembolien handelt. Bei diesen Patienten entwickelt sich eine zunehmende Dekompensation des rechten Herzens.

Diagnose

Laborbefunde bei Lungenembolie: Leukozytose, beschleunigte BSG (anfangs noch normal!) sind wenig ergiebige Befunde.
Die Diagnose soll möglichst frühzeitig gestellt werden. Durch Perfusions- und Ventilationsszintigraphie und durch angiographische Untersuchung kann die Diagnose gesichert werden.
Im EKG und im Echokardiogramm sind oft die Zeichen der Rechtsherzbelastung abzulesen. Röntgenologisch nachweisbare Verschattungen sind erst 12 bis 24 Stunden nach Eintritt des Ereignisses zu erkennen.

Komplikationen

Aus der Embolie und dem Lungeninfarkt können sich Schocksyndrom, Pneumonie und Lungenabszess entwickeln.

Therapie

Die Bausteine des Therapieplans sind:

- Schmerztherapie,
- Schockbehandlung,
- appositionelles Wachstum des Embolus verhindern,
- Auflösung des Embolus beschleunigen,
- Langzeittherapie.

Praktische Umsetzung der Therapie

- Schmerzbekämpfung,
- halbsitzende Lagerung,
- Sedierung,
- Sauerstoffzufuhr (Nasensonde, evtl. Beatmung),
- Heparin, um appositionelles Wachstum zu verhindern (Stadium I und II),
- Fibrinolyse, nachfolgend Heparin (Stadium III und IV).

Akute operative Therapie: Liegt eine fulminante, lebensbedrohliche große Embolie vor (evtl. mit passagerem Herzstillstand) kann eine operative Embolektomie angestrebt werden.

Medikamentöse Langzeittherapie: Besonders bei rezidivierenden Lungenembolien wird die Antikoagulation mit Cumarinen weitergeführt. Liegt die Emboliequelle im Becken-Bein-Venengebiet, kann auch ein Vena-cava-Filter implantiert werden.

Thromboseprophylaxe

Sie ist eine besonders wichtige Aufgabe im Krankenhaus. Bei Bettlägerigen sind prophylaktisch Kompressionsstrümpfe zu empfehlen. Krankengymnastische Übungen mit aktiver Bewegung der Beine sind – soweit die Grundkrankheit dies erlaubt – regelmäßig auszuführen. Niedrig dosierte Heparingaben verringern die Thrombosegefahr erheblich.

Varizen, die zur Phlebitis neigen, sollen zu gegebener Zeit verödet oder operativ behandelt werden.

Hereditäre hämorrhagische Teleangiektasie (Morbus Osler-Weber-Rendu)

Infolge einer genetischen Störung in der Struktur der Gefäßwand entstehen Gefäßerweiterungen (Teleangiektasien), die an Haut, Mundschleimhaut, Zunge und Nasenschleimhaut sichtbar sind. Von den inneren Organen sind Lunge, Magen-Darm-Trakt und ableitende Harnwege betroffen. Nasenbluten, Bluthusten (Hämoptoe) und Hämaturie sind häufig. In der Lunge findet man arteriovenöse Fisteln und als Folge dieses Kurzschlusses zwischen arterieller und venöser Blutbahn Hypoxie und Zyanose, Polyglobulie und Trommelschlägelfinger.

Arterio-venöse Fisteln können auch unabhängig vom Morbus Osler angeboren vorkommen. Große Fisteln mit großem Shunt-Volumen bewirken Atemnot bei Anstrengung. Eine operative Resektion der Fisteln ist möglich.

> Der Kanadier Sir William Osler (1848–1919), der sich mit Krankheiten von Lunge, Herz und Blut beschäftigte, war der Namensgeber für die Erkrankung. Er ist heute bekannt dafür, dass er sich zeitlebens um einen ganzheitlichen Ansatz in der Medizin bemühte. Er vereinte physische und psychische Therapieprinzipien und wird auch als „Vater der Psychosomatik" bezeichnet. 1911 wurde er für seine Verdienste geadelt.

Tumoren der Lunge

Lungenkarzinome

→ **Definition:** Die Bezeichnung Lungenkarzinom wird gebraucht für Tumoren, die vom Epithel der Lunge ausgehen, also von Bronchien, Bronchiolen und Alveolen.

Bezogen auf alle Krebs-Todesfälle steht die Mortalität an Lungenkarzinomen bei Männern mit 32 % und bei Frauen mit 25 % an erster Stelle. Der Häufigkeitsgipfel liegt zwischen dem 55. und 65. Lebensjahr.

Ätiologie

Die weit überwiegende Zahl der Lungenkarzinome entsteht durch die Karzinogene und Tumor-Promotors, die beim **Zigarettenrauchen** inhaliert werden. Das Risiko steigt im Vergleich mit Nichtrauchern auf das 60- bis 70-fache bei Rauchern, die 20 Jahre lang etwa 40 Zigaretten pro Tag rauchen. Wird das Rauchen aufgegeben, sinkt das Risiko wieder, aber erreicht nie das Niveau der Nichtraucher. Auch deshalb ist Jugendlichen besonders dringend zu raten, das Rauchen gar nicht zu beginnen.

Berufliche Einflüsse: Radioaktive Substanzen wie Uran sind gesicherte Karzinogene. Joachimsthaler und Schneeberger Lungenkrebs sind Beispiele für die Entwicklung von Bronchialkarzinomen bei Arbeitern im Uranerzbau. Inhalation von Asbeststaub kann die Entwicklung von Bronchialkarzinomen und bösartigen Pleuratumoren induzieren (S. 305). Einige Metalle, wie z. B. Chrom und Nickel erhöhen bei Industriearbeitern nach langjähriger Exposition das Risiko, an Lungenkrebs zu erkranken.

Somit sind exogene Einflüsse gesicherte Faktoren für die Entstehung von Lungenkarzinomen. Das Gewicht genetischer Faktoren ist noch nicht geklärt. Selten entstehen Lungenkarzinome in vernarbenden Entzündungen der Lunge.

Pathologie

Die weitaus größte Zahl der Lungenkarzinome kann histologisch vier Zelltypen zugeordnet werden:

- Plattenepithelkarzinom,
- kleinzelliges Karzinom,
- Adenokarzinom einschließlich bronchioalveoläres Karzinom,
- großzelliges Karzinom.

Seltener kommen Karzinoidtumor, Fibrosarkom, Hämangiosarkom, malignes Lymphom vor.

Klinik

Die Untersuchung eines Patienten mit Verdacht auf Lungenkarzinom erfordert große Sorgfalt, denn die symptomarmen Frühstadien des Bronchialkrebses sind außerordentlich schwer zu erkennen. Vieldeutige Symptome wie hartnäckiger Husten, Auswurf (manchmal blutig) und Fieberschübe, die anderweitig nicht geklärt sind und länger als 14 Tage dauern, müssen immer den Verdacht auf das Vorliegen eines Bronchialkarzinoms lenken und Anlaß zu weiteren Untersuchungen sein. Sind Symptome wie Gewichtsverlust, Heiserkeit und metastasenbedingte Knochenschmerzen vorhanden, ist die Krankheit bereits sehr weit fortgeschritten.

Pancoast-Tumoren, benannt nach dem amerikanischen Radiologen *Henry K. Pancoast*, sind Lungenkarzinome, die peripher in der Lungenspitze lokalisiert sind (Abb. 8.**9**). Wegen frühzeitiger Infiltration der umgebenden Strukturen verursachen sie Parästhesien und Schmerzen im Schulter-Arm-Bereich, im Rücken, in der Muskulatur oder an den Rippen. Dies ist eine wichtige Differentialdiagnose zum sogenannten Weichteilrheumatismus!

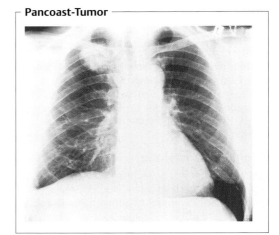

Abb. 8.**9** Das Röntgenbild zeigt den peripheren Pancoast-Tumor rechts

Diagnostik

Wie immer beginnt die Diagnostik mit der Anamnese, hier mit besonderem Bezug auf Rauchgewohnheiten, Vorkommen von Krebskrankheiten in der Familie, berufliche Exposition. Bei der körperlichen Untersuchung ist besonders auf Lymphknotenschwellungen oder Veränderungen der Brustwand zu achten.

Laboratoriumsdiagnostik. Die gebräuchlichen Laboruntersuchungen einschließlich Blutbild, Leber- und Nierenproben werden ergänzt durch die Bestimmung sog. Tumormarker. Bei Verdacht auf paraneoplastisches Syndrom (S. 314) zusätzlich Hormondiagnostik. Im Sputum wird zytologisch nach pathologischen Zellen gesucht.

Radiologische Untersuchung. Röntgenaufnahmen des Thorax in zwei Ebenen. Ergiebiger in der Frühdiagnostik und obligat vor operativer Therapie ist die Computertomographie (hochauflösend, Spiral-CT). Periphere Bronchialkarzinome sind als rundliche Herde leichter nachweisbar als zentrale Karzinome (Abb. 8.**10a** u. **b**).

Vor einem geplanten chirurgischen Eingriff ist die Suche nach Fernmetastasen erforderlich: Skelettszintigraphie, Röntgenaufnahmen.

Hat der Bronchialtumor das Lumen des Bronchialastes eingeengt, entsteht jenseits der Stenose (poststenotisch) häufig eine bakterielle Pneumonie. Behindert ein Bronchialkarzinom die Belüftung eines Lungensegments, zeigt sich dies im Röntgenbild als Atelektase (unbelüfteter Lungen-

Tumoren der Lunge

Bronchialkarzinom

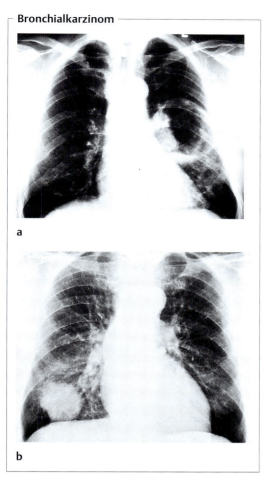

Abb. 8.**10 a** Die Röntgendarstellung zeigt ein Plattenepithelkarzinom links mit großer, nekrotischer Zerfallshöhle und Hiluslymphomen **b** peripheres Bronchialkarzinom rechts

Bronchoskopie

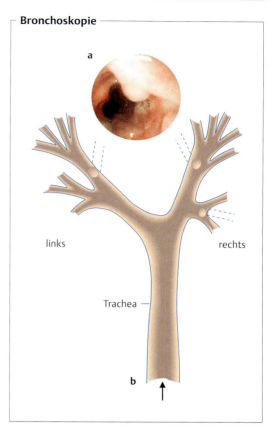

Abb. 8.**11 a** Aufnahme eines Bronchialkarzinoms im rechten oberen Bronchialast **b** Skizze des Bronchialbaumes in Blickrichtung des Bronchoskops (Pfeil)

abschnitt) oder Dystelektase (wenig belüfteter Lungenabschnitt): Das nicht belüftete Lungengewebe ist verdichtet und gibt vermehrt Röntgenschatten.

Bronchoskopie. Verstärkt sich röntgenologisch der Verdacht auf Bronchialkarzinom, ist eine Bronchoskopie mit histologischer Sicherung des Befundes erforderlich (Abb. 8.**11a** u. **b**). Die histologische Differenzierung ist wichtig für die Wahl der Therapie. Die transthorakale Punktion des radiologisch festgestellten Tumors ist indiziert, wenn z. B. bei peripherem Sitz des Tumors keine bronchoskopische Probeentnahme möglich ist.

Gelingt mit den genannten Methoden bei fortbestehendem Verdacht auf Bronchialkarzinom keine Sicherung der Diagnose, ist eine diagnostische Thorakotomie indiziert.

Metastasierung

Die Lungenkarzinome metastasieren häufig in die Lymphknoten des Bronchialbaumes und des Mediastinums. Auf dem Blutweg entstehen Fernmetastasen vor allem in Leber, Knochen, Gehirn und Nebenniere.

Therapie

Für die Planung der Therapie ist die Kenntnis der Tumorhistologie und des Stadiums der Tumorkrankheit ausschlaggebend. Deshalb wird vor Therapiebeginn die Tumorausbreitung genau untersucht (Staging) und nach dem internationalen

TNM-Schema klassifiziert (Tab. 8.**5**). In diesem Schema steht T für Tumor, N für regionale Lymphknotenmetastasen (Nodi) und M für Metastasen.

Eine andere Methode der internationalen Klassifizierung benutzt die Stadieneinteilung von 0–IV (Tab. 8.**6**).

Prinzipiell stehen für die Behandlung von Patienten mit Lungenkarzinomen chirurgische, zytostatische und radiologische Methoden zur Verfügung. Ansätze für immunologische Behandlung einzelner Tumoren zeichnen sich ab (Wirksamkeit bei Metastasen ist noch fraglich).

Tabelle 8.**5** Tumorklassifikation nach American Joint Committee for Cancer Staging and End Results Reporting

Kürzel	Bedeutung
T	Primärtumor
T0	kein Primärtumor nachzuweisen
Tx	Tumor allein nachgewiesen durch maligne Zellen im Sputum, aber nicht erkennbar auf Röntgenbild oder durch Bronchoskopie
T1	Tumor 3 cm oder kleiner, umgeben von Lungengewebe oder viszeraler Pleura, proximaler Lappenbronchus bei Bronchoskopie tumorfrei
T2	Tumor größer als 3 cm. Tumor jeder Größe mit Atelektase oder obstruktiver Entzündung bis Hilus, jedoch weniger als ganze Lunge befallen.
T3	Tumor jeder Größe mit Übergriff auf benachbarte Strukturen (Thoraxwand, Zwerchfell, Mediastinum). Tumor weniger als 2 cm distal der Carina, Tumor mit Atelektase oder obstruktiver Pneumonie einer ganzen Lunge oder mit Pleuraerguss
N	regionale Lymphknoten
N0	keine regionalen Lymphknoten
N1	Lymphknoten auf derselben Hilusseite (einschließlich Ausdehnung des Primärtumors bis zum Hilus)
N2	Lymphknoten im Mediastinum (Bifurkation, tracheobronchial, paratracheal)
M	Metastasen
M0	keine Fernmetastasen
M1	Fernmetastasen

Tabelle 8.**6** Stadiengruppierung des Lungenkarzinoms in Bezug zur TNM-Klassifikation (nach Union internationalis contra cancrum: UICC 1987)

Stadium	TNM-Klassifikation		
Okkultes Karzinom	TX	N0	M0
Stadium 0	Tis (in situ)	N0	M0
Stadium I	T1	N0	M0
	T2	N0	M0
Stadium II	T1	N1	M0
	T2	N1	M0
Stadium IIIA	T1	N2	M0
	T2	N2	M0
	T3	N0, N1, N2	M0
Stadium IIIB	jedes T	N3	M0
	T4	jedes N	M0
Stadium IV	jedes T	jedes N	M1

Postoperativ wird eine Klassifikation nach dem Resektionserfolg vorgenommen (R0–R2) (Tab. 8.**7**).

Tabelle 8.**7** R-Klassifikation

Kürzel	Bedeutung
R0	makroskopisch und mikroskopisch kein Residualtumor
R1	histologisch Residualtumor an den Resektionslinien
R2	makroskopisch Residualtumor

Kleinzelliges Lungenkarzinom. Dieser Lungentumor ist meist inoperabel. Deshalb ist die zytostatische Chemotherapie die Methode der Wahl. Dabei handelt es sich um eine Polychemotherapie mit mehreren Zyklen. Bei gutem Erfolg der Chemotherapie wird eine Bestrahlung des Primärtumors angeschlossen. Als adjuvante Therapiemaßnahme kann der Schädel bestrahlt werden, um die Gefahr der intrazerebralen Metastasierung zu verringern.

Nichtkleinzellige Lungentumoren. Grundsätzlich wird zunächst die radikale chirurgische Therapie angestrebt. Bei Karzinomen mit begrenzter Ausbreitung („limited disease") wird eine Strahlentherapie angeschlossen.

Die klassischen *Lungenresektionen* werden heute vielfach durch erweiterte radikale Resektionen ersetzt, wobei die Lungenresektion mit Teilresektion befallener Nachbarorgane und radikaler Lymphknotenentfernung ausgeführt wird. Andererseits werden als Palliativmaßnahmen auch sog. kleine Resektionen empfohlen, vor allem bei gefährdeten Patienten mit eingeschränkter Lungenfunktion.

 Eine postoperative Bestrahlung wird bei fortgeschrittenem Tumor vorgenommen, um das symptomfreie Intervall zu verlängern.

Eine Kombination mit Chemotherapie ist nicht gebräuchlich. Bei fortgeschrittenen Tumoren soll allerdings eine Chemotherapie vor Operation die Prognose des Patienten verbessern. Eine Möglichkeit, das Operationsrisiko abzuschätzen, gibt Tab. 8.**8**.

Tabelle 8.8 Operationsrisiko bei Lungentumoren (nach Mauntain 1983, Bünte 1996)

Operationsrisiko	Anzeichen
Geringes Risiko	
Herz:	normale Größe und Funktion, Blutdruck normal, EKG o.B.
Lunge:	normale Blutgase und normale Lungenfunktion ($FEV_1 > 70\%$ der Norm)
Erhöhtes Risiko	
Herz:	koronare Herzerkrankung oder Infarkt innerhalb der letzten 2 Jahre, pathologisches EKG, Rhythmusstörungen, Klappenfehler oder hoher Blutdruck
Lunge:	Hypoxie mit normalem P_{CO2}, reduzierte Lungenfunktion (FEV_1 ca. 35–70% der Norm)
Hohes Risiko	
Herz:	therapierefraktäre Herzinsuffizienzzeichen, ventrikuläre Arrhythmien, schwere Hypertonie, frischer Infarkt
Lunge:	schlechte mechanische Lungenfunktion ($FEV_1 < 35\%$ der Norm), pulmonale Hypertension, $P_{CO2} < 45$ mmHg

Neuere Entwicklungen betreffen die endoskopischen Verfahren zur *Rekanalisierung* eines Bronchus, der durch Tumormassen verschlossen ist. Dies ist die wichtigste Indikation für eine endobronchiale Lasertherapie. Eine endobronchiale Strahlentherapie („after loading") kann angeschlossen werden. Es handelt sich um palliative Maßnahmen, die dem Patienten das Atmen und damit das Leben erleichtern.

Palliative Therapie. Patienten mit fortgeschrittener Tumorkrankheit leiden oft unter sehr starken Schmerzen, besonders wenn sich Metastasen im Knochensystem und im Retroperitonealraum ausbreiten. Dann ist eine wirksame **Schmerztherapie** die wichtigste Aufgabe. Reichen einfache Schmerzmittel, wie z. B. Paracetamol, nicht mehr aus, wird man Morphinderivate einsetzen.

 Es kommt darauf an, diese Schmerzmittel regelmäßig in bestimmten Abständen oder sogar kontinuierlich zu geben, um möglichst andauernde Schmerzfreiheit zu erreichen. In diesen schweren Krankheitsstadien – oft im letzten Lebensabschnitt – sollen Morphinpräparate nicht zu spät und in so hoher Dosierung eingesetzt werden, dass die Schmerzen verschwinden.

Je nach Lokalisation der Schmerzen ist auch eine peridurale kontinuierliche Gabe von Morphin möglich. Die Applikation kann bei liegendem Katheter auch vom Patienten selbst nach Bedarf gesteuert werden. Durch Metastasen bedingte Knochenschmerzen können durch Bestrahlung gemildert werden.

Die palliative Therapie richtet sich mit **symptomatischen Maßnahmen** auch gegen Bronchitis, Atemnot oder Obstipation. Besondere Aufmerksamkeit, Einfühlungsvermögen und behutsame Gesprächsführung, die das Vertrauen des Schwerkranken gewinnt, sind Voraussetzung für einen hilfreichen Umgang mit Schwerkranken, die mit berechtigter Sorge und Angst in die Zukunft schauen.

In diese Fürsorge sind auch die Angehörigen einzubeziehen. Konnten alle geeigneten Maßnahmen die Krankheit nicht aufhalten, ist die Begleitung des Sterbenden eine hohe ethische Verpflichtung für alle an der Behandlung des Kranken Beteiligten. Diese Aufgabe schließt den verständnisvollen Umgang mit den trauernden Angehörigen ein.

Nachsorge

Nachsorgeprogramme umfassen ambulante Überwachung, psychosoziale Fürsorge, evtl. Rehabilitationsverfahren.

Prophylaxe

Bei kaum einer anderen Krankheit ist eine so wirksame Prophylaxe wie beim Bronchialkarzinom bekannt, nämlich Nichtrauchen!

Lungenmetastasen

Bösartige Krebse anderer Organe metastasieren häufig in die Lungen und sind dort als Rundherde zu erkennen. Dies kommt vor allem bei den folgenden Primärtumoren vor: kolorektales Karzinom, Seminom, Prostatakarzinom, Mammakarzinom, Magenkarzinom und Schilddrüsenkarzinom.

Paraneoplastische Syndrome

Bei Patienten mit Lungenkarzinom kommen paraneoplastische Syndrome vor. Diese können schon vor Entdeckung des Lungenkarzinoms auftreten. Paraneoplastische Syndrome werden zum Teil durch Bildung von Hormonen im Lungenkarzinom ausgelöst, z. B. Hyperkalzämie durch Parathormon. Andere, nicht hormonelle Hauptsymptome der paraneoplastischen Syndrome sind z. B. Thrombosen, Myasthenie, Dermatomyositis.

Gutartige Lungentumoren

Im Vergleich zum bösartigen Lungenkarzinom sind gutartige Tumoren der Lunge selten. Sie kommen als Adenome, Fibrome, Lipome und Hamartome (Chondrome) vor. Auch arteriovenöse Aneurysmen in der Lunge sind bekannt, z. B. im Rahmen der Osler-Erkrankung (S. 309).
Zylindrome im Bronchus verursachen Atemnot und Stridor (hörbares pfeifendes Atemgeräusch). Karzinoide entwickeln sich aus Drüsenzellen der Bronchialwand. Sie sind endokrin aktiv und verursachen das Karzinoidsyndrom (S. 389).

Lungentransplantation

Als Behandlung von Patienten, die im Endstadium schwerer Lungenkrankheiten leben, kommt in den letzten Jahren zunehmend die Lungentransplantation (einseitig, doppelseitig, Herz-Lungen-Transplantat) in Frage. Die Lungentransplantation kommt im Endstadium der nachfolgend genannten Krankheiten sowie bei verschiedenen selten anderen Krankheiten in Frage:

- chronisch-obstruktive Lungenkrankheit,
- zystische Fibrose,
- idiopathische Lungenfibrose,
- primäre pulmonale Hypertension.

Schlafapnoe

Es handelt sich um vorübergehende Atempausen (definitionsgemäß von mehr als 10 Sek. Dauer) während des Schlafes. Wesentlich längere Pausen kommen vor. Schlafapnoe ist eine der Hauptursachen für chronische Müdigkeit.
Man unterscheidet drei Formen der Schlafapnoe:

- obstruktive Schlafapnoe,
- zentrale Schlafapnoe,
- gemischte Form.

Obstruktive Schlafapnoe

Der normale Luftstrom wird unterbrochen wegen eines Verschlusses der oropharyngealen Luftwege bei vorhandenem Atemantrieb. Während des Schlafes nimmt die Aktivität der Muskulatur in diesem Gebiet ab (zurückfallende Zunge, Schnarchen). Begünstigende Faktoren sind Adipositas, Alkoholabusus. Auf die Phase der Apnoe erfolgt Erwachen, Hyperventilation, Normalatmung und evtl. Wiederholung des Zyklus mehrfach pro Nacht. Einige Patienten haben eine hochgradige Bradykardie, andere eine Tachyarrhythmie während dieses Vorganges.

 Schlafapnoe gilt als häufige Ursache für eine chronische Schläfrigkeit am Tage.

Vergleiche Pickwick-Syndrom (S. 123).

Zentrale Schlafapnoe

Bei dieser Form fehlt vorübergehend der zentrale Antrieb für die Atemtätigkeit. Erkrankungen des zentralen Nervensystems, Herz-Kreislauf-Krankheiten, neuromuskuläre Krankheiten können die Grundlage für die zentrale Schlafapnoe sein.
In der gemischten Form verbinden sich obstruktive und zentrale Mechanismen.

Krankheiten des Rippenfells

Diagnostik
Anamnese, vervollständigt durch Fremdanamnese. Untersuchung im Schlaflabor.

Therapie
Meiden von Alkohol und sedierenden Medikamenten. Bei Adipositas Gewichtsreduktion, Vermeiden der Rückenlage im Schlaf. Bei schwerer obstruktiver Schlafapnoe plastische Operation an Uvula und Pharynx sowie die Erhöhung des Luftdruckes der Einatmungsluft über eine Nasenmaske (nasale kontinuierliche Überdrucktherapie = „nasal continuous positive airway pressure" = nCPAP). Durch den Überdruck wird der Verschluss der oberen Atemwege verhindert.

Schnarchen entsteht durch hochfrequentes Vibrieren der Weichteile von Gaumen und Rachen. Die Mehrzahl der Menschen mit alleinigem Schnarchen ohne weitere Symptome wie z. B. die erwähnte Tagesschläfrigkeit, hat keine Störung mit obstruktiver Schlafapnoe. Dagegen tragen Patienten mit gesicherter erheblicher Schlafapnoe mit Obstruktion ein höheres Risiko, an Arteriosklerose und arterieller Hypertonie zu erkranken.

Krankheiten des Rippenfells

Pleuritis sicca und exsudativa, Pleuraerguss

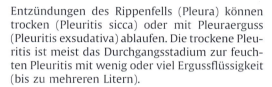

Entzündungen des Rippenfells (Pleura) können trocken (Pleuritis sicca) oder mit Pleuraerguss (Pleuritis exsudativa) ablaufen. Die trockene Pleuritis ist meist das Durchgangsstadium zur feuchten Pleuritis mit wenig oder viel Ergussflüssigkeit (bis zu mehreren Litern).

Ätiologie
Ursache des eiweißarmen Transsudates ist meist eine Herzinsuffizienz mit Stauung im Lungenkreislauf, Erhöhung der Kapillarpermeabilität und infolgedessen Ergussbildung. Auch Eiweißmangel (Hypoproteinämie) wie bei nephrotischem Syndrom (S. 482) oder bei fortgeschrittener Leberzirrhose (S. 77) führt infolge verminderten onkotischen Drucks zu Pleuratranssudat. Krankheiten, die zu eiweißreichem Pleuraexsudat führen sind z. B. Pneumonie, Tuberkulose, Kollagenosen. Hämorrhagische Beimengungen zum Exsudat werden häufig bei Lungenkarzinom gefunden.

Pathologische Anatomie
Die normalerweise glatte, spiegelnde Oberfläche des Rippenfells wird bei Pleuritis durch Fibrinauflagerungen rau, so dass (bei der trockenen Form) die Pleurablätter schmerzhaft aneinander reiben.

Klinik
Führendes Symptom der trockenen Pleuritis ist der atemabhängige Schmerz. Bei zunehmender Ergussbildung kann der Schmerz verschwinden, da die aneinander reibenden Pleurablätter durch die dazwischenliegende Flüssigkeit voneinander abgedrängt werden. Bei stärkerer Ergussbildung entsteht durch Einengung der Lunge Atemnot. Auskultatorisch hört man bei Pleuritis sicca ein charakteristisches Pleurareiben. Bei Pleuritis exsudativa ist das Atemgeräusch abgeschwächt. Perkussorisch hört man über dem Erguss nicht mehr den normalen sonoren Lungenklopfschall, sondern eine „Dämpfung". Je nach der Grundkrankheit bestehen subfebrile oder hochfebrile Temperaturen.

Pleuraerguss

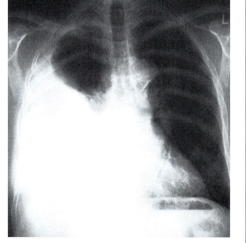

Abb. 8.12 Röntgenologische Darstellung: Der rechtsseitige Pleuraerguss steigt in typischer Weise seitlich an (Ellis-Damoiseau-Linie)

Röntgenuntersuchung und Sonographie. Bei Pleuritis sicca ist die Röntgenuntersuchung unergiebig. Bei Pleuritis exsudativa sieht man im Beginn bei stehenden Patienten die Flüssigkeit in den Zwerchfell-Rippenwinkeln. Bei stärkerer Ergussbildung steigt die röntgenologisch erkennbare Verschattung schulterwärts an (einseitig oder doppelseitig, Abb. 8.**12**).

Sonographisch können schon kleine Ergussmengen nachgewiesen werden.

Pleurapunktion. Die Untersuchung der Punktionsflüssigkeit ist für die Diagnostik wichtig. Blutiges Exsudat spricht vor allem bei älteren Menschen für ein Tumorleiden. Auch die Pleuritis nach Lungeninfarkt verursacht blutiges (hämorrhagisches) Exsudat. Die Untersuchung des Zellgehaltes in der Exsudatflüssigkeit kann zu einer genauen Diagnose führen, z. B. durch Nachweis von Tumorzellen bei Krebskrankheiten. Transsudat und Exsudat (Tab. 8.**9**) werden folgendermaßen unterschieden:

- *Transsudat* (häufig infolge Herzinsuffizienz) ist eiweißarm, zellarm und hat die Farbe wie Blutserum.
- *Exsudat* ist demgegenüber eiweißreich, zellreich und gelblich gefärbt.
- Ist der Erguss von weißlicher Farbe und reich an Triglyzeriden, handelt es sich um einen *chylösen* Erguss (meist nach Traumen oder bei Tumoren).
- Ist der Erguss gefärbt wie Eiter und enthält massenhaft Zellen, handelt es sich um ein *Pleuraempyem*.

Tabelle 8.**9** Unterscheidungsmerkmale von Transsudat und Exsudat

	Transsudat	Exsudat
Transparenz	klar	trüb
Farbe	serös	bernsteinfarben oder hämorrhagisch
Spezifisches Gewicht	< 1016 g/l	> 1016 g/l
Eiweißgehalt	< 3 g/dl	> 3 g/dl
LDH	< 200 IU/l	> 200 IU/l
Zellen	zellarm	zellreich

Therapie

Das Grundleiden muss behandelt werden! Bei erheblicher Atemnot ist eine Punktion erforderlich. Liegt ein Empyem (dickflüssiges, gelbes Exsudat) vor, wird eine Drainage angelegt und mit Antibiotika behandelt.

Eine Pleuritis exsudativa kann bei chronischem Verlauf in eine Pleuraschwarte übergehen, die eine Belüftungsstörung der Lunge zur Folge hat (gefesselte Lunge).

Tumoren der Pleura

Primäre Pleuratumoren, die vom Rippenfell selbst ausgehen, sind selten. Das bösartige Pleuramesotheliom geht von den Mesothelzellen der Pleura aus. Es ist meist Folge von Asbestexposition und verursacht Brustschmerzen und blutigen Pleuraerguss. Trotz aller Maßnahmen ist die Prognose schlecht. Die palliative Therapie steht im Vordergrund.

Pleurapunktion. Das Pflegepersonal richtet die für die Punktion benötigten Materialien, unterstützt während der Durchführung den Patienten und assistiert dem Arzt. Unmittelbar vor dem Eingriff lokalisiert der Arzt den Erguss sonographisch. Nach der Hautdesinfektion und der Lokalanästhesie wird punktiert, die Flüssigkeit wird abgezogen. Der Patient sitzt leicht vorgebeugt am Bettrand und hat die Arme erhöht auf einer Stuhllehne liegen, damit die Zwischenrippenräume möglichst weit sind. Er sollte während des Eingriffs nicht husten, weil dies zu Verletzungen führen kann. Nach der Punktion wird ein Pflasterkompressionsverband angelegt. In den ersten Stunden danach werden Atmung, Puls, Blutdruck und Wundverband häufig kontrolliert.

Pneumothorax

→ **Definition:** Pneumothorax bedeutet Luftansammlung im Pleuraraum.

Ätiologie

Man unterscheidet verschiedene Formen des Pneumothorax:

- **Spontanpneumothorax:** *Primärer* Spontanpneumothorax: Ruptur von dysontogenetischen Lungenzysten, die subpleural gelegen sind. *Sekundärer* Spontanpneumothorax: Bei vorbestehender Lungenkrankheit, meist chronisch-obstruktiver Lungenkrankheit.
- **traumatischer Pneumothorax** infolge penetrierender oder nicht penetrierender Brustverletzung (Unfälle, Rippenbrüche, Stichverletzung);
- **Spannungspneumothorax** meist im Rahmen von mechanischer Beatmung oder Wiederbelebungsversuchen.

Häufigkeit

Von der Erkrankung sind mehr Männer als Frauen betroffen. Familiäre Häufung kommt vor.

Pathophysiologie

Normalerweise herrscht im Pleuraspalt ein Unterdruck gegenüber dem intrapulmonalen Druck. Dringt Luft in den Pleuraspalt ein, kollabiert die Lunge partiell oder total infolge ihrer Eigenelastizität.

Klinik

Leitsymptome sind akut einsetzender Schmerz und sofort danach Atemnot und Hustenreiz. Auskultatorisch ist das Atemgeräusch abgeschwächt bzw. aufgehoben.
Die *Röntgenuntersuchung* zeigt beim totalen Pneumothorax die kollabierte Lunge als schattendichtes Gebilde in Hilusnähe (Abb. 8.13). Bei partiellem Pneumothorax sieht man eine Luftschicht, welche die Lunge mantelförmig umhüllt (Mantel-Pneumothorax).

Pneumothorax

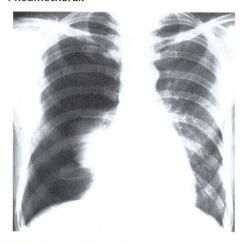

Abb. 8.**13** Röntgenaufnahme eines rechtsseitigen Pneumothorax. Die rechte Lunge ist zu einem schattendichten Gebilde in Hilusnähe kollabiert

> Lebensbedrohend ist der Spannungspneumothorax, bei dem eine Lungenverletzung vorliegt, die wie ein Ventil wirkt, so dass der Druck im Pleuraraum (zwischen Pleura visceralis und Pleura parietalis) bedrohlich ansteigt. Dadurch wird das Mediastinum zur gesunden Seite hin verschoben. Es entsteht eine obere Einflussstauung. Die Seitenverschiebung des Herzens kann zum akuten Herztod führen.

Therapie

Geringe Formen von Pneumothorax bilden sich spontan zurück. Große Luftansammlungen können abgesaugt werden. Der offene, traumatische Pneumothorax erfordert sofortigen luftdichten Verschluss der Wunde mit späterer chirurgischer Wundnaht.
Die erste Hilfe beim gefährlichen Spannungspneumothorax ist die Pleurapunktion. Anschließend ist eine Saugdrainage erforderlich. Ist der Defekt groß, kann eine thoraxchirurgische Naht des Lungenparenchyms erforderlich werden.

Krankheiten des Mediastinums

Mediastinitis

➔ **Definition:** Eine Entzündung des Mediastinums (Mittelfellraum) nennt man Mediastinitis.

Es handelt sich um eine seltene, schwere Krankheit, die sofortiger Behandlung bedarf.

Ätiologie

Die Erreger, die eine bakterielle Mediastinitis hervorrufen, stammen am häufigsten aus eiternden Prozessen in der Umgebung, wie z. B. Abszess im Rachenraum. Aber auch nach Perforation der Speiseröhre (z. B. Karzinomdurchbruch, Divertikeldurchbruch) oder als Komplikation nach Operationen an Ösophagus, Herz, Lunge kann sich eine eitrige Mediastinitis entwickeln.

Klinik

Starke Schmerzen hinter dem Brustbein, Fieber, Leukozytose und beschleunigte BSG sind wichtige Symptome.

Therapie und Prognose

Nach Möglichkeit sollen die Perforation und der Eiterherd operativ beseitigt werden. Antibiotika sind in jedem Fall erforderlich. Die Prognose der Mediastinitis ist ernst.

Mediastinalemphysem

Bei Fistelbildungen in Luftröhre oder Speiseröhre kann Luft in das Mediastinum eindringen. Solche Fistelbildungen sind meist die Folge von Tumoren oder von Verletzungen bei Ösophagoskopie bzw. Bronchoskopie. Auch bei Spontanpneumothorax kann ein Mediastinalemphysem entstehen.

Mediastinaltumoren

Pathologische Anatomie

Gutartige Tumoren des Mediastinums, die aber bösartig entarten können, sind z. B. Teratom und Dermoidzyste. Thymustumoren sind relativ häufige Tumoren im vorderen Mediastinum (vgl. Myasthenia gravis, S. 143). Eine intrathorakale Struma taucht ebenfalls in das vordere Mediastinum ein (Diagnose mittels Schilddrüsenszintigraphie).
Von den malignen Tumoren sind insbesondere die Lymphogranulomatose und das Lymphosarkom zu nennen.

Klinik

Besonders die bösartigen Tumoren des Mediastinums komprimieren die V. cava superior und führen zum Krankheitsbild der oberen Einflussstauung mit den charakteristischen Zeichen der gestauten Halsvenen und in schweren Fällen mit Ödemen des Kopfes. Ummauerung des N. laryngeus recurrens durch bösartige Krankheitsprozesse verursacht Heiserkeit. Ist der N. phrenicus, der gleichfalls durch das Mediastinum verläuft, komprimiert, kommt es zur Zwerchfelllähmung. Röntgenuntersuchung, CT und MR: Wichtiges Symptom ist die „Mediastinalverbreiterung". Mit endoskopischen Verfahren (Mediastinoskopie, Ösophagoskopie, Bronchoskopie) wird Gewebe zur histologischen Untersuchung entnommen.

Therapie

Es kommen Operation, Strahlenbehandlung und Zytostatika in Frage.

Pflegeschwerpunkt Pneumonie

Die Pneumonie gehört zu den häufigsten im Krankenhaus erworbenen (nosokomialen) Infektionskrankheiten. Daher kommen den prophylaktischen Maßnahmen und der sorgfältigen Krankenbeobachtung besondere Bedeutung zu. Besonders gefährdet sind Patienten mit Herz- und Lungenkrankheiten, Abwehrschwäche, schweren Grundkrankheiten, Bettlägerige und ältere Menschen.

Bei diesen Patienten ist die Atmung oft eingeschränkt, so dass die Lungen nicht mehr ausreichend belüftet sind. Besonders in den unteren Lungenabschnitten sammelt sich Sekret an, wodurch das Entstehen einer Pneumonie begünstigt wird. Die Symptome der Lungenentzündung sind unterschiedlich stark ausgeprägt, so dass die pflegerischen Maßnahmen individuell auf das Befinden des Patienten ausgerichtet werden.

Vitalzeichen

Der Patient mit Pneumonie hat Fieber. Deshalb ist die Körpertemperatur regelmäßig zu kontrollieren. Bei plötzlichem Fieberanstieg friert und zittert der Patient (Schüttelfrost). Bitten Sie ihn, sich in dieser Situation sofort zu melden. Verständigen Sie den Arzt, damit Blutkulturen abgenommen werden. Geben Sie dem Patienten zusätzliche Decken und ein warmes Getränk. Der Patient hat ein starkes Krankheitsgefühl. Bleiben Sie deshalb bei ihm. Wenn das Zittern aufhört und der Patient ein Hitzegefühl entwickelt, entfernen Sie die Wärmequellen, decken Sie ihn nur noch leicht zu. Der Kreislauf des Patienten ist stark belastet, deshalb keine abrupte medikamentöse Senkung des Fiebers, sonst besteht Kollapsgefahr. Führen Sie regelmäßig Puls- und Blutdruckkontrollen durch. Achten Sie auf mögliche Nebenwirkungen von Antibiotika wie Übelkeit oder Durchfall.

Atmung

Die Atmung muss regelmäßig beobachtet werden. Kontrollieren Sie Frequenz, Tiefe, Rhythmus und Atemgeräusche. Achten Sie auf die Körperhaltung des Patienten (Einsatz der Atemhilfsmuskulatur, seitengleiche Atembewegungen) und auf das Gesamtbefinden. Gegen Schmerzen bei der Atmung durch Beteiligung des Rippenfells an der Entzündung werden Schmerzmittel nach Arztanordnung gegeben. Bei quälendem Husten können nach Arztanordnung hustendämpfende Medikamente eingesetzt werden. Achten Sie auf die Lippen- und Hautfarbe. Bei absinkendem Sauerstoffdruck (Zyanose) erhält der Patient Sauerstoff. Beachten Sie den Turgor der Haut, damit der fiebernde Patient nicht in eine Exsikkose gerät.

Unterstützen Sie den Selbstreinigungsmechanismus der Atemwege. Erleichtern Sie dem Patienten das Abhusten. Stellen Sie Taschentücher und Abwurfbehälter bereit, sobald der Patient vermehrt Sekret abhusten kann. Stellen Sie einen Ultraschall-Vernebler bereit, um die Atemluft anzufeuchten. Lagern Sie den Patienten mit erhöhtem Oberkörper, um eine gute Belüftung der Lunge zu erreichen.

Inhalationen sind besonders bei obstruktiven Lungenkrankheiten (S. 291) von Bedeutung und sollten möglichst im Sitzen durchgeführt werden. Bei immobilen Patienten lagern Sie den Oberkörper hoch und die Beine tief (Herzbett), dadurch wird eine bessere Belüftung der Lunge erreicht. Der Patient soll die Inhalation mindestens dreimal täglich 10 Minuten durchführen. Stellen Sie Taschentücher und Abwurfbehälter bereit.

Bei der Inhalation atmet der Patient langsam tief ein, hält die Luft kurz an und atmet dann wieder aus (Abb. 8.**14**). Informieren sie ihn, dass er sich nicht zu sehr anstrengen sollte und sich bei Atem-

Inhalation

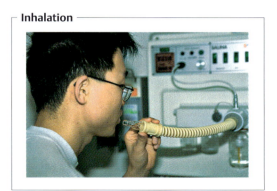

Abb. 8.**14** Der Inhalation kommt bei der Pneumonieprophylaxe eine besondere Bedeutung zu. Nach dem Einatmen wird die Luft kurz angehalten und dann wieder ausgeatmet

not und Schmerzen sofort meldet. Achten Sie besonders auf eine Blaufärbung der Finger und Lippen (Zyanose) oder ob der Patient Sekret aspiriert. In diesem Fall ist die Inhalation abzubrechen. Bei Aspiration saugen Sie den Patienten ab, beruhigen ihn und informieren den Arzt. Die Inhalation sollte nicht unmittelbar nach dem Essen durchgeführt werden, da dies Übelkeit hervorrufen kann.

Lagerung/Mobilisation

Sie können die Atmung, die Belüftung der Lunge und den Sekrettransport mit speziellen Lagerungen unterstützen und fördern. Bei der Oberkörperhochlagerung fällt dem Patienten die Atmung leichter. Er kann tiefer durchatmen und effektiver abhusten. Diese Lagerung sollte immer im Wechsel mit anderen Lagerungen durchgeführt werden, da der Patient bei Immobilität dekubitusgefährdet ist. Besonders bei der Oberkörperhochlagerung wirkt ein starker Druck auf den Gesäß-Steiß-Bereich ein. Da der Patient leicht nach unten rutscht, sollten die Füße an einer harten, aber abgepolsterten Fußstütze Halt finden.

Durch die V-Lagerung und T-Lagerung werden durch gezielte Hohllagerung bestimmte Lungenbezirke gedehnt und besser belüftet. Leiten Sie den Patienten zu diesen Lagerungen an, damit er sie, wenn möglich, selbst durchführen kann.

Sobald es dem Patienten besser geht, beginnt man mit einer langsamen Mobilisation, um Folgeerkrankungen, wie z.B. Thrombosen, zu verhindern. Wechseln Sie zunächst zwischen Bett und Lehnstuhl. Achten Sie dabei immer auf das Befinden des Patienten und die Kreislaufsituation, da Kollapsgefahr besteht. Messen Sie Puls und Blutdruck im Liegen und später im Sitzen. Holen Sie sich bei Hypotonie eine zweite Pflegekraft zu Hilfe, um bei einer Schwäche des Patienten rasch reagieren zu können.

Körperpflege

Unterstützen Sie den Patienten bei der Körperpflege in dem erforderlichen Ausmaß, das sich nach dem Grad seiner Immobilität, der Dyspnoe und seiner allgemeinen Befindlichkeit richtet. Besonders wichtig ist die Mundpflege. Dabei haben Sie Gelegenheit, den Feuchtigkeitszustand der Schleimhaut der Mundhöhle und der Zunge zu beobachten. Dokumentieren Sie die Ausgangssituation und jede davon abweichende Veränderung genau, um eine optimale Beurteilung des Krankheitsverlaufs zu gewährleisten. Da der Patient bei Fieber stark schwitzt und die Dekubitus- und Thrombosegefahr sich erhöhen, ist häufigeres Waschen, Betten und Wäschewechsel erforderlich. Dies trägt auch zum Wohlbefinden des Patienten bei.

Ernährung

Der Patient verliert auf Grund von Fieber viel Flüssigkeit. Informieren Sie den Patienten über die Notwendigkeit einer ausreichenden Flüssigkeitszufuhr. Vorsicht bei Patienten mit Ödemen, die eine Einfuhrbeschränkung beachten müssen! Gehen Sie, wenn möglich, auf Essenswünsche des Patienten ein, da er meist an Appetitlosigkeit leidet. Bieten Sie ihm leichte vitamin- und kohlenhydratreiche Kost, Brühe und Obst an. Blähende und belastende Speisen sind zu meiden. Eventuell müssen Sie unterstützende Maßnahmen zur regelmäßigen Stuhlentleerung ergreifen. Bilanzieren Sie den Flüssigkeitshaushalt und beobachten Sie Urin, Sputum sowie Hautturgor und Schleimhäute. Sputum ist grundsätzlich als infektiös zu behandeln.

Vorbeugende Maßnahmen und Gesundheitsberatung

Um der Entwicklung einer Pneumonie vorzubeugen und um die Rezidivgefahr zu vermindern, soll der Patient Verhaltensweisen erlernen, die dieses Risiko mindern. Dazu gehören eine angemessene Ernährung, frische Luft sowie die richtige Atemtechnik und Körperhaltung. Raucher sollten auf Nikotin verzichten. Gefährdete Patienten sollten Atemübungen und Atemgymnastik regelmäßig prophylaktisch durchführen. Atemstimulierende Einreibungen fördern die Körperwahrnehmung und die Konzentration auf die Atmung, wodurch eine gleichmäßige, ruhige und tiefe Atmung eingeübt werden kann. Der Hand der Pflegenden kommt eine besondere Bedeutung zu. Sie muss sich dem Körper des Patienten anpassen. Ihre

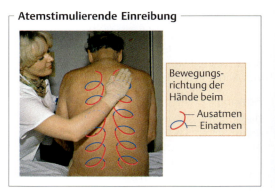

Abb. 8.15 Bewegungsrichtung der Hände beim Ausatmen (rot) und Einatmen (blau)

Hände sollten warm sein. Der Patient sitzt mit frei zugänglichem Rücken am Bettrand, die Arme sind abgestützt (z.B. mit einem Kissen). Bei immobilen Patienten wählen Sie eine 135°-Lagerung oder stimulieren nur eine Lungenhälfte in Seitenlagerung. Verwenden Sie eine unparfümierte Öl-in-Wasser-Emulsion. Diese wird gleichmäßig in den Handflächen verteilt und auf den Rücken, vom Nacken ausgehend bis zum Beckenkamm verteilt (Abb. 8.**15**). Führen Sie Ihre Hände gleichzeitig mit kreisenden Bewegungen zum Beckenkamm, sparen Sie die Wirbelsäule aus, da dieses Gebiet schmerzempfindlich ist. Spreizen Sie Ihre Finger dabei nicht ab. Verstärken Sie den Druck bei der Ausatmung. Orientieren Sie sich an Ihrem eigenen Atemrhythmus, da der Patient eine veränderte Atmung hat, die sich auf den Vorgang eher ungünstig auswirkt. Am Rückenende angekommen, versetzen Sie erst eine, dann die andere Hand wieder zur Schulter, um immer Kontakt zur Haut des Patienten zu haben. Führen Sie die Einreibung fünf- bis achtmal durch. Beenden Sie sie mit deutlichen Abstrichen vom Nacken zum Steiß. Die atemstimulierende Einreibung dauert ca. 5 Minuten. Störungen in dieser Zeit sind zu vermeiden.

Fordern Sie den Patienten zusätzlich zu Atemübungen und Atemgymnastik auf, die er mehrmals am Tag, wenn möglich, selbständig durchführen soll. Stellen Sie ihm die entsprechenden und vom Arzt verordneten Hilfsmittel (Totraumvergrößerer, Atemtrainer) zur Verfügung, erklären Sie deren Anwendung und kontrollieren Sie die richtige Durchführung.

Außerdem können Sie Schwingungen am Brustkorb erzeugen. Durch das Abklopfen oder die Vibration werden Schwingungen auf die inneren Wände der Atemwege übertragen und lösen dort festsitzendes Sekret. Diese Maßnahmen erfolgen immer vom Beckenkamm in Richtung Nacken und nur bei der Ausatmung. Sie dürfen nicht bei Patienten mit Herzinfarkt, Lungenembolie, Rippenfrakturen, Osteoporose und erhöhter Blutungsneigung ausgeführt werden.

9 Rheumatische Krankheiten

W. Wirth

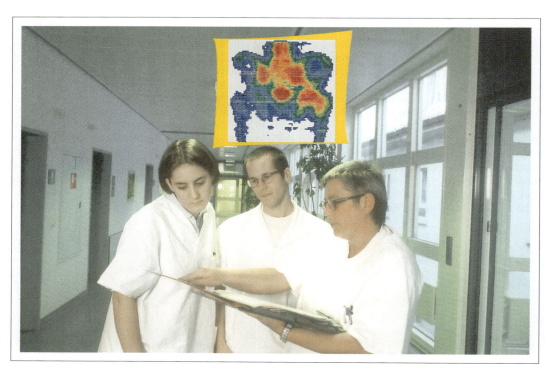

Anatomie ... 323

**Rheumatisches Fieber
(akuter Gelenkrheumatismus)** ... 324

Gelenkinfektion ... 326

**Chronische Polyarthritis
(rheumatoide Arthritis)** ... 326

**Sonderformen der chronischen
Polyarthritis** ... 331
Juvenile chronische Arthritis ... 331
Still-Syndrom ... 331
Nicht systemische Verlaufsformen ... 331
Rheumatische Iridozyklitis ... 331
Therapie der juvenilen chronischen
Polyarthritis ... 331
Felty-Syndrom ... 331
Caplan-Syndrom ... 331
Sjögren-Syndrom ... 332

Arthropathia psoriatica ... 332

**Symptomatische und reaktive
Arthritiden** ... 334
Symptomatische Arthritiden ... 334
Reaktive Arthritiden ... 334

**Spondylitis ankylosans
(Bechterew-Krankheit)** ... 336

Kollagenosen (Kollagenkrankheiten) ... 338
Systemischer Lupus erythematodes (SLE) ... 338
Progressive Sklerodermie ... 340
Polymyositis/Dermatomyositis ... 341
Vaskulitiden ... 342

**Arthrosen (degenerativer
Rheumatismus)** ... 345
Arthrose des Hüftgelenks – Koxarthrose ... 347
Arthrose des Kniegelenks – Gonarthrose ... 348
Fingerpolyarthrose (nodale Arthrose) ... 348
Degenerative Erkrankungen der
Wirbelsäule ... 349

Weichteilrheumatismus ... 351
Tendopathien – Tendovaginopathien – Bursopathien ... 352
Periarthropathia humeroscapularis ... 353
Muskelrheumatismus ... 354

Schulter-Hand-Syndrom ... 357
Pannikulose ... 357

➔ **Pflegeschwerpunkt
Rheumatische Erkrankungen** ... 358

Typisches Prüfungswissen
Rheumatisches Fieber (s. 324), M. Bechterew (S. 336), Arthroseformen (S. 345)

Anatomie

Kranke mit rheumatischen Beschwerden stellen einen nicht unerheblichen Teil der Patienten in der Sprechstunde des praktischen Arztes dar. Mehr als 10 Millionen Tage Arbeitsunfähigkeit im Jahr gehen in der Bundesrepublik Deutschland auf das Konto des Rheumatismus. Diesbezügliche Heilbehandlungen, Rehabilitationsmaßnahmen sowie Rentenverfahren erfordern hohe Summen. Die große medizinische und soziale Bedeutung der rheumatischen Erkrankungen hat zunehmend das Interesse von Wissenschaft und Öffentlichkeit wachgerufen und den Kampf gegen den Rheumatismus intensiviert.

Der Rheumatismus ist eine Erkrankung des *Bindegewebes*. Bindegewebe kommt überall in unserem Körper als verbindendes und stützendes Gewebe vor. Es besteht aus den Bindegewebszellen (Fibroblasten), die Fasern (kollagene Fasern, elastische Faser[n]), und Grundsubstanz (Mucopolysaccharid-Eiweiß-Komplexe) produzieren (Abb. 9.1). Die Zusammensetzung und die Menge der einzelnen Komponenten wechseln mit den Aufgaben des Bindegewebes. Sie sind im Knorpel anders als z. B. in der Gelenkkapsel, in der Sehne, in der Muskulatur oder im Gefäßbindegewebe.

Die vielfältige Verbreitung des Bindegewebes in unserem Körper und die vielfachen Reize, die das Bindegewebe treffen können, machen es verständlich, dass die rheumatischen Erkrankungen oft ein sehr buntes und von Mensch zu Mensch wechselndes klinisches Erscheinungsbild zeigen. Wenn auch im Einzelfall eine strenge Einteilung oft nicht möglich ist, so lassen sich doch die rheumatischen Erkrankungen zu größeren Gruppen und besonders geprägten Untergruppen einteilen, die in der folgenden Übersicht wiedergegeben sind.

◀ **Einteilung der rheumatischen Erkrankungen**

Entzündlicher Rheumatismus

- rheumatisches Fieber
- Gelenkinfektion
- chronische Polyarthritis
- juvenile Arthritis
- Psoriasisarthritis
- symptomatische und reaktive Arthritiden
- Reiter-Syndrom
- Spondylitis ankylopoetica
- Kollagenosen

Degenerative Gelenkerkrankungen/Arthrosen

- Koxarthrose, Gonarthrose
- Fingerpolyarthrose
- Arthrose der Wirbelsäule

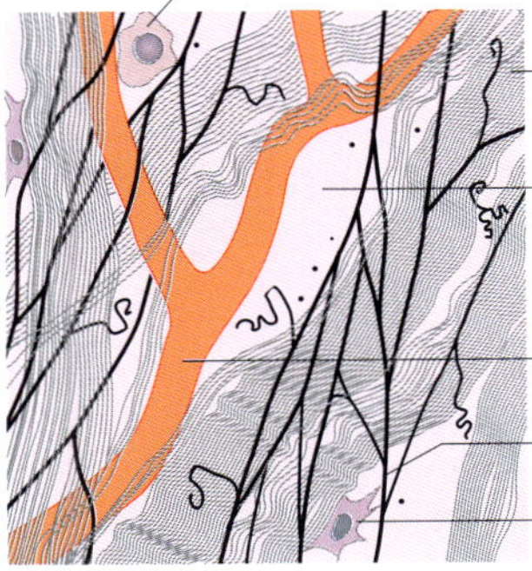

Abb. 9.1 Elemente des Bindegewebes (nach Schwegler)

9 Rheumatische Krankheiten

Weichteilrheumatismus

- Tendopathie, Tendovaginopathie, Bursopathie
- Periarthropathie
- Muskelrheumatismus
- Fibromyalgie-Syndrom
- Pannikulitis

Pathophysiologie

- Auf innere und äußere Reize reagiert das Bindegewebe empfindlich. Der Stoffwechsel der Bindegewebszellen wird verändert, und damit wird die Zusammensetzung der Grundsubstanz und der Faserelemente beeinflusst. So können Hormone das Bindegewebe auflockern (Schwangerschaft) oder den gesteigerten Stoffwechsel des Bindegewebes hemmen (Kortison).
Bakterien, Viren, Bakterientoxine und durch diese ausgelöste Immunreaktionen können die Ursache von Entzündungsreaktionen im Bindegewebe sein (**entzündlicher Gelenkrheumatismus**).

- Mit zunehmenden Alter verliert das Bindegewebe an Elastizität und Wassergehalt, der Mensch wird „steifer", sein Bindegewebe (Gelenkflächen, Bandscheiben) nutzt sich ab. Es kommt zu degenerativen Gelenkerkrankungen (**Arthrosen**).
- Fehlbelastungen, reflektorische Verspannungen und Klimareize führen zur Bindegewebsschädigung außerhalb der Gelenke (**Weichteilrheumatismus**).

 Das Wort „Rheuma" leitet sich von dem griechischen Wort „rhein" ab und bedeutet soviel wie „fließen" oder „Fluss". Die Krankheitsentstehung durch Kälte, Feuchtigkeit und Zugluft nannte man entsprechend den „rheumatischen Weg". Ein alter Begriff für das rheumatische Fieber war auch „Flussfieber".

Rheumatisches Fieber (akuter Gelenkrheumatismus)

Definition: Ursache des rheumatischen Fiebers ist eine Infektion mit hämolysierend wachsenden Streptokokken der Gruppe A (Tonsillitis). Etwa 3 Wochen nach Beginn des Infektes treten bei 2–3 % der Erkrankten rheumatische Folgekrankheiten an Gelenken, Herzklappen und an der Haut auf.

Die Streptokokken befallen dabei nicht selbst die Organe. Sie geben Toxine an das Blut ab, gegen die der Organismus Antikörper bildet (z. B. Antistreptolysin). Eiweißbestandteile in den Geweben der Gelenke oder der Herzklappen sind dem Streptokokkentoxin so ähnlich, dass sich die gebildeten Antikörper nicht nur gegen das Bakterientoxin, sondern auch gegen die Eiweißstrukturen in den Geweben richten. (Abb. 9.**2**). Es entwickelt sich eine Antigen-Antikörper-Reaktion mit nachfolgender Entzündung (s. Kapitel Immunologie).
Der Häufigkeitsgipfel des rheumatischen Fiebers liegt im Schulkindalter. Säuglinge und Erwachsene erkranken selten.

Pathologische Anatomie

Histologisch findet man eine ödematöse Schwellung und eine sog. fibrinoide Verquellung von Fasern im befallenen Bindegewebe. Besonders charakteristisch ist das Auftreten rheumatischer Granulome (Aschoff-Geipel-Knötchen), vorwie-

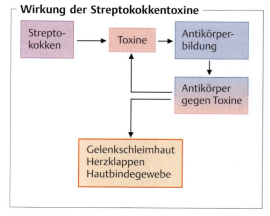

Abb. 9.**2** Antigen-Antikörper-Reaktion bei rheumatischem Fieber

gend am Herzen. Durch Vernarbung der entzündeten Klappen und Zerstörung der klappennahen Herzmuskulatur entstehen die folgenschweren Herzklappenfehler (S. 207).

Symptome

Das klinische Bild des vorausgehenden Streptokokkeninfektes reicht von einer geringfügigen Pharyngitis bis zur eitrigen Tonsillitis. Man hat in den letzten Jahren zunehmend unterschwellige Verlaufsformen mit geringer Gelenkbeteiligung, aber folgenschwerer Herzklappenbeteiligung kennengelernt.

Die eindrucksvollste Verlaufsform des rheumatischen Fiebers beginnt akut mit Fieber und heftigen Schmerzen in den großen Gelenken, besonders denen der unteren Extremität (Abb. 9.**3**). Die Gelenke sind geschwollen, gerötet, die Entzündung springt von Gelenk zu Gelenk und kann auch die kleinen Hand- und Fußgelenke sowie die Wirbelsäulengelenke miteinbeziehen. Jede Bewegung ist stark schmerzhaft. Begleitend kommen Appetitlosigkeit, Kopfschmerzen und Bauchschmerzen vor. Im Erguss der entzündeten Gelenke findet man vermehrt neutrophile Leukozyten. Der wechselnde Gelenkbefall kann sich über Wochen mit rezidivierenden Fieberschüben hinziehen. Eine Gelenkzerstörung kommt praktisch nicht vor; deswegen heilt der akute Gelenkrheumatismus in der Regel auch folgenlos ab.

Das *Herz* ist beim rheumatischen Fieber oft mit allen 3 Schichten – Endokard, Myokard und Perikard – beteiligt.

Erscheinungen an der *Haut* im Rahmen des rheumatischen Fiebers sind:

- Erythema anulare, ein in der 2. – 3. Krankheitswoche auftretendes ringförmiges, blassrotes und meist flüchtiges Exanthem am Stamm,
- rheumatische Knötchen an den Streckseiten der großen Gelenke,
- Erythema nodosum, seltener zu beobachten,
- Purpura rheumatica (Schoenlein-Henoch) in Form von kleinen Blutpunkten, besonders an der unteren Extremität infolge Kapillarschädigung durch die Antigen-Antikörper-Komplexe (s. S. 344).

Selten treten klinisch Entzündungserscheinungen an anderen Organen wie Gehirn (Chorea minor), Lunge, Niere, Bauchlymphknoten und Arterien in Erscheinung, obwohl histologisch an diesen Organen in der Regel rheumatische Veränderungen zu finden sind.

Diagnose

Entzündungsspezifische Laborbefunde:

- deutliche Beschleunigung der Blutkörperchensenkungsreaktion,
- Erhöhung des C-reaktiven Proteins im Serum (normalerweise nur in geringer Menge nachweisbares Protein, das mit dem C-Polysaccharid von Streptokokken ein Präzipitat bildet),
- Vermehrung der α_2-Globuline bei Verminderung der Albumine in der Serumelektrophorese,
- Fibrinogenerhöhung,
- Leukozytose mit Linksverschiebung.

Streptokokkenspezifische Laborbefunde:

- Antikörper gegen Streptokokkenenzyme als spezifischer Nachweis für einen Streptokokkeninfekt. Im allgemeinen werden die Antikörper gegen Streptolysin O bestimmt (Antistreptolysin-[ASL]Titer).

Therapie

Antibiotische Therapie:

- Penicillin hat in einer Dosis von 1 – 2 Mill. Einheiten pro Tag eine verlässliche keimabtötende Wirkung auf Streptokokken. Nach Abklingen der akuten Erscheinungen werden zur Dauerprophylaxe 1,2 Mill. Einheiten einmal im Monat intramuskulär gegeben.

Antientzündliche Therapie:

- Acetylsalicylsäure,
- nichtsteroidale Antirheumatika (NSAR),

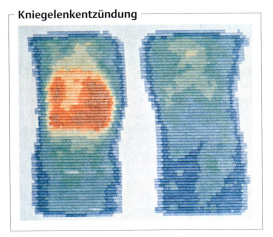

Kniegelenkentzündung

Abb. 9.**3** Szintigraphische Darstellung

- Glukokortikoide in den akuten Schüben, besonders bei Karditis in Kombination mit einem der beiden oben genannten Medikamente.

Allgemeine und *symptomatische* Therapie:

- Bettruhe und körperliche Schonung, Kontrakurprophylaxe, passive Bewegungsübungen,
- evtl. Behandlung von Herzrhythmusstörungen (S. 181).

Prophylaxe

Eine Verhinderung weiterer rheumatischer Schübe durch Streptokokkeninfekte ist unbedingt erforderlich. Die Antibiotikaprophylaxe sollte mindestens 5 Jahre, bei Kindern mindestens bis zum 18. Lebensjahr durchgeführt werden. Auch später müssen banale Racheninfekte sofort mit Antibiotika behandelt werden, da die vorgeschädigten Herzklappen sehr empfindlich auf einen neuen entzündlichen Reiz reagieren.

Gelenkinfektion

Ursache und Symptome

Bei dieser Form gelangen die Krankheitserreger selbst auf dem Blut- und Lymphwege (z. B. bei einer Sepsis, S. 570), fortgeleitet aus der Umgebung oder auch einmal durch eine Injektion in das Gelenk und rufen hier eine eitrige Gelenkentzündung hervor. Das betroffene Gelenk ist geschwollen, gerötet, heiß und schmerzhaft. Am häufigsten sind die Hüftgelenke (Säuglinge) und Kniegelenke betroffen. Die eitrigen Entzündungen können durch die Knorpelschicht auf den Knochen übergreifen. Fehlstellung und völlige Versteifung des Gelenks sind dann die Folge. Staphylokokken, Streptokokken, Pneumokokken, Gonokokken, Tuberkelbakterien, aber auch Salmonellen und seltener andere gramnegative Bakterien spielen ätiologisch eine Rolle und können in den meisten Fällen aus dem Gelenkpunktat gezüchtet werden.

Therapie

Die Therapie besteht in Ruhigstellung des entzündeten Gelenks und hochdosierter Antibiotikatherapie. Die Antibiotika können auch lokal in Form einer Spüldrainage in das Gelenk gegeben werden. Die Beseitigung des möglichen Ausgangsherdes der Bakterien ist in jedem Fall wichtig.

Patientenbeobachtung. Eine Gelenkpunktion erfolgt unter streng aseptischen Bedingungen. Trotzdem können dabei Keime ins Innere des Gelenks gelangen. Die Patientenbeobachtung richtet sich nach einer Gelenkpunktion daher insbesondere auf lokale Entzündungszeichen.

Chronische Polyarthritis (rheumatoide Arthritis)

→ **Definition:** Die chronische Polyarthritis ist der typische entzündliche Gelenkrheumatismus des Erwachsenen.

Häufigkeit

Frauen erkranken 3-mal häufiger als Männer. Das Hauptmanifestationsalter liegt zwischen dem 30. und 40. Lebensjahr, jedoch können auch Säuglinge und alte Menschen an einer chronischen Polyarthritis erkranken.

Ursache

Die eigentliche *Ursache* der chronischen Polyarthritis ist bis heute nicht bekannt. Es besteht eine erbliche Veranlagung, die an dem gehäuften Vorkommen der humanen Leukozytenantigene (HLA) DR-4 und DR-1 erkannt werden kann. Durch das unbekannte Agens – es gibt Hinweise auf eine Virusinfektion, aber auch Befunde, die für ein körpereigenes Antigen wie z. B. Kollagen Typ II sprechen – entwickelt sich unter dem Einfluss von sogenannten Realisationsfaktoren (Hormone, Alter, Rasse) letztlich eine gestörte Immunantwort beim Patienten mit Polyarthritis.

Chronische Polyarthritis (rheumatoide Arthritis)

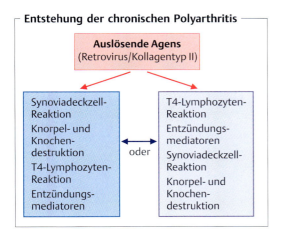

Abb. 9.**4** Zelluläre und immunologische Abläufe

Für die Reihenfolge des pathogenetischen Ablaufes bei der rheumatischen Entzündung stehen sich heute zwei Ansichten gegenüber (Abb. 9.**4**). Nach der ersten Ansicht werden durch das *auslösende Agens* zuerst die Deckzellen der Gelenkschleimhaut (Synovia) aktiviert und erst im zweiten Schritt das Immunsystem. Nach anderen Befunden wird zunächst eine Immunreaktion bzw. Autoimmunreaktion gegen das auslösende Agens in Gang gesetzt. Die dabei freiwerdenden Boten- und Entzündungsstoffe attackieren dann die Zellen der Gelenkschleimhaut.

An der Wucherung der Deckzellen der Synovia sind die ortsständigen Fibroblasten und eingewanderte Makrophagen beteiligt. Die gewucherten Zellen produzieren knorpel- und knochenzerstörende Enzyme. Darüber hinaus können die Zellen offensichtlich auch zeitweise direkt wie Krebszellen zerstörend das Gelenkgewebe attackieren. Tatsächlich lassen sich in den Synoviazellen Gene nachweisen, die auch für Tumorzellen charakteristisch sind (Onko-Gene).

Die bei der chronischen Polyarthritis nachweisbare Immun- bzw. Autoimmunreaktion ist eine typische T-lymphozytenabhängige Reaktion, wie sie beispielhaft im Kapitel Immunologie (S. 542) dargestellt ist. Aktivierte T-Lymphozyten und Makrophagen produzieren Botstoffe, über die die Synovialzellen stimuliert werden und gewebszerstörende Enzyme freigesetzt werden. Eine besondere Rolle kommt den Botstoffen Tumor-Nekrose-Faktor Alpha (TNF-Alpha) und Interleukin II (IL-II) zu. In einer Hemmung dieser Faktoren werden neue Möglichkeiten der Behandlung der chronischen Polyarthritis gesehen.

Es ist wahrscheinlich, dass beide pathogenetischen Vorgänge sich in der Reihenfolge abwechseln können oder auch zeitweise nebeneinander bestehen. Die Vorstellung entspricht am ehesten den unterschiedlichen klinischen Verläufen der chronischen Polyarthritis, bei der manchmal exsudativ-entzündliche Vorgänge und mal die Gelenkzerstörung (Destruktion) im Vordergrund stehen.

Symptome

Die chronische Polyarthritis befällt in typischer Weise zuerst die Finger- und Handgelenke beider Hände. Die Fingerendgelenke bleiben frei. Schubweise treten in Wochen und Monaten weitere Gelenke hinzu, wie z. B. Zehen- und Fußgelenke, Ellenbogen-, Schulter-, Knie- und Hüftgelenke sowie auch die Kiefergelenke (vorübergehend), die Sternoklavikulargelenke und die Gelenke der Halswirbelsäule. In der Frühphase sind oft die Fingerbeugesehnen und die Sehne des M. extensor carpi ulnaris (ECU) beteiligt.

 Vor dem Auftreten der eigentlichen Gelenkentzündung fallen manchmal Appetitlosigkeit, Leistungsschwäche, Missempfindungen und Durchblutungsstörungen in den Händen, Schweißneigung in den Handinnenflächen, Druckempfindlichkeit (Händedruck), Spannungsgefühl und Kraftlosigkeit auf. Besonders eindrucksvoll ist die zunehmende „Morgensteifigkeit" der Hände von einer bis zu mehreren Stunden.

Die Hände gewinnen ein charakteristisches Aussehen (Abb. 9.**5a**):

- Schwellung und Überwärmung der entzündeten Gelenke, spindelförmige Schwellung der Fingermittelgelenke,
- Schwund der Muskulatur (Mm. interossei),
- Tenosynovitis der Beugesehnen, Sehne des M. extensor carpi ulnaris,
- Einschränkung der Beweglichkeit, mangelnder Faustschluss.

Die fortschreitende Entzündung führt zur Zerstörung der Gelenkflächen und bezieht Sehnen, Sehnenscheiden und Bänder mit ein (Abb. 9.**5b** u. **c**). Die Folge davon sind

- ulnare Deviation,
- Knopflochdeformität,
- Schwanenhalsdeformität der Finger,
- Nervenkompression.

Deformation der Hände bei chronischer Polyarthritis

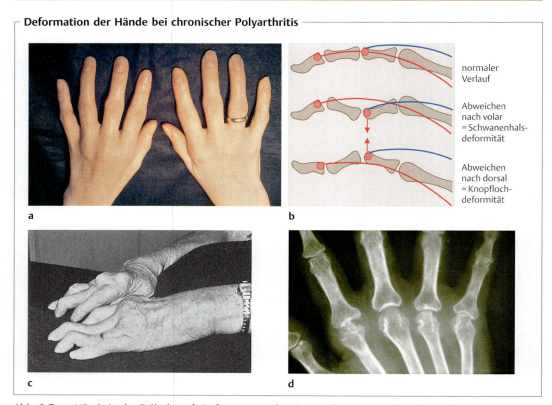

Abb. 9.5 **a** Hände in der Frühphase **b** Deformierung der Fingergelenke **c** Hände in der Spätphase **d** Röntgenbild der Hände

Diagnose

Röntgenbefunde. Röntgenologisch entsteht zuerst eine gelenknahe Entkalkung (Osteoporose), besonders am Hand- und Vorfußskelett. Im weiteren Verlauf bilden sich durch das zerstörend wachsende Granulationsgewebe Knochendefekte (Usuren) an den Ansatzstellen der Gelenkkapseln aus. Durch Schwund des Knorpels wird der Gelenkspalt verschmälert. Knorpel und die darunter liegende Knochenschicht zeigen an den Gelenkflächen Defekte. Die Gelenkknochen weichen aus ihrer normalen Stellung (Subluxation).

Röntgenbefunde bei chronischer Polyarthritis (Abb. 9.**5d**)
- gelenknahe Osteoporose,
- Usuren,
- Gelenkspaltverschmälerung,
- Knorpel- und Knochenzerstörung,
- Subluxation, Deviation.

Laborbefunde. *Allgemein entzündliche Zeichen:*
- BSG mäßig beschleunigt,
- C-reaktives Protein erhöht,
- α-Globuline vermehrt in der akuten Phase,
- γ-Globuline vermehrt in der chronischen Phase,
- Fibrinogen erhöht,
- Eisengehalt im Serum vermindert,
- Kupfergehalt im Serum vermehrt.

Rheumaspezifische Zeichen:
- Nachweis von Rheumafaktoren (70–80 %),
- Nachweis von antinukleären Faktoren (10 %),
- Nachweis von Rhagozyten in der Gelenkflüssigkeit.

Bei den **Rheumafaktoren** handelt es sich um Antikörper der IgG-, IgA- und IgM-Klasse, die gegen körpereigenes Gammaglobulin gerichtet sind. Diese Tatsache macht man sich für den Nachweis zunutze: Man belädt Schaferythrozyten (Waaler-Rose-Test) oder Latexpartikel (Rheuma-

Chronische Polyarthritis (rheumatoide Arthritis) **329**

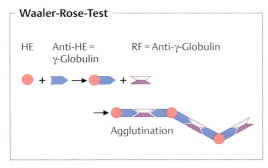

Abb. 9.**6** Schematischer Ablauf des Waaler-Rose-Tests. HE = Hammelbluterythrozyten, Anti-HE = Antikörper gegen HE = γ-Globulin, RF = Rheumafaktor = Anti-γ-Globulin

Latextest) mit γ-Globulin und gibt das Serum des Rheumapatienten hinzu. Sind in dem Serum Antikörper (Rheumafaktor = RF) gegen IgG vorhanden, so verbinden sie sich mit dem IgG an den Trägerteilchen und verursachen ein Zusammenhaften (Agglutination) der Teilchen (Abb. 9.**6**).
Bei etwa 20 % der Patienten mit chronischer Polyarthritis findet man im Serum keine Rheumafaktoren (sog. seronegative chronische Polyarthritis). Als weiterer Ausdruck der fehlgesteuerten Immunreaktion beim Rheuma-Patienten sind Antikörper anzusehen, die gegen Zellkerne gerichtet sind und besonders beim systematischen Lupus erythematodes (S. 338) eine Rolle spielen. Sie sind auch bei der chronischen Polyarthritis in etwa 10 % der Fälle nachweisbar.
Im Gelenkerguss findet man eine Vermehrung der polymorphkernigen Granulozyten, die zum Teil die Immunkomplexe phagozytiert haben und wegen ihres traubenartigen Inhalts als Rhagozyten bezeichnet werden. Die Viskosität der Synovialflüssigkeit ist herabgesetzt, Entzündungseiweiße sind vermehrt, Rheumafaktoren sind nachweisbar.

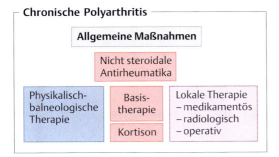

Abb. 9.**7** Therapieschema

Verlauf
Der Verlauf der chronischen Polyarthritis kann sehr unterschiedlich sein. Schon der Beginn muss nicht schleichend und symmetrisch an den kleinen Finger- und Zehengelenken sein, sondern die chronische Polyarthritis kann durchaus einmal akut und asymmetrisch an wenigen und auch den größeren Gelenken beginnen. Weitere Gelenke treten schubweise über Monate und Jahre hinzu, mit Entzündungen, Fehlbildung und schließlich Versteifung. Im weiteren Verlauf scheint die Erkrankung manchmal stillzustehen. Manchmal werden in schneller Reihenfolge fast alle Gelenke betroffen. In anderen Fällen bleibt die chronische Polyarthritis jahrelang auf wenige Gelenke beschränkt.
Im Alter verläuft die chronische Polyarthritis teils leichter und teils mit großer Tendenz zur Gelenkzerstörung. Nicht selten mischen sich die Entzündungszeichen mit den Zeichen und Beschwerden des Gelenkverschleißes im Alter (Arthrose), so dass man von einer Pfropfarthritis spricht. Die Polyarthritis im Kindesalter wird gesondert besprochen (S. 331).

 Die dauernden Schmerzen, die Unfähigkeit, alltägliche Verrichtungen durchzuführen (z. B. einen Wasserhahn aufzudrehen, einen Knopf zuzumachen) und die mangelnde Bewegungsfähigkeit schließen den Rheumakranken oft vom gewohnten normalen Familienleben und auch gesellschaftlichen Leben aus. Um so auffallender ist die meist zu beobachtende Geduld der Patienten ihrem Leiden gegenüber.

Therapie
Allgemeine Maßnahmen. Entsprechend den Überlegungen zur Entstehung der chronischen Polyarthritis sind alle Maßnahmen, die schädigende Noxen ausschalten, von besonderer Bedeutung für eine erfolgreiche Therapie. Vor allen Dingen sind Nässe, Kälte, Infekte und Überanstrengung zu vermeiden. Ein feuchtes Schlafzimmer (Neubau) oder die Angewohnheit, auch in der kalten Jahreszeit bei geöffnetem Fenster zu schlafen, können die übrigen therapeutischen Maßnahmen erschweren und zunichte machen (Abb. 9.**7**).

Medikamentöse Therapie. Von einem antirheumatisch wirkenden Medikament ist ein Dreifaches zu fordern:
1. dass es die überschießende Bindegewebsreaktion hemmt,

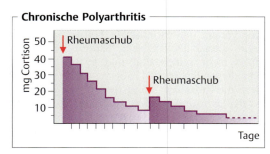

Abb. 9.8 Schema einer Kortisonstoßtherapie

2. dass es die nachfolgende Entzündungsreaktion beeinflusst,
3. dass es die immunologischen Reaktionen eindämmt.

Die stärkste entzündungshemmende Wirkung besitzt das Nebennierenrindenhormon **Kortison** und seine Abkömmlinge. Kurzfristig eingesetzt, lässt sich damit jede rheumatische Entzündungsreaktion hemmen, die Gelenke werden vor dem akuten Entzündungsstress geschützt (Kortisonstoß-Therapie, Abb. 9.**8**).

Neben der entzündungshemmenden Wirkung besitzen die Kortisone zahlreiche, in diesem Fall nicht erwünschte Wirkungen wie Beeinflussung des Kohlenhydratstoffwechsels, Osteoporoseförderung, Wassereinlagerung (Cushing-Gesicht), Verdünnung des Unterhautgewebes, Erhöhung des Augeninnendrucks und Kataraktbildung sowie Neigung zur Adipositas.

Die psychostimulierende Wirkung des Kortisons kann positiv ausgenutzt werden. Unterhalb einer täglichen Dosis von 6 mg sind unerwünschte Wirkungen praktisch nicht zu erwarten, aber in vielen Fällen eine noch ausreichende entzündungshemmende Wirkung zu bemerken. Als sogenannte Low-Dosis-Therapie wird diese Form der Kortisongabe über längere Zeit in den letzten Jahren vielfach angewendet (**Glukokortikosteroide**).
Von der großen Zahl der Antirheumatika unterscheidet man solche, die – in kleinen Dosen über Monate und Jahre gegeben – die Basis der Behandlung bilden (Chloroquin, Gold, D-Penicillamin, Azulfidine, Immunsuppressiva) und ebenso langfristig die mesenchymalen und immunologischen Reaktionen im Bindegewebe hemmen (**Basistherapeutika**).
Zusätzlich sind Mittel zu geben, die auf die aktuelle Entzündungsreaktion im Bindegewebe und in den Gelenken einwirken. Diese Mittel hemmen die Bildung von Prostaglandinen, die einerseits als Entzündungsstoffe wirksam werden, andererseits aber auch eine Schutzfunktion in der Magen-Darm-Schleimhaut besitzen. Auf die Magenunverträglichkeit bis hin zur Entstehung eines Magengeschwürs ist bei der Verordnung der Antirheumatika immer zu achten. Neben der entzündungshemmenden Wirkung besitzen diese Substanzen auch eine schmerzstillende Potenz (**Nichtsteroidale Antirheumatika**, NSAR)

Lokalbehandlung. Die lokale Behandlung einzelner besonders von der rheumatischen Entzündung betroffener Gelenke ist vielfach auszunutzen. Neben einer *äußeren Behandlung* mit entzündungshemmenden Salben und Gelen bietet sich die Möglichkeit, radioaktive Substanzen (z. B. radioaktiv markiertes Yttrium oder Gold) oder Verödungsmittel (z. B. Varicocid) in den Gelenkraum einzuspritzen, um dadurch die entzündete Gelenkschleimhaut (Synovia) zu veröden. Durch die intraartikuläre Injektion von Kortison lassen sich akute Entzündungen oft gut beeinflussen.
Auch die *Entfernung* (arthroskopisch oder operativ) der entzündeten und zerstörend wachsenden Synovia zum möglichst frühen Zeitpunkt wird angestrebt. Mit der Entfernung des Hauptentzündungsherdes bessern sich auch oft andere, weniger stark betroffene Gelenke.
Zu den *operativen* Möglichkeiten gehören heute ferner die Befreiung eingeklemmter Nerven und Sehnen, die Korrektur von Gelenkfehlstellungen und schließlich der Ersatz von zerstörten Gelenken durch künstliche Gelenke (Endoprothesen).

Physikalisch-balneologische Therapie. Ziel der physikalisch-therapeutischen Maßnahmen (Bewegungsübungen, Gymnastik, Bäder, Massagen) ist es, die Beweglichkeit der Gelenke zu erhalten bzw. wiederherzustellen und durch Auflockerung sowie durch Förderung der Durchblutung schmerzstillend und entzündungshemmend zu wirken. In den akut entzündlichen Phasen der Erkrankung ist Zurückhaltung geboten, da jede Überbelastung eines Gelenkes einen neuen Entzündungsreiz darstellt. Das gilt auch besonders für die Anwendung von Wärme (Fango, Moor, heiße Bäder). Ein akut entzündliches Gelenk ist eher mit Kälte zu behandeln (Kryotherapie).
Zu diesem Therapieplan gehört auch das Wiedererlernen alltäglicher Verrichtungen, wozu unter Umständen speziell angefertigte Hilfsmittel nutzt werden müssen. Dieser Maßnahmen, die in die **Beschäftigungstherapie** (Ergotherapie) übergehen, hat sich besonders die Deutsche Rheumaliga angenommen.

Sonderformen der chronischen Polyarthritis

Abweichend vom klassischen Verlauf der chronischen Polyarthritis werden bei Kindern und bei Erwachsenen, zum Teil in Kombination mit anderen Erkrankungen, besondere Verlaufsformen (Syndrome) beobachtet.

Juvenile chronische Arthritis

Der chronische Gelenkrheumatismus tritt im Kindes- und Jugendalter in verschiedenen Krankheitsformen auf.

Still-Syndrom

Das Still-Syndrom beginnt hochakut mit Fieber, Lymphknotenschwellung, Leber- und Milzvergrößerung, Hauterscheinungen (Erythema multiforme) und einer Karditis und Serositis. Die Gelenke werden im Verlauf der mit Schüben einhergehenden Erkrankung zunehmend betroffen. Finger- und Handgelenke, Kniegelenke, Sprunggelenke und Hüftgelenke sind geschwollen und schmerzhaft versteift. Die Entzündung führt zu schweren Zerstörungen an den Gelenken, zu Wachstumsschäden und zu knöchernen Versteifungen (Ankylosen).

Nicht systemische Verlaufsformen

Die nicht systemischen Verlaufsformen der juvenilen chronischen Polyarthritis stellen die häufigste Form des Gelenkrheumatismus im Kindesalter dar. Die Erkrankung beginnt häufig asymmetrisch an einem großen Gelenk (Knie, Hüfte). Bei vielen Kindern fallen zu Beginn nicht die Entzündungszeichen an den Gelenken, sondern die Schonhaltung des betroffenen Gelenkes auf. Bei einem Teil der Kinder werden über Monate und Jahre zahlreiche Gelenke befallen (polyartikuläre Form). Bei anderen bleibt die Erkrankung auf wenige Gelenke beschränkt (mono- oder oligoartikuläre Form). Jungen mit HLA-B27-Antigen neigen zum Befall der Iliosakralgelenke und später wahrscheinlich zum Übergang in eine Bechterew-Erkrankung (S. 336). Mädchen mit antinukleären Antikörpern (ANA) im Serum sind besonders gefährdet durch eine Augenentzündung (rezidivierende Iridozyklitis).

Rheumatische Iridozyklitis

Die rheumatische Iridozyklitis, die bei allen Formen der juvenilen chronischen Polyarthritis auftreten kann, ist besonders heimtückisch. In den Frühphasen macht sie oft wenig Beschwerden wie Augenrötung, Schmerzen und Lichtscheu, so dass bleibende Schäden durch Verklebungen (Synechien) und Linsentrübung bis zur Erblindung die Folge sein können. Frühzeitige und regelmäßige Untersuchungen der Augen mit der Spaltlampe sind daher unbedingt erforderlich.

Therapie der juvenilen chronischen Polyarthritis

Sie entspricht in ihren Grundzügen der Therapie der Erwachsenenpolyarthritis. Basistherapeutika wie Gold und die nichtsteroidalen Antirheumatika werden von den Kindern meist recht gut vertragen. Das lebensbedrohliche akute Still-Syndrom muss oft mit Kortison und auch mit Immunsuppressiva behandelt werden. Die Iridozyklitis erfordert eine frühzeitige lokale Kortisonbehandlung.

Felty-Syndrom

→ **Definition:** Das Felty-Syndrom entspricht der chronischen Polyarthritis der Erwachsenen, aber mit deutlicher Milzvergrößerung und ausgeprägter Granulozytopenie.

Leber und Lymphknoten können geschwollen sein. Es lassen sich Rheumafaktoren nachweisen. Neben der antirheumatischen Behandlung kann in ausgeprägten Fällen eine Entfernung der Milz (Splenektomie) versucht werden.

Caplan-Syndrom

Die Steinstaublunge (Silikose) der Bergleute kann mit einer chronischen Polyarthritis kombiniert sein. In diesen Fällen bilden sich bevorzugt silikotische Rundherde in der Lunge. Die Silikose kann der Arthritis vorausgehen oder nachfolgen. Es sind Rheumafaktoren nachweisbar. Gelegentlich werden auch rheumafaktorpositive Lungenfibrosen bei Bergleuten gefunden, ohne dass eine Arthritis besteht. Es ist anzunehmen, dass beim Caplan-Syndrom sich der Reiz des Quarzstaubes auf das Gewebe mit der besonderen rheumatischen Reaktion des Bindegewebes kombiniert.

> Der englische Arzt Anthony Caplan (1907–1976) arbeitete in Cardiff, einer Industrie- und Hafenstadt in Südwales, die noch zu Beginn des 19. Jahrhunderts kaum 2000 Einwohner gehabt hatte. Der Ort vergrößerte sich rasch durch Eröffnung zahlreicher Kohlengruben und Eisenhütten, in denen ein großer Teil der Bevölkerung tätig war.

Sjögren-Syndrom

Symptome

Definition: Unter Sjögren-Syndrom versteht man die Kombination einer chronischen Polyarthritis mit Trockenheit der Augen (Xerophthalmie) und des Mundes (Xerostomie), bedingt durch eine Autoimmunerkrankung der Tränen- und Speicheldrüsen mit Versagen der Sekretion.

Augenbrennen, Augenentzündung und eine sehr belästigende Mundtrockenheit sind die Folgen. Besonders betroffen sind Frauen in der Menopause. Andere Organe mit sekretorischen Drüsen wie die Schleimhäute des Magen-Darm-Trakts, der Genitalien oder auch das Pankreas können mitbetroffen sein. Das Sjögren-Syndrom wird auch bei anderen Autoimmunerkrankungen gefunden. Gelegentlich findet man nur den Drüsenbefall (Sicca-Syndrom).

Diagnose

Das Versiegen der Tränenflüssigkeit kann mit dem *Schirmer-Test* geprüft werden.

 Schirmer-Test. Nach Tropfanästhesie wird ein kleiner Filterpapierstreifen mit einem Ende in den unteren Lidwinkel eingehängt. Nach 5 Minuten wird die benetzte Strecke des Streifens gemessen. Bei normal feuchtem Auge ist sie mindestens 1 cm lang.

Als Ausdruck einer erblichen Veranlagung findet man bei den Patienten gehäuft die Zellantigene HLA-B8 und HLA-D_W3.
Weitere Symptome sind in der folgenden Übersicht zusammengefasst:

- **Keratoconjunctivitis sicca**
  - positiver Schirmer-Test < 9 mm/5 min,
  - Spaltlampenuntersuchung (Rose-Bengal- oder Fluoreszintest)
- Symptomatische Xerostomie
- Lymphozyteninfiltrat in Speicheldrüsenbiopsat
- Autoimmunopathie in der Labordiagnostik
  - anti-Ro SS-A-Antikörper,
  - anti-La SS-B-Antikörper
  - ANA,
  - Rheumafaktor.

Therapie

Die Therapie ist symptomatisch durch künstliche Tränenflüssigkeit und Anregen der Speichelsekretion durch Zitrone und Gaben von Bisolvon.

Arthropathia psoriatica

Pathogenese und Differenzialdiagnose

Die Polyarthritis bei Psoriasis (Schuppenflechte) unterscheidet sich in einer Reihe von Krankheitszeichen von der gewöhnlichen chronischen Polyarthritis und weist Beziehungen zu anderen HLA-B27-assoziierten, seronegativen Spondylarthritiden (Morbus Bechterew, Reiter-Syndrom, Yersinia-Arthritis) auf. Männer erkranken häufiger als Frauen. In 75 % der Fälle geht die Psoriasis der Gelenkerkrankung um Jahre voraus; in 15 % der Fälle besteht ein gleichzeitiger Beginn; in 10 % der Fälle folgt die Psoriasis der Polyarthritis.

Symptome

Die Erkrankung beginnt mit Gelenk- und Muskelschmerzen meist asymmetrisch an wenigen kleinen oder großen Gelenken. Ein Viertel der Fälle beginnt akut wie ein Gichtanfall. Typisch sind das Springen der Entzündung von einem Gelenk zum anderen und der schubweise Verlauf, der in etwa der Hälfte der Fälle von einem Schub der Hautkrankheit begleitet ist. Während der Schübe kann Fieber auftreten. Besonders häufig findet man bei der Psoriasis-Arthritis eine Nagelpsoriasis (Abb. 9.**9**).

Arthropathia psoriatica

Psoriasis-Arthritis

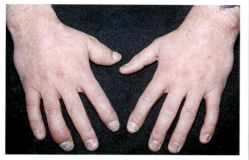

Abb. 9.**9** Endgelenksbefall und Nagelpsoriasis

Psoriasis-Arthritis

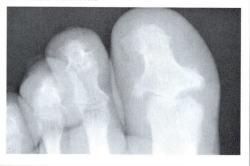

Abb. 9.**10** Periostale Anbauten und Gelenkdestruktion an den Zehenendgelenken

Besonderheiten der Lokalisation der Psoriasis-Arthritis

- Befall auch der Endgelenke an Fingern und Zehen,
- Befall aller Gelenke an einem Finger mit starker Schwellung ohne Überwärmung (Würstelfinger),
- regellose Deviation der Finger durch starke gelenknahe Knochenzerstörung,
- zum Teil Befall der Iliosakralfugen und der Wirbelgelenke (HLA-B27-positiv),
- Neigung zur Ankylosierung der großen Gelenke und zur Fibrosierung der periartikulären Gewebe.

Diagnose

Untersuchung:

- mehr diffuse als gelenknahe Osteoporose,
- viele kleine Usuren und Zysten mit becherförmigem Knochenschwund und auffälligem Periostanbau an den Rändern (Abb. 9.**10**) auf der einen Seite sowie bleistiftartiger Zuspitzung auf der Gegenseite des Gelenkanteils.

Laboruntersuchungen:

- Rheumafaktoren meist nicht nachweisbar,
- BSG nur im Schub deutlich erhöht,
- Serumharnsäure und Serumcholesterin durch den starken Zellumsatz der Psoriasis erhöht,
- überdurchschnittlich häufiger Nachweis des Zellmembran-Antigens HLA-B27.

Therapie

Die Therapie entspricht im Prinzip der der chronischen Polyarthritis. Neben nichtsteroidalen Antirheumatika werden als Basistherapeutika Gold, Azulfidine und Methotrexat eingesetzt. Methotrexat beeinflusst gleichzeitig Hauterscheinungen und Arthritis günstig.

Symptomatische und reaktive Arthritiden

Symptomatische Arthritiden

Während oder nach einer Reihe bakterieller und viraler Infektionen werden vorübergehende Gelenkentzündungen beobachtet. Röteln, Masern, Scharlach und Hepatitis B gehören zu diesen Erkrankungen (Tab. 9.1). Man nimmt an, dass sich im Verlauf der Infektion Antigen-Antikörper-Komplexe bilden, die sich an den Gelenkschleimhäuten ablagern und dadurch die Entzündung verursachen. Bei den Viruskrankheiten kann auch die Vermehrung der Viren in den Zellen der Gelenkinnenhaut die Entzündung auslösen. Das *klinische Bild* reicht von Gelenk- und Weichteilschmerzen bis zu einer deutlichen Gelenkschwellung. Die Reaktionen klingen meist in Tagen bis Wochen ab, ohne Schäden zu hinterlassen.

Zur Gruppe der symptomatischen Arthritiden gehören auch Gelenkentzündungen, die im Verlauf einer Colitis ulcerosa (S. 51), des Morbus Crohn (S. 49) und des Morbus Whipple (S. 41) auftreten (enteropathische Arthropathie).

> Bei der nach dem amerikanischen Pathologen George Whipple (1878–1976) benannten Erkrankung kommt es zu Veränderungen der Darmschleimhaut. Das klinische Bild ist geprägt durch fieberhafte Durchfälle, die oft begleitet sind von Endokarditis und Arthritis. Whipple erhielt 1934 den Nobelpreis für Medizin.

Tabelle 9.1 Symptomatische und reaktive Arthritiden

Symptomatisch	Reaktiv
Post- und parainfektiös	Yersinien
Röteln	Salmonellen
Masern	Shigellen
Scharlach	Campylobacter
Hepatitis B	Borrelien
Epstein-Barr-Virus	Chlamydien
HIV-Infektion	Mykoplasmen
Enteropatisch	
Morbus Crohn	
Colitis ulcerosa	
Morbus Whipple	

Schübe der Gelenkentzündung gehen mit den Schüben der Grundkrankheit parallel. In einem Teil der Fälle kommt es zu einem hartnäckigen Befall der Iliosakralgelenke und der kleinen Wirbelgelenke, ähnlich wie beim Morbus Bechterew.

Eine akute Entzündung der Sprunggelenke mit begleitendem Erythema nodosum wird bei der Sarkoidose beobachtet (Löfgren-Syndrom).

Als *paraneoplastisches Syndrom* bezeichnet man wechselnde Gelenkschwellungen bei malignen Tumoren.

Reaktive Arthritiden

Eine besondere Gruppe von reaktiven Arthritiden wird nach Infektionen mit Darmbakterien wie Yersinien, Salmonellen, Shigellen und Campylobacter jejuni sowie nach Infektionen im Urogenitaltrakt mit Chlamydien und Mykoplasmen beobachtet.

> Der reaktive Typ der Gelenkentzündung kommt mindestens so häufig wie die chronische Polyarthritis vor.

Menschen mit einer offenbar fehlgesteuerten Abwehrreaktion, die gehäuft das Zelloberflächenantigen HLA-B27 tragen, erkranken 1–3 Wochen nach der Darm- oder Harnwegsinfektion an einer akuten Gelenkentzündung.

Symptome

Charakteristisch ist der asymmetrische Befall der unteren Extremitäten mit z. B. einem Kniegelenk, einem Sprunggelenk und einer mittleren Zehe. Sehnenansätze an Fersen, Sitzbein oder Sternokostalgelenken zeigen oft eine rezidivierende produktive Entzündung (Enthesiopathie). An den Händen sind gelegentlich die Handgelenke und einzelne Fingergrundgelenke betroffen. Die Gelenke sind überwärmt und meist blaurötlich geschwollen. Die Beschwerden der Darm- bzw. Blaseninfektion sind zu diesem Zeitpunkt in der Regel schon abgeklungen, es kann aber noch Fieber auftreten. Im Serum findet man die Zeichen der akuten Entzündung, die Haut kann in Form eines Erythema nodosum, das Auge durch eine Konjunktivitis mitbeteiligt sein.

Diagnose und Verlauf

Die auslösenden Keime werden oft nicht mehr im Stuhl oder Urin gefunden. Man nimmt heute an, dass Bakterienteile (Peptidfragmente) oder auch Bakterien selbst (Chlamydien) infolge der Immunfehlregulation in die Gelenke verschleppt werden. Die Diagnose wird gesichert durch den Nachweis der entsprechenden Antikörper im Serum. Rheumafaktoren lassen sich nicht nachweisen (seronegative, HLA-B27-assoziierte reaktive Arthritis). Die Gelenkentzündung verläuft in Schüben, die oft bis zu 2 Jahren abklingend den Patienten belästigen. Die Entwicklung eines chronischen Verlaufs mit Gelenkzerstörung ist selten.

Die Behandlung erfolgt mit nichtsteroidalen Antirheumatika oral. In den akuten Phasen sind Eispackungen indiziert. Bestehen noch Zeichen einer Darm- oder Harnwegsinfektion, werden Antibiotika (Tetracycline) gegeben.

 Einreibung. Oft werden nichtsteroidale Antirheumatika auch als Salbe oder kühlendes Gel zur lokalen Behandlung verordnet. Viele Patienten empfinden die Einreibung als wohltuend. In der akuten Krankheitsphase sind Eispackungen indiziert.

Lyme-Arthritis

Als reaktive Arthritis wurde in den letzten Jahren in den USA (Stadt Lyme) die Gelenkmanifestation einer *Borrelieninfektion* aufgedeckt. Die Borrelien werden durch Zecken übertragen (s. auch S. 576). Es entwickelt sich in den meisten Fällen zunächst das schon 1900 erstmals beschriebene Erythema chronicum migrans. Später folgen kleine Knötchen an der Bissstelle (Lymphadenosis cutis benigna).
In der 2. Phase der Erkrankung kann vorübergehend das Nervensystem befallen sein unter Beteiligung der Hirnhaut und der peripheren Nerven (Meningopolyneuritis). In einem Teil der Fälle beobachtet man auch eine Herzbeteiligung (Myoperikarditis). Die Gelenkentzündung zeigt sich in dieser Phase unter dem Bild einer reaktiven Arthritis.
Unbehandelt können sich in der 3. Phase eine fortschreitende Enzephalomyelitis sowie hartnäckige Acrodermatitis atrophicans entwickeln (Tab. 9.2).
Antikörper gegen die Borrelien lassen sich im Serum 4–6 Wochen nach Infektionsbeginn nachweisen.

Tabelle 9.2 Stadien der Borreliose

Stadium	Symptome
I Frühes Stadium (4–8 Wochen nach Zeckenstich)	– Allgemeinerscheinungen („Grippe"), – Erythema chronicum migrans, – Lymphadenosis cutis benigna (Bäfverstedt)
II Spätes Stadium (bis zu einem Jahr nach Zeckenstich)	– Befall von Nerven, Rückenmark, Gehirn, – Entzündung einzelner Gelenke, – Herzentzündung
III Chronisches Stadium (mehrere Jahre nach Zeckenstich)	– Acrodermatitis chronica atrophicans, – progrediente Encephalomyelitis

Die Behandlung erfolgt mit Tetracyclinen oder Cephalosporinen über 2 bis 3 Wochen, bei Kindern mit Penicillin. Gegen die Gelenkreaktionen gibt man Antirheumatika.

Reiter-Syndrom

Definition: Als besondere Form einer reaktiven Arthritis wird das Reiter-Syndrom abgegrenzt. Es besteht aus einer Kombination von Gelenkentzündung (S. 469) (Arthritis), Harnröhrenentzündung (Urethritis) und Augenentzündung (Konjunktivitis). In einem Teil der Fälle gesellen sich Haut- und Schleimhautläsionen hinzu.

Als auslösende Keime der Urethritis finden sich auffällig häufig Chlamydien. In etwa einem Drittel der Fälle gehen dem Reiter-Syndrom Darminfekte (Shigellen, Salmonellen, Yersinien) voraus. Das Zellantigen HLA-B27 lässt sich in 70–50 % der Fälle nachweisen. Männer im Alter zwischen 20 und 40 Jahren erkranken wesentlich häufiger als Frauen.

Symptome und Differenzialdiagnose

Urethritis, Konjunktivitis und Arthritis können unter Fieberanstieg im Abstand von Tagen nacheinander auftreten; Abweichungen dieses Ablaufes sind aber nicht selten. Die Gelenkentzündung betrifft die mittleren Gelenke (Sprung-, Knie-, Hand-, Ellenbogengelenke). Ein Befall der Iliosakralgelenke (manchmal einseitig) und der Achillessehne erinnert zusammen mit dem positiven HLA-B27-Befund an eine Bechterew-Erkrankung. Bei chronischem Verlauf (10–20 %)

kommen Übergänge des Reiter-Syndroms in eine Bechterew-Erkrankung vor. An den Fußsohlen, Handinnenflächen, an der Mundschleimhaut und Glans penis tritt in einem Teil der Fälle Blasenbildung auf.

 Das vorwiegend bei jüngeren Männern auftretende Reiter-Syndrom ist eine reaktive entzündliche Systemerkrankung mit Konjunktivitis, Urethritis und Arthritis. Benannt wurde es nach dem Berliner Hygieniker Hans Reiter (1881-1969).

Therapie

Auslösende Entzündungen (Darminfekte, Urogenitalinfekte) werden antibiotisch behandelt.
Die Behandlung der Arthritis entspricht der Behandlung einer chronischen Polyarthritis (S. 329). Eine Basistherapie ist nur bei chronischem Verlauf indiziert.

Spondylitis ankylosans (Bechterew-Krankheit)

Ätiologie, Pathogenese und Häufigkeit

Definition: Die Spondylitis ankylosans (SpA), von Strümpell, Marie und Bechterew zuerst beschrieben und oft als Morbus Bechterew bezeichnet, ist durch eine versteifende Entzündung des Achsenskeletts und der achsenskelettnahen Gelenke gekennzeichnet (Abb. 9.11). Es besteht eine ausgesprochene Neigung zur Verkalkung der Bänder und der äußeren Bandscheibenanteile der Wirbelsäule.

Über die Ursache der Spondylitis ankylosans ist nichts bekannt, während eine Vererbung der Anlage heute als gesichert gelten kann. Einerseits findet sich eine Häufung des Leidens in bestimmten Familien, andererseits lässt sich das Zellantigen (HLA-B27) in über 90 % der Fälle nachweisen, das in der Normalbevölkerung der Europäer nur zu etwa 6 – 7 % vorkommt.

Häufigkeit

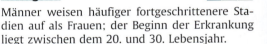

Männer weisen häufiger fortgeschrittenere Stadien auf als Frauen; der Beginn der Erkrankung liegt zwischen dem 20. und 30. Lebensjahr.

Symptome und Diagnose

In ihrer Spätform ist die Spondylitis ankylosans schon im Straßenbild zu erkennen. Der Beginn ist sehr schleichend, und es vergehen meistens mehrere Jahre, bis aufgrund der ersten röntgenologisch sichtbaren Veränderungen an den Iliosakralfugen die Diagnose sicher gestellt werden kann.
Erste Zeichen der Erkrankung sind:

- rezidivierende Kreuzschmerzen (Lumbalgien) mit Ausstrahlung in Oberschenkel und Leiste,
- nächtlicher Ruheschmerz im Kreuz, besonders in der 2. Nachthälfte,
- Entzündung eines Hüft- oder Kniegelenks,
- Fersenschmerzen (Achillessehne, Schleimbeutel),
- Sternumschmerz,
- Steifigkeitsgefühl im Kreuz- und Thoraxbereich,

Morbus Bechterew

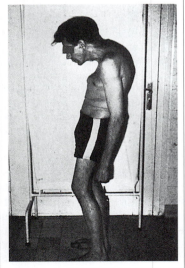

Abb. 9.11 Typische Haltung eines Patienten mit Morbus Bechterew

Morbus Bechterew

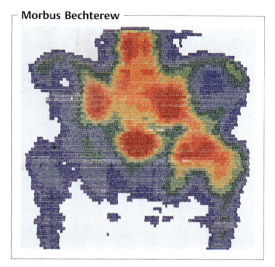

Abb. 9.12 Szintigraphische Darstellung der Entzündung in den Iliosakralgelenken, des linken Hüftgelenks und der Lendenwirbelsäule

- allgemeine Abgschlagenheit, Gewichtsabnahme,
- später auch Husten-, Nies- und Erschütterungsschmerz in der Wirbelsäule,
- Augenentzündung (einseitige Iridozyklitis).

Röntgenologisch findet man zuerst die Zeichen einer Entzündung der Iliosakralgelenke mit unscharfer Zeichnung der Gelenkränder, Sklerosierung und schließlich Verknöcherung der Gelenke. Kernspintomographie und Szintigraphie (Abb. 9.12) erlauben, die Veränderungen noch früher zu erkennen.

Bambusstabwirbelsäule

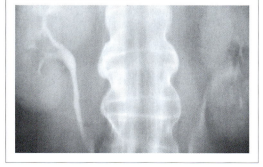

Abb. 9.13 Röntgenbild mit Darstellung der ableitenden Harnwege

An der Wirbelsäule entwickeln sich, beginnend an der unteren Brustwirbelsäule, seltener der Halswirbelsäule durch Verkalkung der äußeren Bandscheibenschicht von der Wirbelkante ausgehende feine Verkalkungen (Syndesmophyten). Durch die fortschreitende Verkalkung entsteht schließlich die typische Bambusstab-Wirbelsäule (Abb. 9.13). Die kleinen Wirbelgelenke (Spondylarthritis) sind ebenso von der Entzündung und Versteifung betroffen wie die Rippengelenke. Entzündliche Verkalkungen finden sich an den Sehnenansätzen des Fersenbeins, an den Muskel- und Sehnenansatzstellen des Beckens sowie an der Symphyse.

Die schmerzhafte Versteifung verläuft in *Schüben* und kann in 2 bis 20 Jahren das Endstadium mit Streckung der natürlichen Lendenwirbelsäulenkrümmung, zunehmender Krümmung der Brustwirbelsäule (Kyphose), Starrwerden des Thorax, Versteifung der Halswirbelsäule und zunehmender Versteifung der Hüft- und Schultergelenke erreichen. Verschiedene Untersuchungsmethoden messen den *Grad der Versteifung*:

- Hinterhaupt-Wand-Abstand,
- Kinn-Brustbein-Abstand,
- Finger-Boden-Abstand,
- Atembreite,
- Auseinanderweichen der Dornfortsätze beim Beugen (Schober-Zeichen),
- Schmerzauslösung im Iliosakralgelenk (Mennell-Handgriff).

Im Laufe der Jahre kann die schmerzhafte Versteifung in eine völlige knöcherne Starre übergehen. Die Muskulatur atrophiert; die vorher beschleunigte BKS normalisiert sich; die Thoraxstarre führt zur Emphysembronchitis und Rechtsherzbelastung. Als Komplikation kann eine Nierenamyloidose hinzutreten. Im jugendlichen Alter beginnt die Spondylitis ankylosans häufig an einzelnen Gelenken der unteren Extremität und befällt zunächst in 10 % der Fälle nur ein Iliosakralgelenk. Die Spondylitis ankylosans im Jugendalter kann besonders bei Mädchen im frühen Stadium zum Stillstand kommen.

Therapie

- Entzündungshemmung und Schmerzlinderung durch Antirheumatika und Analgetika,
- Erhaltung der Beweglichkeit durch eine tägliche, gezielte Bewegungstherapie (Bechterew-Gymnastik) in Verbindung mit Massagen, Bädern, Wärmeanwendung und spezieller Übungstherapie gegen die Kyphose und Tho-

raxstarre sowie flacher Lagerung auf harter Unterlage nachts, Strahlentherapie mit Röntgenbestrahlung (Wirbelsäule, Iliosakralfugen) und radioaktivem Thorium X unter Abwägung der möglichen Nebenwirkungen dieser Behandlung (Spätleukämie, Knochenmarksverödung) bei ausgeprätem schmerzhaften Verläufen, heute selten angewandt,
- operative Korrektur der verkrümmten Wirbelsäule.

 Patienteninformation. Die Versteifung der Wirbelsäule bei Patienten mit M. Bechterew ist meist nicht aufzuhalten. Lebenslanges, konsequentes tägliches Bewegungstraining kann jedoch bewirken, dass die Versteifung der Wirbelsäule in einer für den Patienten weniger ungünstigen Stellung erfolgt. Erläutern Sie dem Patienten diesen Zusammenhang. Für ein konsequentes Training ist es hilfreich, wenn der Patient sich vornimmt, die Übungen immer zur gleichen Tageszeit, z. B. vormittags, durchzuführen.

Kollagenosen (Kollagenkrankheiten)

Als Kollagenosen werden neben der chronischen Polyarthritis vier rheumatische Erkrankungen zusammengefasst, bei denen man zuerst als gemeinsamen Angriffspunkt der auslösenden Schädigungen das Kollagen (sprich Bindegewebe) erkannt hat. Heute wissen wir, dass alle rheumatischen Erkrankungen das Bindegewebe betreffen. Zu den Kollagenosen im engeren Sinne gehören:

- systemischer Lupus erythematodes,
- Sklerodermie,
- Polymyositis/Dermatomyositis,
- Panarteriitis (s. Vaskulitiden).

Systemischer Lupus erythematodes (SLE)

→ **Definition:** Der systemische Lupus erythematodes („Schmetterlingskrankheit") ist die gefährlichste rheumatische Erkrankung, die unbehandelt in wenigen Monaten zum Tode führen kann. Die Krankheit hat ihren Namen von einer nur auf die Haut beschränkten Verlaufsform, dem Lupus erythematodes chronicus discoides, der dem Lupus vulgaris (Hauttuberkulose) ähnlich sieht. Auch die Hautform kann nach Jahren in die disseminierte, d. h. viele Organe befallende Form übergehen. Frauen erkranken weitaus häufiger als Männer.

Ursache

Die Ursache des systemischen Lupus erythematodes ist unbekannt. Wie bei der chronischen Polyarthritis lösen aber viele Faktoren auf dem Boden einer ererbten Anlage einen akuten Schub dieser Erkrankung aus.

❮ **Auslösende Faktoren für einen akuten Schub des SLE:**

- Medikamente (Schmerzmittel, Schlafmittel, Antibiotika),
- operative Eingriffe,
- Infekte,
- Sonnenbestrahlung,
- Schwangerschaft. ❯

Den Krankheitserscheinungen zugrunde liegt eine *Fehlreaktion des Immunsystems* mit Bildung von Antikörpern gegen körpereigene Zellkernbestandteile (antinukleäre Faktoren), aber auch gegen Erythrozyten, Granulozyten, Thrombozyten und Gerinnungsfaktoren (Lupusantikoagulans, S. 535). Es entstehen Antigen-Antikörper-Komplexe, die sich an Zell- und Gefäßmembranen anlagern und dabei Entzündungsstoffe freisetzen.

Symptome

Dem akuten Schub der Krankheit können für Monate bis Jahre Symptome vorausgehen wie

- Gelenkbeschwerden,
- Durchblutungsstörungen an den Händen (Raynaud-artig S. 252),
- Fieberschübe,
- Gesichtsschwellungen,
- Lupus erythematodes chronicus discoides.

Der akute Schub ist gekennzeichnet durch hohes Fieber, Erytheme an den belichteten Hautstellen, vorzugsweise schmetterlingsförmig über Nase und Wangen (Abb. 9.**14**), durch Arthritis, Pleuritis, Perikarditis, Anämie, Leukopenie und evtl. Blu-

Lupus erythematodes

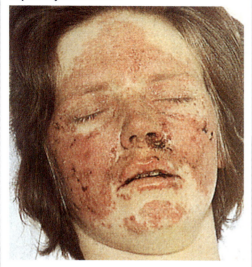

Abb. 9.**14** Schmetterlingsförmige Hauterscheinungen im Gesicht einer Patientin

tungsneigung sowie in manchen Fällen durch Zeichen einer Enzephalitis und Schädigung peripherer Nerven. In der Lunge können herdförmige Verschattungen auftreten. Entscheidend wird das Schicksal der Kranken durch den Befall des Herzens und besonders der Nieren bestimmt.

Am Herzen finden sich:

- Entzündung des Perikards und der Koronararterien,
- Rhythmusstörungen infolge Myokardentzündung,
- Beteiligung der Herzklappen in Form wärzchenartiger Auflagerungen (verruköse Endokarditis nach Libman-Sacks);

an der Niere:

- Glomerulonephritis,
- Zerstörung der Tubulusepithelien (Nephrose).

Die Folgen sind Eiweißverlust, Hochdruck und schließlich Nierenversagen.

 Aspekte der Pflege. Die Pflegemaßnahmen bei Patienten mit SLE sind je nach befallenem Organ und Erkrankungsstadium sehr unterschiedlich. Da direkte Sonneneinstrahlung ein häufiger Auslöser für einen akuten Krankheitsschub ist, soll der Patient nicht am Fenster liegen, oder die Vorhänge sollten zugezogen sein. Ermöglichen Sie dem Erkrankten, Kontakt zu einer Selbsthilfegruppe aufzunehmen.

Diagnose

Rezidivierende, nicht auf Antibiotika ansprechende Fieberschübe mit Hauterscheinungen, Arthritis und maximaler BSG-Beschleunigung weisen auf einen systemischen Lupus erythematodes hin.
Im Serum lassen sich Antikörper gegen Kernbestandteile allgemein (antinukleäre Antikörper [ANA], (Abb. 9.**15**) und spezifisch gegen native doppelsträngige DNS und das Sm-Antigen nachweisen. Nachweis von LE-Zellen (Leukozyten mit phagozytierten Kernbestandteilen).

Therapie

- Glukokortikoide im akuten Schub,
- Chloroquin (Resochin) zur Dauerbehandlung und/oder
- Immunsuppressiva, die den Zellstoffwechsel gerade der aktivierten, Antikörper bildenden Lymphozyten hemmen (Azathioprin, Cyclophosphamid, Cyclosporine),
- Plasmapherese im akuten Schub.

Lupus erythematodes – Antinukleäre Antikörper

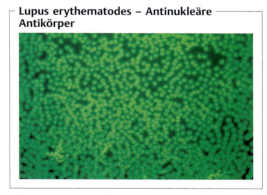

Abb. 9.**15** Immunfluoreszenzbild

Prognose

Bei einem Teil der Patienten verläuft die Erkrankung akut mit rasch aufeinander folgenden Schüben und frühzeitiger Nierenbeteiligung; unbehandelt kann sie in Monaten tödlich enden. Ein anderer Teil kann akut oder auch schleichend beginnen, weist aber lange Perioden von Stillständen der Erkrankung auf und spricht gut auf eine medikamentöse Behandlung an. In diesen Fällen sind Verläufe über 20 Jahre und sogar Heilung durch eine konsequente Behandlung heute möglich. Die Möglichkeit der Dialysebehandlung hat die Lebenserwartung vieler SLE-Patienten deutlich verbessert.

Medikamenteninduzierter Lupus erythematodes

Bestimmte Medikamente wie Hydralazin, Procainamid, Hydantoine oder α-Methyldopa rufen Krankheitsbilder wie einen systemischen Lupus erythematodes einschließlich der Bildung von Zellkernantikörpern (einzelsträngige DNS, Desoxyribonucleoprotein) hervor. Die Krankheitszeichen bilden sich nach Absetzen der Medikamente zurück.

Mischkollagenosen, Sharp-Syndrom

Bei etwa 10–20 % der Fälle von chronischer Polyarthritis finden sich neben den Rheumafaktoren auch antinukleäre Antikörper (ANA). In solchen Fällen muss man auf die Zeichen einer begleitenden Gefäßwandentzündung (Vaskulitis, S. 342) achten. Findet man darüber hinaus Symptome eines Lupus erythematodes, einer Myositis oder einer Sklerodermie, so spricht man von Mischkollagenosen. Es handelt sich um Krankheitsbilder, bei denen sich in unterschiedlicher Zahl und Stärke Antikörper gegen Zellkernbestandteile im Serum nachweisen lassen mit einer unterschiedlichen Organschädigung. Sie können keinem definierten Krankheitsbild der Kollagenosen zugeordnet werden.
Ein Krankheitsbild mit Zeichen der Polyarthritis, Raynaud-Phänomen, Sklerodermiezeichen, Muskelentzündung und Lupusnephritis wurde von Sharp 1979 als Krankheitseinheit abgegrenzt. Bei ihm lassen sich konstant Antikörper gegen einen bestimmten Zellkernbestandteil (Fraktion eines extrahierbaren nukleären Antigens = ENA) nachweisen.
Die Therapie entspricht der des Lupus erythematodes.

Progressive Sklerodermie

Definition: Die progressive Sklerodermie ist eine Erkrankung des gesamten Bindegewebes. An der Haut sind die Erscheinungen wegen des Bindegewebsreichtums besonders augenfällig. Frauen sind viermal häufiger betroffen als Männer.

Pathogenese

Die Zahl der Zellen, die Grundsubstanz und Fasern produzieren, ist erhöht, ihr Stoffwechsel gesteigert. Man findet Ödembildung und Faserverquellung in Haut und Unterhaut mit Entzündungsreaktionen und Verschluss der kleinen Arterien. Es folgen Fibrosierung und Atrophie. Durchblutungs- und Ernährungsstörungen resultieren daraus.

Symptome

Die Erkrankung beginnt mit anfallsartigen Durchblutungsstörungen, besonders bei Kälteeinwirkung an den Händen (Raynaudartiges Vorstadium). Nach Monaten entwickelt sich eine derbe, wachsartige Schwellung. Die Finger zeigen fleckig-livide Verfärbungen. Die Haut wird atrophisch, glatt gespannt. An den Fingerspitzen bilden sich rattenbissähnliche Nekrosen; der Knochen der Endglieder löst sich auf.

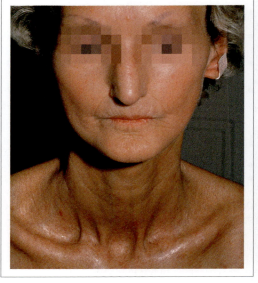

Sklerodermie

Abb. 9.**16** Veränderungen im Gesicht und in der Halsregion

Kollagenosen (Kollagenkrankheiten)

Die Verhärtung der Haut und auch der Gelenkkapseln fixiert die Finger in Beugestellung und führt zur knöchernen Überbrückung der Gelenke (Sklerodaktylie).
In einer Reihe von Fällen greift der Prozess weiter auf die Arme, den Hals und das Gesicht über. Die Gesichtszüge werden durch die Verhärtung starr, die Nase wird spitz, der Mund kleiner, mit straffer Faltenbildung, besonders an der Oberlippe (Abb. 9.**16**).

 Hautpflege. Die Pflege der Haut hat bei Patienten mit progressiver Sklerodermie einen besonderen Stellenwert. Sie ist darauf ausgerichtet, die Haut geschmeidig, trocken und warm zu halten. Regelmäßige Hautmassagen und Krankengymnastik wirken prophylaktisch gegen die durch Hautverhärtung bedingten Kontrakturen.

Bei der progressiven *systemischen* Sklerodermie werden auch die Schleimhäute und inneren Organe beteiligt.

◀ **Erkennbare Zeichen der systemischen Ausbreitung bei progressiver Sklerodermie sind:**

- Zungenbandverkürzung,
- Atrophie der Zungen- und Mundschleimhaut,
- ein starrer, verkürzter Ösophagus ohne Peristaltik im Röntgenbild,
- eine netzig-streifige Lungenzeichnung, Atemstörungen und Neigung zu Lungenentzündung,
- Myokardfibrose mit Herzinsuffizienz,
- Beteiligung der Nieren mit Hochdruck im Endstadium,
- subkutane Verkalkungen im Röntgenbild. ▶

Bei einem Teil der Fälle ist die progressive Sklerodermie von einem Sjögren-Syndrom hergeleitet. Eine besondere klinische Verlaufsform der Sklerodermie wird als *CREST-Syndrom* beschrieben. Es setzt sich zusammen aus Verkalkungen im Bindegewebe (*C*alcinosis), Durchblutungsstörungen der Haut (*R*aynaud), Schluckstörungen (*E*sophagus), Verhärtung der Finger (*S*klerodaktylie) und Erweiterung kleiner Hautgefäße (*T*eleangiektasie).
Neben diesem gewöhnlichen Verlauf, der viele Jahre auf die Veränderungen an Händen, Gesicht und Schleimhäuten beschränkt bleiben kann, gibt es selten einen akuten Verlauf mit Befall des ganzen Rumpfes und sehr frühzeitig auch der inneren Organe.

Diagnose

- BSG-Erhöhung,
- Vermehrung der γ-Globuline,
- Rheumafaktoren in 20 % der Fälle positiv,
- Ausscheidung von Kollagen- und Grundsubstanzabbauprodukten im Urin,
- Antikernantikörper, speziell gegen das Antigen Scl-70.

Therapie

Allgemeine Therapie:

- Vermeidung von Kälte,
- Hautpflege,
- Übungsbehandlung.

Medikamentöse Therapie:

- Glukokortikoide im Anfangsstadium,
- Chloroquin, D-Penicillamin, Griseofulvin, Zytostatika, Vitamin E, durchblutungsfördernde Substanzen und Hormone (Progesteron) in den späteren Krankheitsstadien.

Durch die Behandlung kann der Krankheitsprozess oft nur zeitweise aufgehalten werden.

Polymyositis/Dermatomyositis

➡ **Definition:** Bei der Polymyositis sind Muskulatur und Blutgefäße, bei der Dermatomyositis auch die Haut aus unbekannter Ursache von dem rheumatischen Entzündungprozess betroffen. Frauen und Männer erkranken gleich häufig.

Pathogenese

In der Haut findet man ein grundsubstanzreiches Ödem; die Fasern quellen auf und zerfallen. Die Muskeln zeigen Zellinfiltrate, Ödeme sowie Auflösung der Muskelfasern und schließlich Atrophie. Die Gefäße sind besonders bei der Manifestation im Kindesalter entzündlich beteiligt.

Symptome

Die Erkrankung beginnt meist akut mit allgemeinem Krankheitsgefühl, Fieber und Muskelschmerzen. Das Gesicht ist geschwollen: Um die Augen und an Nase und Wangen erscheint ein lila-rotes Erythem, das sich auf den Hals ausdehnen kann. Die Patienten sehen schläfrig-traurig aus (Abb. 9.**17**).

Dermatomyositis

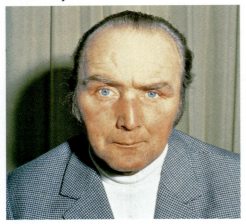

Abb. 9.**17** Hautrötung und typischer Gesichtsausdruck bei Dermatomyositis

Die Muskulatur ist schubweise schmerzhaft geschwollen. Es besteht eine ausgesprochene Muskelschwäche. Betroffen sind die Stammmuskeln und stammnahen Muskelgruppen. Es entwickelt sich ein Muskelschwund mit gleichzeitigem Verlust der Fettpolster. Ein Befall der Kehlkopf- und Schluckmuskulatur führt zur gefährlichen Schluckstörung. Die Hände sind fleckförmig gerötet und zeigen lokale Gefäßerweiterungen (Teleangiektasien). Der Nagelfalz ist verdickt und entzündet. Durch den Verschluss kleiner Gefäße entstehen Hautnekrosen. An den Schleimhäuten finden sich in einem Teil der Fälle Rötung, Schwellung und Bläschenbildung.
Herz (Muskelentzündung), Lunge und Leber (Zellinfiltrate, Vernarbung) sowie die glatte Muskulatur von Magen, Darm und Harnblase können mitbeteiligt sein. Ein Übergang in systemischen Lupus erythematodes wird gelegentlich beobachtet. Auffallend ist der überdurchschnittlich häufige Nachweis von bösartigen Geschwülsten im Verlauf der Erkrankung.

Diagnose

Außer allgemein entzündlichen Zeichen (BSG, Elektrophorese) finden sich infolge der Muskelentzündung eine extreme Erhöhung der Muskelenzyme im Serum (Kreatinphosphokinase, Aldolase), eine vermehrte Ausscheidung von Kreatinin im Urin sowie eine Veränderung der elektrischen Muskelaktionsströme im Elektromyogramm (EMG). Im Serum finden sich Rheumafaktoren (50 %) und ANA (20 %). Diagnosesicherung durch histologische Untersuchung einer Haut-Muskel-Probe.

Therapie

- Hautpflege, keine aktive physikalische Therapie,
- Chloroquin (Resochin) als Basistherapie,
- Glukokortikoide in akuten Phasen,
- Immunsuppressiva im chronischen Verlauf,
- Tumorsuche und möglichst frühzeitige operative Entfernung der Tumoren.

Vaskulitiden

Pathogenese

→ **Definition:** Aufgrund einer Virusinfektion, durch Fehlregulation des Immunsystems (Autoantikörperbildung) oder durch bisher unbekannte Ursachen können sich Immunkomplexe im zirkulierenden Blut oder an den Gefäßwänden selbst bilden und direkt oder durch Vermittlung von Entzündungszellen unter Aktivierung von Komplement zu einer zerstörenden Gefäßentzündung führen. Je nachdem welche Gefäßregion in welchem Organ (z. B. Haut, Niere, Nervensystem) betroffen ist, entstehen unterschiedliche Krankheitsbilder (Abb. 9.**18**).

Die Entzündung kann von der Gefäßintima, der Media oder allen drei Gefäßschichten ihren Ausgang nehmen. Die Gefäßwände werden teils zerstört, teils bilden sich Granulome. Fast immer folgt eine Thrombenbildung und in vielen Fällen ein Verschluss des Gefäßes. In der Gefäßwand lassen sich mit Hilfe der Immunfluoreszenz Immunkomplexe, Komplement und in Einzelfällen auch Virusantigen nachweisen.

Riesenzellarteriitis

Hier sind die größeren und mittleren Arterien betroffen.
Als *Arteriitis temporalis* (Abb. 9.**19**) bzw. *cranialis* lässt sich diese Vaskulitis in über 50 % der Fälle bei der Polymyalgia rheumatica (S. 354) nachweisen. Die Patienten klagen über Schläfenkopfschmerzen. Der Befall der Augenarterien führt zur Sehstörung und unbehandelt auch zur Erblindung. Gelegentlich sind die Arterien der Kau- und Zungenmuskulatur, des Herzens, des ZNS sowie die Mesenterialarterien betroffen.
Beim Aortenbogensyndrom (*Takayasu-Arteriitis*, S. 235) führt die Riesenzellarteriitis zum Verschluss der Abgangsarterien des Aortenbogens. Betroffen sind vorwiegend junge Frauen. Die Ein-

Kollagenosen (Kollagenkrankheiten)

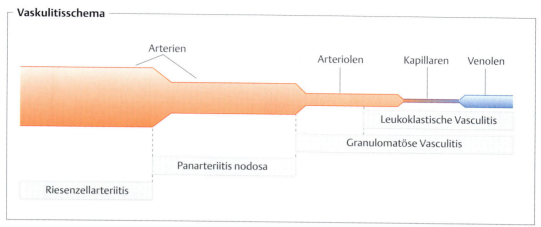

Abb. 9.**18** Lokalisation der Vaskulitiden an den verschiedenen Abschnitten des Gefäßsystems

engung oder der Verschluss der Gefäße führt zur zerebralen Durchblutungsstörung und zum Verlust der Armpulse.

Granulomatöse Vaskulitiden

Sie spielen sich an den mittleren und kleinen Arterien und Venen ab.
Bei der *Wegener-Granulomatose* entstehen aus unbekannter Ursache nekrotisierende Granulome an der Nasen-Rachen-Schleimhaut, in der Lunge (Abb. 9.**20a**), an Nerven und in den Nieren. Im Serum finden sich spezielle, gegen das Plasma von Leukozyten gerichtete Antikörper (ANCA) die sich mit der Immunfluoreszenztechnik gut darstellen lassen (Abb. 9.**20b**).
Allergische Reaktionen mit flüchtigen Lungeninfiltraten, Asthma, verstopfter Nase und hoher Bluteosinophilie sowie auch Hautgranulomen kennzeichnen die *allergisch-granulomatöse Angiitis* (Churg-Strauss).
Rezidivierende Aphthen an der Mund- und Genitalschleimhaut, nekrotisierende Gefäßentzündungen in der Haut und im Gehirn sowie Gelenk- und Augenentzündungen finden sich bei *Morbus Behçet*.

Panarteriitis nodosa

Mittlere und kleine Arterien sind auch bei der *Panarteriitis nodosa* betroffen. In den Herden der nekrotisierenden Vaskulitis lässt sich auffallend oft das Hepatitis-B-Antigen nachweisen. Wiederholte Fieberschübe, Gewichtsverlust, Muskel- und Gelenkschmerzen, Hautausschläge sowie hohe Entzündungszeichen im Serum kennzeichnen das allgemeine schwere Krankheitsbild. Hinzu treten die Erscheinungen eines wechselnden Organbefalls. Es können die Gefäße der Nieren, des Herzens, der Nerven oder des Abdomens betroffen sein. Im Kindesalter sind besonders die Koronararterien befallen. Ein verwandtes Bild bei Kindern unter 5 Jahren mit Halslymphknotenschwellung, Herzbeteiligung und septischen Temperaturen ist als *Kawasaki-Syndrom* beschrieben.

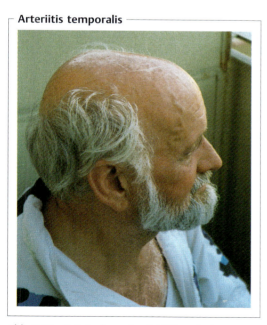

Abb. 9.**19** Entzündung der Schläfenarterie

Wegener-Granulomatose

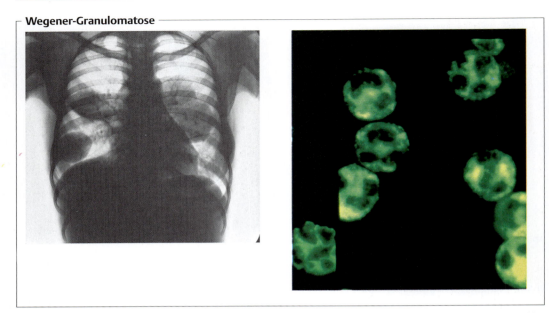

Abb. 9.20 **a** Granulome in der Lunge **b** Darstellung anticytoplasmatische Antikörper (ANCA) mit Immunfluoreszenz-Technik

Leukoklastische Vaskulitis

Sie wird auch als Hypersensitivitätsangiitis bezeichnet und spielt sich an den Arteriolen und Venolen ab. In den Gefäßwänden finden sich neben Nekrosen auch Zellinfiltrate mit zerfallenden Leukozyten (Leukoklastie). Die Gefäßwände werden undicht, so dass an vielen Stellen punktförmig Blut austritt.

Bei der *Purpura Schoenlein-Henoch* sind Haut, Nieren und Darm betroffen. In den Herden findet man Immunglobuline der Klasse IgA. Die Ursache ist oft unbekannt. Ebenfalls unbekannter Ätiologie sind umschriebene leukoklastische Entzündungen von Arterien oder Venen der Haut, die mit wochen- bis monatelangen Pausen in Schüben auftreten.

Um den Typ der leukoklastischen Vaskulitis an Kapillaren und Venolen handelt es sich auch bei den Hautreaktionen im Rahmen der Kollagenosen, der chronischen Polyarthritis, anderer Autoimmunkrankheiten oder maligner Erkrankungen (Leukämie, Kryoglobulinämie) und Infektionskrankheiten (Streptokokkeninfekt).

Therapie der Vaskulitiden

Das Mittel der Wahl in den akuten Schüben einer Vaskulitis ist Kortison. Als Initialdosis werden oft 100 mg täglich benötigt. Die Dauer der Behandlung in absteigender Dosierung kann viele Monate, unter Umständen Jahre betragen. Bei den chronischen und rezidivierenden Verläufen setzt man zusätzlich Immunsuppressiva wie Azathioprin, Cyclophosphamid oder Cyclosporin A ein. Im Serum kreisende Immunkomplexe lassen sich kurzfristig durch eine Plasmapherese auswaschen.

Arthrosen (degenerativer Rheumatismus)

→ **Definition:** *Arthrosen* als Krankheit sehen wir dann, wenn ein über die Altersveränderungen hinausgehender Abbau und Umbau der Gelenke stattfindet.

Im Einleitungskapitel zu den rheumatischen Erkrankungen hatten wir festgestellt:

- Das Bindegewebe ist aus verschiedenen Elementen (Zellen, Fasern, Grundsubstanz, Versorgungsnerven- und Gefäßsystem) aufgebaut,
- die Zusammensetzung der einzelnen Elemente hängt von der Funktion des Bindegewebes ab,
- das Bindegewebe unterliegt einem Alterungs- und Verschleißprozess.

Spätestens ab dem 30. Lebensjahr kann man solche Abnutzungserscheinungen an vielen Gelenken mikroskopisch feststellen, später auch im Röntgenbild erkennen. Beschwerden müssen mit diesen Veränderungen nicht verbunden sein.

Ursache

Neben einer erblichen Disposition (primäre Arthrose) kann für die Entstehung einer Arthrose eine Reihe schädigender Faktoren eine Rolle spielen (sekundäre Arthrosen):

- mechanische Überbelastung und Fehlbelastung (z. B. O-Beine, einseitige sportliche Belastung, Pressluftbohrerschäden),
- wiederholte entzündliche Schädigungen,
- Stoffwechselkrankheiten mit Ablagerungen von Stoffwechselprodukten in den Gelenkgeweben (z. B. bei Gicht, Hämochromatose),
- Ernährungs- und Durchblutungsstörungen,
- hormonelle Faktoren (besonders hormonelle Umstellung im Klimakterium).

Häufigkeit

Bei der Arthrose handelt es sich um eine ausgesprochen häufige Erkrankung.

Pathophysiologie

Pathologisch-anatomisch beginnt der Arthroseprozess am Gelenkknorpel. Die Gelenkoberfläche wird rau, splittert zunehmend faserig auf und zeigt allmählich tiefer greifende Defekte, die schließlich die Knochenschicht erreichen (Abb. 9.21). Neben diesen Abbauvorgängen laufen gleichzeitig Anbau- und Umbauprozesse als Reaktion auf die Schädigung an. An den Gelenkrändern kommt es zu Knochenanbau, wodurch die charakteristischen Randwülste der arthrotischen Gelenke entstehen (Abb. 9.22). Die Gelenkinnenhaut reagiert mit Reizerscheinung (Erguss) und gelegentlich mit Entzündung (aktivierte bzw. dekompensierte Arthrose).

Sehnen und Bänder werden durch die Fehlbelastung der arthrotischen Gelenke in Mitleidenschaft gezogen; die Muskulatur reagiert mit schmerzhafter reflektorischer Verkrampfung.

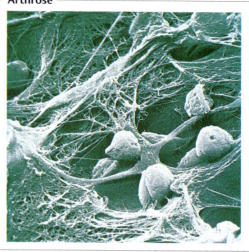

Abb. 9.**21** Knorpeloberfläche. Rasterelektronenmikroskopisches Bild der aufgerauten Knorpelschicht mit Knorpelzellen und Kollagengerüst

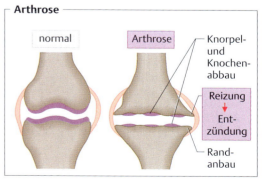

Abb. 9.**22** Schematische Darstellung des Gelenkumbaus

Symptome

Leitsymptom der Arthrose ist der **Schmerz**. Er tritt zunächst nur nach Belastung auf, später auch schon bei einfachen Bewegungen und schließlich als Dauerschmerz. Sehr charakteristisch ist der Anlaufschmerz morgens bzw. nach längerem Ruhen des Gelenks. Nach kurzer Einlaufzeit kann dann in den Anfangsstadien der Arthrose das Gelenk wieder normal bewegt werden.

Die Schmerzen strahlen oft aus und lösen reflektorisch schmerzhafte Muskelverspannungen aus. Mitbeteiligung der Gelenkkapsel und Ergussbildung bedingen ein Steifigkeits- und Spannungsgefühl in den betroffenen Gelenken (Periarthropathie).

Das zweite wichtige Merkmal der Arthrose ist die **Bewegungseinschränkung** Sie ist in erster Linie schmerzbedingt. Später schränken auch die Umbauvorgänge am Gelenk die Beweglichkeit ein.

Die Schonung eines arthrotischen Gelenkes bringt oft eine Überbelastung anderer Gelenke, Sehnen, Bänder und Muskelpartien mit sich, wodurch hier neue Arthrosereize und Schmerzen ausgelöst werden können.

Neben der Überbelastung verstärken Kälte, Nässe, aber auch ein Wetterwechsel die arthrotischen Beschwerden, was durch die zusätzliche Reizung des schon durch die Arthrose aktivierten Bindegewebes leicht zu verstehen ist. Die Reizung eines arthrotischen Gelenkes, zu der auch Stoffwechselprodukte beitragen, kann so stark sein, dass Entzündungsreaktionen ausgelöst werden. Man spricht dann von einem entzündlichen Schub der Arthrose bzw. von einer „aktivierten Arthrose".

◖ **Befunde bei der Untersuchung eines arthrotischen Gelenkes:**

- schmerzhafte Bewegungseinschränkung zunächst nur in den Endphasen der Beugung, Streckung, Abspreizung oder Rotation,
- umschriebener Druckschmerz (Gelenkspalt, Sehnen- und Kapselansatz),
- Verdickung des Gelenks durch Kapselschwellung, durch die Randwulstbildung und evtl. durch einen Reizerguss,
- Fehlen von Rötung und Überwärmung,
- Fehlstellung des Gelenks durch Umbauvorgänge,
- Muskelatrophie,
- Gelenkinstabilität durch Lockerung des Halteapparates. ◗

Diagnose

Röntgenuntersuchung

- Randwulstbildung schon in frühen Stadien (Osteophyten, s. Abb. 9.**22**, S. 345),
- Geröllzystenbildung durch Schwund des Knorpels und der angrenzenden Knochenschicht,
- Knochenverdichtung (Sklerosierung) unterhalb der Knorpelschicht als Reaktion auf den Knorpelschwund und die dadurch bedingte vermehrte Belastung des Knochens,
- Gelenkspaltverschmälerung infolge Knorpelschwunds (Abb. 9.**23**, S. 347).

Laboruntersuchungen. Blut- und Serumuntersuchungen fallen normal aus, ausgenommen bei Stoffwechselerkrankungen oder sekundärer Arthritis. Das Gelenkpunktat zeigt eine mäßige Zellzahlvermehrung (bis 2000 Zellen/ml), davon überwiegend Lymphozyten und Monozyten. Die Viskosität der Gelenkflüssigkeit ist herabgesetzt.

Therapie und Prophylaxe

Wichtige *therapeutische* Maßnahmen sind:

- *Entlastung* des arthrotischen Gelenks, ohne die notwendige Bewegung einzuschränken (z. B. Gewichtsreduktion bei Übergewicht, Stockhilfe, Korsett),
- *Schmerz-* und *Entzündungsbeseitigung* durch Hemmung der überschießenden Bindegewebsreaktion durch Antirheumatika, Glukokortikoidgaben in die Gelenke, Packungen mit durchblutungsfördernden und entzündungshemmenden Salben, Hemmung abbauender Enzyme und Entzündungsvermittler (Mediatoren) durch sog. Knorpelschutzpräparate,

 Beweglichkeit. Um die Beweglichkeit der Gelenke am Morgen zu verbessern, können Sie dem Patienten raten, seine Medikamente sehr früh morgens – zwischen 5 und 6 Uhr – einzunehmen. Die Wirkung ist zum Zeitpunkt des Aufstehens dann bereits eingetreten (vgl. auch Pflegeschwerpunkt Rheumatische Erkrankungen).

Arthrosen (degenerativer Rheumatismus)

- *physikalische Therapie* mit Wärmeanwendung (Bäder, Moorpackungen, Fango, Kurzwelle) oder Kälteanwendung (in Reizphasen) und Übungsbehandlung (Bewegungsbad, Lockerungsübungen, Muskeltraining, Massagen), Röntgenreizbestrahlung einzelner Gelenke,
- *operativ-orthopädische Maßnahmen* (Versteifungs-, Entlastungsoperationen, Gelenkersatz).

Prophylaktische Maßnahmen:

- Früherkennung angeborener oder erworbener Fehlstellungen, die ein Gelenk unphysiologisch belasten (z.B. Hüftfehlanlagen, Beinverkürzung, Fehlhaltung der Wirbelsäule, Fußfehlstellungen),
- ausgewogene und vielseitige körperliche Bewegung und Ausgleichstraining bei einseitiger beruflicher oder sportlicher Belastung (Leistungssport!).

Besonders häufig von arthrotischen Veränderungen betroffen sind Hüftgelenke, Kniegelenke, kleine Gelenke an Fingern und Zehen sowie die Wirbelsäule. Ihre Besonderheiten sollen deshalb gesondert besprochen werden.

Arthrose des Hüftgelenks – Koxarthrose

Ursache

Die Koxarthrose macht sich klinisch meistens nach dem 50. Lebensjahr bemerkbar. Wegbereiter sind einmal angeborene Fehlbildungen der Gelenkpfanne, Entwicklungsstörungen am Gelenkkopf, Fehlstellung der Beine, wiederholte kleine Traumen, Entzündungen und im späteren Leben besonders das Übergewicht und die damit verbundenen Stoffwechselstörungen sowie arterielle oder venöse Durchblutungsstörungen und schließlich hormonelle Umstellungsphasen (Klimakterium).

Symptome

Die langsam einsetzenden Schmerzen strahlen in die Leisten, ins Gesäß, in den Rücken und in die Oberschenkel bis zum Knie aus. Gelegentlich projizieren sie sich auch nur in das Knie. Bei der Untersuchung findet man als Frühzeichen eine Einschränkung der Abwinklung nach außen (Abduktion kleiner als 40 Grad) und der Innenrotation. Das Bein wird zur Schmerzentlastung leicht nach außen rotiert und angewinkelt gehalten. Daraus entwickelt sich das typische Hinken.

Diagnose und Therapie

Das Röntgenbild gibt Auskunft über das Ausmaß der arthrotischen Veränderungen und Hinweise auf ihre mögliche Ursache (Abb. 9.**23**).

In der Therapie der Koxarthrose hat heute neben der Entlastung und medikamentösen Schmerzbeseitigung sowie der physikalisch-balneologischen Behandlung der teilweise oder vollständige Gelenkersatz besondere Bedeutung gewonnen (Abb. 9.**24**).

Hüftgelenksarthrose

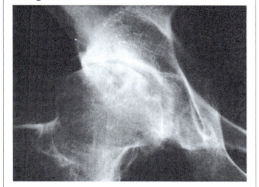

Abb. 9.**23** Röntgenaufnahme bei ausgeprägtem Befund: Hüftgelenk mit Geröllzysten, Sklerosierung und Gelenkspaltverschmälerung

Hüftgelenksendoprothese

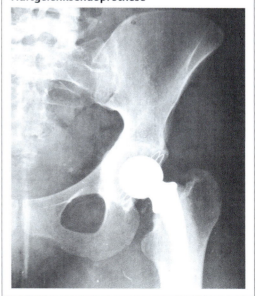

Abb. 9.**24** Endoprothese eines Hüftgelenks mit Kunststoffkappe und Metallschaft

Arthrose des Kniegelenks – Gonarthrose

Häufigkeit und Ätiologie

Die Gonarthrose ist die häufigste Form der Gelenkarthrose. Frauen sind 4-mal häufiger betroffen als Männer. Fehlbildungen an Füßen, Hüftgelenken, am Knie selbst, Fehlbelastung (Gewicht) oder auch Verletzungen (Fußball, Ski) sind die Hauptursachen.

Symptome

Klinisch fallen frühzeitig der Anlaufschmerz nach Ruhephasen, der Belastungsschmerz nach längerem Gehen, besonders berg- oder treppenaufwärts sowie eine Kälteempfindlichkeit auf. In vielen Fällen überwiegen die periarthropathischen Schmerzen (Kapsel, Sehnen, Bänder, Muskelansätze). Ein Knorpelschaden an der Rückseite der Patella mit Aufrauung der Gleitfläche zwischen Patella und Femurkondylen kann in der Wachstumsphase gerade bei jungen Mädchen zu hartnäckigen Schmerzen führen.

> Schmerzen, die vorwiegend beim Gehen treppabwärts verspürt werden und sich mit Druckpunkten oberhalb oder unterhalb der Kniescheibe lokalisieren lassen, sind durch Überreizung der Sehnen- und Muskelansätze bedingt (Insertionstendopathie).

Bei der Gonarthrose zeigt die Untersuchung Kapselverdickung, Ergussbildung und Randwulstbildung sowie Reibegeräusche. Auf die Lockerung des Bandapparates ist zu achten. Beugung, Streckung und Rotation sind in der Endphase frühzeitig schmerzhaft eingeschränkt (Abb. 9.**25**).

Diagnose und Therapie

Röntgenologisch ist bei der Kniegelenkarthrose über die üblichen Zeichen hinaus auf die frühzeitig erkennbare Entrundung der Gelenkränder, die Ausziehung der Kreuzbandhöcker und die Knochenwulstbildung an der Hinterwand der Patella zu achten.
Therapeutisch sind alle bereits besprochenen Maßnahmen einzusetzen.

Fingerpolyarthrose (nodale Arthrose)

Symptome

→ **Definition:** Unter Polyarthrose versteht man eine meist symmetrisch an den Fingerendgelenken, zum Teil auch an den Fingermittelgelenken, einzelnen Fingergrundgelenken und dem Daumenwurzelgelenk auftretende Arthrose.

Betroffen sind überwiegend Frauen im Klimakterium. Die Veranlagung wird von Generation zu Generation weitergegeben. Kennzeichnend ist ein langsamer Beginn ohne Allgemeinerscheinungen oder Entzündungszeichen mit Steifigkeitsgefühl, Kälteempfindlichkeit, Anlaufschmerzen, Kraftlosigkeit. An der Dorsalseite der Fingerendgelenke entstehen durch Knorpel-Knochen-Wucherungen die typischen *Heberden-Knötchen* (Abb. 9.**26**). Auch an den Mittelgelenken können knotenartige Gelenkauftreibungen *(Bouchard-Knoten)* zu tasten sein. Die Arthrose des Daumenwurzelgelenks wird als *Rhizarthrose* bezeichnet.
Die ersten Röntgenveränderungen findet man, ganz im Gegensatz zur chronischen Polyarthritis, an den Fingerendgelenken des 2. und 5. Fingers.

Abb. 9.**25** Wulstige Verdickung der Knie

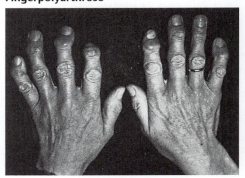

Abb. 9.**26** Arthrose der kleinen Gelenke mit Heberden-Knötchen

Fingerendgelenkarthrose

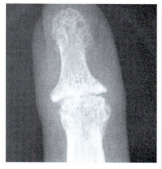

Abb. 9.**27** Röntgenologische Darstellung von Arthrose am Endgelenk des Zeigefingers

Die Wucherung der Knochen- und Knorpelzellen führt zu Randanbauten, die den Osteophyten an der Wirbelsäule gleichen. Als Ursache hier kommen aber weder Fehlbelastung noch Verschleiß in Frage (Abb. 9.**27**).
In vielen Fällen sind alle drei Gelenkgruppen befallen. Schubweise können Reizzustände entstehen, die an entzündliche Gelenkreaktionen erinnern. Der fortschreitende Fingergelenkumbau führt zu einer seitlichen Abknickung der Endglieder in Beugestellung. Meistens besteht gleichzeitig ein Halswirbelsäulensyndrom (S. 350).
In einem Teil der Fälle entwickelt sich die Fingerpolyarthrose mit der Verdickung der Fingerendgelenke schleichend über Jahre ohne Schmerzen. In diesen Fällen stellt die Verunstaltung für die Betroffenen lediglich ein kosmetisches Problem dar.
Abgesehen von der *Großzehengrundgelenk-Arthrose* sind Arthrosen an den übrigen Hand- und Fußgelenken seltener.

Therapie

Man behandelt die Reizzustände mit lokalen Salbenverbänden (Schwefelsalben, Kortisonsalben, durchblutungsfördernde und antiphlogistikahaltige Salben), Heublumenbädern, Moor- oder Fangopackungen und evtl. auch mit einer Röntgenreizbestrahlung. Hartnäckige Beschwerden in den Daumenwurzelgelenken können erfolgreich rheumachirurgisch angegangen werden.

Degenerative Erkrankungen der Wirbelsäule

Ätiologie und Pathogenese

Jeder Mensch weist mit zunehmendem Alter Veränderungen an der Wirbelsäule auf. Mechanische, hormonelle, stoffwechsel- und durchblutungsbedingte Faktoren können den Degenerationsprozess verstärken.

 Im Röntgenbild sichtbare Veränderungen gehen nicht immer mit den klinischen Beschwerden parallel. Geringe Schäden können durch Nervenreizung starke Schmerzen auslösen (z. B. Ischiassyndrom), während ein erheblicher Wirbelsäulenumbau völlig symptomlos sein kann.

Die Bandscheibendegeneration *(Chondrose)* führt zu einer zunächst oft einseitigen Verschmälerung des Wirbelkörperabstandes. Der innere Kern der Bandscheibe (Nucleus pulposus) durchbricht die umgebende Bindegewebskapsel (Anulus fibrosus) und drückt auf Bänder, Nervenwurzeln und evtl. sogar auf das Rückenmark. Die Wirbelkörper reagieren auf die Schädigung mit Sklerosierung der Deckplatten und Randspornbildung *(reaktive Osteochondrose und Osteophytose,* Abb. 9.**28**). Die entstehende Lockerung des Bandapparates ermöglicht ein Abgleiten der Wirbelkörper *(Spondylolisthesis).*
Verbunden mit der Bandscheibendegeneration ist oft eine Arthrose der kleinen Wirbelgelenke *(Spondylarthrose),* die der Arthrose der Extremitätengelenke gleicht.

Bandscheibendegeneration

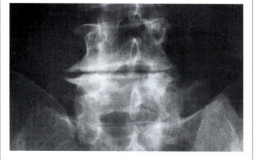

Abb. 9.**28** Röntgenbefund: L4/L5 mit seitlicher Abstützungsreaktion

Symptome

Die Beschwerden durch die degenerativen Veränderungen an der Wirbelsäule sind sehr mannigfach und vom Sitz der Schädigung abhängig. Sie setzen sich aus Schmerzen am Ort der Schädigung, radikulären Schmerzen entsprechend dem Versorgungsbereich der gereizten Nerven und pseudoradikulären Schmerzen von gereizten Ansätzen der Sehnen, Bänder und entlang den Muskelverläufen (Abb. 9.**29**) zusammen. In den meisten Fällen sind motorische, sensible und vegetative Nervenbahnen betroffen.

LWS. Bandscheibendegenerationen an der Lendenwirbelsäule, besonders zwischen $L_4 - L_5$ und $L_5 - S_1$, führen

- zur akuten Lumbago (Hexenschuss) mit plötzlichen heftigsten Schmerzen im Lendenwirbelsäulenbereich bis zur Bewegungslosigkeit,
- zum meist einseitigen Ischiassyndrom mit Ausstrahlung der Schmerzen entlang des Ischiasnervs über die Außen- und Beugeseite des Oberschenkels, dem Unterschenkel bis zu den Zehen, verbunden mit Abschwächung des Patellarsehnenreflexes und sogar mit Muskelschwäche,
- zur chronischen Lumbago, die sich immer wieder bei falschen Bewegungen, Kältetraumen, Infekten oder auch bei Müdigkeit und Abgeschlagenheit bemerkbar macht.

BWS. Die degenerativen Veränderungen an der Brustwirbelsäule verursachen trotz der oft ausgeprägten röntgenologisch sichtbaren Veränderungen wenig umschriebene Beschwerden.

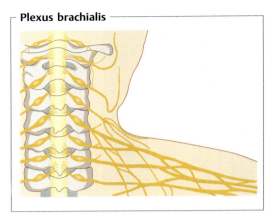

Abb. 9.**30** Ausläufer zu Schultern und Arm

HWS. An der Halswirbelsäule tritt zu den üblichen degenerativen Veränderungen der Gelenke noch die Arthrose der Processus uncinati am seitlichen Rand der Wirbelkörper, die die Zwischenwirbellöcher (Foramina intervertebralia) zusätzlich einengen. Die enge Nachbarschaft zur Vertebralarterie mit ihrem sympathischen Nervengeflecht schafft weitere Reizmöglichkeiten. Neben dem akuten Zwischenwirbelsyndrom mit plötzlicher, sehr schmerzhafter Nackensteife können deshalb auch über die Gefäße und Nervengeflechte Kopfschmerzen ausgelöst werden (zervikozephales Syndrom). Die Reizung der Nervenwurzeln führt zu in die Schulter und in die Arme bis bin zu den Fingerspitzen ausstrahlenden Schmerzen (Zervikobrachialgie, Halswirbelsäulensyndrom) (Abb. 9.**30**).

Spondylosis hyperostotica. Sie wird als Sonderform der Wirbelsäulendegeneration abgegrenzt, die in höherem Alter vorwiegend bei Männern auftritt und auffallend häufig von Diabetes, Gicht und Hyperlipidämie begleitet ist. Charakteristisches Merkmal ist eine überschießende Randspornbildung an den Vorderkanten der Wirbelsäule mit Verknöcherung des vorderen Längsbandes. Die Wirbelsäule erscheint an der ventralen Seite wie mit Zuckerguss überzogen. Auch an anderen Gelenken fallen bei diesen Patienten überschießende Spondylosen auf. Die Patienten leiden weniger unter Schmerzen als unter einer zunehmenden Versteifung.

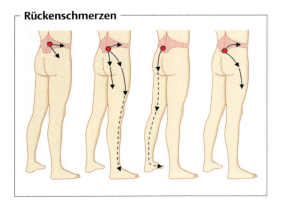

Abb. 9.**29** Pseudoradikuläre Ausstrahlung

Therapie

Die Therapie der degenerativen Erkrankung der Wirbelsäule umfasst:

- Ruhigstellung (Lagerung, Korsett, Halskrawatte),
- Schmerzstillung, Entzündungsbekämpfung und Muskelentspannung (Antirheumatika, Muskelrelaxanzien, Umspritzung der gereizten Nerven),
- physikalisch-balneologische Maßnahmen (Wärme, Bewegungsübungen, Massage, Streckung, chiropraktische Verfahren), Bäderbehandlung,
- Operation (Entfernung der degenerierten Bandscheibe).

Weichteilrheumatismus

Definition: Der Weichteilrheumatismus oder extraartikuläre Rheumatismus (Tab. 9.3) gehört zu den häufigsten rheumatischen Erkrankungen. Man versteht darunter schmerzhafte Zustände von Sehnen, Bändern, Schleimbeuteln, Unterhautfettgewebe und Muskeln.

Ursache

Die Ursachen der Schmerzzustände sind degenerative Prozesse (Materialschäden), zum Teil auch sekundäre Entzündungsreaktionen. Ausgelöst wird der Weichteilrheumatismus durch mannigfache Reize wie umschriebene Schädigung (Verletzung, Druck, Überbeanspruchung), Klimaeinflüsse, Infektionen oder auch Nervenreizung. Psychische Faktoren und vegetative Fehlsteuerung können darüber hinaus eine ursächliche Rolle spielen.

> Hervorstechendes Merkmal des Weichteilrheumatismus ist der bewegungs- und belastungsabhängige Schmerz, der wechselnd stark dauernd besteht und nach längeren Ruhepausen besonders intensiv verspürt wird.

In den meisten Fällen lassen sich umschriebene Schmerzpunkte und Gewebsverdickungen tasten. Die benachbarten Gelenke können infolge schmerzhafter Schonhaltung sowie Funktionsausfalls der zugehörigen Sehnen und Muskelgruppen und durch Schrumpfung des periartikulären Gewebes versteifen.

Therapie

Therapeutisch ist der Weichteilrheumatismus eine Domäne der physikalischen und balneologischen Therapie, wobei mit der wichtigen Bewegungstherapie entspannende und durchblutungsfördernde Maßnahmen im Vordergrund stehen. Entsprechend wirkende Medikamente und lokale Infiltrationen unterstützen diese Maßnahmen.

> Der psychischen Entspannung und Entkrampfung sollte bei Weichteilrheumatismus besondere Aufmerksamkeit geschenkt werden.

Für eine gezielte Therapie ist es wichtig, innerhalb der vielfältigen Formen des Rheumatismus bestimmte Krankheitsgruppen zu unterscheiden:

Tabelle 9.3 Weichteilrheumatismus

Definition	Auslösende Faktoren	Charakteristikum	Therapie
schmerzhafte Zustände an – Sehnen, – Bändern, – Schleimbeuteln, – Muskulatur, – Unterhautgewebe	– Traumen (Druck, Überbelastung, Verletzung), – Klimaeinflüsse, – Infektionen, – Nervenreizung, – psychische Faktoren	– bewegungs- und belastungsabhängige Schmerzen (bes. nach Ruhepausen), – Schmerzpunkte, – Gewebsverdickungen	– physikalische Therapie, – Balneotherapie, – Entspannung und Durchblutungsförderung, – lokale Infiltration, – psychotherapeutische Maßnahmen

1. Rheumatismus der Sehnen, Bänder, Faszien, Sehnenscheiden, Schleimbeutel (Tendopathien – Tendovaginopathien – Bursopathien),
2. Periarthropathia humeroscapularis,
3. Muskelrheumatismus (Myositis – Polymyalgia rheumatica – Tendomyose),
4. Pannikulose.

Tendopathien – Tendovaginopathien – Bursopathien

Die häufigste Erkrankungsgruppe des Weichteilrheumatismus besteht aus schmerzhaften Reizzuständen

- an den Ansatzstellen von Sehnen, Bändern und Faszien (Insertionstendopathie, Insertionsligamentopathie),
- im Sehnenverlauf und an den Sehnenscheiden (Tendinopathie, Tendovaginopathie),
- an den Schleimbeuteln (Bursopathie).

Insertionstendopathien

Ursache

Druck und Überlastung führen zu degenerativen Veränderungen an den Ansatzstellen der Sehnen, des Bandapparates oder auch der Gelenkkapsel. Ist das Periost miteinbezogen, so spricht man von Tendoperiostopathie. Das degenerierte Gewebe kann verkalken und verknöchern; degenerierte Sehnen können reißen (Achillessehne). Letztlich handelt es sich um Materialschäden bei einem Missverhältnis zwischen gegebener oder antrainierter Festigkeit und geforderter Leistung. Als **Dupuytren-Kontraktur** wird eine narbige Schrumpfung der Innenhandfaszie bezeichnet, der eine Kollagenfehlbildung zugrunde liegt. Zunehmend entwickelt sich dabei eine Beugekontraktur der Finger, die letztlich nur operativ gelöst werden kann. Überdurchschnittlich häufig besteht dabei ein chronischer Leberzellschaden.

> Guillome Baron Dupuytren (1777 – 1835) war Professor für Chirurgie in Paris und Leibchirurg König Ludwigs XVIII und Karls X. Sein diagnostischer Scharfblick war berühmt. Er erfand mehrere Operationsmethoden und Instrumente.

Symptome

Das Beschwerdebild der Tendopathie äußert sich in lokalem Druckschmerz an den Ansatzstellen und ausstrahlenden Schmerzen zur Peripherie hin bei Bewegung der zugehörigen Muskulatur. Am häufigsten sind die Sehnen und Bänderansätze am Epicondylus humeri (Tennisarm), an der Wirbelsäule, am Becken, an der Kniescheibe und an der Ferse (Achillessehne, Plantaraponeurose) betroffen.

Therapie

Therapeutisch werden Schonung, Wärme, Muskelentspannung, entzündungshemmende Salben und lokale Kortisoninjektionen angewandt.
Im 2. Schritt muss dann das gezielte, aufbauende Training erfolgen, um auf die Dauer Beschwerdefreiheit zu erlangen.

Tendopathie, Tendovaginopathie

Infolge Überlastung können degenerative und entzündliche Veränderungen im Bindegewebe der Sehnen und der Sehnenscheiden mit Schwellung der Umgebung auftreten. Bewegungsschmerz, Bildung schmerzhafter knötchenförmiger Verdickungen und manchmal ein knirschendes Geräusch (Schneeballknirschen) sind die typischen Zeichen für dieses Krankheitsbild. Weitere Symptome sind:

- **Schnellender Finger:** An Engstellen, wie z. B. an den quer verlaufenden Faszien der Hohlhand, können die Sehnenknoten den Bewegungsablauf sperren. Das Hindernis lässt sich dann nur ruckartig überwinden. Eine operative Spaltung der Sehnenscheide einschließlich der Entfernung des Knotens beseitigt das Hemmnis.
- **Nervenkompressionssyndrome:** Verdickungen an Sehnen und Sehnenscheiden können an engen Durchtrittsstellen auf benachbarte Nerven drücken und zu lokalen und ausstrahlenden Schmerzen, Missempfindungen, Bewegungseinschränkung und Ernährungsstörung im Versorgungsgebiet des Nervs (Muskelatrophie) führen. Die Beschwerden sind charakteristischerweise in den frühen Morgenstunden besonders ausgeprägt. Neben dem bei der chronischen Polyarthritis häufig auftretenden Karpaltunnelsyndrom (N. medianus) (Abb. 9.**31**) können auch andere Nerven an Engstellen an Handgelenk, Ellenbogen (N.ulnaris) oder Fuß (N. tibialis) betroffen sein. Die Beseitigung der Kompression ist in vielen Fällen nur operativ möglich.

Karpaltunnelsyndrom

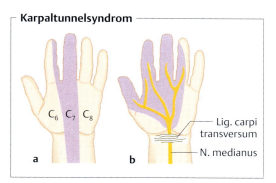

Abb. 9.**31** Kompression des N. medianus im Karpaltunnel mit ausstrahlenden Schmerzen im Versorgungsgebiet

Schleimbeutelentzündung

Abb. 9.**32** Schwellung der Bursa olecrani

Bursopathien

Eine Reizung oder Entzündung von Schleimbeuteln (Bursitis) kann durch Druckbelastung, im Rahmen einer rheumatischen Gelenkentzündung, durch Stoffwechselprodukte (Gicht) oder auch durch Bakterienabsiedlung entstehen. Neben vorgebildeten Schleimbeuteln können sich unter dem Reiz einer chronischen Druckbelastung (z. B. enge Schuhe) neue Schleimbeutel bilden. Kalkablagerungen in Schleimbeuteln werden röntgenologisch auch ohne klinische Erscheinungen relativ oft angetroffen.

Klinisch äußert sich die Bursitis durch Schwellung, Schmerzhaftigkeit, Bewegungsbehinderung und evtl. auch durch Rötung und Überwärmung der darüberliegenden Haut. Häufig betroffen sind die Schleimbeutel des Schultergelenks, des Kniegelenks, des Hüftgelenks, des Ellenbogengelenks (Abb. 9.**32**) und der Achillessehne. Ruhigstellung, Druckentlastung, eine Antientzündungsbehandlung sowie operative Entfernung sind die therapeutischen Mittel.

Zu den Bursopathien gehören des Weiteren:

- Hygrom: chronisch erweiterter und mit Flüssigkeit gefüllter sackartiger Schleimbeutel bei chronischer Polyarthritis.
- Ganglion: schleimbeutelähnliche, derb-zystische Geschwulst, meist an der Streckseite des Handgelenks von einer Sehnenscheide ausgehend als Folge von Fehlbelastungen.

Periarthropathia humeroscapularis

Ursache

Schulterschmerzen und Schultersteife gehören zu den häufigen Formen des Weichteilrheumatismus. An den degenerativen Veränderungen (Periarthropathie) und an den entzündlichen Veränderungen (Periarthritis) um das Schultergelenk sind Muskeln, Sehnen und Schleimbeutel beteiligt, besonders die gemeinsame Sehnenendplatte von M. supra- und infraspinatus und die lange Bizepssehne. Risse und Verkalkungen der Sehnenanteile, Entzündung der Schleimbeutel (Bursa subacromialis) und schließlich auch arthrotische Veränderungen der Schultergelenke (besonders des Akromioskapulargelenks) mit nachfolgender Schrumpfung der Gelenkkapsel führen zur akuten oder chronischen schmerzhaften Einschränkung der Schulter und können auf die Dauer eine bleibende Versteifung (ankylosierende Periarthropathie) bewirken (Abb. 9.**33**).

Symptome und Diagnose

Klinisch sind bei der chronischen Form Schmerzen bei Abduzieren und Rotieren des Oberarmes und nachts beim Liegen auf der betroffenen Schulter typisch, während bei der akuten Form der Arm bewegungsunfähig in einer Schonhaltung mit angewinkeltem Unterarm an den Thorax gelegt wird. Umschriebene Druckschmerzpunkte am Schultergelenk weisen auf die Hauptentzündungsherde hin. Röntgenologisch (Abb. 9.**34**) und arthrosonographisch lassen sich oft Verkalkungen (Supraspinatussehne, Bursa subacromialis), aber auch arthrotische Veränderungen nachweisen.

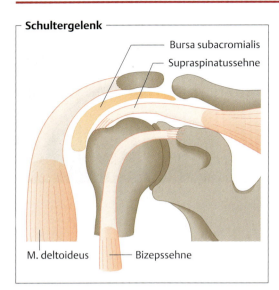

Abb. 9.**33** Schematischer Bau

Therapie

Therapeutisch erfordern akute Reizzustände Ruhigstellung und Schmerzbekämpfang, während das chronische Stadium durch Wärmeanwendung, Muskellockerung und konsequente Gymnastik behandelt wird. Kortisoninjektionen an die Schmerzpunkte und Entlastungspunktionen entzündeter Schleimbeutel mit Kalkentfernung können schlagartig Besserung bringen.

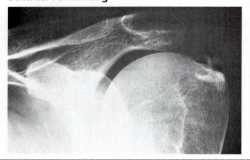

Abb. 9.**34** Röntgenaufnahme der Schulter mit Kalkeinlagerung im Ansatz der Sehne des M. supraspinatus und der Bursa

Muskelrheumatismus

→ **Definition:** Unter Muskelrheumatismus werden verschiedene Beschwerdebilder zusammengefasst, deren Hauptkennzeichen der Muskelschmerz (Myalgie) ist.

Ursache

Die Ursachen des Muskelschmerzes reichen von einer direkten Entzündung der Muskulatur über eine reflektorische Begleitreaktion bis hin zu stark psychisch geprägten Muskelverspannungen.

Myositis

Eine Entzündung der Muskulatur kommt primär ohne erkennbare Ursache vor, wie z. B. bei der Dermatomyositis bzw. der fortschreitenden verkalkenden Myositis; oder die Entzündung kommt als Begleitreaktion sekundär bei bösartigen Tumoren, Infektionskrankheiten oder Allergien vor. Histologisch findet man eine Verquellung des Muskelbindegewebes und eine Auflösung von Muskelfasern.

Polymyalgia rheumatica

Die Polymyalgia rheumatica tritt vorwiegend jenseits des 50. Lebensjahres auf. Frauen erkranken häufiger als Männer. Die Ursache der Erkrankung ist nicht eindeutig geklärt. Vorausgehend, gleichzeitig oder nachfolgend findet sich in hohem Prozentsatz (50–80 %) eine Riesenzellarteriitis (S. 342). Man leitet daraus ab, dass beide Krankheitsbilder eine gemeinsame Ursache besitzen (Tab. 9.**4**).

Symptome

- Das Krankheitsbild entwickelt sich nach einem uncharakteristischen Vorstadium meist innerhalb weniger Tage mit schwer zu beschreibenden *Schmerzen* und *Steifigkeitsgefühl* in den Muskeln der Oberarme, des Schultergürtels und des Nackens (Pelerinenform). Bei einem Teil der Patienten bestehen gleichzeitig ähnliche Beschwerden im Beckengürtel- und Oberschenkelbereich. Die schmerzhafte Versteifung ist in den frühen Morgenstunden am stärksten ausgeprägt und bessert sich im Laufe des Tages.
- Leichtes Fieber besteht oft über längere Zeit. Das Allgemeinbefinden ist bis zur depressiven Verstimmung beeinträchtigt. Die Patienten nehmen ab und werden anämisch.
- Bei etwa einem Fünftel der Fälle besteht gleichzeitig eine Entzündung der Hand-, Knie- oder Fußgelenke mit deutlicher Schwellung. Zu

Tabelle 9.4 Polymyalgia rheumatica

Ursache	Charakteristika	Lokalisation	Laborbefunde	Differenzialdiagnose	Therapie
unbekannt; in 50 % Riesenzellarteriitis (Arteriitis temporalis)	höheres Lebensalter, Beginn akut bis schleichend, Störung des Allgemeinbefindens, Gewichtsabnahme, leichtes Fieber, Muskelschmerzen, Einsteifung, bes. in den Morgenstunden, teilweise Gelenkschmerzen, Spontanheilung (1–2 J.)	Schultergürtelform (Pelerinenform), Beckengürtelform	hohe BSG (> 100 n. W.), hohe Entzündungsparameter (α_2-Glob. u. CRP hoch), Anämie, Rheumaserologie negativ, Autoantikörper negativ, Muskelenzyme negativ, Biopsie negativ, EMG ohne path. Befund	Polymyositis, HWS/Schulter-Hand-Syndrom, Panarteriitis nodosa, paraneoplastisches Syndrom	Glukokortikoide Stoßtherapie 30 mg, 100 mg bei Arteriitis Langzeittherapie ca. 7,5 mg (1–2 Jahre), Osteoporose-Prophylaxe

Beginn der Erkrankung ist dann oft schwer zu unterscheiden, ob eine chronische Polyarthritis mit Begleitmyositis oder eine Polymyalgie mit Gelenkbeteiligung vorliegt.
- In etwa 20 % der Fälle bestehen Schläfenkopfschmerzen (Arteriitis temporalis).

Diagnose
Charakteristisch sind die hohen Entzündungswerte mit BSG-Erhöhung über 100 mm nach Westergren in der 1. Stunde, deutlich überhöhtem α_2-Globulin und C-reaktivem Protein und erniedrigtem Serumeisenspiegel mit nachfolgender Eisenmangelanämie. Dagegen finden sich keine erhöhten Muskelfermente oder Rheumafaktoren. Auch histologisch und elektrophysiologisch (EMG) erscheint die Muskulatur normal. Nur das Elektronenmikroskop zeigt eine intrazelluläre Schädigung der Muskelfasern an. Auf die begleitende Riesenzellarteriitis an den Kopfarterien wurde schon hingewiesen.

Verlauf und Therapie
Die Polymyalgia rheumatica verläuft über Jahre. Bei vielen Patienten heilt die Erkrankung innerhalb von 2 Jahren aus. Andere Fälle können in Schüben deutlich länger bestehen.
Therapie der Wahl ist die Gabe von Kortison. Innerhalb von Stunden lassen die Beschwerden so deutlich nach, dass die Patienten sich wie neugeboren fühlen. Das schnelle Ansprechen kann als diagnostisches Kriterium gewertet werden. Die Behandlung ist über viele Monate bis Jahre erforderlich. Man beginnt bei erkennbarem Befall der Arterien mit höheren Dosen (80–100 mg Decortin täglich) und versucht unter Beobachtung der Beschwerden des Patienten und der Entzündungswerte die niedrigste Dauerdosis zu erreichen (7,5–15 mg täglich). Nebenwirkungen der Langzeitkortisonbehandlung sind, abgesehen von einer Verstärkung der Altersosteoporose, erstaunlich selten. Wichtig ist das sehr langfristige Ausschleichen der Kortisondosen über Monate.

Fibromyalgie-Syndrom (generalisierte Tendomyopathie)
Symptome
➔ **Definition:** Es handelt sich beim Fibromyalgie-Syndrom nicht um eine definierte, eigenständige rheumatische Erkrankung wie die chronische Polyarthritis, die Vaskulitis oder Arthrose. Es handelt sich vielmehr um ein persönlich geprägtes Schmerz- und Verspannungsbild als Reaktion auf die Art, wie die Patienten mit sich und ihrer Umwelt umgehen. Letztlich kranken sie wohl an der Diskrepanz zwischen der gesellschaftlichen Übereinkunft wie wir und unser Leben zu sein haben und wie unser normaler Alltag im Spiegelbild aussieht.

Das Fibromyalgie-Syndrom ist heute weit verbreitet und weist eine zunehmende Tendenz auf. Die Betroffenen leiden unter ständigen Schmerzen im gesamten Bindegewebe, vergleichbar vielleicht den allgemeinen „Muskel- und Gelenkschmerzen" zu Beginn eines heftigen grippalen Infektes.

Ausgangspunkt des Beschwerdebildes sind oft Fehlbelastungen und berufliche wie häusliche Überforderungen. Die Betroffenen sind vorwiegend Persönlichkeiten, die einen hohen Leistungsanspruch haben, mit 100 % meistens nicht zufrieden sind und aus großem Pflichtgefühl perfektionistisch häusliche und berufliche Aufgaben zu meistern versuchen. Sie fühlen sich für alles verantwortlich, bekommen aufgrund ihrer Tüchtigkeit immer mehr Aufgaben übertragen und ziehen diese immer wieder an sich.

Krisensituationen, Lebensphasen, familiäre Konflikte und wahrscheinlich auch hormonelle Umstellung führen dann zu einem Punkt, an dem die inneren Spannungen in nicht mehr lösbare äußere Verspannungen einmünden. Schlafstörung, Schulter- und Nackenschmerzen („es sitzt den Betroffenen zuviel im Nacken"), Rückenschmerzen sowie Ausstrahlungen in Arme und Beine führen dann zu einem allgemeinen Schmerzbild. Deprimierend für die Betroffenen ist, dass sie die Beschwerden nur schildern,

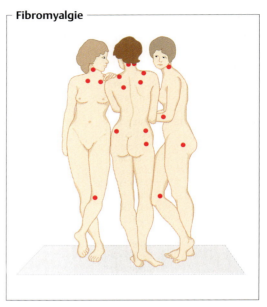

Abb. 9.**36** Druckschmerzpunkte (= Triggerpunkte nach Gräfenstein)

Muskelverspannung

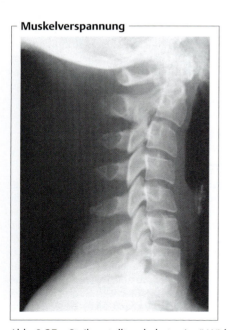

Abb. 9.**35** Steil gestellte, „halsstarrige" Wirbelsäule

aber nicht vorzeigen können, dass sie als sonst immer Tüchtige diesen Beschwerden hilflos ausgeliefert sind, dass eine große Unsicherheit besteht, woher die Schmerzen kommen und zunehmende Ängste auftreten, was sich aus den Beschwerden entwickelt. Die Unsicherheit wird noch dadurch verstärkt, dass Röntgen- und Laboruntersuchungen nur normale Befunde ergeben (Abb. 9.**35**) und bei vielen Arztbesuchen allenfalls leichte Verschleißreaktionen an Wirbelsäule und Gelenken gefunden werden.

Bei der Untersuchung finden sich die Verspannungen als Myogelosen und Hartspann und besonders an typischen Stellen umschriebene Druckschmerzpunkte (Triggerpunkte, Abb. 9.**36**). Auffällig beim Fibromyalgie-Syndrom mit seiner ausgeprägten *psychosomatischen Komponente* ist die bei allen Patienten gleichförmige Wiederholung des Schmerzbildes, der Persönlichkeitsstruktur und der tastbaren Schmerzpunkte.

Als Ausdruck der gestörten Schmerzverarbeitung finden sich Störungen im Serotonin- und Norepinephrinsystem.

Therapie

Wichtig für alle therapeutischen Bemühungen ist, im Gespräch zu versuchen, dem Patienten die Zusammenhänge seiner Beschwerden durchschaubar zu machen. Die Vermittlung der Erkenntnis, dass es sich um ein gut bekanntes Krankheitsbild handelt und Versteifung oder Verunstaltung nicht zu erwarten sind, vermag viele Ängste zu lösen. Auf dieser Basis kann die weitere Therapie aufgebaut werden. Im Vordergrund stehen Wärmeanwendung, Entspannungsübungen und die aktive Lockerungsgymnastik, zu Beginn als gezielte Einzelgymnastik, später besonders als Gruppengymnastik auch im Sportverein oder Fitness-Studio.

Bei hartnäckigen Verspannungszuständen können muskelentspannende Medikamente, kurzfristig auch ein NSAR und in ausgesuchten Fällen ein spannungslösendes Psychopharmakon eingesetzt werden.

> Die Möglichkeit, selbst Initiative zu ergreifen und den Beschwerden nicht hilflos ausgeliefert zu sein, kommt der Persönlichkeitsstruktur des Fibromyalgie-Patienten besonders entgegen.

Schulter-Hand-Syndrom

Einem Schulter-Hand-Syndrom begegnen wir nach längerer Ruhigstellung eines Armes, nach einer Armlähmung (Schlaganfall), beim Bronchialkarzinom mit Durchwanderung zur Thoraxwand, aber ebenso häufig auch ohne erkennbare Ursache. Das Syndrom ist gekennzeichnet durch eine schmerzhafte Schultersteife in Verbindung mit trophischen Störungen am Handskelett (Sudeck-Atrophie), Schwellung des Handrückens, Versteifung und Beugekontraktur der Finger und Durchblutungsstörungen der Hand (Reflexdystrophie). Aktive und passive Bewegungsübungen sowie eine Stellatumblockade sind die therapeutischen Mittel.

Pannikulose

Die Pannikulose hat als Zellulitis, Matratzenphänomen, Orangenhautphänomen oder Apfelsinenschalenmuster Schlagzeilen gemacht. Ihre Hauptursache ist nach wie vor unbekannt, und ihre Einordnung als rheumatische Erkrankung ist umstritten. Betroffen sind vorwiegend Oberschenkel, Hüften und Schulterpartien adipöser Frauen (Abb. 9.**37**). Es kommt zu einer Verhärtung der bindegewebigen Septen des subkutanen Fettgewebes, was eine vermehrte Wasser- und Fetteinlagerung zur Folge hat. Beim Pressen oder Kneifen des Gewebes entsteht ein stechender, oft langanhaltender Schmerz. Eine wirksame Therapie ergibt sich aus Gewichtsabnahme und aktiver Gymnastik sowie sportlicher Betätigung.

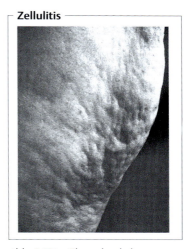

Abb. 9.**37** Oberschenkel

Pflegeschwerpunkt Rheumatische Erkrankungen

Das zentrale Problem eines Patienten mit einer rheumatischen Erkrankung ist seine schmerzhaft eingeschränkte Beweglichkeit. Weitere Pflegeprobleme basieren zumeist auf den Grundsymptomen der rheumatischen Erkrankung, wie z. B. Gelenkschwellungen, -schmerzen, -versteifungen oder Deformierungen. Für den Rheumapatienten ergeben sich hieraus eine ganze Reihe von Einschränkungen, die die Gestaltung der Lebensaktivitäten bestimmen.

Die Pflege dieser Patienten orientiert sich an den Besonderheiten der jeweiligen rheumatischen Erkrankung und dem individuellen Krankheitsverlauf. In der Akutphase steht die Schmerzlinderung und die Unterstützung des Patienten im Vordergrund. Nach der akuten Krankheitsphase werden die Aufgaben der Pflegenden anders gewichtet.

> Auf Grund der Langwierigkeit und dem chronisch-fortschreitenden Krankheitsverlauf bei der Mehrzahl der rheumatischen Erkrankungen, kommt der Förderung der Eigenaktivität und der Hilfe zur Selbsthilfe eine entscheidende Rolle zu.

Der Patient soll so lange wie möglich seine Selbstständigkeit behalten. Neben diesem Pflegeziel kommt der Beratung von Patienten und Angehörigen besondere Bedeutung zu. Die Einbeziehung von Angehörigen und Freunden kann, ebenso wie die Anregung, sich Selbsthilfegruppen anzuschließen, dem Erkrankten wertvolle Unterstützung bei der Neugestaltung seines Lebens geben. *Professionell Pflegende,* Ärzte, Physiotherapeuten, Ergotherapeuten und pflegende Angehörige sind in die pflegerisch-therapeutische Versorgung des Erkrankten mit eingebunden.

Aktivität und Bewegung

Ein Patient mit einer rheumatischen Erkrankung hat sich mit einer Verminderung seiner körperlichen Statik, Dynamik, Stabilität und Flexibilität auseinanderzusetzen. Diese Einschränkungen gehen meist mit starken Schmerzen einher, was im Alltag zunehmend die Selbstständigkeit reduzieren kann. Ein wichtiges Ziel aller pflegerischen Maßnahmen ist daher die Erhaltung größtmöglicher Selbstständigkeit.

Das Fortschreiten der Bewegungseinschränkung, durch eine Schonhaltung und Umbauvorgänge am Gelenk bedingt, muss so lange wie möglich aufgehalten werden. Eine Voraussetzung hierzu ist die ausreichende Bekämpfung von Schmerzen und Gelenkentzündungen. Die Mobilisation erfolgt nach Arztanordnung und wird mit den Physiotherapeuten abgesprochen. Die Gelenke können dabei passiv und aktiv durchbewegt werden. Zu beachten ist jedoch, dass in der Akutphase der Entzündung eine Entlastung und Kühlung der betroffenen Gelenke und eine temporäre Ruhigstellung erfolgt. Diese Immobilitätsphase sollte so kurz als möglich dauern, um die Kontrakturgefahr möglichst gering zu halten. Nimmt der Patient schon ein bis zwei Stunden vor dem Aufstehen seine Antirheumatika und Analgetika ein, fallen ihm die morgendlichen Bewegungen und die Körperpflege leichter. Die Einnahme dieser Medikamente sollte nie auf nüchternen Magen erfolgen, da die Wirksubstanzen die Magenschleimhaut angreifen. Sorgen Sie also dafür, dass der Patient vorher immer etwas zu sich nehmen kann (ein Stück Brot, ein Glas Milch o. Ä.).

Ist die Akutphase abgeklungen, kann die Behandlung mit Wärme (Bäder, Packungen, warmer Sand, Wickel, Kurzwelle etc.) eingeleitet werden (Abb. 9.**38**, 9.**39**). Der Patient sollte über geeignete Bewegungs- und Sportarten wie Schwimmen, Wandern oder Gymnastik informiert werden.

Warmer Sand

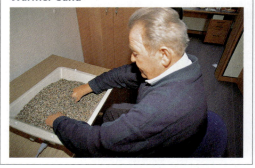

Abb. 9.**38** Anwendung von trockener Wärme durch warmen Sand bei arthritischen Händen. Der Sand kann auf einfache Weise im Backofen angewärmt werden (Vorsicht – Verbrennungsgefahr!).

Fangopackung

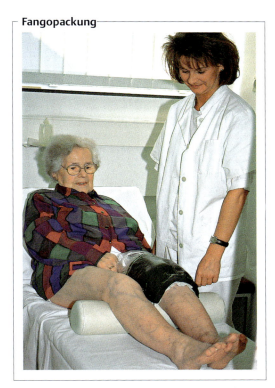

Abb. 9.**39** Eine Fangopackung eignet sich besonders als Wärmeapplikation auf einzelne Gelenke

Eine Rückenschule und eine Anleitung zum richtigen Tragen und Heben ergänzen die Beratung.

Körperpflege und Kleidung

Oftmals sind Patienten mit rheumatischen Erkrankungen in der ersten Zeit nach dem Aufwachen morgens noch sehr steif („Morgensteifigkeit"). Die Körperpflege fällt dem Patienten daher leichter, wenn sie nicht unmittelbar nach dem Aufstehen durchgeführt wird. Grundsätzlich gilt, dass der Patient bei der Körperpflege so viele Tätigkeiten wie möglich selbst übernehmen sollte. Keinesfalls sollen dem Patienten aus der Eile heraus Handgriffe abgenommen werden, die dieser noch selbst ausführen könnte. Eine solche Unterforderung wäre für den Patienten ausgesprochen kontraproduktiv.

Bei den Waschutensilien ist zu überprüfen, inwieweit Greifhilfen die selbstständige Körperpflege erleichtern können. Entsprechende Haltegriffe, die dem Patienten eine größere Sicherheit geben, sind beim Waschbecken anzubringen. Eine elektrische Zahnbürste kann eine große Hilfe sein.

> **!** Auf eine gründliche Mundpflege ist insbesondere dann zu achten, wenn der Patient Goldpräparate einnimmt, da hier eine erhöhte Stomatitisgefahr besteht. Eine regelmäßige Inspektion der Mundhöhle ist daher sehr wichtig.

Mit sogenannten Anziehhilfen ist der Patient möglicherweise noch in der Lage, sich selbst anzukleiden. Betroffene kommen mit Klettverschlüssen meist besser zurecht als mit Bändern oder kleinen Knöpfen. Die Kleidung ist zweckmäßig und eher weit geschnitten zu wählen. Sie sollte jedoch auch dem Geschmack des Patienten entsprechen, um zu einem positiven Selbstwertgefühl beizutragen. Viele Patienten empfinden das Tragen von warmer, weicher Unterwäsche (z. B. aus Angorawolle) als sehr angenehm. Wichtig ist, dass die Schuhe einen sicheren, guten Halt bieten und rutschfeste Sohlen haben.

Essen und trinken

Für Patienten mit arthritischen Händen kann das Essen mit Besteck sehr beschwerlich, mitunter gar unmöglich sein. Im Fachhandel für Sanitätsbedarf gibt es eine ganze Reihe von Hilfsmitteln, die das selbstständige Essen erleichtern können. In Rücksprache mit dem Ergotherapeuten sollten entsprechendes Essbesteck oder Spezialbecher angeschafft werden. Handwerklich geschickte Angehörige können zur Selbstanfertigung solcher Hilfen miteinbezogen werden, die dann individuell auf die Bedürfnisse des Patienten zugeschnitten sind. Dabei können phantasievolle und praktische Hilfsmittel entstehen.

Das Ausmaß der Unterstützung beim Essen richtet sich nach dem Gesundheitszustand und der jeweiligen „Tagesform", die Schwankungen unterworfen ist. Auch hier ist darauf zu achten, dass die Pflegenden nicht zu viel abnehmen. Inwieweit z. B. Flaschenverschlüsse zu öffnen sind oder die Nahrung klein geschnitten werden muss, ist mit dem Patienten zu besprechen.

Kommen bei der medikamentösen Therapie Glukokortikoide zum Einsatz, besteht die Gefahr einer Gewichtszunahme durch gesteigerten Appetit. Dies führt zur Belastung der Gelenke, worüber der Patient informiert werden sollte. Daher ist es wichtig, eine regelmäßige Gewichtskontrolle durchzuführen und die Ernährung gegebenenfalls auf eine Reduktionskost umzustellen. Bei einer Glukokortikoidtherapie ist ferner darauf zu achten, dass mit der Nahrung genügend Kalzium,

Kalium und Eiweiß aufgenommen werden. Die Kost sollte eher kochsalzarm sein.

Ausscheiden

Bei der Behandlung von rheumatischen Erkrankungen kommen medikamentöse Therapeutika zum Einsatz, die zum Teil erhebliche Nebenwirkungen haben können. So können z. B. Antirheumatika oder auch Glukokortikoide die Schleimhaut des Gastrointestinaltraktes angreifen. Der Stuhlgang ist daher stets auf Blutbeimengungen bzw. auf teerstuhlartiges Aussehen hin zu inspizieren.

Patienten, die auf Grund einer schweren rheumatischen Erkrankung starke Schmerzmittel einnehmen, neigen leicht zu Verstopfung. Gegebenenfalls können Antiobstipanzien, wie z. B. Milchzucker, vom Arzt verordnet werden. Durch die mangelnde Beweglichkeit können sich Patienten mit rheumatischen Erkrankungen mitunter nach dem Toilettengang nicht mehr richtig säubern und müssen daher gegebenenfalls entsprechend unterstützt werden.

Bei ausgeprägten Knieproblemen kann eine Toilettensitzerhöhung hilfreich sein, um das Hinsetzen, aber insbesondere das Aufstehen von der Toilette zu erleichtern. Ferner ist zu bedenken, ob und wo entsprechende Haltegriffe angebracht werden können.

Sinn finden

Die Tatsache, dass es sich bei einer rheumatischen Erkrankung um eine chronische Krankheit handelt, die ein beständiger Teil des Lebens bleibt und mit starken Schmerzen sowie einer zunehmenden Abhängigkeit verbunden ist, stellt für die Patienten psychisch eine große Belastung dar. Sie können sich den Pflegenden gegenüber gereizt und aggressiv oder auch zurückgezogen verhalten. Sie sollten wissen, dass solche Reaktionen nichts mit Ihrer Person zu tun haben.

Hilfreich kann es sein, den Patienten über Selbsthilfegruppen (Deutsche Rheuma-Liga) zu informieren. Aktivitäten mit anderen Betroffenen dienen dem Erfahrungsaustausch und können den Umgang mit der Krankheit erleichtern. Eine begleitende psychosoziale Hilfe kann dann notwendig werden, wenn die Gefahr des Schmerzmittelabusus besteht oder der Patient mit seiner schwierigen Situation nicht mehr zurecht kommt. Von den Pflegenden ist in jedem Fall viel Sensibilität gefordert, um sich der Situation angemessen zu verhalten und um dem Patient das Gefühl zu vermitteln, auch psychisch Unterstützung zu finden.

10 Krankheiten des endokrinen Systems

H. Wagner

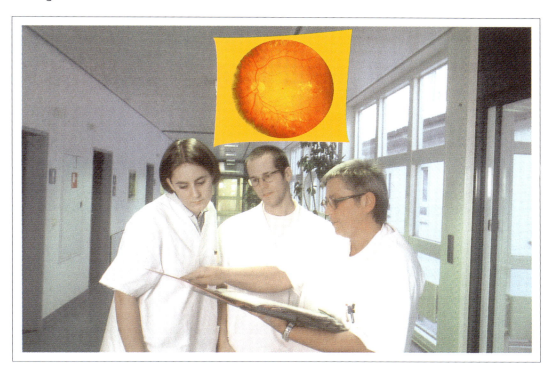

Krankheiten der Inselzellen des Pankreas . . . 362
Anatomie und Physiologie . . . 362
Diabetes mellitus . . . 363
Hyperglykämische Stoffwechselentgleisungen . . . 380
Hypoglykämien . . . 382
Vaskuläre Komplikationen . . . 384
Endokrin aktive Tumore . . . 389

Krankheiten von Hypothalamus und Hypophyse . . . 391
Anatomie und Physiologie . . . 391
Allgemeine Diagnostik von Hypothalamus und Hypophyse . . . 391
Unterfunktion des Hypophysenvorderlappens . . . 394
Hypophysentumoren . . . 395
Diabetes insipidus . . . 399

Schwartz-Bartter-Syndrom: Syndrom der inadäquaten ADH-Sekretion (SIADH) . . . 399

Krankheiten der Nebennieren . . . 400

Krankheiten der Nebennierenrinde . . . 401
Anatomie und Physiologie . . . 401
Überfunktion der Nebennierenrinde . . . 403
Unterfunktion der Nebennierenrinde (Morbus Addison) . . . 408
Krankheiten des Nebennierenmarks . . . 410
Unterfunktion des Nebennierenmarks . . . 412

Krankheiten der Gonaden . . . 412
Krankheiten der Hoden . . . 412
Intersexualität . . . 416
Pubertas praecox . . . 418
Pubertas tarda . . . 419
Hirsutismus . . . 419

10 Krankheiten des endokrinen Systems

Krankheiten der Nebenschilddrüsen ... 421
Anatomie und Physiologie ... 421
Hyperparathyreoidismus ... 421
Hyperkalzämiesyndrom ... 424
Hypoparathyreoidismus ... 424
Pseudohypoparathyreoidismus ... 425

Krankheiten der Schilddrüse ... 426
Anatomie und Physiologie ... 426
Diagnostik ... 427

Euthyreote Struma ... 431
Hyperthyreose ... 435
Endokrine Orbitopathie ... 442
Hypothyreose ... 443
Thyreoiditis ... 447
Schilddrüsentumoren ... 448

→ **Pflegeschwerpunkt**
Diabetes mellitus Typ 2 ... 452

Typisches Prüfungswissen
Diabetes mellitus (S. 363), Morbus Cushing (S. 403), Morbus Addison (S. 408), Hyperthyreose (S. 435), Strumaformen (S. 433)

Krankheiten der Inselzellen des Pankreas

Anatomie und Physiologie

Neben dem exokrinen Anteil der Bauchspeicheldrüse umfasst der endokrin funktionierende Parenchymanteil mit ca. 1–2 % des gesamten Gewebes etwa 1 Million **Langerhans-Inseln** mit einem Durchmesser von 0,1–0,3 mm. In den Langerhans-Inseln, die über das gesamte Pankreas verteilt sind, lassen sich histologisch A-, B- und D-Zellen unterscheiden. Es werden in den A-Zellen Glukagon, in den B-Zellen Insulin, in den D-Zellen Somatostatin und pankreatisches Polypeptid (PP) gebildet.

Normalerweise sind beim Erwachsenen ca. 150–250 IE (= Internationale Einheiten) **Insulin** in den B-Zellen gespeichert. Der venöse Abstrom und somit auch der Pankreashormone erfolgt direkt in das Pfortadersystem der Leber. Das Insulin wird innerhalb der B-Zelle zunächst in einer größeren Vorstufe, dem Proinsulin (Abb. 10.**1**), gebildet. Diese Vorstufensubstanz besteht aus der A- und der B-Kette des Insulins, die zusätzlich durch eine Peptidbrücke (C-Peptid, „connecting peptide") verbunden ist und nur geringfügig biologisch aktiv ist (S. 368). Vor der Ausschleusung aus der B-Zelle wird das C-Peptid abgespalten, und es entsteht das biologisch aktive Insulin. Neben dem Insulin kommen auch in geringem Anteil Proinsulin und C-Peptid im Blut vor.

Die Langerhans-Inseln sind benannt nach dem Pathologen Paul Langerhans, geb. 1847 in Berlin. Langerhans war 22 Jahre alt und Doktorand bei Rudolf Virchow, als er die Inselzellen entdeckte. Er entdeckte auch die nach ihm benannten Langerhans-Zellen der Haut, die erst viele Jahre nach seinem Tod als Teil des Immunsystems identifiziert werden konnten. Die damals noch nicht heilbare Tuberkulose zwang ihn, seine medizinische Karriere abzubrechen und auf die Insel Madeira überzusiedeln, wo er 1888 starb.

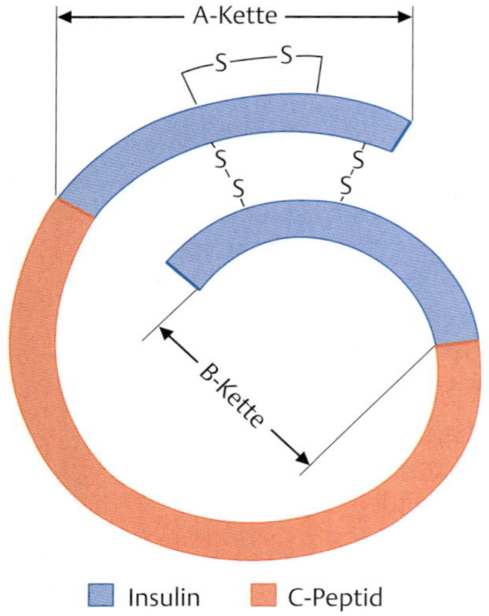

Abb. 10.**1** Das Molekül besteht aus Insulin (A- und B-Kette) und C-Peptid

Der Insulinbedarf eines Erwachsenen beträgt ca. 40 IE. Insulin ist im nüchternen Zustand (basale Insulinsekretion zur Aufrechterhaltung des Ruhestoffwechsels) in einer Konzentration von etwa 10 µE (= 0,4 ng) und nach einer Mahlzeit bis zu 75 µE (= 3 ng)/ml Serum (zur Verwertung von Glukose, Aminosäuren etc.) nachweisbar. Insulin wird überwiegend in der Leber, aber auch in der Niere abgebaut.

Insulin ist *das* zentrale Regulationshormon für den gesamten Intermediärstoffwechsel und reguliert die Speicherung und Verwertung von Kohlenhydraten, Fetten und Proteinen. Somit erstreckt sich der aktive Wirkungsbereich des Insulins auf die drei Zielgewebe Leber, Fettgewebe und Skelettmuskeln (Abb. 10.**2**).

Insulin bewirkt im Blut folgende Veränderungen:
- **Senkung der Glukosekonzentration,** indem im Fettgewebe und in der Muskulatur vermehrt Glukose aufgenommen und umgesetzt wird und in der Leber eine verminderte Glukoneogenese stattfindet;
- **Senkung der Fettsäurekonzentration,** indem aus dem Fettgewebe vermindert Fettsäuren freigesetzt (Antilipolysewirkung) und verstärkt in die Muskulatur aufgenommen werden;
- geringgradige **Senkung der Aminosäurenkonzentration,** indem in der Muskulatur eine erhöhte Aufnahme von Aminosäuren und in der Leber ein verminderter Verbrauch von Aminosäuren für die Glukoneogenese stattfindet.

Wesentliche Zielorgane des Glukagons sind Leber und Fettgewebe (Abb. 10.**2**). Glukagon bewirkt durch Stimulation von Glykogenabbau und Glukoneogenese in der Leber sowie durch Hemmung der Glykogensynthese einen Anstieg des Blutzuckers. Im Fettgewebe wird die Lipolyse durch Glukagon gesteigert. Der physiologische Wirkungsbereich von Somatostatin und pankreatischem Polypeptid ist bislang nur ungenügend abgeklärt. Die Regulation der Insulinsekretion erfolgt im Wesentlichen durch die Glukosekonzentration des Blutes. Eine Stimulierung der Insulinproduktion bewirken des Weiteren Aminosäuren sowie gastrointestinale Hormone (z. B. gastrointestinales Polypeptid = GIP) und z. B. Glukokortikoide, Glukagon und Wachstumshormon.

Diabetes mellitus

Definition: Der Diabetes mellitus bezeichnet eine Gruppe metabolischer Störungen, die durch einen chronisch erhöhten Blutzucker (Hyperglykämie) charakterisiert und das Resultat einer defekten Insulinproduktion/Insulinsekretion und/oder Insulinwirkung ist.

Die Folgen der chronischen Hyperglykämie sind Langzeitschäden, Funktionsstörungen sowie Funktionsausfälle an verschiedensten Organen, insbesondere an Augen, Nieren, Nerven, Herz und Blutgefäßen.

Bei ca. 7 % der Bevölkerung der BRD besteht ein manifester Diabetes mellitus; davon Typ-1-Diabetes ca. 5 %, Typ-2-Diabetes ca. 95 %. Frauen erkranken häufiger als Männer.

- **Ätiologische Klassifikation des Diabetes mellitus** (nach Amerikanische Diabetes Gesellschaft und WHO 1997)
- **Typ-1-Diabetes** (Zerstörung der Betazellen, assoziiert mit absolutem Insulinmangel)
  - A) vermittelt durch einen Autoimmunprozess
  - B) idiopathisch
- **Typ-2-Diabetes** (Insulinresistenz mit relativem Insulinmangel und/oder Sekretionsdefekt mit Insulinresistenz)
  - A) ohne Adipositas
  - B) mit Adipositas

Insulin			
Stoffwechsel	Leber	Fettzelle	Muskel
Kohlenhydrate	Glykogensynthese ↑ Glukoneogenese ↓	Glukosetransport ↑ Glyzerinsynthese ↑ Triglyzeride ↑	Glukosetransport ↑ Glykogensynthese ↑
Fett	Lipogenese ↑	Fettsäuresynthese ↑ Lipolyse ↓	Fettsäureaufnahme ↑
Protein	Proteolyse ↓		Aminosäureaufnahme ↑ Proteinsynthese ↑

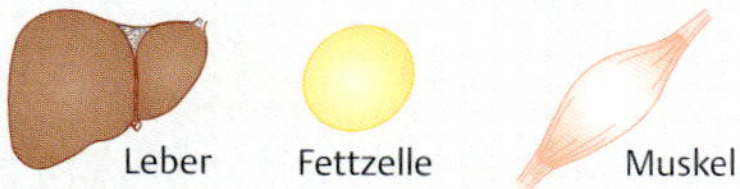

Abb. 10.**2** Zielorgane und Wirkung

- **Andere Diabetesformen**
  - A) genetische Defekte der Betazellfunktion (MODY 1–3 = maturity onset diabetes of the young)
  - B) genetische Defekte der Insulinwirkung
  - C) Erkrankungen des exokrinen Pankreas (Z.n. Pankreatitis, Neoplasie, z.n. Trauma/ Pankreatektomie, Hämochromatose, u.a.)
  - D) Endokrinopathien (Akromegalie, Cushing-Syndrom, Phäochromozytom, Hyperthyreose, u.a.).
  - E) Medikamenten-Chemikalien-induziert (Glukokortikoide, Schilddrüsenhormone, Betasympathomimetika, Thiacide, Alphainterferon, u.a.)
  - F) Infektionskrankheiten (kongenitaler Rötelninfekt, Zytomegalievirusinfekt, u.a.)
  - G) Seltene Formen des autoimmunvermittelten Diabetes (Insulinrezeptor-AK, u.a.).
  - H) Andere genetische Syndrome mit Assoziation zum Diabetes (Down-Syndrom, Klinefelter-Syndrom, Turner-Sndrom, Porphyrie u.a. S. 417 f)
- **Gestationsdiabetes**
- **Gestörte Glukosetoleranz**

> „Diabetes" kommt aus dem Griechischen und bedeutet so viel wie „hindurchgehen lassen", eine Bezeichnung, die sich auf das vermehrte Wasserlassen bezieht. „Mellitus" ist ein lateinisches Wort und heißt übersetzt „mit Honig versüßt".

Klassifikation

Die in der oben dargestellten Übersicht angegebene Klassifizierung des Diabetes mellitus beruht auf dem aktuellen Erkenntnisstand zur Ätiologie der unterschiedlichen Diabetesformen und wurde von der ADA (American Diabetes Assoziation) und der WHO 1997 erarbeitet.
Die bisherigen irreführenden Bezeichnungen für Typ-1-Diabetes wie insulinabhängiger Diabetes mellitus, „insulin dependend diabetes mellitus" = IDDM, juveniler Diabetes mellitus oder für Typ-2-Diabetes wie nichtinsulinabhängiger Diabetes mellitus „non insulin dependend diabetes mellitus" = NIDDM oder Altersdiabetes sollten nicht mehr verwendet werden.

Typ-1-Diabetes

Der Typ-1-Diabetes ist durch einen nahezu kompletten Insulinmangel charakterisiert.

Ca. 0,3 % der Bevölkerung (ca. 300 000 Diabetiker) in der BRD ist davon betroffen. Höchste Neuerkrankungsrate im Alter von 15–19 Jahren.

Ursache

Der Autoimmunprozess führt zu einer zunehmenden Zerstörung der Insulin-produzierenden B-Zellen mit dem Resultat eines nahezu absoluten Insulinmangels. Weiter wichtige Befunde sind:

- genetische Prädisposition (HLA-Merkmale, DR3 und/oder DR4);
- Antikörper gegen Inselzellen (ICA); Insulitis: Lymphozyten und Monozyten/Makrophagen infiltrieren die Langerhans-Inseln; bei genetischer Disposition begünstigen exogene Faktoren, z. B. pankreotoxische Viren (Coxsackie-B_4-Viren, Mumps, Mononukleose, Röteln) und Rinderalbumin in der Kuhmilch den Krankheitsprozess;
- Nachweis von Inselzellen-Antikörpern (ICA), Insulin-Autoantikörpern (IAA; z.T. bereits Jahre vor der klinischen Diabetesmanifestation im Serum nachweisbar; weitere Antikörper ebenfalls nachweisbar, z.B. gegen Glutamatdecarboxylase und Tyrosinphosphatase IA-2);
- Assoziation mit anderen Autoimmunerkrankungen in ca. 14 % (Hashimoto-Thyreoiditis, M. Basedow, M. Addison, atrophische Gastritis, Vitiligo u.a.).

Der klinischen Manifestation geht in der Regel eine Monate bis mehrere Jahre dauernde prädiabetische Phase voraus, in der die Patienten klinisch unauffällig sind. Die Manifestation erfolgt oft durch inkurrente Erkrankungen (z.B. Infekt oder Trauma), bei denen der Insulinbedarf erhöht ist (Tab. 10.**1**).
Aufgrund der Insulinmangelsituation lassen sich zahlreiche **Leitsymptome** und **Befunde** zwanglos erklären:

- verminderte Glukoseaufnahme und Verwertung in Fettgewebe und Muskulatur bei gleichzeitiger Steigerung der Glukoneogenese in der Leber: Hyperglykämie, Glukosurie, Polyurie (osmotische Diurese), vermehrter Durst, Exsikkose;
- gesteigerte Lipolyse, vermehrt Bildung von Ketosäuren aus Fettsäuren in der Leber wie Acetoacetat, β-Hydroxybutyrat, Azeton: Azetongeruch in der Atemluft (nur bei Ketoazidose);
- Speicherung von vermehrt anfallenden Fettsäuren in der Leber als Fett sowie Einbau in Lipoproteine niedriger Dichte: Fettleber, Hyperlipoproteinämie;

Krankheiten der Inselzellen des Pankreas 365

Tabelle 10.1 Wichtige Hinweise und Befunde bei Diabetes mellitus Typ 1 und Typ 2

Diabetestyp	Typ 1	Typ 2
Vorwiegendes Manifestationsalter	15.–30. Lebensjahr	> 40. Lebensjahr
Manifestationsdauer	oft akuter bis subakuter Beginn	häufig lang
Körperbau	asthenisch	asthenisch, pyknisch
B-Zellen	< 10 % vermindert	nur mäßig vermindert
Insulin im Blut	gering bis fehlend	oft normal
Immunphänomene	+	-
Ketoseneigung	ausgeprägt	gering
Akutkomplikationen	Ketoazidose	hyperosmolare Entgleisung
Insulinempfindlichkeit	empfindlich	vermindert bis resistent
Ansprechbarkeit auf Sulfonylharnstoffe	fehlt	meist gut
Glukosestoffwechsel	labil	stabil

- gesteigerte Proteolyse in der Muskulatur sowie vermehrte Verwertung von Aminosäuren zur Glukoneogenese in der Leber: Kalorienverlust durch nicht verwertete Glukose im Urin → Gewichtsverlust.

 Zu warnen ist vor einer Pseudoperitonitis bei Diabetes: hier kann es gelegentlich zu Fehldiagnosen mit anschließendem operativen abdominellen Eingriff kommen!

Das Diabetesrisiko bei Verwandten von Typ-1-Diabetikern beträgt bei Geschwistern von Diabetikern 5–10 %, bei Kindern mit einem diabetischen Elternteil 2–5 % und bei eineiigen Zwillingen 30–50 %.

Symptome

Typische Symptome und Befunde bei manifestem Typ-1-Diabetes, dessen Entwicklung in der Regel rasch verläuft, sind:

- Polydipsie (bei 85 %),
- Polyurie (bei 73 %),
- Müdigkeit,
- Abgeschlagenheit und Leistungsminderung (bei 80 %),
- Gewichtsabnahme trotz Heißhunger,
- Infektanfälligkeit. Gerade bei Kindern sind Harnwegsinfekte und Pyelonephritiden häufig!
- Muskelkrämpfe, Übelkeit, Erbrechen, abdominelle Schmerzen bis hin zum akuten Abdomen (bei Ketoazidose).

- Hauterscheinungen, einhergehend mit Pruritus genitalis (Pruritus vulvae, Balanitis), bakterielle und Pilzinfektionen (Candidamykose), Rubeosis diabeticorum (charakteristisches gesundes, „frisches" Aussehen [Abb. 10.3a]), Necrobiosis lipoidica (herdförmige Veränderungen an den Prädilektionsorten der Unterschenkelstreckseite, [Abb. 10.3b] wahrscheinlich ein autoimmunologischer Prozess).

Typ-2-Diabetes mellitus

Die chronische Hyperglykämie bei Typ-2-Diabetes beruht auf einer Insulinresistenz, kombiniert mit einer Insulinsekretionsstörung. Gleichzeitig finden sich häufig abdominelle Adipositas, essentielle Hypertonie, Dyslipoproteinämie und Hyperkoagulabilität.
Die Prävalenz beträgt ca. 7 % der Bevölkerung der BRD mit einem Gipfel von ca. 22 % bei den 70- bis 75-jährigen (ca. 4,7 Millionen Bundesbürger). Bei mehr als 90 % aller Typ-2-Diabetiker besteht eine Adipositas.

Hauterscheinungen bei Typ-1-Diabetes

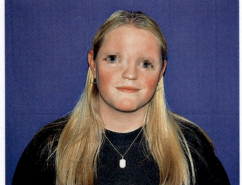

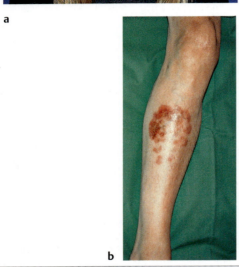

Abb. 10.3 a 18-jährige Patientin: „gesundes" Aussehen, typische Rubeosis diabeticorum. b Necrobiosis lipoidica bei einer 38-jährigen Patientin. Es bestehen charakteristische herdförmige Veränderungen der Haut am Unterschenkel (Prädilektionsort).

Pathophysiologie

Das Diabetesrisiko bei Verwandten von Typ-2-Diabetikern beträgt bei Geschwistern von Diabetikern 25–40 %, bei Kindern von einem diabetischen Elternteil 25–50 % und bei eineiigen Zwillingen 90–100 %. Die genetische Belastung bei Typ-2-Diabetes ist somit erheblich ausgeprägter als bei Typ-1-Diabetes.
Wesentlich für die Manifestation des Typ-2-Diabetes sind neben der genetischen Veranlagung die regelmäßige Fehl- und Überernährung gepaart mit Bewegungsmangel. Die Folgen sind

- eine eingeschränkte Insulinwirkung am Zielgewebe dieses Hormons (Insulinresistenz = abnehmende Insulinempfindlichkeit) sowie
- eine Störung der Insulinsekretion.

Über einen überschießenden Insulinbedarf zur Senkung des Blutzuckers, einer anhaltend erhöhten Insulinsekretion (Hyperinsulinämie) kommt es schließlich zum „Ausbrennen" der B-Zellen mit Verminderung der Insulinproduktion, so dass der Typ-2-Diabetiker insulinpflichtig wird.

> Den wesentlichen Manifestationsfaktor für den Typ-2-Diabetes stellt die Überernährung, einhergehend mit Übergewicht, dar. Bei Gewichtsnormalisierung ist die Insulinresistenz zum Teil reversibel. Die Insulinspiegel sinken ab.

Vereinfachte **pathogenetische Sequenz** des Typ-2-Diabetes:

- → Vererbung des Genoms für Hyperinsulinaemie
- → Über- und Fehlernährung führen zu Adipositas; körperliche Inaktivität (Bewegungsmangel)
- → zunehmende Insulinresistenz mit erhöhten Insulinspiegeln bei Plasmaglukose im Normbereich
- → progrediente Insulinresistenz, Hyperinsulinämie, jetzt verminderte (pathologische) Glukosetoleranz
- → zunehmend erhöhter Insulinbedarf zur Senkung des Blutzuckers
- → Diabetes mellitus Typ 2, erhöhte Blutzuckerwerte
- → fortbestehende erhöhte Insulinsekretion
- → „Ausbrennen" der B-Zellen mit verminderter Insulinsekretion
- → insulinpflichtiger Typ-2-Diabetes mellitus mit absolutem Insulinmangel.

Symptome

Die **Erstsymptome** sind milder als beim Typ-1-Diabetes; die Manifestation ist oft schleichend, die Patienten sind symptomfrei. Oft wird der Typ-2-Diabetes als Zufallsdiagnose im Rahmen einer Routineblutzuckerbestimmung bemerkt. Neun von zehn Typ-2-Diabetikern sind adipös, diabetestypische Symptome wie Polyurie, Polydipsie und Gewichtsabnahme sowie Leistungsschwäche sind selten zu beobachten. Sehverschlechterung (Gang zum Augenarzt für neue Brille) findet sich bei deutlich erhöhten Blutzuckerwerten. Spätkomplikationen, Routinesonographie des Abdomens (hier: Fettleber!) sowie rezidivierende Harnwegsinfekte führen oft zu der Diagnose Typ-2-Diabetes.

MODY-Diabetes

Mody-Diabetes = maturity onset diabetes of the young. Es handelt sich um eine seltene Sonderform; 1–2 % aller Typ-2-Diabetiker sind betroffen. Autosomal dominante Vererbung, Manifestation vor dem 25. Lebensjahr. Mutation auf Chromosom 7. Klinisch besteht ein nicht insulinabhängiger Diabetes mit fehlender Ketoseneigung.

Gestationsdiabetes

▶ **Definition:** Als Gestationsdiabetes wird jede Form des Diabetes oder der Glukoseintoleranz bezeichnet, die erstmals in der Schwangerschaft erkannt wird.

Vorkommen: Ca. 2–3 % aller Schwangerschaften, in 85–90 % der Fälle verschwindet der Diabetes bzw. normalisiert sich die Glukoseintoleranz nach Ende der Schwangerschaft.
Bezüglich der Risiken für Mutter und Kind und der Therapie gelten für den Gestationsdiabetes wie für die Schwangerschaft einer Typ-1-Diabetikerin dieselben Kriterien. Risiken sind:

- für die *Mutter* Präeklampsie, Harnwegsinfektionen, Hydramnion und Kaiserschnitt,
- für das *Kind* Makrosomie (Geburtsgewicht > 4500 g)/gehäufte Fehlbildungen, Zeichen der Unreife, Atemnotsyndrom, Hypoglykämie, Hyperbilirubinämie, Hypokalzämie u. a.

Diagnostik und Therapie

Der orale Glukosetoleranztest (S. 368) sichert die Diagnose. Therapeutisch wird Normoglykämie angestrebt (Diät, Insulinbehandlung). Antihypertensive Therapie (angestrebt werden RR-Werte von 120/80 mmHg): geeignete Antihypertensiva in der Schwangerschaft sind Methyldopa und selektive Betablocker. Ungeeignet sind ACE-Hemmer und Kalziumantagonisten.

Wichtig ist das Screening mit oralem Glukosetoleranztest (50 g) zwischen der 26. und 28. SSW bei jeder Schwangeren. Ergebnis: BZ 60 Minuten nach 50 g Glukose < 140 mg/dl Normalbefund; bei > 140 mg/dl besteht Verdacht auf einen Gestationsdiabetes, dann Abklärung mittels standardisiertem OGTT (S. 368).

Pathologische Glukosetoleranz

Es bestehen erhöhte Blutglukosespiegel im oralen Glukosetoleranztest (OGTT, S. 368); keine diabetischen Glukosewerte.
Die erhöhten Blutzuckerwerte im oralen Glukosetoleranztest sind Ausdruck sowohl der Insulinresistenz als auch der Insulinsekretionsstörung der B-Zellen des Pankreas. Es handelt sich möglicherweise um die Vorstufe eines Typ-2-Diabetes mellitus, da dieses sich im Verlauf von Jahren manifestieren kann. Eine Normalisierung der Glukoseintoleranz ist ebenfalls möglich.
Allgemein akzeptierte Therapieempfehlungen sind nicht vorhanden.

Metabolisches Syndrom (s. S. 126)

▶ **Definition:** Beim metabolischen Syndrom handelt es sich um eine Stoffwechselsituation vor der Manifestation eines Typ-2-Diabetes (Prä-Typ-2-Diabetes-mellitus).

Das metabolische Syndrom ist gekennzeichnet durch:

- Insulinresistenz,
- Hyperinsulinämie,
- pathologische Glukosetoleranz,
- Adipositas mit androider (stammbetonter) Fettverteilung,
- arterielle Hypertonie,
- Hyperurikämie,
- Dys- und Hyperlipoproteinämie.

In der Pathogenese des metabolischen Syndroms spielt die Hyperinsulinämie eine zentrale Rolle. Sie führt zur Verminderung der Insulinrezeptorenzahl (= Down-Regulation) und im Circulus vitiosus zur weiteren Erhöhung der Insulinspiegel bis schließlich zur Erschöpfung der B-Zelle. Darüber hinaus kommt es zur vermehrten Atherosklerose (u. a. durch vermehrte Proliferation glatter Muskelzellen der Gefäßwand).

Diagnose

Kriterien für die Diagnose eines Diabetes mellitus sind:

- Symptome des Diabetes mellitus in Kombination mit einer Plasmaglukose > 200 mg/dl (11,1 mmol/l) zu irgend einem Zeitpunkt während des Tages oder
- Nüchternplasmaglukose > 126 mg/dl (7,0 mmol/l) bzw. Nüchtern-BZ-Wert aus dem Kapillarblut > 110 mg/dl (nüchtern: keine

Kalorienzufuhr über mindestens 8 Stunden) oder
- Plasmaglukose im OGT nach 2 Stunden > 200 mg/dl (11,1 mmol/l); Durchführung nach WHO-Kriterien mit 75 g Glukose gelöst im Wasser.

Der Blutzucker wird enzymatisch mit einer Präzisionslabormethode venös oder im Kapillarblut gemessen, Teststreifen sind ungeeignet; lediglich in der Notfalldiagnostik kann der BZ-Spiegel quantitativ durch Teststreifen sowie Blutzuckermessgeräten abgeschätzt werden.

Die Messung **der Glukose im Urin** kann bei Verdacht auf Diabetes mellitus durchgeführt werden. Normalerweise findet sich im Urin keine Glukose. Bei normaler Nierenfunktion liegt die Nierenschwelle für Glukose zwischen 160 und 180 mg/dl. Erst bei höheren Werten findet sich Glukose im Urin. Fehlende Glukosurie schließt einen Diabetes mellitus nicht aus. Im Alter und z. B. bei diabetischer Nephropathie erhöht sich die Nierenschwelle für Glukose, so dass bei BZ-Werten von > 180 mg/dl im Urin keine Glukose ausgeschieden wird. Der Harnzucker wird semiquantitativ oder qualitativ mittels Teststreifen im Spontan- oder Sammelurin (12 oder 24 Std.) gemessen.

Ketonkörper im Urin werden gemessen bei ausgeprägter Blutzuckererhöhung und bei Verdacht auf Ketoazidose. Vorsicht: Teststreifen haben relativ kurze Verfallszeiten! Falsch positve Ergebnisse finden sich bei Hunger, fettreicher Kost, alkoholischer Ketoazidose sowie Fieber.

C-Peptid. C-Peptid und Insulin entstehen in äquimolaren Mengen aus Proinsulin (S. 362). Der C-Peptid-Spiegel im Blut ist somit ein Maß für die endogene Insulinproduktion. Die C-Peptid-Messung ist sinnvoll bei der

- Bestimmung der körpereigenen Insulinproduktion,
- Differenzialdiagnose von Typ-1- oder Typ-2-Diabetes mellitus,
- Insulinomdiagnostik (S. 390).

Immundiagnostik. Bei der Immundiagnostik werden folgende Parameter bestimmt:

- Zytoplasmatische Inselzellautoantikörper (ICA),
- Insulinautoantikörper (IAA),
- Antikörper gegen Glutamat-Decarboxylase (Anti-GAD) bei z. B. Typ-1-Diabetes mellitus.

Immundiagnostik wird u. a. zur Frühdiagnose und Frühintervention bei Risikopersonen für Typ-1-Diabetes mellitus durchgeführt.

Oraler Glukosetoleranztest (OGTT). Bei BZ-Werten im Grenzbereich wird zur weiterführenden Diagnostik ein oraler Glukosetoleranztest mit 75 g Glukose (für Kinder 1,75 g/kg Körpergewicht bis max. 75 g) oder einem gleichwertigen Oligosaccharidgemisch unter standardisierten Bedingungen durchgeführt:

- kohlenhydratreiche Ernährung mit mindestens 150 g Kohlenhydraten an je 3 Tagen vor dem Test;
- 8 – 12 Std. vor dem Test nüchtern bleiben, kein Rauchen, kein Kaffee, keine besondere körperliche Aktivität;
- keine akute Erkrankung vor bzw. während des Testes;
- keine Testung 3 Tage vor, während und 3 Tage nach der Menstruation;
- Absetzen von Medikamenten (Saluretika, Glukokortikoide, orale Kontrazeptiva) mindestens 3 Tage vor dem Test.

Zur Auswertung wird neben dem Nüchternblutzucker der 2-Stunden-Wert der Glukosegabe herangezogen.
Der Test ist bei eindeutig pathologischen Nüchtern-BZ-Werten kontraindiziert. In Tab. 10.2 sind die Grenzwerte für die pathologische Glukosetoleranz und den Diabetes mellitus nach den Definitionen der WHO aufgeführt.

Lipide. Da der Lipidstoffwechsel bei Diabetes mellitus beeinträchtigt ist, gehören zur Routinediagnostik und zur Überwachung die Messung der Nüchternserumwerte für Triglyzeride, Gesamt-, HDL- und LDL-Cholesterin (S. 129).

Tabelle 10.2   Grenzwerte für BZ-Werte (kapillär; in mg/dl (mmol/l) im oralen Glukosetoleranztest)

	Normal	Pathologische Glukosetoleranz	Diabetes mellitus
Nüchtern	< 100 (5,55)	< 110 (v)	> 110 (v)
2 – Stunden-Wert	< 140 (7,8)	140 – 200 (7,8 – 11,1)	> 200 (11,1)

Therapiekontrolle.

- Messung von Hämoglobin A1c (**HbA1c**): Das glykierte Hämoglobin (nicht enzymatische Glykierung = Zuckeranlagerung an Hb) in den Erythrozyten ist ein Maß für die Qualität der BZ-Einstellung (mittlerer BZ-Spiegel): „Blutzuckergedächtnis" der letzten 6–8 Wochen. Der Normwert für HbA1c ist 4–6 % des Gesamt-Hb. Ein sehr gut eingestellter Diabetes mellitus weist einen HbA1c-Wert von 6–7 % auf, ein schlecht eingestellter bis zu 12 % und darüber hinaus.
- Bestimmung von **Fruktosamin**: Die Messung umfasst verschiedene glykierte Serumproteine, im Wesentlichen das Albumin mit einer Halbwertszeit von 14 Tagen. Die Höhe des Fruktosaminspiegels gibt die Qualität der Einstellung während der letzten 14 Tage wieder. Normwerte: 2–3,7 mmol/l.

Wird für die BZ-Bestimmung kein kapilläres Vollblut verwendet, gelten folgende Korrekturen:

- Nüchtern-BZ: Venöses Vollblut entspricht kapillärem Vollblut.
- Postprandial oder nach OGTT: Venöses Vollblut liegt ca. 20 mg% unter dem kapillären Vollblut.
- Im Plasma liegen die Werte um ca. 15 mg% höher als im Vollblut.

Differenzialdiagnose

Abgrenzung gegen renale Glukosurie sowie weitere nichtdiabetische Glukosurien. Hereditäre Mellituren (Fruktosurie, Galaktosurie, Laktosurie, Pentosurie) werden durch die Verwendung spezifischer Glukosemessmethoden ausgeschlossen.

Allgemeine Therapie

Ziele der Therapie. Ziel der Diabetestherapie ist die optimale Stoffwechselkompensation (Tab. 10.**3**), so dass ein Zustand mit Beschwerdefreiheit und Leistungsfähigkeit in Beruf und Alltag erreicht wird. Die Therapie wird individuell auf den einzelnen Patienten in Abhängigkeit vom biologischen Alter, Diabetesbeschwerden, Begleitkrankheiten usw. abgestimmt. Der Behandlungserfolg hängt wesentlich von der Motivation und Kooperation sowie einer langfristigen vertrauensvollen, partnerschaftlichen Zusammenarbeit von Arzt und Patient ab. Information und konsequente Schulung des Patienten (Tab. 10.**4**) sind integraler Bestandteil der Therapie. Erst sie ermöglichen dem Patienten Einsicht und Verständnis für seine Stoffwechselstörung zu gewinnen. Der Patient wird somit in die Lage versetzt, zusammen mit Arzt und Diabetesteam eigenverantwortlich an dem angestrebten Therapieziel mitzuarbeiten. Weitere Therapieziele sind:

- Bei jungen Typ-1-Patienten ist die Normalisierung der BZ-Werte unbedingt anzustreben, um diabetische Folgeerkrankungen zu vermeiden.
- Bei älteren bzw. alten Typ-2-Patienten steht das Wohlbefinden sowie die Vermeidung von Koma, Hypoglykämie und diabetischem Fuß im Vordergrund.

Manche Patienten sind trotz intensivster Schulung bei der intensivierten Insulintherapie intellektuell oder sprachlich überfordert (z. B. Patienten mit Sprachproblem, Analphabeten, zerebrales Defizit).

Zur Erreichung der oben genannten Ziele stehen als therapeutische Maßnahmen zur Verfügung:

- angepasste Ernährung,
- regelmäßige körperliche Tätigkeit,
- Substitution des fehlenden Insulins bei Typ-1-Diabetes und ggf. bei Typ-2-Diabetes,
- medikamentöse Behandlung mit oralen Antidiabetika und/oder Insulin bei Typ-2-Diabetes,
- Prophylaxe und Behandlung diabetischer Komplikationen.

Ernährungstherapie. Grundlage jeder Diabetestherapie ist die richtige Ernährung. Grundsätzlich gilt, dass die Ernährung des Diabetikers kohlenhydratreich (Ballaststoffzufuhr von 30–40 g/Tag), fettbegrenzt sowie energiegerecht (bedarfsangepasste Energiezufuhr) sein soll. Übergewichtige Patienten sollten bis zur Erreichung eines wünschenswerten Zielgewichtes (BMI ca. 25 kg KG/m² [S. 120] bzw. maximal 10 % über dem Sollgewicht) mit einer energiereduzierten Mischkost behandelt werden.

Allein durch richtige Ernährung (Abb. 10.**4**) lassen sich ca. 30 % der Typ-2-Diabetiker optimal behandeln.

Der notwendig tägliche Kalorienbedarf wird nach Alter, Geschlecht, Größe, Gewicht und beruflicher Tätigkeit des Patienten berechnet. Die Berechnung des täglichen Kalorienbedarfs erfolgt nach Tab. 10.**5**.

Erstellen eines Ernährungsplans:

- Ernährungsanamnese,
- Kalorienmenge in 24 Stunden berechnen aufgrund Sollgewicht und körperlicher Aktivität,

Tabelle 10.3 Zielwerte der Stoffwechselstörung, sog. Euro-Normwerte. Sie sollen bei dem überwiegenden Teil der Typ-1 und Typ-2-Diabetiker erreicht werden

		Gut*	Grenzwert	Schlecht
Blutglukose	mg/dl	80–110	≤ 140	> 140
Nüchternwert	mmol/l	4,4–6,1	≤ 7,8	> 7,8
postprandial (nicht nüchtern)	ml/dl	80–144	≤ 180	> 180
	mmol/l	4,4–8,0	≤ 10,0	> 10,0
HbA1**	%	< 8,0	≤ 9,5	> 9,5
HbA1c**	%	< 6,5	≤ 7,5	> 7,5
Harnglukose	%	0	≤ 0,5	> 0,5
Gesamtcholesterin	mg/dl	< 200	< 250	> 250
	mmol/l	< 5,2	< 5,6	> 6,5
HDL-Cholesterin++	mg/dl	> 40	> 35	< 53
	mmol/l	> 1,1	0,9	< 0,9
Nüchtern-Triglyzeride	mg/dl	< 150	< 200	> 200
	mmol/l	< 1,7	< 2,2	> 2,2
Körpermassen-Index (BMI)	kg/m²	w 20–25	≤ 27	> 27
		m 19–24	≤ 26	> 26
Blutdruck	mmHg	≤ 140/90***	≤ 160/95	> 160/95

N.B. Ein zusätzliches Behandlungsziel ist die Einstellung des Rauchens.

* Dies sind Idealwerte und als solche bei bestimmten Patienten (z. B. bei älteren Patienten) u. U. schwer, unmöglich oder auch unnötig zu erreichen. Die Zielwerte sollten für jeden Patienten individuell festgelegt werden.

** Die Referenzbereiche für HbA1 und HbA1c schwanken je nach Methode erheblich. Überprüfen Sie daher Ihren eigenen Referenzbereich. Als „gut" gelten Werte von bis zu 3 Standardabweichungen über dem Mittelwert des Referenzbereichs.

*** Strengere Zielwerte (135/80 mmHg) können unter Umständen bei jüngeren Patienten mit frühzeitig auftretender Nephropathie erforderlich sein.

++ Die Zielwerte liegen für weibliche Patienten um 10 mg/dl (0,3 mmol/l) höher. Wenn HDL-Cholesterin > 60 mg/dl (1,7 mmol/l), so sollte das LDL-Cholesterin berechnet und weniger strenge Zielwerte für das Gesamt-Cholesterin festgesetzt werden, sofern das Verhältnis zwischen LDL-Cholesterin und HDL-Cholesterin < 5,0 ist. Dies ist am wahrscheinlichsten bei Patientinnen in der Postmenopause.

- Verteilen der Kalorien auf Kohlenhydrate, Fett und Eiweiß (Kohlenhydrate ca. 50 %, Fett ca. 35 %, Eiweiß ca. 15 %),
- Verteilung der Kohlenhydrate auf 6–7 Mahlzeiten,
- Erstellen des Mahlzeitenplans.

Beispiel: Bei einem Körpergewicht von 70 kg sowie einer leichten körperlichen Tätigkeit werden pro Tag 70 × 32 = 2240 kcal (9363 kJoule) benötigt (Umrechnungsfaktor: 1 kcal = 4,18 kJoule). Die somit ermittelte Gesamtkalorienmenge wird nun auf die einzelnen Grundnährstoffe verteilt, wobei der Anteil an

- Kohlenhydraten (KH) 50–55 %,
- Fett 30–35 % und
- Eiweiß 10–20 % (Tab. 10.**6**) beträgt.

Zur Angabe der Kohlenhydratmenge hat sich in Deutschland die Broteinheit oder Berechnungseinheit (BE) bzw. die Kohlenhydrateinheit (KHE/KE) als die in einer Scheibe Graubrot von ca. 25 g (entsprechend 80 g Kartoffeln, ca. 15 g rohe Teigware, ca. 100 g Äpfel) enthaltene Menge (10–12 g KH) eingebürgert (Äquivalenztabellen zum Austausch der Kohlenhydrate sind im Buchhandel oder von der pharmazeutischen Industrie erhältlich).

Krankheiten der Inselzellen des Pankreas

Tabelle 10.4 Beispiel für eine Schulung für Patienten mit Typ-2-Diabetes mit Insulin nach den Richtlinien der Deutschen Diabetes Gesellschaft DDG

Zeit	Montag	Dienstag	Mittwoch	Donnerstag	Freitag
7.45 – 8.45		Blutabnahme	Untersuchung	Frühstücksbuffet	
8.45 – 9.15	Begrüßung/ Vorstellung Quiz	Wiederholungen/ Fragen	Wiederholungen/ Fragen	Wiederholungen/ Fragen	Wiederholungen/ Fragen
9.15 – 10.15	Was ist Diabetes? Was ist Insulin?	Kohlenhydratberechnung	gesunde Ernährung	Folgeerkrankungen Kontrolluntersuchungen Gesundheitspass Diabetes	sozialmedizinische Fragen Diabetesprobleme (Alltag, Urlaub, Krankheit usw.) Diabetesliteratur
10.15 – 10.30	Pause	Pause	Pause	Pause	Pause
10.30 – 11.30	Blutzucker – Selbstkontrolle, Protokollieren der Testergebnisse	Diabetesbehandlung Insulinbehandlung/Insulinwirkprofil	Insulindosisanpassung	diabetischer Fuß und Fußpflege	Fragestunde Quiz
11.30 – 12.45	Mittagessen	BZ-Selbstkontrolle Mittagessen BE/KHE schätzen	BZ-Selbstkontrolle Mittagessen BE/KHE schätzen	BZ-Selbstkontrolle Mittagessen BE/KHE schätzen	Abschlussgespräch
12.45 – 13.45	Insulin- und Kohlenhydratwirkung	Injektionstechnik, Injektionshilfen	Bluthochdruck (=Hypertonus)	Diabetes und Bewegung/Sport	
13.45 – 14.00	Pause	Pause	Pause	Pause	
14.00 – 15.00	Unterzuckerung (=Hypoglykämie)	Überzuckerung (=Hyperglykämie)	Blutdruck-Selbstmessung	Gymnastik	

Die tägliche Nahrungsmenge sollte, wie in Tab. 10.7 dargestellt, auf 6–7 relativ kleine Mahlzeiten verteilt werden, damit stark schwankende BZ-Werte sowie Hypoglykämien durch die Nahrungszufuhr vermieden werden.

Kohlenhydrate, die schwer aufschließbar sind und somit langsam resorbiert werden (z.B. Körnerbrot, Kartoffeln, Gemüse, Hülsenfrüchte, Obst), sind zu bevorzugen; die BZ-Werte steigen langsamer und niedriger an als bei schnell resorbierbaren Kohlenhydraten.

Tabelle 10.5 Bestimmung des täglichen Kalorienbedarf in Abhängigkeit von der körperlichen Arbeit (kcal/kg KG)

Schweregrad der körperlichen Arbeit	pro kg Körpergewicht
Bei Bettruhe	20–25 kcal (84–105 kJ)
Bei leichter körperlicher Arbeit	32 kcal (134 kJ)
Bei mittelschwerer körperlicher Arbeit	37 kcal (155 kJ)
Bei schwerer körperlicher Arbeit	40 kcal (167 kJ)

Tabelle 10.6 Aufteilung der Grundnährstoffe bei 2000 kcal (8400 kJ)

	Eiweiß	Fett	Kohlenhydrate (KH)
Kalorienanteil	17	30	53
Kalorienmenge	340	600	1060
g Nährstoffe	83	64	259

1 g KH = 4,1 kcal (17,2 kJ)
1 g Fett = 9,3 kcal (38,9 kJ)
1 g Eiweiß = 4,1 kcal (17,2 kJ)

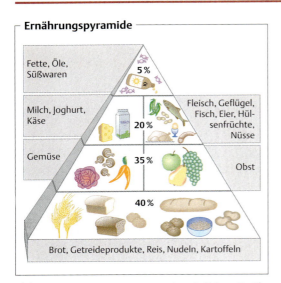

Abb. 10.4 Zusammensetzung der täglichen Ernährung aus den verschiedenen Lebensmittelgruppen bei Diabetes mellitus

Tabelle 10.7 Tageskostbeispiel für eine Ernährungsform mit 2000 kcal (8360 kJ); 83 g Eiweiß, 64 g Fett, 259 g Kohlenhydrate

Mahlzeit	Nahrungsmittelbeispiele
I. Frühstück (40 g KH)	75 g Körnerbrot 10 g Diätmargarine 25 g Diätkonfitüre 20 g magerer Belag
II. Frühstück (30 g KH)	40 g Körnermüsli 100 ml Buttermilch
Mittagessen (51 g KH)	100 g Fleisch, mager, Rohgewicht ca. 80 g, gar 200 g Gemüse 180 g Kartoffeln 7 g Kochfett 150 g Pudding, kohlenhydratvermindert
Nachmittagsmahlzeit (48 g KH)	50 g Körnerbrot 10 g Diätmargarine 25 g Diätkonfitüre 150 g Frischobst (1 Portion)
Abendessen (42 g KH)	75 g Körnerbrot 10 g Diätmargarine 40 g magerer Belag 200 g Rohkost 2 g Öl für eine Marinade
Spätmahlzeit (48 g KH)	300 g Frischobst (2 Portionen) 1 Diätfruchtdickmilch, 1,5 % Fett

Zu vermeiden ist der Verzehr von schnell resorbierbaren Kohlenhydraten wie z. B. freier Zucker und Nahrungsmittel, die reich an schnell resorbierbaren Zuckern sind (z. B. Honig, Weintrauben, Rosinen, Datteln, Feigen, Südweine, Konfitüren, Bonbons, Schokoladenerzeugnisse, Backwaren u. a.).
Als **Süßstoffe** sind z. B. Saccharin und Cyclamat (siehe Abb. 10.5) gebräuchlich und werden nicht berechnet. **Zuckeraustauschstoffe** wie z. B. Fruktose, Sorbit, Xylit oder Mannit müssen unter Umständen in die Berechnung der Kohlenhydrate einbezogen werden.

Bei der Auswahl der Nahrungsfette muss auf das im Fleisch und Wurstwaren sowie anderen Nahrungsmitteln enthaltene versteckte Fett geachtet werden; für den Brotaufstrich steht ca. 1/3

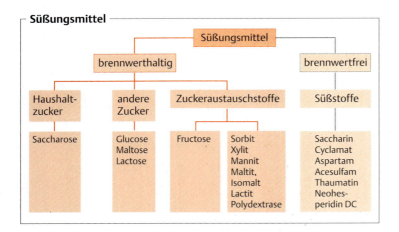

Abb. 10.5 Brennwerthaltige Süßungsmittel müssen in die Kohlenhydratberechnung mit einbezogen werden

Krankheiten der Inselzellen des Pankreas **373**

der Fettmenge zur Verfügung. Die Fette sollten reich an ein- und mehrfach ungesättigten Fettsäuren sein (Pflanzenöle, wie Oliven- und Rapsöl, Sonnenblumen-, Soja- und Distelöl, entsprechende Margarinesorten). Cholesterin: maximal 300 mg/Tag.
Eiweiß in fettarmen Sorten von Fleisch, Fisch und Käse sowie in beschränkter Menge in Milch und Eiern sollte bevorzugt werden.
Kohlenhydratreiche Alkoholika, wie. z. B. Liköre, süße Schnäpse, Südwein, Sekt und Bier sollten gemieden werden; kohlenhydratfreie oder kohlenhydratarme Alkoholika wie trockene Rot- und Weißweine (Restzucker < 9 g/l, Weinbrand, Cognac, Whisky, Gin, Rum, ungesüßte Obstbrände bzw. Grappa sind geeignet, werden jedoch in die Kalorienberechnung mit einbezogen (1 g Alkohol = 7 kcal = 29 kJ). Keine Bedenken bestehen gegen den Genuss von Gewürzen, Kaffee, Tee. So genannte diätische Lebensmittel für Diabetiker sind teuer und nicht notwendig.

 Übermäßiger Alkoholkonsum ist eine der häufigsten Ursachen für schwere Hypoglykämien.

Sport und körperliche Belastung. Sport und körperliche Aktivität sind ein wichtiger Bestandteil der Behandlung eines jeden Diabetespatienten. Durch Sport kommt es nicht nur zur Senkung des Blutzuckers und zur Vermeidung von Folgeschäden, sondern auch zu einer Steigerung der Lebensfreude und -qualität.
Wichtig ist die *regelmäßige* körperliche Betätigung. Jedwede körperliche Betätigung – auch z. B. Hausputz bzw. Garten umgraben – ist Muskelarbeit und wirkt sich auf den Stoffwechsel aus. Voraussetzung für eine sportliche Betätigung ist eine gute Stoffwechselkontrolle.
Bei Blutzuckerwerten zwischen 220–300 mg/dl oder mehr und/oder Azeton im Urin liegt ein entgleister Diabetes mellitus vor. Es sollte kein Sport getrieben, sondern zunächst der Stoffwechsel verbessert werden.
Zur Anpassung der Therapie an körperliche Belastung und Sport ist es sinnvoll, die Kohlenhydratzufuhr zu erhöhen (sog. Sport-BE) und/oder die Insulindosis zu vermindern. Pro halbe Stunde körperlicher Anstrengung mittlerer Intensität erhält der Patient eine „Sport-BE" zusätzlich. Geeignete Sportarten sind sog. dynamische Sportarten wie z.B. Laufen, Wandern, Radfahren, Ballspiele und Schwimmen.

 Sportliche Betätigung wirkt nach. Es kann zu schweren Unterzuckerungen kommen. Nach Abschluss der sportlichen Maßnahme ggf. erneut zusätzlich 1–2 BE essen.

Insulintherapie

Die physiologische Insulinsekretion des Gesunden ist gekennzeichnet durch eine kontinuierliche Basalsekretion (ca. 1 Einheit/Std., ca. 40–50 % der täglichen Insulinproduktion) und durch eine prandiale Insulinsekretion (angepasst an die Kohlenhydratmenge jeder Mahlzeit); morgens höher als mittags und abends. Die Substitutionsbehandlung mit Insulin sollte dieses physiologische Prinzip möglichst nachahmen, um den individuellen Tagesrhythmus sowie die Lebensumstände des Patienten zu berücksichtigen. Um dieses Ziel zu erreichen, werden Insuline mit unterschiedlicher Wirkdauer und unterschiedlichem Wirkprofil eingesetzt. Eine wichtige Rolle spielt außerdem die entsprechende Strategie der Insulintherapie.

 Das Insulin wurde 1920 von Frederick Banting und Charles Herbert Best entdeckt. Durch dieses Laborergebnis wurde es zum ersten Mal möglich, diese bis dahin unheilbare Krankheit durch Hormonsubstitution zu therapieren. Die Therapie mit Altinsulin aus Schweine- oder Rinderpankreas begann 1923, die erste Synthese gelang 1963. Seit 1987 kann Humaninsulin für den klinischen Einsatz gentechnisch hergestellt werden.

In der Therapie eingesetzt werden in Deutschland:

- Humaninsuline: in der Regel (bei 95 % der Patienten); biosynthetisch oder semisynthetisch aus Schweineinsulin hergestellt (Abb. 10.**6**);
- Analoginsuline: in der Struktur veränderte Insuline (Austausch oder Umbau einzelner Aminosäuren): Lispro, z. B. Lispro-Insulin (Humalog), Insulin glargin (Lantus); Einsatz zunehmend häufiger;
- tierische Insuline: von Schwein und Rind; Einsatz nur noch selten.

Insulin ist in Konzentrationen von

- U40 (40 IE/ml) für konventionelle Insulinspritzen geeignet;
- U100 (100 IE/ml) in Patronen für sog. Pens (Abb. 10.**7**), in Fertigspritzen und für Insulinpumpen im Handel.

Humaninsulin

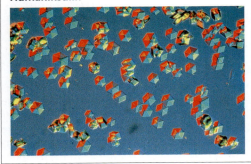

Abb. 10.**6** Kristalle von menschlichem Insulin, das mittels rekombinanter DNA gentechnisch hergestellt wird (Firma Novo-Nordisk)

> **Patienteninformation.** Erklären Sie einem Diabetiker, der Insulin-Pens benutzt, dass er für den Fall eines Pen-Defektes stets Einmalspritzen und U 100 zu Hause vorrätig haben sollte.

In Tab. 10.**8** sind die Wirkungseigenschaften einiger verschiedener Insulinpräparate dargestellt. Grundsätzlich wird unterschieden zwischen Normal-(Alt-)Insulin, Verzögerungsinsulin (Verzögerung der Wirkung durch Zusatz von Depotsubstanz wie z. B. Protamin, Zink, Surfen) sowie Kombinationsinsulinen (stabile Mischung aus Normal- und Verzögerungsinsulin).

Indikationen für die Behandlung mit Insulin sind:

- Typ-1-Diabetes,
- Typ-2-Diabetes, Sekundärversager bei einer Behandlung mit oralen Antidiabetika,
- Akutsituationen (diabetische Ketoazidose, Coma diabeticum),
- Schwangerschaft, sofern Diät alleine nicht ausreicht,
- Unverträglichkeit, Nebenwirkungen bzw. Kontraindikationen für orale Antidiabetika.

Geeignete Körperstellen zur Injektion von Insulin (auch zum Selberspritzen) sind die Oberschenkel vorn sowie der Bauch um den Nabel herum (Abb. 10.**8**). Die Spritzfelder müssen bei regelmäßigem Spritzen von Insulin stets gewechselt werden, um das Gewebe zu schonen, damit eine gleichmäßige Resorption und dann ein normaler Wirkungsablauf des Insulins gewährleistet ist.
Es werden verschiedene Insulintherapieformen unterschieden:

- konventionelle Insulintherapie (häufig bei Typ-2-Diabetes eingesetzt),
- intensivierte konventionelle Insulintherapie (ICT, Therapie der Wahl bei Typ-1-Diabetes),
- subkutane Insulininfusion (Insulinpumpe; bei Typ-1-Diabetes).
- Bolus-Therapie bei jüngeren Typ-2-Patienten (nur zum Essen Normalinsulinspritzen).

Insulin-Pens

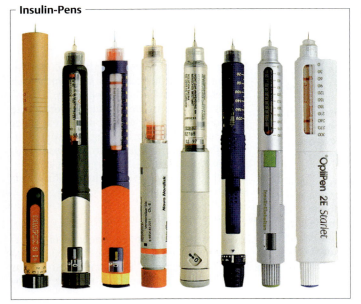

Abb. 10.**7** Insulin-Pens verschiedener Hersteller

Krankheiten der Inselzellen des Pankreas

 Sicherheit. Beachten Sie bei der Lagerung und Handhabung von Insulin die folgenden Hinweise:

- Insulin muss bei +2 – 8 °C im Kühlschrank aufbewahrt werden. Beim Patienten zu Hause bietet sich das Gemüsefach für diesen Temperaturbereich an.
- Verwenden Sie niemals zuvor eingefrorenes Insulin, weil der Wirkungsablauf dadurch verändert sein kann.
- Informieren Sie den Patienten darüber, dass er bei Flugreisen das Insulin im Handgepäck bei sich trägt; der Frachtraum könnte zu kalt sein. Bei heißen Außentemperaturen sollte er das Insulin in einem Thermosbehälter mit sich führen.
- Die im Gebrauch befindliche Insulinflasche können Sie bis zu drei Wochen bei Raumtemperatur lagern. Versehen Sie daher jede neu angebrochene Flasche mit dem Tagesdatum.
- Die maximale Lagerdauer von Insulin beträgt zwei Jahre. Beachten Sie stets das Verfalldatum des Insulins.
- Trübe Insuline müssen vor dem Aufziehen zwischen den Händen „gerollt" werden, damit sich die Suspension gleichmäßig verteilt.
- Im Gegensatz zu anderen s.c. Injektionen ist bei der Insulininjektion die Hautdesinfektion – zumindest außerhalb des Krankenhauses – verzichtbar, da alle Insuline bakteriostatisch bzw. antimikrobiell wirksame Konservierungsstoffe enthalten.
- Durch das Reiben der Injektionsstelle entsteht Wärme. Dadurch tritt die Wirkung des Insulins schneller ein. Der gleiche Effekt ist auch beim Sonnenbaden, in der Sauna oder bei Anwendung einer Wärmflasche zu erwarten.

- Die Insulinempfindlichkeit ist tageszeitabhängig: Frühmorgens ist der Insulinbedarf am höchsten.
- Applikationsort und Verzögerungstyp bestimmen die Resorption: Die Resorptionsgeschwindigkeit von Insulin ist in der Bauchregion schneller als im Oberschenkel.

 Insulin sollte zur gleichen Tageszeit immer in die gleiche Körperregion injiziert werden!

- Spritz-Ess-Abstand einhalten (vgl. Tab. 10.**8**).
- Suspensionsinsuline müssen vor der Anwendung vermischt werden: Flaschen rollen, Insulinpens und Insulinfertigspritzen kippen (mind. 10 ×).

Der durchschnittliche Insulinbedarf (erwachsener Diabetiker ohne Restinsulinsekretion) beträgt ca. 40 – 50 Einheiten/Tag, bzw. 0,6 – 0,8 IE/kg. Die entspricht etwa der täglichen Insulinproduktion eines Gesunden.
Es gelten folgende Anhaltspunkte für die individuelle Stoffwechseleinstellung: Eine Einheit Normalinsulin s.c. bewirkt eine BZ-Senkung um 30 – 40 mg% bei BZ < 200. Bei BZ > 300 mg% kommt es nur noch zu einer BZ-Senkung um 30 mg% durch eine Einheit Normalinsulin s.c. Eine BE (bzw. KHE) erhöht den BZ um ca. 45 mg/dl (2,5 mmol/l).

Dawn-Phänomen: Es besteht ein erhöhter Nüchtern-BZ-Spiegel, der von ca. 4 Uhr bis 8 Uhr morgens angestiegen ist. Die abendliche Dosis des Verzögerungsinsulins muss erhöht oder später

Wichtige Gesichtspunkte, die die Therapieform beeinflussen, sind Diabetestyp, Motivation und Kooperationsfähigkeit des Patienten, Schwangerschaft und individuelle Therapieziele.
Einige Regeln zur Insulinbehandlung sind von besonderer praktischer Bedeutung:

- Bei labilem Stoffwechsel häufiger Insulin (Normalinsulin) einsetzen: schnellere Dosisanpassung, bessere Steuerbarkeit des Stoffwechsels.
- Körperliche Aktivität steigert die Insulinempfindlichkeit (S. 365, 371).
- Die Dauer der Insulinwirkung ist dosisabhängig: Normalinsulin in hoher Dosierung, längere Wirkungsdauer; niedrig dosiertes Verzögerungsinsulin wirkt weniger lange.

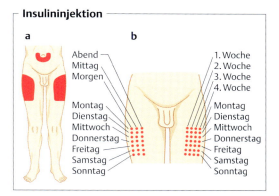

Abb. 10.**8 a** Bevorzugte Injektionsstellen. **b** Zwei Beispiele für das „Spritzen nach Plan" am Oberschenkel: Verteilung der Injektionsstellen bei der Einspritzung pro Tag (Bein rechts im Bild) und bei mehreren Einspritzungen pro Tag (links)

Tabelle 10.8 Verschiedene Insulinpräparate und ihre Wirkungseigenschaften

Insulinart	Handelsname, Präparat	Applikation	Initial-wirkung (h)	Wirkungs-maximum (h)	klinische Wirkungs-dauer (h)	Indikation
Normal- (Alt-)Insulin	Insuman Rapid (Aventis)	s.c.	1/4–1/2	1 1/2–2	4–6	Ersteinstellung ICT Stoffwechsel-entgleisung perioperativ Insulinpumpe
	Insulin Actrapid HM (Novo-Nordisk), Humaninsulin Normal (Lilly)	s.c., i.v.	1/4	1/2	1	
Humaninsulin-Analogon	Humalog (Lilly)	s.c.	sofort bis 1/4	1	2–3	ICT Spritz-Ess-Ab-stand verkürzt, kann evtl. ganz ausfallen, erst nach der Mahlzeit
Verzögerungs-insuline Intermediär-insuline	Insuman Basal (Aventis) Insulin-Protaphan HM (Novo-Nordisk) Humaninsulin Basal (Lilly)	s.c.	1/2–1	4–6	10–12	ICT (Basalbedarf) konventionelle Insulintherapie Kombinations-therapie mit Insulin/Sulfonyl-harnstoffe
Langzeit-insuline	Insulin-ultratard HM40 (Lilly) Lantus Insulin glargin (Aventis)	s.c.	1–4	7–24	10–12	ICT (Basalbedarf) Achtung: schlecht ein-stellbar
Kombinations-insulin (Mischinsulin: Mischung aus Normal- und NPH-Insulin mit variablem Anteil)	Insuman-Comb 25 (25% Normal-insulin) Insuman-Comb 15 (15% Normal-insulin) Insuman-Comb 50 (50% Normal-insulin (Aventis) Insulin-Actraphane HM (Novo Nordisk) 10/90, 20/80, 30/70, 40/60, 50/50, jeweils 10, 20, 30, 40, 50 % Normalinsulin	s.c.	1/4–1	2–12	10–12	konventionelle Insulintherapie bei Typ-1- und Typ-2-Diabetes Kombinations-therapie Insulin/Sulfonyl-harnstoff

Krankheiten der Inselzellen des Pankreas **377**

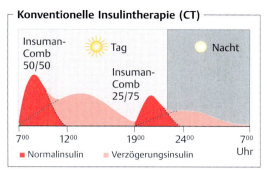

Abb. 10.**9** Therapiekonzept bei Typ-2-Patienten: teilweise flexible Nahrungszufuhr, morgens z. B. Insuman-Comb 50 (50 % Normalinsulin) und abends Insuman-Comb 25 (25 % Normalinsulin)

gegeben werden bzw. die abendlichen Essgewohnheiten können verändert werden.

Somogyi-Phänomen: Durch nächtliche Unterzuckerung deutlich erhöhter BZ-Spiegel am Morgen. Seltenes Phänomen. Nächtliche BZ-Messungen sind wichtig.

Konventionelle Insulintherapie (CT). Bei Typ-1-Diabetikern mit stabilem Stoffwechsel oder bei Typ-2-Diabetikern nach Sekundärversagen einer Sulfonylharnstofftherapie werden Verzögerungsinsuline bzw. Kombinationsinsuline (stabile Mischung von Normal- und NPH-Verzögerungsinsulin) eingesetzt. Insulin wird vor dem Frühstück und vor dem Abendessen injiziert (Abb. 10.**9**). $2/3$ bzw. $3/5$ der Insulintagesdosis werden morgens und $1/3$ bzw. $2/5$ abends injiziert. Bei älteren Typ-2-Patienten wird gelegentlich einmal pro Tag (morgens) Insulin injiziert.

Für den Patienten bedeutet die konventionelle Insulintherapie in der praktischen Anwendung:

- starres Ernährungsschema: Mahlzeiten zur gleichen Tageszeit in der gleichen Menge;
- Tagesrhythmus muss an die Insulinwirkung angepasst werden: Sport oder eine Veränderung des Tag-Nacht-Rhythmus sind kaum möglich;
- durch anhaltende hohe Insulinspiegel oft Gewichtszunahme; atherogene, vielleicht sogar hypertensive Wirkung des Insulins.

Der Wert einer Kombinationstherapie von Insulin mit Sulfonylharnstoff ist nicht allgemein anerkannt.

Intensivierte konventionelle Insulintherapie (ICT). Die intensivierte Insulintherapie kommt der physiologischen Insulinsekretion (basale und mahl-

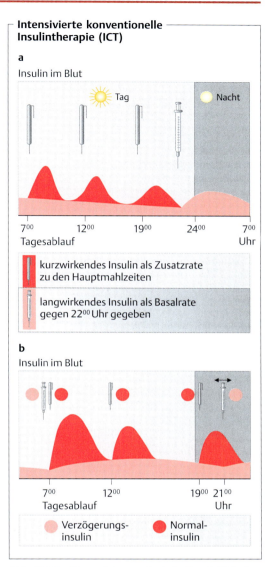

Abb. 10.**10** Therapiekonzept bei Typ-1-Diabetes. Basal-Bolus-Konzept der ICT; es besteht flexible Nahrungszufuhr

zeitenabhängige [prandiale] Abgabe von Insulin) am nächsten. Die natürliche Basissekretion wird substituiert mit der ein- bzw. zweimaligen Injektion eines NPH-Insulins (s. Abb. 10.**10a** u. **b**). Zu den Mahlzeiten wird Normalinsulin bzw. Humalog injiziert.

Der Patient passt auf der Grundlage einer BZ-Selbstkontrolle eigenständig die Insulindosis der Nahrungsaufnahme bzw. dem Tagesrhythmus an. Diese Form der Therapie ist beim Typ-I-Dia-

Tabelle 10.9 Mittlerer täglicher Insulinbedarf

Basal	Zu den Mahlzeiten
50 % der Tagesdosis ca 1 IE/h ca. 0,35 × kg KG/24h	Insulinbedarf pro BE/KHE morgens ca. 1,5 bis 2,5 IE mittags ca. 1,0 IE abends ca. 1,0 bis 1,5 IE

betiker immer anzustreben. Bei guter Compliance (Mitarbeit des Patienten) ist eine nahezu normoglykämische Stoffwechseleinstellung möglich. In Tab. 10.9 sind die Richtwerte für den basalen und prandialen Insulinbedarf wiedergegeben.
Wichtig bei der ICT sind regelmäßige BZ-Selbstkontrollen (bis zu sieben Mal am Tag), gründliche Schulungen und Fortbildung, damit u. a. eigenständige Therapieanpassungen durchgeführt werden. Leichte Hypoglykämien sind auch bei guter Einstellung möglich.

Therapie mit Insulinpumpe. Eine Alternative zur ICT ist die kontinuierliche subkutane Insulininfusion mit tragbaren (selten implantierten) Insulinpumpen (Abb. 10.11). Die Pumpe injiziert über einen dünnen Kunststoffkatheter Normalinsulin s.c. Über einen programmierbaren Computer erfolgt die Steuerung der kontinuierlichen Basalrate sowie die diskontinuierliche Insulininfusion in Abhängigkeit von mahlzeitbedingtem BZ-Anstieg. Für Insulinpumpen werden U100-Insuline verwendet.

Die Behandlung mit einer Insulinpumpe stellt sowohl an Arzt und Diabetesteam wie auch an den Patienten hohe Anforderungen. Intensive Schulung ist notwendig.

Komplikationen der Insulintherapie: Die gefährlichste und häufigste Komplikation ist die Hypoglykämie, die bis zum hypoglykämischen Schock führen kann (S. 383). Seltene Komplikationen sind: allergische Erscheinungen (sehr selten bei Humaninsulin), Lipodystrophie (Lipoatrophie, Lipohypertrophie), vereinzelte, meist vorübergehende Ödeme und vorübergehende Sehstörungen.

Therapie des Typ-2-Diabetes mellitus

In der Therapie des Typ-2-Diabetes stehen zunächst Ernährungsumstellung und körperliche Bewegung im Vordergrund. Der in der Regel übergewichtige Patient sollte zur Gewichtsabnahme motiviert werden. Ist trotz guter Motivation kein Therapieerfolg zu verzeichnen, werden orale Antidiabetika (z. B. Acarbose oder Metformin) verordnet. Eine evtl. bestehende Hyperinsulinämie wird durch diese Medikamente nicht verstärkt.
Bei Verschlechterung der Stoffwechsellage, die in der Regel mit einem relativen endogenen Insulindefizit einhergeht, werden orale Antidiabetika vom Sulfonylharnstofftyp (Tab. 10.10) eingesetzt. Bei komplettem endogenen Insulindefizit wird eine Insulinsubstitutionstherapie durchgeführt (S. 376, 377). Abb. 10.12 zeigt die Stufentherapie des Typ-2-Diabetes.
In Tab. 10.11 sind neben der Wirkungsweise auch die Indikation und wichtigsten Nebenwirkungen der oralen Antidiabetika angegeben. Medikamente wie z. B. Salizylate, Antirheumatika, β-Re-

Tabelle 10.10 Orale Antidiabetika nach Wirkstoffgruppen aufgelistet

Trivialname	Handelsname	Dosis/Tag
Sulfonylharnstoff-(SH-)Derivate		
1. Generation		
Tolbutamid	z. B. Rastinon	500 – 1500 mg
2. Generation		
Gliquidon	Glurenorm	15 – 120 mg
Glibornurid	Glutril	12,5 – 75 mg
Glisoxepid	Pro-Diaban	2 – 16 mg
Glibenclamid	z. B. Euglucon	1,5 – 15 mg
3. Generation		
Glimepirid	Amaryl	1 – 6 mg
Biguanide		
Metformin	z. B. Glucophage	500 – 1700 mg
Glukoseresorptionsverzögerer		
Acarbose	z. B. Glucobay	25 – 300 mg
Guar	z. B. Glucotard	5000 – 15 000 mg

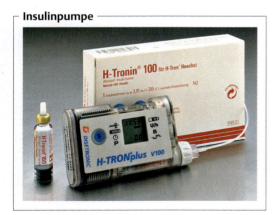

Abb. 10.11 z.B. Pumpe der Firma Aventis

Krankheiten der Inselzellen des Pankreas **379**

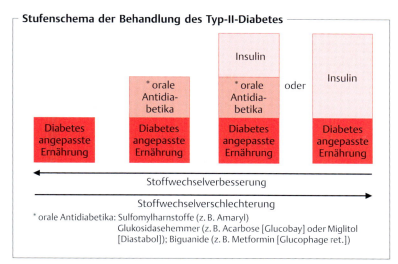

Abb. 10.12 Bei Gewichtsabnahme und Stoffwechselverbesserung kann z. B. auf orale Antidiabetika verzichtet werden, während bei Stoffwechselverschlechterung zusätzlich zu oralen Antidiabetika Insulin injiziert wird. Basis jedweder Therapie ist immer diabetesgerechte Ernährung

zeptoren-Blocker, ACE-Hemmer und Sulfonamide, aber auch Alkohol können die blutzuckersenkende Wirkung von SH-Derivaten verstärken und damit das Hypoglykämierisiko erhöhen. Orale Kontrazeptiva, Glukokortikoide, Saluretika, Schilddrüsenhormone sowie einige Antidepressiva können die blutzuckersenkende Wirkung abschwächen.
Kontraindikationen der Sulfonylharnstoffe sind Typ-1-Diabetes, Schwangerschaft (Umstellung

Tabelle 10.11 Orale Antidiabetika

	Sulfonylharnstoffe	**Acarbose** **Füll- und Quellstoffe** **(z. B. Guar)**	**Biguanide** **(z. B. Metformin)**
Wirkungsweise	– Steigerung der Insulinsekretion – Verbesserung der peripheren Insulinempfindlichkeit – Verbesserung der Glukoseaufnahme der Leber	– Verzögerung der Aufspaltung bzw. Resorption von Kohlenhydraten im Darm	– Verzögerung der Glukoseresorption – Verbesserung der peripheren Insulinempfindlichkeit – anfängliche Erleichterung der Körpergewichtsabnahme durch Appetithemmung – Hemmung der hepatischen Glukoneogenese
Indikation	– Typ-II-Diabetes, wenn Diät allein nicht ausreicht	– Typ-II-Diabetes, zur Diät bzw. zur Diät und Sulfonylharnstoffe	– Typ-II-Diabetes, zur Diät bzw. zur Diät und Sulfonylharnstoffe
Nebenwirkungen	– hypoglykämische Reaktionen als Ausdruck einer Überdosierung	– gastrointestinal (Blähungen, Völlegefühl)	– gastrointestinal – Laktazidose bei Nichtbeachtung der Kontraindikation

auf Insulin!), schwere Niereninsuffizienz, Leberinsuffizienz, Coma diabeticum und schwere diabetische Spätschäden (z. B. Gangrän, Neuropathie). Kontraindikationen für eine Therapie mit Biguaniden sind z. B. Niereninsuffizienz, Herzinsuffizienz, schwere Leberfunktionsstörungen, konsumierende Erkrankung, akute schwere Erkrankungen und Schwangerschaft.

Ein neues orales Antidiabetikum, das der Substanzklasse der prandialen Glukoseregulatoren zugerechnet wird, ist das Repaglinide (Novonorm). Repaglinide stimuliert die Insulinsekretion. Bei der Ersteinstellung werden 0,5 mg zu jeder Hauptmahlzeit empfohlen. Die Dosis kann bis zu einer maximalen Einzeldosis von 4 mg gesteigert werden. Nebenwirkungen und Kontraindikationen wie bei Sulfonylharnstoffen.

Weitere neue Antidiabetika sind z. B. Rosiglitazon und Pioglitazon. Als sog. „Insulin-Sensitizer" steigern diese Präparate die periphere Glukoseverwertung.

Therapie in besonderen Lebenssituationen

Diabetes und Schwangerschaft. Bereits vor Eintreten der Schwangerschaft, d. h. präkonzeptionell, sollte eine Normoglykämie vorhanden sein. Die diabetische Schwangere muss während der gesamten Schwangerschaft normoglykämisch sein. Besonders wichtig sind regelmäßige BZ-Selbstkontrollen und Dokumentation sowie Schulung, die intensive Zusammenarbeit zwischen Internist und Gynäkologe und die intensivierte konventionelle Insulintherapie bzw. Insulinpumpentherapie. Orale Antidiabetika sind kontraindiziert!

Im Verlauf der Schwangerschaft ändert sich der **Insulinbedarf**:

- Im ersten Trimenon (8.–12. SSW) findet sich eine gesteigerte Insulinempfindlichkeit: Der Insulinbedarf sinkt ab, Hypoglykämieneigung!
- Im zweiten und dritten Trimenon Anstieg des Insulinbedarfs: Insulinresistenz durch kontrainsulinäre Schwangerschaftshormone. Die Insulindosis wird gesteigert.
- Deutliche Abnahme des Insulinbedarfs bereits unter der Geburt: Insulindosis reduzieren.
- Stillen senkt den Insulinbedarf um ca. 5 IE.

Perioperativer Stoffwechsel. Ursache für ein erhöhtes *perioperatives Risiko* ist eine präoperativ schlechte Diabeteseinstellung, so dass gehäuft gestörte Wundheilung (auch Infektionen) und perioperative Entgleisungen in die Hypo- oder Hyperglykämie die Folge sind. Für ein höheres Risiko sorgen auch diabetische Spätkomplikationen wie z. B. Mikro- oder Makroangiopathien sowie Neuropathie, die ihrerseits wieder Wundheilungsstörungen und eine vermehrte Infektionsneigung bedingen.

Vor planbaren Operationen sollten *normale Blutzuckerwerte* vorliegen; der Diabetiker sollte morgens zu Beginn des OP-Programmes operiert werden. Regionalanästhesieverfahren sind günstiger als eine Allgemeinnarkose, da der Patient postoperativ wieder essen kann. Kleinere operative Eingriffe bedürfen nur einer präoperativen Reduktion der oralen Antidiabetika.

Insulinbehandelte Diabetiker werden präoperativ der besseren Steuerbarkeit wegen auf Normalinsulin umgestellt. Die BZ-Konzentration sollte intraoperativ zwischen 100 und 200 mg/dl (5,5–11 mmol/l) liegen.

Hyperglykämische Stoffwechselentgleisungen

Schwerste und vital bedrohlichste Formen der diabetischen Stoffwechselentgleisung sind die hyperglykämischen Komata, die durch komplexe Störungen des Kohlenhydrat-, Fett-, Protein-, Wasser-, Mineral- sowie Säure- und Basenhaushalts infolge absoluten oder relativen Insulinmangels gekennzeichnet sind.

Pathogenetisch lassen sich zwei wesentliche Formen unterscheiden: das ketoazidotische Koma (Coma diabeticum) und das hyperosmolare nichtketoazidotische Koma. Mischformen beider hyperglykämischen Stoffwechselkomata treten häufig auf.

Ätiologie und Pathophysiologie des ketoazidotischen Komas

In 20–30 % der Fälle handelt es sich um die Erstmanifestation des Typ-1-Diabetes. Die Letalität beträgt 5–20 %.

Die diabetische Ketoazidose entsteht durch ausgeprägten Insulinmangel und Überschuss an insulinantagonistischen Hormonen (z. B. Glukagon). Häufige Ursachen des endogenen Insulinmangels sind:

- Versagen der endogenen Insulinsekretion (Erstmanifestation des Diabetes mellitus),
- falsche Behandlung des Diabetes (unzureichende Insulingabe, falsche Therapie z. B. orale Diabetika in Insulinmangelsituationen oder fehlerhafte Diät),
- Erhöhung des Insulinbedarfs durch Stress (z. B. Infektionen, Entzündungen, Trauma,

Tabelle 10.12 Unterscheidungsmerkmale zwischen Hypoglykämie sowie ketoazidotischem und hyperosmolarem Koma

Beurteilungskriterium	Hypoglykämie	Ketoazidotisches Koma	Hyperosmolares Koma
Entwicklung	plötzlich, Minuten	langsam, Stunden bis Tage	langsam, Stunden bis Tage
Hunger	+++	-	-
Gesicht	blass	gerötet	gerötet
Augäpfel	normal	weich	weich
Haut, Zunge	feucht, schwitzig	trocken	schwere Exsikkose
Atmung	normal	tief, beschleunigt (Kußmaul), Azetongeruch	-
weitere Symptome	Konzentrationsmangel, delirante Vorstadien (Fehldiagnose Alkoholiker!), evtl. Bild eines zerebralen Insultes mit neurologischen Ausfällen	Durst, Übelkeit, Brechreiz, Abdominalschmerz (Pseudoperitonitis!)	Durst, Übelkeit, Bewusstseinseintrübung, Abdominalschmerz

endokrinologische Erkrankungen wie z. B. Hyperthyreose),
- Fehler bei der Insulindosierung und -injektion (unangemessene Verminderung der Insulindosen, „Vergessen der Insulininjektion", Versagen von Insulinpumpen bzw. Dislokation des zuführenden Katheters),
- Gravidität,
- Gefäßerkrankung.

Die vital bedrohliche Situation entsteht durch die metabolische Azidose (vermehrter Anfall von Ketosäuren), die Hyperosmolarität entsteht durch Hyperglykämie und Wasserverlust, die Dehydratation durch osmotische Diurese und durch Erbrechen, das die Azidose begleitet (Tab. 10.12). Laborchemisch finden sich neben der Erhöhung des Blutzuckers Veränderungen im Flüssigkeits- und Elektrolythaushalt, Kaliumverlust sowie Phosphatdepletion.

Klinik

Leitsymptome sind Polydipsie, Polyurie, Inappetenz, Erbrechen, Muskelschwäche, Müdigkeit und unklare Oberbauchbeschwerden. Leitbefunde sind Exsikkose, Gewichtsverlust, Hypotonie, Tachykardie, Schwäche, Apathie, Schläfrigkeit, tiefe Atmung (Kußmaul-Atmung) und charakteristischer Azetongeruch der Atemluft.

Die Bewusstseinszustände reichen von Apathie und Somnolenz (Präkoma) bis zum Bewußtseinsverlust (Koma).

Diagnose

Der Blutzuckerspiegel ist oft bis 700 mg/dl erhöht. Des Weiteren sind die Parameter Blutgasanalyse einschließlich pH (selten < 7,0), Natrium, Kalium, Kreatinin, Blutbild und Ketonkörper im Urin diagnostisch aufschlussreich.
Bestimmt werden auch Laktat, Chlorid, Phosphat, CK, CKMB, Amylase, CRP, Transaminasen und Serumosmolarität.
Differentialdiagnostisch erfolgt eine Abgrenzung vor allen Dingen gegen Hypoglykämie (im Notfall BZ-Teststreifen), zerebralen Insult, Addisonkrise (S. 410) und kardiogenen Schock.

Therapie

Die Therapie besteht in

- intensivmedizinischer Überwachung;
- Rehydrierung mit 0,9 %iger NaCl-Lösung in Abhängigkeit von ZVD oder Pulmonalarteriendruck (PAD): in der ersten Stunde 1 l NaCl, in den nächsten Stunden 500 ml/Stunde;
- Insulindauerinfusion über Perfusor (initial Bolus von 5–10 IE, danach 4–10 IE/Stunde in Abhängigkeit vom Blutzucker). Achtung: Hirnödem bei zu schneller BZ-Senkung!

- Elektrolytausgleich (Natrium, Kalium, Phosphat). Achtung: Abfall von Kalium nach Beginn der Insulintherapie!
- Azidosekorrektur bei pH < 7,1 (Bicarbonatpuffer);
- begleitende Maßnahmen: O_2-Zufuhr, Magensonde, Thromboseprophylaxe, Antibiotika;
- Behandlung auslösender Ursachen;
- ggf. Hirnödemtherapie, z. B. mit Furosemid i. v., Dexamethason i. v.

Patientenbeobachtung. Führen Sie bei einem Patienten mit diabetischem Koma vor allem zu Anfang engmaschige Kontrollen von Blutdruck, Puls, Atmung, Körpertemperatur, Haut und Bewusstsein durch. Kontrollieren Sie in der Akutphase stündlich die Serumwerte von Glukose, Kalium und Natrium. Bilanzieren Sie Ein- und Ausfuhr ebenfalls in stündlichen Abständen; nach dem jede Stunde neu bestimmten ZVD-Wert richtet sich u. a. die Flüssigkeitszufuhr. Alle vier Stunden muss eine Blutgasanalyse durchgeführt werden.

Ätiologie und Pathogenese des hyperosmolaren, nichtketoazidotischen Komas

Oft Erstmanifestation des Typ-2-Diabetes. Ältere Patienten sind häufiger betroffen. Die Letalität beträgt 20–30 %.

Die noch gering vorhandenen Insulinkonzentrationen im Blut verhindern eine komplette Enthemmung der Fettmobilisation (deshalb nur geringe Lipolyse und wenig Ketogenese), so dass eine Ketoazidose nicht entsteht. Folge ist eine Hyperglykämie mit konsekutiver Dehydration (osmotische Diurese).

Prädisponierende Faktoren sind höheres Alter, gestörtes Durstempfinden sowie große Flüssigkeitsverluste durch z. B. starkes Schwitzen, Gastroenteritis und fieberhafte Infektionen.

Klinik und Diagnose

Anamnese und Befunde ähneln der diabetischen Ketoazidose (s. Tab. 10.**12**). Neben der ausgeprägten Exsikkose kommt es häufig zu fokalen oder generalisierten Krämpfen. Des Weiteren wird Nackensteifigkeit bei normalen Liquorbefund beschrieben. Weitere Laborbefunde sind:

- BZ-Werte zwischen 600 und 1000 mg/dl,
- Hyperosmolarität (oft > 350 mosm/l),
- Na deutlich erhöht,
- geringe bis fehlende Erhöhung der Ketonkörper und minimale Azidose.

Therapie

Die therapeutischen Richtlinien gleichen denen der diabetischen Ketoazidose. Das im Vergleich größere Flüssigkeitsdefizit (bis 10 l) wird vorsichtig ausgeglichen (Achtung: Überwässerung bei Herzinsuffizienz), der Insulinbedarf ist deutlich niedriger als bei der Ketoazidose.

Sicherheit. Wenn ein Diabetiker plötzlich unklare Bewusstseinsstörungen entwickelt, führen Sie stets ein BZ-Schnelltest durch. Verabreichen Sie einem Diabetiker mit unklarer Bewusstlosigkeit niemals Insulin, sondern Glukose, weil Insulin bei einer Hypoglykämie tödlich sein könnte und umgekehrt ein paar Gramm Glukose bei einer Hyperglykämie keinen zusätzlichen Schaden anrichten.

Ätiologie der Laktatazidose

Die seltene Laktatazidose, die mit Laktatspiegelerhöhungen im Serum (> 8 mmol/l bzw. > 72 mg/dl) einhergeht und zu einer schweren metabolischen Azidose führt (pH < 7,25), ist keine direkte Folge der diabetischen Stoffwechselstörung (oft auch nur leichte Erhöhung der BZ-Werte im Blut), sondern steht in Beziehung zur Diabetestherapie mit Biguanid bei oft gleichzeitig bestehender Minderperfusion des Gewebes im Sinne einer Hypoxie (z. B. bestehende Herzinsuffizienz bei Diabetes mellitus).

Hypoglykämien

Definition: Bei einer Hypoglykämie liegt der Blutzuckerwert unter 40–50 mg/dl (2,5 bis 2,7 mmol/l). Klinische Symptome können, müssen aber nicht vorhanden sein.

Ätiologie und Pathophysiologie

Absolut oder relativ zu hohe Insulinspiegel mit konsekutivem BZ-Abfall sind die Ursache der Unterzuckerung. Klinische Folgen der Unterzuckerung beruhen auf zerebralem Glukosemangel (Neuroglykopenie) sowie der sympathikoadrenergen Gegenregulation. Die folgende Übersicht zeigt die Klassifikation der Ursachen von Hypoglykämien.

Krankheiten der Inselzellen des Pankreas **383**

◀ **Nüchtern-Hypoglykämien:**

- endokrine Ursachen, z. B. Insulinom, HVL- und NNR-Insuffizienz, Hypothyreose, Kinder diabetischer Mütter, große extrapankreatische Tumoren;
- Stoffwechseldefekte, z. B. Glykogenspeicherkrankheiten, kongenitale renale Glukosurie;
- hepatische Ursachen, z. B. Lebernekrosen, Leberinfiltrationen;
- Substratmangel aufgrund schwerer Mangelernährung, schwerer körperlicher Arbeit, Urämie;
- exogene Ursachen, z. B. Insulin, orale Antidiabetika, Salizylate, Beta-Blocker, Alkohol

Reaktive (postprandiale) Hypoglykämien:

- Spontanhypoglykämien bei vegetativer Labilität (häufig);
- Dumping-Syndrom, z. B. Zustand nach Magenresektion oder nach Vagotomie;
- Magenentleerungsstörung infolge autonomer Neuropathie bei Diabetes mellitus;
- Frühstadium des Diabetes mellitus;
- Stoffwechseldefekte, z. B. hereditäre Fruktoseintoleranz, Galaktosämie, Leucin-Empfindlichkeit;
- hepatische Ursachen (Leberzirrhose);
- exogene Ursachen wie Insulin, orale Antidiabetika, Alkohol

Häufige Unterzuckerungsursachen bei Diabetes mellitus:

- Überdosierung von Insulin oder Sulfonylharnstoffen (z. B. Ernährung unterbrochen, Sulfonylharnstoffe aber weiter eingenommen bzw. Insulin in gleicher Dosis weitergespritzt, Dosis vertauscht, Mahlzeit vergessen);
- Essensverhaltensstörungen (z. B. Bulimie bei jugendlichen Diabetikerinnen);
- vermehrte Bewegung (Insulindosis vorher nicht genügend reduziert), ungeplante Bewegung (z. B. Schnee fegen);
- zu langer Spritz-Ess-Abstand;
- Alkoholkonsum (Hemmung der hepatischen Glukoseproduktion);
  Interferenz mit blutzuckersenkenden Medikamenten. ▶

Klinik

Die Symptome der Hypoglykämie werden im Wesentlichen bestimmt durch die sympathikoadrenerge (autonome) Gegenregulation: Tachykardie, Herzklopfen, weite Pupillen, Unruhe, Angst, Überaktivität, Aggressivität, Zittern, kalter Schweiß, Übelkeit, Heißhunger, Speichelfluss, Stuhl- und Harndrang.
Durch den zerebralen Glukosemangel im Sinne einer Neuroglykopenie entstehen Verwirrtheit, Desorientiertheit, Konzentrationsschwäche, Gedächtnisstörung, Halluzinationen, motorische Unruhe, Müdigkeit, Apathie, Sprach- und Sehstörungen, Krämpfe und Lähmungen, Somnolenz oder Koma.
Risikopatienten für Hypoglykämien sind:

- Diabetiker mit intensivierter Insulintherapie,
- Träger von Insulinpumpen,
- Schwangere im 1. Trimenon.

Das Auftreten von Symptomen ist nicht nur von der Höhe des BZ-Spiegels abhängig, sondern auch von der Geschwindigkeit des Abfalls und der vorausgegangenen Höhe des BZ-Spiegels. Hypoglykämische Symptome können auch beim BZ-Abfall von einer Hyperglykämie auf normale Werte registriert werden.

Patientenbeobachtung. Die Symptome einer Unterzuckerung sind individuell sehr unterschiedlich ausgeprägt. Der eine Patient wirkt lediglich sehr forsch und selbstbewusst, der andere schwitzt oder krampft. Schwere Hypoglykämien entstehen selten ohne die geringste Vorwarnung. Viel häufiger kommt es vor, dass Warnsignale wie Schweißausbrüche, Herzklopfen, Kopfschmerzen oder Müdigkeit verkannt werden. Nehmen Sie in jedem Fall solche Warnsignale ernst und führen Sie eine BZ-Kontrolle durch.
Die Fähigkeit des Patienten Unterzuckerungssymptome wahrzunehmen verändert sich im Laufe seines Lebens. Sie hängt von der Dauer des Diabetes und der evtl. Spätschäden ab. Sensibilisieren Sie den Patienten dafür, seine persönlichen aktuellen Hypoglykämiefrühsymptome wahrzunehmen.

Nächtliche Hypoglykämien sind oft asymptomatisch. Hinweise sind Nachtschweiß, Alpträume, schlechter Schlaf und morgendlicher Kopfschmerz. Bei hohem Nüchtern-BZ bzw. überschießendem BZ-Anstieg nach dem Frühstück muss an nächtliche Hypoglykämie gedacht werden!
Der **Schweregrad** einer Unterzuckerung kann unterteilt werden in:

- **leichte Unterzuckerung**, einhergehend mit Heißhunger, Herzklopfen, Schweißausbruch,

Kribbeln an den Lippen, weiche Knie, Stimmungsschwankungen, leichte Konzentrationsschwäche;
- **mittelschwere Unterzuckerung** mit Dazutreten von Symptomen wie Zittern (unter Umständen am ganzen Körper), Sehstörungen (z. B. Augenflimmern), Verlust von gezieltem Denken und Handeln sowie Orientierung;
- **schwere Unterzuckerung** einhergehend mit Bewusstlosigkeit und evtl. Krampfanfällen.

Diagnose

Anamnese (Diabetikernotfallausweis, Angehörige), Messung des Blutzuckers (im Notdienst mittels BZ-Teststreifen).
Wichtig ist zu unterscheiden zwischen Hypoglykämie und diabetischer Ketoazidose. Schwere Hypoglykämien sind gegen z. B. Apoplex, Psychosen, Intoxikationen, epileptischem Anfall und weitere Komata abzugrenzen.

Therapie

Das therapeutische Vorgehen richtet sich nach dem Schweregrad der Hypoglykämie:
Leichte Unterzuckerung: Selbstbehandlung mit Traubenzucker (z. B. Dextro Energen 2 Plättchen = 1 BE), normal gesüßte Fruchtsäfte, Colagetränke. Ungeeignet sind Diätgetränke, Diätsüßigkeiten, eiweiß- und fettreiche Speisen (z. B. Schokolade, Milch).
Mittelschwere Unterzuckerung: zusätzlich zu Traubenzucker, Saft, Cola, zuckerhaltigen Limonaden 1–2 BE Brot, um ein erneutes Abgleiten in die Hypoglykämie zu vermeiden.
Schwere Unterzuckerung: Fremdhilfe ist unbedingt notwendig:
- Glukoselösung i. v. (40–100 ml, 20–50 %, Wiederholung evtl. nach 20 Minuten bzw. anschließend 5 %ige Glukose per infusionem) oder
- 1 mg Glukagon i.m. (z. B. von Angehörigen). Dann nach dem Erwachen 10–20 g Glukose oral.

Bei jeder schweren Hypoglykämie Überwachung in der Klinik; insbesondere sulfonylharnstoffinduzierte Hypoglykämien verlaufen protrahiert bzw. rezidivierend. Wichtig: Ursache ergründen und entsprechende Therapieanpassung vornehmen!

 Jeder Diabetiker sollte seinen Notfallausweis immer bei sich führen. Traubenzucker sollte er immer mit sich tragen; er ist „seine Lebensversicherung in allen Lebenslagen".

Vaskuläre Komplikationen

Die vaskulären Komplikationen bestimmen Lebenserwartung und Lebensqualität des Diabetikers. Die diabetesspezifische **Mikroangiopathie** manifestiert sich hauptsächlich an Augen, Nieren und Nerven. Diese Form tritt sowohl bei Typ 1 wie auch bei Typ 2 auf. Die **Makroangiopathie**, die die großen Gefäße betrifft, tritt bei Diabetikern in einem früheren Alter als bei Nichtdiabetikern auf und zeigt häufig eine rasche Progredienz. An den vaskulären Komplikationen versterben 70–80 % der Diabetiker.
Für die Entstehung und das Ausmaß der Gefäßkomplikationen sind verantwortlich:

- Diabetesdauer (15–25 Jahre nach Manifestation des Diabetes sind in der Regel bei 80–90 % der Patienten diabetische Angiopathien nachweisbar),
- Qualität der Stoffwechseleinstellung (Prävention der Spätfolgen durch Normoglykämie!),
- genetische Faktoren.

Ätiologie

Von wesentlicher Bedeutung für die Entstehung der diabetischen Angiopathie ist die Hyperglykämie. Es kommt zu:

- vermehrter Neuproduktion verschiedener Kollagentypen,
- Umwandlung von Glukose in Sorbit (hierdurch Störung des intrazellulären Stoffwechsels),
- Glykierung (nichtenzymatische Anlagerung von Glukose) an körpereigene Proteine, Nukleinsäuren und Phospholipide,
- Induktion von verschiedenen Zytokinen und Wachstumsfaktoren (z. B. bei der proliferativen Retinopathie).

Die **Makroangiopathie** manifestiert sich als koronare Herzkrankheit (50 % der Diabetiker versterben an Myokardinfarkt); KHK bei Diabetikern 2- bis 3mal häufiger als periphere arterielle Verschlusskrankheit und/oder als Angiopathie der Hirnarterien (zerebraler Insult).
Die **Mikroangiopathie** betrifft alle Kapillargebiete und manifestiert sich als Retinopathie sowie als Nephropathie (S. 473). Dieser generalisierte angiologische Prozess betrifft aber auch Herz (kleine Koronararterie = „small vessel disease"), Füße, Muskelkapillaren, Konjunktivalgefäße sowie die Vasa vasorum und nervorum. In Abb. 10.**13** sind die Zusammenhänge zwischen Mikroangiopathie und Makroangiopathie in den verschiedenen Organen sowie die gleichzeitige Verknüpfung und

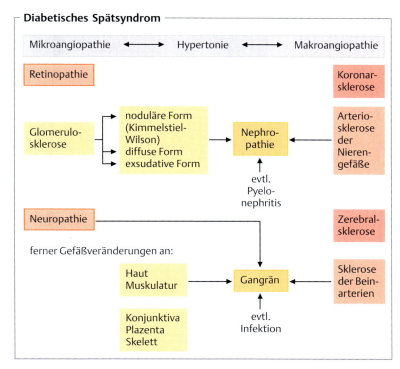

Abb. 10.**13** Chronische Komplikationen des Diabetes mellitus sowie Zusammenhänge zwischen Mikro- und Makroangiopathie sowie Hypertonie

Progression durch den Bluthochdruck schematisch dargestellt.

Diabetische Retinopathie

Häufigkeit: Typ-1-Diabetes: 80–90 % nach 20-jähriger Diabetesdauer; Typ-2-Diabetes: 25 % nach 15 Jahren. Häufigste Ursache für Erblindungen im Erwachsenenalter; 2–4 % der Typ-1-Diabetiker erblinden!

Pathogenese

Die diabetische Retinopathie ist eine Mikro- und Makroangiopathie, bei der sowohl die Kapillaren wie auch die retinalen Arteriolen betroffen sind. Das Krankheitsbild wird durch die Kapillarerkrankung geprägt. Durch Undichtigkeit der Kapillarwände entstehen Ödeme und Exsudate. Darüber hinaus kommt es zur Gefäßneubildung, es entstehen Mikroaneurysmen. Es wird unterschieden zwischen

- nichtproliferativer Retinopathie (Hintergrundretinopathie, „background retinopathy", Kapillarmikroaneurysma, ischämische Netzhautödeme, Exsudate) und
- proliferativer Retinopathie (Glaskörpereinblutungen, Netzhautablösung, Hämorrhagien).

Therapie

Lasertherapie bei leckenden Mikroaneurysmen und -kapillaren und Netzhautablösungen. Glaskörperentfernung; Therapie durch den Augenfacharzt.

 Regelmäßige augenfachärztliche Untersuchungen in Abständen von 6–12 Monaten sind bei allen Diabetikern empfehlenswert.

Wichtig sind normoglykämische Stoffwechseleinstellung, Therapie erhöhter Blutfette sowie des Hypertonus und Vermeidung eines Nikotinabusus.

Diabetische Polyneuropathie

Definition: Durch die diabetische Stoffwechsellage bedingte Erkrankung mehrerer peripherer Nerven. Sie tritt bei 20–50 % der Diabetiker nach 10-jähriger Krankheitsdauer auf.

Pathogenese

Wesentliche pathogenetische Faktoren sind Anhäufung von Sorbit in den Nervenzellen und Anhäufung von AGE-Produkten in Membranen und Funktionsproteinen. Eine weitere wichtige

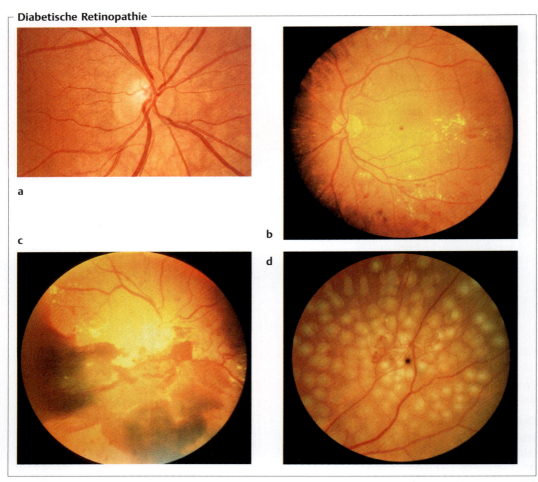

Abb. 10.14 **a** Normaler Augenhintergrund, **b** Retinopathia diabetica simplex (disseminierte intraretinale Blutungen und harte Exsudate), **c** Retinopathia diabetica proliferans mit präretinalen Blutungen sowie Glaskörperblutung, **d** frischer Zustand nach Argon-Laser-Koagulation bei ausgeprägter diabetischer Retinopathie

Rolle spielt die mangelnde Blutversorgung der Nervenzellen durch die Vaso nervorum (Mikroangiopathie).
Folgende Formen der diabetischen Neuropathie werden unterschieden:

- symmetrische, periphere, sensomotorische Neuropathie (am häufigsten),
- asymmetrische, proximale, vorwiegend motorische (amyotrophe) Neuropathie (selten),
- Mononeuropathie (selten),
- autonome Neuropathie (am zweithäufigsten).

Alle Formen können einzeln oder kombiniert auftreten.

Klinik

Die sensible oder sensomotorische distale symmetrische Neuropathie geht mit den sensiblen Missempfindungen der unteren Extremitäten einher, die sich in folgenden Symptomen äußern können:

- Kribbeln, Ameisenlaufen, Kältegefühl, Wadenkrämpfen;
- Schmerzen (Brennen = „burning feet", häufig nachts stechend und blitzartig auftretend; charakteristisch: Besserung beim Gehen – im Gegensatz zur AVK);
- Gangstörungen bei gestörter Tiefensensibilität: „Gehen wie auf Watte, gehen, als ob die Füße nicht zu mir gehören".

Objektiv finden sich:

- gestörtes Vibrationsempfinden als Frühzeichen (Stimmgabeltest);
- abgeschwächte Sehnenreflexe (zuerst fällt der Achillessehnenreflex aus);
- gestörtes Temperaturempfinden;
- Sensibilitätsausfälle, meist an den Füßen;
- verzögerte Nervenleitgeschwindigkeit (NLG) als empfindlichstes Kriterium (S. 386)

Therapie

Die Therapie besteht in:

- Optimierung der Diabeteseinstellung (möglichst Normoglykämie);
- Weglassen neurotoxischer Medikamente sowie Alkoholabusus;
- α-Liponsäure (z.B. Thioctazid) 600 mg/Tag als Kurzinfusion über 2–4 Wochen (wirkt nur parenteral, orale Gabe sehr umstritten);
- B-Vitaminen (parenteral), Versuch mit Antidepressiva (z.B. Amitriptylin 25 bis 150 mg/Tag), Versuch mit Analgetika zur Nacht;
- Magnesium bei Wadenkrämpfen.

Autonome diabetische Polyneuropathie

Definition: Die **autonome diabetische Polyneuropathie** ist die Neuropathie des vegetativen Nervensystems.

Ätiologie und Häufigkeit

Ursache und Häufigkeit wie bei der peripheren Neuropathie. Grundsätzlich können alle Funktionen des vegetativen Nervensystems betroffen sein, wobei die einzelnen Organsysteme unterschiedlich stark beeinträchtigt sind.

Klinik

Kardiovaskuläres System: Ruhetachykardie (Vagusschädigung), orthostatische Hypotonie (Sympathikusschädigung) und Synkopen, eingeschränkte Herzfrequenzbreite (erhöhtes Risiko für plötzlichen Herzstillstand), verminderte bis fehlende Wahrnehmung von Angina pectoris („stummer Herzinfarkt"), siehe S. 174.
Gastrointestinalsystem: Ösophagusatonie (Schluckstörungen), Gastroparese (verlangsamte Magenentleerung → schwer einstellbarer Diabetes wegen wechselhafter Kohlenhydrataufnahme), wässrige Durchfälle oft nachts, aber auch Obstipation; anorektale Dysfunktion (Inkontinenz).
Urogenitales System: Ureteren- und Blasenatonie mit Infektneigung, erektile Dysfunktion (ca. 30 % aller Diabetiker), retrograde Ejakulation.

Neuroendokrines System: abgeschwächte oder fehlende hormonelle Gegenregulation bei Hypoglykämie (Verminderung oder Wegfall der adrenergen Hypoglykämiewarnsymptome).
Thermoregulation: verminderte Schweißsekretion, gestörte Gefäßregulation mit Vasodilatation (warmer Fuß bei Diabetes).
Trophik von Haut, Stütz- und Bewegungsapparat: Hyperkeratose, Ödeme, Atrophie von Haut, Knochen, Sehnen und Muskulatur.

Therapie

Die Therapie ist in der Regel unbefriedigend. Versuch bei Gastroparese mit Cisaprid oder Metoclopramid; bei Diarrhö mit Loperamid; bei erektiler Dysfunktion Viagra.

Diabetisches Fußsyndrom

Definition: Es handelt sich um Komplikationen am Fuß des Diabetikers als Teil des diabetischen Spätsyndroms einhergehend mit Ulkus, Infektion, Gangrän und ggf. Fußgewölbeeinbruch.

Häufigkeit: bei 10–25 % der Patienten; Typ-1- und Typ-2-Diabetiker sind gleichermaßen betroffen. Die Amputationsrate bei Diabetikern liegt 20-mal höher als in der Allgemeinbevölkerung.

Ätiologie und Pathogenese

Die ursächlichen Faktoren des diabetischen Fußes sind in erster Linie die diabetische Polyneuropathie (ca. 60 % der diabetischen Füße), die Mikro- u. Makroangiopathie (ca. 25 % der Patienten) und die Mischform zwischen Neuropathie und Angiopathie (bei ca. 15 % der Patienten) überwiegend bei über 65-Jährigen (Abb. 10.**15a** u. **b**).
Eine schlechte Stoffwechseleinstellung begünstigt Infektionen nach Verletzungen.

Klinik

Der neuropathische Fuß ist warm und rosig, die Fußpulse gut tastbar. Schmerz und Temperaturempfinden sind herabgesetzt bzw. fehlen komplett. Es bestehen trophische Störungen der Haut (sehr trocken, Verhornung, Verletzungen und Infektionen); durch Schwielenbildung und Drucknekrosen (falsches Schuhwerk, falsche Belastung des Fußes) entsteht ein ausgestanztes Ulkus (= Mal perforans an Groß- oder Kleinzehenballen, Abb. 10.**16**). Eine Fehlbelastung des Fußes kann zur Osteoarthropathie (Charcot-Fuß) führen.
Der angiopathische Fuß (die Makroangiopathie steht im Vordergrund) ist gekennzeichnet durch

Diabetischer Fuß

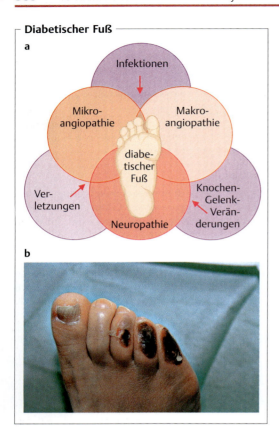

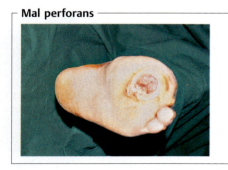

Abb. 10.**15** **a** Einflussfaktoren bei der Entstehung des diabetischen Fußes. **b** Gangränöse Veränderungen des Fußes bei einem 55-jährigen Typ-2-Diabetiker nach 18-jähriger Diabetesdauer. Neben einer Mikro- und Makroangiopathie der unteren Extremitäten besteht eine Neuropathie. Zu enges Schuhwerk führt zu Drucknekrosen an den Zehen.

Mal perforans

Abb. 10.**16** Ausgestanztes Ulkus Mal perforans bei einer Typ-2-Diabetikerin nach 25-jähriger Diabetesdauer. Es bestehen neben der Neuropathie auch Mikro- und Makroangiopathie. Eine Zehenamputation wurde bereits durchgeführt

eine Claudicatio intermittens (S. 244). Der Fuß ist kühl und livide verfärbt, schwache oder negative Fußpulse; Nekrosen/Gangrän an Zehen und Ferse. Oft ist der angiopathische Fuß kombiniert mit anderen Makroangiopathien wie Karotisstenosen oder der koronaren Herzkrankheit (S. 167).

Diagnose

Eingehende Untersuchung der Füße (Haut, Nägel, Druckstellen, Infekte?). Neurologische Untersuchung (Stimmgabel, NLG). Angiologische Untersuchung (Pulse, Doppler-Duplex-Untersuchungen), desweiteren mikrobiologische Untersuchungen der Abstriche von Läsionen, Pedographie bei Deformierungen und Fehlstatik, Röntgenuntersuchungen.

Therapie

Behandlung von Neuropathie und Angiopathie (S. 384). Antibiose sowie antimykotische Behandlung systemisch und/oder Lokalbehandlung (z. B. Abtragung von Hyperkeratosen und Nekrosen). Verordnung von orthopädischen Schuhen nach Pedographie.

Prophylaxe

Eine gute Diabeteseinstellung ist die Grundlage für die Prophylaxe des diabetischen Fußes. Darüber hinaus wird orthopädisches, atmungsaktives Schuhwerk verordnet, das zur mechanischen Entlastung von Druckpunkten beiträgt und den Zehen genug Raum lässt.

Patienteninformation. Erläutern Sie dem Patienten, dass er keine Strümpfe aus Kunstfasern sondern besser aus Naturfasern (Baumwolle, Wolle, Seide) tragen soll, weil diese Feuchtigkeit nur schlecht ableiten. Die Strümpfe sollten keine Stopfstellen oder Falten haben, die Druckstellen hervorrufen würden. Um Hautveränderungen frühzeitig erkennen zu können, sollte der Patient seine Füße und Fußsohlen täglich einmal gründlich – auch mit Hilfe eines Spiegels – inspizieren. Mangelnde Hautelastizität führt bei einem Diabetiker zu Rhagadenbildung und bahnt den Weg für Infektionen. Raten Sie daher dem Patienten, seine Füße regelmäßig einzufetten, z. B. mit Linola-Salbe. Beim Nägelschneiden sollten Verletzungen unbedingt vermieden werden, d. h., Nägel nicht zu kurz abschneiden und Vorsicht im Umgang mit der Schere. Gut geeignet sind z. B. Kindernagelscheren, deren Spitzen abgerundet sind. Pilzinfektionen der Nägel oder der

Haut muss der Patient konsequent behandeln lassen. Hühneraugen oder Hornhautschwielen dürfen nur von erfahrenen Fußpflegerinnen oder Ärzten entfernt werden. Empfehlen Sie dem Patienten in Zusammenarbeit mit dem Arzt, seine Füße nur in handwarmem Wasser zu waschen (Badethermometer) und sie nur mit weichen Tüchern gründlich abzutrocknen. Ebenso wie zu kaltes oder heißes Wasser sind auch Wärmflaschen oder Heizdecken nicht geeignet. Raten Sie dem Patienten aufgrund der Verletzungsgefahr vom Barfußlaufen ab. Damit kann auch der Ansteckung mit Fußpilz z. B. in Schwimmbädern, Saunen oder Hotelzimmern vorgebeugt werden. Empfehlenswert sind tägliche Fußgymnastik, Gehtraining und Spaziergänge. Sie fördern die Durchblutung der Füße.

Prognose

Die Langzeitprognose des Diabetes ist vor allem abhängig von den vaskulären Komplikationen, deren Entwicklung und Progredienz insbesondere durch die Dauer der Erkrankung und die Güte der Einstellung bedingt sind. Zum Teil schreiten die Sekundärveränderungen auch unabhängig von der Sorgfalt der Behandlung weiter fort.
Diabetiker versterben überwiegend an den Folgen einer Koronar- sowie Zerebralsklerose oder an den Folgen der chronischen Nephropathie.

Endokrin aktive Tumore

Endokrine Tumore des gastroentero-pankreatischen Systems (GEP-Tumore) sind selten (4–8/1 Mio. Einwohner). Die wichtigsten sind: Karzinoid, Insulinom, Gastrinom, Vipom, Glukagonom, Somatostatinom, multiple endokrine Neoplasien (MEN).
Zur Ätiopathogenese dieser Tumoren wird die APUD-Hypothese herangezogen. Das APUD-Zellsystem wird durch Zellen neoektodermaler Herkunft, die Peptidhormone produzieren können, gebildet. Zu diesem Zellsystem werden gerechnet:

- die G-Zellen des Magens,
- die enterochromaffinen Zellen des Darmes (bilden gastrointestinale Hormone),
- die Zellen der Pankreasinseln,
- die C-Zellen der Nebenschilddrüse,
- die Zellen des Nebennierenmarks.

Karzinoid

→ **Definition:** In der Regel handelt es sich um einen endokrin aktiven Tumor, der überwiegend Serotonin produziert und benigne oder maligne sein kann.

Häufigkeit: 16/100 000 Einwohner/Jahr. Bei jeder 300. Appendektomie als gutartiger Zufallsbefund solitäres Karzinoid in der Appendix.
Lokalisation: Gastrointestinaltrakt (85 %, hier häufig im Dünndarm), selten Lunge und Bronchien sowie Thymus, Nieren, Prostata, Pankreas.

Pathophysiologie

Durch die Produktion von Serotonin, Kallikrein, Tachykininen (Substanz P u. a.) und Prostaglandinen lassen sich die wesentlichen Symptome und Befunde erklären.

Symptome und Diagnose

Führendes Symptom ist der Flush (in ca. 90 % der Fälle), bestehend aus anfallsweisen Hitzewallungen, Rötung des Gesichts und Schwitzen, Diarrhö sowie kardialer Symptomatik (Herzjagen, Herzklopfen). In 75 % der Fälle bestehen Gewichtsverlust und Schwitzen.
Der Diagnosestellung dienen:

- 5-Hydroxyindolessigsäure (= Abbauprodukt des Serotonins) im 24-Stunden-Urin (Achtung: Weglassen von Bananen, Nüssen, Ananas u. a., die serotoninreich sind);
- Serotoninmessung im Blut,
- Lokalisationsdiagnostik mittels Sonographie, CT, MRT, Somatostatinrezeptorszintigramm.

In der Regel liegen bei der Diagnose eines Karzinoidsyndroms bereits Lebermetastasen vor, die Metastasierungsrate liegt bei 54–99 % (Abb. 10.**17**).

Therapie

Operation des Tumors; bei Inoperabilität bzw. Metastasen Somatostatinanalogon ggf. in Kombination mit α-Interferon. Symptomatische Therapie mit Serotoninantagnoisten (Methysergid, Cyproheptadin, Methyldopa).

Insulinom

→ **Definition:** Das Insulinom ist ein autonom Insulin sezernierender Tumor des Pankreas.

Pathophysiologie

Der in der Regel gutartige (über 90 %), meist solitäre (ca. 90 %) Tumor produziert und sezer-

Karzinoid

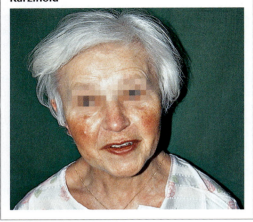

Abb. 10.17   75-jährige Patientin mit in die Leber metastasierendem Karzinoid und Dauerflush

niert autonom Insulin, das zu mehr oder weniger ausgeprägten Hypoglykämien führt.

Klinik

Ausgeprägte Hypoglykämie, insbesondere durch körperliche Anstrengungen. Der durch den Unterzucker bedingte Heißhunger führt oft zur Gewichtszunahme.

Diagnose und Therapie

Stationärer Hungerversuch bis 72 h zur Provokation der Hypoglykämie: Messungen von BZ, Insulin und C-Peptid 6-stündlich. Charakteristisch ist die fehlende Suppression von Insulin bei Abfall des BZ.
Lokalisationsdiagnostik: Sonographie, Endosonographie, CT, MRT, Somatostatinrezeptorszintigramm, Angiographie des Pankreas.
Die Therapie der akuten Hypoglykämie ist auf S. 384 beschrieben.
Operation des Tumors. Konservative Therapie bei entsprechender Indikation mit Diazoxid (Proglicem) und/oder Somatostatinanalogon (Octreotid), bei metastasiertem Inselzellkarzinom Gabe von Streptozodozin.

Gastrinom

→ **Definition:** Das Gastrinom ist ein autonom Gastrin sezinierender Tumor des Pankreas (80 %) oder Duodenums (10–25 %) mit einer Malignitätsrate von über 90 %. Eine andere Bezeichnung für das Gastrinom lautet Zollinger-Ellison-Syndrom.

Symptome

Aufgrund der durch Hypergastrinämie gesteigerten Magensäureproduktion treten rezidivierende atypisch lokalisierte Schleimhautläsionen (Erosionen, Ulcera) auf, und zwar in Magen, Duodenum und gelegentlich im Jejunum. Gewichtsverlust durch Diarrhö (ca. 50 % der Fälle). Dyspeptische Beschwerden mit Übelkeit und Völlegefühl.

Diagnose und Therapie

Messung von Gastrin im Serum: basal erhöht, weiterer Anstieg durch Sekretingabe.
Lokalisationsdiagnostik: häufig kleinste Tumoren im Duodenum. Endosonographie, CT, MRT, Somatostatinrezeptorszintigramm, evtl. Angiographie. Therapie ist die Operation; medikamentöse Säureblockade durch Protonenpumpenhemmer (S. 31).

Vipom, Glukagonom und Somatostatinom

- Vipom (Überproduktion von VIP = vasoaktives intestinales Polypeptid): Symptomatik mit wässrigen Durchfällen, Hypokaliämie, Hypochlorhydrie oder Achlorhydrie (WDHA-Syndrom, Verner-Morrison-Syndrom).
- Glukagonom (Überproduktion von Glukagon): einhergehend mit Diabetes mellitus und Hauterscheinungen (Erythema necrolyticans migrans).
- Somatostatinom (Überproduktion von Somatostatin: typische Symptome sind Diabetes mellitus, Steatorrhoe, Diarrhö, epigastrische Schmerzen und Cholelithiasis.

Multiple endokrine Neoplasie (MEN)

Sie ist durch Mutation bedingt, autosomal-dominant vererbt und tritt in verschiedenen Organen auf. Es liegen neuroendokrine Tumoren gleichzeitig in verschiedenen Organen vor. Die Typen werden unterschieden:
Typ 1 (auch Wermer-Syndrom genannt): Tumoren in Pankreas (Gastrinom, Glukagonom u. a.) sowie primärer Hyperparathyreoidismus (90 %), HVL-Tumoren (20 %).
Typ 2a: auch Sipple-Syndrom genannt; medulläres Schilddrüsenkarzinom plus Phäochromozytom plus primärer Hyperparathyreoidismus.
Typ 2b (auch Gorlin-Syndrom genannt): medulläres Schilddrüsenkarzinom plus Phäochromozytom plus intestinale Gangliome, Neurome; marfanoider Habitus).
Häufigkeit: ca. 3/100 000 Einwohner pro Jahr. Altersgipfel zwischen 3. und 4. Lebensjahrzehnt. Symptome und Diagnose entsprechen denen der Grundkrankheit.

Krankheiten von Hypothalamus und Hypophyse

Anatomie und Physiologie

Hypothalamus (Zwischenhirn) und Hypophyse bilden eine enge anatomische und funktionelle Einheit (Abb. 10.**18**). In den verschiedenen Kernen des Hypothalamus werden neurosekretorische Substanzen und Hormone gebildet, die die endokrine Aktivität des Hypophysenvorderlappens (HVL) steuern. Über einen speziellen Pfortaderkreislauf gelangen diese Substanzen in den HVL. Das hypothalamohypophysäre System funktioniert als Schnittstelle zwischen Nerven und Hormonsystem. Der Hypothalamus stellt das Bindeglied zwischen den höheren Hirnzentren, der Hypophyse, den weiteren peripheren endokrinen Drüsen und dem endokrinen gastroenteropankreatischen System dar.

Die Hypophyse (Gewicht ca. 0,5 bis 0,6 g) liegt in der Sella turcica (Türkensattel); morphologisch werden 3 Abschnitte unterschieden: Adenohypophyse (Hypophysenvorderlappen, HVL), Pars intermedia (Hypophysenmittellappen) und Neurohypophyse (Hypophysenhinterlappen, HHL). Die Hypophyse wird als übergeordnete Drüse bezeichnet, weil einige ihrer Hormone wie ACTH, TSH, LH und FSH die Tätigkeit anderer endokriner Drüsen (Nebennierenrinde, Schilddrüse, Gonaden) steuern.

Des weiteren werden in den Neuronen des zentralen Nervensystems (ZNS) zahlreiche Neurotransmitter (z. B. Dopamin, Noradrenalin, Serotonin, γ-Aminobuttersäure [GABA] gebildet. Sie beeinflussen Hypothalamus und HVL ebenfalls. Auch sogenannte peptiderge Neurotransmitter (Peptide = kleine Eiweißstoffe) wie z. B. Endorphine und Enkephaline sowie vasoaktives intestinales Peptid (VIP) und zahlreiche andere gastrointestinale Neurohormone beeinflussen auch über den Hypothalamus den HVL.

Neben einer basalen Sekretionsrate werden die hypophysären Hormone pulsatil freigesetzt; desweiteren besteht ein Tagesrhythmus.

Eine zusätzliche Regulation von Bildung und Ausschüttung der HVL-Hormone erfolgt über Feed back-Mechanismen der Rückkopplungskreise (z. B. Schilddrüse und Hypophysenrückkopplungskreis, S. 427 oder NNR-ACTH-Rückkopplungskreis). Darüber hinaus bestehen Regelkreise zwischen HVL und Hypothalamushormonen („kurzer Regelkreis") sowie ein ultrakurzer Regelkreis zwischen Hypothalamushormonen und den Neuronen höherer Nervenzentren (peptiderge Neurone, monoaminerge Neurone). Die Steuerung der HVL-Hormone erfolgt über sogenannte Releasing-(Ausschüttungs-)Hormone oder inhibierende (inhibiting = hemmende) Hormone oder Substanzen (Abb. 10.**19**).

Diese Substanzen haben die endokrine Funktionsdiagnostik erheblich erweitert und verfeinert (S. 393).

Die HVL-Hormone werden in 3 Gruppen unterteilt:

- Glykokortikohormone (TSH, LH und FSH),
- somatomammotrope Hormone (Prolaktin und STH),
- Peptide der Proopiomelanokortin-Gruppe wie ACTH, MSH.

Die Effekte und Wirkungen der einzelnen HVL-Hormone finden Sie bei den verschiedenen Krankheiten.

Die Hypophyse ist wichtigster Ursprungsort der körpereigenen Morphine

Im Hypophysenhinterlappen werden antidiuretisches Hormon (ADH, Vasopressin) und Oxytozin gebildet und gespeichert. Die vasopressorische Wirkung (= Vasopressin) von ADH wird mit 1000fach höherer Dosis erreicht als die, die den antidiuretischen Effekt bewirkt. ADH wird komplex reguliert in Zusammenhang mit dem Renin-Angiotensin-System (S. 402) sowie über Osmorezeptoren im Hypothalamus. ADH wirkt an den Nierentubuli, indem es zu vermehrter Wasserresorption und Antidiurese führt. Oxytozin fördert die Milchejektion der Brustdrüse und die Kontraktion der Uterusmuskulatur.

Allgemeine Diagnostik von Hypothalamus und Hypophyse

Die Diagnostik stützt sich in hormoneller Hinsicht überwiegend auf die direkte Bestimmung der Hypophysenhormone im Blut. Die Messung der basalen Hormonsekretion ist infolge der pulsatilen Sekretion in der Regel unzuverlässig (Ausnahmen: Prolaktin, LH und FSH in der Postmenopause); in der Regel werden daher hypophysäre **Funktionsteste** durchgeführt.

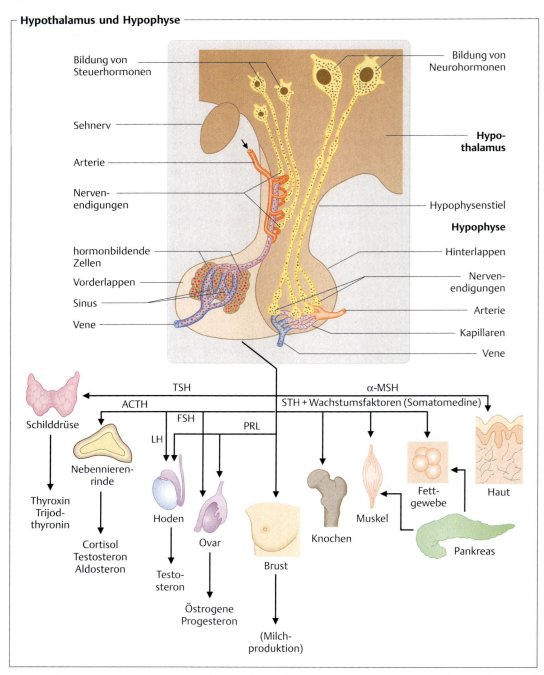

Abb. 10.**18** Im Hypothalamus mit seinen Kerngebieten werden die für jedes Hormon der Hypophyse entsprechenden Releasing- und Inhibiting-Hormone bzw. Substanzen gebildet. Diese fördern oder hemmen die Ausschüttung von Hypophysenhormonen. Die Hypophysenhormone ihrerseits regulieren einzelne Drüsen und/oder beeinflussen verschiedene Organe bzw. sind in einem Rückkopplungskreis (s. z. B. Schilddrüse) eingeordnet

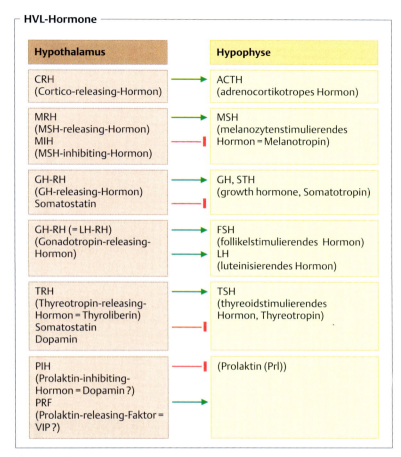

Abb. 10.**19** Die Steuerung der HVL-Hormone erfolgt über Releasing- bzw. inhibierende Hormone oder Substanzen

Sicherheit. Bei hypophysären Funktionstests können mitunter erhebliche Nebenwirkungen auftreten (z. B. in seltenen Fällen delirante Zustände beim Metopiron-Test). Achten Sie darauf, dass der Patient über den Ablauf eines Tests genau informiert ist, denn nur so kann er gut mitarbeiten. Beobachten Sie den Patienten in der Testphase genau und führen Sie regelmäßige Vitalzeichenkontrollen durch.

Die komplette Diagnostik der HVL-Funktion besteht in der Überprüfung der

- *thyreotropen Achse:* TRH-Test, fT4, fT3 bzw. TBG oder Messung der Thyroxinbindungskapazität;
- *gonadotropen Achse:* GnRH-Test: Durchführung: Blutentnahme vor und 30 Minuten nach Bolusinjektion von 100 µg GnRH i. v., Messung von LH und FSH, ggf. von Östrogenen bzw. Testosteron;
- *somatotropen Achse:*

a) Abklärung von Wachstumshormonmangelzuständen mittels GH-RH („growth hormon", „releasing hormon")-Test. Blutentnahme vor sowie 30 und 60 Minuten nach Injektion von 1 µg GH-RH/kg i. v.; Messung von Wachstumshormonen im Blut bzw. Clonidintest, L-Arginin-HCL-Test bzw. Insulinhypoglykämietest mit Injektion von 0,15 IE Insulin (Normalinsulin/kg i. v.). Blutentnahmen basal sowie 30, 60, 90 und 120 Minuten nach Insulininjektion. BZ soll auf ca. 3 mmol/l bzw. um 50 % des Ausgangswertes abfallen. Wachstumshormon wird im Blut gemessen;

b) Abklärung der Wachstumshormonüberproduzierung: oraler Glukosetoleranztest (S. 368), Messung von Blutzucker und Wachstumshormonen vor und nach 30, 60 und 90 Minuten. Suppression von GH unter 10 ng/ml zum Ausschluss von Akromegalie.

- *mammotropen Achse:* TRH-Test (S. 429). Stimulation der Prolaktinspiegel um das 2- bis 4fache;
- *kortikotropen Achse:*

a) Abklärung von ACTH-Minderproduktion durch CRH-Test: Injektion von CRH als Bolus [1 μg/kg] und Messung von ACTH vor und nach 10, 20, 30, 45 und 60 Min. Weiterer Test: Lysin-Vasopressin-Test, Insulinhypoglykämietest (s.o.) mit Messung von ACTH und Kortisol; Metopiron-Test (3 g Metopiron um 24 Uhr, ACTH-Messung um 8 Uhr am kommenden Morgen);

b) Abklärung der ACTH- bzw. Kortisolüberproduktion: Dexamethason-test (S. 405).

Zur Überprüfung der Funktion des Hypophysenhinterlappens wird ADH im Blut gemessen bzw. zum Nachweis eines ADH-Mangels wird ein Durstversuch über 6 Stunden durchgeführt.

In der Lokalisationsdiagnostik steht bei den bildgebenden Verfahren die Kernspintomographie (NMR) an 1. Stelle!

Bei Raumforderung im Sellabereich Gesichtsfelduntersuchung durch den Augenarzt zur Erfassung einer möglichen Schädigung des Sehnervs (Chiasmasyndrom).

Unterfunktion des Hypophysenvorderlappens

Definition: Das sehr seltene Krankheitsbild der Hypophysenvorderlappeninsuffizienz ist gekennzeichnet durch den Ausfall einer, mehrerer oder aller Partialfunktionen (totale HVL-Insuffizienz) des Hypophysenvorderlappens (HVL).

Ätiologie

Als Ursache für die HVL-Insuffizienz kommen neben der ischämischen HVL-Nekrose (Sheehan-Syndrom) intra- und extrasellläre Tumoren, Granulome (z. B. Morbus Boeck) sowie Schädel-Hirn-Traumata in Betracht. Bei Kindern und Jugendlichen lässt sich häufig keine Ursache eruieren. Darüber hinaus besteht eine HVL-Insuffizienz nach operativer Entfernung der Hypophyse.

Dem **Sheehan-Syndrom** liegt eine Störung der Blutversorgung der Hypophyse bei schwerem peri- u. postpartalem Blutverlust und Kollaps zugrunde. Erst nach Ausfall von über 70 % des HVL-Parenchyms wird die HVL-Insuffizienz manifest. Das klinische Bild ist abhängig von dem Ausmaß der Zerstörung des HVL und dem Ausfall der tropen Hormone, insbesondere dem des TSH und des ACTH sowie der Gonadotropine. Bei Ausfall des TSH kommt es zu dem Bild der sekundären Schilddrüsenunterfunktion, bei Ausfall von ACTH zu einer sekundären Nebennierenrindeninsuffizienz und bei Ausfall der Gonadotropine zur Unterfunktion der Gonaden.

Klinik

Es kann unterschieden werden zwischen einer mehr chronischen Verlaufsform und einer akuten Verlaufsform der HVL-Insuffizienz. Eine akute HVL-Insuffizienz kann sich kurzfristig nach Hypophysektomie, schweren Schädel-Hirn-Traumen oder als Sheehan-Syndrom entwickeln (Abb. 10.20). Bei unbekannter oder nicht ausreichend substituierter chronischer HVL-Insuffizienz können Infekte, Diarrhöen, Erbrechen eine akute HVL-Insuffizienz bzw. ein hypophysäres Koma auslösen.

Besteht ein *Hypophysentumor*, entwickeln sich die klinischen Symptome langsam, wobei die hormonellen Partialfunktionen in typischer Reihenfolge ausfallen:

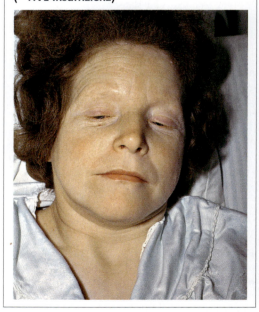

Hypophysenvorderlappeninsuffizienz (= HVL-Insuffizienz)

Abb. 10.20 Patientin mit kompletter HVL-Insuffizienz bei Sheehan-Syndrom mit typisch blassfahler Gesichtsfarbe und fehlender Augenbrauenpartie.

- STH bei Kindern: hypophysärer Zwergwuchs, bei Erwachsenen: Adynamie, Verringerung der Muskelmasse, Vermehrung der Fettmasse, Fettstoffwechselstörungen, Neigung zu Osteoporose;
- Gonadotropine (LH und FSH): Sekundäre Amenorrhö, Libido- und Potenzverlust, Abnahme der Sekundärbehaarung;
- TSH: vermehrte Kälteempfindlichkeit, Müdigkeit, Bradykardie, Apathie;
- ACTH: Adynamie, Gewichtsabnahme, Hypotonie;
- MSH: fahle Blässe (alabasterartig) durch Depigmentation;
- Prolaktin: Agalaktie (bei stillenden Frauen).

Der Gesichtsausdruck ist mimikarm und ausdruckslos, charakteristisch ist ein Fehlen der seitlichen Augenbrauenpartien.

Diagnose

Neben Anamnese und klinischem Bild sind Hormonanalysen entscheidend:
1. Basalwerte der HVL-Hormone
2. Werte der HVL-Hormone im Rahmen der Stimulationstests
3. Werte der Hormone der peripheren Drüsen: Thyroxin, Kortisol, Östradiol, bzw. Testosteron.

Differenzialdiagnostisch muss insbesondere die Anorexia nervosa abgegrenzt werden, die sehr viel häufiger mit einer Kachexie einhergeht als die HVL-Insuffizienz. Die primäre Nebennierenrindeninsuffizienz (Morbus Addison) und die primäre Schilddrüsenunterfunktion lassen sich aufgrund der heutigen laborchemischen Möglichkeiten unschwer erkennen.

Therapie

Die kausale Therapie bei Hypophysentumor besteht in der operativen Entfernung. Die endokrine Substitutionsbehandlung umfasst die Behandlung der Nebenniereninsuffizienz (S. 410), der sekundären Schilddrüsenunterfunktion (S. 444, 446) und der Gonaden. Bei Männern werden Depot-Testosteronpräparate 3- bis 4-wöchentlich verabreicht, während bei Frauen Östrogen-Gestagen-Präparate zur Anwendung kommen. Besteht ein Minderwuchs mit offenen Epiphysenfugen, so wird mit gentechnisch hergestellten Wachstumshormonen behandelt.

Wichtig in der Therapie des hypophysären Komas ist die rasche Gabe von 100–200 mg Hydrokortison in 5%iger Glukoselösung; danach Substitution mit Schilddrüsenhormonen.

Prognose

Die Prognose ist im wesentlichen abhängig von der Grunderkrankung und z. B. beim Sheehan-Syndrom bei ausreichender Substitutionsbehandlung gut. Die Patienten müssen darauf hingewiesen werden, dass insbesondere bei Auftreten von Stresssituationen wie Infektionen, Operationen oder körperlichen Anstrengungen die Kortisondosis erhöht werden muss.

Die Patienten sollten einen Notfallpass mit sich führen!

Hypophysentumoren

Es handelt sich in der Regel um gutartige Neubildungen, die aus einem Zelltyp des HVL entstehen. 90 % der Tumoren der Hypophyse sind Adenome; maligne Hypophysentumoren sind Raritäten. Bis zu 15 % aller Hirntumoren sind Hypophysentumoren. Es wird unterschieden zwischen endokrin inaktiven Hypophysentumoren (20–30 %) und endokrin aktiven Tumoren (70–80 %). *Endokrin inaktive* Tumoren sind z.B. das Kraniopharyngeom, Metastasen (Bronchial-, Mamma-, Magenkarzinom), Zysten, Gliom, Meningeom, Chondrom, Germinom. *Endokrin aktive* Tumoren sind das Prolaktinom (häufig) sowie das somatotrope Adenom, Tumoren die Prolaktin und Wachstumshormon gemeinsam sezernieren, das korticotrope Adenom und sehr selten thyreotrope sowie gonadotrope Adenome (erhöhte Produktion von LH und FSH bewirkt eine Pubertas praecox).

Es wird unterschieden zwischen

- Mikroadenomen: ⌀ < 1 cm, kein extraselläres Wachstum, keine endokrinen Ausfälle sowie
- Makroadenomen ⌀ > 1 cm, oft invasives oder suprasselläres Wachstum, oft (Pan-)Hypopituitarismus.

Endokrin inaktive Hypophysentumoren

Klinisch können sich Zeichen der Hypophysenvorderlappeninsuffizienz sowie des Diabetes insipidus finden. Bei supraselllärem Wachstum kann es zu Sehstörungen (Chiasmasyndrom, bitemporale Hemianopsie charakteristisch) sowie zu Kopfschmerzen kommen.

Diagnose

MRT bzw. CT der Sella-Hypophysen-Region, ophthalmologische Untersuchung, endokrinologische Untersuchungen (HVL-Insuffizienz, Diabetes insipidus).

Therapie

In Abhängigkeit von der Größe des Tumors transsphenoidale Hypophysenoperation bzw. transfrontale Kraniotomie ggf. Strahlentherapie; hormonale Substitutionstherapie bei HVL-Insuffizienz (S. 395)

Prolaktinom

→ **Definition:** Es handelt sich um einen endokrin aktiven Hypophysentumor, ein Prolaktin produzierendes Adenom des Hypophysenvorderlappens.

Das Prolaktinom ist mit ca. 40–50 % der häufigste endokrin aktive Hypophysentumor. Etwa 20 % der sekundären Amenorrhö werden durch eine Hyperprolaktinämie hervorgerufen. Frauen sind 5-mal häufiger betroffen als Männer.

Klinik

Die klinischen Symptome sind bei der Frau Oligo- bzw. Amenorrhö, in 30–50 % Galaktorrhö sowie Hirsutismus und Anovulation sowie Libidoverlust. Bei größeren Hypophysentumoren finden sich evtl. Zeichen des Raum fordernden Prozesses (Abb. 10.**21**) wie Kopfschmerzen, Gesichtsfelddefekt und HVL-Insuffizienz (S. 394).

Diagnose

Die Diagnose wird gesichert durch erhöhte basale Prolaktinspiegel, die mehrfach gemessen werden sollten. Prolaktinserumkonzentrationen über 200 ng/ml sind fast beweisend für einen Tumor. Das Mikroprolaktinom weist Werte unter 500 ng/ml, das Makroprolaktinom kann Werte von mehr als 10 000 ng/ml sezernieren. Werte zwischen 25 und 200 ng/ml erfordern eine weitere Abklärung (z. B. im TRH-Test kein Anstieg des Prolaktins beim Prolaktinom). Wichtig sind auch Medikamentenanamnese, Lokalisationsdiagnostik (MRT, CT) und ophthalmologische Untersuchung.

Differenzialdiagnose

Auch andere endokrin aktive oder inaktive Hypophysentumoren können bei para- bzw. suprasellärem Wachstum durch Irritation des Hypothalamus eine Hyperprolaktinämie bedingen. Weitere Ursachen der Hyperprolaktinämie können das Syndrom der „leeren (empty) Sella", ausgeprägte primäre Hypothyreose sowie ausgeprägte Niereninsuffizienz und fortgeschrittene Leberzirrhose sein. Medikamentös wird eine Hyperprolaktinämie durch Östrogene, Neuroleptika und Antidepressiva, Metoclopramid, Cimetidin und Antihistaminika sowie α-Methyldopa induziert.

Therapie

Die Behandlung erfolgt primär medikamentös mit Prolaktinhemmern (Dopaminagonist, z. B. Bromocryptin, Lisurid, Cabergolin, Quinagolid). Bei über 95 % der Patienten kommt es zur Rückbildung der Tumorgröße und zur Normalisierung des Serumprolaktins. Operative Therapie nur bei fehlendem Ansprechen auf Medikamente.

Prognose

Sie ist bei Nichtvorliegen eines größeren invasiv wachsenden Hypophysentumors in der Regel günstig.

Endokrin aktive Hypophysentumore: Akromegalie und hypophysärer Gigantismus

→ **Definition:** Eine vermehrte Wachstumshormonsekretion charakterisiert die Akromegalie. Typische Vergrößerung der Akren sowie der inneren Organe sind die Folge. Wachstumshormonüberproduktion vor der Pubertät bei noch nicht abgeschlossenem Skelettwachstum führt zum hypophysären Gigantismus.

Ätiologie

Bei der Akromegalie findet sich meist ein eosinophiles Adenom der Hypophyse, seltener eine Hyperplasie der eosinophilen Zellen, die vermehrt das Wachstumshormon (somatotropes Hormon

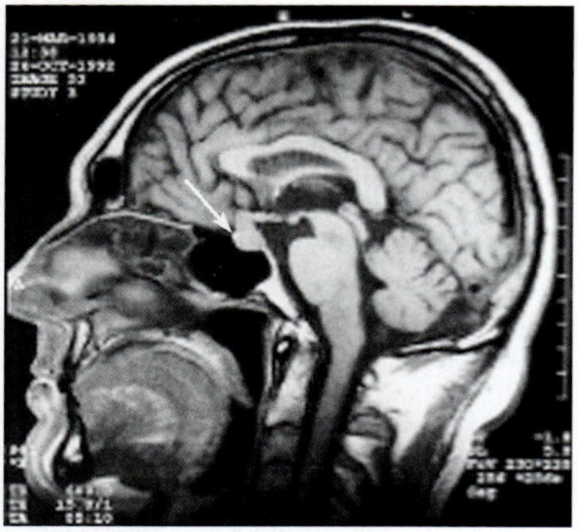

Abb. 10.**21** Das Kernspintomogramm zeigt ein Prolaktinom im Bereich der Sella

[STH] syn. growth hormon [GH] produzieren. Möglicherweise besteht hier in Einzelfällen ein primärer hypothalamischer Defekt mit vermehrter Freisetzung von Wachstumshormon-Releasing-Hormon bzw. verminderter Hemmung der Wachstumshormonsekretion durch Somatostatin.

Pathophysiologie

Überproduktion von Wachstumshormon bewirkt, solange die Epiphysenfugen noch offen sind, ein vermehrtes Längenwachstum (proportionierter Riesenwuchs bei Jugendlichen). Bei geschlossenen Epiphysenfugen findet ein apositionelles Wachstum der Knochen (disproportionierte Akromegalie des Erwachsenen) und Weichteile statt. Die Wirkung von Wachstumshormonen wird überwiegend über die Bildung von IGF-I (Insulin-like-growth-Factor I) = Somatomedin C, das in der Leber gebildet wird, hervorgerufen. IGF-I seinerseits führt zu einer Hemmung der Wachstumshormonsekretion.

Klinik

In Tab. 10.**13** ist die Häufigkeit der Symptome und klinischen Befunde (in Prozent) bei Akromegalie wiedergegeben.

Akromegalie

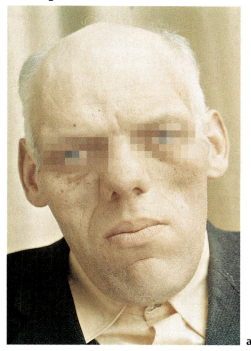
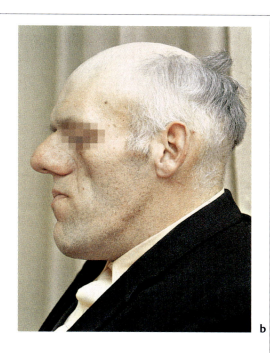
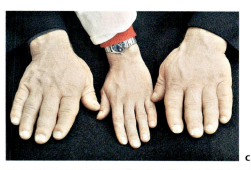

Abb. 10.**22a–c** **a** u. **b** Neben vergröberten Gesichtszügen besteht eine Vergrößerung des Unterkiefers, Verdickung der Unterlippe, Vergrößerung der Nase **c** „bärentatzenartige" Hände im Vergleich mit normaler Hand (Mitte)

Tabelle 10.13 Häufigkeit der Symptome bei Akromegalie

Befund	Häufigkeit
Vergrößerung der Akren	100 %
Verdickung der Haut	100 %
Vergrößerung der inneren Organe (Splanchnomegalie)	100 %
Hyperhidrosis	50 %
Hypertonie	50 %
Struma diffusa	60 %
Parästhesien, Karpaltunnelsyndrom	30 %
Gewichtszunahme	70 %
Kopfschmerzen	50 %
Sehstörungen (Chiasmasyndrom)	25 %
Zyklusstörungen	100 %
Störung von Libido und Potenz (bei Männern)	60 %
Pathologische Glukosetoleranz	60 %
Diabetes mellitus	10 – 15 %

Die Patienten berichten über eine Größenzunahme von Händen (größere Handschuhe, Ringe passen nicht mehr) und Füßen (größere Schuhe) sowie des Kopfes (größere Hutnummer). Die Hände können bärentatzenartig deformiert sein.
Das Gesicht des Akromegalen ist in charakteristischer Weise verändert (Abb. 10.**22 a – c**): Verdickung von Jochbein, Supraorbitalfalten, Nase sowie Unterkiefer und Ohren sowie die auffallend fleischigen Lippen (Makrocheilie) rufen den groben Gesichtsausdruck des Kranken hervor. Häufig kommt es zu Prognatie und Progenie. Die Zahnreihen zeigen in den zu groß gewordenen Kiefern Lücken. Die verdickte Haut führt zu wulstförmigen Falten (Cutis gyrata). Die Verdickung der Nasenweichteile und Vergrößerung der Nasennebenhöhlen sowie die Makroglossie bewirken eine kloßige, nasale Sprache.
Periostales vermehrtes Knochenwachstum und osteoporotische Veränderungen verursachen Kyphose sowie schwere Arthrosen. Neben einer Vergrößerung von Leber, Milz und Nieren kann auch der gesamte Magen-Darm-Trakt vergrößert und verlängert sein. Durch vermehrte Muskelmasse bei der akromegalen Kardiomyopathie kommt es zu Koronarinsuffizienz mit stenokardischen Beschwerden und erhöhtem Herzinfarktrisiko. Bei größeren Tumoren kann es zu Zeichen der HVL-Insuffizienz sowie als Ausdruck des suprasellären Wachstums des Tumors zu Kopfschmerzen sowie Sehstörungen einschließlich Gesichtsfelddefekten kommen.

Diagnose

Beweisend sind die Hormonanalysen: Die Wachstumshormonserumkonzentrationen müssen mehrfach am Tag gemessen werden wegen der pulsatilen Sekretion des STH- und der kurzen Plasmahalbwertszeit. Im Glukosetoleranztest (S. 368) fehlt die Supprimierbarkeit von STH. Die IGF-I-Plasmakonzentration ist erhöht. Die übrigen hypophysären Partialfunktion zum Ausschluss einer HVL-Insuffizienz werden in typischer Weise überprüft. Die Lokalisationsdiagnostik wird mittels Kernspin- bzw. Computertomogramm durchgeführt. Wichtig: ophthalmologische Untersuchung.

Differenzialdiagnose

Das konstitutionelle Akromegalie (Aussehen ähnlich wie bei Akromegalie) lässt sich anhand von normaler Wachstumshormonkonzentrationen bzw. IGF-I-Werte unschwer von der Akromegalie unterscheiden.

Therapie

Therapie der Wahl ist die mikrochirurgische transsphenoidale Resektion des Adenoms. Darüber hinaus besteht neben der Strahlentherapie bei entsprechender Indikation die Therapieoption der medikamentösen Hemmung der Wachstumshormonsekretion mit Dopaminagonisten (z. B. Bromocriptin [Pravidel]) und Somatostatinanalogon (z. B. Octreotid [Sandostatin]). Der Erfolg der Therapie wird anhand der Besserung des klinischen Bildes sowie der Normalisierung der IGF-I-Spiegel und der Supprimierbarkeit von STH im oralen Glukosetoleranztest beurteilt.

Prognose

Bei Nichtbehandlung ist die Prognose infolge kardio- und zerebrovaskulärer Komplikationen ungünstig. Mikroadenome werden in 90 % der Fälle geheilt, während bei Makroadenomen nur in ca. 60 % der Fälle eine Teil- bzw. Vollremission erzielt wird.

Diabetes insipidus

➤ **Definition:** Infolge von Adiuretin-(ADH-)Mangel (zentraler Diabetes insipidus) oder fehlendem bzw. vermindertem Ansprechen der Nieren auf ADH (renaler Diabetes insipidus) besteht eine verminderte Fähigkeit der Nieren, ausreichend Wasser zu resorbieren, so dass eine Polyurie und konsekutiv eine Polydipsie resultieren. Die Krankheit ist sehr selten.

Ätiologie

Bei Mangel an antidiuretischem Hormon (ADH = Adiuretin = Arginin-Vasopressin = AV) ist in den distalen Nierentubuli die ADH-abhängige Harnkonzentrierung nicht möglich. Es kommt zu einer vermehrten Ausscheidung (Polyurie) eines verdünnten Urins (Asthenurie) und osmoregulativ zu einer zwanghaften Polydipsie.

Beim **Diabetes insipidus centralis** besteht eine ungenügende oder fehlende Adiuretinproduktion und -sekretion. Ursache des nephrogenen Diabetes insipidus ist ein fehlendes Ansprechen des distalen Tubulus auf ADH (Defekt der ADH-Rezeptoren). Der zentrale Diabetes insipidus kann angeboren (sehr selten) oder erworben sein durch Schädigungen des Hypothalamus-Hypophysen-hinterlappen-Systems (primäre Hypophysentumoren, metastatische Absiedelungen von Tumoren, Gefäßprozesse, Morbus Boeck, Schädel-Hirn-Traumen sowie therapeutische Hypophysektomie und entzündliche Hirn- bzw. Hirnhautkrankheiten). Transitorische Formen treten auf nach Schädel-Hirn-Traumen, cerebralen Insulten oder Hypophysenoperationen.

Der **nephrogene Diabetes insipidus** kann angeboren (X-chromosomal rezessiv vererbt) oder infolge einer chronischen Nierenerkrankung (Niereninsuffizienz, Amyloidose, polyzystische Nieren), Hypokaliämie, Hyperkalzämie, Einnahme von Medikamenten (z. B. Lithium, Barbiturate) erworben sein.

Klinik

Es besteht die charakteristische Trias aus
1. Polyurie (4 – > 20 l/24 Stunden),
2. zwanghaftes Trinken bei quälendem Durst (auch nachts) von großen Trinkmengen (5 – 20 l/24 Stunden) und
3. großen Mengen wasserklaren Urins (Asthenurie = fehlende Konzentrationsfähigkeit des Harns).

Diagnose

Eine Indikation zur Diagnostik besteht dann, wenn die Trink-/Urinmenge über 4 l pro Tag beträgt. In der Regel schließt ein Durchschlafen ohne Aufwachen zum Trinken oder Wasserlassen einen Diabetes insipidus weitgehend aus. Der Durstversuch mit Bestimmung der Urin- und Plasmaosmolarität ist der Goldstandard zum Nachweis eines Diabetes insipidus.

Die ADH-Bestimmung ist selten erforderlich. Zum Ausschluss eines Tumors im Bereich von Hypophyse und Hypothalamus CT bzw. Kernspintomogramm.

Differenzialdiagnostisch werden neben der psychogenen Polydipsie der Diabetes mellitus sowie Diuretikamissbrauch in Erwägung gezogen.

Therapie

In der kausalen Therapie wird das Grundleiden behandelt. Symptomatisch wird ADH als synthetisches Vasopressinanalogon, z. B. Desmopressin (Minirin), intranasal substituiert. Beim renalen Diabetes insipidus ist ein Versuch mit Thiaziddiuretika oder nichtsteroidalen Antiphlogistika angezeigt.

Schwartz-Bartter-Syndrom: Syndrom der inadäquaten ADH-Sekretion (SIADH)

➤ **Definition:** Es besteht eine vermehrte ADH-Bildung und -sekretion einhergehend mit Wasserretention und Verdünnungshyponatriämie

Ätiologie

In ca. 80 % der Fälle besteht ein kleinzelliges Bronchialkarzinom, das paraneoplastisch ADH sezerniert. Auch Lungenerkrankungen und zentralnervöse Störungen sowie Medikamente können zur Entkoppelung der hypophysären ADH-Sekretion führen.

Klinik

Einhergehend mit der Wasserretention von ca. 3 – 4 l finden sich neurologische Symptome wie Stupor, Krämpfe, Reizbarkeit sowie Kopfschmerzen, Muskelkrämpfe, Appetitlosigkeit, Übelkeit und Erbrechen.

Laborchemisch bestehen Hyponatriämie, Hypochlorämie und eine Hypernatriurie. Begleitend besteht eine Hypoosmolarität.

Therapie

Kausal in Abhängigkeit von der Erkrankung; sonst symptomatisch einhergehend mit Flüssigkeitsrestriktion und evtl. Therapieversuch mit ADH-Antagonisten; Blockierung der Antidiurese mit Demeclocyclin, das die renale Wirkung des ADH hemmt.

Krankheiten der Nebennieren

Die beiden Nebennieren liegen retroperitoneal etwa in Höhe des 1. Lendenwirbelkörpers und bedecken die oberen Pole der beiden Nieren (Abb. 10.**23**). Das *Gewicht* der Nebennieren beträgt je etwa 4–6 g. Morphologisch und funktionell wird zwischen dem **Mark** und der das Mark umschließenden **Rinde** der Nebenniere unterschieden.

Die *Blutversorgung* der Nebennieren erfolgt im Wesentlichen über 3 Arterien: A. suprarenalis sup. aus der A. phrenica inferior, A. suprarenalis media aus der Aorta abd. und A. suprarenalis inferior aus der A. renalis. Das venöse Blut wird rechts direkt in die V. cava, links in die V. renalis sinistra abgeleitet.

Die *nervöse Versorgung* der Nebennieren erfolgt beiderseits vom Plexus suprarenalis, wobei die Nervenfasern durch die Rinde in das Mark gelangen.

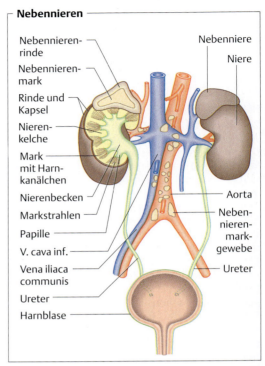

Abb. 10.**23** Bau und Lage von Nieren und Nebennieren

Krankheiten der Nebennierenrinde

Anatomie und Physiologie

Morphologisch und funktionell lässt sich die Nebennierenrinde (NNR) in 3 *Zonen* unterteilen. Die äußere, direkt unter der Kapsel liegende Zona glomerulosa produziert vorwiegend Mineralokortikoide, die mittlere Zona fasciculata Glukokortikoide, während in der inneren Zona reticularis überwiegend Androgene und Östrogene gebildet werden. Während die Hormonproduktion in der Zona glomerulosa nur unwesentlich durch ACTH beeinflusst wird, ist insbesondere die Glukokortikoidproduktion und auch die Sekretion der Sexualsteroide auf eine intakte ACTH-Produktion angewiesen. In Tab. 10.**14** sind die wichtigen Vertreter der NNR-Hormone und ihre wesentlichen Eigenschaften zusammengefasst.

Die Steuerung der Produktion der NNR-Glukokortikoide und Sexualsteroide erfolgt über den negativen Rückkopplungsregelkreis Hypothalamus-Hypophyse-NNR, der in Abb. 10.**24** dargestellt ist. Das im Hypothalamus gebildete Kortikotropin ausschüttende Hormon („corticotropin releasing hormone" = CRH) steuert die Bildung und Ausschüttung des adrenokortikotropen Hormons (ACTH) im Hypophysenvorderlappen, das seinerseits wiederum fördernd auf die Glukokortikoid- und Sexualsteroidsynthese der NNR einwirkt. Sinkt z. B. der Blutkortisolspiegel ab, ist eine vermehrte CRH- und ACTH-Ausschüttung die Folge, so dass sich wieder ein normaler Kortisolspiegel im Blut einstellt.

Die Aldosteronbildung wird stimuliert durch

- das Renin-Angiotensin-System (Blutvolumen wird konstant gehalten),
- Anstieg der Serumkaliumkonzentration und
- ACTH (weniger wichtig).

Gehemmt wird die Aldosteronsekretion durch das *a*triale *n*atriuretische *P*eptid (ANP), das im Herzen gebildet wird.

Das Renin-Angiotensin-Aldosteron-System (RAAS) ist in Abb. 10.**25** schematisch dargestellt. Das Enzym Renin wird in den juxtaglomerulären Zellen der Niere gebildet und an das Blut abgegeben. Aus dem in der Leber gebildeten Angiotensinogen spaltet Renin das Angiotensin I ab. Mit Hilfe des in der Lunge synthetisierten Angiotensinkonversionsenzyms (ACE) (S. 304) entsteht das biologisch aktive Angiotensin II. Angiotensin II stellt einen wesentlichen Faktor der Blutdruckregulation dar (s. ACE-Hemmer, S. 259). Durch seinen vasokonstriktorischen Effekt auf die Arteriolenmuskulatur wirkt Angiotensin II blutdrucksteigernd. Angiotensin II ist darüber hinaus der stärkste Stimulator für die Biosynthese und Sekretion von Aldosteron aus der Nebennierenrinde.

Es besteht ein endogener Tagesrhythmus des Plasmakortisols mit einem Maximum gegen 6 Uhr und einem Minimum gegen 24 Uhr (wichtig in der Diagnostik der Überfunktion der NNR, Abb. 10.**26**). Im Blut werden die NNR-Hormone, an Eiweiß gebunden, transportiert. Nur das freie, nicht an Eiweiß gebundene Hormon ist stoffwechselwirksam.

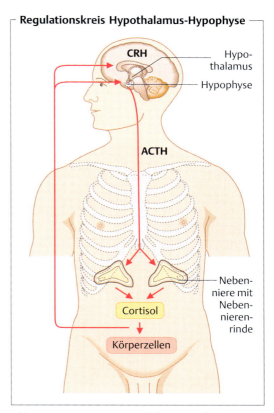

Abb. 10.**24** Das im Hypothalamus gebildete CRH stimuliert die ACTH-Produktion im Hypophysenvorderlappen, die ihrerseits wiederum die Kortisolproduktion der Nebennierenrinde fördert. Kortisol hat einen hemmenden Einfluss sowohl auf die ACTH-produzierenden Zellen des Hypophysenvorderlappens wie auch auf den Hypothalamus

Tabelle 10.14 Physiologie der wichtigsten Nebennierenrindenhormone

	Mineralokortikoide	Glukokortikoide	Androgene
Beeinflussung	anorganischer Stoffwechsel	organischer Stoffwechsel	organischer Stoffwechsel
Hauptvertreter	Aldosteron	Kortisol	Dehydroepiandrosteron Testosteron
Hauptwirkung	Na^+-Retention in der Niere K^+-Abgabe in der Niere sek. Flüssigkeitsretention	Glukoneogenese mit Hyperglykämie und Proteinabbau Verminderung des Wassereintritts in die Zelle	Proteinsynthese Virilisierung
Sekretionsrate	50–250 µg/24h	10–40 mg/24h	6–10 mg/24h
Plasmakonzentration	2–15 µg/100 ml	6–25 µg/100 ml	Männer: 0,13–1,4 µg/100 ml Frauen: 0,14–1,06 µg/100 ml
Nachweis im Urin als	Aldosteron 5–10 mg/24h	17-Hydroxykortikoide 3–13 mg/24h	17-Ketosteroide Männer: 10–15 mg/24h Frauen: 6–15 mg/24h

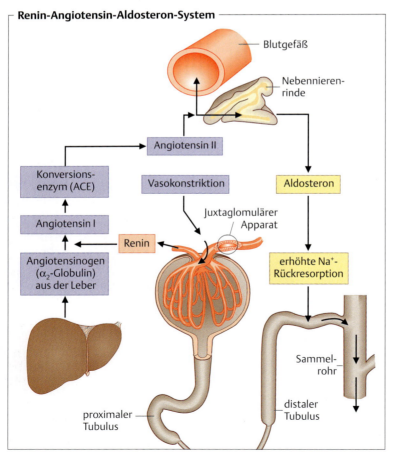

Abb. 10.25 Angiotensin II bewirkt Vasokonstriktion sowie Blutdrucksteigerung und die Stimulation der Aldosteronsekretion; es unterdrückt die Reninsekretion

Krankheiten der Nebennierenrinde

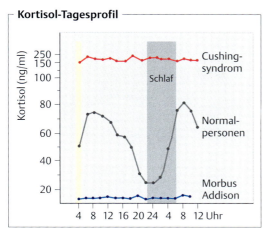

Abb. 10.**26** Normalpersonen weisen einen ausgeprägten Tagesrhythmus mit einem Maximum in den frühen Morgenstunden und einem Abfall über den Tag bis gegen Mitternacht auf. Beim Morbus Addison liegt die Kortisolproduktion darnieder, beim Cushing-Syndrom finden sich erhöhte Kortisolserumkonzentrationen ohne Tagesrhythmus („Sekretionsstarre").

Der überwiegende Teil der NNR-Hormone wird in der Leber metabolisiert und über die Nieren ausgeschieden.

Überfunktion der Nebennierenrinde

Bei diesen Erkrankungen der NNR liegt die Überproduktion einer oder mehrerer Hormongruppen vor.

> **PS Vitalzeichenkontrollen.** Da es bei Erkrankungen mit einer Überfunktion der Nebennierenrinde in vielen Fällen auch zu einem Hypertonus kommt, ist eine häufige Blutdruckkontrolle, eine genaue Patientenbeobachtung auf Hypertoniezeichen und eine exakte Dokumentation während der Diagnose- und Therapiephase sehr wichtig.

Cushing-Syndrom

➡ **Definition:** Das Cushing-Syndrom ist gekennzeichnet durch eine vermehrt endogene Produktion oder exogene Zufuhr von Glukokortikoiden (Hyperkortisolismus) und deren Einwirkung auf die Körperzellen.

Häufigkeit

Das Cushing-Syndrom, hervorgerufen durch eine körpereigene Überproduktion von Glukokortikoiden, ist eine seltene Erkrankung, wohingegen das sog. *iatrogene* Cushing-Syndrom (iatros, griech.: der Arzt) als Folge der Therapie mit pharmakologischen Glukokortikoiddosen häufiger beobachtet wird.
Die Häufigkeit liegt bei 1 : 100 000 – 500 000. Das Verhältnis Männer zu Frauen beträgt 1 : 5.

> Der Morbus Cushing ist benannt nach Harvey Cushing (1869 – 1939), einem amerikanischen Chirurgen, der sich um 1900 um die damals noch junge Neurochirurgie verdient machte. Ihm gelang die erste Operation an der Hirnbasis. Er entwickelte auch Methoden zur Nervenblockade und Hirndruckentlastung.

Ätiologie und Pathogenese

Ursächlich sind beim Cushing-Syndrom folgende Möglichkeiten in Betracht zu ziehen:

- *Zentral-hypothalamisch*, einhergehend mit vermehrter Sekretion von CRH, ACTH und konsekutiver beidseitiger NNR-Hyperplasie mit Überproduktion von Glukokortikoiden.
  Bei diesem Morbus Cushing im engeren Sinn, der die häufigste Form (80 %) eines Cushing-Syndroms ist, kann anatomisch noch ein normal funktionierender Hypophysenvorderlappen oder bereits schon ein basophiles Adenom bestehen.
- *NNR-Tumoren* (Adenome oder Karzinome) bilden autonom, d. h. unabhängig von der übergeordneten ACTH-Regulation, vermehrt Glukokortikoide (20 % der Fälle).
- „*Paraneoplastisch*", „ektopisch" oder „extrahypophysär" gebildetes ACTH oder ACTH-ähnliche Peptide, z. B. in Bronchialkarzinomen, Phäochromozytomen, Thymomen, bewirken über beiderseitige Hyperplasie der NNR eine erhöhte Glukokortikoidproduktion.
- *Alkoholinduziertes* Cushing-Syndrom (reversibel bei Alkoholkarenz).
- Durch übermäßige, lang anhaltende exogene Zufuhr von natürlichen oder synthetischen *Kortikosteroiden* wird ein sog. iatrogenes Cushing-Syndrom erzeugt.

Die Symptome des Cushing-Syndroms finden ihre Erklärung in den Wirkungen der Glukokortikoide auf die Körperzellen. Einem im Kindesalter auftretenden Cushing-Syndrom, das häufig mit einer Wachstumshemmung oder einem Wachstumsstillstand einhergeht, liegt in der Regel ein Adenom oder Karzinom der Nebennierenrinde zugrunde.

Klinik

Im Gegensatz zu der normalen Adipositas teilen die Patienten häufig ein eher plötzliches Auftreten der Gewichtsvermehrung mit. Es besteht eine Fettverteilungsstörung mit bevorzugtem Fettansatz in Gesicht, Nacken und Körperstamm (Abb. 10.**27a** u. **b**). Darüber hinaus wird über allgemeine Schwäche und Ermüdbarkeit sowie über Störungen in der Sexualsphäre (Potenzstörungen, Libidoverlust, Oligo-/Amenorrhö [84 %]) geklagt. Nicht selten treten Depressionen auf, so dass die Patienten zunächst in eine psychiatrische Klinik eingewiesen werden. **Leitbefunde** sind: rotes, rundes Vollmondgesicht, Stammfettsucht,

Cushing-Syndrom

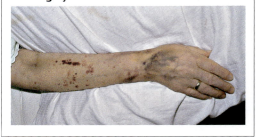

Abb. 10.**28** Petechiale Blutungen sowie Sugillationen am Unterarm bei Atrophie der Haut.

Büffelnacken, blaurote Striae, Akne, Hirsutismus und Neigung zu petechialen Blutungen (Abb. 10.**28**). Die prozentuale Häufigkeit der Symptome zeigt die Tab. 10.**15**.

Cushing-Syndrom.

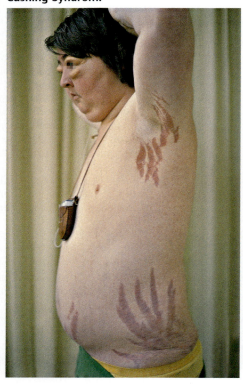

a

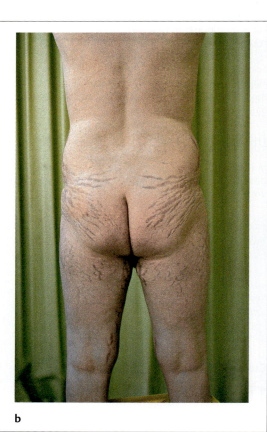

b

Abb. 10.**27a** u. **b** Charakteristische Fettverteilung (Stammfettsucht, Nackenhöcker) bei grazilen Extremitäten sowie Striae rubrae an Bauch, Hüfte sowie im Bereich der Brust und der Achsel

Tabelle 10.15 Häufigkeit der Symptome bei Cushing-Syndrom

Befund	Häufigkeit
Vollmondgesicht	92 %
Stammfettsucht	86 %
Hypertonus	85 %
Hirsutismus	84 %
Striae	50 %
Psychosen	40 %
Büffelnacken	36 %

Diagnose

Biochemisch finden sich ein subklinischer oder manifester Diabetes mellitus, gelegentlich eine Hypokaliämie (5 %) im Serum sowie eine hypokaliämische Alkalose. Häufig besteht ein Bluthochdruck. Im Blutbild lässt sich neben einer Lymphopenie eine niedrige Gesamteosinophilenzahl nachweisen.
Röntgenologisch findet man eine Osteoporose des Stammskeletts, im fortgeschrittenen Stadium einhergehend mit Veränderungen der Wirbelkörper (sog. Fischwirbel), besonders in der Lendenwirbelsäule.
Blut:

- Die Bestimmung der Plasmakortisolkonzentrationen im Tagesablauf (8, 12, 16 Uhr) ergibt erhöhte Werte bei aufgehobenem Tagesrhythmus (s. Abb. 10.**26**).
- Kortikoidsuppressionstest mit Dexamethason in steigender Dosierung. Ein orientierender Schnelltest zur Differenzierung zwischen einfacher Adipositas und Cushing-Syndrom wird folgendermaßen durchgeführt: 1. Tag um 8 Uhr Blutentnahme zur Plasmakortisolbestimmung, orale Applikation von 2 mg Dexamethason um 23 Uhr und am darauf folgenden 2. Tag um 8 Uhr erneute Blutentnahme zur Plasmakortisolbestimmung.
Interpretation: Bei einfacher Adipositas ist das Absinken des Kortisolspiegels um über 50 % des Ausgangswertes der Fall bzw. Plasmakortisol < 5 ng/dl. Bei Nichtabsinken der Plasmakortisolkonzentration: Verdacht auf Cushing-Syndrom; höhere Dexamethasondosen sind anzuwenden.

- Die ACTH-Plasmabestimmung gibt Auskunft darüber, ob eine NNR-Hyperplasie beiderseits, ein sog. ektopisches ACTH-Syndrom oder ein NNR-Tumor vorliegt. Das ACTH im Plasma ist bei beidseitiger NNR-Hyperplasie und beim ektopischen ACTH-Syndrom erhöht, während bei NNR-Tumoren erniedrigte ACTH-Plasmakonzentrationen nachweisbar sind. Des Weiteren wird ACTH vor und nach Gabe von CRH gemessen.
- Zusätzlich zur Plasmakortisolbestimmung wird beim hoch dosierten Dexamethasontest das freie Kortisol im 24-Stunden-Urin gemessen. Die Bestimmung der 17-Ketosteroide und 17-OH-Korticosteroide im Urin ist veraltet.

Die Ergebnisse der **Funktionsdiagnostik** werden wie folgt interpretiert:

- Morbus Cushing: Plasma-ACTH normal bis erhöht. Anstieg nach CRH; Kortisolabfall nach hohen Dosen Dexamethason.
- NNR-Adenome-Karzinome: Plasma-ACTH nicht messbar oder sehr niedrig, keine Suppression mit Dexamethason; kein Anstieg nach CRH. Kein Kortisolabfall nach hohen Dosen Dexamethason.
- Ektopes ACTH-Syndrom: ACTH sehr hoch, kein ACTH-Anstieg nach CRH, meist keine Suppression des Kortisols durch hohe Dosen Dexamethason.

Lokalisationsdiagnostik: Zur Lokalisation bei hormonanalytischem Verdacht auf hypophysäres Cushing-Syndrom s. S. 398.
Der Nebennierentumor wird erfasst durch

- Sonogramm (Untersuchung mittels Ultraschall, am wenigsten eingreifende Untersuchung!),
- Computertomographie des Abdomens, evtl. Kernspintomographie,
- Nebennierenszintigramm mit Jod-131-Cholesterol (sehr strahlenbelastend!),
- selektive, bilaterale Nebennierenvenenkatheterisierung; Zweck: Blutentnahme für Kortisolbestimmung sowie anschließende Nebennierenvenographie.

Differenzialdiagnostisch müssen nicht nur die einzelnen Formen des Cushing-Syndroms untereinander, sondern auch gegen die einfache Adipositas und das adrenogenitale Syndrom (S. 406 ff) abgegrenzt werden.

Nebennierenrindentumor

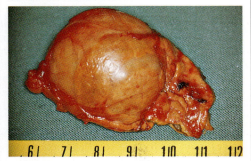

Abb. 10.**29** OP-Präparat

Therapie

Bei hypothalamisch-hypophysärem Cushing-Syndrom: transnasale/transsphenoidale Adenomentfernung durch OP; Protonenbestrahlung.
Bei NNR-Tumoren (Abb. 10.**29**): Adrenalektomie, Steroidsubstitution;
Bei inoperablem NNR-Karzinom sowie paraneoplastischem Syndrom werden Adrenostatika, z. B. o.p.'-DDD (*ortho-para-*Dichlorodiphenyldichloräthan) Mitotane, Octreotid (Sandostatin) Ketoconazol (Nizoral) oder Aminoglutethimid (Orimeten) eingesetzt.

Prognose

Beim unbehandelten Cushing-Syndrom sind die Folgen der Hypertonie und Herzinsuffizienz für die erhöhte Mortalität verantwortlich.
Die Prognose des NNR-Karzinoms hat sich durch Einsatz von Mitotane deutlich verbessert. Es besteht eine günstige Prognose bei vollständiger Entfernung des Hypophysentumors bzw. des NNR-Tumors.
Eine bilaterale Adrenalektomie bei hypophysär-hypothalamischen Cushing-Syndrom wird heute nicht mehr durchgeführt. Es wird die eigentliche Ursache der Krankheit nicht beseitigt; bei 20 % bildeten sich invasiv wachsende Hypophysentumoren (Nelson-Syndrom) einhergehend mit brauner Hautpigmentierung, exzessiv hohen ACTH-Serumkonzentrationen.

Hormoninaktive Inzidentalome

Durch Sonographie und CT werden gelegentlich zufällige Vergrößerungen der Nebenniere beobachtet. Ca. 80 % stellen endokrin inaktive Adenome, 3 % Phäochromozytome und der Rest NNR-Karzinome, Zysten, Metastasen oder Myelolipome dar. Adrenalektomie erfolgt bei hormonaktiven und Tumoren > 5 cm. Inzidentalome < 3 cm Durchmesser, bei denen keine Größenzunahme bei der Verlaufsbeobachtung festgestellt wird, werden nicht operiert, sondern nur regelmäßig überwacht.

Adrenogenitales Syndrom (AGS)

Es handelt sich um eine Gruppe von autosomal rezessiven Krankheiten, deren Ursache verschiedene Enzymdefekte in der Kortisolsynthese der NNR ist. Synonyme Bezeichnungen sind kongenitale adrenale Hyperplasie (CAH); angeborene Störungen der Steroidbiosynthese. Die Häufigkeit liegt bei 1 : 5000 – 1 : 15 000 in der westlichen weißen Bevölkerung.

Ätiologie

In 95 % der Fälle besteht eine defekte Kortisolbiosynthese aufgrund eines 21-Hydroxylasemangels. Selten: 11-Hydroxylasemangel (5 % der Fälle) einhergehend mit Virilisierung und Bluthochdruck. Durch den genetischen Enzymdefekt in der Kortisolbiosynthese ist im Blut Kortisol vermindert: Über den Feedback-Mechanismus kommt es zum Anstieg von ACTH und damit zu einer vermehrten Produktion von Vorläufern des Kortisol wie z. B. Androgenen aber auch Mineralokortikoiden.

Klinik

Bei den schwereren Formen (klassisches AGS) kommt es bei den weiblichen Feten bereits in utero zu Virilisierung (Vergrößerung der Klitoris, Verschmelzung der Labien), während bei den in der Pubertät beginnenden „late-onset-Formen" (inkomplettes AGS) die Symptome eines adrenalen Hirsutismus überwiegen (Abb. 10.**30**): Neben Hirsutismus bestehen Zyklusstörungen im Sinne einer Oligo- oder Amenorrhö, Klitorishypertrophie, Seborrhö, Großwuchs, akzeleriertes Knochenalter. Die Patienten sind als Kinder groß, als Erwachsene klein. Die Knaben und Männer sind meist asymptomatisch.

Diagnose

Kortisol und ACTH sind im Blut erhöht, Erhöhung von 17-OH-Progesteron, Androstendion sowie Dehydroepiandosteronsulfat (DHEA-S). Zur Diagnosesicherung ACTH-Stimulationstest mit Messung von 17-OH-Progesteron. Differenzialdiagnostisch kommen das Stein-Leventhal-Syndrom (Syndrom der polyzystischen Ovarien = PCO-Syndrom) sowie androgenbildende Ovarialtumoren in Betracht.

Late-onset-AGS

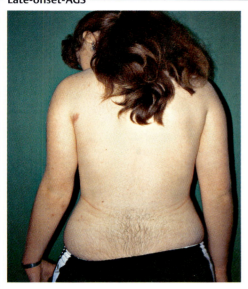
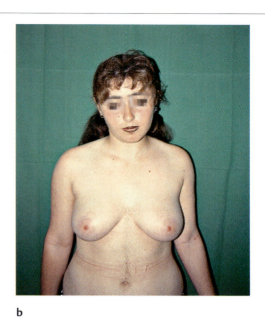

Abb. 10.30 Bei der Patientin besteht ein deutlicher Hirsutismus

Therapie

Das AGS (21-Hydroxylasemangel) beim Erwachsenen wird lebenslang mit Dexamethason (z. B. 0,25–0,75 mg pro Tag) bzw. Hydrokortison zur Unterdrückung der ACTH-Sekretion behandelt. Bei Aldosteronmangel Gabe von Mineralokortikoiden. Bei Patientinnen besteht die zusätzliche Behandlung der Virilisierung in der Gabe von Antiandrogenen (z. B. Cyproteronacetat).

Primärer Hyperaldosteronismus (Conn-Syndrom)

Bei der systematischen Einteilung hinsichtlich der Funktionszustände der NNR im Zusammenhang mit Überproduktion von Mineralkortikoiden wird zwischen einem primären Hyperaldosteronismus (Conn-Syndrom) und einem sekundären Hyperaldosteronismus unterschieden.

→ **Definition:** Beim primären Hyperaldosteronismus (Conn-Syndrom) besteht eine gesteigerte Aldosteronbildung der NNR infolge eines Tumors (in der Regel Adenom, selten Karzinom) oder beidseitiger NNR-Hyperplasie.

Häufigkeit und Pathophysiologie

Bei etwa 0,5 % aller Hypertoniker eines unausgewählten Krankengutes liegt ein Conn-Syndrom vor. 70–80 % der Fälle weisen einen solitären, autonom produzierenden NNR-Tumor auf. In etwa 20–30 % kommt eine bilaterale Nebennierenrindenhyperplasie vor, die grob- oder kleinknotig bzw. diffus ausgebildet sein kann.
Aufgrund der erhöhten Aldosteronproduktion finden sich im Plasma Hypernatriämie, Hyperchlorämie, Hypokaliämie, Hypomagnesiämie und Hypervolämie sowie metabolische Alkalose. Die renale Reninsekretion ist supprimiert (RAAS-System, S. 402).

Klinik

Die Patienten klagen über Kopfschmerzen, Muskelschwäche, -schmerzen, -krämpfe und Lähmungen als Ausdruck der Hypokaliämie, so dass das Krankheitsbild der periodischen Lähmung nachgeahmt werden kann, sowie über Parästhesien und tetanische Symptome. Polydipsie sowie nächtliche Polyurie werden ebenfalls angegeben. Obstipation und Ödemneigung sind selten. Ein häufiges Symptom ist der oft gutartige Bluthochdruck; es sind jedoch mehrfach maligne Verlaufsformen des Hypertonus nachgewiesen worden.
Leitbefund ist die hypokaliämische Hypertonie!

Diagnose

Blut: Kalium, Natrium und Kontrolle des Säure-Basen-Haushaltes; Aldosteron, Renin;
Harn: Aldosteron, Kalium;
Lokalisationsdiagnostik: Sonogramm, CT, MRT, NN-Szintigraphie;
EKG: Hypokaliämiezeichen (ST-Senkung, T-Abflachung, T-U-Verschmelzungswelle).
Differenzialdiagnostisch müssen andere Hochdruckformen sowie der sekundäre Hyperaldosteronismus abgegrenzt werden. Darüber hinaus muss an das Vorliegen eines Pseudo-Conn-Syndroms gedacht werden, das durch Einnahme von Lakritze oder Carbenoxolon (z.B. Biogastrone), das in der Behandlung von Magen- und Duodenalgeschwüren angewandt wird, verursacht wird.
Weiter sollten in der Differenzialdiagnose periodische Lähmungen, Kalium- und Natriumverlustniere, Überdosierung von Saluretika und Laxanzien sowie Einnahme von Ovulationshemmern in Betracht gezogen werden.

Therapie

Operative Entfernung des NNR-Tumors bzw. Adrenalektomie; sonst bei beidseitiger NNR-Hyperplasie medikamentöse Therapie mit dem Aldosteronantagonisten Spironolacton und/oder einem Kalium-sparenden Diuretikum (z. B. Triamteren, 50 mg/Tag).

Sekundärer Hyperaldosteronismus

> **Definition:** Als sekundärer Hyperaldosteronismus werden Krankheitszustände bezeichnet, bei denen die *Ursache* der erhöhten Aldosteronproduktion nicht in der Nebennierenrinde, sondern *extraadrenal* liegt.

Die klinisch wichtigsten Krankheitsbilder mit sekundärem Hyperaldosteronismus sind durch eine Stimulation des Renin-Angiotensin-Systems gekennzeichnet. Im Einzelnen unterscheidet man:

- Ödemkrankheiten bei Leberzirrhose, Herzinsuffizienz und Nephrose sowie idiopathische Ödeme,
- renovaskuläre Hypertonie sowie Hypertonie bei Nierentumoren, Phäochromozytom und Hyperthyreose,
- Bartter-Syndrom (Hyperplasie des juxtaglomerulären Apparates der Niere durch Unempfindlichkeit der Gefäßwandmuskulatur auf Angiotensin).

Unterfunktion der Nebennierenrinde (Morbus Addison)

> **Definition:** Der Morbus Addison ist durch einen Mangel an NNR-Hormonen (Kortisol und Aldosteron) gekennzeichnet. Es werden 4 Stadien unterschieden:
> - latente NNR-Insuffizienz,
> - chronische NNR-Insuffizienz,
> - endokrine Krise,
> - endokrines Koma.

Die Systematik unterscheidet zwischen einer primären und einer sekundären NNR-Insuffizienz. Bei der primären NNR-Insuffizienz liegt die Ursache in der Nebennierenrinde selbst, wohingegen bei der sekundären NNR-Insuffizienz ein Ausfall der ACTH produzierenden Zellen des Hypophysenvorderlappens besteht (s. Unterfunktion des Hypophysenvorderlappen, S. 394).

Im 19. Jahrhundert änderte sich das Berufsbild der Ärzte. Das Wissen vergrößerte sich, Denken und Handeln wandelten sich entsprechend. Die ersten modernen Krankenhäuser wurden geschaffen und in Paris, Wien, London und Dublin entstanden wissenschaftliche Schulen. Thomas Addison (1793–1866) war zusammen mit Thomas Hodgkin der wichtigste Vertreter der Londoner Schule.

Chronische Nebennierenrindeninsuffizienz

Häufigkeit und Ätiologie

Die nicht sehr häufig vorkommende Erkrankung (Inzidenz: ca. 1 : 400 000/Jahr) tritt bevorzugt zwischen dem 20. und 50. Lebensjahr auf. Ursache des Morbus Addison ist die Zerstörung des NNR-Gewebes durch autoimmunologische Prozesse (Mehrzahl der Fälle, ca. 75 %), Tuberkulose (20 %), Infektion (CMV-Infektion bei AIDS, destruierende Tumoren. Die NNR-Insuffizienz wird bei ca. 90%igem Ausfall der NNR manifest. Reaktiv werden aufgrund des Ausfalls an Kortisol ACTH und MSH (Melanozyten-stimulierendes Hormon) vermehrt sezerniert.

Klinik

Neben allgemeinen Symptomen wie Schwäche, Adynamie, vorzeitige Ermüdbarkeit (100 %) bei geringsten körperlichen Belastungen und Anorexie stehen gastrointestinale Symptome wie

Erbrechen, Übelkeit, Durchfälle und Obstipation (90 %) im Vordergrund. Bei Männern findet sich häufig eine Verminderung von Libido und Potenz, bei Frauen entwickelt sich eine Amenorrhö. Des Weiteren besteht eine Neigung zu Hypoglykämien.

Leitbefund ist die verstärkte Pigmentation der Haut und Schleimhaut (Abb. 10.**31a** u. **b**), insbesondere der Handfurchen und Narben (in 95 %). Etwa 15 % der Patienten haben gleichzeitig eine Vitiligo („Weißfleckenkrankheit"). Weitere Befunde sind erniedrigter Blutdruck (90 %), fehlende oder spärliche Achsel- und Schambehaarung, Gewichtsverlust und Dehydratation (100 %). Verkalkungen der Nebennieren im Röntgenbild weisen auf eine abgelaufene Tuberkulose hin.

Patientenbeobachtung. Achten Sie darauf, dass der Patient genügend Flüssigkeit zu sich nimmt. Bilanzieren Sie gegebenenfalls die Ein- und Ausfuhr. Kontrollieren Sie täglich das Gewicht des Patienten.

Diagnose

Mäßige Leukopenie und Lymphozytose, leichte Eosinophilie. Erniedrigtes Natrium und erhöhtes Kalium im Serum. Erniedrigte Kortisol- und reaktiv erhöhte ACTH-Plasmakonzentration. Erniedrigter bzw. an der unteren Normgrenze liegender Nüchternblutzucker.

ACTH-Kurztest: Nach Blutentnahme am frühen Vormittag zur Bestimmung von Plasmakortisol 1 Ampulle Synacthen, d. h. 0,25 mg. Weitere Blutentnahme erfolgt nach 60 Minuten zur Kortisolbestimmung. Normalerweise steigt das Plasmakortisol vom Normalwert um mindestens 7 µg/dl, zum Zeitpunkt 60 Minuten nach ACTH-Gabe, an. Bei Morbus Addison ist der Basiswert erniedrigt oder niedrig normal, und es erfolgt kein Kortisolanstieg.

Bei Verdacht auf Autoimmunadrenalitis NNR-Autoantikörper (bei 80 % positiv). Bildgebende Diagnostik: Sonogramm, Röntgen, CT.

Morbus Addison

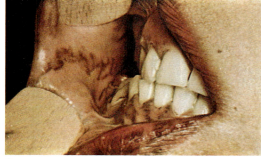

a

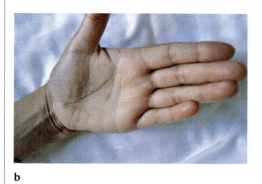

b

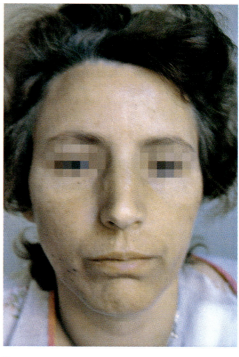

c

Abb. 10.**31a** u. **b** **a** Braune Pigmentierung der Mundschleimhaut in Höhe der Zahnreihen sowie **b** der Hand und der Handlinien **c** verstärkte Pigmentierung der Haut

Differenzialdiagnose

Die Hyperpigmentation kommt auch bei anderen Krankheiten wie verschiedenen Hautkrankheiten, Hämochromatose, Porphyrie, Leberzirrhose, chronischer Nephritis, Sprue, Argyrose sowie konstitutionell vor. Des Weiteren muss der Morbus Addison von der Anorexia nervosa und von der idiopathischen Hypotonie abgegrenzt werden. Das Symptom „Adynamie" muss differenzialdiagnostisch gegen Hypoparathyreoidismus, Myopathie, Hyperthyreose oder Myasthenia gravis abgegrenzt werden.

Therapie und Prognose

Lebenslange Substitution von Gluko- und Mineralokortikoiden. Durch orale Substitution von Hydrokortison oder Kortisonacetat (30–40 mg/Tag) werden etwa 2/3 der Patienten aufgrund des klinischen Befundes (körperliche Belastbarkeit, Wohlbefinden, normale Elektrolyte) gut eingestellt (Dosis über den Tag verteilt [Hydrokortison]: morgens 15 mg, mittags 10 mg, abends 5mg. Besteht weiterhin eine Hypotonie, wird zusätzlich mit Mineralokortikoiden [0,05–0,1 mg Fludrokortison] substituiert. Die Patienten müssen darauf hingewiesen werden, dass bei auftretenden Infekten sowie Traumen (Unfälle oder Operationen) eine intensivere Substitution notwendig ist (Mitgabe eines Addison-Ausweises). Bei sorgfältiger Substitutionsbehandlung besteht keine Einschränkung der Lebensqualität und -erwartung.

Akute Nebennierenrindeninsuffizienz (Addison-Krise)

Die Addison-Krise kann sowohl im Verlauf einer chronischen NNR-Insuffizienz durch plötzliches Auftreten von Belastungssituationen wie Trauma, Operationen, Infektionen oder anhaltendes Fasten als auch im Gefolge einer plötzlichen Zerstörung beider Nebennieren durch Infektionen wie z. B. bei der Meningokokkensepsis (Waterhouse-Friderichsen-Syndrom), durch Blutungen als z. B. Folge einer Antikoagulanzientherapie, Thrombosen oder metastasierende Karzinome sowie durch Verletzungen bei Unfällen hervorgerufen werden.

Klinik

Die Patienten klagen über Müdigkeit, Übelkeit, Erbrechen und gelegentlich Durchfälle sowie über Kopfschmerzen. Der Blutdruck ist erniedrigt; das Fieber kann über 40 °C ansteigen. Darüber hinaus bestehen gelegentlich Bauchschmerzen (Pseudoperitonitis) und Verwirrtheitszustände bis hin zum Koma. Neben einer verstärkten Hautpigmentierung finden sich eine deutliche Exsikkose sowie eine Hypoglykämie.

Diagnose

Die Serumwerte von Glukose und Natrium sind niedrig, Kalium ist erhöht. Es besteht eine metabolische Azidose.
Weiteres Laborprogramm zur Diagnostik S. 409.
Die akute NNR-Insuffizienz ist gegenüber anderen Komaformen wie z. B. diabetisches Koma, zerebraler Insult, akute Vergiftungen, Schock, akutes Abdomen verschiedener Genese abzugrenzen.

Therapie

Hoch dosierte intravenöse Injektionen von Glukokortikoiden (z. B. Hydrokortison oder Prednisolon) und Mineralokortikoiden (Aldosteron oder Desoxykorticosteron) sowie Infusionen von 0,9 %iger NaCl-Lösung sowie 5–10 %iger Glukose. Infektionen sind in typischer Weise mit Antibiotika anzugehen. Die Behandlung sollte bereits bei dem dringenden Verdacht auf eine akute NNR-Insuffizienz nach Blutabnahme zur Kortisolbestimmung begonnen werden.

Krankheiten des Nebennierenmarks

Anatomie und Physiologie

Das Nebennierenmark (Abb. 10.**23**), das von der Nebennierenrinde umschlossen wird, wird dem chromaffinen System zugerechnet. Darüber hinaus findet man chromaffines Gewebe in den Ganglien des sympathischen Nervenstranges sowie im Zuckerkandl-Organ vor der Aortenbifurkation. Die Ganglienzellen des Sympathikus bilden ausschließlich Noradrenalin, während das Nebennierenmark etwa zu 20 % Noradrenalin und zu 80 % Adrenalin produziert.
Bei der systematischen Einteilung kann zwischen Über- und Unterfunktion des Nebennierenmarks unterschieden werden. Bei der Überfunktion wiederum differenziert man zwischen Phäochromozytom, Neuroblastom und Ganglioneurom. Die wichtigste Erkrankung ist das Phäochromozytom.

Phäochromozytom

> **Definition:** Das Phäochromozytom ist ein Tumor der chromaffinen Zellen des sympathoadrenalen Systems, der mit erhöhter Produktion der Katecholamine Dopamin, Adrenalin und Noradrenalin einhergeht. Als Paragangliome werden Tumoren des chromaffinen Gewebes außerhalb des Nebennierenmarks bezeichnet.

Etwa 0,1–0,5 % aller Patienten mit Hypertonie sind betroffen. Das Prädilektionsalter liegt zwischen dem 20. und 50. Lebensjahr. Familiäre Häufung wurde beschrieben (bis zu 10 % der Fälle).

Ätiologie

Während die Tumoren des Nebennierenmarks überwiegend Adrenalin und nur geringe Mengen an Noradrenalin produzieren, bilden die extraadrenal gelegenen chromaffinen Geschwülste fast nur Noradrenalin. In etwa 50–80 % der Fälle liegen solitäre adrenale, einseitige Tumoren (rechts mehr als links), in etwa 10 % doppelseitige und in etwa 10 % extraadrenale, meist paravertebral-abdominale Tumoren vor. In 5–10 % der Fälle liegt ein Phäochromozytom vor (Abb. 10.**32c**), kombiniert mit der Neurofibromatose Recklinghausen (Abb. 10.**32a, b**). Das Zusammentreffen von dem doppelseitigen Phäochromozytom mit einem medullären Schilddrüsenkarzinom wird als Sipple-Syndrom (erhöhte Kalzitoninsekretion) bezeichnet. Ca. 10 % der Phäochromozytome sind bösartig.

Klinik

Die klinische Symptomatik ist das Resultat einer gesteigerten Adrenalin- und Noradrenalinproduktion. Die Patienten klagen über Nervosität, generalisierte Schweißausbrüche, Schwindelgefühl, Herzklopfen, Herzrasen und pektanginöse Beschwerden. Heftigste Kopfschmerzen, besonders im Bereich der Schläfen, werden in 50 % der Fälle beschrieben; darüber hinaus bestehen Sehstörungen, Ohrensausen sowie manchmal sogar epileptiforme Krämpfe. Es besteht Gewichtsverlust.

Das **Leitsymptom** ist die anfallsweise auftretende (paroxysmale) (in 50 %) oder permanent bestehende (in 50 %) Hypertonie. Im Anfall sehen die Patienten blass aus, der Puls ist beschleunigt, und die Extremitäten sind kühl. Unter dieser Blutdruckkrise – wobei gelegentlich Werte über 300 mmHg (40 kPa) systolisch gemessen werden – treten die oben genannten Beschwerden ein. Auslösend für die einzelnen Krisen wirken physische und psychische Stresssituationen, Defäkationen oder auch bestimmte Körperbewegungen. Die Anfälle können wenige Minuten, aber auch Stunden andauern. Zwischen den Anfällen ist der Blutdruck normal oder sogar erniedrigt. Gelegentlich kann es zu Lungenödem und Kollaps oder zu Schlaganfall und Herzinfarkt kommen. Nach dem Anfall treten Schweißausbruch sowie Polyurie auf. Es kann eine Hyperglykämie sowie eine Glukosurie bestehen.

Diagnose

Blut: Bestimmung der Katecholamine im Plasma, Blutzucker, Leukozyten erhöht.

Urin: Bestimmung der Katecholamine, evtl. zusätzlich Metanephrin, Normetanephrin und Vanillinmandelsäure (bei alleiniger Bestimmung wenig aussagekräftig) im 24-Stunden-Urin, besonders während oder nach dem Anfall. Wiederholte Bestimmung! Gesamtkatecholamine im Urin normal: < 50 µg/24h; bei Phäochromozytom: > 150 µg/24h. Der 24-Stunden-Urin muss angesäuert werden, um eine Zerstörung der Katecholamine zu vermeiden.

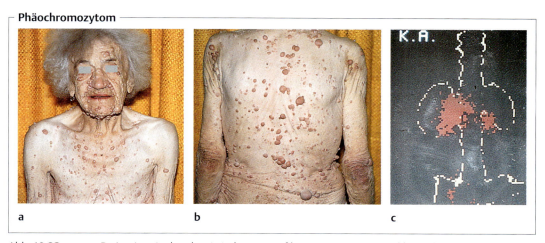

Abb. 10.**32a–c** **a** Patientin mit charakteristischen Neurofibromen von vorne und **b** von hinten **c** MIBG-(Meta-Jodobenzyl-Guanidin-)Szintigraphie eines malignen Phäochromozytoms

24-h-Blutdruckmessung; Funktionstests nur bei grenzwertigen Katecholaminwerten (Clonidintest [Hemmtest]; Glukagontest [Provokationstest]).
In der **Lokalisationsdiagnostik** stehen zur Verfügung:

- Sonographie
- Computer-(CT) bzw. Magnetresonanztomographie (MRT),
- 131J-MIBG- (Abb. 10.**32c**) sowie Octreotide-Szintigraphie,
- Phlebographie mit selektiver stufenweiser Blutentnahme zur Katecholaminbestimmung („Hormonlandkarte").

Differenzialdiagnostisch muss das Phäochromozytom gegen andere Hypertonieformen sowie gegen Schilddrüsenüberfunktion, Diabetes mellitus, psychovegetative Erkrankungen, Krisen bei Porphyrie und Bleivergiftung, Kokain- und Amphetaminmissbrauch abgegrenzt werden.

Therapie

Die Therapie der Wahl ist die chirurgische Entfernung des Tumors. Während der Operation kann es durch die Manipulation zur exzessiven Ausschüttung von Katecholaminen kommen, und es können Blutdruckkrisen entstehen. Mindestens 7 Tage vor OP und während des operativen Eingriffs wird daher eine Behandlung mit α- und β-blockierenden Substanzen durchgeführt. Des weiteren Volumenauffüllung präoperativ zur Vermeidung einer Hypotonie postoperativ. Nach erfolgter Operation sind gelegentlich Noradrenalininfusionen zur Bekämpfung der Hypotonie notwendig.
Bei metastasierendem Phäochromozytom Therapie mit ^{131}Jod MIBG bzw. Octreotide; Polychemotherapie.

Prognose

Die Prognose ist vom Zeitpunkt der Diagnosestellung abhängig. Die Entfernung des Tumors bedeutet praktisch Heilung. Bei frühzeitiger Diagnosestellung und vor Eintreten kardiovaskulärer Schäden kommt es zur Restitutio ad integrum.

Unterfunktion des Nebennierenmarks

Krankheiten, bei denen eine Unterfunktion des Nebennierenmarks vorliegt, sind sehr selten. Nach bilateraler Adrenalektomie – wobei eine vollständige Entfernung des Nebennierenmarks vorliegt – ist eine Substitution mit Adrenalin und Noradrenalin nicht notwendig.
Der Vollständigkeit halber werden 2 Krankheitsbilder, die auf Störungen der Katecholaminbildung beruhen, aufgeführt:

- Hypoglykämie bei Säuglingen und Kindern (McQuarrie-Zetterström-Syndrom),
- sog. familiäre Dysautonomie (rezessiv vererbte Entwicklungsstörung des vegetativen Nervensystems).

Krankheiten der Gonaden

Krankheiten der Hoden

Anatomie und Physiologie

Die Hoden (Testes) entwickeln sich ab der 8. Woche des embryonalen Lebens aus den Zellen der Urnierenfalten, wobei sich der Wolff-Gang zu Ductus deferens und Nebenhoden (Epididymis) umformt. Aus der Bauchhöhle wandern die Hoden im 8. Monat durch den Leistenring in den Hodensack (Skrotum) ein, wo sie durch ein Septum voneinander getrennt liegen. Vorbedingung für die normale Entwicklung der Testes ist eine normale Funktion des Hypothalamus sowie des FSH und LH des HVL. Darüber hinaus nimmt auch das Prolaktin Einfluss auf den Testosteronmetabolismus. Die eiförmig paarig angelegten Hoden wiegen beim erwachsenen Mann zusammen etwa 35 g (20–60 g).
Histologisch lassen sich entsprechend der Doppelfunktion des Hodens 2 Parenchymanteile unterscheiden (Abb. 10.**33**): Die **exokrine Funktion** ist an die tubulären Drüsen (Hodenkanälchen, Tubuli seminiferi) wie auch an die Sertolizellen (Stützzellen für die Spermatogenese) gebunden. Im normalen Ablauf der Spermatogenese bilden sie befruchtungsfähige Samenzellen (Spermatozoen). Darüber hinaus wird in speziellen Zellen der tubulären Drüsen das Inhibin, ein Hormon, das die Ausschüttung von FSH aus dem HVL hemmt, produziert. Die **endokrine Funktion** ist an die Leydig-Zellen des interstitiellen Gewebes gekoppelt. Überwiegend wird

Doppelfunktion des Hodens und Testosteronwirkung

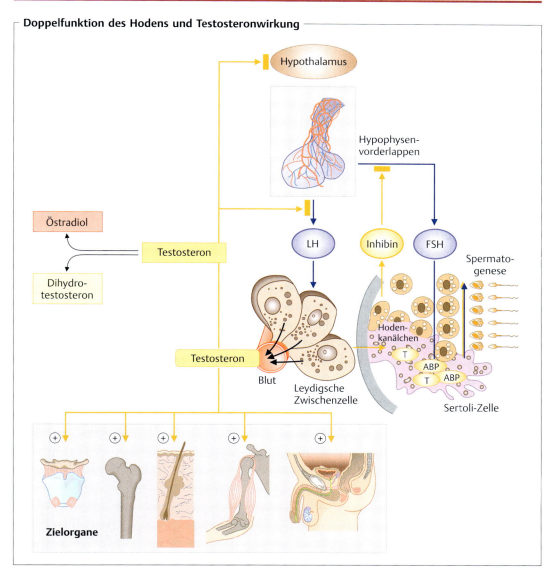

Abb. 10.**33** Regulation der endokrinen und exokrinen Funktion des Hodens und Testosteronwirkung. Die Leydig-Zellen bilden unter Stimulation von LH Testosteron und geben es in die Blutbahn bzw. ins Interstitium des Hodens ab. Die Wirkung von Testosteron auf die Samenkanälchen erfolgt durch Zwischenschaltung der Sertoli-Zellen, die ihrerseits von FSH zur Synthese eines Bindungsproteins (ABP) für Testosteron und Dihydrotestosteron angeregt werden. Über Inhibin besitzen sie eine hemmende Wirkung auf die hypophysäre FSH Sekretion. Umwandlung von Testosteron in Östrogene (geringer Anteil) und stark wirksames Dihydrotestosteron in einigen Geweben.

Testosteron, in geringer Menge auch Östrogen gebildet.
FSH und Testosteron sind die wichtigsten Stimulatoren der Spermatogenese. Darüber hinaus beeinflusst Testosteron die pränatale Geschlechtsdifferenzierung, die Entwicklung des Genitales, das Eintreten von Libido und Potenz sowie die Entwicklung und Erhaltung der maskulinen Behaarung. Eiweißsynthese vor allem im Muskelgewebe (anabole Wirkung des Testosteron) sowie

Knochenreifung (Epiphysenschluss) und Erhaltung der normalen Knochenstruktur stellen weitere Wirkungen des Testosteron dar.

Hypogonadismus und Infertilität

→ **Definition:** Unter **Hypogonadismus** werden alle Störungen der Hodenfunktion verstanden. Zeichen des Hypogonadismus sind Infertilität und Androgenmangel bzw. eine Kombination beider Störungen.

Infertilität ist als ungewollte Kinderlosigkeit eines Paares trotz ungeschützten regelmäßigen Geschlechtsverkehrs über 1 Jahr definiert. Bei der Mehrzahl der Fälle mit Infertilität gilt, dass die Störungen der Fortpflanzungsfähigkeit ohne fassbare Zeichen eines Androgenmangels auftreten.
Als **Impotenz** (erektile Dysfunktion) wird die Unfähigkeit zur Erektion des Gliedes, um in die Vagina einzudringen, bezeichnet. Ursachen der Impotenz sind hormonelle, neurologische, psychologische oder vaskuläre Störungen bzw. eine Kombination sämtlicher Störungen.
2 % aller Männer bis 40 Jahre, ca. 20 % der über 60-jährigen Männer sind betroffen.

Ätiologie

Es wird zwischen primärem (bei Störung der Hodenfunktion) und sekundärem (bei Störung des Hypothalamus-Hypophysen-Systems) Hypogonadismus unterschieden. Darüber hinaus entsteht ein Hypogonadismus bei Rezeptordefekt an der Zielzelle (z.B. Androgenresistenz). Tab. 10.**16** fasst die Ursachen des männlichen Hypogonadismus zusammen.

Klinik und Pathogenese

Die Symptome des Androgenmangels hängen in ihrer Ausprägung vom Zeitpunkt des Auftretens ab (Tab. 10.**17**).
Androgenmangel in der frühen Fetalperiode zwischen der 8. und 14. Schwangerschaftswoche führt zu Störungen der sexuellen Differenzierung und Feminisierung der äußeren Geschlechtsorgane (Intersexualität).
Der Androgenmangel gegen Ende der Fetalperiode führt zu Mikropenis und Lageanomalien der Hoden (z. B. Hodenhochstand, Abb. 10.**34**). Es gibt ein- oder beidseitige **Lageanomalien** des Hodens:

Tabelle 10.**16** Ursachen des männlichen Hypogonadismus

Lokalisation der Störung	Krankheitsbild	Ursachen	Androgen-mangelsymptome	Infertilität
Hypothalamus/ Hypophyse	Kallmann-Syndrom	GRH-Mangel	+	+
	sekundäre GRH-Sekretionsstörung	Tumoren, Infiltrationen, Traumata des Kopfes	+	+
	Hypopituitarismus	Tumoren, Strahlen Zustand nach OP	+	+
	Hyperprolaktinämie	Adenome, Medikamente	+	+
Testes	angeborene Anorchie	fetaler Hodenverlust	+	+
	erworbene Anorchie	Trauma, Torsion, Tumor, Infektion, OP	+	+
	Klinefelter-Syndrom	Nondysjunktion in der Reifeteilung der Gameten XXY	+	+
	Lageanomalien der Testes	anlagebedingt, Testosteronmangel, anatomische Besonderheiten	(+)	+
	Varikozele	Veneninsuffizienz mit Überwärmung und Durchblutungsstörung der Hoden	(−)	+
	Orchitis	Infektion mit Zerstörung des Keimepithels	(−)	+
	exogen und durch Allgemeinerkrankungen bedingte Symptome	z. B. Medikamente, ionisierte Strahlen, Hitze, Umwelt- und Genussgifte, Leberzirrhose, Niereninsuffizienz	+	+
Androgenzielorgane	testikuläre Feminisierung	anlagebedingter kompletter Androgenrezeptorenmangel	+	+

Krankheiten der Gonaden

Tab. 10.17 Symptomatik des Androgenmangels in Abhängigkeit vom Manifestationsalter

Organ/Funktion	Vor der Pubertät	Nach Abschluss der Pubertät
Knochen	eunuchoider Hochwuchs, Osteoporose	Osteoporose
Kehlkopf	ausbleibender Stimmwechsel	keine Änderung der Stimme
Behaarung	horizontale Schamhaargrenze, gerade Stirnhaargrenze, mangelnder Bartwuchs	nachlassende sekundäre Geschlechtsbehaarung
Haut	fehlende Talgproduktion, ausbleibende Akne, Hautfältelung	Atrophie, Blässe, Hautfältelung
Knochenmark	leichte Anämie	leichte Anämie
Muskulatur	unterentwickelt	Atrophie
Penis	infantil	keine Größenänderung
Prostata	unterentwickelt	Atrophie
Spermatogenese	nicht initiiert	sistiert
Libido und Potenz	nicht entwickelt	Verlust

- **Kryptorchismus:** Ein oder beide Hoden liegen außerhalb des Leistenkanals im Bauchraum.
- **Retentio testis inguinalis** (Leistenhoden): Die Hoden liegen fixiert im Leistenkanal.
- **Gleithoden:** Die Hoden liegen im Leistenkanal und können in den Hodensack hinabgezogen werden, wobei sie nach Loslassen wieder in die ursprüngliche Position zurückgleiten.

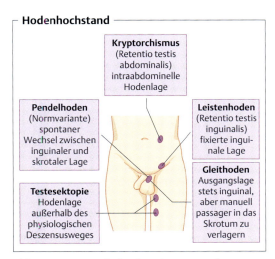

Abb. 10.**34** Außerhalb des Skrotums, aber innerhalb des physiologischen Deszensusweges liegende Hoden. Abzugrenzen ist eine ektope Hodenlage.

- **Pendel- oder Wanderhoden** sind Testes, die zwischen der Lage im Skrotum und der im Leistenkanal, z. B. auf Kälte reizlos spontan „hin und her" pendeln.
- **Testesektopie:** Die Testes liegen unterhalb des physiologischen Descensusweges, z. B. an den Oberschenkeln.

Die Hoden wandern aus dem Bauchraum durch den Leistenkanal in das Skrotum. In der Regel ist der physiologische Herabtritt (Descensus) bei der Geburt, spätestens jedoch nach Ende des 1. Lebensjahres abgeschlossen. Die Lageanomalien sollten frühzeitig (spätestens ab dem 2. Lebensjahr) behandelt werden.

Androgenmangel zum Zeitpunkt der normalerweise einsetzenden Pubertät lässt das Bild des **Eunuchoidismus** entstehen. Aus verzögertem Epiphysenfugenschluss resultiert ein eunuchoider Hochwuchs. Die Armspannweite übertrifft die Gesamtkörperlänge, die Beine werden länger als der Rumpf. Bei diesem disproportionierten Hochwuchs imponieren die Patienten als Sitzzwerge und Stehriesen. Die primären und sekundären Geschlechtsmerkmale werden nur spärlich ausgebildet. Es verbleiben im Erwachsenenalter neben einem infantilen Penis, eine kleine Prostata sowie kleine und weiche Hoden. Der Stimmbruch bleibt aus, bei reichlichem Kopfhaar kommt es nicht zur Glatze; es findet sich eine typische feine periorale und periorbitale Hautfältelung. Bartwuchs tritt kam auf. Bei fehlender anaboler Wirkung des Testosterons entwickelt sich die Skelettmuskulatur nur mangelhaft; oft bestehen eine Osteoporose sowie eine leichte Anämie. Weitere Symptome sind Fettansatz besonders an den Hüften und Nates sowie am Unterbauch. Das Fehlen von Libido und Potenz wird in der Regel nicht als Mangel empfunden. Die psychischen Erscheinungen bestehen in depressiven Verstimmungen, Antriebsarmut und Launenhaftigkeit.

Bei Auftreten des Androgenmangels erst nach der Pubertät sind die klinischen Symptome diskret und können erst Jahre nach dem Auftritt des Defizits nachweisbar werden. Die erreichten Körperproportionen, Penisgröße und Skrotum sowie Stimmlage bleiben bestehen. Die Sekundärbehaarung wird allmählich spärlicher, wobei insbesondere der Bartwuchs betroffen ist. Eine vorzeitig auftretende Osteoporose kann zu Keil- und Fischwirbelbildungen sowie Wirbelfrakturen führen (S. 146). Klinische Symptome sind Verlust von Libido und Potenz.

Diagnose

Neben der *Anamnese* (Häufigkeit der Rasur, Erektionshäufigkeit, sexuelle Phantasien, frühere Infektionen, Geschlechtskrankheiten, Nikotin- und Alkoholabusus, Stressfaktoren), die in Anwesenheit beider Partner erhoben werden sollte, da oft unerfüllter Kinderwunsch im Vordergrund steht, werden bei der *körperlichen Untersuchung* neben dem gesamten Organismus insbesondere die Genitalorgane (Messung der Hodengröße mit dem Orchidometer) und sekundären Geschlechtsmerkmale untersucht. Untersuchung von Lage, Größe sowie Konsistenz der Hoden und Nebenhoden, des Penis und der Prostata einschließlich Ultraschalluntersuchungen sind obligat. Darüber hinaus werden die Körperprotionen sowie die Behaarung, Larynx und Stimmlage sowie das Riechvermögen überprüft.

Wichtig ist die exakte Medikamentenanamnese. Antihypertonika, Antibiotika, Diuretika, Glukokortikoide, Antihistaminika, Psychopharmaka sowie Anabolika können zu sexueller Dysfunktion führen.

Bei den hormonellen Untersuchungen ist das Testosteron im Serum die wichtigste Labormessgröße, um den klinischen Verdacht auf einen Hypogonadismus zu bestätigen und einen Androgenmangel zu dokumentieren; des weiteren wird mit dieser Methode die Testosteronsubstitutionstherapie überwacht. Freies Testosteron im Blut, Testosteron im Speichel, LH und FSH basal sowie nach Gabe von LH-Releasing-Hormon können zusätzlich im Blut gemessen werden. Bei Verdacht auf Hyperprolaktinämie: Messung von Prolaktin im Serum.

Die *Ejakulatuntersuchung* gehört zur Dokumentation des Hypogonadismus und zur Abklärung von Fertilitätsstörungen mit und ohne Symptome des Androgenmangels. Neben der mikroskopischen Untersuchung (Spermienmotilität, -konzentration und -morphologie) werden biochemische und immunologische Untersuchungen des Ejakulats durchgeführt.

Bei Verdacht auf Chromosomenanomalien (z. B. Klinefelter-Syndrom) und intersexuellen Krankheitsbildern (z. B. testikuläre Feminisierung) ist eine *Chromosomenanalyse* erforderlich.

Die Hodenbiopsie erfolgt nur unter strengster Indikationsstellung.

Differenzialdiagnose

Einschränkungen der Hodenfunktion lassen sich auf Störungen im Bereich von Hypothalamus, Hypophyse sowie Hoden oder der androgenen Zielorgane (Resistenz gegenüber Testosteronwirkung) zurückführen. Einige dieser Störungen sind in Tab. 10.17 systematisch aufgelistet.

Obwohl eine große Zahl von Krankheitsbildern, die zum Hypogonadismus führen, definiert werden konnten, lässt sich die Ursache einer männlichen Fertilitätsstörung oft nicht ergründen. Der Anteil der Patienten mit sogenannter idiopathischer Infertilität beträgt ca. 30 %.

Therapie

Bei den oben beschriebenen Krankheitsbildern mit Mangel an Androgenen und/oder Infertilität kommen gleichartige therapeutische Prinzipien zur Anwendung. Die Beschreibung spezieller Behandlungsformen (z. B. Varikozelenoperation, medikamentöse Therapie der Hyperprolaktinämie) sprengt den Rahmen des Kapitels. Der Mangel an Androgenen wird durch Substitution von Testosteron behoben. Die Therapie der Wahl besteht in der i.m.-Applikation von 250 mg Testosteronenantat (z. B. Testoviron Depot 250) alle 2–3 Wochen.

Die medikamentöse Behandlung der Infertilität wird nach Ausgleich des Testosterondefizits mit humanem menopausalem Gonadotropin (hMG = FSH-Aktivität) und humanem Choriongonadodropin (hCG = LH-Aktivität) versucht.

Krankheiten der Gonaden

Geschlechtsentwicklung

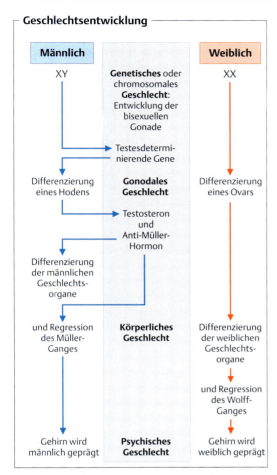

Abb. 10.**35** Die Geschlechtsentwicklung als ein „asymmetrischer" Prozess geschlechtsbildender Faktoren

Die Therapie der idiopathischen Infertilität ist insgesamt unbefriedigend. Die Partnerin sollte bei der Behandlung der männlichen Infertilität immer mit einbezogen werden.

Intersexualität

→ **Definition:** Unter dem Begriff Intersexualität wird das Vorhandensein von Merkmalen beider Geschlechter bei einem Individuum verstanden. Im engeren Sinne sind z. B. die Geschlechtsorgane intersexuell, d. h., weder eindeutig männlich noch eindeutig weiblich.

Das Geschlecht eines Individuums wird bestimmt durch dessen

- genetische Konstitution (genetisches Geschlecht; XY-Chromosomen beim Mann, XX-Chromosomen bei der Frau),
- gonadales Geschlecht (Hoden beim Mann, Eierstöcke bei der Frau),
- somatisches Geschlecht (körperliches Erscheinungsbild),
- sexuelle und psychische Einstellung (Abb. 10.**35**).

Männliche und weibliche Geschlechtsmerkmale entwickeln sich aus einer indifferenten bisexuellen Anlage. Für die Entstehung des männlichen Geschlechts sind genetische und endokrine Mechanismen intrauterin in der 8. bis 14. Schwangerschaftswoche notwendig. Wirken diese Faktoren nicht zum richtigen Zeitpunkt ein, entsteht aus der zunächst indifferenten Organanlage ein weiblicher Organismus (Abb. 10.**36**).
Dem Syndrom der Intersexualität liegt somit eine Störung der Geschlechtsdifferenzierung sowie in deren Folge eine Störung der geschlechtlichen Reifung zugrunde.
Ca. 2 % der Gesamtbevölkerung sind von Intersexualität betroffen. Es gibt eine Vielzahl von seltenen Krankheitsbildern. 3 Hauptgruppen werden unterschieden:

- echter Hermaphroditismus,
- Pseudohermaphroditismus (Scheinzwitter),
- chromosomale Intersexualität.

Genitaldifferenzierung

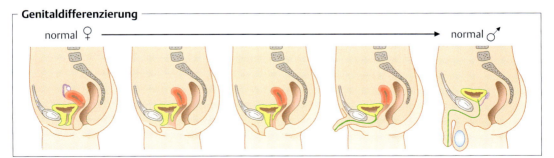

Abb. 10.**36** Einteilung der Genitaldifferenzierung von normal weiblich bis normal männlich

Der echte Hermaphroditismus ist gekennzeichnet durch Vorliegen von sowohl Hoden wie Ovarialgewebe in einem Individuum sowie durch ein bisexuelles inneres und äußeres Genitale.

Beim Pseudohermaphroditismus sind das innere und äußere Genitale intersexuell entwickelt, wobei nach den Gonaden und dem Chromatinbefund ein eindeutig männliches bzw. weibliches Individuum besteht.

Bei der chromosomalen Intersexualität (gonosomale Aberrationen) stimmen Kerngeschlecht und Gonadengeschlecht nicht überein. So liegen z. B. beim Klinefelter-Syndrom 47 Chromosomen und bei der Gonadendysgenesie (Ullrich-Turner-Syndrom) 45 Chromosomen statt normalerweise 46 Chromosomen vor. Die Häufigkeit sowohl des Klinefelter-Syndroms (1 : 1000 männliche Neugeborene sowie des Ullrich-Turner-Syndroms (1 : 2–3000 weibliche Neugeborene) ist relativ groß.

Symptome des kompletten Ullrich-Turner-Syndroms (Abb. 10.37):

- Kleinwuchs,
- kurzer Hals,
- tiefer Haaransatz im Nacken,
- Pterygium colli,
- Hypogenitalismus einhergehend mit primärer Amenorrhö sowie Sterilität,

Ullrich-Turner-Syndrom

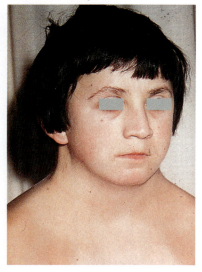

Abb. 10.**37** Flügelfell (Pterygium colli) und Anomalien der Ohrmuscheln bei Gonadendyskinesie

Klinefelter-Syndrom

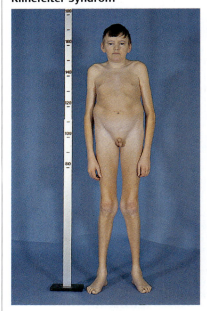

Abb. 10.**38** Hochwuchs einhergehend mit Fettansatz um die Hüften, kleine Hoden, spärliche Sekundärbehaarung

- Intelligenzdefekte,
- hoher Gaumen,
- Pigmentnävi,
- Herzfehler (Aortenisthmusstenose, Pulmonalstenose), Hufeisenniere,
- Sehstörungen.

Symptome des Klinefelter-Syndroms (Abb. 10.**38**):

- kleine Hoden,
- Hochwuchs einhergehend mit Fettansatz um die Hüften, Nates sowie Gynäkomastie,
- frühzeitige Osteoporose,
- häufig verminderter Intelligenzgrad sowie gestörtes Sozialverhalten,
- spärliche Sekundärbehaarung
- Pubertät tritt häufig verspätet ein,
- Azoospermie.

Pubertas praecox

→ **Definition:** Es handelt sich um das vorzeitige Eintreten der Pubertät einhergehend mit dem Auftreten der sekundären Geschlechtsmerkmale.

Krankheiten der Gonaden

Es wird unterschieden zwischen:

- echter Pubertas praecox einhergehend mit vorzeitiger Gonadenreifung; es besteht meist Fertilität.
- Pseudopubertas praecox einhergehend ohne Gonadenreifung; in der Regel Infertilität.
- „Frühnormale" Pubertät: beim weiblichen Geschlecht Pubertätsbeginn zwischen dem 7. und 9. Lebensjahr (Menarche zwischen 8 bis 10¹/₂ Jahren); beim männlichen Geschlecht Pubertätsbeginn zwischen dem 9. und 11. Lebensjahr.

Ursachen einer *echten Pubertas praecox* sind: Z.n. Schädel-Hirn-Trauma, Z.n. Meningoenzephalitis, Hirntumor, Hydrocephalus, ektope Gonadotropinproduktion (Chorionepitheliom, Dermoidzyste, Teratom), Choriongonadotropingabe. Häufig findet sich keine Ursache (idiopathische echte Pubertas präcox).
Ursachen einer *Pseudopubertas praecox* sind: Gonadentumor (Hoden, Ovar), Nebennierenrindenerkrankungen (AGS, Adenome, Karzinome) sowie Gabe von Sexualhormonen und Anabolika.

Symptome

Symptome der echten Pubertas praecox sind beim männlichen Geschlecht: vor dem 9. Lebensjahr Auftreten von Scham- und Achselbehaarung sowie Hodenvergrößerung; beim weiblichen Geschlecht vor dem 8. Lebensjahr Auftreten von Achsel- und Schambehaarung, Entwicklung der Mammae, Menarche.

Diagnose und Therapie

Anamnese (Pubertäts- und Wachstumsverlauf), Abklärung von Unfällen, Entzündungen, Medikamenteneinnahme und des Verdachts auf einen Hirntumor. Laborchemisch wird die Diagnose durch Messung der Östrogene bzw. von Testosteron, LH, FSH, Dehydroepiandrosteron, 17-Hydroxyprogesteron gesichert.
Lokalisationsdiagnostik: Röntgen-Knochenalter, Kernspintomographie des Schädels, gynäkologische bzw. ophthalmologische Untersuchungen.
Die Therapie ist abhängig von der Grundkrankheit.

Pubertas tarda

→ **Definition:** Die Pubertätsentwicklung ist um mehr als 2 Jahre gegenüber der Norm verzögert.

Ursache

Neben der konstitutionellen Entwicklungsverzögerung (Achtung: häufigste Form der Pubertas tarda!) kann eine gonadale (Anorchie, Hodenatrophie, Klinefelter-Syndrom, Ullrich-Turner-Syndrom) sowie hypophysäre Störung (Wachstumshormonmangel einhergehend mit Minderwuchs, Hypophysentumor, Überproduktion von Prolaktin, Anorexia nervosa) vorliegen. Auch schwere chronische Herz-, Lungen- und Nierenerkrankungen sowie Malabsorptionssyndrom, langjährig bestehender Diabetes mellitus sowie eine Langzeit-Glukokortikoidbehandlung können eine Pubertas tarda bewirken.

Symptome und Diagnose

Beim männlichen Geschlecht bis zum 15. Lebensjahr: keine Scham- und verminderte Achselbehaarung, kleiner Penis, kleine Hoden, hohe Stimmlage, fehlender bis verminderter Bartwuchs. Beim weiblichen Geschlecht: bis zum 13. bis 14. Lebensjahr keine Scham- sowie verminderte Achselbehaarung, keine Mammaentwicklung sowie zum 15. Lebensjahr keine Menarche. Beurteilung der Pubertätsentwicklung mit Hilfe der Reifestadienschemata nach Tanner bzw. Prader oder Bierich.
Die Diagnostik gleicht der für die Pubertas praecox. Anamnestisch besonders zu beachten ist der Pubertäts- und Wachstumsverlauf von Eltern und Geschwistern.

Therapie

Keine Behandlung bei der konstitutionellen Entwicklungsverzögerung; wesentlich sind aufklärende Gespräche mit Eltern und Patienten sowie regelmäßige Kontrollen der Pubertätsentwicklung, des Wachstums sowie des Knochenalters. Eine Behandlung mit Sexualhormonen sollte nur vom erfahrenen Endokrinologen durchgeführt werden.

Hirsutismus

Es wird unterschieden zwischen

- *Hirsutismus:* vermehrte (androgenabhängige) Sekundärbehaarung bei der Frau vom männlichen Typ (Kinn, Oberlippe, Brust, Schamregion [hier Behaarung bis zum Nabel ziehend], Oberschenkelinnenseite); keine Virilisierungszeichen.
- *Hypertrichose:* vermehrte lokalisierte oder generalisierte (nicht androgenabhängige) Be-

haarung bei Frau (Mann, Kind); keine wesentlich veränderte Schambehaarung.
- *Virilismus* (Vermännlichung der Frau): Hirsutismus einhergehend mit Vermännlichung (tiefere Stimme, maskuline Körperproportionen, Stirnglatze, Klitorishypertrophie, Oligo-/Amenorrhö, Mammaatrophie infolge vermehrter Produktion von Androgenen.

Ätiologie

In 90 % der Fälle idiopathisch (genetische Disposition, Abstammung aus dem Mittelmeerraum, Achtung: Familienanamnese) Selten: Nebennierenrindenerkrankung (androgen produzierender Tumor, adrenogenitales Syndrom [AGS], Cushing-Syndrom); Krankheiten des Ovars: (androgen produzierender Tumor, polyzystische Ovarien [Stein-Leventhal-Syndrom]; Intersexualitätsformen [S. 416 ff]; Medikamentenanamnese: Androgene, Anabolika, nichtsteroidale Medikamente [Minoxidil, Spironolacton, Ciclosporin, u. a.]).

 Geringer Hirsutismus findet sich auch bei Hypothyreose, Akromegalie und Prolaktinom.

Diagnose

Anamnese (siehe oben), Hormonuntersuchungen: Testosteron, Dehydroepiandrosteron, 17-Hydroxyprogesteron, Kortison; bildgebende Verfahren (Sonographie, CT, Kernspintomogramm), gynäkologische Untersuchung.

Therapie

Entsprechend der Grundkrankheit; Absetzen von krankheitsauslösenden Medikamenten. Der idiopathische Hirsutismus kann oft erfolgreich mit einem Ovulationshemmer, in dem z. B. das Antiandrogen Cyproteronacetat enthalten ist, behandelt werden. Kosmetische Behandlung mittels Epilation, Haarbleichmittel, Enthaarungscreme, Rasur.

Gynäkomastie

→ **Definition:** Man versteht darunter die ein- oder doppelseitige Vergrößerung des Brustdrüsengewebes beim Mann durch absoluten oder relativen Östrogenüberschuss.

Bei ca. ²/₃ aller Knaben zwischen dem 12. und 15. Lebensjahr ist eine Pubertätsgynäkomastie vorübergehend nachweisbar; im höheren Lebensalter Zunahme der Gynäkomastie.

Ätiologie

- *Physiologische Formen:* Neugeborenen-, Pubertäts-, Involutionsgynäkomastie,
- *endokrinologische Krankheiten:* Hypogonadismus (z. B. Klinefelter-Syndrom), Östrogen- sowie HCG bildende Tumoren, Hyperthyreose, Hypothyreose, Intersexualität (S. 416 ff), Prolaktinom,
- *nichtendokrinologische Krankheiten:* kleinzelliges Bronchialkarzinom, chronische Hepatopathie, chronische Niereninsuffizienz, neurologische Krankheiten,
- *Medikamente:* Östrogene, HCG, Glukokortikoide, Anabolika, Spironolacton, Cimetidin, Digitalis (Achtung: Ursache im höheren Lebensalter bei Herzinsuffizienz), Drogen (z. B. Marihuana).

Diagnose

Anamnese, Untersuchung der Brüste und Hoden; Hormonanalysen (Östradiol, Testosteron, LH, FSH, Prolaktin, Beta-HCG), Lokalisationsdiagnostik mit Sonographie, CT, Kernspintomographie.
Differenzialdiagnostisch kommen in Betracht: Pseudogynäkomastie (durch Fettgewebe bedingte Vergrößerung der Brust infolge allgemeiner Adipositas), keine Hyperplasie des Brustdrüsenkörpers. Mammakarzinom meist einseitig.

Therapie

Die Behandlung richtet sich nach der Ursache; die physiologische Gynäkomastie wird nicht behandelt. Bei schmerzhafter Gynäkomastie z. B. Östrogenbehandlung eines Prostatakarzinoms; bei Leberzirrhose Bestrahlung durch den Radiologen bzw. Versuch mit Antiöstrogen Tamoxifen.

 Sinn finden. Alle Erkrankungen, die zu einer Störung der normalen Geschlechtsentwicklung führen, sind mit einer enormen psychischen Belastung für den Patienten verbunden. Dies kann sich auf den frühen Ausschluss durch Altergenossen durch ein anderes Aussehen, auf die Störung der Erfahrung der eigenen Sexualität bis hin zur ungewollten Kinderlosigkeit erstrecken. Die Patienten fühlen sich oft „nicht vollwertig" oder ausreichend akzeptiert. Von der Pflege ist hier ein besonders einfühlsames Verhalten gefordert, das den Patienten in seiner Selbstannahme unterstützt.

Krankheiten der Nebenschilddrüsen

Anatomie und Physiologie

Die vier etwa linsengroßen Nebenschilddrüsen (Glandulae parathyreoideae) liegen auf der Rückfläche der Schilddrüse (Abb. 10.**40**). In den Nebenschilddrüsen wird das Polypeptidhormon Parathormon (PTH) gebildet. Im Blut finden sich intaktes PTH sowie PTH-Fragmente. Die Regulation der PTH-Sekretion erfolgt über die Calciumkonzentration im Serum. Der Abfall des Serumcalciumspiegels bewirkt eine Ausschüttung von PTH, während eine erhöhte Calciumkonzentration im Serum die Produktion von PTH hemmt. Darüber hinaus stimulieren erhöhte Phosphatserumspiegel die PTH-Sekretion. PTH vermindert die Calciumausscheidung mit dem Urin und steigert die Phosphaturie. Die Calciumresorption im Darm wird durch PTH verstärkt. Für diese Wirkungen des PTH ist die Anwesenheit von Vitamin D erforderlich. Am Knochen beschleunigen normale PTH-Spiegel den Knochenumbau, ohne die Bilanz zu verändern.

Kalzitonin wirkt hypokalzämisch und hypophosphatämisch und hemmt die Knochenresorption (S. 144).

Bei der systematischen Einteilung der Erkrankungen kann zwischen Über- und Unterfunktion der Nebenschilddrüsen unterschieden werden.

Hyperparathyreoidismus

→ **Definition:** Der Hyperparathyreoidismus ist durch das Vorliegen von erhöhten PTH-Serumkonzentrationen gekennzeichnet. Es wird unterschieden zwischen dem primären Hyperparathyreoidismus, dessen Ursache eine Erkrankung der Nebenschilddrüsen selbst ist, und dem sekundären Hyperparathyreoidismus, der durch das Vorliegen einer Hypokalzämie im Serum verschiedenster Genese hervorgerufen wird.

Primärer Hyperparathyreoidismus (pHpT)

Ätiologie und Pathophysiologie

Auf 100 000 Einwohner kommen pro Jahr 25 Erkrankungen. Frauen sind häufiger betroffen als Männer (2 : 1).

Aufgrund von solitären Adenomen (80 %), multiplen Adenomen (5 %), Hyperplasie (15 %), selten Karzinomen (1 %) der Nebenschilddrüsen liegen erhöhte PTH-Serumspiegel vor. Gelegentlich können Bronchialkarzinome im Rahmen einer paraneoplastischen Endokrinopathie PTH sezernieren und einen Hyperparathyreoidismus bedingen. Darüber hinaus kann das Krankheitsbild des primären Hyperparathyreoidismus auch im Zusammenhang mit weiteren Hormonstörungen (multiple endokrine Neoplasie [MEN S. 389]) auftreten.

Ein Adenom, ausgehend von einer einzigen mutierten Zelle, entwickelt sich über viele Jahre; einhergehend hiermit kommt es zur Konservierung und Retention von Calcium mit der Folge erhöhter Calciumspiegel (Hyperkalzämie) im Blut. Das vermehrt anfallende Phosphat wird in der Niere durch die bestehenden erhöhten PTH-Spiegel vermindert rückresorbiert, so dass im Serum eine erniedrigte Phosphatkonzentration und im Urin eine Hyperphosphaturie resultieren.

Gastrin- und Säureproduktion des Magens werden durch die Hyperkalzämie gefördert. In der Bauchspeicheldrüse besteht eine erhöhte Calciumkonzentration des Pankreassaftes. Darüber hinaus bewirkt die Hyperkalzämie Änderungen im Nerven- und Muskelstoffwechsel.

Klinik

Krankheitsbild und klinische Symptome lassen sich durch die Wirkungen des erhöhten PTH-Spiegels erklären:

- Ostitis fibrosa generalisata (Morbus Recklinghausen), einhergehend mit Knochenzysten, Milchglasschädel, Osteosklerose, Akroosteolyse (ca. 40 % der Fälle) (Abb. 10.**39**),
- rezidivierende Nephrolithiasis und/oder Nephrokalzinose,
- peptische Ulzera an Magen und/oder Duodenum (ca. 50 % der Fälle),
- rezidivierende Pankreatitiden,
- Hyperkalzämiesyndrom, einhergehend mit psychischen und neurologischen Veränderungen.

Liegen allgemeine Symptome wie Appetitlosigkeit, Übelkeit, Adynamie, Kopfschmerzen, Polyurie, Polydipsie oder Obstipation vor, so ist die Diagnose „Hyperparathyreoidismus" schwer zu stellen.

Rezidivierende Steinleiden der ableitenden Harnwege lassen am ehesten an einen Hyperparathyreoidismus denken. Darüber hinaus muss bei chronischen Ulkusleiden, rezidivierenden Pan-

Primärer Hyperparathyreoidismus

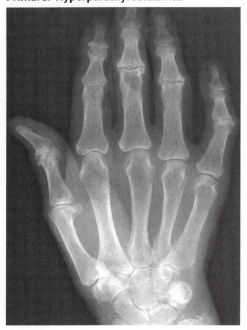

Abb. 10.39 77-jähriger Patient mit primärem Hyperparathyreoidismus infolge Hyperplasie der Nebenschilddrüse. Neben einer allgemeinen Osteoporose des Handskeletts finden sich Erosionen an den verschiedenen Interphalangealgelenken beginnend an den Metacarpophalangealgelenken; am Köpfchen der Grundphalanx III rechts Zyste (sog. Brauner Tumor); Chondrokalzinose des Discus radio ulnaris

kreatitiden oder Spontanfrakturen an eine Überfunktion der Epithelkörperchen gedacht werden. Gelegentlich wird die Erkrankung erst während ihrer schwersten Form, der **hyperkalzämischen Krise** (ca. 5 % der Fälle) **(parathyreotoxische Krise)**, einhergehend mit Temperaturerhöhungen, Polyurie, Exsikkose, Verwirrung, Bewusstseinseintrübung und Koma erkannt.

Diagnose

Blut: Calcium und Phosphat sowie PTH (Messung des intakten Parathormons).
Adjuvante Parameter: Alkalische Phosphatase im Serum (erhöht), Phosphat im Serum (erniedrigt), Calcium und Phosphat im Urin (erhöht).
Röntgen: Hand (subperiostale Usuren) im Wesentlichen nur bei Knochenbeschwerden.

Die Lokalisation der Adenome kann mittels der Sonographie versucht werden.
Weitere diagnostische Optionen sind: CT oder MRT des Halses; Nebenschilddrüsenszintigraphie; Halsvenenkatheterisierung mit PTH-Messung („Hormonlandkarte").

Differenzialdiagnose

Differenzialdiagnostisch müssen andere Erkrankungen, die mit chronischen Nierensteinleiden einhergehen und/oder bei denen erhöhte Calciumserumspiegel nachweisbar sind, abgegrenzt werden: wie z. B. Vitamin-D-Intoxikation, Sarkoidose, Hyperthyreose, Immobilisationsosteoporose, Tumoren mit und ohne Skelettmetastasen, das Milch-Alkali-Syndrom.

Verlauf

Die Krankheit kann als hyperkalzämische Krise kurzfristig tödlich verlaufen oder chronisch, einhergehend mit irreversiblen Nierenschäden.

Therapie

Grundsätzlich besteht die Therapie in der operativen Entfernung der vergrößerten Epithelkörperchen. Präoperativ sollte, insbesondere bei der hyperkalzämischen Krise, eine Senkung des Calciumspiegels herbeigeführt werden:

- Forcierte Diurese (bis zu 5 l/Tag, physiologische NaCl-Lösung) und Furosemid,
- Calcitonin (6×100 E/24 Std.),
- keine Calciumzufuhr,
- Bisphosphonate (Pamidronat [Aredia] 15–60 mg i. v., Ibandronat [Bondronat] 1–3 mg i. v.).

> Der erfahrene Chirurg bedarf vor der Erst-Operation außer der Sonographie keiner Lokalisationsdiagnostik!

Kontraindiziert sind Digitalispräparate (Herzstillstand!) und Thiaziddiuretika.
Postoperativ werden zur Tetanieprophylaxe unter Kontrolle des Serumcalciums Calcium oral oder intravenös oder Vitamin D gegeben.

Prognose

Die Prognose der chronischen Verlaufsform des primären Hyperparathyreoidismus ist im Wesentlichen abhängig von dem Ausmaß der Schäden der Organmanifestationen; insbesondere wird sie durch den Nierenschaden bestimmt. Die akute hyperkalzämische Krise verläuft auch heute noch häufig tödlich.

Sekundärer Hyperparathyreoidismus (sHpT)

→ **Definition:** Als sekundärer Hyperparathyreoidismus wird eine kompensatorische Überfunktion (einhergehend mit Hyperplasie) der Nebenschilddrüsen bei chronisch hypokalzämischen Zuständen bezeichnet. Es besteht fließender Übergang zur Osteomalazie.

Ätiologie und Pathogenese

Der sekundäre Hyperparathyreoidismus ist gekennzeichnet durch die Überproduktion von PTH, hervorgerufen durch extraparathyreoidale Ursachen, wie z. B. enterale Malabsorption, Malnutrition (Unterversorgung mit Calcium in der Nahrung), Morbus Crohn, Colitis ulcerosa, Sprue, Niereninsuffizienz.

Da nicht genügend Calcium zur Verfügung steht, sinkt der Calciumspiegel im Blut allmählich ab es kommt zur vermehrten PTH-Sekretion und zur sekundären Hyperplasie der 4 Nebenschilddrüsen. Des Weiteren wird der Knochen als Calciumdepot angegriffen mit den Folgen der Fibroosteoklasie bis hin zur Osteomalazie.

Die häufigste Ursache des sekundären Hyperparathyreoidismus ist die Hypokalzämie bei Niereninsuffizienz. Infolge der chronischen Nierenerkrankung kommt es

- zu einer Störung im Vitamin-D-Stoffwechsel in der Form, dass in den Nieren weniger biologisch wirksames Calcitriol (= 1,25[OH]$_2$-D$_3$) aus seiner Vorstufe 25-OH-VitD entsteht; die Folge ist eine Verminderung der Calciumaufnahme aus dem Darm,
- zur verminderten Ausscheidung von anorganischem Phosphat und damit Erhöhung von Phosphat im Blut: Folge: Hypokalzämie,
- zur Stimulation von PTH durch
  - Wegfall des hemmenden Effektes von Calcitriol = Hypokalzämie,
  - Hypokalzämie infolge Hyperphosphatämie.

Folge am Knochen: Fibroosteoklasie, Osteomalazie.

Klinik

Anamnestisch bestehen Hinweise auf eine chronische Nierenerkrankung oder ein Malabsorptionssyndrom. Skelettveränderungen sind sowohl bei der intestinalen wie auch bei der renalen Form röntgenologisch nachweisbar.

Diagnose

Laborchemisch findet sich bei intakter Nierenfunktion neben einem erniedrigten Serumphosphat ein erniedrigtes Serumcalcium. Erhöhtes Serumphosphat lässt sich aufgrund des Phosphatstaus bei eingeschränkter Nierenfunktion nachweisen. Zum weiteren Laborprogramm vgl. die Diagnostik des primärem Hyperparathyreoidismus (S. 422).

Therapie

Unter Kontrolle von Serumcalcium und Phosphat wird bis zur Normokalzämie Calcitriol (Rocaltrol) gegeben. Gleichzeitig sollte versucht werden, durch Gabe von Calciumcarbonat (3–4 × 3 g/Tag) das Serumphosphat zu senken. Liegt die hyperkalzämische Form des sekundären Hyperparathyreoidismus vor, ist ein operativer Eingriff vonnöten.

Keine aluminiumhaltigen Phosphatbinder geben! Gefahr der Aluminiumintoxikation (Enzephalopathie, Anämie, Osteopathie)!

Prophylaxe

Die entscheidende prophylaktische Maßnahme bei renaler Osteopathie ist die Gabe von Vitamin D$_3$ bzw. seines aktiven Metaboliten.

Tertiärer Hyperparathyreoidismus

→ **Definition:** Als tertiärer Hyperparathyreoidismus wird das Entstehen einer Hyperkalzämie im Verlauf eines sekundären Hyperparathyreoidismus bezeichnet. Dabei entwickelt sich aus einem sekundären HPT eine Autonomie der Nebenschilddrüsen (wie beim primären HPT).

Nach einer Nierentransplantation ist z. B. der Bedarf an Parathormon plötzlich niedrig; es besteht somit ein Missverhältnis zwischen der aktuellen Parathormonsekretion und dem Bedarf; es resultiert eine Hyperkalzämie.

Therapie

Entfernung der Nebenschilddrüsen mit anschließender Autotransplantation in die Unterarmmuskulatur.

Hyperkalzämiesyndrom

 Definition: Hyperkalzämie ist eine Erkrankung, die durch erhöhte Serumkalziumspiegel hervorgerufen wird.

Ätiologie

Häufige Ursachen sind:

- primärer, tertiärer Hyperparathyreoidismus,
- Knochenmetastasen bei Mamma-, Bronchial-, Prostata-, Pankreas-, Nieren-, Schilddrüsenkarzinom,
- paraneoplastisch (durch bösartigen Tumor),
- bösartige Systemkrankheiten (Plasmozytom, Leukämie, Non-Hodgkin-Lymphome).

Seltenere Ursachen sind:

- Morbus Boeck,
- Immobilisation,
- Milchalkaliesyndrom,
- Endokrinopathien (Hyperthyreose, NNR-Insuffizienz, Phäochromozytom),
- Überdosierung von Dihydrotachysterol, Vitamin A, Vitamin D, Vitamin-D-Metaboliten, Thiaziddiuretika, Lithium.

Klinik, Diagnose und Therapie

Psychische Veränderungen (depressive Verstimmung, Gereiztheit, Antriebsarmut, Psychosen), Kopfschmerzen, Übelkeit, Brechreiz, Durst, Ulcus duodeni-ventriculi, Pankreatitis, Nierensteine, Meteorismus und Obstipation, Polyurie, Muskelschwäche.
Die Diagnose leitet sich von den Ursachen und Symptomen ab. Die Therapie entspricht der bei Hyperparathyreoidismus (S. 422).

Hypoparathyreoidismus

Definition: Als Hypoparathyreoidismus wird eine Kalziumstoffwechselstörung bezeichnet, die durch fehlende oder verminderte Bildung von Parathormon oder Parathormonresistenz (Pseudohypoparathyreoidismus) hervorgerufen ist. Leitbefund sind die Hypokalzämie sowie deren Folgeerscheinungen.

Ätiologie

Häufigste Ursache ist die unbeabsichtigte Entfernung der Nebenschilddrüse nach subtotaler Strumektomie bzw. bei Radikaloperation infolge Schilddrüsenkarzinom. Selten Zustand nach Radiojodtherapie bzw. perkutaner Bestrahlung, nach Nebenschilddrüsenoperation oder idiopathisch (durch Autoimmunprozess).
Durch Mangel an Parathormon resultiert eine verminderte Bildung von 1,25–Dihydroxycholecalciferol; die intestinale Kalziumresorption ist vermindert; ohne PTH kommt es zu einer verminderten Mobilisierung von Kalzium aus dem Knochen sowie einem Rückgang der Phosphatausscheidung. Des Weiteren werden Veränderungen im Magnesiumstoffwechsel (Hypomagnesiämie) beschrieben.

Symptome

Die Diagnose „Nebenschilddrüseninsuffizienz" wird einfach, wenn in der Vorgeschichte Schilddrüsenoperationen, insbesondere wiederholte Operationen, angegeben werden. Die Patienten klagen über **tetanische Anfälle**, einhergehend mit Muskelschmerzen, Parästhesien sowie tonischen Kontraktionen der Muskeln, z. B. an Händen, Füßen und in der Mundgegend. In schweren Fällen entsteht die „Geburtshelferhand" (Adduktion von Daumen, Zusammenpressen der Finger, gelegentlich Bildung einer Faust) sowie der „Karpfenmund" (kontrahierte Oberlippe). Im Rahmen des **tetanischen Syndroms** können Spasmen der Bronchien, Stenokardien, Gallenkoliken, Migräneanfälle sowie Laryngospasmus (Stimmritzenkrampf) auftreten. Auch das Auftreten von epileptischen Anfällen wie bei der Epilepsie wird bei der Nebenschilddrüseninsuffizienz beschrieben.
Bei chronischer Nebenschilddrüseninsuffizienz kommt es zu beiderseitiger Katarakt, Haarausfall, schuppiger Haut, brüchigen Nägeln, Schmelzdefekten an den Zähnen. Positives Chvostek-Zeichen (Zucken von Mundwinkeln, Nasenflügeln und des M. orbicularis oculi bei Beklopfen des N.facialis vor dem äußeren Gehörgang) sowie positives Trousseau-Zeichen (Pfötchenstellung der Hand nach ca. 3 Minuten langem arteriellem Mitteldruck in einer Blutdruckmanschette am Oberarm) sichern die Diagnose „Nebenschilddrüseninsuffizienz" weiter ab.
Die psychischen Veränderungen bestehen in vermehrter Reizbarkeit, Ängstlichkeit, depressiver Verstimmung.
Bei Auftreten in Kindesalter finden sich Wachstumsstörungen, Zahn- und Skelettanomalien.
Die operativ bedingte Nebenschilddrüseninsuffizienz beginnt etwa 2–4 Tage nach operativem Eingriff mit tetanischen Symptomen und verschwindet in der Regel nach einigen Tagen bis Wochen. Gelegentlich kann es jedoch auch zu

einer akuten Nebenschilddrüseninsuffizienz, bei der sämtliche zuvor aufgeführten Symptome bestehen, kommen.

> **Patientenbeobachtung.** Die psychischen Symptome beim Hypoparathyreodismus können mitunter sehr ausgeprägt sein. Eine psychologische Begleitung des Patienten kann daher indiziert sein. Ermöglichen Sie gegebenenfalls den Kontakt zu einem Psychologen.

Diagnose

Blut: Kalzium und Magnesium erniedrigt oder nicht nachweisbar. Phosphat erhöht; Parathormon intakt.
Urin: Kalzium und Phosphat erniedrigt.
EKG: QT-Zeit-Verlängerung.
Röntgen, CT, MRT: Basalganglienverkalkung, Hyperostosen, Osteosklerose.

Differenzialdiagnose

Differenzialdiagnostisch muss die hypokalzämische Tetanie gegenüber tetanischen Anfällen bei Normokalzämie (am häufigsten!), wie z. B. bei vegetativer Übererregbarkeit oder Hyperventilation, ausgeschlossen werden.
Bei der überwiegenden Anzahl der tetanischen Anfälle liegt eine Normokalzämie vor. Des Weiteren müssen Hypokalzämien anderer Genese abgegrenzt werden, wie z. B. bei Vitamin-D-Mangel, Malabsorptionssyndrom, Niereninsuffizienz, akute Pankreatitis (s. auch Pseudohypoparathyreoidismus).

Therapie

Bei Behandlung des **akuten tetanischen Anfalls** werden 10–20 ml 10 %iger Calciumgluconatlösung langsam intravenös injiziert. Vorsicht bei digitalisierten Patienten!

Die Dauertherapie der chronischen Hypokalzämie wird mit Vitamin-D-Präparaten oder AT10 (Dihydrotachysterin) durchgeführt. Darüber hinaus kann Kalzium per os substituiert werden. Zur Verbesserung der neuromuskulären Erregbarkeit: Gabe von Magnesium oral.
Zur Kontrolle des Therapieerfolges werden anfangs wöchentlich, später entsprechend dem klinischen Befund Blutcalciumbestimmungen durchgeführt. Es sollte ein Patientenausweis ausgestellt werden, den die Betroffenen bei sich tragen sollten.

Prognose

Bei prompter Diagnosestellung sind die Erfolgsaussichten der Therapie gut. Die in der Regel lebenslange Behandlung des Hypoparathyreoidismus macht die Mitarbeit des Patienten zur Vermeidung von Über- und Unterdosierung der Medikamente notwendig.

Pseudohypoparathyreoidismus

Ätiologie und Pathogenese

Der Pseudohypoparathyreoidismus (Typ I und Typ II) ist ein seltenes, dominant vererbbares Leiden, bei dem eine Nebenschilddrüseninsuffizienz dadurch vorgetäuscht wird, dass die Körperzellen auf PTH nicht ansprechen. Aufgrund der peripheren PTH-Resistenz besteht ein erhöhter PTH-Spiegel. Es finden sich allerdings biochemische Kriterien des Hypoparathyreoidismus wie Hypokalzämie und Hyperphosphatämie.

Klinik und Therapie

Das Krankheitsbild ist gekennzeichnet durch proportionierten Minderwuchs, Verkürzungen der Metakarpal- und Metatarsalknochen, Hüftgelenkdysplasien, Tetanie, Weichteilverkalkungen, mangelhafte Zahnentwicklung, Kataraktbildung, Rundgesicht, Oligophrenie. Zur Therapie wird die Gabe von 1,25-(OH_2)-Vitamin D empfohlen.

Krankheiten der Schilddrüse

Anatomie und Physiologie

Die Schilddrüse (Abb. 10.**40**) ist ein hufeisenförmiges Organ, das aus zwei taubeneigroßen Lappen besteht, und die durch einen kleinen Mittellappen verbunden sind. Die Schilddrüse liegt vor und beiderseits neben der Luftröhre, dicht unterhalb des Kehlkopfes. An der Hinterseite der Seitenlappen liegen die vier Epithelkörperchen. Die Blutversorgung des beim Erwachsenen 20–25 g schweren weichen Organs wird durch die beiden Aa. thyreoideae superiores (aus den Aa. carotides externae) und die Aa. thyreoideae inferiores (aus dem Truncus thyreocervicalis) gewährleistet. Die Schilddrüse, die von der Gesamtblutmenge des Körpers etwa 16-mal in 24 Stunden durchströmt wird, ist damit etwa 100fach besser durchblutet als die Muskulatur der Extremitäten und ca. 4- bis 5-mal besser als die Nieren.

Die Nn. laryngei recurrentes, die die innere Kehlkopfmuskulatur innervieren, verlaufen an der Rückseite beider Schilddrüsenlappen.

Feingeweblich besteht die Schilddrüse aus zahlreichen kleinen Läppchen, die aus Follikeln aufgebaut sind. Hier werden die beiden Hormone Trijodthyronin und Tetrajodthyronin (Kurzform: Thyroxin) produziert. Im interfollikulären Bindegewebe sind vereinzelte Zellen, wie auch Zellgruppen eingestreut (parafollikuläre Zellen). Diese werden als C-Zellen bezeichnet und produzieren den Antagonisten des Parathormons, das Calcitonin.

Trijodthyronin wird im medizinischen Alltag kurz mit T_3 (= da 3 Jodatome im Molekül) und **Tetrajodthyronin** mit T_4 (= da 4 Jodatome im Molekül) bezeichnet.

Die Schilddrüse ist für die Synthese beider Hormone auf einen normalen **Jodstoffwechsel** angewiesen. Der tägliche Jodidbedarf liegt zwischen 150 und 300 µg. Jod wird mit Wasser und Nahrung aufgenommen und in elementarer Form oder als anionisches Jodid im Magen-Darm-Trakt resorbiert. Aus dem Blut wird das Jodid aktiv in die Schilddrüsenzelle transportiert (**Jodination**) und dort mittels Peroxidase zu elementarem Jod oxidiert und an Tyrosinreste angelagert (**Jodisation**).

Monojodtyrosin und Dijodtyrosin werden in der Schilddrüsenzelle an ein Glykoprotein, das **Thyreoglobulin** gebunden und dort zu T_3 und T_4 gekoppelt. Die Schilddrüse vermag beide Schilddrüsenhormone, gebunden an Thyreoglobulin, derart zu speichern, dass der Vorrat für etwa 2 Monate reicht. Den Bedürfnissen des Organismus entsprechend werden beide Schilddrüsenhormone nach Abkopplung vom Thyreoglobulin an das Blut abgegeben.

Täglich werden ca. 92 µg T_4 und 8 µg T_3 von der Schilddrüse sezerniert.

Darüber hinaus entsteht T_3 zum überwiegenden Teil mit ca. 26 µg pro Tag aus der peripheren Dejodierung (Abspaltung eines Jodatoms) von Thyroxin in der Leber (Abb. 10.**41**).

Im Blut werden beide Schilddrüsenhormone an Eiweiße reversibel gebunden und transportiert (TBP = thyroxinbindende Proteine). Das wichtigste Trägerprotein ist das **thyroxinbindende Globulin** (TBG). Lediglich ca. 1‰ des T_4 und 5‰ des T_3 liegen in freier Form (FT_3 und FT_4, Abb.10.**41**) in der Blutbahn vor und sind somit biologisch, d. h. sowohl an den peripheren Körperzellen wie auch im Hypothalamus-Hypophysen-Schilddrüsen-Regulationskreis, wirksam.

Die Schilddrüse wird durch das im Hypothalamus gebildete thyreotropin-ausschüttende Hormon (*thyreotropin-releasing-hormone* = TRH = Thyroliberin), das auf die Synthese und Freisetzung desthyreoideastimulierenden Hormons (TSH =

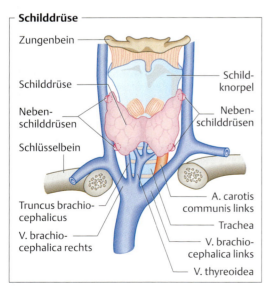

Abb. 10.**40** Lage der Schilddrüse und der Nebenschilddrüsen. Die Nebenschilddrüsen liegen auf der Rückseite der Schilddrüse

Aufbau der wichtigsten Schilddrüsenhormone

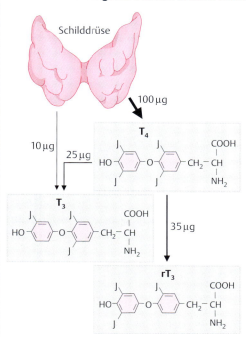

Abb. 10.**41** Tägliche Schilddrüsenhormonproduktion: überwiegend wird T$_4$ in der Schilddrüse produziert; aus der Abspaltung eines Jodatoms entsteht das biologisch aktive T$_3$ sowie das biologisch inaktive (reverse) T$_3$ = funktionell „totes Hormon"

Thyreotropin) im Hypophysenvorderlappen (HVL) fördernd einwirkt, gesteuert (Abb.10.**41**).
Im Regelkreis Hypothalamus-Hypophyse-Schilddrüse wirken die beiden Schilddrüsenhormone negativ rückkoppelnd, d. h., bei erhöhten Plasmakonzentrationen von T$_3$ und T$_4$ resultiert eine verminderte TSH-Ausschüttung (s. Hyperthyreose, S. 435). Liegen andererseits erniedrigte Plasmaspiegel von T$_3$ und T$_4$ vor, besteht eine gesteigerte Ausschüttung von TSH aus dem HVL (s. Hypothyreose, S. 443).
TSH stimuliert in der Schilddrüse die Jodination, die Jodisation, die Kopplung von Monojod- und Dijodthyrosin und die Ausschüttung von T$_3$ und T$_4$ ins Blut sowie das Wachstum von Schilddrüsenzellen.
Die biologische Halbwertzeit von T$_4$ beträgt ca. 7 Tage, die von T$_3$ ca. 1 Tag. Beide Schilddrüsenhormone werden vorwiegend in Leber und Niere abgebaut. Die biologische Halbwertzeit der Schilddrüsenhormone ist bei Hypothyreose verlängert, bei Hyperthyreose verkürzt.

Die Schilddrüsenhormone **fördern**:

- Glukoseresorption,
- Kohlenhydratumsatz,
- Sauerstoffverbrauch,
- Wärmeproduktion,
- Cholesterinabbau,
- Entwicklung von zentralem Nervensystem und Intelligenz, Genitalorganen, Skelettreifung, Muskelkontraktilität, Herzfrequenz, Schlag- und Minutenvolumen, Blutdruckamplitude.

> Schilddrüsenhormonmangel in der Fetalperiode führt zu irreversiblen Gehirnschäden (Kretinismus)!

Die Schilddrüsenhormone **hemmen**:

- Bildung energiereicher Phosphate,
- Glykogensynthese,
- Kohlenhydrattoleranz,
- Eiweißsynthese,
- Energieausnutzung.

Diagnostik

Bei der Untersuchung von Schilddrüsenerkrankungen ist es zweckmäßig, Veränderungen der Anatomie der Schilddrüse wie Lage, Form, Größe sowie Konsistenz von Veränderungen der Funktion getrennt zu bestimmen und die Ergebnisse, wie in Tab. 10.**18** dargestellt, zu einer Diagnose zu vereinen.

Tabelle 10.**18** Diagnostik bei Schilddrüsenkrankheiten

Funktionsdiagnostik
• Anamnese und körperliche Untersuchung • Serologie: TSH fT4, fT3, TRH-Test (allgemeine Schilddrüsenfunktion) • Szintigraphie (lokale Schilddrüsenfunktion → „Funktionstopographie")
Morphologische Diagnostik
• Anamnese und körperliche Untersuchung • Sonographie • Szintigraphie („Funktionstopographie")
Untersuchung zur Klärung der Ätiologie
• Serologie TPO-Ak (MAK), Tg-Ak (TAK) • Feinnadelaspiration

Die Erhebung einer eingehenden Anamnese steht am Beginn der Untersuchung. Es werden Fragen nach Schilddrüsenerkrankungen in der Familie sowie in der eigenen Vorgeschichte gestellt: darüber hinaus wird Auskunft über die Einnahme strumigener Medikamente sowie Exposition mit Jod eingeholt. Bei der Untersuchung des Halses und der Schilddrüse werden Größe, Beschaffenheit, Lage, Form, Druckschmerzhaftigkeit und Knotenbildung des Organs registriert. Des Weiteren wird registriert, ob Heiserkeit, Stridor oder Dyspnoe sowie Lymphknotenschwellungen, Einflussstauung oder Hautrötung bestehen.
Die körperliche Untersuchung beinhaltet:

- Körpergewicht,
- Wärme- oder Kälteintoleranz, Unruhe, Nervosität,
- Beschaffenheit der Haut (warm/kühl, feucht/trocken, zart/pastös),
- Reflexverhalten, Fingertremor,
- Herz-Kreislauf-System und
- Augensymptome.

Vorgeschichte, Beschwerden sowie die erhobenen Befunde führen zu einer Arbeitsdiagnose, die durch Untersuchung am Patienten (In-vivo-Untersuchungen) wie auch durch Analysen von Blut- und Gewebeproben (In-vitro-Untersuchungen) erhärtet wird.
Die allgemeinen Laboruntersuchungen wie Nachweis von Entzündungszeichen, Hypercholesterinämie oder eine Erhöhung der Kreatinkinase (CK) bei Verdacht auf Hypothyreose bzw. eine Erhöhung der alkalischen Phosphatase bei Verdacht auf Hyperthyreose geben nützliche Hinweise. Beweisend für eine Schilddrüsenerkrankung sind jedoch die schilddrüsenspezifischen In-vitro-Untersuchungen.

In-vitro-Untersuchungen

Thyreoideastimulierendes Hormon (TSH) im Serum: Als empfindlichster Wert zur Beurteilung der Versorgung des Körpers mit Schilddrüsenhormonen gilt die Messung der basalen Serum-TSH-Konzentration (Normbereich: 0,4–4,0 mU/l).
Eindeutig über die Norm erhöhte TSH-Spiegel sind beweisend für einen latenten oder manifesten Schilddrüsenhormonmangel, also für eine primäre (thyreogene) Schilddrüsenunterfunktion. Die TSH-Bestimmung ist daher die Grundlage des Screenings auf Hypothyreose bei Neugeborenen.
Eindeutig erniedrigte oder nicht mehr messbare TSH-Serumspiegel sind charakteristisch für erhöhte Schilddrüsenhormonkonzentrationen im Körper. Der Grund hierfür kann eine erhöhte Schilddrüsenhormonproduktion der Schilddrüse oder aber Therapie mit Schilddrüsenhormonen sein. Die sehr seltenen hypophysären oder hypothalamischen Hypothyreosen führen gleichfalls zu pathologisch verminderten oder nicht mehr messbaren TSH-Werten: Hierbei finden sich dann jedoch auch niedrige Schilddrüsenhormonspiegel. Die sensitive Bestimmung des basalen TSH wird durchgeführt

- zum Beweis einer euthyreoten Stoffwechsellage,
- zum Beweis einer hypothyreoten Stoffwechsellage,
- bei Screening auf angeborene Hypothyreose,
- zur Beurteilung einer Schilddrüsenhormonsubstitution,
- bei der Überwachung einer Schilddrüsenhormonsuppressionstherapie,
- bei Schilddrüsenkarzinom.

Freies Thyroxin im Serum: Thyroxin (fT_4) wird ausschließlich in der Schilddrüse gebildet und

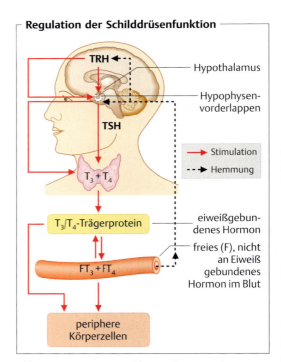

Abb. 10.**42** Die TSH-Sekretion der Hypophyse steuert die Produktion und Sekretion der Schilddrüsenhormone: Die TSH-Sekretion unterliegt einer negativen Rückkopplung durch die Konzentration der freien Schilddrüsenhormone im Blut. TSH wird durch das TRH stimuliert

Krankheiten der Schilddrüse

ist somit als das eigentliche Schilddrüsenhormon anzusehen. Die fT4-Bestimmung ergibt die Primärinformation über die Schilddrüsenfunktionslage und ist zumindest bei jeder Erstuntersuchung erforderlich. Der Normbereich für freies Thyroxin liegt zwischen 0,6–1,8 ng/dl Serum (Abb. 10.**42**).

Freies Trijodthyronin im Serum: Das Trijodthyronin (T_3) wird zu einem kleineren Anteil in der Schilddrüse gebildet; der weit überwiegende Anteil jedoch stammt aus dem peripheren Abbau von Thyroxin (z. B. in der Leber).

Die T_3-Messung wird zusätzlich zur T_4-Bestimmung durchgeführt bei Verdacht auf

- isolierte T_3-Hyperthyreose bei normalem T_4,
- endokriner Ophthalmopathie,
- autonomen Adenom.

Der Normbereich des freien Trijodthyronins im Serum liegt zwischen 2,2–5,5 pg/ml.

Thyreotropin-releasing-Hormon-(TRH-)Stimulationstest: Hierbei wird TSH im Blut gemessen. TRH wird in der Dosis von 200 μg intravenös zur Stimulation der endogenen TSH-Reserve des Hypophysenvorderlappens appliziert. Bei Gesunden kommt es zu einem deutlichen Anstieg des TSH 30 Minuten nach Gabe von TRH (TRH-Kurztest). Bei Hyperthyreose ist kein Anstieg des TSH nach TRH-Applikation und bei Hypothyreose ein erhöhter Anstieg des TSH nach TRH nachweisbar (Abb. 10.**43**).

Schilddrüsenautoantikörper: Die Messung der folgenden Autoantikörper ist klinisch von Bedeutung:

- TPO-AK: Antikörper gegen Schilddrüsenperoxidase („thyroid peroxidase", TPO), identisch mit mikrosomalen Antikörpern (MAK),
- TG-AK: Antikörper gegen Thyreoglobulin (Tg-AK), identisch mit TAK.
- TSH-R-AK: TSH-Rezeptor-Antikörper (TRAK).

In der Ätiopathogenese vieler Hypothyreosen, eines Teils der Hyperthyreosen, der endokrinen Ophthalmopathie sowie bei Schilddrüsenentzündungen spielen autoimmunologische Prozesse eine Rolle. Die Bestimmung zirkulierender Antikörper im Serum ist daher wichtig. Bei der Hyperthyreose vom Typ Morbus Basedow sind vorwiegend TPO-AK und TRAK nachweisbar; bei einer chronischen Thyreoiditis (Hashimoto) sind beide Antikörper deutlich erhöht, während bei der subakuten Thyreoiditis (de Quervain) Tg-AK nur vorübergehend nachweisbar sind.

TSH-Rezeptor-Antikörper (TRAK): bei immunogener Hyperthyreose vom Typ Morbus Basedow in ca. 80 % positiv; bei der Hyperthyreose, bedingt durch autonome Adenome, immer negativ.

Tumormarker: Thyreoglobulin (TG) wird in den Schilddrüsenzellen gebildet und darf nach totaler Schilddrüsenentfernung bei Schilddrüsenkarzinom nicht mehr im Serum nachweisbar sein. TG ist der empfindlichste Parameter zur Suche nach Rezidiven oder Metastasen eines Schilddrüsenkarzinoms. Der Referenzbereich liegt bei einer gesunden Schilddrüse < 50 ng/ml, nach ablativer Therapie unter der Nachweisgrenze.

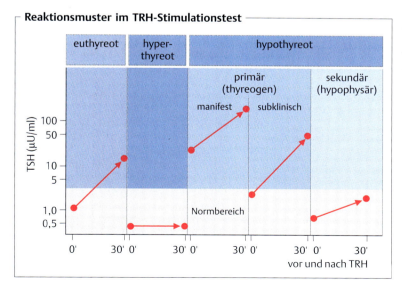

Abb. 10.**43** Reaktionsmuster von TSH nach iv. Applikation von TRH bei Gesunden, bei Hyperthyreose und bei Hypothyreose

Calcitonin wird in den parafollikulären C-Zellen der Schilddrüse produziert. Beim medullären Schilddrüsenkarzinom (C-Zell-Karzinom) wird vermehrt Calcitonin produziert, das im Serum gemessen wird.

In-vivo-Untersuchungen

Sonographie: Aufgrund ihrer oberflächlichen Lage und der parenchymatösen Organstruktur bietet sich die Schilddrüse zur sonographischen Untersuchung an. Die Sonographie ist nebenwirkungsfrei und kann beliebig oft wiederholt werden. Bei normal großer Schilddrüse sowie parenchymatösen Strumen ohne Knotenbildung ist die Sonographie allein ausreichend.

> Eine zusätzliche Szintigraphie ist nur dann angezeigt, wenn Knoten in der Schilddrüse tastbar und/oder sonographisch sichtbar sind.

In Abb. 10.**44** sind verschiedene Sonogrammbefunde graphisch dargestellt.
Mit Hilfe der Sonographie werden Lage, Form und Größe der Schilddrüse sowie das Schilddrüsenvolumen gemessen. Aufgrund der Echostruktur und/oder des Nachweises herdförmiger Veränderungen in Beziehung zu den Organen in der Schilddrüsenumgebung wird die Diagnose eines krankhaften Prozesses gestellt. Das Schilddrüsenvolumen bei Erwachsenen beträgt bei Frauen < 18 ml, bei Männern < 25 ml.
Die Sonographie (ggf. einschließlich Farbduplexsonographie) der Schilddrüse wird durchgeführt:

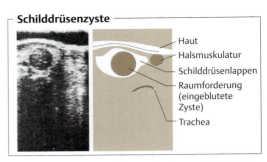

Abb. 10.**45** Sonographie und schematische Zeichnung einer Zyste

- zur Bestimmung von Form, Lage und Größe der Schilddrüse,
- zum Nachweis von Zysten (Abb. 10.**45**),
- zum Nachweis von Adenomen,
- in der Therapiekontrolle der blanden Struma,
- bei Schilddrüsenmalignom, Hypothyreose, Thyreoiditis.

Szintigraphie: Die quantitative Szintigraphie der Schilddrüse mit ^{99m}Technetium-Pertechnetat (^{99m}TcO$_4$, γ-Strahler, Halbwertzeit 6 Std.) sowie die gleichzeitige Bestimmung der Radionuklidaufnahme in die Schilddrüse (TcTU = **Tec**hnetium **T**hyreoidaler **U**ptake; normal: ca. 1,5–5 % bei normalem TSH) ist die Standarduntersuchung. Nur für spezielle Indikationen (Dosisberechnung zur Radiojodtherapie, Schilddrüsenkarzinom, dystope Schilddrüse) werden ^{123}J bzw. ^{131}J eingesetzt.
Mit der Szintigraphie kann die Stoffwechselaktivität tastbarer Knotenbildungen beurteilt werden:
Ein sog. „kalter Knoten" (Zyste, Blutung, Karzinom) speichert nicht.
Ein warmer oder „heißer" Knoten (autonomes Adenom) speichert stärker als das übrige Schilddrüsengewebe (s. S. 439).
Suppressionsszintigraphie mit T$_4$ zum Nachweise einer Schilddrüsenautonomie: Der Test, bei dem nach Gabe von Thyroxin (z. B. 150 μg L-Thyroxin/Tag über 14 Tage) die Messung der ^{99m}Tc-Pertechnetat-Aufnahme der Schilddrüse durchgeführt wird, lässt erkennen, ob die Schilddrüse dem Regelmechanismus von Hypothalamus-Hypophyse unterliegt oder nicht. Fehlende oder mangelnde Suppression der Schilddrüse ist ein krankheitstypisches Zeichen bei Hyperthyreose. Autonomes Gewebe lässt sich nicht supprimieren!

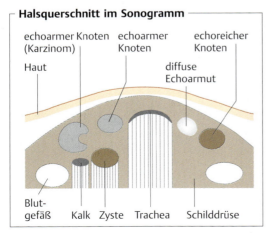

Abb. 10.**44** Schema möglicher Sonogrammbefunde

Schilddrüsenszintigramme

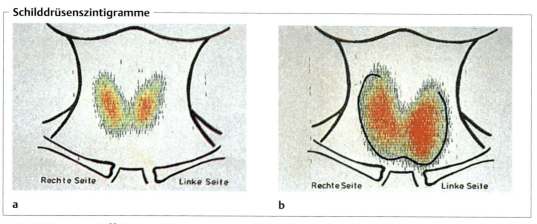

Abb. 10.46a u. b mit ^{99m}Tc-Pertechnetat: **a** normale Schilddrüse **b** diffuse euthyreote Struma

Feinnadelpunktion: Zum Tumorausschluss sowie zur Diagnostik einer Thyreoiditis hat sich die Feinnadelpunktion mit anschließender zytologischer Untersuchung des Punktats bewährt. Die Feinnadelpunktion ist für den Patienten wenig belastend und stellt eine einfache ungefährliche Methode dar.

Röntgen- und computertomographische Untersuchungen: Im Rahmen der Betreuung von Strumapatienten können Röntgenuntersuchungen der Trachea (und des Ösophagus) zum Nachweis oder Ausschluss einer Tracheomalazie erforderlich werden. Thoraxaufnahmen klären die Lage und Nachbarschaft einer intrathorakalen Struma. Das Orbita-CT gibt bei endokriner Ophthalmopathie pathognomonische Bilder; das Thorax-CT kann bei großen, insbesondere intrathorakalen Strumen präoperativ sehr hilfreich sein.

Euthyreote Struma

Definition: Als Struma wird eine Vergrößerung der Schilddrüse unabhängig von der Ursache bezeichnet (Abb. 10.47). Die Schilddrüse kann diffus vergrößert sein (Abb. 10.48) oder einen oder mehrere Knoten aufweisen (Abb. 10.49).

Unter euthyreoter (blander) Struma wird eine vergrößerte Schilddrüse mit normaler Hormonproduktion verstanden, die weder durch einen entzündlichen noch durch einen bösartigen Prozess bedingt ist. Die euthyreote Struma kann ende-

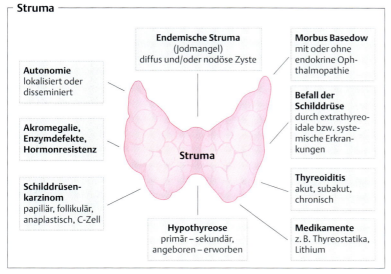

Abb. 10.47 Ursachen einer Struma

Struma

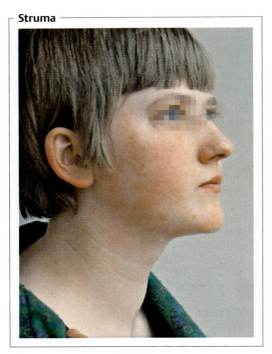

Abb. 10.**48** Struma I b, diffus

Deutschland ist ein Strumaendemiegebiet; eine euthyreote Struma besteht bei 21 % der Kinder, 52 % der Jugendlichen sowie 50 % der Erwachsenen.
Die euthyreote Struma ist die häufigste endokrine Krankheit; euthyreote Strumen machen über 90 % der Schilddrüsenkrankheiten aus.

Pathophysiologie

Der **wichtigste Manifestationsfaktor** für die Entstehung der endemischen Struma ist der **alimentäre Jodmangel**.
Eine Jodausscheidung im Urin von unter 100 µg/g Jod/Kreatinin im Urin wird als **Jodmangel** bezeichnet (normal > 150µg/g Jod/Kreatinin).
Eine Einteilung des Jodmangels erfolgt nach der Jodausscheidung im Urin:

- milder Jodmangel: > 50 µg/g Kreatinin,
- mäßiger Jodmangel: 25–50 µg/g Kreatinin,
- schwerer Jodmangel: < 25 µg/g Kreatinin.

Die mittlere Jodausscheidung im Urin beträgt in Deutschland 94 µg/g Kreatinin.
Der **intrathyreoidale** Jodmangel führt in der Schilddrüse zur Freisetzung mehrerer Wachstumsfaktoren IGF1 und 2 (Insulin like growth factor), EGF (epidermial growth factor), TGF-Alpha (transforming growth factor). Diese haben eine Vermehrung der Schilddrüsenzellen (Follikelhyperplasie) als wesentlichen Faktor der Schilddrüsenvergrößerung zur Folge. Desweiteren werden Fibroblasten und Blutgefäße zur Proliferation angeregt.

misch (es besteht ein gemeinsamer ätiologischer Faktor wie z. B. Jodmangel) oder als sporadische Struma (ätiologische Faktoren sind z. B. Jodfehlverwertung, Thyreoglobulinmutationen) auftreten.

Struma

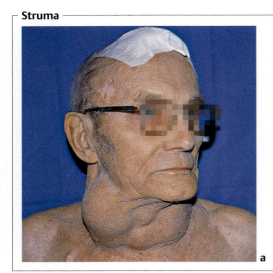
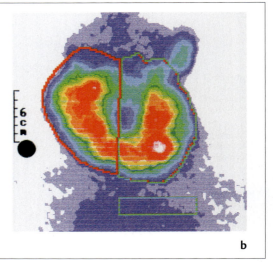

Abb. 10.**49a** u. **b**   **a** große Knotenstruma, **b** Szintigramm dieser Struma, mehrere „warme" Knoten

Krankheiten der Schilddrüse

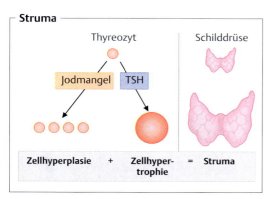

Abb. 10.**50** Vereinfachtes Schema zur Pathogenese der Struma

Entgegen früherer Vermutungen ist das TSH kein direkter Proliferationsfaktor, es moduliert lediglich die Wirkung der Wachstumsfaktoren und stimuliert das Wachstum der Schilddrüsenzellen im Sinne der Vergrößerung der Einzelzelle (Follikelhypertrophie) (Abb. 10.**50**). In Abhängigkeit von Alter, Größe und knotiger Umwandlung der Struma kommt es in einer Jodmangelstruma zunehmend zur Entwicklung einer TSH-unabhängigen funktionellen Autonomie (s. S. 437 ff). Ca. 50 % der älteren Patienten mit knotiger Struma weisen eine funktionelle Autonomie auf. Auch kommt es bei der vergrößerten Struma zu degenerativen Veränderungen (z. B. Zyste, „kalte Knoten").

Tabelle 10.**19** Schilddrüsenvolumen – Referenzwerte

Kinder und Jugendliche	Volumen
Neugeborene	1,5 – 2 ml
1. – 2. Lebensjahr	2 – 3 ml
3. – 4. Lebensjahr	3 ml
5. – 6. Lebensjahr	4 ml
7. – 10. Lebensjahr	6 ml
11. – 12. Lebensjahr	7 ml
13. – 14. Lebensjahr	8 – 10 ml
15. – 18. Lebensjahr	15 ml
Erwachsene	**Volumen**
Frauen	18 ml
Männer	25 ml

Klinik

Eine Struma kann nach der klinischen Einteilung der WHO, wie sie die folgende Übersicht zeigt, beurteilt werden. Allerdings ist die Methode der Wahl zur objektiven Bestimmung der Schilddrüsengröße die Sonographie (s. S. 430). In Tab. 10.**19** sind die Schilddrüsenvolumina bei Kindern, Heranwachsenden und Erwachsenen angegeben.

◀ Klinische Einteilung der Struma (WHO)

Grad I
a Struma tastbar, nicht sichtbar
b Struma tastbar, nur bei zurückgebeugtem Kopf sichtbar

Grad II
Struma sichtbar, auch bei gerader Kopfhaltung

Grad III
große, gut sichtbare Struma ▶

In der Regel führt die Struma zunächst zu keinen Beschwerden. Mit zunehmender Schilddrüsenvergrößerung können unspezifische bzw. subjektive Beschwerden durch die Volumenvermehrung auftreten:

- Zunahme des Halsumfangs,
- Entwicklung von Knoten im Halsbereich,
- unangenehmes Gefühl beim Tragen geschlossener Kragen bzw. zunehmende Kragenweite,
- Druck-, Kloß-, Fremdkörpergefühl im Hals.

Bei großen Strumen können durch die mechanische Beeinträchtigung von Nachbarstrukturen folgende Symptome auftreten:

- Luftnot bei Belastung bzw. bei bestimmten Kopfhaltungen (Einengung der Trachea),
- Stridor (Einengung der Trachea),
- Heiserkeit (Schädigung der Nn. recurrentes),
- Schluckbeschwerden (Einengung des Ösophagus),
- obere Einflussstauung (Einengung der großen Venen).

Diagnose

Anamnese und körperliche Untersuchung: Sonographie (Volumetrie, Binnenstruktur), Bestimmung des TSH basal im Serum.
Fakultativ können fT_3 und fT_4 sowie Antikörperbestimmung im Serum durchgeführt werden. Bei palpatorischem bzw. sonographischem Nachweis von Schilddrüsenknoten bzw. Verdacht auf

diffuse oder fokale Autonomie ist ein Szintigramm erforderlich, bei Verdacht auf Malignom eine Feinnadelpunktion.

Bei lokalen Komplikationen ist weiterführende bildgebende Diagnostik (Röntgenthorax, Trachea-Zielaufnahme [Verdacht auf Tracheomalazie!], Ösophagus-Breischluck bei Dysphagie, CT (bzw. MRT) notwendig. Bei Verdacht auf Rekurrensparese: HNO-Untersuchung. Differenzialdiagnostisch müssen sämtliche mit Struma einhergehende Krankheiten (Abb. 10.**47**) abgegrenzt sowie wichtige strumaassoziierte Krankheitszeichen und Krankheiten wie z. B. psychogenes Globusgefühl, Zenker-Divertikel, Entzündungen und Tumoren von Pharynx, Larynx, Trachea und Ösophagus ausgeschlossen werden.

Therapie

Jede Struma ist behandlungsbedürftig!
Ziel der Behandlung ist die Verkleinerung der Struma.
Die Therapie einer Struma kann

- medikamentös (konservative Therapie),
- chirurgisch,
- mit Radiojod erfolgen (ausgewählte Einzelfälle).

Medikamentöse Therapie. Für die medikamentöse Behandlung stehen zur Verfügung:

- Jod,
- L-Thyroxin,
- Kombination aus Jod und L-Thyroxin.

Jod wird bevorzugt eingesetzt bei:

- Kindern und Jugendlichen: 200 µg Jodid/Tag
- Erwachsenen: 200 µg Jodid/Tag oder Kombination von 100–200 µg Jodid und 75–100 µg L-Thyroxin.

Vergleichende Bewertung:

- Die Wirksamkeit von Jod, L-Thyroxin und deren Kombination ist gleich.
- Die max. erreichbare Volumenreduktion beträgt 30-40 %.
- Die völlige Rückbildung einer Struma ist daher nur bei frühzeitigem Therapiebeginn im Kindes- und Jugendalter möglich.
- Die Wirksamkeit von Jod ist bei größerer Struma > 50 ml limitiert.
- Das Risiko für ein Strumarezidiv ist nach Monotherapie mit L-Thyroxin höher als bei alleiniger oder zusätzlicher Jodgabe.

- Bei Patienten mit nodöser Struma ist nach Ausschluss einer Autonomie ein Therapieversuch mit Jod in Kombination mit L-Thyroxin bzw. Monotherapie mit LT_4 (75–150 µg) durchaus angezeigt.

Allgemein kann gelten: Je jünger der Patient und je diffuser die Struma, desto größer der Erfolg.

Die Therapie sollte ca. 1–2 Jahre durchgeführt werden, dann sollte eine Rezidivprophylaxe mit 100 µg Jod/Tag erfolgen.

Kontrolluntersuchungen. Anamnese, körperliche Untersuchung einschließlich Halsumfangsmessung, Bestimmung des TSH Basalwertes im Serum, ggf. Sonographie sind nach 3, 6 und 12 Monaten, danach jährlich indiziert.

Eine **bestehende Struma** muss während der **Schwangerschaft** konsequent mit Schilddrüsenhormonen und Jod (100–200 µg/Tag) wegen des erhöhten Jodbedarfs – auch des Föten – weiterbehandelt werden! Für die Föten besteht durch diese Therapie kein Risiko! Vielmehr wird eine konnatale Struma hierdurch vermieden.

Die während einer Schwangerschaft **manifest** werdende Struma wird unverzüglich mit Schilddrüsenhormonen und Jodid behandelt.

Operative Therapie. Die **operative** Therapie besteht in einer subtotalen Strumaresektion. Indikationen sind:

- große Knotenstrumen,
- kalte Knoten,
- regressive Veränderungen,
- Verdacht auf Malignität,
- bestehende oder drohende Tracheomalazie,
- Einflussstauung.

Komplikationen sind:

- N.N.-rekurrens-Parese (0,5–2 %, zum Teil passager),
- selten Hypoparathyreoidismus (s. S. 424 ff).

Die **postoperative Strumarezidivprophylaxe** besteht in:

- Jodid 200 µg/Tag,

- Thyroxin bei kleiner Restschilddrüse (< 10 ml) 100 μg LT4 postoperativ,
- Verlaufskontrollen alle 1–2 Jahre.

Radiojodtherapie. Indikation sind:

- Rezidivstruma,
- höheres Lebensalter,
- erhöhtes Operationsrisiko.

Kontraindikationen sind:

- Wachstumsalter,
- Schwangerschaft,
- Stillzeit,
- unzureichende Jodaufnahme in die Schilddrüse,
- größere kalte Knoten (Malignitätsverdacht!).

Komplikationen können sein: Eine strahlenbedingte Thyreoiditis sowie als Spätfolge eine Hypothyreose, die sich allerdings komplikationslos mit L-Thyroxin substituieren lässt.

Strumaprophylaxe

Der tägliche Jodbedarf ist altersabhängig und beträgt für Erwachsene ca. 150–300 μg/Tag. Die durchschnittliche alimentäre Jodaufnahme in Deutschland liegt bei 40–100 μg/Tag (durchschnittlich ca. 70 μg/Tag). Das tägliche Joddefizit in Deutschland liegt somit bei 100–200 μg/Tag, eine ausreichende Jodzufuhr findet sich bei weniger als 10 % der Bevölkerung.
Ein Ausgleich dieses Defizits ist durch Verwendung von jodierten Speisesalz und Genuss von Meeresfisch (Tab. 10.**20**) nur unzureichend möglich.

Eine wirksame Strumaprophylaxe ist daher in Deutschland nur durch den Einsatz von Jodid in Tablettenform (Jodid 100 oder Jodid 200 μg-Tbl.) zu erreichen.
In der folgenden Übersicht werden die Indikationen und die Dosierung für die Strumaprophylaxe mit Jodid-Tabletten wiedergegeben:

Strumaprophylaxe mit Jod

Indikation

- positive Strumafamilienanamnese
- Kinder und Jugendliche (Strumaprävalenz 20–50 %)
- Schwangerschaft und Stillzeit
- nach erfolgreicher Strumatherapie

Dosierung

- Kinder bis 10 Jahre   100 μg/Tag
- Kinder > 10 Jahre, Erwachsene   150–200 μg/Tag oder 1,5 mg/Woche
- Schwangere, Stillende   200 μg/Tag

Dauer
Eine einmal eingeleitete Strumaprophylaxe sollte lebenslang beibehalten werden.

Hyperthyreose

Definition: Das Krankheitsbild der Hyperthyreose (= Schilddrüsenüberfunktion) beruht auf einer vermehrten endogenen Schilddrüsenhormonproduktion, die autonom erfolgt, d. h. ohne Kontrolle durch die übergeordneten Zentren. Durch vermehrte exogene Zufuhr von Schilddrüsenhormonen kann ebenfalls eine Hyperthyreose verursacht werden.

Die Prävalenz einer Hyperthyreose wird auf 0,1–2 % geschätzt; Frauen sind 5-mal häufiger betroffen als Männer.

Ätiologie

Die wichtigsten Ursachen einer Hyperthyreose sind in der folgenden Übersicht aufgelistet.

Ursachen der Hyperthyreose

Häufig:

- Morbus Basedow,
- funktionelle Autonomie (unifokal, multifokal, disseminiert).

Tabelle 10.**20** Mittlerer Jodgehalt von Lebensmitteln

Lebensmittel	μg Jod/100g
Seefische	
• Schellfisch, Seelachs	300–400
• Kabeljau, Scholle	100–200
• Hering, Thunfisch	50–80
Andere Lebensmittel	**μg Jod/100g**
• Süßwasserfische	3–4
• Fleisch	2–4
• Milch und Milchprodukte	3–5
• Eier	5–10
• Getreide, Brot	2–8
• Gemüse, Kartoffeln	4–8
• Obst	0–2

10 Krankheiten des endokrinen Systems

Selten:

- Hyperthyreose bei Schilddrüsenneoplasie (Adenom, Karzinom),
- Keimbahnmutation des TSH-Rezeptors (familiäre nichtautoimmune Hyperthyreose),
- TSH-produzierender Hypophysentumor,
- hypophysäre Hormonresistenz,
- HCG-assoziierte Hyperthyreose (Schwangerschaftshyperthyreose, Blasenmole, Chorionkarzinom, Hodentumoren).

Erhöhte Freisetzung präformierter Hormone (Zerstörung von Follikeln)

- Thyreoiditis (Hyperthyreose meist nur vorübergehend).

Erhöhte exogene Hormonzufuhr

- Hyperthyreosis factitia

Ca. 99 % aller Ursachen der Hyperthyreose sind der Immunthyreopathie (M. Basedow) und der Schilddrüsenautonomie zuzurechnen.

Hyperthyreose

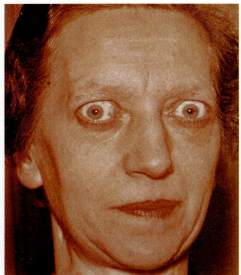

a

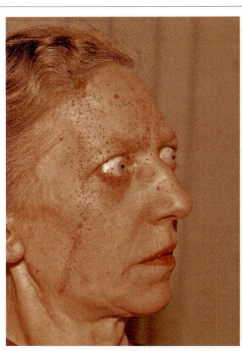

b

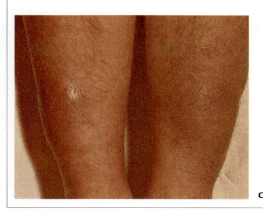

c

Abb. 10.**51** Patientin mit schwerer immunogener Hyperthyreose (Morbus Basedow) **a** u. **b** beiderseitiger Exophthalmus sowie **c** prätibiales Myxödem

Krankheiten der Schilddrüse 437

Die Pathogenese der **Autoimmunkrankheit Morbus Basedow** ist gekennzeichnet durch:

- eine genetische Disposition (familiär gehäuftes Auftreten),
- vermehrte Assoziation von HLA-B8 sowie DR3,
- sowie exogenen Manifestationsfaktoren (z. B. bakterielle bzw. virale Antigene, psychosozialer Stress).

Über spezifische B-Lymphozyten in der Schilddrüse werden ortsständig TSH-Rezeptor-Autoantikörper (TSHR-AK) produziert, die den TSH-Rezeptor unabhängig von TSH aktivieren und somit zu einer funktionellen Aktivierung der Schilddrüsenzellen mit den klinischen Folgen einer Hyperthyreose und ca. 90 % der Fälle auch zu einer Wachstumsstimulation mit der Folge einer Schilddrüsenvergrößerung (Struma) führen. In ca. 50 % der Fälle besteht die **Merseburger Trias**, die gekennzeichnet ist durch das gemeinsame Auftreten von Struma, Exophthalmus und Tachykardie.
Extrathyreoidale Krankheitsmanifestationen des Morbus Basedow sind:

- die endokrine Orbitopathie (in ca. 60 % der Fälle),
- das prätibiale Myxödem (in ca. 4 % der Fälle),
- die seltene Akropachie (Keulenbildung der Finger und der Zehen) (Abb. 10.**51a – c**).

> Der 1799 geborene Karl Adolf von Basedow entdeckte als Amtsarzt in Merseburg die Zusammenhänge zwischen der Augensymptomatik und der Überproduktion an Schilddrüsenhormon. Er fand auch heraus, dass sich Nervosität, Herzrasen und Kropf nach Gaben von Jod bessert. Er starb 1845, nachdem er sich bei einer Sektion auf der Suche nach dem Erreger mit Flecktyphus infiziert hatte.

Die Autoimmunhyperthyreose ist gekennzeichnet durch Exazerbationen, spontane Remissionen und Neigung zu Rezidiven.
Unter **funktioneller Autonomie** wird die Schilddrüsenfunktion verstanden, die unabhängig vom übergeordneten hypothalamisch-hypophysären Regelkreis stattfindet.
In jeder gesunden Schilddrüse finden sich einzelne autonome Follikel. Krankheitswert gewinnt die funktionelle Autonomie dann, wenn die Menge autonomer Zellen so groß ist, dass eine Schilddrüsenüberfunktion vorliegt oder droht. Der entscheidende Faktor für das Auftreten einer relevanten funktionellen Autonomie ist der Jodmangel; durch diesen wird die Proliferation von Schilddrüsenzellen stimuliert und das Auftreten somatischer Genmutationen gefördert.
Da Deutschland ein Jodmangelgebiet ist, ist die funktionelle Autonomie der Schilddrüse mit bis zu 60 % der Fälle die häufigste Ursache der Hyperthyreose.
Die Häufigkeit funktioneller Autonomie bei Patienten mit Struma nimmt mit steigendem Lebensalter zu. Wesentlich für die Manifestation einer Hyperthyreose sind

- die Masse des autonomen Gewebes
- und die individuelle Jodzufuhr.

Erhöhte Jodzufuhr durch z. B. Medikamente, Kontrastmittel u. a. kann eine schwer verlaufende Hyperthyreose auslösen!

Klinik

Symptome und Befunde einer Hyperthyreose unterscheiden sich bei den verschiedenen Formen der Schilddrüsenüberfunktion nicht! Sie sind in Abb.10.**52** dargestellt
Leitsymptome sind Nervosität, vermehrtes Schwitzen, Wärmeintoleranz (Neigung zu Aufenthalt im kalten Zimmer), Herzklopfen, vermehrte Ermüdbarkeit, Gewichtsabnahme trotz Heißhunger, allgemeine Unruhe und Schwäche, vermehrter Stuhlgang (Obstipation schließt Hyperthyreose nicht aus!), Haarausfall und Zyklusstörungen.
Leitbefunde sind Struma (70 – 90 % der Fälle), feinschlägiger Fingertremor, Sinustachykardie (evtl. Rhythmusstörungen), Hypertonus einhergehend mit großer Blutdruckamplitude (> 60 mmHg, 8 kPa), warme feuchte Hände, Augensymptome (Glanzauge, starrer Blick, zu unterscheiden von endokriner Ophthalmopathie!).

 Besonders im höheren Lebensalter sind nicht alle Symptome und Befunde der Hyperthyreose vorhanden!

Die **Altershyperthyreose** (meist funktionelle Autonomien bei Gewichtsverlust und Inappetenz, allgemeine Hinfälligkeit und Schwäche bei depressiven Zuständen, Apathie) ist charakterisiert durch mono- bzw. oligosymptomatische Formen. Häufig sind kardiale Symptome (Herzinsuffizienz, Rhythmusstörungen, Extrasystolen

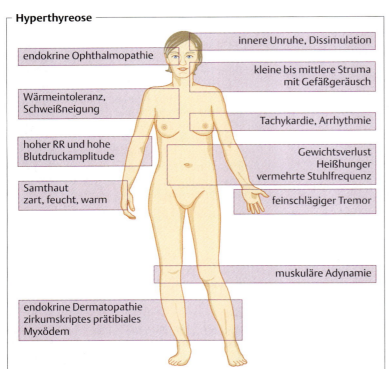

Abb. 10.52 Symptome und Befunde bei Hyperthyreose

Hyperthyreose
- endokrine Ophthalmopathie
- innere Unruhe, Dissimulation
- kleine bis mittlere Struma mit Gefäßgeräusch
- Wärmeintoleranz, Schweißneigung
- Tachykardie, Arrhythmie
- hoher RR und hohe Blutdruckamplitude
- Gewichtsverlust, Heißhunger, vermehrte Stuhlfrequenz
- Samthaut zart, feucht, warm
- feinschlägiger Tremor
- muskuläre Adynamie
- endokrine Dermatopathie zirkumskriptes prätibiales Myxödem

[Vorhofflimmern]) zu beobachten. Auch finden sich depressive Zustände bzw. unklarer Gewichtsverlust (Fehldiagnose: unklares Tumorleiden).
Die schwerste Verlaufsform der Hyperthyreose ist die **thyreotoxische Krise**. Ausgelöst wird sie bei schon vorbestehender Hyperthyreose durch ein Überangebot von Jod (Röntgenkontrastmittel, Medikamente z. B. Amiodaron [Cordarex]), nach Absetzen einer thyreostatischen Behandlung, Operationen oder durch zusätzlich schwere Zweiterkrankungen bei bestehender florider Schilddrüsenüberfunktion.
Symptome sind:

- Tachykardie > 150/Min, Tachyarrhythmie bei Vorhofflimmern.
- Fieber.
- Exsikkose, Schwitzen.
- Adynamie, myasthenieähnliche Symptome.

Die Symptome werden in verschiedene Stadien eingeteilt wie die folgende Übersicht zeigt:

Stadium I: Klassische Hyperthyreosesymptome in ausgeprägter Form.

Stadium II: Stadium I + Bewusstseinsstörung (Somnolenz, Stupor, Desorientiertheit, „Psychose").

Stadium III: Stadium II + Koma mit evtl. Kreislaufversagen, NNR-Insuffizienz.

Diagnose

Anamnese (Röntgenkontrastmittel, jodhaltige Medikamente u. a.) und klinischer Befund haben einen hohen Stellenwert. Der Aufwand der Labordiagnostik richtet sich nach der Fragestellung.
Ausschluss einer Hyperthyreose: Messung des basalen TSH-Spiegels: Ein normaler TSH-Wert schließt eine Hyperthyreose aus. (Sehr seltene Ausnahme: TSH-produzierendes Hypophysenadenom, Schilddrüsenhormonresistenz).

Nachweis einer Hyperthyreose:

- TSH basal erniedrigt,
- fT$_4$ im Serum (in 90 % der Fälle erhöht),
- fT$_3$ im Serum fast immer erhöht; in 5 % der Fälle ist T3 isoliert erhöht.

Bei Verdacht auf immunogene Hyperthyreose: TSH-Rezeptor-AK (TRAK) positiv in ca. 80 % der Fälle und Anti-TPO-AK in 70 % der Fälle.

Krankheiten der Schilddrüse

Morbus Basedow

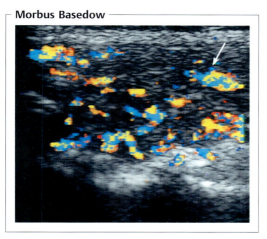

Abb. 10.53 Längsschnitt durch die Schilddrüse, großer Tiefendurchmesser, echoarmes Parenchym, vermehrte Durchblutung, Farbduplexsonogramm

Immunogene Hyperthyreose

Abb. 10.54 Homogene intensive Anreicherung des Radionuklids ^{99m}Tc bei Morbus Basedow (TcTU 18,93 %)

Bildgebende Verfahren:

- Schilddrüsensonographie: Bei Morbus Basedow ist diffuse Echoarmut sowie diffuse Hypervaskularisation im Farbdoppler (Abb. 10.53) festzustellen.
- Bei der Szintigraphie ist der TcTU erhöht; bei immunogener Hyperthyreose findet sich eine homogene intensive Anreicherung des Radionuklids (Abb. 10.54). Bei der funktionellen Autonomie lassen sich 3 Formen (unifokale, multifokale oder disseminierte Anreicherungen von Radionuklid) unterscheiden (Abb. 10.55a u. b).

Der Ophthalmologe wird bei Augensymptomen bzw. endokriner Orbitopathie hinzugezogen.

Die Diagnose der Hyperthyreosis factitia wird neben Anamnese durch Messung von fT_3 und fT_4 (erhöht) gestellt. Die Jodaufnahme ist im Szintigramm (TcTU erniedrigt) unterdrückt. Es besteht ein normaler Regelkreis.

Differenzialdiagnose

In erster Linie muss die vegetative Dystonie („vegetative Labilität") ausgeschlossen werden: feucht-kalte Hände, Kälteintoleranz (bevorzugt Aufenthalt in warmen Räumen), normaler Blutdruck und Puls sowie ausführliche Beschreibung der Beschwerden sprechen für eine vegetative Dystonie. Des Weiteren müssen unklares Fieber, Suchtmittelmissbrauch (Kokain, Amphetamine), Tachykardien anderer Genese, Psychosen u. a. abgegrenzt werden.

Funktionelle Autonomie

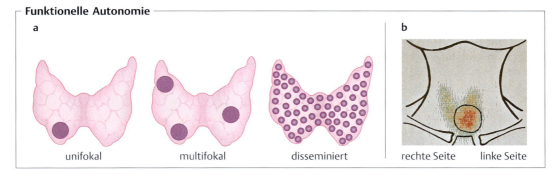

Abb. 10.55 **a** Einteilung der Autonomie **b** Unifokale Autonomie (Synonym: [kompensiertes] autonomes Adenom, „warmer Knoten")

Bei der thyreotoxischen Krise werden andere Formen des Komas (Urämie, hepatisches bzw. diabetisches Koma) sowie der hypoglykämische Schock und die Myasthenia gravis differenzialdiagnostisch abgegrenzt.

Therapie

Die *symptomatische Therapie* besteht im Einsatz von Sedativa (z. B. Diazepam) und β-Rezeptorenblockern (z. B. Dociton, Propranur). Dosis: $3 \times 20\text{–}40$ mg/Tag. Bis zum Wirkungseintritt der weiteren Therapiemaßnahmen (s. u.) werden hierdurch Tachykardie, Herzminutenvolumen, vergrößerte Blutdruckamplituden, Tremor und Angst positiv beeinflusst.

Die *spezifische Therapie* hat zum Ziel, die übermäßige Produktion von Schilddrüsenhormonen zu bremsen und eine Euthyreose herzustellen.

Drei Behandlungsformen stehen zur Verfügung:
1. Zeitweilige reversible Hemmung der Zellfunktion (Blockierung der Schilddrüsenhormonsynthese) mit Medikamenten (Thyreostatika),
2. endgültige irreversible Verminderung der Zellzahl durch Bestrahlung mit Jod 131 (Radiojodtherapie),
3. Operation.

Sicherheit. Meiden Sie Patienten mit einer Hyperthyreose gegenüber ein hektisches Verhalten. Sorgen Sie für ein ruhiges Zimmer und versuchen Sie, Stressoren für den Patienten so gut wie möglich auszuschalten.

Die Wahl der Therapieform ist u. a. abhängig vom Lebensalter des Patienten, von der Größe der Schilddrüse sowie vom Schweregrad und der Ursache der Hyperthyreose.

Medikamentöse Therapie. Die medikamentöse thyreostatische Therapie wird durchgeführt bis zur Spontanremission eines Morbus Basedow (12–18 Monate) sowie bis zur definierten ablativen Therapie (Jod 131, Operation) bei funktionellen Autonomien bzw. bis zum Wirkungseintritt der Radiojodtherapie.

Mittel der Wahl sind Thyreostatika der Thioharnstoffgruppe, die die Synthese der Schilddrüsenhormone hemmen. Da die Ausschüttung bereits fertiger Hormone an T_3 und T_4 nicht gehemmt wird, besteht eine 6–8-tägige Latenz des Wirkungseintritts dieser Medikamente. Eingesetzt werden:

- Carbimazol (z. B. Carbimazol, Neomorphazole 5–30 mg/Tag),
- Thiamazol (z. B. Favistan, Thiamazol 5–30 mg/Tag),
- Propylthiouracil (z. B. Propycil 300–600 mg/Tag).

Initial werden höhere Dosen eingesetzt und nach Normalisierung der Hormonwerte im Blut sowie Besserung der klinischen Symptomatik nach ca. 4–8 Wochen auf eine Erhaltungsdosis (z. B. Carbimazol 5–15 mg/Tag bei Monotherapie) reduziert. Gelegentlich muss zu diesem Zeitpunkt ein T_4-Präparat (z. B. Euthyrox 50–100 µg/Tag) zur Vermeidung einer thyreostatikainduzierten Hypothyreose kombiniert werden.

Nebenwirkungen: Nebenwirkungen der Thyreostatika an Blutbild, Leber, Haut und Nervensystem kommen gelegentlich in Abhängigkeit von der Höhe der eingesetzten Dosis vor. Kontrollen des Blutbildes und der Leberfunktion (Cholestaseparameter) in 6–8-wöchigen Abständen sind angeraten.

Behandlungsdauer: Bei immunogener Hyperthyreose 12–18 Monate, danach Auslaufversuch und nach ca. 3–6 Wochen Kontrolle von fT_3 und fT_4, TRAK, Sonographie. Bei Rezidiv der Hyperthyreose muss entweder ein erneuter Behandlungsversuch mit Thyreostatika erfolgen oder eine definitive ablative Therapie (Radiojodtherapie, Operation).

Bei funktioneller Autonomie: Therapie mit Thyreostatika bis zum Eintritt der Euthyreose; dann definitive ablative Therapie (Radiojod bzw. Operation).

Radiojodtherapie. Eine häufig angewandte Therapieform bei der Hyperthyreose ist die Radiojodtherapie. Ein stationärer Aufenthalt in speziellen nuklearmedizinischen Einheiten ist notwendig.

Indikationen sind:

- Rezidiv einer immunogenen (Morbus Basedow) Hyperthyreose,
- thyreoidale Autonomie einhergehend mit kleiner Struma,
- Rezidivhyperthyreose nach operativem Eingriff,
- Kontraindikationen zur Operation,
- progrediente endokrine Orbitopathie.

Da der Wirkungseintritt des Jod 131 nur langsam erfolgt, wird bei entsprechender Indikation zwischenzeitlich eine Behandlung mit Thyreostatika durchgeführt.

Das Risiko dieser Behandlungsform besteht bei einzeitiger Applikation von Jod 131 in ca. 30 %, bei fraktionierter Gabe in 2 – 3 % der Fälle in einer nachfolgenden Hypothyreose, so dass eine lebenslange Gabe von Schilddrüsenhormonen notwendig wird.

Kontraindikationen für diese Form der Therapie sind Wachstumsalter, Schwangerschaft sowie Laktationsphase, Malignitätsverdacht.

Operative Therapie. Vor Strumektomie (subtotale Schilddrüsenresektion, Belassen von ca. 4 ml Restschilddrüse) wird immer eine thyreostatische Behandlung mit dem Ziel der Euthyreose durchgeführt.

Indikationen sind:

- Große Strumen, die nodös verändert sind und mit mechanischen Komplikationen einhergehen,
- Malignitätsverdacht,
- jodinduzierte Hyperthyreose,
- Thyreostatikanebenwirkung,
- Ablehnung einer Radiojodtherapie.

Kontraindikationen sind neben einer kleinen diffusen Struma Inoperabilität sowie floride unbehandelte Hyperthyreose.
Folgende Komplikationen können auftreten:

- Hypothyreose (bis ca. 40 % der Fälle),
- permanente N.-Rekurrensparese (Sprachstörungen, Heiserkeit) (1 – 2 % de Fälle).
- permanenter Hypoparathyreoidismus mit Hypokalzämie (Tetanie) (selten!)
- passagere N.-Rekurrensparese sowie Hypoparathyreoidismus treten häufiger auf.

Therapie der thyreotoxischen Krise.

- Hemmung der Hormonsynthese durch Thiamazol i. v.
- Hochdosiert Glukokortikoide (z. B. Prednisolon 100 – 200 mg/24 Std.i. v.),
- Elektrolyt-, Flüssigkeits- und Kalorienersatz (über 3000 kcal/Tag; 4 – 6 l/24 Std.),
- Thromboembolieprophylaxe,
- β-Rezeptorenblocker.
- Frühzeitige Plasmapherese bzw. subtotale Schilddrüsenresektion bei jodinduzierter thyreotoxischer Krise.

Therapie in der Schwangerschaft. Möglichst niedrig dosierte thyreostatische Monotherapie mit 10 – 15 mg Thiamazol/Tag initial und Erhaltungsdosis von 2,5 – 10 mg/Tag. Bei entsprechender Indikation Strumateilresektion im 2. Trimenon.

Therapie im höheren Lebensalter. Da bei Hyperthyreose im höheren Lebensalter häufig jodinduzierte und häufiger Knotenstrumen vorliegen, ist eher eine Radiojodtherapie oder Operation als eine Thyreostatikagabe anzustreben.

Prophylaxe der jodinduzierten Hyperthyreose

Bei Einsatz jodhaltiger wasserlöslicher Kontrastmittel (relativ kurze Verweildauer im Körper) ist eine medikamentöse Prophylaxe, wie in der folgenden Übersicht zusammengefasst, sinnvoll.

◀ **Medikamentöse Prophylaxe der jodinduzierten Hyperthyreose**

Perchlorat

- 500 mg (25 Tropfen) 2 – 4 Std. vor und nach Kontrastmittelgabe
- 300 mg (15 Tropfen) 3-mal täglich 7 – 10 Tage

Thiamazol

- 20 mg oral 2 – 4 Std. vor Kontrastmittelgabe, dann
- 20 mg oral 1-mal täglich 7 – 10 Tage.

Bei manifester Hyperthyreose und unumgänglicher Kontrastmittelgabe sollte eine höhere Thiamazoldosis gegeben werden.

- 40 mg oral 2 – 4 Std. vor Kontrastmittelgabe, dann
- 20 mg oral 2-mal täglich,
  nach 2 Wochen ggf. Dosisanpassung
  (nach Hormonspiegelverlauf). ▶

Bei geplantem Einsatz gallengängiger Kontrastmittel bzw. jodhaltiger Medikamente ist eine definitive Behandlung der Schilddrüsenkrankheit zur Prophylaxe angezeigt, da eine längere Verweildauer bzw. eine langfristige Zufuhr von Jod besteht.

Die einfachste Prophylaxe besteht in der Vermeidung der Jodexposition durch Ausweichen auf ein alternatives Untersuchungsverfahren ohne jodhaltige Röntgenkontrastmittel (z. B. MRT statt CT), sofern dies aus klinisch-diagnostischer Sicht vertretbar ist. Perchlorat verhindert die Jodaufnahme in die Schilddrüsenzellen, während die Thyreostatika die Hemmung der Hormonsynthese bewirken.

Endokrine Orbitopathie

→ **Definition:** Die endokrine Orbitopathie ist eine Autoimmunkrankheit des retrobulbären Orbitagewebes.

Ätiologie

Meist tritt die endokrine Orbitopathie als extrathyreoidale Manifestation eines Morbus Basedow, selten bei anderen Autoimmunkrankheiten der Schilddrüse auf.
Histologisch findet sich eine lymphozytäre Infiltration des Retrobulbärraumes (Augenmuskeln und Bindegewebe) sowie eine vermehrte Einlagerung von Glucosaminoglycanen und Kollagen sowie Wasser (Ödeme).
Ca. 60 % der Patienten mit Morbus Basedow weisen eine endokrine Orbitopathie auf; bei 50 % der Fälle besteht eine floride Hyperthyreose (Abb. 10.51), in 5 % der Fälle sind die Patienten euthyreot, selten besteht eine endokrine Orbitopathie vor Ausbruch der Hyperthyreose. Zwischen Schweregrad der endokrinen Orbitopathie und der Hyperthyreose besteht kein Zusammenhang. In 15 % der Fälle besteht eine erhebliche einseitige endokrine Orbitopathie (Abb. 10.56).

Klinik

Die Symptome und Krankheitszeichen sind durch die orbitale Druckerhöhung und die Sekundärschäden an Augenmuskeln, Hornhaut und Sehnerv bedingt.
Die Patienten geben Lidödeme, Druckgefühl hinter den Augen, Lichtempfindlichkeit, Fremdkörpergefühl, vermehrte Tränensekretion, verschwommenes Sehen, Kopfschmerzen sowie Doppelbilder an.
In Tab. 10.21 ist die Stadieneinteilung (Sektion Schilddrüse der Deutschen Gesellschaft für Endokrinologie) wiedergegeben.

Tabelle 10.21 Stadieneinteilung (nach der Deutschen Gesellschaft für Endokrinologie)

Klasse 0	Keine Symptome
Stadium I	Oberlidretraktion (Dalrymple-Zeichen), Zurückbleiben des Oberlides beim Blicksenken (Graefe-Zeichen), seltener Lidschlag (Stellwag-Zeichen)
Stadium II	Ober- und Unterlidödem, Chemosis (Bindehautödem), Lichtscheu, Tränenfluss, Augenbrennen, Druck-/Fremdkörpergefühl
Stadium III	Protrusio bulbi (Exophthalmus 40 %)
Stadium IV	Augenmuskelstörungen (Bulbusbeweglichkeit herabgesetzt), Konvergenzschwäche bei Nahsicht (Möbius-Zeichen), Unscharfsehen, Doppelbilder (43 %)
Stadium V	Hornhautaffektionen: Ulzerationen, Trübungen; Lagophthalmus (unvollständiger Lidschluss)
Stadium VI	Schädigung des N. opticus, Visusverminderung bis zum Sehverlust

Prozentwerte: Häufigkeit der maximalen Ausprägung

Sicherheit. Patienten mit einer endokrinen Orbipathie sind in der optischen Wahrnehmung ihrer Umwelt mehr oder weniger stark eingeschränkt. Sorgen Sie daher dafür, dass sie sich auf Station und vor allem in ihrem Patientenzimmer sicher bewegen können, ohne beispielsweise über herumliegende Gegenstände zu stolpern.

Diagnose

- Ausschluss und Nachweis einer immunogenen Hyperthyreose (Morbus Basedow),
- Vorstellung beim Augenarzt mit Bestimmung der Hertelwerte, Bulbuskopie, Visus- und Gesichtsfeldbestimmung,
- bildgebende Verfahren: Orbitasonographie, Orbitacomputertomographie, Orbita-MRT zum Ausschluss eines retrobulbären Tumors.

Besonders bei einseitigem Exophthalmus ist es wichtig, Tumoren, Metastasen oder Entzündungen auszuschließen.

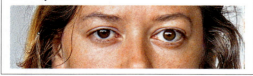

Abb. 10.56 Einseitige endokrine Orbitopathie bei einer 27-jährigen Patientin mit Morbus Basedow

Therapie

Eine kausale Behandlung ist nicht bekannt; wichtig ist eine Normalisierung des Schilddrüsenstoffwechsels mit Erreichen einer Euthyreose. Dringend anzuraten ist die Beendigung eines evtl. Nikotinabusus.

Lokale Maßnahmen:

- Nachts Kopf hoch legen, um den Abfluss in Lymphgefäßen und Venen zu gewährleisten.
- Tragen getönter Brillen.
- Anwendung künstlicher Tränen bei Conjunctivitis sicca sowie Augentropfen/Salbe/Gel.
- Gabe von Diuretika.
- Bei Doppelbildern Prismenbrille.
  Bei ausgeprägten entzündlichen Veränderungen und fortgeschrittener Protrusio sowie Auftreten von Augenmuskelparesen: Stoßbehandlung mit Prednisolon mit initial 60–100 mg/Tag in abfallender Dosierung; frühzeitige Retrobulbärbestrahlung bei Schweregrad III und IV; operative Dekompression der Orbita.

Wichtig ist die interdisziplinäre Zusammenarbeit zwischen Endokrinologie, Augenarzt, Strahlentherapeuten sowie Chirurgen.

Prognose

In ca. 30 % der Fälle kommt es zur Besserung, bei 60 % der Fälle findet keine Änderung des Befundes statt und in 10 % der Fälle kommt es zu einer Verschlechterung.

Hypothyreose

→ **Definition:** Die Hypothyreose bezeichnet ein Schilddrüsenhormondefizit in den Zielorganen.

Klassifikation und Häufigkeit

Je nach Ausmaß des Schilddrüsenhormondefizits und der Zeitdauer dieses Mangels ergibt sich ein breites Krankheitsspektrum. Neben einer latenten bzw. subklinischen Hypothyreose (noch kompensiert periphere SD-Hormone, TSH bereits erhöht) findet sich eine manifeste Hypothyreose (SD-Hormone vermindert, TSH erhöht) sowie der seltene Extremfall des hypothyreoten Komas.
In Tab. 10.22 sind die Hypothyreosen nach dem Ort der Schädigung eingeteilt. Die häufigste Form der Hypothyreose entsteht durch Schädigung in der Schilddrüse selbst (primäre Hypothyreose).

Tabelle 10.22 Einteilung der Hypothyreose nach dem Ort der Schädigung

Ort der Schädigung	TSH	fT_4
Schilddrüse (primäre Hypothyreose)	↑	↓
Hypophyse (sekundäre Hypothyreose)	↓	↓
Hypothalamus (tertiäre Hypothyreose)*	↓	↓
periphere Hypothyreose		
peripherer Hormonverlust (Niere, Darm)	↑	↓
periphere Hormonresistenz (alle Körperzellen)	↑	↑

Des Weiteren wird unterschieden zwischen:

- angeborener Hypothyreose,
- erworbener Hypothyreose.

Frauen sind 4-mal häufiger betroffen als Männer; die Prävalenz in der Bevölkerung beträgt 1–3 % bei manifester Hypothyreose, 6–10 % bei subklinischer Hypothyreose. Die Häufigkeit der Hypothyreose nimmt mit dem Lebensalter zu.

Angeborene Hypothyreose

Neugeborenen-Hypothyreosen sind häufig (Prävalenz: 1:3000 Geburten).
Die schwerste Form der angeborenen Hypothyreose mit massiven Zeichen der körperlichen und geistigen Fehlentwicklung – der Kretinismus – kommt auf Grund der frühzeitigen Diagnostik in Mitteleuropa nicht mehr vor. Sekundäre angeborene Hypothyreosen sind extrem selten.

Ätiologie

In der Regel sind Ursachen der primären Hypothyreosen Missbildungen der Schilddrüse (Athyreose = Fehlen der Schilddrüse), Schilddrüsendysplasie (rudimentäre Schilddrüse) oder Schilddrüsendystopie (meist Zungengrundstruma).
In 10–20 % der Fälle lassen sich Hormonsynthesedefekte (Jodinations-, Jodisations-, Dejodase-, Thyreoglobulinsynthese-Defekt) nachweisen.
Transitorische Hypothyreosen finden sich bei extremem Jodmangel, Jodkontamination sowie

bei zu hoch dosierter thyreostatischer Therapie während der Schwangerschaft.

Ausscheiden. Da hypothyreote Patienten zu Obstipation neigen, ist eine effektive Obstipationsprophylaxe unabdingbar. Denken Sie daran, dass der Patient nicht unbedingt vonsich aus Sie darauf aufmerksam macht, dass er schon längere Zeit keinen Stuhlgang mehr hatte.

Symptome

Leitsymptome sind Trink- und Essunlust, Obstipation, auffallend großes Schlafbedürfnis, rauhe heisere Stimme sowie trockene und spröde Haut. Weitere hypothyreote Zeichen sind verlängerter Neugeborenenikterus (mehr als 10 Tage Dauer), Wachstums- und Reifungsrückstand, verzögerte Skelett- und Zahnreifung, große Zunge, Intelligenzdefekte bis hin zur Demenz.

Diagnose

Bei allen Neugeborenen wird das TSH aus dem Fersenblut zum Ausschluss einer Hypothyreose obligat bestimmt. Die weiterführende Diagnostik besteht in der Bestimmung von fT_4 im Serum, Sonographie, ggf. Szintigraphie (Dystopie!) sowie Röntgenuntersuchungen (Handgelenk- und Handwurzelknochen [Epiphysendysgenesie])

Therapie

Substitution mit Thyroxin mit dem Ziel der TSH-Normalisierung bzw. fT_4 im Normbereich.
Initialdosis: 10–15 µg/kg KG, dann Steigerung der Dosis.
Regelmäßige Kontrolluntersuchungen sind zunächst in wöchentlichen, dann in monatlichen bzw. halbjährlichen Abständen notwendig. Neben Anamneseerhebung und körperlicher Untersuchung werden TSH und fT_4 gemessen, jährlich wird das Wachstums- und Knochenalter überprüft.

Erworbene Hypothyreose

Ätiologie

Häufigste Ursache der primären Hypothyreose im Erwachsenenalter ist die Autoimmunthyreoiditis (> 50 % der Fälle) (Abb. 10.**57a–c**). Die atrophische Form führt häufiger zu einer Hypothyreose als die hypertrophische Form (klassische Hashimoto-Thyreoiditis), die mit einer Struma einhergeht.

Massive manifeste Hypothyreose durch Autoimmunthyreoiditis

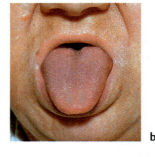
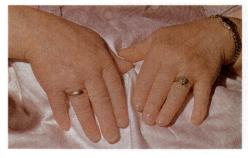

Abb. 10.**57** **a** blasse, teigige Haut und trockenes, schwer zu kämmendes Haar **b** vergrößerte Zunge, die u. a. zu einer verwaschenen, kloßigen Sprache führt **c** teigige Schwellung der Haut an den Händen

Krankheiten der Schilddrüse

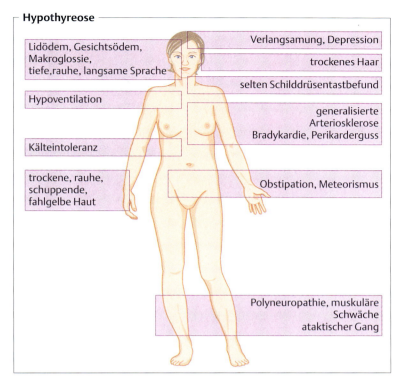

Abb. 10.58 Symptome und Befunde

Zweithäufigste Ursache von Hypothyreosen sind die iatrogen bedingten Hypothyreosen:

- Zustand nach Strumaresektion,
- Zustand nach Radiojodtherapie. Auch eine Spätmanifestation nach 10 Jahren ist möglich!
- Zustand nach Medikamenteneinnahme (Thyreostatika, Lithium, Amiodaron).

Sekundäre Formen der Hypothyreose (Hypophysentumor, der die TSH-produzierenden Zellen verdrängt, Hypophysektomie bzw. Bestrahlung der Hypophyse, Schädel-Hirn-Trauma) sind selten!

Klinik

Beschwerden und klinische Befunde sind im Wesentlichen abhängig vom Ausmaß und von der Dauer des Schilddrüsenhormonmangels; sie variieren von leichteren Verlaufsformen der Hypothyreose bis zum voll ausgebildeten Myxödem. Oft beginnt die Hypothyreose schleichend und wird nicht bzw. erst nach langer Laufzeit erkannt. Da viele der Symptome unspezifisch sind, werden sie als Alterserscheinungen fehlgedeutet. In Abb.10.58 ist das klinische Bild der Hypothyreose dargestellt.

Das charakteristische Bild der Hypothyreose im Erwachsenenalter ist gekennzeichnet durch die Herabsetzung zahlreicher Stoffwechselprozesse einhergehend mit der Verlangsamung vieler Körperfunktionen:

- Minderung der körperlichen und geistigen Leistungsfähigkeit,
- psychische Verlangsamung und Neigung zu Depressionen sowie Psychosen,
- Antriebsarmut sowie Desinteresse (veränderter Gesichtsausdruck, „mimische Starre"),
- gesteigerte Kälteempfindlichkeit (Kälteintoleranz),
- trockene, kühle, teigige, raue, schuppende Haut,
- Obstipation,
- Schwerhörigkeit,
- raue heisere Stimme,
- Gewichtszunahme,
- pektanginöse Anfälle,
- niedriger Puls,
- Vergrößerung des Herzens („Myxödemherz"), Perikarderguss,
- Oligo-Amenorrhöen; Potenz- bzw. Libidoverlust.

10 Krankheiten des endokrinen Systems

 Gerade beim älteren Menschen verläuft die Hypothyreose als Oligo-Symptomatik bzw. uncharakteristisch. d. h., es finden sich nur ein Symptom (z. B. eine Depression) oder nur wenige Symptome (z. B. Kälteempfindlichkeit, Minderung der Leistungsfähigkeit, Schwerhörigkeit).

Die schwerste Verlaufsform der Hypothyreose ist das **hypothyreote Koma**, das gekennzeichnet ist durch:

- Hypothermie (< 30 °C),
- Verlangsamung von Atemfrequenz, Bradypnoe (< 5/Min),
- Bradykardie (< 50/Min),
- Hypotonie,
- verlängerte Reflexzeiten bzw. erloschene Sehnenreflexe,
- Bewusstseinsstörung,
- Krämpfe sowie
- myxödematöser Aspekt (generalisierte Gewebsschwellung).

Diagnose

Einhergehend mit der Anamnese und körperlichen Untersuchung schließt ein basaler TSH-Spiegel im Normbereich eine primäre Hypothyreose aus.
Die Nachweisdiagnostik erfordert Anamnese und körperliche Untersuchung, TSH-Bestimmung sowie fT_4 im Serum. Im Labor findet sich als Ausdruck des Hypometabolismus eine Hypercholesterinämie, eine CK-Erhöhung (Myopathie), Anämie in 60–70 % der Fälle (Depression des Knochenmarkstoffwechsels, verminderte Eisenresorption), Hyponatriämie.
Bei Verdacht auf Autoimmunhypothyreose: TPO-AK im Serum und Nachweis von Thyreoglobulin-Antikörper. Sonographie und ggf. Feinnadelpunktion. Im Szintigramm findet sich eine stark verminderte bzw. fehlende Radionuklidspeicherung im Bereich der Schilddrüse.
Die differenzialdiagnostische Abgrenzung wird neben dem depressiven Syndrom gegen allgemeine Demenz und Herzinsuffizienz anderer Genese geführt.

Therapie

Die Therapie der Hypothyreose besteht in der Substitution von Schilddrüsenhormonen. Die Behandlung wird mit reinem L-Thyroxin-Präparaten lebenslang durchgeführt.

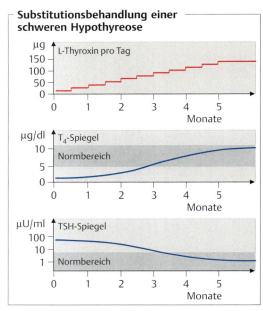

Abb. 10.**59** Medikation und Hormonspiegelverlauf

Die Therapie erfolgt zunächst beginnend mit niedrigen Dosen (25–50 µg L-T_4/Tag) und wird über 2–4 Monate langsam bis zur vollen Substitutionsdosis (ca. 200 µg L-T_4/Tag) gesteigert (Abb. 10.**59**).

 Je ausgeprägter die Hypothyreose und je älter der Patient, desto niedriger und langsamer ist die Steigerung der Substitutionsdosis! Es besteht die Gefahr von Angina-pectoris-Anfällen und Herzrhythmusstörungen!

Die individuelle L-Thyroxindosis wird anhand des Wohlbefindens des Patienten und der TSH-Serumkonzentration (Wert im Normbereich) ermittelt.

Therapie der erworbenen Hypothyreose durch Substitution mit Thyroxin

- je schwerer die Hypothyreose, desto geringer die initiale Dosierung: 12,5–25 µg T_4/Tag,
- langsame Steigerung der Dosis: alle 2 Wochen um 12,5–25 µg T_4/Tag,
- Erreichen der Vollsubstitution mit 100–150–200–250 µg T_4/Tag nach 3–6 Monaten,
- lebenslängliche Substitution mit individueller Dosis,
- keine Auslassversuche,

- keine Jodtherapie; die Schilddrüsensyntheseleistung reicht zumeist nicht aus,
- zumeist Dosiserhöhung während einer Gravidität, keine Therapieunterbrechung!
- Keine Substitutionsunterbrechung während anderer Erkrankungen oder Operationen erforderlich, aber bis zu 1 Woche problemlos möglich.

Therapie bei **hypothyreotem Koma**: Behandlung auf Intensivstation (Intubation mit künstlicher Beatmung, evtl. Tracheotomie). Gabe von 500 µg L-T$_4$ i.v. und an den folgenden Tagen 100 µg L-T$_4$ i.v. Daneben werden 100 mg Prednisolon i.v. gegeben. Bei Hyponatriämie Infusion mit hypertoner Kochsalzlösung.
Schrittmacher bei ausgeprägter **Bradykardie**. Bei Herzinsuffizienz Digitalis in niedriger Dosierung!

Prognose
Bei regelmäßiger Einnahme von Schilddrüsenhormonpräparaten in optimaler Dosierung ist die Prognose gut.

Thyreoiditis

→ **Definition:** Der heterogenen Krankheitsgruppe der Thyreoiditis ist das histologische Substrat der entzündlichen Infiltration der Schilddrüse gemeinsam. Die Vielzahl der verschiedenen Krankheiten unterscheidet sich bezüglich Ursache, Symptomatik, Verlauf sowie Histologie.

Die Autoimmunthyreoiditis mit einer Prävalenz von 6–10 % ist die häufigste Ursache der Thyreoiditis (s. Hypothyreose S. 443 ff). Bakterielle oder virale Thyreoitiden sind selten.

Ätiologie
In Tab. 10.23 sind einige mögliche Einteilungskriterien von Schilddrüsenentzündungen dargestellt. Es wird unterschieden zwischen **primär immunogenen** und **nicht primär immunogenen** Ursachen der Thyreoiditis. Des weiteren kann man die Schilddrüsenentzündungen nach dem Verlauf in **akut**, **subakut** oder **chronisch** einteilen.
Die sehr seltene bakterielle (eitrige) akute Thyreoiditis entsteht in Folge hämatogener oder lymphogener Infektion der Schilddrüse durch z.B. Herde im HNO-Bereich und neigt zur Abszedierung.
Eine **Strahlenthyreoiditis** findet sich nur gelegentlich nach hochdosierter Radiojodtherapie oder externer Bestrahlung des Halses bei z.B. malignem Lymphom. Spezifische Schilddrüsenentzündungen bei Tuberkulose oder Morbus Boeck (Sarkoidose) sind äußerst selten.
Die subakute Thyreoiditis de Quervain entsteht bei genetischer Disposition (gehäuftes Vorkommen von HLA-B35) durch einen Virusinfekt. Frauen sind 5-mal häufiger betroffen als Männer.
Die **chronisch-lymphozytäre Hashimoto-Thyreoiditis** ist als Autoimmunkrankheit dem Morbus Basedow verwandt und kommt in einer hyper- und atrophischen Verlaufsform vor. Bevorzugt sind Frauen im 4.–5. Lebensjahrzehnt. Neben einer familiären Disposition findet sich eine vermehrte Assoziation mit HLA-Markern. Ein weiterer ätiologischer Faktor ist die Hepatitis C.
Die **Post-partum-Thyreoiditis** ist eine Sonderform der immunologisch vermittelten Schilddrüsenentzündung und tritt bei 4 % der Schwangeren im Anschluss an die Schwangerschaft in der Stillzeit auf. Es besteht eine Neigung zur Spontanheilung.
Auch Medikamente wie Zytokine (Tumor-Nekrose-Faktor TNF-α), Interferon (INT-α), Interleukin 1 und 2 (IL-1 und -2) sowie das Medikament Amiodaron können eine Thyreoiditis auslösen.

Tabelle 10.23 Einteilung der Thyreoiditiden

Krankheitsbild	1 = primär immunogen 2 = nicht primär immunogen
Akute Thyreoiditis (Tage bis Wochen)	
• infektiöse Thyreoiditis	2
• perineoplastische Thyreoiditis	2
• iatrogene Thyreoiditis	2
Subakute Thyreoiditis (Wochen bis Monate)	
• subakute granulomatöse Thyreoiditis de Quervain	2
• lymphozytäre (stumme) Thyreoiditis	1
– Sonderform: Post-partum-Thyreoiditis	
• medikamentös induzierte Thyreoiditiden	
– durch Zytokine	1
– durch Amiodaron Typ I	1
– durch Amiodaron Typ II (jodinduziert)	2
Chronische Thyreoiditis (Monate bis Jahre)	
• chronisch lymphozytäre Thyreoiditis (Autoimmunthyreoiditis)	1
– hypertrophische Form mit Struma (Hashimoto-Thyreoiditis)	
– atrophische Variante (in Deutschland häufiger)	
• chronisch fibrosierende Thyreoiditis (Riedel)	1

Klinik und Diagnose

In Abhängigkeit von Ursachen und Schweregrad besteht bei der klinischen Symptomatik der Schilddrüsenentzündungen eine große Variabilität.
Häufig findet sich ein **2-phasiger** Krankheitsverlauf:

- In der Phase der **akuten Entzündung** kommt es zur Destruktion der Schilddrüsenfollikel und damit zu einer Entleerung der Hormonspeicher, so dass eine hyperthyreote Phase resultiert.
- In der **subakuten** oder **chronischen Phase** die durch immunologische Reaktionen und einen Reparaturprozess gekennzeichnet ist, besteht häufig eine hypothyreote Phase.

Je nach Ursache kann es zu einer Selbstheilung mit vollständiger Rückbildung nach ca. 3–6 Monaten oder zu einem anhaltenden chronischen Krankheitsprozess (s. chronische Thyreoiditis autoimmuner Genese S. 447) kommen.
Die **akute** Thyreoiditis (Abb. 10.**60**) geht mit starken Schmerzen, Druckempfindlichkeit, Rötung und Schwellung im Bereich der Schilddrüse einher. Neben der Vergrößerung lokaler Lymphknoten können Fieber und Schluckbeschwerden bestehen. Laborchemisch findet sich eine stark beschleunigte BSG sowie Leukozytose und es kann zur eitrigen Einschmelzung im Bereich der Schilddrüse kommen. Sonographisch lassen sich echo-freie Areale nachweisen. In der Feinnadelbiopsie finden sich bei bakterieller Entzündung Granulozyten.

Bei der **subakuten** Thyreoiditis de Quervain ist der Beginn schleichend. Neben Abgeschlagenheit und Krankheitsgefühl ist die Schilddrüse oft druckschmerzhaft, allerdings gelegentlich auch schmerzlos („Silent"-Thyreoiditis). Die BSG ist extrem beschleunigt, die Leukozytenzahl normal. Oft besteht anfänglich eine hyperthyreote, später eine euthyreote Phase. Im Sonogramm finden sich echoarme Bezirke, die konfluieren können. Das Szintigramm zeigt eine verminderte Radionuklidaufnahme bzw. einen kalten Knoten. In der Feinnadelbiopsie können sich mehrkernige Riesenzellen finden.

Die **chronischen** Thyreoiditiden verlaufen in der Regel sehr blande und werden vom Patienten kaum oder nicht bemerkt. Diagnostische Maßnahmen werden in der Regel eingeleitet, wenn der Patient über Zeichen der Schilddrüsenunterfunktion klagt. Sonographisch findet sich eine homogen echoarme Schilddrüse. Die Radionuklidaufnahme der Schilddrüse ist vermehrt. In 95 % der Fälle sind Anti-TPO-Antikörper sowie in 70 % der Fälle Thyreoglobulin-Antikörper (TAK) erhöht. Die Feinnadelbiopsie ergibt eine lymphozytäre Thyreoiditis.

Therapie

Bei akuter bakterieller oder Strahlenthyreoiditis Therapie mit Antiphlogistika oder Antibiotika, bei Einschmelzung erfolgt Punktion bzw. Drainage.
Bei subakuter Thyreoiditis ist bei fehlender Symptomatik eine abwartende Haltung angezeigt. Bei Lokalbeschwerden sind nichtsteroidale Antiphlogistika, bei typischer Ausprägung Glukokortikoide (30–60 mg Prednison/Tag) angezeigt, die Reduktion der Glukokortikoiddosis erfolgt über Wochen. Eine bestehende Hyperthyreose wird mit β-Rezeptorenblockern (z. B. Propranolol) behandelt. Es dürfen keine Thyreostatika verwendet werden!
Bei der chronisch-lymphozytären Thyreoiditis wird die Hypothyreose mit L-Thyroxin substituiert (s. S. 443 ff). Jodid ist kontraindiziert, Immunsuppressiva und Steroide nützen nichts!

Schilddrüsentumoren

→ **Definition:** Die Tumoren der Schilddrüse lassen sich in gutartige Neoplasien und Schilddrüsenmalignome unterscheiden.

Die Einteilung der Schilddrüsentumoren, die die folgende Übersicht zeigt, wurde von der WHO 1986 vorgenommen und ist bis heute gültig.

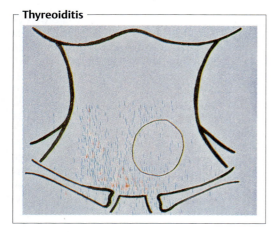

Abb. 10.**60** Verminderte Radionuklidaufnahme bei akuter bakterieller Thyreoiditis. Über dem Abszess keine ^{99m}Tc-Speicherung

Krankheiten der Schilddrüse

Einteilung der Schilddrüsentumoren (WHO)
I epitheliale Tumoren
A gutartige epitheliale Tumoren
 1. folliküläres Adenom
 2. andere
B bösartige epitheliale Tumoren
 1. folliküläres Karzinom (ca. 25 %)
 2. papilläres Karzinom (ca. 50–60 %)
 3. medulläres Karzinom (C-Zell-Karzinom) (ca. 5 %)
 4. undifferenziertes anaplastisches Karzinom (ca. 5–10 %)
 5. andere
II nichtepitheliale Tumoren
III maligne Lymphome
IV verschiedene Tumoren
V sekundäre Tumoren (Metastasen)
VI nicht klassifizierbare Tumoren
VII tumorähnliche Läsionen

Die Prävalenz für gutartige Schilddrüsentumoren in Deutschland beträgt 20–30 %; sie sind die Folge der jahrelangen Wachstumsstimulation durch den alimentären Jodmangel und nehmen mit dem Lebensalter zu.
Die bösartigen Schilddrüsentumore machen etwa 0,5 % aller Krebserkrankungen aus, d. h., sie sind selten. In ca. 95 % der Fälle handelt es sich um Schilddrüsenkarzinome. Frauen sind 2–3-mal häufiger betroffen als Männer; die Inzidenz für Frauen liegt bei ca. 3 von 100 000, bei Männern bei ca. 1,5 auf 100 000.

Ätiologie und Risikofaktoren
Gesichert ist eine Zunahme der Häufigkeit von Schilddrüsenkarzinomen nach externer Bestrahlung der Halsregion (insbesondere im Kindesalter) sowie erhöhter radioaktiver Kontamination (z. B. Reaktorunglück in Tschernobyl). Besonders bei Kindern und Jugendlichen ist die Häufigkeit 4–5fach erhöht. Exposition vor dem 4. Lebensjahr ist als besonders kritisch anzusehen. Die Latenz zwischen Strahlenexposition und Manifestation des Schilddrüsenkarzinoms beträgt im Mittel 10–15 Jahre (Spannweite 3–40 Jahre).

 Eine erhöhte Karzinomrate nach diagnostischem oder therapeutischen Einsatz von Radiojod besteht nicht!

Endemischer Jodmangel ist wahrscheinlich mit einem gesteigerten Risiko für ein Schilddrüsenkarzinom assoziiert (Faktor ca. 2,3), bei Jodmangel finden sich vermehrt follikuläre oder undifferenzierte Schilddrüsekarzinome. Bei ausreichender Jodversorgung treten die prognostisch günstigeren papillären Schilddrüsenkarzinome relativ häufiger auf.
In der Pathogenese des **medullären Schilddrüsenkarzinoms** ist die wesentliche Rolle der Mutationen im RET-Protoonkogen auf Chromosom 10 aufgeklärt (s. auch multiple endogene Neoplasie Typ 2a [Sipple-Syndrom] oder Typ 2b S. 389, 411)
Das papilläre Schilddrüsenkarzinom metastasiert lymphogen, das follikuläre Karzinom vorwiegend hämatogen (Lunge, Knochen).
Das papilläre und follikuläre Karzinom nehmen am Jodstoffwechsel teil und lassen sich daher einschließlich der Metastasen mit Jod 131 behandeln, während dies bei anaplastischen (undifferenzierten) Schilddrüsenkarzinoms nicht der Fall ist.
Medulläre (C-Zellen) Schilddrüsenkarzinome nehmen nicht am Jodstoffwechsel teil; eine Radiojodbehandlung ist sinnlos. Die C-Zellen produzieren Calcitonin, es besteht daher bei ca. 30 % der Patienten eine Diarrhö. Calcitonin stellt für die Tumornachsorge den Tumormarker dar!

Klinik
Klinische Hinweise auf Schilddrüsentumoren sind:

- rasch wachsende solitäre Knoten (besonders bei Jugendlichen),
- rasch wachsende Strumen-/Strumaknoten trotz Schilddrüsenhormonsuppression,
- sonographisch echoarme Knoten,
- szintigraphisch „kalte Knoten" (Abb. 10.**61**),
- schlechte Verschieblichkeit gegenüber der Umgebung,
- lateral liegendes „versprengtes" Schilddrüsengewebe.

 Ein sonographisch echoarmer Knoten, womöglich mit unregelmäßiger Begrenzung ist stets malignomverdächtig!

Als „**kalter Knoten**" wird eine palpatorisch oder sonographisch abgrenzbare Knotenbildung bezeichnet, deren Anreicherung von Jodid oder Pertechnetat im Vergleich zum umgebenden Schilddrüsengewebe vermindert oder aufgehoben ist (Abb. 10.**61**).
Dem „kalten Knoten" liegt kein einheitliches Krankheitsbild zu Grunde! Es kann sich um eine degenerative Knotenbildung, eine Zyste,

„Kalter Knoten"

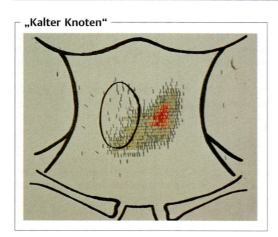

Abb. 10.**61** Szintigramm

Operationspräparat

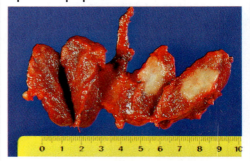

Abb. 10.**63** Totale Thyreoidektomie, follikuläres Schilddrüsenkarzinom in rechtem Schilddrüsenlappen

eine intrathyreoidale Blutung (Pseudozyste), eine umschriebene Entzündung oder auch um einen malignen Tumor handeln.

> Ein **„kalter Knoten"** ist daher keine Diagnose, sondern eine diagnostische Herausforderung! Ein „kalter Knoten" gilt so lange als bösartig, bis das Gegenteil bewiesen ist!

Spätsymptome sind Heiserkeit (N.-rekurrens-Parese), Horner-Symptomenkomplex (Miosis, Ptosis, Enophthalmus), Schluckbeschwerden

Schilddrüsenkarzinom

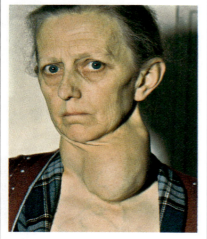

Abb. 10.**62** Patientin mit anaplastischem Schilddrüsenkarzinom und oberer Einflussstauung

und obere Einflussstauung sowie derbe höckrige Struma und zervikale bzw. supraklavikuläre Lymphknoten (Abb. 10.**62**).

Diagnose

Wichtig ist die Anamnese (Frage nach Bestrahlung der Hals- oder Thymusregion), die Untersuchung nach einer Wachstumstendenz eines Knotens, Familienanamnese insbesondere bei medullärem Schilddrüsenkarzinom. Neben Schilddrüsenszintigramm („kalter Knoten") werden Sonogramm und Feinnadelaspirationszytologie durchgeführt. Calcitoninbestimmung im Serum (ggf. Stimulation im Pentagastrintest) bei Verdacht auf C-Zellkarzinom. CT bzw. Kernspintomographie der Halsregion sowie Suche nach Metastasen (Röntgen, Szintigramm).

Therapie

Wichtig ist die interdisziplinäre Zusammenarbeit zwischen Internisten/Endokrinologie, Chirurg, Nuklearmediziner und Strahlentherapeut.

Therapie differenzierter Karzinome.

Die Therapie besteht in

- totaler Thyreoidektomie (Abb. 10.**63**): kompletter operativer Entfernung der Schilddrüse einschließlich der regionalen Halslymphknoten; lediglich beim papillären Schilddrüsenkarzinom mit einem Durchmesser < 1,0–1,5 cm ohne invasives Wachstum, Tumorstadium pT1, M0, N0 ist eine Hemithyreoidektomie des befallenen Schilddrüsenlappens indiziert,
- Radiojodtherapie: ca. 2/3 der papillären und hochdifferenzierten follikulären Karzinome speichern Jod 131 in therapeutischer Menge.

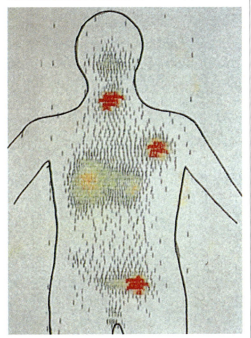

Ganzkörperszintigramm mit ^{131}Jod bei metasierendem Schilddrüsenkarzinom

Abb. 10.**64** Es stellen sich die Schilddrüsenreste (Zustand nach operativer Entfernung des Organs) sowie Metastasen im Bereich der Lunge und des knöchernen Beckens dar. Darüber hinaus speichert auch die gesunde Leber die Radioaktivität

Daher: 10–14 Tage nach der Operation J131-Ganzkörperszintigramm (s. Abb. 10.**64**) und Applikation von hochdosiertem J131 in mehreren Fraktionen,
- hochdosierte, suppressive Schilddrüsenhormongabe mit L-Thyroxin zur Verhinderung des Metastasenwachstums durch TSH,
- perkutane Strahlenbehandlung bei Karzinomen, die die Schilddrüsenkapseln infiltriert oder durchbrochen haben.

Therapie undifferenzierter Karzinome. Bei nicht mehr resektablem Zustand wird eine Tumorreduktion durch Operation durchgeführt. Eine palliative perkutane Bestrahlung ist je nach Zustand des Patienten zu erwägen. Evtl. Gabe von Zytostatika (Doxirubicin) bei schnell wachsenden anaplastischen Karzinomen sowie Metastasen.

Therapie medullärer Karzinome. Prophylaktische kurative Thyreoidektomie bei hereditären Formen bereits im 6. Lebensjahr, wenn ein positiver Befund im Familienscreening nachgewiesen ist. Radikales chirurgisches Vorgehen mit prophylaktischer Lymphknotenentfernung bei Erwachsenen sowie sporadischem C-Zell-Karzinom.

Nachsorge

Die ersten 2–3 Jahre nach der Operation vierteljährlich, danach halbjährliche Untersuchungen. Dabei werden durchgeführt:

- klinisch-anamnestische Untersuchung des Tumorstatus und der Schilddrüsenfunktionslage (TSH supprimiert, fT$_4$ im oberen Normbereich)
- Bestimmung von Thyreoglobulin im Serum (negativ!) als wesentlichen Tumormarker!

Bei C-Zell-Karzinom:

- Serum-Calcitonin (Wert im Normbereich),
- Sonographie der Halsorgane,
- Röntgen der Thoraxorgane,
- Ganzkörperskelettszintigramm mit J131 sowie weiteren tumoraffinen Radionukliden.

Prognose

Die 10-Jahres-Überlebensraten betragen beim papillären Karzinom ca. 80 %, bei follikulärem und C-Zell-Karzinom ca. 60 %. Die mittlere Überlebenszeit bei anaplastischem Karzinom beträgt ca. 6 Monate.

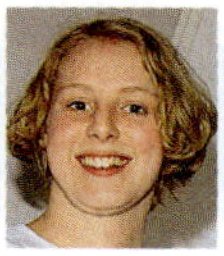

Pflegeschwerpunkt
Diabetes mellitus

Beim Diabetes mellitus handelt es sich um eines der häufigsten Krankheitsbilder des Klinikalltags, das insbesondere in so genannten Wohlstandsländern auftritt. Dies hat in erster Linie ernährungsbedingte Ursachen.

Die Pflege von Diabetikern richtet sich zum einen auf die professionelle Beratung für eine gesunde Lebensweise und zum anderen auf die Unterstützung bei der Bewältigung der mit der Erkrankung verbundenen Komplikationen. Auf Grund der vielfältigen Sekundärerkrankungen, die im Rahmen eines Diabetes mellitus auftreten können, gestaltet sich der Pflegeprozess äußerst komplex und vielschichtig. Einen hohen Stellenwert nimmt die Beratung des Patienten ein, um den Umgang mit der Erkrankung zu erleichtern und Spätschäden zu vermeiden bzw. so lange wie möglich hinauszuzögern. In diabetologischen Schwerpunktpraxen oder in den angegliederten Diabetiker-Ambulanzen verschiedener Kliniken werden die Patienten geschult. Sie erlernen Injektionstechniken und außerdem den sicheren Umgang mit Blutzuckermessgeräten. Rat und Unterstützung erhalten sie auch durch Selbsthilfegruppen und -organisationen (z. B. Deutscher Diabetiker Bund e. V., Danziger Weg 1, 58511 Lüdenscheid).

Sicherheit

Als Pflegekraft, die einen Diabetiker betreut, müssen Sie die ersten Anzeichen einer Hypoglykämie immer im Blick haben. Diese können sein: Nervosität, Schwächegefühl, Schweißausbrüche, Kopfschmerzen, Blässe, Verwirrtheit oder Aggressivität. Wenn Sie den Verdacht haben, dass der Patient unterzuckert ist, führen Sie einen Blutzuckerschnelltest durch und verabreichen Sie gegebenenfalls Traubenzucker oder süßen Fruchtsaft.

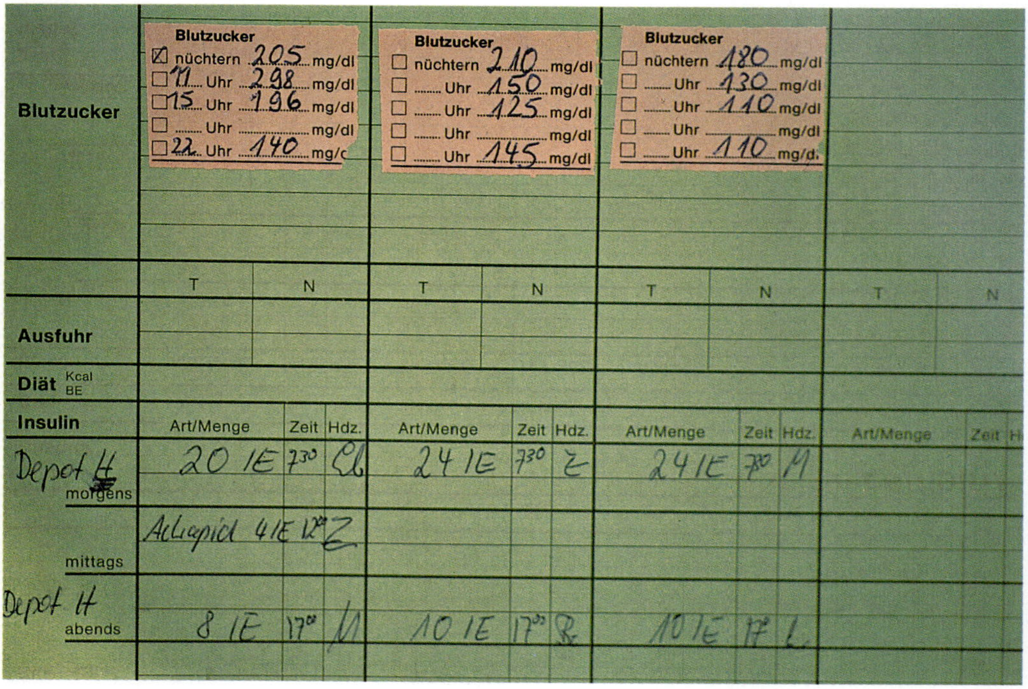

Abb. 10.65 Blutzuckerwerte und gespritzte Insulinmenge

Informieren Sie den Arzt und führen Sie nach einer halben Stunde einen erneuten Test durch. Erkundigen Sie sich, ob der Patient zuwenig gegessen oder sich beispielsweise stärker als üblich körperlich betätigt hat. Manche Patienten neigen dazu, im Krankenhaus weniger als die ihnen erlaubten Broteinheiten zu essen bei gleichbleibender Insulinmenge. Achten Sie daher darauf, dass der Patient nicht zu wenig isst und informieren Sie ihn über die Gefahr der Unterzuckerung.

Der Blutzucker muss im Krankenhaus wie auch zu Hause regelmäßig kontrolliert und dokumentiert werden (Abb. 10.**65**). Leiten Sie dazu auch den Patienten und seine Angehörigen an. Ziel ist es, den Blutzucker möglichst nah am Normwert zu halten und Entgleisungen zu vermeiden.

Manche Patienten neigen dazu, ihre „Sünden" vor dem Arztbesuch durch Hungern wieder wettmachen zu wollen. Geben Sie in diesem Fall die Information weiter, dass dieses Vorgehen keinen Sinn macht, da durch entsprechende Laborkontrollen auch länger zurückliegende schlechte Blutzuckerwerte ermittelt werden können.

Auto fahren sollten Patienten nur dann, wenn sie über genügend Erfahrung im Umgang mit der Erkrankung verfügen und die Reaktionen ihres Körpers richtig einschätzen können. Traubenzucker oder Fruchtsaft muss stets griffbereit sein, ebenso sollte der Diabetesausweis stets mit sich geführt werden

Der Patient sollte niemals barfuß gehen, um sich vor Verletzungen und den sich daraus ergebenden Komplikationen zu schützen. Auch leichte Verletzungen heilen schlecht. Auf Grund von Sensibilitätsstörungen sind Wärmflaschen oder Heizkissen nur mit äußerster Vorsicht anzuwenden. Wärmflaschen sollten beispielsweise nicht mit kochendem Wasser, sondern nur mit warmem Leitungswasser gefüllt werden. Bluthochdruck ist eine der Folgekrankheiten des Diabetes mellitus. Eine regelmäßige Blutdruckkontrolle und Dokumentation ist daher unabdingbar. Wegen der Durchblutungsverschlechterung sollten Diabetiker auf Nikotin möglichst verzichten. Ein regelmäßiger Augenarztbesuch (mindestens einmal pro Jahr) ist wegen der frühzeitigen Erkennung einer Retinopathie angezeigt.

Bettlägerige Patienten mit einem Diabetes mellitus benötigen wegen der allgemein schlechteren Durchblutungssituation ganz besonders eine konsequente Dekubitusprophylaxe.

Verabreichen Sie möglichst keine Schlaftabletten, da dadurch Stoffwechselentgleisungen verschleiert werden können.

Hat der Patient Fieber, muss der Blutzuckerspiegel engmaschig kontrolliert werden, da in diesem Fall die Gefahr einer Blutzuckerentgleisung sehr groß ist.

Bei oralen Antidiabetika entnehmen Sie den idealen Zeitpunkt der Medikamenteneinnahme dem Beipackzettel. Wechseln Sie die Injektionsstellen für die Insulininjektion nach einem festen Schema. Schonen Sie den Oberschenkel für die Selbstinjektion durch den Patienten. Zum korrekten Umgang mit Insulin beachten Sie bitte den Pflegehinweis „Sicherheit" (S. 376)

Ausscheiden

Da Diabetespatienten insgesamt infektanfälliger sind, müssen Sie den Urin regelmäßig auf Anzeichen eines Harnwegsinfektes hin beobachten. Blasenkatheter dürfen wegen der Infektanfälligkeit nur nach einer strengen Indikationsstellung gelegt und müssen sobald wie möglich wieder entfernt werden. Weisen Sie den Patienten und/oder seine Angehörigen in die gewissenhafte Beobachtung des Urins ein und informieren Sie den Arzt bei Auffälligkeiten. Beispielsweise kann ein starker Acetongeruch des Urins auf einen erhöhten Blutzuckerspiegel hindeuten.

Wegen der Gefahr eines Harnwegsinfektes müssen Sie eine hygienisch einwandfreie Intimpflege durchführen bzw. den Patienten dazu anleiten (z. B. täglich frische Unterwäsche).

Aktivität und Bewegung

Ein wesentliche Rolle in der Therapie des Diabetes-Patienten spielt die angepasste körperliche Bewegung, die zu einem Abbau des Blutzuckerspiegels und zur Förderung der Durchblutung führt. Der Glukoseabbau funktioniert am besten, wenn möglichst viele Muskelgruppen bei der Bewegung beteiligt sind. Im Krankenhaus wie auch zu Hause muss vor und nach der körperlichen Aktivität unbedingt der Blutzucker gemessen werden, um eine Hypoglykämie rechtzeitig zu erkennen. Traubenzucker oder Fruchtsaft muss daher griffbereit sein. Auf ausreichende Ruhepausen ist zu achten. Das Ausmaß der körperlichen Bewegung muss immer individuell auf Ernährung und medikamentöse Behandlung abgestimmt werden.

Schon seit einiger Zeit bieten Krankenkassen, manchmal auch in Zusammenarbeit mit den örtlichen Volkshochschulen, Sportgruppen speziell für Diabetiker an. Weisen Sie den Patienten gegebenenfalls darauf hin und leiten Sie ihn auch zu einer regelmäßigen durchblutungsfördernden Fußgymnastik an. Er sollte im Laufe eines Tages öfters seine Schuhe ausziehen und die Zehen durchbewegen. Hierbei kann die Krankengymnastik weitere Tipps und Anregungen liefern.

Die körperliche Betätigung im Krankenhaus soll längerfristig der späteren Betätigung zu Hause oder im Berufsleben entsprechen; nur so lässt sich die Stoffwechselsituation vernünftig ausbalancieren.

Essen und trinken

Da das Essen einen wesentlichen Bestandteil der Lebensqualität darstellt, muss die Diabetesdiät (Abb.10.**66a–c**) so weit wie möglich den persönlichen Bedürfnissen des Patienten entsprechen, um ihn nicht zu sehr einzuschränken und seine Zusammenarbeit zu fördern. Die Zusammensetzung der Diät muss daher in dem Spielraum, den der Rahmen des Ernährungsplanes vorgibt, mit dem Patienten abgesprochen werden. Vermitteln Sie vor der Entlassung des Patienten aus dem Krankenhaus ein Diätberatungsgespräch, an dem auch die nächsten Angehörigen teilnehmen sollten.

Bei übergewichtigen Patienten steht die Gewichtsreduktion im Vordergrund. In vielen Fällen reguliert sich mit dem Erreichen des Normalgewichtes auch der Blutzuckerspiegel. Wichtig ist, den Patienten über die Bedeutung eines angepassten Essverhaltens zu informieren und ihn zu unterstützen.

Durch den Zucker, der mit dem Urin ausgeschieden wird, geht auch eine große Menge Flüssigkeit verloren. Diabetiker haben daher je nach Stoffwechsellage ein mehr oder weniger stark ausgeprägtes Durstgefühl. Wichtig zu wissen ist, dass ein ungewöhnlich starkes Durstgefühl auf eine Hyperglykämie hindeuten kann. Achten Sie auf alle Fälle darauf, dass der Patient genügend Flüssigkeit zu sich nimmt. Mineralwasser, Tee und Kaffee (ungesüßt und ohne Milch) werden nicht in den Ernährungsplan mit eingerechnet. Fruchtsäfte, auch Diabetikersäfte, müssen hingegen entsprechend als Broteinheiten berechnet werden. Trockene Weine und Diätbiere (normales und alkoholfreies Bier enthalten immer noch Zucker) dürfen in Maßen genossen werden. Dabei ist jedoch zu beachten, dass Alkohol blutzuckersenkend wirkt, weshalb eine zusätzliche Kohlenhydrataufnahme notwendig werden kann.

Die Tagesration des Essens wird auf mehrere kleinere Mahlzeiten verteilt. „Langsame" Kohlenhydrate (Vollkornprodukte) sind Weißmehlprodukten vorzuziehen. Patienten, die gerne süße Sachen essen, müssen nicht darauf verzichten. Zuckeraustausch- und Süßstoffe ermöglichen

Diabetes-Kost

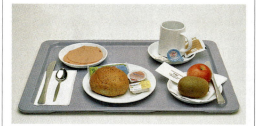

a

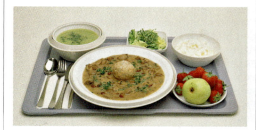

b

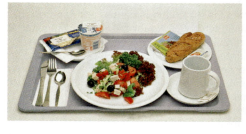

c

Abb. 10.**66** a Frühstück b Mittagessen c Abendessen mit jeweils 16 Broteinheiten (16 BE)

die Zubereitung entsprechender Nahrungsmittel. Koch- und Backbücher für Diabetiker, Kurse von Volkshochschulen oder Krankenkassen unterstützen den Patienten bei seiner krankheitsgerechten Ernährung.

Körperpflege und Kleidung

Diabetiker neigen zu Haut-, Schleimhaut- und Zahnfleischerkrankungen. Eine entsprechende Beobachtung, auch im Hinblick auf Karbunkel/Furunkel, ist daher sehr wichtig, vor allem, weil Patienten mit einem eingeschränkten Sehvermögen ihre Hautsituation oft nicht mehr selbst beurteilen können.

Nach der Körperpflege sollten Sie bzw. der Patient die Haut mit rückfettenden Substanzen eincremen. Pflegen Sie auch die Lippen, um einer Rhagadenbildung vorzubeugen. Wegen der schlechteren Wundheilungstendenz ist bei männlichen Diabetikern die Trockenrasur der Nassrasur vorzuziehen. Achten Sie darauf, dass die Zehenzwischenräume gründlich gereinigt und auch sorgfältig getrocknet werden. Diese Maßnahme dient der Fußpilzprophylaxe. Eine tägliche Inspektion der Füße – die Fußsohle kann mittels eines Spiegels gegebenenfalls vom Patienten selbst begutachtet werden – ist angebracht. Mangelnde Hautelastizität führt bei einem Diabetiker zu Rhagadenbildung und bahnt den Weg für Infektionen.

Die Zehennägel sind eher zu feilen als zu schneiden (gerade und nicht zu kurz). Abtragungen von Hornhaut oder Hühneraugen und die Behandlung von eingewachsenen Fußnägeln sind speziell ausgebildeten Fachleuten zu überlassen. Empfehlen Sie den Patienten glatte, faltenfreie und nicht zu enge Strümpfe. Schuhe sollten nachmittags eingekauft werden, da die Füße dann meist etwas angeschwollen sind und die Schuhgröße somit nicht zu eng wird. Neue Schuhe dürfen von den Patienten nur langsam und jeden Tag etwas mehr eingelaufen werden.

> Druckstellen und Blasen, die mitunter sehr schlecht heilen, müssen unbedingt vermieden werden. Daher sollten die Füße stets trocken sein. Unbequemes und schlecht sitzendes Schuhwerk sollte daher gemieden werden.

Vorsicht bei Fußbädern: Durch Sensibilitätsstörungen ist das Gefühl für Hitze oftmals vermindert und die Gefahr von Verbrennungen wächst; empfehlen Sie dem Patienten die Benutzung eines Badethermometers.

Sexualität

Von den Auswirkungen der Stoffwechselkrankheit Diabetes mellitus auf den intimen Bereich der Sexualität können beide Geschlechter betroffen sein. Es kann beispielsweise zu erektilen Funktionsstörungen oder zu mangelnder Scheidenfeuchtigkeit kommen. Die Einbuße an Lebensqualität kann bis hin zu depressiven Verstimmungen führen. Häufig scheuen sich Patienten, Probleme im Bereich der Sexualität anzusprechen. Daher wird auch von der Pflege in diesem Bereich viel Sensibilität erwartet; es gilt, das Schamgefühl des Patienten in jedem Fall zu respektieren und sich genau zu überlegen, ob und auf welche Weise das Thema Sexualität angesprochen werden soll. Wenn der Patient entsprechende Probleme anspricht, können Sie ihn gemeinsam mit dem Arzt auf Therapiemöglichkeiten hinweisen. Oftmals führt sogar schon ein gut eingestellter Blutzucker zu einer deutlichen Besserung der Probleme.

Sinn finden

Die Lebensumstände eines Diabetespatienten sind durch Disziplin, Beobachtung des eigenen Körpers und einen relativ festen Tagesrhythmus entscheidend geprägt. Ein verständnisvolles soziales Umfeld trägt ganz besonders dazu bei, mit der Krankheit Diabetes mellitus und den damit verbundenen Einschränkungen leben zu können. Wichtig für die Betroffenen ist auch das Gefühl, mit der Erkrankung nicht allein zu sein. Selbsthilfegruppen sind dabei ein gutes Forum für einen kommunikativen Austausch. Vielleicht können Sie auf Ihrer Station den Kontakt zwischen Patienten mit einem Diabetes mellitus herstellen. Insbesondere für „verzagte" Patienten, die mit einer neuen Situation umgehen müssen, könnte dies eine Hilfestellung sein. Auch eine spezielle Diabetiker-Sportgruppe bietet eine Möglichkeit zum Erfahrungsaustausch.

Zeitschriften speziell für Diabetiker bieten dem Patienten Anregungen und Hinweise für den Umgang mit seiner Krankheit oder informieren über Themen, die im Zusammenhang mit dem Diabetes mellitus stehen.

Für jeden Diabetespatienten, der mit Folgekrankheiten seiner Stoffwechselerkrankung konfrontiert wird, bedeutet dies eine Krisensituation. Hierbei haben auch Sie als Pflegende die Aufgabe, den Patienten und seine Angehörigen auf dem Weg aus der Krise zu unterstützen. Ziel ist es, ein durch die Erkrankung möglichst uneingeschränktes Leben zu führen. So muss beispielsweise einer Urlaubsreise nichts im Wege stehen, da viele Hotels Diabetes-Diät anbieten. Adressen können bei Selbsthilfeorganisationen erfragt werden. Grundsätzlich sollten bei einer Flugreise alle Medikamente im Handgepäck mitgenommen werden, da Reisekoffer mitunter fehlgeleitet werden können. Zu beachten sind natürlich auch Klimaveränderungen oder Zeitverschiebungen, die eine Umstrukturierung des Tagesablaufs notwendig machen. Selbsthilfeorganisationen können bei der Planung einer Urlaubsreise für Diabetiker noch weitere wertvolle Tipps geben.

11 Krankheiten der Niere

H. Wagner

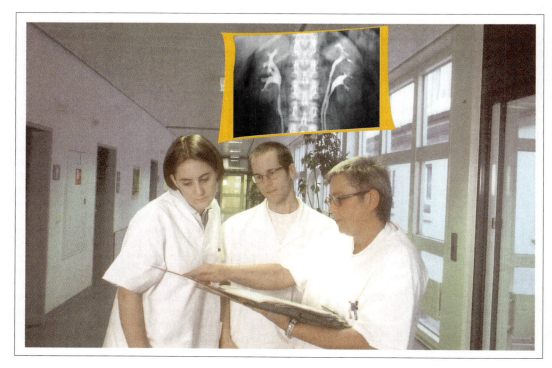

Anatomie und Physiologie . . . 457

Leitsymptome und Untersuchungsbefunde . . . 459

Infektionskrankheiten der Harnwege und der Niere . . . 465
Asymptomatische Bakteriurie . . . 467
Akute Zystitis (Harnblasenentzündung) . . . 467
Akute Pyelonephritis . . . 467
Chronische Pyelonephritis . . . 468
Urethritis . . . 469

Nichtbakterielle tubulointerstitielle Nierenkrankheiten . . . 470
Akute, nichtbakterielle interstitielle Nephritis (AIN) . . . 470
Chronische, nichtbakterielle interstitielle Nephritis . . . 470

Analgetikanephropathie . . . 471

Störungen tubulärer Partialfunktionen ohne nachweisbare strukturelle Schäden . . . 471

Obstruktive Uropathie . . . 472

Vesikorenaler Reflux (VRR) . . . 472

Nierenveränderungen bei primär extrarenalen Krankheiten . . . 473
Nephropathien bei Diabetes mellitus . . . 473
Harnsäurenephropathie . . . 474
Amyloidose der Niere . . . 474
Neoplasien und Paraproteinämie . . . 475
Hypertensive Nierenschäden . . . 475
Urogenitaltuberkulose . . . 476

Schwangerschaftsnephropathien . . . 476
EPH-Gestose . . . 476
Erstmalige Nierenerkrankung und Schwangerschaft . . . 477
Vorbestehende Nierenerkrankung und Schwangerschaft . . . 477

Anatomie und Physiologie **457**

Glomeruläre Krankheiten ... *477*
Glomerulonephritis (GN) ... *478*

Nephrotisches Syndrom ... *482*

Asymptomatische Urinbefunde ... *485*

Angeborene anatomische Anomalien (Fehlbildungen) ... *486*

Zystische Veränderungen der Niere ... *486*
Zystennieren ... *486*

Markschwammniere ... *487*
Nierenzysten ... *487*

Akutes Nierenversagen (ANV) ... *488*
Prärenales ANV ... *488*

Renales ANV ... *489*
Postrenales ANV ... *489*

Chronische Niereninsuffizienz (CNI) und Urämie ... *491*

Dialyse und Transplantation ... *493*
Transplantation ... *495*

Nierensteinleiden ... *496*

Tumoren des Urogenitaltraktes ... *499*
Nierenzellkarzinom ... *499*
Harnblasentumoren ... *500*

➔ **Pflegeschwerpunkt**
Akute Glomerulonephritis ... *501*

Typisches Prüfungswissen
Pyelonephritis (S. 467), Glomerulonephritis (S. 478), Chronisches Nierenversagen (S. 491), Nierensteine (S. 496)

Anatomie und Physiologie

Die bohnenförmigen Nieren liegen retroperitoneal zu beiden Seiten der Wirbelsäule unterhalb des Zwerchfells. Die rechte Niere steht, bedingt durch die Leber, geringfügig tiefer als die linke. Das Gewicht der Nieren beträgt 120–160 g. Beide Nieren sind von einer bindegewebigen Kapsel überzogen, weisen eine glatte Oberfläche auf und sind darüber hinaus von einem Fettpolster umgeben. Als taschenförmiges Organ umschließt die Niere einen Hohlraum, den sog. Sinus renalis, aus dem Nierenarterie, Nierenvene und Nierenbecken mit dem Harnleiter heraustreten (s. Abb. 11.**5**, S. 463). Das Nierenbecken liegt dorsal unterhalb der Blutgefäße und leitet den Harn durch den Harnleiter in die Blase.

Der Längsschnitt durch das Nierengewebe lässt erkennen, dass dieses aus einer äußeren *Rindenschicht* (Kortex) und einer inneren *Markschicht* (Medulla) besteht. Die 10 bis 20 Pyramiden des Marks bilden mit ihren Spitzen die Papillen, die in die Nierenbeckenkelche münden. Die Nierenarterie (A. renalis) entspringt direkt aus der Aorta. Sie teilt sich zunächst in die Aa. interlobares auf, die von den Pyramiden zur Rinden-Mark-Grenze ziehen. Dort geschieht eine weitere Aufteilung. Aus den Arterien entsteht schließlich ein Knäuel von Kapillarschlingen, das blattartig in die Bowman-Kapsel hineinragt. Das filtrierte Blut wird

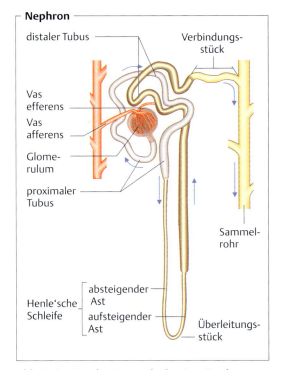

Abb. 11.**1** Einzelne Bestandteile eines Nephrons (nach Schwegler)

11 Krankheiten der Niere

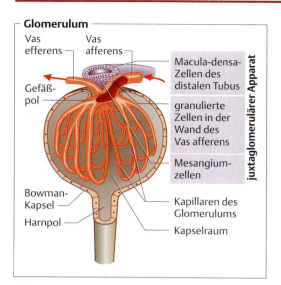

Abb. 11.**2** Einzelne Bestandteile eines Glomerulum (nach Schwegler)

über die Vv. interlobares und über die V. renalis in die V. cava abgeführt.
Die Funktionseinheit der Nieren ist das **Nephron** (Abb. 11.**1**); es besteht aus den Nierenkörperchen, die in der Nierenrinde lokalisiert sind, sowie den zugehörigen Harnkanälchen, die zum Nierenmark herunterziehen. Ein gesunder Erwachsener hat ca. 2 Millionen Nephrone. Die Zahl der funktionstüchtigen Nephrone nimmt bei chronischen, mit Parenchymverlust einhergehenden Nierenkrankheiten ab. Das *Nierenkörperchen* setzt sich aus dem Glomerulum (Abb. 11.**2**) und der Bowman-Kapsel zusammen, während das *Harnkanälchen* (Tubulus) aus oberem Hauptstück, Henle-Schleife, Überleitungsstück und Sammelrohr, das in das Nierenbecken mündet, besteht.

Die **Aufgaben der Niere** bestehen in:
1. Ausscheidung körpereigener harnpflichtiger Substanzen, z. B. von Endprodukten des Eiweißstoffwechsels (Harnstoff, Kreatinin, Harnsäure, Phosphate, Sulfate usw.);
2. Regulation des Wasser- und Salzhaushaltes;
3. Aufrechterhaltung des Säure-Basen-Gleichgewichtes im Blut;
4. endokrinen Funktionen, wie z. B.
   a) Bildung von Renin für das Renin-Angiotensin-Aldosteron-System (bedeutsam für die Blutdruckregulation);
   b) Bildung des Erythropoetins für die Stimulierung der Erythropoese (Anämie bei chronischer Niereninsuffizienz aufgrund erniedrigter Erythropoetinwerte);
   c) Umwandlung von 25-Hydroxycholecalciferol in 1,25-Dihydroxycholecalciferol, dem stoffwechselaktiven Vitamin-D-Metaboliten (bei chronischer Niereninsuffizienz kommt es daher zu Osteomalazie).
   d) Bildung von Prostaglandinen;
5. Ausscheidung körperfremder Stoffe, wie z. B. Arzneimittel oder Giftstoffe.

Darüber hinaus spielt die Niere in der Aufrechterhaltung des normalen Blutdrucks eine wichtige Rolle. Die zuvor genannten Funktionen können bei den verschiedenen Krankheiten der Nieren teilweise (partiell) oder komplett (global) gestört sein.

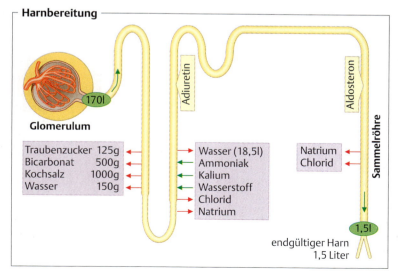

Abb. 11.**3** Verschiedene Resorptions- und Rückresorptionsvorgänge bis zur Bildung des endgültigen Harns

Harnbereitung

An der Harnbereitung sind 3 Mechanismen beteiligt:

- glomeruläre Filtration,
- partielle Rückresorption des Glomerulusfiltrats aus dem Tubuluslumen,
- tubuläre Sekretion von Stoffen in die Harnkanälchen (Abb. 11.**3**).

Durch beide Nieren, als dem relativ am stärksten durchbluteten Organ des Körpers, fließen in der Minute etwa 1,2 l Blut. In den Glomeruli der Nephronen wird vom Blut ein nahezu eiweißfreies Ultrafiltrat abgepresst. Die Menge dieses „Primärharns" beträgt etwa 180 l in 24 Stunden. Während der weiteren Passage durch die verschiedenen Abschnitte der Harnkanälchen wird dieser Primärharn durch Wasserentzug konzentriert. Sekretion und Rückresorption verschiedener Substanzen, von denen in Abb. 11.**3** einige wiedergegeben sind, verändern des Weiteren die Zusammensetzung des Primärharns, bis er als Endharn aus dem Sammelrohr ins Nierenbecken übertritt. Die normale Harnmenge beträgt 1200–2000 ml/Tag.

Leitsymptome und Untersuchungsbefunde

In der Familienanamnese ist nach Nierenkrankheiten (Zystennieren!) und Hochdruckleiden zu fragen. Typische Klagen Nierenkranker sind:

- **Pollakisurie** (= häufiger Harndrang) und **Dysurie** (Störung der Harnentleerung): häufiges und erschwertes Wasserlassen mit Blasentenesmen (= schmerzhafter Harndrang) gelten als charakteristische Symptome der akuten Zystitis, die überwiegend Frauen befällt. Aber auch der ältere Mann mit Prostatahypertrophie und großer Restharnmenge klagt über häufiges Wasserlassen kleiner Portionen (schwacher Harnstrahl).
- **Algurie:** Schmerzhaftes Wasserlassen (z. B. bei Zystitis, Urethritis) und **Strangurie** (Harnzwang): bei Miktion heftigste krampfartige Blasenschmerzen.
- **Polyurie** und **Polydipsie:** Vermehrte Harnmenge und erhöhter Durst lassen den Verdacht auf eine Funktionsstörung der Nieren im Rahmen einer chronischen Niereninsuffizienz aufkommen. Die Polyurie (Urinausscheidung über 2000 ml/24 h) muss jedoch nicht durch eine Nierenerkrankung verursacht sein: Vorliegen können auch ein Diabetes mellitus oder ein Diabetes insipidus, eine Hyperkalzämie sowie eine psychogene Polydipsie.
- **Oligurie** (Urinausscheidung < 500 ml/24 h) oder totale (komplette) **Anurie** (Urinausscheidung < 200 ml/24 h) weisen auf eine akute oder sich im Endstadium befindende chronische Niereninsuffizienz hin.
- Eine **Hämaturie** (Rotfärbung des Urins) kann auf eine Beimengung von Erythrozyten hindeuten. Unter Makrohämaturie wird das Bild des blutigen Urins (mehr als 1 ml Blut/ 1l Urin) verstanden. Bei der Mikrohämaturie werden ebenfalls Erythrozyten im Urin nachgewiesen; es findet sich jedoch keine makroskopische Urinverfärbung. Darüber hinaus ist eine Rotfärbung des Urins durch Nahrungsmittel, Medikamente und Porphyrine zu berücksichtigen.

  Mit Hilfe der 3-Gläser-Probe kann Aufschluss über den Ursprungsort der Hämaturie erhalten werden: Stammt die Blutung aus der Niere, findet sich eine gleichmäßige Blutverteilung in allen 3 Urinportionen. Bei Blutungen aus der Harnblase weist die letzte Portion einen stärkeren Blutgehalt auf, während Blutungen aus der Harnröhre (Urethra) sich in Blutbeimengungen in der 1. Portion bemerkbar machen.
- **Druckgefühl** oder **Schmerzen** in der Nierengegend können eine akute Pyelonephritis, eine akute Glomerulonephritis oder einen Harnstau (Hydronephrose) begleiten.
- Die **Nieren-(Ureter-)Kolik** als Krankheitssymptom, meist eindeutig und in die Leistenregion ausstrahlend, fordert vom Arzt aufgrund der schweren Schmerzen oft die Therapie vor der exakten Diagnose.
- **Ödeme** (z.B. bei nephrotischem Syndrom, Glomerulonephritis) bemerkt der Patient häufig sofort, da sie oft an den Füßen beginnen, so dass die Schuhe nicht mehr passen oder Strümpfe Schnürfurchen bilden. Bei Klagen über Ödeme sollte das Körpergewicht (Anstieg?) kontrolliert werden.

- Das vielseitige Symptom **Kopfschmerzen** erfordert die Messung des Blutdrucks. Diese Maßnahme ist besonders wichtig bei jungen Frauen, die Ovulationshemmer einnehmen und darunter eine ausgeprägte Hypertonie entwickeln können.
- **Fieber:** z. B. bei akuter Pyelonephritis, aber auch bei immunologischen Systemerkrankungen (Kollagenosen).
- **Müdigkeit** und **Abgeschlagenheit** treten meist erst bei fortgeschrittener chronischer Nierenerkrankung auf, wenn die interstitielle Nephritis zur renalen Azidose oder die chronische Niereninsuffizienz zur ausgeprägten Anämie oder ins präurämische Stadium geführt hat.
- **Übelkeit** und **Erbrechen** sind typischerweise Folge einer schweren Azidose oder als urämisches Symptom im Endstadium der chronischen Niereninsuffizienz zu deuten.

Körperlicher Befund

Anämie, Ödeme und Hypertonus sind die auffälligen Befunde, die auf eine Nierenerkrankung hinweisen. Bei chronischer Niereninsuffizienz ist das Hautkolorit typischerweise schmutzigbraun. Bei Phenacetinabusus (Missbrauch bestimmter Schmerzmittel) findet sich ein charakteristisches graubraun-schmutziges Hautkolorit. Ödeme können sich in den abhängigen Körperpartien (Knöchelgegend bzw. Unterschenkel), aber auch im Bereich des Gesichts (Lidödeme) oder am ganzen Körper (Hydrops, Anasarka) befinden. Ruheblutdruckwerte über 140 mmHg (19 kPa) systolisch und 90 mmHg (12 kPa) diastolisch sind als pathologisch zu werten, besonders wenn derartige Werte wiederholt gemessen werden. Dies gilt auch für ältere Patienten.

Urinbefund

Der Urinuntersuchung kommt bei der Erkennung von Nierenkrankheiten größte Bedeutung zu.

> Praktisch jede Nierenerkrankung verändert den Urin in irgendeiner Weise.

- **Spezifisches Gewicht:** Beim Nierengesunden schwankt das spezifische Gewicht des Urins zwischen 1001 und 1032. Das spezifische Gewicht lässt Rückschlüsse auf die Konzentrationsleistung der Nieren zu und wird mit dem Urometer gemessen.
- **pH-Wert:** Der Urin Nierengesunder weist einen pH-Wert auf, der nahrungsabhängig zwischen 4,5 – 8 liegt; bei fleischreicher Kost entsteht saurer, bei fleischfreier Vegetarierkost alkalischer Urin. Der gesammelte Tagesurin ist gewöhnlich mit einem pH-Wert von 6 sauer. Die pH-Messung erfolgt mit Indikatorpapier mit einem pH-Bereich von 4,5 – 7,5 oder durch Teststäbchen mit einem pH-Bereich von 5 – 9.
- **Eiweißgehalt:** Nierengesunde können bis zu 150 mg Eiweiß täglich durch die Nieren ausscheiden. Als Routinemethode zur Bestimmung des Eiweißgehalts im Urin eignen sich die sehr empfindlichen Albuminteststäbchen, deren Nachweisgrenze bei 20 mg/100 ml (200 mg/l) liegt. Untersucht wird der morgendliche Mittelstrahlurin. Bei Verdacht auf Mikroalbuminurie (Diabetiker!) und Bence-Jones-Proteinurie (= L-Ketten bei monoklonaler Gammopathie; S. 529) sind spezielle Testverfahren anzusetzen, da sie vom Streifentest nicht erfasst werden.

Der nächste diagnostische Schritt bei qualitativ gesicherter Proteinurie besteht in der quantitativen Bestimmung der in 24 Stunden ausgeschiedenen Eiweißmenge mittels Biuretreagens. Diese Methode ist weniger störanfällig und exakter als die quantitative Proteinbestimmung nach Esbach, die heute nicht mehr durchgeführt werden sollte. Eine Differenzierung der einzelnen Proteine kann durch die Mikro-SDS-Polyacrylamidase-Elektrophorese (Mikro-SDS-PAGE) oder durch Bestimmung einzelner Markerproteine (z. B. α_1- und β_2-Mikroglobulin) im Urin erfolgen.

Leichte vorübergehende Proteinurien lassen sich oft nachweisen bei Fieber, körperlicher Anstrengung, Stress und Lendenlordose. Bei Frauen kann eine geringe Proteinurie durch Fluor vorgetäuscht sein.

- **Zuckergehalt:** Quantitative und qualitative Bestimmung und Ketonkörper bei Diabetes mellitus (S. 368).

Die Untersuchung des Urins war lange Zeit die führende Untersuchungsmethode in der gesamten Medizin. Man glaubte mit Hilfe von frisch gelassenem Urin nicht nur Aufschlüsse über verschiedene Krankheiten, sondern auch über den Charakter des Patienten gewinnen zu können. Aus Farbe und Konsistenz glaubte man erkennen zu können, ob ein Mensch melancholisch, phlegmatisch oder cholerisch veranlagt ist.

Sediment

Unter **Makrohämaturie** wird die sichtbare Rotfärbung des Harns durch Erythrozyten verstanden. Besteht eine Makrohämaturie, muss der Patient noch während der Blutungsphase urologisch untersucht werden, wobei neben Sonogramm und Infusionsurogramm eine Zystoskopie zur Seitenbestimmung bei renaler Blutungsquelle durchgeführt werden können.

Neben Mikroorganismen sowie Zellen aus dem Harntrakt lassen sich Erythrozyten, Leukozyten sowie Zylinder und Salze, unter Umständen auch Trichomonaden, differenzieren. Da die Fehlermöglichkeiten bei der quantitativen Auswertung des Sediments erheblich sind, sollte eine Beurteilung nach drei Schweregraden, vermehrt (+), zahlreich (++) und massenhaft (+++), durchgeführt werden. 0–2 Erythrozyten und 0–3 Leukozyten/ml sind als normal anzusehen. Erythrozyten und Leukozyten im Urin lassen sich mittels Papierstreifentest nachweisen. Bei positivem Streifentest muss eine mikroskopische Sedimentuntersuchung stattfinden.

Als **Mikrohämaturie** wird eine makroskopisch nicht nachweisbare Vermehrung der Erythrozyten im Urin angesehen. Beweisend für den renalen Ursprung einer Erythrozyturie ist der Nachweis von Erythrozytenzylindern.

Ähnlich wie die Erythrozytenzylinder sind auch Leukozytenzylinder ein wichtiger Hinweis für eine Nierenparenchyminfektion. Ursache der Leukozyturie ist in der Mehrzahl der Fälle eine bakterielle Entzündung. Aber auch ohne Leukozyturie kann eine chronische Harnwegsinfektion vorliegen. Leukozyturie bei sterilem Harn findet sich z. B. bei:

- Tuberkulose,
- Tumoren,
- unbehandeltem Harnwegsinfekt,
- Analgetikanephropathie,
- nichtgonorrhoischer und postgonorrhoischer Urethritis,
- Infektionen mit Candida albicans, Mykoplasmen,
- akutem Nierenversagen.

Unter **Pyurie** versteht man die gelbliche Trübung des Harns durch massive Leukozytenvermehrung im Urin. Zylinder stellen eiweißhaltige Ausgüsse der Sammelrohre dar. Neben Leukozyten- und Erythrozytenzylindern lassen sich Epithelien-, hyaline und Wachszylinder unterscheiden.

Die im Harnsediment auftretenden Epithelien sind häufig schwer zu differenzieren und haben dementsprechend in der Diagnostik geringe Bedeutung. Harnkristalle (Urate, Oxalate, Phosphate) lassen sich leicht erkennen, sind jedoch ebenfalls klinisch selten von Bedeutung. Zytologisch wird das Sediment auf Tumorzellen untersucht.

Bakteriologische Harndiagnostik

Die bakteriologische Harndiagnostik umfasst die Keimzählung, die Keimidentifizierung und die Antibiotikaresistenzbestimmung.

Die Bestimmung des Keimgehalts im Urin ist diagnostisch und therapeutisch von größter Bedeutung. Mit Hilfe der Eintauchnährböden vom Typ des Uricult-Tests kann eine befriedigende quantitative bakteriologische Untersuchung durchgeführt werden (Abb. 11.**4**). Der Patient wird angewiesen, Mittelstrahlurin in einen keimarmen Einmalbecher laufen zu lassen.

Gewinnung von Mittelstrahlurin. Für die meisten Urinuntersuchungen wird Mittelstrahlurin benötigt. Es handelt sich dabei um die mittlere Urinportion eines spontan gelassenen Harns. Erläutern Sie dem Patienten, wie er dabei vorgehen soll: Vor der Uringewinnung ist die Säuberung des äußeren Genitales mit klarem Wasser sehr wichtig, damit das Untersuchungsergebnis nicht durch Fluor, Seifen, Chemikalien, Intimsprays o.Ä. verfälscht wird. Desinfektionsmittel verändern die Keimzahl im Urin und dürfen daher nicht verwendet werden. Zunächst lässt der Patient die ersten Milliliter Urin in die Toilette laufen. Anschließend spreizen Frauen die Labien, Männer streifen die Vorhaut zurück. Erst dann werden 30–40 ml Urin direkt mit dem Untersuchungsgefäß aufgefangen. Der restliche Urin kann in die Toilette entleert werden. Der so gewonnene Mittelstrahlurin ist geeignet für Laboruntersuchungen, Streifen-Schnelltests und Urinkulturen.

Ein Nährbodenträger wird in den Urin eingetaucht, nach Abtropfen in die sterile Hülle zurückgegeben und zur Bebrütung 24 Stunden in einem kleinen Brutschrank oder bei Zimmertemperatur aufgestellt. Der übrige Urin kann zur normalen Urinanalyse weiterverwandt werden. Die Urinkultur wird am nächsten Tag beurteilt. Entscheidend ist die in 1 ml Urin enthaltene Keimzahl. Der zweimalige Nachweis von 100 000 Keimen und mehr (= „signifikante Bakteriurie") gibt Anlass zur Bestimmung der Keimart und der Resistenz in einem bakteriologischen Institut.

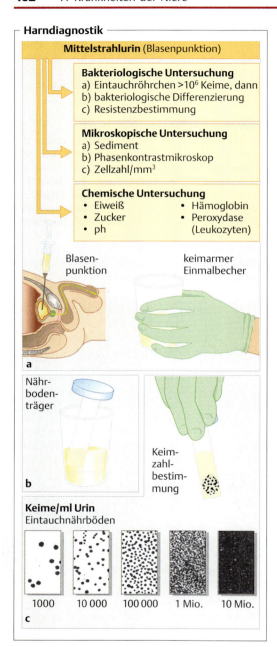

Abb. 11.4 Routinebestimmung und Schema der bakteriologischen Untersuchung. **a** Frisch gelassener Mittelstrahlurin oder Gewinnung durch Blasenpunktion **b** Einführen eines Nährbodenträgers, der anschließend 24 Stunden im Brutschrank aufbewahrt wird **c** Keimzahlbestimmung durch Gegenüberstellung mit Vergleichskarten

Ist der bakterielle Befund fraglich, sollte die Uringewinnung mittels perkutaner suprapubischer Blasenpunktion durchgeführt werden.

 Durch die suprapubische Blasenpunktion, die der heute noch weit verbreiteten bedenkenlosen Blasenkatheterisierung für diagnostische Zwecke unbedingt vorzuziehen ist, lässt sich ein absolut kontaminationsfreier Urin gewinnen.

Chemische Untersuchung des Blutes

Eine „renale Anämie" ist bei jeder chronischen Niereninsuffizienz (Ausnahme: Zystennieren) nachweisbar. Hinweise auf eine Nierenerkrankung können geben: Hypokaliämie, Hyperkaliämie, Hyponatriämie (selten, bei interstitiellen Nephritiden infolge tubulärer Partialinsuffizienz), Hyperphosphatämie und Azidose.

Kreatinin entsteht endogen im Muskelstoffwechsel durch Abbau von Kreatinphosphat, wobei der Serumkreatininspiegel im Gegensatz zum Harnstoffspiegel nahrungsunabhängig ist. Kreatinin wird in der gesunden Niere ausschließlich glomerulär filtriert und lässt somit eine Aussage über die Glomerulusfunktion zu.

Der Harnstoff ist das Endprodukt des Eiweißstoffwechsels. Die Höhe des Harnstoffspiegels im Serum ist abhängig von der Größe des Glomerulusfiltrats und der Harnstoffrückdiffusion in die Tubuli. Darüber hinaus sind extrarenale Faktoren wie Eiweißzufuhr und Katabolismus (Fieber, Kachexie, Verbrennung) von Bedeutung, die die Harnstoffwerte erhöhen.

In Abhängigkeit vom Ausmaß der Niereninsuffizienz steigt das Serumkreatinin proportional an.

 Eine Erhöhung der Serumkreatininwerte über die obere Normgrenze (1,1 mg/dl = 97μmol/l) erfolgt erst dann, wenn das Glomerulumfiltrat um mehr als 50 % vermindert ist.

Während das Kreatinin mehr eine Aussage über die Glomerulumfunktion zulässt, gibt der Harnstoffspiegel im Serum mehr die Tubulusfunktion wieder (passive Rückdiffusion in die Tubuli).

Bei zunehmender Nierenfunktionseinschränkung sind neben einer Erhöhung des Kreatinin- und Harnstoffspiegels eine Hyperphosphatämie und eine Hyperkaliämie im Blut nachweisbar.

Eine Erhöhung der alkalischen Phosphatase im Serum als Ausdruck eines gesteigerten Knochenumbaus weist auf eine renale Osteopathie hin. Harnsäure im Serum: Erhöhte Werte bei Gicht und Zellzerfall; kein wesentlicher Wert bei chronischer Niereninsuffizienz.

Immunologische Untersuchungen im Serum

- ASL-Titer (Verdacht auf akute Glomerulonephritis),
- C_3- u. C_4-Komplemente (membranoproliferative Glomerulonephritis),
- Anti-Basalmembran-Ak (Goodpasture-Syndrom),
- Anti-DNS-Antikörper (Lupus erythematodes),
- c-ANCA Antikörper gegen neutrophiles zytoplasmatisches Antigen (Wegener-Granulomatose),
- Antigen-Antikörper-Komplementkomplexe (Immunkomplex-Nephritis).
- p-ANCA (Panarteriitis nodosa)

Clearance-Untersuchungen

Einen empfindlichen Parameter zur Beurteilung der Nierenfunktion stellt die Kreatinin-Clearance dar; sie gibt die glomuläre Filtrationsrate (= GFR) an, d. h. die Menge des pro Minute gebildeten Primärharns.

> **Definition:** Die glomeruläre Filtrationsrate (ml/min) ist die pro Zeiteinheit in den Glomerula beider Nieren filtrierte Menge an Plasmawasser.

Durch Clearance-Methoden wird die GFR direkt gemessen; die Plasmakonzentration harnpflichtiger Substanzen (z. B. Kreatinin, Harnstoff) gibt die GFR annäherungsweise wieder. Die GFR fällt mit zunehmenden Alter physiologischerweise ab: GFR = 157 – 1,16 × Alter in Jahren. Dies ist wichtig zu wissen für die Gabe von Medikamenten im höheren Lebensalter, die renal eliminiert werden (S. 659).
Leichte Funktionseinschränkungen der Niere werden mit Hilfe der Kreatinin-Clearance bereits frühzeitig erkannt. Die endogene Kreatinin-Clearance hat gegenüber anderen Methoden den Vorteil der erheblich einfacheren Durchführbarkeit und der geringeren Patientenbelastung und -gefährdung, da weder Blasenkatheterisierung noch Infusion körperfremder Substanzen notwendig sind. Clearance heißt Klärung und bedeutet Entfernung entweder bekannter körpereigener (Kreatinin) oder in die Blutbahn gebrachter Stoffe aus dem Blut. Die Kreatinin-Clearance wird berechnet nach der Formel:

$$C = \frac{U \times V}{P}$$

C = gereinigte Plasmamenge oder Clearance
U = Urinkonzentration
V = Urinvolumen (24-Stunden-Urin)
P = Plasmakonzentration

Der Normalwert für die Kreatinin-Clearance beträgt 80 – 120 ml/min. Die klassischen Clearance-Verfahren (PAH- und Inulin-Clearance, 51 Chrom-EDTA-Clearance) sowie die Phenolrotprobe, bei denen körperfremde Substanzen benutzt werden, werden selten durchgeführt.

Bildgebende Diagnostik

Sonographie

Als wenig belastende und schonende Untersuchung hat sich die Sonographie (ggf. mit Farbdoppler) der Nieren und ableitenden Harnwege (Harnblase) sowie der Prostata bewährt; bevor Untersuchungen mit Röntgenstrahlen oder Isotopen durchgeführt werden, ist eine Ultraschalluntersuchung indiziert:

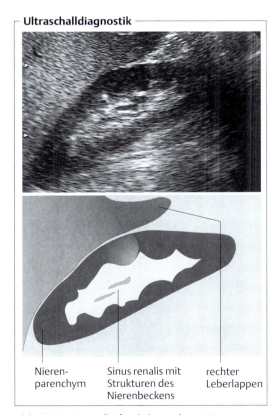

Ultraschalldiagnostik

Nierenparenchym — Sinus renalis mit Strukturen des Nierenbeckens — rechter Leberlappen

Abb. 11.5 Normalbefund der rechten Niere

- Zur Bestimmung der Lage, Form und Größe der Nieren (Abb. 11.**5**),
- Nachweis von raumfordernden Prozessen (Zysten, Abb. 11.**14**, S. 487, Tumoren, Abb. 11.**20**, S. 499),
- Nachweis von Steinen (Abb. 11.**19a**, S. 498),
- Nachweis von Abflusshindernissen (gestautes Becken- bzw. Kelchsystem, Abb. 11.**8a**, S. 469),
- bei Nierenpunktion als Lokalisationshilfe,
- Überprüfung der arteriellen/venösen Durchblutung,
- Harnblase (Restharn, Blasensteine),
- Prostata (Hypertrophie, Knoten, Lappenstruktur, Prostatakarzinom).

Röntgenuntersuchungen

- **Abdomenleeraufnahme** (evtl. mit Schichtung): Verkalkte Steine in Projektion auf das Nierenbecken oder den Ureter; Nephrokalzinose; Lage der Nieren, Psoasrandschatten (unscharf bei perirenalem Abszess).
- **Intravenöse Pyelographie**: Nierengröße und -form sowie anatomische Anomalien der Nieren sowie Form des Nierenbeckens und Verlauf des Ureters lassen sich am besten im i.v. Pyelogramm erkennen (Abb. 11.**6a**). Das IVP gibt darüber hinaus Auskunft über die Funktion der Nieren (z. B. seitengleiche Ausscheidung, Früh- und Spätaufnahmen).
Kontraindikationen für eine IVP bzw. Gabe jodhaltiger Kontrastmittel sind:
  - Leber- und Niereninsuffizienz (kaum Aussagekraft des IVP bei Serumkreatininwerten von > 3–4 mg/dl [300-400 μmol/l]),
  - Paraproteinämie (unklare Proteinurie vor IVP abklären; Gefahr des Nierenversagens),
  - subklinische oder manifeste Schilddrüsenüberfunktion,
  - Jodallergie.

Vor Gabe jodhaltiger Röntgenkontrastmittel muss der Patient genügend Flüssigkeit zuführen zur Vermeidung renaler Komplikationen.
Ausscheidungsurogramme sind wegen vermehrter Röntgenexposition nur mit gezielter Indikation durchzuführen, nur selten sind mehrere IVPs gerechtfertigt. Vor Wiederholungsuntersuchungen sollten bereits vorhandene Röntgenbilder angefordert werden!

- **Miktionszystourogramm** (MCU): dient zum Ausschluss eines vesikoureteralen Refluxes;
- **digitale Subtraktionsangiographie** (DSA, Abb.11.**6b**): Nierenarterienstenosen, Beurteilung von Tumorgefäßen;
- **Angiographie**: nur bei unzureichender DSA ist die Angiographie nach der Seldinger-Technik (Katheterisierung der A. femoralis) erforderlich.

Weitere Untersuchungsmethoden

Computertomographie (CT) mit und ohne Kontrastmittel: Tumoren, Abszesse, diffuse entzünd-

Röntgendiagnostik

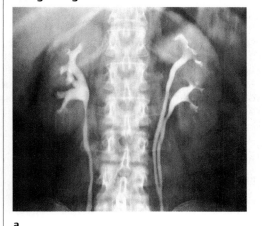

a

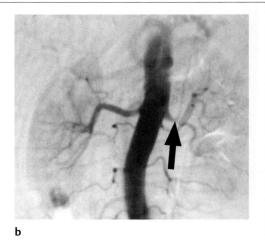

b

Abb. 11.**6 a** Ausscheidungsurogramm. Darstellung eines Ureter fissus in Höhe des Querfortsatzes von LWK 4 links **b** Etagenaortographie (DSA-Technik). Darstellung einer Nierenarterienstenose (↑) bei arterieller Hypertonie; Einzelversorgung der rechten Niere, Doppelversorgung der linken Niere

Infektionskrankheiten der Harnwege und der Niere

liche Prozesse im Bereich der Nieren und ableitenden Harnwege.

Magnetresonanztomographie (MRT): Indikationen wie bei CT; eine Überlegenheit gegenüber der zuvor beschriebenen bildgebenden Diagnostik konnte bisher nicht erkannt werden.

Urethrozystoskopie: Bei Hämaturie mit negativem sonographischem oder radiologischem Befund indiziert.

Nuklearmedizinische Nierendiagnostik:

- statisches Nierenszintigramm (Größe, Form und evtl. morphologische Veränderungen der Nieren);
- dynamische Nierenfunktionsszintigraphie (^{123}Jod-Hippuran oder ^{99m}Technetium-MAG): Überprüfung der Ausscheidungsfunktion der Niere, seitengetrennte Funktionsdiagnostik, Nachweis der Durchblutung bei anurischen transplantierten Nieren, Beurteilung einer Nierenarterienstenose durch Gabe eines ACE-Hemmers.

Vorteil der nuklearmedizinischen Diagnostik: geringe Strahlenbelastung und Fehlen von Kontrastmittelallergien im Vergleich zu Röntgenuntersuchungen.

Nierenbiopsie

Sie wird perkutan mittels Ultraschall (selten Röntgen) durchgeführt und steht am Ende der Reihe differenzialdiagnostischer Eingriffe. Sie ist geeignet zur Differenzialdiagnose des nephrotischen Syndroms sowie Differenzierung der Glomerulonephritiden und bei Verdacht auf Transplantatabstoßung.

Infektionskrankheiten der Harnwege und der Niere

Definition: Die Anwesenheit von Bakterien oberhalb der Urethra (proximal des Sphincter urethrae internus) wird als Harnwegsinfekt bezeichnet. Dieser kann mit klinischen Symptomen oder ohne solche (asymptomatische Bakteriurie) einhergehen.

Epidemiologie

Ca. 5 % aller Frauen weisen eine asymptomatische Bakteriurie (meist verursacht durch E. coli) auf. Die Erkrankungshäufigkeit steigt bei Frauen mit Beginn der sexuellen Aktivität schlagartig an; Männer sind dagegen mit zunehmendem Auftreten von Prostataerkrankungen (obstruktive Ursache) eher im höheren Alter gefährdet. Schwangerschaft, postpartale Phase, Flitterwochen („Honeymoon-Zystitis") sind für Frauen Zeiträume mit besonders hohem Infektionsrisiko. Frauen sind besonders für Harnwegsinfekte disponiert, da neben der kurzen Harnröhre häufig ein gestörtes Schleimhautklima der Vagina und der Vulva besteht und des Weiteren die Harnröhre in unmittelbarer Nähe der mit E. coli kontaminierten Analregion liegt.

Information für Patientinnen. Blasenentzündungen sind in den meisten Fällen sehr schmerzhaft. Frauen, die an ständig wiederkehrenden Blasenentzündungen nach Geschlechtsverkehr leiden, warten oft voller Angst darauf, dass die Schmerzen wieder beginnen. Für Patientinnen mit rezidivierenden Harnwegsinfekten können folgende Hinweise hilfreich sein: Nach der Defäkation mit dem Toilettenpapier immer von vorne nach hinten wischen und nicht umgekehrt. Die gesamte äußere Genital- und Analregion sollte beim Geschlechtsverkehr möglichst arm an Kolibakterien sein, daher sollte die Betroffene diesen Bereich vorher abduschen. Sie sollte nicht vorher, sondern innerhalb $1/2$ Stunde nach dem Verkehr Wasser lassen, damit evtl. in die Harnröhre gelangte Keime mit dem Urin nach außen gespült werden. Machen Sie die Patientin auf die Möglichkeit einer medikamentösen postkoitalen Prophylaxe aufmerksam.

Ätiologie

- **Prädisponierende Faktoren für Infektionen der Harnwege** (Abb. 11.**7a** u. **b**)

- Anatomische Anomalien der Nieren und ableitenden Harnwege,

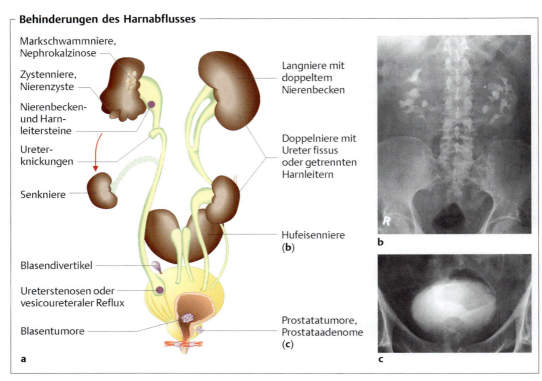

Abb. 11.7 Verschiedene Ursachen einer Harnabflussstörung, die Infektionen der Harnwege begünstigen **a** Ausscheidungsurogramm bei Hufeisenniere **b** Prostataverkalkung bei Prostataadenom

- Störungen des Harnflusses durch Obstruktion: Phimose, Prostatahyperplasie, Striktur, Konkrement, Tumor, Missbildung der Urethralklappen,
- sonstige Störungen des Harnflusses: neurogene Blasenstörung, Harnblasendivertikel, vesikoureteraler Reflux,
- Störungen der lokalen und systemischen Abwehrlage: Diabetes mellitus, Kortison, immunsuppressive Therapie,
- Analgetikaabusus,
- Schwangerschaft,
- Folge diagnostischer und therapeutischer Eingriffe: Blasenkatheter, Zystoskopie etc.

Tab. 11.1 Prozentuale Häufigkeit von Keimen im Harn sowie in Abhängigkeit von der Harngewinnung

Keimart	Urin durch Blasenpunktion	Mittelstrahlurin
E. coli	60	45
Klebsiella	13	10
Proteus	11	15
Pseudomonas	5	5
Enterokokken	5	15
Staphylokokken	2	3
Candida	1	1

Tabelle 11.1 zeigt die prozentuale Häufigkeit einiger Keime in Abhängigkeit von der Uringewinnung. Monoinfektionen mit meist E. coli bei der akuten Pyelonephritis; Mischinfektionen oft als Folge diagnostischer und therapeutischer Eingriffe und bei chronischer Pyelonephritis.

Pathogenese

Die zuvor genannten fakultativ pathogenen Keime, die der physiologischen Flora des Dickdarms angehören (E. coli, Enterokokken, Proteus u. a.) erreichen durch Aufsteigen (98 % der Fälle) die Harnwege bzw. das Nierenparenchym. Pyelonephritische Schäden sind häufig daher auch streng einseitig lokalisiert. Nur in seltenen Fällen ist ein hämatogener (z. B. Staphylokokken) oder lymphogener Infektionsweg zu eruieren. Bei akuten Infektionen handelt es sich meist um Monoinfektionen, bei chronischen Infektionen treten dagegen auch Mischinfektionen auf.

 Bei Nachweis von 3 oder mehr Keimen in der Urinkultur ist eine Kontamination anzunehmen und eine erneute Probe unter optimierten Bedingungen (z. B. durch suprapubische Blasenpunktion) zu entnehmen.

Für klinische Belange lassen sich 4 verschiedene Krankheitsbilder einteilen:

- sogenannte asymptomatische Bakteriurie,
- akute Zystitis,
- akute Pyelitis und Pyelonephritis,
- chronische Pyelonephritis.

Asymptomatische Bakteriurie

Eine asymptomatische Bakteriurie liegt vor, wenn bei zufälligem Nachweis eine signifikante Keimzahl im Urin ausgeschieden wird, dabei aber kein Hinweis auf eine Harnwegserkrankung in Anamnese und Beschwerdebild des Patienten besteht. Behandlungsbedürftigkeit besteht nur in der Schwangerschaft oder bei Vorliegen einer Obstruktion. Bei Nichtbehandlung kann in der Schwangerschaft eine akute Pyelonephritis entstehen!
Die Bakterienausscheidung geht ohne Zeichen einer Gewebsreaktion (Leukozyturie, Zylinder, Eiweiß) einher.

Akute Zystitis (Harnblasenentzündung)

➔ **Definition:** Entzündung der Harnblase, die in über 50 % der Fälle durch Bakterien verursacht wird.

Ätiologie

Die Keime werden beispielsweise durch Aszension in die Blase während des Geschlechtsverkehrs (Honeymoon-Zystitis, Semesterbeginnzystitis) bei der Frau eingeschleppt. Infektionen mit z. B. Trichomonaden sind selten. Die häufigsten exogenen Ursachen der Zystitis sind Blasenkatheterisierung und Instrumentation.

Klinik

Typische Symptome sind:

- Dysurie und Pollakisurie,
- Blasentenesmen,
- suprapubische Schmerzen (Fieber und Flankenschmerzen fehlen!),
- gelegentlich schmerzhafte Makrohämaturie (hämorrhagische Zystitis).

Differenzialdiagnose

Differenzialdiagnostisch in Erwägung gezogen werden müssen neben der tuberkulösen und radiogenen Zystitis, Medikamenteneinnahme (Cyclophosphamid [hämorrhagische Zystitis]), Blasenkrankheiten durch Tumor, Fremdkörper und Steine sowie Adnexitis und Prostatitis (besonders beim älteren Mann).

Akute Pyelonephritis

➔ **Definition:** Die akute Pyelonephritis ist eine durch Bakterien hervorgerufene Entzündung des Nierenbeckens einschließlich des Nierenparenchyms, wobei überwiegend das Nierenmark betroffen ist (interstitielle Nephritis).

Ätiologie und Pathogenese

Die Bakterien dringen sowohl retrograd über die ableitenden Harnwege als auch auf dem Blutweg sowie wahrscheinlich über die Lymphbahnen in die Niere ein. Die prädisponierenden Risikofaktoren (siehe S. 465 und Abb. 11.**7a** u. **b**) spielen eine wesentliche Rolle, da es bei einer normalen Niere mit normalem Harntrakt nur selten zu einer Infektion kommt. Das Erregerspektrum ist in Tabelle 11.**1** wiedergegeben.

Klinik

Die typischen Beschwerden äußern sich in Fieber, evtl. Schüttelfrost, Dysurie und Flankenschmerzen (Druck- und Klopfschmerzhaftigkeit im Nierenlager, oft einseitig).

 Bei älteren Patienten und Kindern liegt oft eine atypische Symptomatik einhergehend mit unklarem Fieber, allgemeinen Leibschmerzen sowie Brechreiz und Kopfschmerzen vor.

Eine Urosepsis muss stets ausgeschlossen werden! Sie stellt eine lebensbedrohliche Komplikation dar.

Chronische Pyelonephritis

Ätiologie
Von wesentlicher Bedeutung bei der Entstehung der chronischen Pyelonephritis ist das Vorliegen prädisponierender Risikofaktoren, die zur Abflussstörung des Urins führen. Häufig liegt ein vesikoureterorenaler Reflux schon im Kindesalter vor.

Klinik
Die Krankheit kann als akut intermittierende Pyelonephritis auftreten oder lange Zeit latent verlaufen und uncharakterische Symptome aufweisen wie

- unklare Fieberanfälle,
- Kopfschmerzen,
- Müdigkeit und Abgeschlagenheit,
- Übelkeit und Brechreiz,
- Gewichtsabnahme.

Komplikationen
Entwicklung einer Niereninsuffizienz, Entwicklung eines Hypertonus oder Entstehen von Kalium- bzw. Natriumverlustnieren.

Diagnostik und Therapie der Infektionskrankheiten

Diagnostik
- **Urinuntersuchung** (siehe S. 461 und Abb. 11.**4**): Wesentlich ist die korrekte Technik der Uringewinnung und das sofortige Aufarbeiten des Urins. Der Urin sollte vor Antibiotikagabe untersucht werden! Im Sediment Leukozyturie, evtl. Leukozytenzylinder, evtl. Erythrozyturie. Leukozyturie bei sterilem Urin: Ursächlich können vorliegen:
  - mit Antibiotika vorbehandelter Harnwegsinfekt,
  - Gonorrhö,
  - nichtgonorrhoische oder postgonorrhoische Urethritis,
  - Reitersyndrom (Urethritis, Konjunktivitis, Arthritis, selten Kolitis, Dermatose, s. S. 335),
  - Analgetikanephropathie.
- **Blutuntersuchungen:** BSG, C-reaktives Protein, Harnstoff, Kreatinin, evtl. Kreatinin-Clearance, Blutkulturen sowie Gerinnungsparameter im Verlauf einer Urosepsis.
- **Sonographie:** Zum Ausschluss einer Harnwegsobstruktion.
- **Urographie:** Erkennen der wichtigen prädisponierenden Risikofaktoren. Typisch für die chronische Pyelonephritis sind im IVP Kelchdestruktionen sowie Nierenparenchymnarben. Die Diagnostik des vesikoureterorenalen Refluxes besteht in:
  - Urographie,
  - Miktionszystourethrographie,
  - Zystoskopie (Ureterostien!).

Therapie
Bei den Infektionen der Harnwege sind die therapeutischen Maßnahmen in etwa gleich: Die **kausale Therapie** besteht in der Beseitigung von etwaigen Abflussstörungen, Missbildungen oder vesikoureterorenalem Reflux und der Behandlung bzw. Ausschaltung weiterer prädisponierender Risikofaktoren.

Die **symptomatische Therapie** besteht in Allgemeinmaßnahmen wie

- reichliche Flüssigkeitszufuhr (außer bei Blasentenesmen) bis 2,5 l pro Tag,
- häufige Blasenentleerung,
- lokale Wärme,
- Spasmolytika bei Bedarf und
- der Behandlung mit Breitbandantibiotika. Ein Antibiogramm ist unerlässlich! Daher bei z. B. akuter Pyelonephritis vor Behandlung Uringewinnung zur bakteriologischen Untersuchung und Resistenzbestimmung. Evtl. spätere Therapieumstellung entsprechend dem Antibiogramm.

Unkomplizierte Harnwegsinfekte können über 1–3 Tage mit Trimethoprim-Sulfamethoxazol (z. B. Bactrim) oder Gyrasehemmer (z. B. Ciprobay, Tarivid, Tavanic) behandelt werden. Bei häufigen Rezidiven prophylaktische Ansäuerung des Urins auf Werte von pH 5-6 mit z. B. Mandelamine oder Ammoniumchlorid (Extin); Langzeitprophylaxe mit Trimethoprim oder Gyrasehemmer (z. B. Barazan).

> Bei der Gabe von Antibiotika muss der Patient immer auf Nebenwirkungen sowie auf allergische Reaktionen beobachtet werden.

Dauer der Antibiotikagabe bei *akuter Pyelonephritis*: ca. 1 Woche mit einer Kombination eines Aminoglykosids (Gentamycin, Tobramycin) mit einem Breitspektrumpenizillin (Ampicillin, Amoxicillin, Mezlocillin, Piperacillin); alternativ: Breitspektrumcephalosporin (Cefotaxin, Ceftriaxon), in Kombination mit Acylaminopenizillin (Mezlocillin, Piperacillin). Bei Unwirksamkeit oder Unverträglichkeit der zuvor genannten Therapieregime: Gyrasehemmer wie z. B. Ciprofloxacin. Ca. 1 Woche nach Beendigung der Antibiotikatherapie bakteriologische Harnkontrolle.

 Aspekte der Pflege. Patienten mit akuter Pyelonephritis sollten Bettruhe einhalten. Lokale Wärmeanwendung wird meist als lindernd empfunden. Stellen Sie dem Patienten ausreichend Getränke zur Verfügung; er soll mindestens 2 l pro Tag trinken. Wenn Harndrang besteht, ist es wichtig, gleich zur Toilette zu gehen, damit die Infektion nicht weiter aufsteigt. Kontrollieren Sie drei Mal täglich die Körpertemperatur und bilanzieren Sie Ein- und Ausfuhr, damit ein akutes Nierenversagen frühzeitig erkannt wird.

Bei der Therapie der *chronischen Pyelonephritis* zusätzlich zu den oben angegebenen Therapiemaßnahmen:

- Substitution bei tubulären Störungen (z. B. NaCl-Substitution),
- Behandlung der Hypertonie (s. S. 258, 260),
- Behandlung der Niereninsuffizienz (s. S. 492).

Komplikation und Prognose der Infektionskrankheiten

Die Prognose akuter Harnwegsinfektionen ist gut, da sie unter Antibiotikagabe in der überwiegenden Zahl der Fälle ausheilen. Es kann allerdings zu Auftreten von Hydronephrose (Abb. 11.**8a** u.**b**), Papillennekrose, Nierenabszessen und Urosepsis kommen. Daher ist es wichtig für die Prognose, dass rechtzeitig die prädisponierenden Risikofaktoren (Obstruktion, vesikoureterorenaler Reflux, neurogene Blasenentleerungsstörung) erkannt und behandelt werden.

Die Prognose der chronischen Pyelonephritis ist ungünstig; eine Ausheilung ist nicht zu erwarten.

Hydronephrose

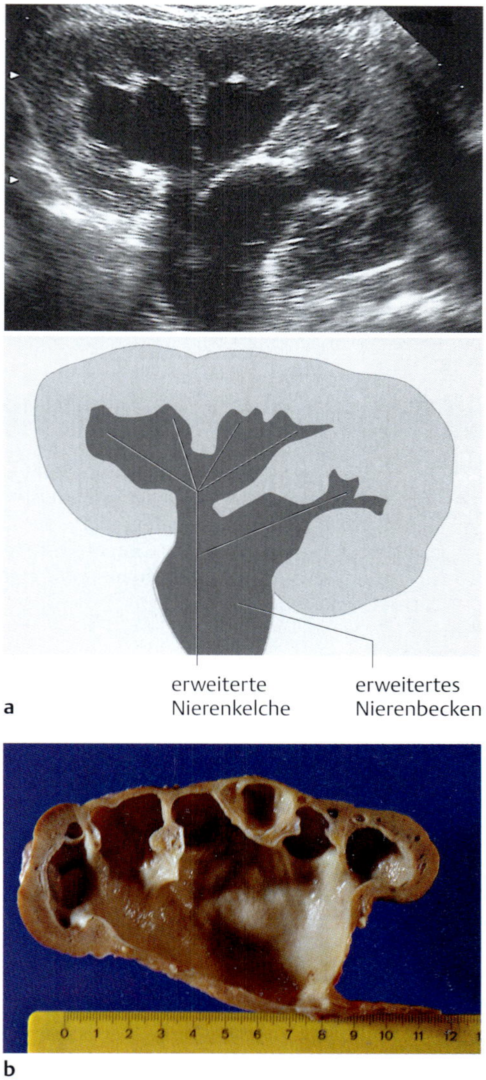

Abb. 11.**8 a** Stauungsniere links. Kelchhälse und Nierenbecken deutlich erweitert **b** Ausgeprägte Hydronephrose mit Atrophie des Nierengewebes

Urethritis

→ **Definition:** Es handelt sich um eine isolierte Infektion der Harnröhre distal vom Sphincter urethrae internus.

Ätiologie

Nichtgonorrhoische Urethritis durch

- Chlamydia trachomatis und Ureaplasma urealytikum (bis 95 % der Fälle),
- selten Trichomonaden,
- Candida albicans,
- Mycoplasma hominis,
- Herpesviren.

Klinik und Diagnostik

Jucken, Brennen oder Schmerzen beim Wasserlassen sowie Pollakisurie, bei Gonorrhö Harnröhrenausfluss.

Diagnostisch: Urinsediment (Leukozyturie), oft keine signifikante Bakteriurie. Dennoch liegt bei ca. 50 % eine Infektion mit Bakterien und bei ca. 20 % eine Infektion mit Chlamydia trachomatis vor. Erreger- oder Antigennachweis in Abstrich oder Blut.

Therapie

Zu Allgemeinmaßnahmen vgl. Therapie der Harnwegsinfektion. (S. 468)
Postkoitale Blasenentleerung, da der Urinfluss einer Keimbesiedlung entgegenwirkt. Antibiotikagabe, z. B. Doxycyclin 2 × 100 mg/Tag über einen Zeitraum von 10–14 Tagen. Bei chronischer Infektion 3 Wochen bis ¼ Jahr. Mitbehandlung des Partners. Zur Behandlung von Trichomonaden: Metronidazol.

Nichtbakterielle tubulointerstitielle Nierenkrankheiten

→ **Definition:** Dies sind Krankheiten, die morphologisch bzw. funktionell das Interstitium, den Tubulusapparat und weniger die Glomeruli und die Nierengefäße betreffen, eine sehr heterogene Gruppe von Erkrankungen.

Akute, nichtbakterielle interstitielle Nephritis (AIN)

Ätiologie

Meist medikamenteninduziert durch allergische Reaktionen auf z. B. Antibiotika, Antirheumatika, Analgetika u. a., seltener infektiös im Gefolge von Infektionen wie z. B. durch Streptokokken, Diphteriebakterien, Leptospiren, Brucellen, Rikkettsien und Viren.

Klinik und Diagnostik

Allergische Begleitphänomene wie Exanthem, Fieber, Krankheitsgefühl, Arthralgien. Anamnese im Hinblick auf auslösende Medikamente. Eosinophilie im peripheren Blut, Hämaturie, Proteinurie, mäßiggradige Erythrozyturie, evtl. Leukozyturie in Abhängigkeit vom Schweregrad der Nierenschädigung, Retention harnpflichtiger Substanzen.
Diagnose: Evtl. Nierenbiopsie.
Differenzialdiagnose: Akute Glomerulonephritis, akute Pyelonephritis, chronisch-toxische tubulointerstitielle Nephritis.

Therapie

Weglassen der Noxe; bei fehlender Besserung sowie schweren Verläufen Glukokortikoide. Bei parainfektiöser AIN konsequente Behandlung mit Antibiotika. In Abhängigkeit vom Grad der Niereninsuffizienz symptomatische Maßnahmen (Diät, Dialysebehandlung).

Prognose

Günstig, in der Regel Normalisierung der Nierenfunktion, selten bleibt die Niereninsuffizienz irreversibel. Wichtig: Überbrückung der Phase Oligo-/Anurie mit Hilfe der Dialyse.
Komplikation: akutes Nierenversagen.

Chronische, nichtbakterielle interstitielle Nephritis

Ursächlich kommen in Betracht:

- Medikamente (s. Analgetikanephropathie),
- metabolische Störungen: Gicht (Hyperurikämie), Hyperkalzämie, Hypokaliämie, Hyperoxalurie,
- Chemikalien: Blei, Cadmium, Lithium,
- Balkan-Nephropathie (Nephritis unbekannter Ursache, in den Balkanländern endemisches Auftreten, asymptomatische Proteinurie in der Jugend, in 5–10 % der Fälle Niereninsuffizienz),
- selten: Zytostatika, immunologische Ursachen.

Zur Hyperoxalurie, zur vermehrten Ausscheidung von Oxalsäure, kann es unter anderem bei Gicht oder Adipositas kommen. Oxalsäure ist zentraler Metabolit im Zitratzyklus. Sauerklee („Oxalis"), Sauerampfer und Rhabarber sind besonders reich an Oxalsäure.

Analgetikanephropathie

→ Definition: Es handelt sich um eine chronische tubulointerstitielle Nephritis, hervorgerufen durch Analgetikaabusus (Phenacetin bzw. Paracetamol, nichtsteroidale Antiphlogistika).

Pathogenese

Die oben genannten Medikamente führen zu Durchblutungsstörungen insbesondere im Bereich der Marklager, so dass Papillennekrosen die Folge sind.

Der Tablettenmissbrauch wird von den Patienten in der Regel verschwiegen und oft erst nach eindringlichem Befragen zugegeben. Die konsumierten Mengen betragen insgesamt mehr als 500–1000 g Phenacetin bzw. eines Mischpräparats.

Klinik und Diagnose

Im Frühstadium oft asymptomatisch; Leitsymptome können Hämaturie, Pyurie und tubuläre Funktionsstörungen sein. Des Weiteren Anämie, schmutzig-graues Hautkolorit, gelegentlich Kopfschmerzen, Müdigkeit.
Diagnose: Im Urin Erythrozyturie, Leukozyturie, leichte Proteinurie. Sonographie und Urographie.

Komplikationen

- Papillennekrose (mit kolikartigen Schmerzen, Hämaturie),
- Niereninsuffizienz,
- Harnwegstumoren bei ca. 10 % der Patienten.

Therapie und Prognose

Absetzen der Medikamente, evtl. Behandlung der Pyelonephritis und des chronischen Nierenversagens. Die Prognose ist günstig bei Absetzen der schädigenden Noxe vor Einsetzen einer Niereninsuffizienz.

Störungen tubulärer Partialfunktionen ohne nachweisbare strukturelle Schäden

Diese Erkrankungen können primär angeboren oder sekundär die Folge einer Nierenerkrankung (z. B. einer interstiellen Nephritis) sein. Es können folgende Störungen unterschieden werden:

- *Aminosäurenresorption:* Ausfall stereospezifischer Transportsysteme für Aminosäuren im proximalen Tubulus, z. B. Zystinurie; Folge Zystinsteine bereits im Kindesalter.
- *Glukoseresorption:* sehr selten, harmlose Störung der Rückresorption von Glukose.
- *Glukosurie bei Normoglykämie,* d. h. renaler Diabetes mellitus,
- *Wasser- und Elektrolyttransportstörung:*
  - renaler Diabetes insipidus (Nichtansprechen des distalen Tubulus auf antidiuretisches Hormon [ADH]),
  - Phosphat- und Kalziumresorption: Nichtansprechen der Tubuli auf Parathormon bei Pseudohypoparathyreoidismus,
  - renal-tubuläre Azidose Typ I–IV (metabolische hyperchlorämische Azidose) bei Störung der Bicarbonatresorption und -produktion,
  - Natriumverlustniere,
  - Kaliumverlustniere, oft kombiniert mit sekundärem Hyperaldosteronismus.

Beim *Fanconi-Syndrom* ist die Funktion diverser Transportsysteme im proximalen Tubulus gestört mit der Folge eines renalen Verlustes von Natrium, Kalium, Kalzium, Phosphat, Bicarbonat, Harnsäure, Monosacchariden, Aminosäuren und Eiweiß. Neben einer vererbten Form tritt das Fanconi-Syndrom sekundär bei Stoffwechselerkrankungen (Morbus Wilson, Fruktoseintoleranz u. a.), Vergiftungen und bei interstitiellen Nephritiden (z. B. durch Sulfonamide) auf.
Insbesondere Funktionsdefekte der distalen Tubuli (renaler Diabetes insipidus, distale renale tubuläre Azidose) können auch sekundär bei Pyelonephritis und Nephrolithiasis auftreten.

Obstruktive Uropathie

Definition: Es handelt sich um eine akute oder chronisch-mechanische Behinderung des Harnflusses von der Papillenspitze der Niere bis zum distalen Harnröhrenende.

Ätiologie und Pathophysiologie

Die Obstruktion kann supravesikal (oberhalb der Harnblase z. B. auf Höhe des Ureters), vesikal (im Bereich der Harnblase, Harnblasenausganges) oder infravesikal (unterhalb der Harnblase z. B. im Bereich der Harnröhre) liegen.
Angeborene Ursachen (z.B. Ureterozelen, Urethralklappenveränderungen, Phimose) sind von erworbenen Ursachen (z. B. Konkremente, Blutkoagel, Papillennekrose, posttraumatische und postentzündliche Veränderungen, intrinsische Tumoren einschließlich Prostatahypertrophie sowie extrinsische Tumoren im Bereich von Zervix und Nachbarorganen) zu unterscheiden.
Bei der **akuten Abflussbehinderung** kommt es zur Harnstauungsniere mit Ektasie des Harnleiters und des Nierenhohlsystems; dieser Prozess ist reversibel.
Die **chronische Obstruktion** (z. B. eines Harnleiters) kann zur irreversiblen Druckatrophie des Nierenparenchyms führen. Das Vollbild der Hydronephrose ist gekennzeichnet durch Erweiterung des Nierenbeckens und der Nierenkelche einhergehend mit einem irreversiblen Funktionsverlust, der als Folge einer Druckatrophie des Nierenparenchyms und einer interstitiellen Fibrose auftritt.

Klinik

Das Leitsymptom einer akuten Harnleiterblockierung (z. B. durch Stein oder Blutkoagel) ist die Kolik im Flankenbereich einhergehend mit druck- oder klopfschmerzhaftem Nierenlager.
Die chronische Obstruktion kann zunächst unbemerkt bleiben und sich erst durch die Folgen der eingeschränkten Nierenfunktion manifestieren. Ein kompletter beidseitiger Verschluss führt zur Anurie, Azotämie und schließlich zur Urämie. Chronisch partielle oder intermittierende Abflussbehinderungen können mit pyelonephritischen Fieberschüben sowie Flankenschmerzen einhergehen.

Diagnose und Therapie

Diagnose: Urinuntersuchungen, Kreatinin im Urin, Sonographie, IVP, CT usw.; Endourologie (Urethrozytoskopie, retrograde Pyelographie, Ureterorenoskopie).
Therapie: Ziel der Therapie ist kurzfristig die Schaffung eines Harnabflusses (z. B. Katheterisierung, Nephrostomie) und mittelfristig, sofern möglich, die Beseitigung des Abflusshindernisses. Antibiotische Behandlung der Begleitpyelonephritis.

Vesikorenaler Reflux (VRR)

Definition: Rückfluss von Blasenharn über den Ureter in das Nierenbecken sowie in das Nierenparenchym wird als vesikorenaler Reflux bezeichnet.

Häufigkeit

Etwa 2 % aller Kinder und 40 % der Kinder mit rezidivierenden Harnwegsinfekten sind betroffen.

Ätiologie und Pathogenese

Die submukös verlaufende vesikale Uretermündung wird beim Gesunden durch den Blaseninnendruck verschlossen. Beim VRR findet sich ein verkürzter submuköser Harnleitertunnel mit insuffizientem Ventilmechanismus. Dieser Befund kann angeboren (primär) oder erworben (sekundär) sein:

- nach ausgeprägten Entzündungen (Tuberkulose, Bestrahlung), einhergehend mit Schrumpfblasenbildung;
- bei Beeinträchtigung des Verschlussmechanismus durch OP am Harnleiterostium (z. B. bei Steinextraktion, Tumorresektion);
- durch Innervationsstörungen der Harnblase.

Klinik und Komplikationen

Lendenschmerzen beim Wasserlassen, Fieber bei aszendierender Pyelonephritis. Komplikationen sind Schrumpfnieren, Hochdruck oder Urämie als Spätsymptome einer unbehandelten Refluxkrankheit.

Diagnostik und Therapie

Diagnose: Urinbefund, bildgebende Verfahren, Endourologie.
Therapie: Operativer Eingriff bei primärem unkomplizierten VRR. Langzeitantibiotikaprophylaxe bei Infekten.

Nierenveränderungen bei primär extrarenalen Krankheiten

Nephropathien bei Diabetes mellitus

Definition: Es handelt sich um Spätkomplikationen nach jahrelangem Diabetes mellitus, bei der sowohl die Blutgefäße als auch das Interstitium und die Glomerula betroffen sein können. Es kommt zu Pyelonephritis, Glomerulosklerose (Morbus Kimmelstiel-Wilson), Arterio- und Arteriolosklerose.

40–50 % der Typ-1- und ca. 15 % der Typ-2-Diabetiker entwickeln nach 15 bis 20-jähriger Diabetesdauer eine klinisch manifeste Nephropathie. Ca. 40 % der dialysepflichtigen Patienten weisen einen Diabetes mellitus Typ 1 bzw. 2 auf.

Pathogenese

Pathogenetisch bedeutsam ist die Hyperglykämie, die als „toxisches Prinzip" u. a.

- zur Aktivierung des Sorbitstoffwechselweges (Anhäufung von Sorbit in der Zelle) führt,
- sowie eine Glykierung und Glykosidation von Proteinen, Lipoproteinen und Nukleinsäuren (AGE-Peptide [*advanced glycation end products*]) bewirkt.

Die gesteigerte Bildung und Akkumulation von AGE-Verbindungen sind an der Entwicklung von diabetischen Spätschäden beteiligt und führen bei der Nephropathie u. a. zu Basalmembranverdickungen und Permeabilitätserhöhungen sowie Veränderungen der elektrischen Barriere in der Glomerulusbasalmembran. In Tabelle 11.2 sind die klinischen Folgen der diabetischen Spätschäden an der Niere dargestellt. Es ist nicht bekannt, weshalb der eine Patient eine Nierenschädigung entwickelt und der andere nicht.

Als Risikofaktoren für die Entwicklung einer diabetischen Nephropathie sind anerkannt:

- genetische Disposition,
- schlechte Diabetes-Einstellung,
- arterielle Hypertonie,
- hohe Eiweißzufuhr mit der Nahrung.

Klinik

Der Hypertonus im Stadium der Niereninsuffizienz bewirkt im Circulus vitiosus des Krankheitsverlaufes des Diabetes mellitus eine weitere Verstärkung der Niereninsuffizienz. Gleichzeitig bestehen häufig weitere chronische Komplikationen des Diabetes mellitus (S. 384).

Diagnose

Nachweis der Mikroalbuminurie bzw. Albuminurie; RR-Messung (ggf. 24-Stunden-RR-Messung), Sonographie; Diagnostik weiterer Zeichen des diabetischen Spätsyndroms (z. B. Polyneuropathie, Retinopathie).

Therapie

Im Stadium der Mikroalbuminurie und noch normalen Blutdruck bereits Gabe von ACE-Hemmern (nephroprotektiver Effekt von ACE-Hemmern), außerdem: weiter

- Vermeidung diabetogener Antihypertensiva (z. B. Thiazide),
- schnelle und konsequente Behandlung von Pyelonephritiden oder Nephrolithiasis,
- Kontrolle von Phosphat-, Elektrolyt- und Säure-Basen-Haushalt bei zunehmender Niereninsuffizienz)
- terminale Niereninsuffizienz (S. 492).

Zur Blutdruckeinstellung ist der ACE-Hemmer ideal; Kalziumantagonist ersatzweise oder als Kombination.

Tab. 11.2 Stadien der diabetischen Nephropathie (GFR = glomeruläre Filtrationsrate)

Stadium	Zeitverlauf	Befunde
I	Diabetesbeginn bis zu 2 Jahren	RR normal, keine Mikroalbuminurie, GFR↑, Nierenvergrößerung, reversibel unter Insulintherapie
II	2–5 Jahre	GFR normal, RR normal, keine Mikroalbuminurie, Verdichtung der glomerulären Basalmembran, klinische Latenz
III	5–15 Jahre	beginnende Mikroalbuminurie (30–300 mg/24h) und RR-Erhöhung, GFR normal, beginnende Nephropathie
IV	10–20 Jahre	Proteinurie (> 300 mg/24h), RR↑ (in 60 % der Fälle), GFR↓, klinisch manifeste Nephropathie
V	15–30 Jahre	GFR↓ (< 10ml/min), RR↑ (in 90 % der Fälle), massive Albuminurie, Kreatinin↑, terminale Niereninsuffizienz

GFR = glomeruläre Filtrationsrate

Prognose

Durch konsequente Behandlung des erhöhten Blutzuckers (HbAlc um 6 %), des Hypertonus (auch des beginnenden!) sowie der Mikroalbuminurie kann die Verschlechterung der Nierenfunktion erheblich verzögert werden.

Harnsäurenephropathie

Langfristig erhöhte Serumharnsäurewerte führen durch Uratablagerungen zur **chronischen Gichtnephropathie**. Assoziiert sind oft Schäden der Nierengefäße durch einen gleichzeitig bestehenden Hypertonus, eine Hyperlipidämie sowie eine diabetesbedingte Nierenläsion. Begünstigt wird die Bildung von Harnsäuresteinen neben der erhöhten Harnsäurekonzentration im Blut durch den sauren Urin-pH und durch geringe Urinvolumina. Uratsteine begünstigen darüber hinaus die Bahnung von Infekten.

Eine **akute Harnsäurenephropathie** (akute Uratniere) tritt bei lymphoproliferativen und myeloproliferativen Erkrankungen auf, wenn unter dem Einsatz von Chemotherapeutika große Mengen Harnsäure anfallen und in den Sammelrohren der Niere und den ableitenden Harnwegen ausfallen. Folge kann ein akutes Nierenversagen sein.

Therapie und Prophylaxe

- Senkung des erhöhten Serumharnsäurespiegels (S. 142),
- Alkalisierung des Harns auf Werte über pH 7 (Gabe von Uralyt),
- Steigerung der Urinvolumina durch große Trinkmengen (über 2–3 l/Tag),
- gegebenenfalls Diuretika,
- bei akutem Nierenversagen Einsatz der Hämodialysebehandlung.

Amyloidose der Niere

Es kommt zur Ablagerung des in der Leber gebildeten Amyloids in der Niere.
Die häufigste Form ist die Begleitamyloidose bei chronisch entzündlichen infektiösen (Osteomyelitis, Tuberkulose) und nichtinfektiösen (chronische Polyarthritis, Kollagenosen, chronisch entzündlichen Darmerkrankungen, Tumoren) Erkrankungen. Die idiopathische Amyloidose (primäre Amyloidose) ist selten.
Durch Ablagerung des in der Leber gebildeten Amyloids in der Niere kann sich eine Niereninsuffizienz bilden.

Klinik

Die Amyloidose manifestiert sich als Proteinurie bis hin zum nephrotischen Syndrom. Sonographisch sind die Nieren vergrößert.
Es können Hinweise auf eine Amyloidose anderer Organe bestehen (Verdickung der Zunge, Hepatomegalie, Splenomegalie, Kardiomyopathie).

Therapie und Prognose

Behandlung der Grundkrankheit, eine spezifische Therapie der Amyloidose existiert nicht. Die Prognose ist ungünstig, sofern die Grundkrankheit nicht saniert werden kann.

Neoplasien und Paraproteinämie

Neoplastische Krankheiten bewirken auf vielfältige Weise glomeruläre Nierenschäden. Neben dem häufigen nephrotischen Syndrom findet sich eine membranöse Glomerulonephritis.
Ein okkultes Neoplasma liegt bei ca. 3–10 % der Patienten mit idiopathischen nephrotischen Syndrom bzw. einer membranösen Glomerulonephritis zugrunde. Karzinome der Mamma, Lunge, des Magen-Darm-Trakts sind besonders häufig. Der Morbus Hodgkin geht oft mit einem nephrotischen Syndrom auf dem Boden einer „Minimalchange-GN" einher.
Remissionen der Glomerulopathie sind durch erfolgreiche Behandlung des Tumorleidens möglich. Glomerulopathien durch benigne monoklonale Gammopathien sind selten. Die Nierenschädigung durch ein Plasmozytom ist häufig (20–25 % aller Myelompatienten).
Neben der Amyloidose und Nephrokalzinose werden die Nieren durch Eiweißausfüllung in den Tubuli einhergehend mit Tubulusverschlüssen durch die glomerulär filtrierten monoklonalen L-Ketten (Bence-Jones-Proteine; S. 529) geschädigt.

Diagnose
Nachweis von Lambda-(L-) und Kappa-Leichtketten in Serum und Urin.

> Keine Röntgenkontrastmittel (IVP, CT)! Diese können eine weitere Schädigung der Nierenfunktion bis hin zum ANV bewirken.

Therapie
Zytostatische Behandlung des Plasmozytoms, symptomatische Behandlung des nephrotischen Syndroms und der Niereninsuffizienz.

Hypertensive Nierenschäden

Benigne Nephrosklerose
Der Hypertoniker weist in Abhängigkeit von Dauer und Schwere der arteriellen Hypertonie eine Beschleunigung der altersphysiologischen Arteriosklerose an den Nierengefäßen auf. Interlobulararterien und -arteriolen sind Prädilektionsstellen. Über eine zunächst funktionelle Engstellung dieser Gefäße kommt es zu einer Verminderung des renalen Blutflusses, wobei zunächst die GFR normal bleibt; eine Mikroalbuminurie ist jedoch frühzeitig nachweisbar.

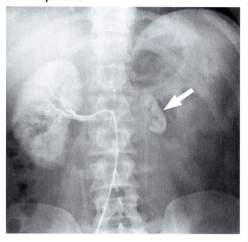

Abb. 11.9 Ausgeprägte Schrumpfniere links (←) mit kompensatorischer Hypertrophie der rechten Niere

Diese benigne Form der Nephrosklerose, die sich bei etwa 80–90 % der primären Hypertonien findet, bewirkt ihrerseits eine „*Renalisierung*" des Hochdrucks und ist darüber hinaus als Prädisposition für eine Pyelonephritis anzusehen. In Abb. 11.9 ist eine einseitige Schrumpfniere dargestellt. Bei etwa 10 % der primären Hypertonien entwickelt sich eine Niereninsuffizienz.

Diagnose und Therapie
Mikroalbumine bzw. Proteine, hyaline und granulierte Zylinder finden sich im Urin, Kreatinin im Serum.
Therapeutisch ist die frühzeitige Behandlung mit Antihypertensiva indiziert.

Maligne Nephrosklerose
Die maligne Nephrosklerose ist durch das Vorliegen fibrinoider Gefäßwandnekrosen mit rasch progredientem Nierenversagen gekennzeichnet. Oft findet sich eine schwere Retinopathie. Es findet sich ein maligner Hypertonus mit einer permanent massiven Erhöhung des diastolischen Blutdrucks (oft über 130 mmHg).

Diagnose
Proteinurie, Erythrozyturie, Kreatinin im Serum.

Therapie und Prognose
Optimale Blutdruckeinstellung durch moderne Antihypertensiva (S. 260). Unbehandelt verster-

ben 80–90 % der Patienten nach 1 Jahr an den Folgen der Urämie. Die 5-Jahres-Überlebensrate liegt derzeit bei etwa 50 %.

Urogenitaltuberkulose

Es handelt sich um eine Tuberkulose der Harnwege und des Genitalsystems.
Häufigkeit: 4–5 Neuerkrankungen/100 000 Einwohner/Jahr.
Manifestationsalter: 5. bis 6. Lebensjahrzehnt. Frauen erkranken geringgradig häufiger als Männer.

Pathogenese

Sehr häufig ist die Nieren-Tbc mit einer Lungentuberkulose assoziiert. Beide Nieren werden durch hämatogene Aussaat befallen.
Folgende Stadien werden unterschieden:

- *parenchymatöses Stadium:* mit Röntgen nicht erfassbar bzw. nur minimale Unschärfen im Kelchbereich;
- *kavernöses Stadium:* Kavernbildung in den Nieren bei normaler Ausscheidungsfunktion; Obstruktionen im Bereich der ableitenden Harnwege können vorliegen;
- *Endstadium der Kittniere:* Tuberkelbakterien können deszendieren, sich auf Ureteren, Harnblase, Prostata, Samenblasen und Nebenhoden ausbreiten.

Klinik

Oft nur unspezifische Allgemeinsymptome wie Abgeschlagenheit, Gewichtsabnahme und subfebrile Temperaturen.
Chronische schmerzlose Schwellungen der Nebenhoden sollten an eine Tuberkulose denken lassen.

Diagnose

Charakteristisch: sterile Leukozyturie. Nachweis von Mycobacterium tuberculosis im Urin durch PCR und Kultur.

 Selbstschutz. Tuberkelbakterienhaltiger Urin ist hochinfektiös. Halten Sie im eigenen Interesse die Hygienevorschriften strengstens ein.

Therapie und Prognose

Konsequente Behandlung mit Tuberkulostatika (Kombinationstherapie siehe S. 606). In der Regel Ausheilung. Operative Intervention nur noch selten erforderlich (z. B. Nephrektomie einer tuberkulösen Kittniere; Beseitigung von mechanischen Abflussbehinderungen).
Prognose: Bei frühzeitiger Diagnose und konsequenter Langzeittherapie ist eine Ausheilung möglich.

Schwangerschaftsnephropathien

Es wird unterschieden zwischen

- EPH-Gestose (Schwangerschaftsgestose),
- erstmaligem Auftreten von Nierenerkrankungen in der Schwangerschaft,
- vorbestehenden Nierenerkrankungen während der Schwangerschaft.

EPH-Gestose

Die EPH-Gestose ist eine Komplikation im letzten Schwangerschaftsdrittel einhergehend mit Ödemen („**e**dema"), **P**roteinurie und **H**ypertonie als Leitsymptom.
Vorkommen bei ca. 3 % aller Schwangerschaften. Ursächlich besteht eine utero-plazentare Insuffizienz möglicherweise auf dem Boden von Gefäßveränderungen.

Klinik

Die Leitsymptome sind Hypertonus und Flüssigkeitsretention.
Mögliche Verlaufsformen:

- Pfropfgestose bei vorbestehenden Organschäden (Nephropathie, Diabetes mellitus, arterieller Hypertonus);
- Präklampsie (Kopfschmerzen, Sehstörungen, Übelkeit, Erbrechen, Augenflimmern);
- Eklampsie (schwere tonisch-klonische Krämpfe, Bewusstlosigkeit, Zungenbiss).

Diagnostik

Konsequente Schwangerschaftsvorsorge, Messung von Blutdruck sowie Bestimmung von Einweiß im Urin, besonders bei vorbestehenden Krankheiten.

Therapie

- Antihypertensiva (α-Methyldopa, kardioselektive β-Rezeptorenblocker),
- Aspirin (50–100 mg),
- Antikonvulsiva,
- Bettruhe und Sedierung,
- Flüssigkeits- und Elektrolytbilanzierung.

Diuretika sind kontraindiziert; keine ACE-Hemmer!

 Bei nicht beherrschbarem Hochdruck bzw. Auftreten von Krämpfen muss ein Kaiserschnitt erfolgen.

Erstmalige Nierenerkrankung und Schwangerschaft

Akute Pyelonephritis

Kommt bei etwa 1 % aller Schwangerschaften vor; jede 3. Schwangere mit asymptomatischer Bakteriurie entwickelt eine akute Pyelonephritis.

Urinkontrolle bei jeder Schwangerschaftsvorsorgeuntersuchung! Jede signifikante asymptomatische Bakteriurie in der Schwangerschaft muss antibiotisch behandelt werden.

Vorbestehende Nierenerkrankung und Schwangerschaft

Etwa 30 % der Schwangeren mit vorbestehenden Nierenerkrankungen erkranken an einer Gestose. Die Gefahr der Fruchtschädigung sowie der Eklampsie sind bei fortgeschrittener Niereninsuffizienz deutlich erhöht.

 In der Schwangerschaft kann es bei allen vorher bestehenden Nierenschäden zu einer Verschlechterung der Nierenfunktion kommen.

Ausnahme: Bei renalem Lupus erythematodes kommt es vorübergehend in der Schwangerschaft zu einer Besserung der Nierenfunktion.
Bei präexistentem Nierenschaden und Kinderwunsch sollte nur bei normalen Retentionswerten und unauffälligem Blutdruck zu einer Schwangerschaft geraten werden.

Glomeruläre Krankheiten

Die Pathogenese glomerulärer Krankheiten ist äußerst vielfältig. Etwa 75 % aller Glomerulopathien werden durch immunologische Vorgänge ausgelöst, die idiopathisch, im Rahmen von Systemerkrankungen oder als Folge einer Infektion auftreten können. In den meisten Fällen ist die Ablagerung von Antigen-Antikörper-Komplexen in den Kapillaren und/oder im Mesangium entscheidend. Seltener werden die Kapillaren durch Antikörper gegen Bestandteile ihrer Basalmembran (z. B. Goodpasture-Syndrom) oder durch zelluläre Immunreaktionen geschädigt.
Metabolische, hereditäre oder neoplastische Erkrankungen sowie zahlreiche Medikamente führen ebenfalls zu einer Glomerulopathie. Die häufigsten Ursachen für Glomerulopathien nicht-immunologischer Genese sind der Diabetes mellitus, Amyloidose, hämolytisch-urämisches Syndrom und eine hereditäre Nephritis (Alport-Syndrom).

Da eine brauchbare Einteilung nach der Ätiologie zur Zeit nicht möglich ist, lassen sich verschiedene glomerulopathische Syndrome am besten nach klinischem Bild und Verlauf unterscheiden (Abb. 11.**10**):

- akute Formen:
  - akute Glomerulonephritis,
  - rasch progrediente Glomerulonephritis,
- chronische Glomerulonephritis,
- nephrotisches Syndrom,
- asymptomatische Urinbefunde.

Innerhalb der einzelnen *klinischen Syndrome* muss immer zwischen primär idiopathischen und sekundären Formen unterschieden werden. Licht-, immunfluoreszenz- und elektronenmikroskopische Untersuchungen an Nierenbioptaten liefern eine weitere Differenzierung. Allerdings korreliert die Morphologie der Glomeruli nicht streng mit der Art der klinischen Manifestation.

11 Krankheiten der Niere

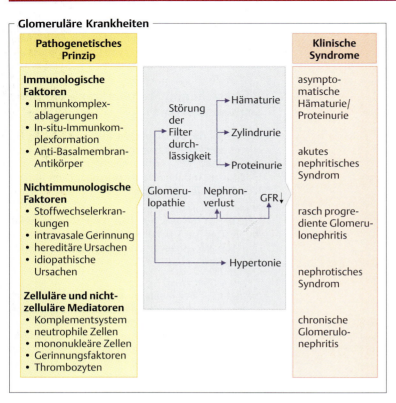

Abb. 11.**10** Durch Kombination einzelner Funktionsstörungen entstehen unterschiedliche klinische Verlaufsformen. (GFR = Glomeruläre Filtrationsrate)

Typische *Folgen* von glomerulären Erkrankungen sind:

- Proteinurie,
- Hämaturie,
- Verminderung der glomerulären Filtrationsrate (GFR),
- Bluthochdruck.

Glomerulonephritis (GN)

Definition: Beide Nieren weisen entzündliche, meist diffuse, zum Teil aber auch fokale oder segmentale Veränderungen an den Glomerula auf.

Immunreaktionen liegen wahrscheinlich allen Formen der Glomerulonephritis auslösend zugrunde.

Akute Glomerulonephritis
Ätiologie

Diese Form umfasst ca. 85 % aller Glomerulonephritiden. Sie wird durch die Ablagerung von Immunkomplexen in der Wand der Glomerula unter Komplementverbrauch induziert.

Typischerweise tritt die akute GN als Zweiterkrankung Tage bis Wochen nach einer akuten Infektion auf. Im klassischen Fall geht eine Infektion mit β-hämolysierenden Streptokokken der Gruppe A (z. B. Angina, Scharlach, Otitis media, Erysipel) voraus. Daneben sind weitere infektiöse und nichtinfektiöse Ursachen bekannt (Tab. 11.**3**).

Tab. 11.**3** Ursachen der akuten Glomerulonephritis

Infektiös
• Streptokokkeninfekte der oberen Luftwege (Pharyngitis, Sinusitis, Otitis media) und der Haut (Erysipel, Impetigo),
• infektiöse Endokarditis, Sepsis, Pneumokokkenpneumonie u. a.,
• Viren: Hepatitis B, EBV, Mumps, Masern u. a.,
• Parasiten: Malaria, Toxoplasmose

Nichtinfektiös
• Systemerkrankungen: Vaskulitis, Lupus erythematodes u. a.,
• primär glomeruläre Erkrankungen: IgA-Nephropathie u. a.

Klinik

Plötzlich auftretende Hämaturie, Proteinurie, Azotämie und Überwässerung charakterisieren das akute nephritische Syndrom. Betroffen sind überwiegend Kinder und junge Erwachsene. Männer erkranken im Verhältnis 2 : 1 häufiger als Frauen.

In schweren Fällen stellt sich eine Oligo-/Anurie ein, die Überwässerung führt bei den meist herzgesunden Patienten zunächst zu Ödemen in den Regionen mit niedrigem Gewebedruck (Periorbitalödem) und schließlich auch in den abhängigen Körperpartien. Aszites, Pleuraergüsse und Lungenödem zeigen eine schwere Verlaufsform an. Daneben kann sich eine arterielle Hypertonie u. U. mit hypertensiven Krisen, entwickeln.

Im akuten Stadium finden sich Allgemeinsymptome wie Fieber, Abgeschlagenheit und subfebrile Temperaturen sowie Schmerzen in der Gegend der Nierenlager.

Diagnostik

Urin: Die Ausprägung pathologischer Urinbefunde ist bei der akuten GN sehr variabel. Die Hämaturie manifestiert sich meist durch einen fleischwasserfarbenen, in ausgeprägten Fällen schmutzig-braunen Urin.

Mikroskopisch: Erythrozyten-, Hämoglobin- und Zellzylinder, dysmorphe Erythrozyten, Proteinurie (ca. 2–3 g/Tag). Ein nephrotisches Syndrom entwickelt sich selten. BSG, Harnstoff und Kreatinin im Serum steigen meist nur leicht an, ASL-Titer ist nur bei max. 50 % der Patienten erhöht und nach frühzeitiger Antibiose häufig normal.

Serologie: ANF, Antibasalmembran-Antikörper, ANCA.

Nierenbiopsie: Im Normalfall bei einer akuten GN nicht erforderlich; unbedingt indiziert ist sie bei nephrotischen Verlaufsformen und bei rasch progredienter Verschlechterung der Nierenfunktion (rasch progrediente Glomerulonephritis im Anschluss an eine akute Glomerulonephritis in 2–3 % der Fälle).

Therapie

Während der Akutphase stationäre Behandlung (Bettruhe, salz- und eiweißarme Kost, solange Retentionswerte im Blut erhöht sind). Bilanzierung von Flüssigkeit, tägliche Gewichtskontrollen. Behandlung von Ödemen (Diuretika), Hypertonie (Antihypertensiva) und Niereninsuffizienz (evtl. Dialyse). Später unter Penicillinschutz bei Herdverdacht Sanierung (z.B. Tonsillektomie).

Prognose

Im Kindesalter seltener Übergang in chronische Nierenerkrankung, häufiger im Erwachsenenalter, besonders bei Alkoholikern. Bei anhaltend pathologischem Urinbefund sollten regelmäßige Verlaufsuntersuchungen durchgeführt werden, da schließlich ein Übergang in eine chronische Niereninsuffizienz erfolgen kann.

Rasch progrediente Glomerulonephritis

Ätiologie

Eine rasch progrediente Glomerulonephritis kann sekundär als Komplikation einer Infektionskrankheit oder einer Systemerkrankung sowie in Zusammenhang mit der Einnahme von Medikamenten auftreten. Daneben gibt es auch primäre (idiopathische) Formen (Tab. 11.4).

Klinik und Diagnose

Neben dem akuten Beginn ist der fulminante Verlauf charakteristisch; dieser führt unbehandelt binnen weniger Wochen zur terminalen Niereninsuffizienz. Häufig finden sich Symptome der Azotämie wie Schwäche, Übelkeit und Erbrechen. Daneben können Oligurie, Flankenschmerz und Hämoptysen (vergleiche Goodpasture-Syndrom) auftreten.

Die weiteren Symptome eines nephrotischen Syndroms treten üblicherweise nicht auf, vermutlich weil die Verschlechterung der exkretorischen Nierenfunktion sich rascher einstellt als die Symptome eines nephrotischen Syndromes sich zu entwickeln vermögen.

Tab. 11.4 Ursachen und Formen der rapid progressiven GN

Sekundärformen	Primär glomeruläre Erkrankungen (idiopathisch)

• Infektiös: Poststreptokokken-GN, infektiöse Endokarditis u.a.,
• Systemerkrankungen: Lupus erythematodes, Goodpasture-Syndrom, Wegener-Granulomatose
• Medikamente: Penicillamin, Gold
	• Idiopathische Glomerulonephritis mit „crescents" (Halbmondbildung)
	  – Typ I: lineare Ig-Ablagerungen (AK gegen Basalmembran)
	  – Typ II: granuläre Ig-Ablagerungen (Immunkomplexe),
	  – Typ III: wenig oder keine Ig-Ablagerungen,
	• IgA-Nephropathie, membranöse GN u. a.

Bei Vorliegen eines nephrotischen Urinbefundes rasch zunehmende Erhöhung des Serumkreatinins.
Diagnose: Urin: Dysmorphe Erythrozyten, Erythrozytenzylinder, Proteinurie mit z. T. extremen Ausmaßen.
Serologie: Kreatinin, ANF, Doppelstrang-DNS-Antikörper, Antibasalmembran-Antikörper, ANCA.
Nierenbiopsie: Unerlässlich! Das charakteristisch-morphologische Substrat ist eine ausgedehnte extrakapilläre Halbmondbildung, d. h. eine den Bowman-Kapsel-Raum ausfüllende Proliferation von glomerulären Deckzellen. Eine ausgeprägte endokapilläre Proliferation weist auf eine den Immunprozess triggernde Infektion hin. Segmentale oder diffuse endokapilläre Nekrosenbildungen sollten an eine nekrotisierende Vaskulitis denken lassen.

Therapie und Prognose

Nur in seltenen Ausnahmefällen (z. B. bei zu Grunde liegender Infektion, die ausheilt) kommt es zur spontanen Remission. Auslösende Medikamente sollten selbstverständlich abgesetzt werden.
Glukokortikoide oft in Kombination mit zytotoxischen Immunsuppressiva werden mit wechselndem Erfolg eingesetzt. Darüber hinaus wird auch ein intensiver Plasmaaustausch angewandt. Wichtig ist der frühzeitige Einsatz dieser Maßnahmen, der eine frühzeitige Nierenbiopsie voraussetzt. Trotz aller Bemühungen entwickeln bis zu 50 % der Patienten innerhalb von 6 Monaten eine dialysepflichtige Niereninsuffizienz.

Goodpasture-Syndrom

Hier handelt es sich um eine Kombination von Hämoptysen und rasch progredienter Glomerulonephritis.
Bei der seltenen Krankheit finden sich Antibasalmembran-Antikörper in der Glomerula und den Lungenalveolen. Es kommt zu rezidivierenden Lungenblutungen und zur rapid progredienten Glomerulonephritis (s. auch Kap. 8 S. 302).

> Das Goodpasture-Syndrom ist benannt nach dem nordamerikanischen Pathologen Ernest W. Goodpasture (1886–1960).

Therapie

Immunsuppression (hoch dosiert Glukokortikoide und alkylierende Substanzen [Cyclophosphamid]) sowie tägliche Plasmapherese können zur Besserung des schweren Krankheitsbildes führen.

Chronische Glomerulonephritis

Definition: Die chronische Glomerulonephritis ist ein diffuser Entzündungsprozess der Glomeruli, der über Jahre und Jahrzehnte persistiert oder rezidiviert.

Fortschritt bis zur terminalen Niereninsuffizienz, aber auch Stillstand ist möglich. Alle primären und sekundären Glomerulonephritiden können zur chronischen GN führen (Abb 11.**11**).

Ätiologie

Ätiologisch werden idiopathische von sekundären Formen unterschieden; die Mehrzahl der Fälle scheint idiopathisch. Nach Elimination des schädigenden Faktors (z. B. D-Penicillin, gold- oder quecksilberhaltige Medikamente) sistierende Erkrankung, bei z. B. Streptokokken, Plasmodium falciparum oft Fortschreiten der Erkrankung. Liegt bereits eine Nierenfunktionseinschränkung vor, spielen zusätzlich, nichtimmunologische Faktoren für die weitere Progredienz der Nierenerkrankung eine Rolle.
Besondere Formen der Glomerulonephritis sind:

- idiopathische Glomerulonephritis oder „minimal-change-GN" (früher Lipoidnephrose),
- fokal sklerosierende GN,
- mesangioproliferative GN,
- perimembranöse (membranöse) GN,
- membranproliferative GN.

Chronische Glomerulonephritis

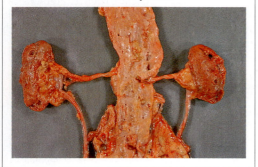

Abb. 11.**11** Schrumpfnieren bds. als Folge einer chron. Glomerulonephritis

Klinik

Der Beginn der Erkrankung verläuft schleichend und macht im Frühstadium keine Beschwerden. Typischerweise wird das Bestehen eines Nierenleidens zufällig bei einer Routineuntersuchung (Musterung, Einstellungsuntersuchung, Abschluss einer Lebensversicherung) entdeckt. In seltenen Fällen findet sich sogar schon bei der Erstuntersuchung das Stadium der Urämie. Aus diagnostischen und therapeutischen Gründen wird unterschieden zwischen:

- GN mit nephrotischem Syndrom und
- GN ohne nephrotisches Syndrom (oligosymptomatische GN).

Die Letztere geht mit einer rezidivierenden oder persistierenden Mikrohämaturie (auch Makrohämaturie) und/oder einfachen Proteinurie (< 2 g/Tag) einher.
Das klinische Bild geht meist auf sekundäre Folgen der chronischen Nierenschädigung zurück:

- Anämie,
- Hypertonie,
- Osteopathie,
- Flüssigkeitsretention (Ödeme),
- Hypertonus.

Diagnose

Urin: Eiweiß, Erythrozyten, Erythrozytenzylinder, Leukozyten, granulierte Zylinder, Wachs- und Fettzylinder, Bakterien.
Blut: Elektrolyte, Kreatinin bzw. Kreatinin-Clearance, Gesamteiweiß und Eiweißelektroferogramm.
Erweiterte Diagnostik: Sonogramm (Abb. 11.**12**), IVP (Achtung: Kreatininspiegel im Blut!), Nierenbiopsie, Augenhintergrund.
Differenzialdiagnose: Die bei der chronischen Glomerulonephritis führenden Symptome wie Proteinurie, Hypertonie, Ödeme, pathologischer Sedimentbefund und Niereninsuffizienz finden sich auch bei anderen Nierenkrankheiten, die somit differentialdiagnostisch zu berücksichtigen sind. Insbesondere sind dies chronische Pyelonephritis, Nephrosklerose, Amyloidnephrose, Myelomnieren und diabetische Glomerulosklerose.

Spezielle Therapie

Allgemeine Maßnahmen: Diätetische Maßnahmen richten sich nach dem Grad der Niereninsuffizienz sowie dem Auftreten von Hypertonus

Chronische Glomerulonephritis

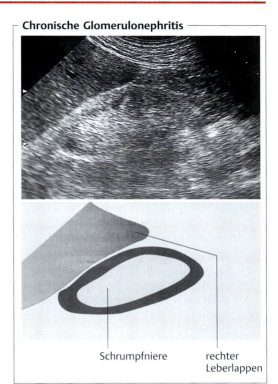

Abb. 11.**12** Ultraschallbefund. Schrumpfniere bei chronischer Glomerulonephritis

und Ödemen. Wichtig ist eine ausreichende NaCl- und Flüssigkeitszufuhr, da sonst eine rasche Verschlechterung der Nierenfunktion eintreten kann. NaCl-Restriktion nur bei Hypertonus und Ödemen. Von besonderer Bedeutung ist die frühzeitige Eiweißeinschränkung, da sie das Fortschreiten der Erkrankung hemmt (ca. 0,7 g Eiweiß/kg/Tag). Wichtig ist die konsequente Therapie des Hypertonus (S. 260), auch schon im Frühstadium. Darüber hinaus Vermeidung von nephrotoxischen Substanzen (z.B. Phenacetin, Aminoglykoside).

 Patienteninformation. Besonders das oftals relativ harmlos angesehene Schmerz- und Fiebermittel Paracetamol wirkt nierenschädigend. Es ist frei verkäuflich und fehlt in fast keiner Hausapotheke. Raten Sie Patienten mit chronischer Glomerulonephritis unbedingt von der Einnahme ab. Betroffene können auf andere, z.T. verschreibungspflichtige Schmerzmittel ausweichen.

Weitere therapeutische Maßnahmen sind:

- Behandlung interkurrenter Infekte,
- Therapie der Herzinsuffizienz nach den allgemeinen Richtlinien unter Berücksichtigung der Nierenfunktion,
- Ausgleich von Elektrolytverschiebungen, insbesondere eines Natriummangels (dadurch Hypovolämie und Verschlechterung der Nierenfunktion; deswegen keine generelle Kochsalzrestriktion),
- Prophylaxe des sekundären Hyperparathyreoidismus (Nephrokalzinose, Nephrolithiasis) mit Phosphat bindenden Substanzen (z. B. Kalziumkarbonat, Aluminiumhydroxid), Kalziumsubstitution sowie evtl. Gabe von Vitamin D bzw. Vitamin-D-Analoga.

Von besonderer Bedeutung ist die Behandlung des Bluthochdrucks mit ACE-Hemmern: Der Ansatzpunkt für die blutdrucksenkende Wirkung dieser Medikamentengruppe und hier speziell wohl Captopril ist das Angiotensin-Umwandlungsenzym (*Angiotensin-Konversions-Enzym* = ACE). Des Weiteren fördern ACE-Hemmer die Nierendurchblutung (s. auch Renin-Angiotensin-Aldosteron-System [RAAS]). ACE-Hemmer verzögern die Progression bei z. B. diabetischer Nephropathie aber auch bei verschiedenen Glomerulonephritiden.
Der entzündliche Nierenprozess bei idiopathischer chronischer GN lässt sich nur in wenigen Fällen durch Medikamente (Glukokortikoide, Immunsuppressiva) direkt beeinflussen.

Prognose

Die Prognose ist unterschiedlich und hängt von der Größe des Nierenschadens ab. Die Chance einer Rückbildung des Schadens ist umso größer, je geringer die Veränderungen sind. Neben einer Ausheilung in bestimmten Fällen kann es in anderen Fällen zur Defektheilung kommen. Darüber hinaus ist auch ein Fortschreiten der Erkrankung bis hin zur Niereninsuffizienz möglich.

Nephrotisches Syndrom

Definition: Das nephrotische Syndrom (Eiweißverlustniere) wird definiert, als die metabolischen und klinischen Folgen eines exzessiven Verlustes von Plasmaproteinen über den Urin.

Das Vollbild des nephrotischen Syndroms ist charakterisiert durch:

- Albuminurie (große Proteinurie > 3,5 g/Tag) und Hypoproteinämie,
- Hyperlipoproteinämie mit Erhöhung von Cholesterin und Triglyceriden,
- Ödeme.

Ursachen des nephrotischen Syndroms

Idiopatisches nephrotisches Syndrom
(bei idiopatischer Glomerulonephritis):

- membranöse GN (25–30 %),
- „minimal change"-GN (23-30 %),
- fokal sklerosierende GN (15-20 %),
- seltener bei anderen GN.

Nephrotisches Syndrom (bekannte Ätiologie):

- *Glomerulonephritiden:*
  - Bakterien: Poststreptokokken-GN, Endokarditis,
  - Viren: Hepatitis B, HIV, EBV,
  - Protozoen: Malaria, Toxoplasmose,
  - Würmer: Schistosomiasis, Filariasis.
- *Medikamentös-toxisch:*
  - Quecksilber- und Goldpräparate,
  - Antiphlogistika, Heroin.
- *Allergene:*
  - Pollen, Bienenstich,
  - Neoplasmen,
  - solide Tumoren (Karzinome, oder Sarkome an Lunge, Kolon, Magen, Mamma),
  - Leukämien und Lymphome (Morbus Hodgkin, Plasmozytom [Myelom]).
- *Vaskulitiden und Systemerkrankungen:*
  - Lupus erythematodes,
  - Panarteriitis nodosa,
  - Schoenlein-Henoch-Purpura,
  - Sklerodermie,
  - Kryoglobulinämie,
  - Amyloidose.
- *Verschiedene Erkrankungen:*
  - Diabetes mellitus,
  - Gestose,
  - schwere Herzinsuffizienz,
  - Nephrosklerose.

Pathogenese

Die physiologische Permeabilitätsbarriere in der Wand des Glomerulus, die beim Gesunden in Abhängigkeit von Molekülgröße und -ladung nur geringe Mengen kleinerer Plasmaproteine in den Primärharn übertreten lässt, ist beim nephrotischen Syndrom erheblich geschädigt. Definitionsgemäß beträgt die Proteinurie mindestens 3,5 g/Tag (bezogen auf eine Körperoberfläche von 1,73 m^2). Es entsteht eine Hypoalbuminämie, da das Molekulargewicht der Albumine niedrig und die Serumkonzentration hoch ist. Durch die entstehende Hypoproteinämie kommt es zu einer Steigerung der Eiweißsynthese in der Leber, wobei sich für die einzelnen Eiweiße aufgrund ihrer unterschiedlichen glomerulären Permeabilität ein neues Gleichgewicht – eine *Dysproteinämie* – einstellt:

- Abfall von Albumin, α_1- und γ-Globulin im Serum sowie
- Anstieg von β-Globulin und α_2-Globulin im Serum.

Die Hypoalbuminämie führt zu einer erhöhten Flüssigkeitssequestration in das Interstitium. Die Neigung zur Ödembildung wird darüber hinaus durch Gegenregulationsmechanismen (Aktivierung des Renin-Angiotensin-Aldosteron-Systems) sowie gesteigerte ADH-Sekretion im Sinne eines Circulus vitiosus verstärkt, so dass die Ödeme häufig therapieresistent sind.

Der verminderte onkotische Druck im Plasma stimuliert auch die Produktion von Lipoproteinen in der Leber. Gleichzeitig besteht ein renaler Verlust von Lipoproteinlipasen. In der Regel sind LDL und Cholesterin erhöht, in ausgeprägten Fällen steigen auch VLDL und Triglyceride an.

Neben Albuminen gehen mit dem Urin auch andere Plasmaproteine verloren, die in wechselndem Ausmaß zu Symptomen führen können (Tab. 11.5). Die Proteinurie kann in Extremfällen 50 g/Tag erreichen.

Klinik

Leitsymptome sind:

- oft massive Ödeme im Bereich der Augenlider und der unteren Extremitäten;
- später oder in ausgeprägten Fällen Aszites, Pleuraergüsse, Penis- und Skrotalödeme, Anasarka (= diffus generalisierte Ödemeinlagerung in allen Körperbezirken);
- Thromboseneigung (Nierenvenenthrombose, tiefe Beinvenenthrombose u. a. aufgrund renalen Verlustes an Antithrombin III);
- Infektanfälligkeit bei IgG-Mangel;
- Symptome einer Niereninsuffizienz im Verlauf der Erkrankung.

Bei nachgewiesenem AT-III-Mangel ist von einer Heparingabe keine prophylaktische oder therapeutische Wirkung zu erwarten.

> **Patientenbeobachtung.** Neben den Vitalzeichen werden Gewicht und Urinausscheidung bzw. Flüssigkeitsbilanz regelmäßig ermittelt und bewertet. Beobachten Sie den Patienten darüber hinaus auf erste Anzeichen von Komplikationen durch zunehmende Flüssigkeitsretention wie Pleuraerguss, Lungen- und Hirnödem. Die Infektabwehr der betroffenen Patienten ist vermindert, weil sie über die Niere Immunglobuline verlieren. Beachten Sie Zeichen beginnender Infektionen, damit frühzeitig Antibiotika verordnet werden können. Achten Sie des Weiteren auf Symptome einer Thrombose, denn es besteht eine erhöhte Thrombosegefahr.

Tab. 11.5 Verlust spezifischer Plasmaproteine und dessen Folgen beim nephrotischen Syndrom

Plasmaproteinverlust	Symptome
Albumin	Ödemneigung; Hypokalzämie; veränderte Pharmakokinetik zahlreicher Pharmaka
TBG	vermindertes T$_4$: Hypothyreose
Vitamin-D-bindendes Protein	Vitamin-D-Mangel: Hypokalzämie, sekundärer Hyperparathyreoidismus
Transferrin	mikrozytäre hypochrome Anämie (eisenresistent)
Metall-bindende Proteine	Kupfer- und Zinkmangel
AT III	Thromboseneigung

Diagnose

Labor: Serumelektrophorese, Harnstoff, Kreatinin, Kreatinin-Clearance, Immunglobuline, Antithrombin III, Cholesterin und Triglyceride.

Urin: Proteinurie und Lipidurie (Fettkügelchen, Fettkörnchenzellen sowie Cholesterinkristalle als „Malteserkreuze"); pathologischer Sedimentbefund (hyaline und granulierte Zylinder).

Allerdings können je nach zu Grunde liegender Nephropathie weitere pathologische Sedimentbefunde vorliegen (z. B. Erythrozytenzylinder). Bei der Minimalläsion („minimal-change"-GN) ist die Proteinurie *selektiv* (d. h. große Mengen Albumin; Globuline nur in Spuren) während bei der membranösen und membranomesangioproliferativen Glomerulonephritis und den metabolischen Ursachen des nephrotischen Syndrom alle Serumeiweißfraktionen mit dem Urin verloren gehen (*nichtselektive* Proteinurie). Patienten mit nichtselektiver Proteinurie sprechen schlecht auf eine Steroidtherapie an.

Neben der Sonographie der Nieren ist eine Nierenbiopsie mit Histologie unbedingt erforderlich, um zu einer genauen Diagnose und zu einem rationalen Behandlungskonzept zu kommen.

Therapie

Allgemeine Maßnahmen

- Ausschaltung der Noxe (Absetzen von Medikamenten, Behandlung des Grundleidens, z. B. Lupus erythematodes, Tumor oder chronische Entzündung kann Proteinurie beseitigen).
- NaCl-Restriktion (< 6 g NaCl/Tag);
- Eiweißzufuhr (eine mäßiggradige Eiweißrestriktion von 0,7 g/Eiweiß/kg soll zu einem Rückgang der Proteinurie und einem Anstieg der Serumproteinkonzentration führen).

Bei nephrotischen Syndrom nur in Ausnahmefällen i. v. Albuminzufuhr! Über 90 % der zugeführten Proteine werden innerhalb von 1–2 Tagen renal wieder ausgeschieden.

Allgemeine Pharmakotherapie

- **Ödembehandlung:** Oft besteht Diuretikaresistenz; Gabe eines Schleifendiuretikums in steigender Dosis empfehlenswert. Bei unzureichender Wirkung Kombination aus kaliumsparenden Diuretika und Thiazid. Oft besonders wirkungsvoll: Kombination von Furosemid, Thiazid und kaliumsparendem Diuretikum (Lasix + Moduretik oder Dytide H).

Diuretikagabe nur unter strenger Kontrolle des Wasser- und Elektrolythaushalts.

Einsatz von Humanalbumin (hyperosmolar, salzarm) als Infusion nur bei schweren, lebensbedrohlichen Ödemen.

- **Hyperlipoproteinämie:** Behandlung nur in schweren, diätetisch nicht zu beeinflussenden Formen medikamentös.
- **Verminderte Infektabwehr:** Frühzeitige antibiotische Behandlung von Infekten plus Gammaglobulinsubstutition; Impfung gegen Pneumokokken und Influenzavirus.
- **Erhöhte Thromboseneigung:** Gesicherte Daten über die beste Form der Thromboseprophylaxe liegen nicht vor; antithrombotische Behandlung mit niedermolekularem Heparin CS oder Marcumar. (Achtung: Die Wirkungsweise von Marcumar kann aufgrund seiner hohen Eiweißbindung mit renalem Verlust verändert sein!).
Bedrohliche Komplikation des nephrotischen Syndroms ist die *Nierenvenenthrombose* einhergehend mit Flankenschmerzen, Hämaturie und Niereninsuffizienz.
- **Hypertonus:** Konsequente Behandlung schon frühzeitig; ACE-Hemmer werden bevorzugt. Sie führen zu einer Senkung des glomerulären Filtrationsdrucks und wirken so zusätzlich der pathologischen Filtration von Plasmaeiweißen entgegen. Sie sind bei fortgeschrittener Niereninsuffizienz (Kreatinin-Clearance < 30 ml/min.) relativ kontraindiziert.
- **Immunsuppressive Therapie** nur dann, wenn Nierenfunktion noch weitgehend erhalten ist (Serumkreatinin < 2 mg/dl).

Prognose

Verlauf und Prognose sind abhängig von der Grundkrankheit. Beim Erwachsenen ist die Prognose weniger günstig als im Kindesalter, so dass in der Regel eine chronische Niereninsuffizienz die Folge ist. Etwa 50 % der Nephrosen im Kindesalter verlaufen relativ gutartig und hinterlassen nur geringe Dauerschäden. Bei der „minimal-change"-GN (früher: Lipoidnephrose) sind spontan oder durch Glukokortikoidtherapie eingeleitete Remissionen in ca. 80 % der Fälle bekannt.

Asymptomatische Urinbefunde

→ Definition: Es liegen Hämaturie und/oder geringe Proteinurie (< 2 g/Tag) vor, Symptome wie Hypertonie und Ödeme fehlen.

Ätiologie und Klinik

Die häufigsten Ursachen sind in Tab 11.6 wiedergegeben. Gelegentlich stellt dieses Syndrom ein Durchgangsstadium im Verlauf verschiedener Glomerulopathien (z. B. des nephrotischen Syndroms oder der chronischen Glomerulonephritis) dar.

Die häufigste Ursache der rezidivierenden asymptomatischen glomerulären Hämaturie ist die *IgA-Nephropathie* (Berger-Nephropathie), die vorwiegend bei jungen Männern auftritt. Die Diagnose wird durch den immunfluoreszenzmikroskopischen Nachweis von diffusen IgA-Ablagerungen im Mesangium gestellt. Lichtmikroskopisch liegt meist eine diffus mesangioproliferative oder fokal und segmental proliferative Glomerulonephritis vor. Bei etwa 25–30 % der Patienten führt die IgA-Nephropathie nach 10 Jahren zum terminalen Nierenversagen.

Eine intermittierende Therapie mit Glukokortikoiden oder Breitspektrumantibiotika vermindert die Häufigkeit einer Makrohämaturie, beeinflusst den langfristigen Verlauf der Erkrankung jedoch nicht. Gelegentlich wurden eine Gliadin-Überempfindlichkeit und ein Rückgang der Eiweißausscheidung unter Gliadin-Karenz beobachtet.

Eine leichte bis mäßige isolierte Proteinurie (150mg bis 2 g/Tag) ist ein häufig anzutreffender Befund. Die nur bei aufrechter Körperhaltung auftretende orthostatische Proteinurie hat keinen eigentlichen Krankheitswert und verschwindet oft spontan. Bei einer **konstanten** und von der Körperhaltung unabhängigen **nicht nephrotischen Proteinurie** bestehen hingegen häufig strukturelle Veränderungen an den Glomeruli. Die Prognose ist gut, solange die Eiweißausscheidung unter 2 g/Tag liegt. In diesen Fällen wird wegen der fehlenden therapeutischen Konsequenz in der Regel auf eine Nierenbiopsie verzichtet.

Therapie

Die asymptomatische Proteinurie und/oder Hämaturie ist naturgemäß häufig ein Zufallsbefund. Dementsprechend sollte die Diagnostik intensiv, jedoch möglichst wenig invasiv sein. Von besonderer Bedeutung ist, dass prognostisch ungünstige Erkrankungen wie z. B. Tumorleiden ausgeschlossen werden.

Die Therapie erfolgt in Abhängigkeit von Diagnose und Klinik.

Tab. 11.6 Ursachen einer Hämaturie sowie Verdacht auf Hämaturie

Renale Ursachen	Postrenale Ursachen	Weitere Ursachen
Glomerulär • Glomerulonephritis • andere glomeruläre Läsionen (z. B. hereditär, stoffwechselbedingt) *Nichtglomerulär* • akute interstitielle Nephritis • chronische interstitielle Nephritis (u. a. Analgetikaniere) • zystische Nierenerkrankungen • Tumoren • Gefäßmissbildungen • Trauma • Hyperkalzurie • Hyperurikosurie • Ischämie (arterieller und venöser Verschluss, Papillennekrose)	• mechanische (Steine, Stenosen der Harnwege) • entzündlich (Urethritis, Zystitis, Prostatitis, Epididymitis) • Tumoren (Prostata, Uroepithel) • Prostatahypertrophie • Fremdkörper • Fehlbildungen • Marschhämaturie	• Gerinnungsstörungen • Pigmenturie: Hämoglobinurie, Megaglobulinurie, Porphyrie, Nahrungsmittel (rote Bete, Rhabarber), Medikamente • vaginal • artifizielle Blutbeimengung

Angeborene anatomische Anomalien (Fehlbildungen)

Agenesie: Eine Niere, oft die linke, fehlt anlagemäßig; die verbleibende Niere ist hypertrophiert.

> Vor einer Nephrektomie muss immer überprüft werden, ob beide Nieren vorhanden sind.

Hufeisenniere: Beide Nieren sind durch Nieren- oder Bindegewebe miteinander verbunden (Abb. 11.**7b**). Gleichzeitig können Missbildungen des Nierenbecken-Harnleiter-Systems bestehen.

Ektopie: Durch Verlagerung der Niere in das Becken ist der Harnleiter oft verkürzt, so dass bei Ureterverlegung Aufstau des Harnes die Folge sein kann.

Nephroptose: („Wanderniere"): In Abhängigkeit von der Körperlage kommt es zu einer Positionsveränderung der Niere. Beim aufrechten Stehen sinkt diese von der normalen Lage in das kleine Becken ab. In extremen Fällen können Ureterabknickungen die Folge sein.

Zystische Veränderungen der Niere

Bei den zystischen Veränderungen der Niere wird unterschieden zwischen

- Zystennieren (polyzystischen Nieren),
- Markschwammniere und
- Nierenzysten (solitär und multipel).

Zystennieren

Hier unterscheidet man zwischen

- autosomal-rezessiver polyzystischer Nephropathie (kindliche Zystennieren),
- zystischen Nierendysplasien (Auftreten im Kindesalter) und
- autosomal-dominanter polyzystischer Nephropathie (polyzystische Nierenerkrankung des Erwachsenen).

Polyzystische Nierenerkrankung des Erwachsenen

Sie ist die häufigste hereditäre Nierenerkrankung: Inzidenz 1 : 1000 bis 1 : 5000 in der Allgemeinbevölkerung („*a*dult *p*olycystic *k*idney *d*isease", ADPKD) (Abb.11.**13 a** u. **b**).

- Manifestationsalter liegt zwischen der 3. und 5. Lebensdekade, < 10 % einseitig, > 90 % doppelseitig, Zysten bis mehrere cm im Durchmesser.
- 8 % aller Dialysepflichtigen sind betroffen. Zysten können gleichzeitig in Leber (40–50 %) sowie Milz, Pankreas, Lungen, Ovarien, Hoden, Nebenhoden, Schilddrüse bestehen. Bis zu 50 % der Patienten haben gleichzeitig intrakranielle Aneurysmen.

Polyzystische Niere

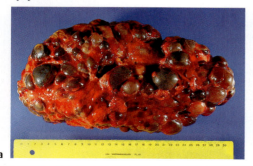
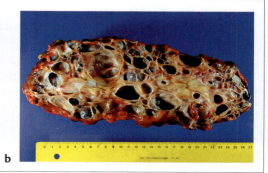

Abb. 11.**13** **a** Oberflächendarstellung **b** Schnittfläche

Symptome

Makrohämaturieepisoden (Zystenruptur), evtl. Flankenschmerzen, außerdem klinische Zeichen der Nephrolithiasis sowie Harnwegsinfektionen (einhergehend mit Infizierung der Zysten, Nierenabszesse), Hypertonus.
Diagnose: Pathologisches Harnsediment (Proteinurie, Erythrozyturie), arterieller Hypertonus. Bildgebende Verfahren (Sonographie) sichern die Diagnose.

Prognose

Niereninsuffizienz zwischen dem 40. und 60. Lebensjahr; es besteht die Gefahr der Aneurysmablutung (insbesondere bei arterieller Hypertonie).

Markschwammniere

Meist sporadisches Auftreten. Es besteht eine angeborene zystische Erweiterung der terminalen Sammelröhrchen in der Nähe der Papillenspitze, in den ektatischen Tubuli kann es zu Konkrementbildungen kommen.
Klinik: Koliken, Hämaturie, evtl. Pyelonephritis.
Diagnose: Urinsediment, Sonographie und Urographie.
Therapie erfolgt nur symptomatisch.
Prognose: Von größter Bedeutung sind Konkrementbildung und Infektionen; sonst keine Einschränkung der Lebenserwartung.

Nierenzysten

Auftreten praktisch nie vor dem 30. Lebensjahr. Mit zunehmendem Alter häufiger (bei ca. 20 % der über 60-Jährigen). Nierenzysten können solitär, multipel, ein- oder beidseitig vorkommen. Meist werden sie als symptomloser Zufallsbefund bei Ultraschalluntersuchungen entdeckt.

Symptome

Große Zysten können durch Verdrängung Rückenschmerzen und abdominelle Beschwerden hervorrufen; des Weiteren kann es zu Polyglobulie kommen. Eine maligne Entartung ist extrem selten. Das gemeinsame Auftreten mit Hämangioblastomen des Zerebellum (Lindau-Krankheit) oder der Retina (Hippel-Lindau-Krankheit) ist äußerst selten.

Differenzialdiagnose

Abgrenzung zystische Dilatation der Kelchhälse, Hämatom, Hämangiom, tuberkulöse Kavernen, Echinococcus-Zysten, alte Abszesshöhlen und Dermoidzysten.

Diagnose und Therapie

Sonographie (Abb. 11.**14**); bei V.a. maligne Entartung Zytologie.

Therapie:
- Keine Behandlung bei symptomlosen Zysten,
- operative Entfernung der Zyste bei Auftreten von Komplikationen,
- Verödung der Zyste bzw. Zysten durch Instillation von Alkohol.

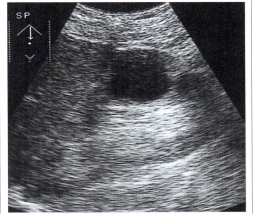
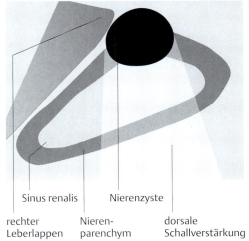

Abb. 11.**14** Typische echoarme (= schwarze) Darstellung der Zyste mit dorsaler Schallverstärkung

Sinus renalis — Nierenzyste
rechter Leberlappen — Nierenparenchym — dorsale Schallverstärkung

Akutes Nierenversagen (ANV)

Hier handelt es sich um eine plötzlich auftretende, meist reversible Niereninsuffizienz einhergehend mit einem Rückgang der Urinmenge unter 500 ml bzw. 200 ml Urin/Tag. Die Folge ist ein Anstieg der harnpflichtigen Substanzen im Blut (Azotämie).

Häufigkeit

Die Häufigkeit eines nicht dialysepflichtigen ANV liegt wesentlich höher als das eines dialysepflichtigen ANV.
Nach den zu Grunde liegenden Pathomechanismen wird unterschieden zwischen prärenalen, renalen und postrenalen Formen des akuten Nierenversagens. Ca. 80 % der Patienten mit akuten Nierenversagen sind der prärenalen Form zuzuordnen.

◀ Ursachen des akuten prärenalen, renalen und postrenalen Nierenversagens

Akute prärenale Niereninsuffizienz (prärenale Zirkulationsstörung mit renaler Hypoperfusion):

- *zirkulatorische Ursachen:*
  - Hypovolämie (Dehydrierung, Blut-, Plasmaverluste),
  - Hypotension (toxisch, immunologischer Schock, Elektrolytverschiebungen),
  - kardiale Insuffizienz (z. B. Herzinfarkt mit Schock);
- *toxische Ursachen:*
  - endogene Toxine (Rhabdomyolyse bei Trauma, Drogenabusus u. a., Leberinsuffizienz),
  - exogene Toxine (Medikamente wie NSAR, Aminoglykoside, Zysostatika, ACE-Hemmer; Schwermetalle wie Gold, Quecksilber, Blei; Pilzvergiftungen, Schlangengifte, Röntgenkontrastmittel);
- *immunologische Ursachen:*
  - Transfusionszwischenfälle,
  - anaphylaktische allergische Reaktionen.

Akute renale Niereninsuffizienz (akute renale Nierenschädigung):

- glomeruläre Nierenerkrankungen (z. B. akute GN, Schoenlein-Henoch-Purpura),
- vaskuläre Nierenerkrankungen (z. B. Eklampsie, Kollagenosen, bds. Verschluss der Nierenarterien und -venen),
- tubulointerstitielle Nierenerkrankungen (z. B. akute Pyelonephritis, akute interstitielle Nephritis).

Akute postrenale Niereninsuffizienz:

- *Obstruktion der Ureteren:*
  - Karzinom (Harnblase, Zervix, Rektosigmoid u. a.),
  - retroperitonale Lymphome,
  - retroperitonale Fibrose;
- *Obstruktion des Blasenausganges:*
  - Karzinom (Harnblase, Prostata),
  - Prostatahypertrophie,
  - Infektion (Schleimhautschwellung!),
  - Harnblasenstein, Koagel,
  - funktionell: neurogene Blasenentleerungsstörung;
- *Obstruktion der Urethra:*
  - Phimose,
  - Striktur,
  - Tumor. ▶

Prärenales ANV

Beim prärenalen ANV ist die Azotämie schnell reversibel, wenn die zu Grunde liegende Ursache zeitgerecht behoben werden kann, bevor eine Tubulusnekrose auftritt (funktionelles prärenales ANV). Sonst droht als Folge der anhaltenden Ischämie eine Nekrose der Tubulus-Epithelzellen (ischämisches ANV, Schockniere). Dieses ANV ist allerdings erst nach Tagen bis Wochen rückbildungsfähig.
In Analogie zum ischämischen ANV liegt auch dem toxischen ANV eine Schädigung der Tubulusepithelien zugrunde. Das Nierenversagen ist meist reversibel und kann ohne bleibende Funktionsstörung ausheilen.
Oft handelt es sich nur um ein flüchtiges Schockgeschehen

Renales ANV

Ca. 1–2 % der Fälle mit ANV machen die primär renoparenchymatösen Erkrankungen aus. Besonders die rapid progressive Glomerulonephritis, die idiopathisch oder im Rahmen von Systemerkrankungen auftritt, und die akute interstitielle Nephritis (Hanta-Virus-Infektion) lösen ein ANV aus. Der Übergang in ein irreversibles chronisches

Nierenversagen ist oft nicht zu verhindern. Eine intrarenale Obstruktion kann durch die Bildung von Kristallen (Urate, Oxalate) und durch Leichtketten (z. B. Plasmozytom) in den Tubuli hervorgerufen werden.

Postrenales ANV

Eine bilaterale Obstruktion in den ableitenden Harnwegen kann zur akuten kompletten Anurie mit Abfall der glomerulären Filtrationsrate führen. Die häufigsten auslösenden Ursachen sind Prostataerkrankungen, gynäkologische Tumoren sowie Konkremente.

Symptome des ANV

Leitsymptom ist die Oligo-/Anurie. Der Ablauf in 4 Stadien ist für das ANV charakteristisch:

- Initial- bzw. Schädigungsphase (Stunden bis Tage je nach Grundkrankheit);
- oligo-/anurische Phase (Dauer 2 Tage bis 9 Monate, in der Regel 10 Tage). Im Vordergrund stehen Störungen des Wasser-, Elektrolyt- und Säure-Basen-Haushaltes.
- polyurische Phase (Erholungsphase, Dauer ca. 3 Wochen), als Ausdruck der Regeneration des Tubulusapparates finden sich täglich steigende Urinmengen (ca. 5 l und mehr, Abfall der Nierenretentionswerte).
- Restitutionsphase (Dauer Monate bis ca. 2 Jahre); nicht immer komplett, Defektheilung ist möglich.

Komplikationen

- Überwässerung: kann einhergehen mit Lungenödem („fluid lung", Abb. 11.15), Hypertonie, Herzinsuffizienz, peripheren Ödemen,
- Hyperkaliämie einhergehend mit Herzrhythmusstörungen, Hyperphosphatämie, Hypokalziämie, Hypermagnesämie, metabolischer Azidose,
- urämische Perikarditis,
- gastrointestinale Symptome (Stressulkus einschließlich Blutungen, urämische Gastroenteritis),
- zentralnervöse Symptome (Steigerung der neuromuskulären Erregbarkeit),
- Infektanfälligkeit (Infektionen sind die häufigste Todesursache beim ANV),
- Anämie, Thrombozytopenie, evtl. Leukozytose.

Diagnose, Differenzialdiagnose

Wesentlich sind die eingehende Anamnese sowie die körperliche Untersuchung. Dabei auf Hinweise für vorbestehende Nierenschäden, disponierende Erkrankungen, Medikamenteneinnahme, vorangegangene Anwendung von Röntgenkontrastmittel usw. achten. Besonders zu beachten sind, bei Verdacht auf postrenales ANV:

- plötzliche Anurie mit Koliken,
- Prüfung des Füllungszustandes der Harnblase (Palpation, Katheterisierung, Sonogramm),
- Ausschluss eines Nierenhohlraumaufstaus (Sonogramm);

bei Verdacht auf prärenales ANV:

- Prüfung von RR, Pulsfrequenz und Qualität, Hautturgor, Füllungszustand der Halsvenen.
- Das funktionelle prärenale ANV ist durch den Nachweis erhaltener Tubulusfunktionen zu erkennen (Urinnatriumkonzentration < 20 mmol/l; Urinosmolarität > 500 mmol/l).

Bei begründetem Verdacht auf ein ANV wird neben einer engmaschigen Kontrolle der Nierenwerte und Elektrolyte im Blut Urinausscheidung stündlich dokumentiert.
Entscheidend für die therapeutischen Konsequenzen ist die rasche exakte Feststellung der Ursache des akuten ANV. Sämtliche Untersuchungsverfahren werden in Abhängigkeit vom klinischen Bild eingesetzt. Bei Hinweisen auf einen glomerulären Schädigungstyp kann die *Nierenbiopsie* prognostisch und therapeutisch weiterhelfen. Man sollte sie jedoch erst einsetzen nach Ausschöpfung sämtlicher diagnostischer Maßnahmen sowie einige Tage nach dem akuten Ereignis.

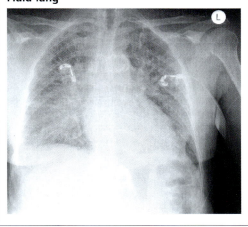

Abb. 11.15 Charakteristische Schmetterlingsform der Lunge durch Überwässerung bei akutem Nierenversagen

Therapie

Im Vordergrund steht zunächst die Beseitigung der auslösenden Ursachen. Wichtig ist der Ausschluss einer postrenalen Niereninsuffizienz. So kann z. B. das Anlegen eines Blasenkatheters bei Prostatahypertrophie zur schnellen Erholung der Nierenfunktion führen.
Bei akuter interstitieller Nephritis Absetzen des auslösenden Medikamentes.
Bei funktionellem prärenalen ANV Behebung des Kreislaufschocks bzw. des Volumenmangels.

> **Patientenbeobachtung.** Im Vordergrund steht die stündliche Messung der Urinmenge. Wichtig sind ebenso die Messung des ZVD, die tägliche Flüssigkeitsbilanzierung und Gewichtskontrolle. Engmaschige Kontrollen von Blutdruck, Puls, Körpertemperatur, Atmung und Bewusstsein dienen der Früherkennung von möglichen Komplikationen bei ANV wie Infektionen Hypertonie, Herzrrhythmusstörungen, Lungenödem, Hirnödem und Urämie.
> **Essen und trinken.** Die Flüssigkeitszufuhr richtet sich ungefähr nach der Ausscheidung am Vortag. Die Nahrung muss in der *oligo-/anurischen Phase* kalium-, natrium- und eiweißarm sein. Sie muss jedoch ausreichend Kalorien enthalten, damit der Patient nicht in eine katabole (eiweißabbauende) Stoffwechsellage gerät, was die Niere zusätzlich belasten würde. Wird der Patient hämodialysiert, ist die Diät etwas lockerer. In der *polyurischen Phase* soll der Patient viel trinken, um den massiven Flüssigkeitsverlust auszugleichen. Das Essen ist jetzt reich an Kalium und Natrium; der Eiweißgehalt wird hingegen langsam gesteigert.

Beim manifesten ANV ergeben sich die **Allgemeinmaßnahmen** aus dem Verlust der exkretorischen renalen Funktionen: Bei oligo-/anurischem Verlauf steht die Behandlung des gestörten Wasser-, Elektrolyt- und Säure-Basen-Haushaltes im Vordergrund. Durch die Gabe von Schleifendiuretika (Furosemid bis zu 2 g/Tag), Mannitol und/oder Dopamin (2–4 µg/kg Körpergewicht/min) kann versucht werden, das oligurische Nierenversagen in ein nichtoligurisches zu überführen und dadurch die Aufrechterhaltung der Volumen- und Elektrolythomöostase zu erleichtern. Wird die Oligurie nicht durchbrochen, sind diese Therapieversuche abzubrechen, im polyurischen Stadium sind die teils massiven renalen Elektrolytverluste besonders zu beachten.
Ernährung: Mindestens 100 g KH; Katabolismus so niedrig wie möglich halten, um den Anfall harnpflichtiger Stoffe zu reduzieren. Kalorienzufuhr: 35–40 kcal/kg/Tag.
Medikamente müssen entsprechend der Niereninsuffizienz niedriger dosiert werden (z. B. Antibiotika, Digitalis). Kontrolle der Blutspiegel der Medikamente.
Die Therapie ist durch Bilanzierung des Stundenurins und die engmaschige Kontrolle von Gewicht, ZVD und Laborwerten zu überwachen. Bei bedrohlicher Hyperkaliämie, medikamentös nicht beherrschbarer Überwässerung mit drohendem Lungenödem (sowie Hirnödem, urämische Perikarditis) und Harnstoffwerten > 100 ml/dl besteht die Indikation zur **Hämodialyse**.

Prognose

Die Prognose ist abhängig von der Grundkrankheit bzw. deren rascher Entdeckung und rascher Therapie. Die Gesamtletalität beträgt ca. 50 %.

Chronische Niereninsuffizienz (CNI) und Urämie

→ **Definition:** Fortschreitende irreversible Abnahme der glomerulären Filtrationsrate durch Verlust funktionsfähiger Nephrone auf dem Boden unterschiedlicher Nierenerkrankungen.

Häufigkeit

Die Häufigkeit der dialysepflichtigen chronischen Niereninsuffizienz beträgt ca. 120 Fälle/1 Million Einwohner/Jahr.

Ätiologie

Die wesentlichen Ursachen der chronischen Niereninsuffizienz sind in Tab. 11.**7** aufgeführt. Die einzelnen Grundkrankheiten führen unterschiedlich schnell zu einem kontinuierlichen Abfall der GFR bzw. zur terminalen Niereninsuffizienz. Die Symptome der Grundkrankheit treten mit zunehmender Entwicklung der Niereninsuffizienz in den Hintergrund. Die uniforme urämische Symptomatik beherrscht das klinische Bild: Der Patient durchläuft dabei charakteristische Stadien, bis schließlich – oft nach Jahren bis Jahrzehnten – eine terminale Niereninsuffizienz mit der Notwendigkeit zur Nierenersatztherapie folgt.

Im Stadium der *vollen Kompensation* bestehen keinerlei klinische Symptome bei einer Abnahme der GFR um 50 % (Kreatinin-Clearance ca. 50 ml/min.). Eine akute Nierenfunktionsverschlechterung kann allerdings durch z. B. Volumenmangel oder nephrotoxische Medikamente entstehen.

Stadien der chronischen Niereninsuffizienz

1. Stadium der vollen Kompensation
2. Stadium der kompensierten Retention
   - beginnende Niereninsuffizienz (Kreatinin < 3 mg/dl)
   - fortgeschrittene Niereninsuffizienz (Kreatinin 3–6 mg/dl)
3. Präterminale Niereninsuffizienz (Kreatinin > 7 mg/dl)
4. Terminale Niereninsuffizienz (Urämie; Kreatinin > 10 mg/dl)

Im Stadium der *kompensierten Retention* besteht durch den weiteren Verlust funktionsfähiger Nephrone ein weiterer Anstieg der überwiegend glomerulär filtrierten Substanzen Kreatinin und Harnstoff im Blut bei klinischer Symptomfreiheit (Azotämie).

Die klinischen Zeichen der *Urämie* treten bei fortschreitendem Nierenparenchymuntergang (GFR < 10 ml/min.) auf. Es kommt zu einem Anstieg von Kalium, Phosphat im Blut sowie zur metabolischen Azidose. Die urämischen Symptome sind durch konservative Therapiemaßnahmen beherrschbar.

Bei terminaler Niereninsuffizienz (Urämie, GFR <5 ml/min.) muss eine Nierenersatztherapie (Hämodialyse) durchgeführt werden.

Die Symptome der **Urämie** entstehen durch:

- Ausfall der *exkretorischen* Nierenfunktion: Abnahme von GFR → Anstieg der harnpflichtigen Substanzen sowie der tubulären Leistungen → Retention von Wasser, Natrium, Kalium, sauren Valenzen, Phosphat und Kumulation hypothetischer Urämietoxine.
- Störung der *inkretorischen* Nierenfunktion: verminderte Erythropoetinsynthese sowie verminderte Bildung von 1,25-(OH)$_2$-D$_3$ (sekundärer Hyperparathyreoidismus, S. 423).

Klinik

Im Vollbild der terminalen Niereninsuffizienz ist die Funktion aller Organe gestört:

- Herz-Kreislaufsystem: Hypertonie, Herzinsuffizienz, Perikarditis, periphere Ödeme;
- Lunge: „fluid lung", Pleuritis, Lungenödem, Pneumonie;
- blutbildendes System: Anämie, hämorrhagische Diathese (Petechien, Ekchymosen), Leukozytose;

Tab. 11.**7** Ursachen der chronischen Niereninsuffizienz

Ursache	Häufigkeit
Diabetische Nephropathie	ca. 40 %, zunehmende Tendenz
Chronische Glomerulonephritis	ca. 20 %
Chronische Pyelonephritis/interstitielle Nephritis	ca. 15 %
Polyzystische Nephropathie	ca. 8 %
Analgetikanephropathie	ca. 5 %
Vaskuläre Nephropathie (atheromatös/hypertensiv)	ca. 5 %

- Magen-Darm-Trakt: Übelkeit, Erbrechen, Durchfälle, Gastritis, Blutungen;
- zentrales Nervensystem: Kopfschmerz, Übererregbarkeit des neuromuskulären Systems, Wesensveränderungen, Somnolenz, Koma;
- peripheres Nervensystem: Polyneuropathie;
- Elektrolyt- und Wasserhaushalt: Hypo- oder Hyperkaliämie, Hypokalzämie, Hyperphosphatämie, Hypermagnesiämie, Hyponatriämie, Überwässerung;
- Säure-Basen-Haushalt: renale Azidose;
- Knochen: Osteomalazie und Ostitis fibrosa (urämische Osteopathie);
- endokrines System: Hypogonadismus, Hyperparathyreoidismus;
- Haut: blass, trocken, schuppig, Juckreiz, Café-au-lait-Farbe.

Diagnose

Einige Nierenerkrankungen verlaufen symptomarm über Jahre und Jahrzehnte; dann erfolgt oft ein schneller Übergang in die terminale Niereninsuffizienz.
Wichtig ist die Abgrenzung gegen eine akute Niereninsuffizienz durch u. a. Anamnese sowie z. B. sonographisch (in der Regel kleine Nieren). Große Nieren bei der CNI lenken den Verdacht auf Amyloidniere, Plasmozytomniere, maligne Nephrosklerose, diabetische Glomerulosklerose.
Im Blut: Harnstoff, Kreatinin, Elektrolyte, pH (metabolische Azidose). *Urin:* Eiweiße, Sedimente, bakteriologische Untersuchungen.

Intravenöses Urogramm ersetzen durch andere bildgebende Verfahren (Sonogramm, CT, Kernspintomogramm). Gefahr der weiteren Nierenschädigung durch potentiell nephrotoxische Kontrastmittel!

Therapie

Sie ist sehr vielfältig und besteht aus folgenden Komponenten:

- Behandlung der Grundkrankheit,
- konsequente Antibiose bei Pyelonephritis,
- Beseitigung von Harnwegsobstruktion bzw. eines Refluxes,
- Weglassen von Analgetika,
- immunsuppressive Therapie bei Glomerulonephritiden oder Kollagenosen,
- konsequente antihypertensive Behandlung,
- normnahe BZ-Einstellung bei Diabetes mellitus,
- Korrektur von Wasser-, Elektrolyt- und Säure-Basen-Haushalt, regelmäßige Elektrolyt- sowie Gewichtskontrollen, Messung des Urinvolumens,
- bei Hyperkaliämie: kaliumarme Diät, ggf. Ionenaustauscher oral (z. B. Resonium), keine Kalium sparenden Diuretika!
- Diät: Kochsalzrestriktion bei Ödem, Reduktion der tierischen Eiweißzufuhr auf ca. 0,6 bis 0,8 g/kg/Tag (allerdings umstritten!),
- Behandlung der renalen Anämie: Erythropoetin (z. B. Erypo ca. 3 × 4 IE/kg s.c. pro Woche),
- Prophylaxe und Behandlung der renalen Osteopathie (Verminderung der Phosphatabsorption durch verminderte Zufuhr sowie Gabe von Phosphatbindern (z. B. Ca-Acetat-Nephro 3 × 1 bis 3 × 3 Tabl. täglich, Substitution von aktivem Vitamin D, ggf. Kalziumsubstitution).
- Dosisreduktion renal eliminierter Medikamente (z. B. Herzglykoside, Vermeidung nephrotoxischer Medikamente),
- rechtzeitiges Abbrechen der konservativen Therapie und Einleitung einer Dialysebehandlung durch rechtzeitige Anlage einer Cimino-Fistel oder eines Peritonealdialysekatheters.

Die Impfung gegen Hepatitis B ist bei dialysepflichtigen Menschen besonders wichtig

Aspekte der Pflege. Die Einhaltung der strengen Diätvorschriften stellt die betroffenen Menschen meist vor große Probleme. Es ist daher sehr wichtig, dass auch die Angehörigen die Diätregeln kennen und den Patienten unterstützen können.
Menschen mit (prä)terminaler Niereninsuffizienz werden von Pflegenden oft als fordernde, „schwierige" Patienten erlebt. Machen Sie sich die Zwänge und den enormen Leidensdruck, unter denen diese Menschen stehen, bewusst: Ihr Leben kreist oft nur noch um Serumkalium, Urinmenge und Diät. Da es sich um eine chronische Erkrankung handelt, besteht keine Aussicht auf Besserung. Auch der Gedanke an die bevorstehende Dialysepflicht bedrückt häufig die Stimmung.

Dialyse und Transplantation

Definition: Die Dialysebehandlung ist eine Nierenersatztherapie bei terminaler Niereninsuffizienz (Serumkreatinin > 10 mg/dl)

Man unterscheidet die chronische Dialyse durch extrakorporale *Hämodialyse* (HD) von der *Peritonealdialyse* (PD), bei der 2 Varianten bestehen:
- CAPD: *k*ontinuierliche *a*mbulante *PD*,
- NIDP: *n*ächtliche *i*ntermittierende *PD*.

Die zuvor genannten Blutreinigungsverfahren werden auch beim akuten Nierenversagen eingesetzt.
Ein weiteres Blutreinigungsverfahren ist die *Hämofiltration*, bei der die Filtrationsvorgänge im Glomerulum nachgeahmt werden; hierbei wird das physiologische Druckgefälle zwischen Arterien und Venen ausgenutzt (CAVH = *k*ontinuierliche *a*rteriovenöse *H*ämofiltration). Bei der kontinuierlichen venovenösen Hämofiltration (CVVH) wird eine Pumpe benutzt.

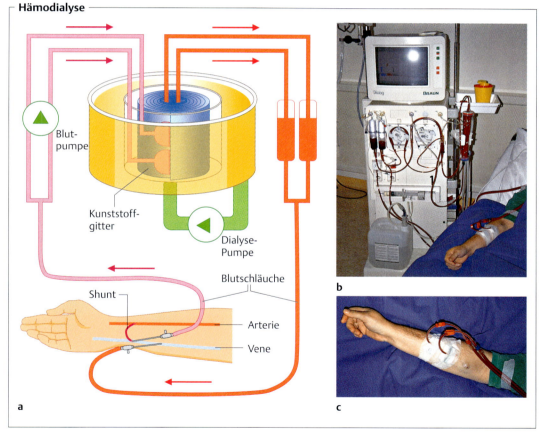

Abb. 11.**16 a** Das mit harnpflichtigen Stoffen belastete Blut wird mit Hilfe einer Pumpe durch den Dialysator geleitet. Dabei strömt das Blut durch flache, breite Schläuche, die um einen Kern gewickelt sind („Spulendialysator"). Das Kunststoffgitter zwischen den Schlauchlagen wird von der Waschlösung (Dialysat) durchströmt. Beim Kontakt mit der Waschflüssigkeit dient die Haut der Schläuche als Membran, über die die harnpflichtigen Substanzen aus dem Blut in das Dialysat übertreten. Das gereinigte Blut fließt in den Körper zurück. Der Shunt zwischen Vene und Arterie sorgt für raschen Blutfluss bei Entnahme und Rückführung **b** Dialysegerät **c** Shunt mit zu- und ableitendem Schenkel

Ziel der Dialysebehandlung ist es, die exkretorische Nierenfunktion zu ersetzen. Funktionsprinzip ist die Entfernung unerwünschter Stoffe aus dem Körper durch Diffusion an einer semipermeablen Membran. Der Teilchenfluss ist der Konzentrationsdifferenz und der Größe der Austauschfläche direkt proportional.

Die Niere war eines der Organe, dessen Transplantation schon sehr früh wissenschaftlich untersucht wurde. Bereits 1902 hatten Ullman und Carell erste Experimente gemacht. 1950 konnte in Chicago bei einer Frau eine Niere erfolgreich transplantiert werden. Die Patientin überlebte, bis ihre verbleibende Restniere ihre Funktion wieder aufnahm. In Freiburg wurde 1954 als erster Vorläufer der modernen Hämodialyse eine künstliche Niere getestet.

Hämodialyse

Das am häufigsten angewendete Dialyseverfahren ist die Hämodialyse (Abb. 11.**16a–c**). Die operativ angelegte arteriovenöse Verbindung (meist Cimino-Shunt) kann unter Umständen jahrelang wiederholt punktiert werden. Das Blut wird über eine Rollenpumpe zum Dialysator geleitet. Dieser besteht meist aus Kapillaren, welche innen von Blut durchströmt und außen gegenläufig von *Dialysat* umflossen werden. Die semipermeable Membran der Kapillaren erlaubt den Durchtritt von Substanzen (harnpflichtige Stoffe, Flüssigkeit, niedermolekulare Substanzen) bis zu einem Molekulargewicht von 1000–2000. Das Dialysat ist eine Lösung, deren Elektrolytzusammensetzung der des normalen Blutplasmas gleicht.

In der Regel werden 3 Dialysebehandlungen von je 3–8 Stunden Dauer pro Woche im Dialysezentrum oder zu Hause (Heimdialyse) durchgeführt.

Sicherheit. Schonen Sie die Shunt-Gefäße, indem Sie an dem Arm, an dem der Shunt liegt, keine Blutdruckmessungen oder Blutentnahmen vornehmen. Achten Sie darauf, dass die Kleidung den Arm nicht abschnürt.

Peritonealdialyse

Bei der Peritonealdialyse bietet das Peritoneum eine ausreichende Austauschfläche (ca. 1 m^2 als

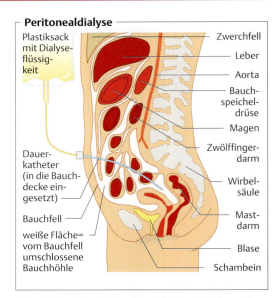

Abb. 11.**17** Die Dialyseflüssigkeit wird über einen Dauerkatheder in die Bauchhöhle infundiert. Über das von zahlreichen Blutgefäßen durchsetzte Peritoneum treten die harnpflichtigen Substanzen in die Reinigungsflüssigkeit über. Nach 6–8 Stunden wird das Dialysat aus dem Körper abgelassen

natürliche semipermeable Dialysemembran an (Abb. 11.**17**).

Es besteht der Vorteil, dass keine künstliche Blutverbindung mit der Notwendigkeit der Antikoagulation geschaffen werden muss. Über einen Peritonealverweilkatheter wird kontinuierlich oder intermittierend Dialysat (eine dem Elektrolytgehalt des Serums angepasste kaliumfreie Glukoselösung) in die Bauchhöhle gegeben. Bei der CAPD werden ca. 2–2,5 l Dialysat in die Bauchhöhle infundiert und nach 4–6 Std. durch frisches Dialysat ersetzt. Es sind ca. 4–5 Beutelwechsel mit der o.g. Dialysatmenge pro Tag notwendig. Zwischendurch bleibt der Katheter abgeklemmt und der Patient kann sich völlig frei bewegen. Ein wesentlicher Nachteil besteht im gehäuften Auftreten von Bauchhöhlenentzündungen.

Komplikationen

Dialysekomplikationen sind:

- Thrombosen,
- Blutungen,
- Infektionen,
- Sepsis am Shunt,

- vermehrte Hepatitisgefährdung (daher aktive Schutzimpfung gegen Hepatitis B, Achtung: Hepatitis C),
- Polyneuropathie,
- Perikarditis,
- Amyloidose bei Kumulation von β_2-Mikroglobulin (Karpaltunnelsyndrom, Amyloidarthropathie),
- psychische Probleme (Dialyseschicksal).

Prognose

Erfolg und Prognose einer Dialysebehandlung werden stark durch Alter, Grundkrankheit und Begleiterkrankungen des Patienten beeinflusst. Generell haben Diabetiker eine schlechtere Prognose als Nichtdiabetiker. Die Zehnjahresüberlebensrate bei Heimdialyse beträgt 55 %.

Weitere *Blutreinigungsverfahren*, die zur Elimination bestimmter Stoffe aus der Blutbahn eingesetzt werden, sind z. B.

- Hämoperfusion (Stoffelimination durch Absorption granulierter Absorbenzien, die mit dem Blut perfundiert sind),
- Plasmaperfusion (Stoffelimination durch Absorption granulierter Absorbenzien, die mit dem Plasma perfundiert werden),
- Plasmaseparation (unspezifisches Verfahren des Plasmaaustausches zur Entfernung von z. B. Antikörpern, zirkulierenden Immunkomplexen sowie Mediatoren des Immun- und Entzündungsgeschehens) bei Goodpasture-Syndrom, Myasthenia gravis, Guillain-Barre-Syndrom, hämolytisch-urämisches Syndrom (HUS). Gleichzeitig wird frisches Plasma (FFP) substituiert.

Transplantation

Die erfolgreiche Nierentransplantation ist das „natürliche" Nierenersatzverfahren bei terminaler Niereninsuffizienz und schafft eine deutlich bessere Lebensqualität als jede Form der Dialysebehandlung. Sie sollte daher bei Patienten mit CNI in jedem Falle angestrebt werden. Etwa 30–40 % der CNI-Patienten sind für die Nierentransplantation geeignet.

Kontraindikationen sind:

- schwerste Kardiopulmonalerkrankung,
- Malignome,
- chronische Infektionen (z. B. Tbc, HIV-Infektion),
- schwere akute Infektionen (z. B. Endokarditis, Peritonitis bei PD, Pneumonie),

Nierentransplantation

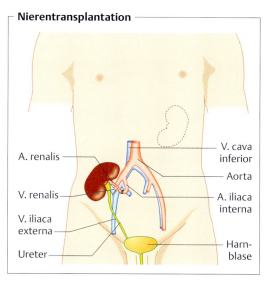

Abb. 11.**18** Schema der in die Fossa iliaca implantierten Niere und der anastomosierten Gefäße; der Ureter wird in die Harnblase implantiert

- Psychosen,
- biologisches Alter > 55–60 Jahre,
- Alkohol- oder Drogenabhängigkeit.

Die Spenderorgane stammen von Angehörigen (Lebendspender) oder von Verstorbenen (Leichennieren) und werden in die Fossa iliaca implantiert und mit den Vasa iliaca anastomosiert (Abb. 11.**18**). Der Ureter der Transplantatniere wird in die Harnblase des Empfängers implantiert.

Sämtliche Patienten, die für eine Nierentransplantation vorgesehen sind, werden im **Eurotransplantatzentrum** in Leiden/Niederlande registriert. Der am besten geeignete Empfänger wird in Abhängigkeit von Histokompatibilität und Priorität festgelegt; aufgrund moderner Perfusionsverfahren können die Nieren frisch Verstorbener bis zu 48 Stunden vor einer Transplantation aufbewahrt werden.

Die Erfolgsaussichten auf ein Überleben des Transplantats sind umso größer, je mehr sich das „immunologische Gesicht" von Spender und Empfänger gleicht. Neben der Identität des AB0–Blutgruppensystems wird eine weitgehende Übereinstimmung der Transplantationsantigene HLA-A, -B und -D angestrebt.

Prophylaxe der Abstoßungsreaktion

Immunsuppression mit Cyclosporin A (Kontrolle der Serumspiegel), Tacrolimus, Myacophenolatmofetil und gegebenenfalls Kombination mit Glukokortikoiden und Azathioprin. Evtl. Antilymphozytenglobulin, Antithymozytenglobulin, monoklonale Antikörper (OKT-3).
Bei akuter Abstoßungsreaktion: hoch dosiert Glukokortikoide.

Komplikation nach Transplantation

- Postoperative Komplikation (z. B. Blutungen, Thrombosen),
- Abstoßung des Transplantats: allgemeines Krankheitsgefühl, Abgeschlagenheit, Fieber, Verminderung der Urinmenge, Anstieg des Kreatinins im Serum und Rückgang der Kreatinin-Clearance.
- Folgen der Immunsuppression: Leuko- und Thrombozytopenie, vermehrte Infektanfälligkeit (Zytomegalie- und Herpesviren, Sepsis, Tuberkulose, Pilzinfektionen),
- Nebenwirkungen der Glukokortikoide,
- toxische Nierenschädigung durch Cyclosporin,
- im Transplantat Wiederaufflackern der vorbestehenden Nierenerkrankung (z. B. Glomerulonephritis).

 Sinn finden. Von allen Transplantatempfängern (von hirntoten Spendern) zeigen diejenigen mit Nierentransplantaten die geringsten psychischen Komplikationen aufgrund des neuen, fremden Organs – im Gegensatz zu Herztransplantatempfängern. Eine mögliche Erklärung hierfür ist, dass die Nierentransplantatempfänger vor der Transplantation eine enorm lange Leidenszeit durchlebt haben und sich intensiver mit dem Gedanken an eine Organübertragung auseinandergesetzt haben.

Nierensteinleiden

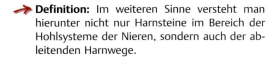

Definition: Im weiteren Sinne versteht man hierunter nicht nur Harnsteine im Bereich der Hohlsysteme der Nieren, sondern auch der ableitenden Harnwege.

Synonym: Nephrolithiasis, Urolithiasis.

Häufigkeit

Ca. 5 % der Bevölkerung sind betroffen, Männer 2–3 mal häufiger als Frauen. Die Rezidivhäufigkeit beträgt 20–50 %.

 Die Erkrankungsinzidenz hängt eng zusammen mit der Zufuhr an tierischem Eiweiß und stieg somit mit der Zunahme des Lebensstandards an.

Pathogenese

Das Vorhandensein *prädisponierender Faktoren* begünstigt das Entstehen von Nierensteinen und Ausfällung von Salzen aus übersättigter Lösung:

- Vermehrte Ausscheidung von Kalzium (primärer Hyperparathyreoidismus, S. 421), Oxalat, Phosphat, Harnsäure;
- verminderte Ausscheidung von die Steinbildung hemmenden (inhibitorischen) Substanzen (Zink, Zitrat, Magnesium, Pyrophosphat, saure Mukopolysaccharide);
- verminderte Urinvolumina,
- veränderter Urin-pH: saurer Urin (5,5) begünstigt die Entstehung von Uratsteinen, alkalischer Urin (pH > 7,0) von Phosphatsteinen.
- Urinstase begünstigt Harnwegsinfektionen, die ihrerseits die Steinbildung fördern; Fremdkörper stellen einen Steinnukleus dar.
- Bereits vorhandene „Steinkeime" begünstigen die Neuentstehung (Steinrezidive).

Der Zusammensetzung nach werden unterschieden:

- kalziumhaltige Steine in 70–80 % der Gesamtfälle, in 2/3 der Fälle Kalziumoxalat, in 1/3 der Fälle Kalziumphosphat.
- Harnsäure-(Urat-)Steine (5–15 %); Uratsteine sieht man im Röntgenbild nicht.
- Struvit-(Infekt-)Steine 10–15 %; überwiegend bei Frauen, entstehen bei Harnwegsinfekten mit Ureasebildnern (Proteus u. a.).
- Zystin- und Xanthinsteine (< als 2 %).

Nierensteinleiden

Symptome und Komplikationen

Durch vermehrten Einsatz bildgebender Verfahren (vor allem Sonographie) werden zunehmend asymptomatische Nierenkonkremente entdeckt. Die klinischen Zeichen sind abhängig von der Größe, Form und Lokalisation des Nierensteines und damit sehr vielgestaltig. Es finden sich ziehende, stechende Schmerzen oder dumpfer Druck im Bereich der Nierenlager, fast regelmäßig Mikrohämaturie, selten Makrohämaturie. Die **Nierenkolik** ist insgesamt selten, wenn vorhanden, dann als führendes Symptom: Schmerzen je nach Lokalisation des Steines im Bereich der Nieren oder im Verlauf der Harnleiter ausstrahlend in die Leiste oder Genitalregion. Vegetative Begleitsymptome sind Schweißausbrüche, Übelkeit, Erbrechen. Gelegentlich kann ein Subileus bis hin zum Ileus auftreten.

Häufigste **Komplikation** ist der Harnwegsinfekt. Wichtig ist auch an eine **Urosepsis** zu denken! Das weitere Vorgehen ist abhängig von dem Ergebnis der Steinanalyse.

Differenzialdiagnose

Neben der akuten Pyelonephritis, Tumoren, Tuberkulose, Infarzierungen der Nieren, Blutgerinnsel in den ableitenden Harnwegen kommt jede Form des akuten Abdomens differenzialdiagnostisch in Betracht.

Diagnose

Urin: Mittelstrahlurin mit Keimzahl und Resistenzbestimmung, Sediment; **Serum:** Elektrolyte (Kalzium!), Harnsäure, Kreatinin. **Bildgebende Verfahren:** Sonographie und Röntgenuntersuchung (Abdomenübersichtsaufnahme mit Tomographie, i.v. Urogramm); die CT ist hilfreich bei Nachweis von Uratkonkrementen (Abb. 11.**19a** u. **b**).

Patientenbeobachtung. Geben Sie Patienten mit Nierenkolik einen Urinsammelbehälter, der oben mit einem Sieb oder mit Gaze versehen ist. Der Patient soll nur durch das Sieb bzw. die Gaze Wasser lassen, damit deutlich wird, wenn Steine abgehen. So gewonnene Steine werden auf ihre Zusammensetzung hin chemisch untersucht.

Therapie

In ca. 80 % der Fälle handelt es sich um abgangsfähige Konkremente, die konservativ behandelt werden. Bei nicht spontan abgangsfähigen Steinen können verschiedene Behandlungsmethoden eingesetzt werden:

- extrakorporale Stoßwellenlithotripsie (ESWL);
- perkutane Nephrolitholapaxie (PNL) = perkutane Nephrolithotomie: sonographische Punktion des Nierenbeckens sowie Endoskopie, Zertrümmerung des Steins mit Laserstrahlen oder Steinentfernung;
- operative Steinentfernung (offene Operation): sehr selten, in 5 % der Fälle;
- Schlingenextraktion: tief sitzender, prävesikaler Stein, der „schlingengerecht" ist (bis Bohnengröße); Methode verliert zunehmend an Bedeutung;
- endourologische Verfahren wie z. B. Ureterorenoskopie.

> Die Entfernung von Steinen gehört zu den ältesten medizinischen Tätigkeiten. Man hielt sich zunächst an die Blasensteine, die leichter zu erreichen waren. Bis zum 16. Jahrhundert waren Blasensteine mit einem kleinen Schnitt ohne Narkose von fahrenden Badern entfernt worden. Noch heute heißt die Position auf dem gynäkologischen Stuhl entsprechend „Steinschnittlage".

Konservative Therapie. Ziele der Behandlung sind der spontane Steinabgang sowie die Behandlung der Kolik. Förderlich sind dabei:

- lokale Wärmeapplikation,
- vermehrte Flüssigkeitszufuhr (Urinausscheidung > 2 l/Tag, spezifisches Gewicht < 1015),
- vermehrte körperliche Bewegung (z. B. Treppensteigen, Hüpfen),
- bei Fieber hoch dosierte Antibiotikagabe, Urinkultur (Gefahr der Urosepsis),
- **Nierenkolik:** i. v. Gabe von Spasmolytika und Analgetika (z. B. 1–2 Ampullen Buscopan).

Prophylaxe

Folgende Maßnahmen dienen der Vorbeugung von Harnsteinen bzw. Rezidiven:

- Gewichtsreduktion, weniger tierische Eiweiße, purinarme Kost (S. 125, 141).
- Erhöhte Flüssigkeitszufuhr (2–3 l/Tag). Konzentrierter Urin fördert die Steinbildung. Wichtig ist daher auch, 0,5 L vor dem Schlafengehen zu trinken. Bei übermäßigem Schwitzen (z. B. Sport, Sauna) rascher Flüssigkeitsersatz. Meiden von natrium- und kalzi-

umreichen Mineralwässern bzw. Milchprodukten. Oxalsäure ist enthalten in Schokolade, Spinat, Rhabarber und schwarzem Tee. Genuss daher einschränken.
- Beeinflussung des Urin-pH: Alkalisieren bei Urat, Ansäuern bei Phosphatsteinen.
- Medikamentöse Therapie: Allopurinol bei Harnsäuresteinen.
- Beseitigung und Verhinderung von Harnwegsinfekten (besonders bei Struvitsteinen).
- Gabe von Komplexbildnern: Kalium-Natrium-Zitrat (Uralyt-U) (pH soll zwischen 5,5 bis 7 liegen ausweislich der Harnteststreifen), Steinauflösung möglich. Bei kalziumhaltigen sowie Phosphatsteinen muss immer ein Hyperparathyreoidismus ausgeschlossen werden.
- Bei Kalziumoxalatsteinträgern senkt Allopurinol die Steinrezidivrate.

Nierensteine

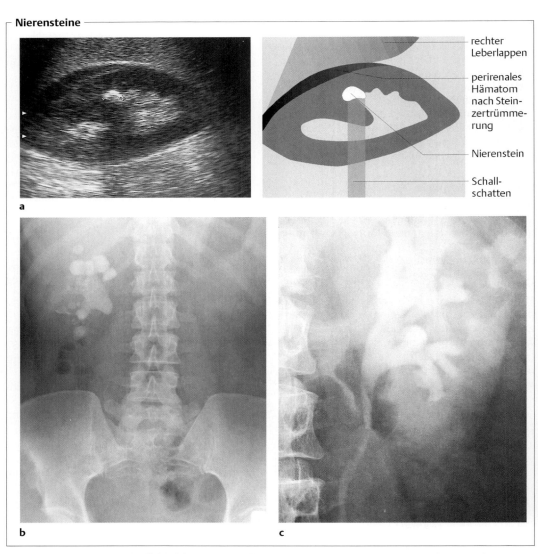

Abb. 11.**19** **a** Im Ultraschallbild führt der Schallschatten hin zum echoreichen Konkrement **b** Nieren-Leeraufnahme: Hirschgeweihartiger Ausgussstein des rechten Nierenbeckenkelchsystems **c** Ausscheidungsurogramm (AUR): Dilatation des Nierenbeckenkelchsystems als Ausdruck der steinbedingten Abflussbehinderung

Tumoren des Urogenitaltraktes

15–20 % aller Tumoren finden sich an Nieren, Blase und Prostata.

Nierenzellkarzinom

Es handelt sich um einen von den Nierenzellen ausgehenden malignen Tumor. Synonym: hypernephroides Nierenkarzinom, Grawitz-Tumor, Hypernephrom (veraltete Bezeichnung).

85–95 % der oben genannten Tumoren sind Nierenzellkarzinome mit Häufigkeitsgipfel zwischen dem 45. und 65. Lebensjahr; Männer sind 4-mal häufiger betroffen als Frauen; Inzidenz 10/100 000 Einwohner.

Ätiologie

Die Ursache ist unbekannt. Risikofaktoren sind Nikotinabusus und Kadmiumexsposition. Selten

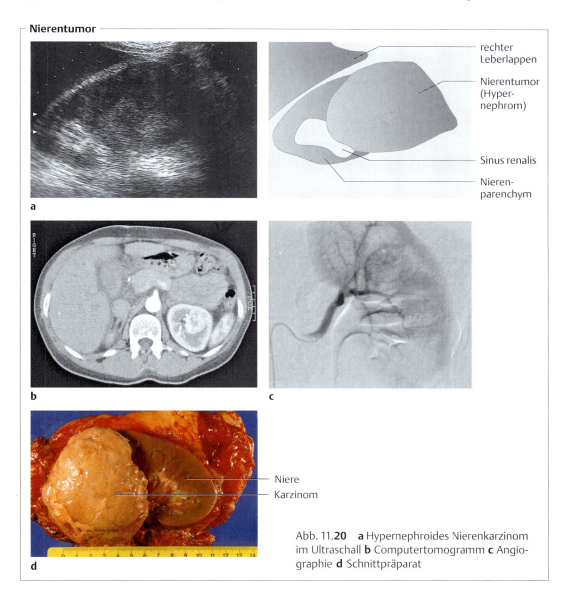

Abb. 11.20   a Hypernephroides Nierenkarzinom im Ultraschall b Computertomogramm c Angiographie d Schnittpräparat

familiäre Häufung bei Hippel-Lindau-Erkrankungen (Defekte auf Chromosom 3 und 8 bzw. 3 und 11).

Klinik
Überwiegend asymptomatisch; oft Zufallsbefund bei der Sonographie des Abdomens. Frühsymptome sind nicht vorhanden. Hämaturie in 60 % der Fälle, selten jedoch makroskopisch sichtbar. Nur bei 10 % der Patienten findet sich die *klassische Trias*: Hämaturie, Flankenschmerz, palpabler Tumor. In der Regel befindet sich der Tumor bereits im Stadium der Metastasierung, da er zum frühzeitigen Einbruch in die V. renalis neigt (Lunge, Knochen, Leber, Hirn). Es kann zu paraneoplastischen Symptomen wie Hypertonie, Hyperkalzämie, Polyglobulie kommen.

Differenzialdiagnose und Diagnose
Abklärung der Hämaturie.

> Jede Hämaturie muss bis zum Beweis des Gegenteils den Verdacht auf ein Nierenzellkarzinom nahelegen.

Zysten oder solide Tumoren kommen differenzialdiagnostisch in Frage.
Die Diagnose sichern können Sonographie (einschließlich Farbdoppler), CT, Kernspintomographie und Angiographie. Bei Metastasen: Röntgen-Thorax, Skelettszintigraphie, CT (Gehirn, Leber) (Abb. 11.**20 a – c**).

Therapie
Radikale Tumornephrektomie, Resektion solitärer Metastasen. Im metastasiertem Stadium liegt derzeit kein etabliertes Standardbehandlungskonzept vor. Neben Zytostatikagabe, Strahlentherapie wird Interleukin II bzw. Interferon eingesetzt.

Prognose
Die Prognose ist stark stadienabhängig. Bei kleinen Tumoren beträgt die 5-Jahres-Überlebensrate ca. 70 %; bei nachgewiesener Fernmetastasierung liegt die mittlere Überlebenszeit bei 12 Monaten.

Prostatakarzinom

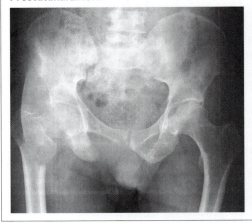

Abb. 11.**21** Beckenübersichtsaufnahme: Osteolytische-osteoplastische Metastasierung, Schenkelhalsfraktur rechts

Harnblasentumoren

Tumoren der Harnblase sind die zweithäufigsten malignen Geschwülste des Urogenitaltraktes. Verhältnis Mann : Frau liegt bei 3 : 1. Häufigkeitsgipfel um das 5. und 6. Lebensjahrzehnt.
Als Risikofaktor ist Nikotinabusus bekannt.
Symptome: Hämaturie (in über 65 % der Fälle), Dysurie, suprasymphysäre Schmerzen. Spätsymptome sind Gewichtsabnahme, Nierenschmerzen.
Diagnose: Sonographie, CT, Endourologie. Therapie: operative Resektion, Chemotherapie.
Das Prostatakarzinom (Abb. 11.**21**) und das Prostataadenom (Abb. 11.**22**) kommen fast ausschließlich im hohen Alter vor. Das Prostataadenom wird in Kapitel 18 (Geriatrie S. 658) beschrieben.

Prostataadenom

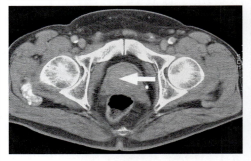

Abb. 11.**22** Computertomogramm: Querschnitt in Höhe der Hüftköpfe mit vergrößerter Prostata (←)

Pflegeschwerpunkt Akute Glomerulonephritis

Die akute Glomerulonephritis wird am häufigsten nach einem Infekt mit β-hämolysierenden Streptokokken (z.B. Infektionen der Luftwege) beobachtet. Diese Infektionen können Tage bis Wochen zurückliegen und beim Patienten schon in Vergessenheit geraten sein. Daher ist es wichtig auch bei unspezifischen Symptomen wie Fieber, Abgeschlagenheit und Schmerzen im Nierenbereich an eine Glomerulonephritis zu denken.

Da die akute Glomerulonephritis in eine chronische Niereninsuffizienz übergehen kann, ist eine aufmerksame Beobachtung und eine umfassende Information des Patienten besonders wichtig, um Komplikationen rechtzeitig zu erkennen und entsprechende Gegenmaßnahmen zu ergreifen.

Ausscheidung

Um die Entwicklung eines akuten Nierenversagens frühzeitig zu erkennen bzw. einem Fortschreiten der Glomerulonephritis vorzubeugen, ist eine engmaschige Flüssigkeitsbilanzierung (Ein- und Ausfuhrkontrolle) und Urinbeobachtung sehr wichtig.

Die akute Glomerulonephritis weist als Hauptsymptome auf:

- Hämaturie (rötlich-bräunlicher Urin (Abb. 11.23), versursacht durch die Beimengung von roten Blutkörperchen
- Proteinurie (Eiweißbeimengungen im Urin)
- ggf. Oligurie (Verminderung der Urinausscheidung)
- Ödeme (Flüssigkeitseinlagerung im Gewebe)
- Hypertonie (Bluthochdruck)

Kontrollieren Sie deshalb regelmäßig die Urinmenge (z.B. Sammelurin, Dokumentation einzelner Urinportionen) und den Eiweiß- und Erythrozytengehalt des Urins. Dieses ist mittels eines Streifen-Schnelltests sehr schnell und einfach möglich (Abb. 11.24) und das Ergebnis schon nach wenigen Minuten ablesbar. Außerdem ist eine tägliche Kontrolle des Körpergewichts sowie eine engmaschige Laborkontrolle (v. a. Kreatinin) nötig. Wenn der Patient vorwiegend Bettruhe einhalten muss, dann darf er zur Gewichtskontrolle kurz aufstehen. Vorher sollten Sie die Vitalzeichen kontrollieren und auf die Symptome einer Kreislaufschwäche achten.

Hämaturie

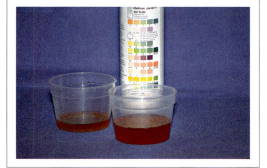

Abb. 11.23 Durch Erythrozyten rot gefärbter Urin im Vergleich zur normalen Urinfarbe

Streifen-Schnelltest

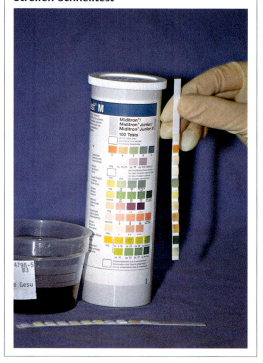

Abb. 11.24 Nach Eintauchen des Teststreifens in den Urin sind Normabweichungen im Vergleich mit der Skala auf dem Behälter der Teststreifen ablesbar

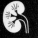

Wenn Sie den Patienten bei der Ausscheidung unterstützen, bedenken Sie immer, dass für viele die Benutzung eines Steckbeckens oder der Urinflasche unangenehm und ungewohnt ist. Informieren Sie daher umfassend, um Unsicherheiten so weit wie möglich abzubauen, und sorgen Sie für eine möglichst ungestörte Atmosphäre.

Lagerung/Mobilisation

Zur Herz-Kreislauf-Entlastung sollten Patienten mit einer akuten Glomerulonephritis ca. 3–4 Wochen Bettruhe einhalten. Bei leichten Fällen der Erkrankung ist die Bettruhe umstritten. Auf jeden Fall ist jedoch körperliche Schonung des Patienten angezeigt. Informieren Sie den Patienten daher über die Notwendigkeit der Mobilitätseinschränkung und die damit verbundenen pflegerischen Maßnahmen. Er wird die veränderte Situation dadurch besser verstehen und akzeptieren können. Häufig ist die Bettruhe für den Patienten weniger belastend wenn er eigene Utensilien verwenden darf, z.B. eigenes Kopfkissen, Radio, Fernsehgerät, Zeitungen etc.
Eine vollständige Mobilisation des Patienten sollte erst nach Abklingen der Entzündung, nach Anordnung des Arztes, erfolgen. Die Mobilisation sollte jedoch in kleinen Schritten stattfinden, um einer Kreislaufschwäche des Patienten vorzubeugen. Messen Sie daher Blutdruck und Puls des Patienten sowohl im Liegen und anschließend im Sitzen, um eine Kreislaufschwäche rechtzeitig zu erkennen. Zur Sicherheit des Patienten und zur eigenen Unterstützung ist es daher ratsam, eine zweite Pflegeperson hinzuzuziehen.

Vitalzeichenkontrolle

Eine akute Glomerulonephritis geht häufig einer Blutdruckerhöhung einher. Damit evtl. auftretende Blutdruckkrisen rechtzeitig erkannt werden können, sollte der Blutdruck mehrmals täglich kontrolliert werden. Informieren Sie den Arzt umgehend über erhöhte Werte, damit eine medikamentöse Therapie zur Blutdrucksenkung eingeleitet werden kann.
Auch die Kontrolle der Körpertemperatur ist sehr wichtig. In machen Fällen ist der vorangegangene Infekt noch nicht ausgeheilt und der Patient kann Fieber entwickeln. Fragen Sie den Patienten nach seinem Befinden und leiten Sie – gemeinsam mit dem Arzt – fiebersenkende Maßnahmen ein.
Gerade bei Patienten, die eine vorbestehende Herz-Kreislauf-Erkrankung aufweisen (z.B. Herzinsuffizienz), besteht durch die unzureichende Urinausscheidung die Gefahr eines Lungenödems.

Beobachten Sie daher regelmäßig auch den Puls und die Atmung des Patienten. Auftretende Atemnot (Dyspnoe) und eine Veränderung der Atemgeräusche („Rasselgeräusche" beim Atmen) sind unverzüglich dem Arzt mitzuteilen, damit entsprechende Maßnahmen rechtzeitig eingeleitet werden können. Fordern Sie den Patienten auf, sich bei einer Verschlechterung der Atmung zu melden.

Ernährung

Zur Entlastung der Nierenfunktion ist bei der akuten Glomerulonephiritis eine Einschränkung der Flüssigkeitszufuhr erforderlich. Erklären Sie dem Patienten die Gründe für die Beschränkung der Trinkmenge, damit er die Maßnahmen nachvollziehen kann. Gerade in den heißen Sommermonaten oder bei erhöhter Körpertemperatur kann eine Einschränkung der Trinkmenge sehr belastend sein. Oft ist es für den Patienten schon hilfreich, wenn er sich regelmäßig den Mund ausspülen kann. Je nach Vorliebe können Sie ihm auch „Lemon-Sticks" oder Kaugummi anbieten. Ganz wichtig ist die Dokumentation der Flüssigkeitszufuhr, damit Ein- und Ausfuhr bilanziert werden können. Außerdem hat der Patient so die Möglichkeit, sich die Trinkmenge über den Tag hinweg einzuteilen – sozusagen als „Kontrollinstrument". Weisen Sie den Patienten darauf hin, dass beispielsweise auch Suppen auf die Flüssigkeitszufuhr angerechnet werden.
Besonders bei Patienten mit einer Hypertonie und Ödemen ist eine Einschränkung der Kochsalz- und Eiweißzufuhr notwendig. Bestellen Sie daher je nach Arztanordnung die entsprechende Diät in der Küche. Für manche Patienten mag das Essen sehr fade schmecken. Sie werden jedoch besser damit umgehen können, wenn sie über die Gründe informiert sind und einschätzen können, welche Speisen sie essen dürfen und welche sie besser meiden sollten. Weisen Sie auch Angehörige des Patienten darauf hin, diesem nur kochsalz- und eiweißarme Speisen mitzubringen.

Körperpflege

Durch die eingeschränkte Mobilität ist der Patient auf Unterstützung durch die Pflegenden angewiesen. Um das „Abhängigkeitsgefühl" zu mindern, sollte sich die Unterstützung nur auf die Tätigkeiten beschränken, die der Patient nicht selbstständig ausführen kann.
Die Unterstützung bei der Körperpflege bietet Ihnen außerdem die Gelegenheit zur Hautbeobachtung. Sie können z.B. Ödembildung an be-

stimmten Körperregionen (z.B. Augenlider, Handrücken, Knöchel) erkennen und beurteilen. Bei einem Ödem hinterlässt ein leichter Fingerdruck eine Delle, die sich nur langsam wieder ausgleicht. Eine genaue Dokumentation Ihrer Beobachtung (z.B. Ausmaß und Region der Ödeme) ist sehr wichtig, damit auch andere Pflegekräfte Veränderungen zur Ausgangssituation beurteilen können. Sollten Sie eine Zunahme der Ödembildung beobachten, informieren Sie den behandelnden Arzt darüber, da gegebenenfalls eine medikamentöse Therapie zur Ausschwemmung der Ödeme eingeleitet werden muss. Durch die Bewegungseinschränkung ist eine optimale Thrombose-, Pneumonie- und Dekubitusprophylaxe sehr wichtig.

Gesundheitsberatung

Trotz einer im Allgemeinen günstigen Prognose besteht die Möglichkeit, dass die akute Glomerulonephritis in eine chronische Form übergeht.

Es ist daher sehr wichtig, den Patienten vor seiner Entlastung über die Notwendigkeit regelmäßiger Kontrollen des Urinbefundes und der Nierenwerte aufzuklären. Diese Untersuchungen können durch den Hausarzt durchgeführt werden und erfolgen unter Umständen über mehrere Jahre hinweg.

Zusätzlich hat der Patient aber auch die Möglichkeit, seinen Urin mittels eines Streifen-Schnelltests zu Hause zu kontrollieren. Dieser Test ist in allen Apotheken erhältlich.

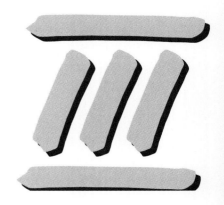

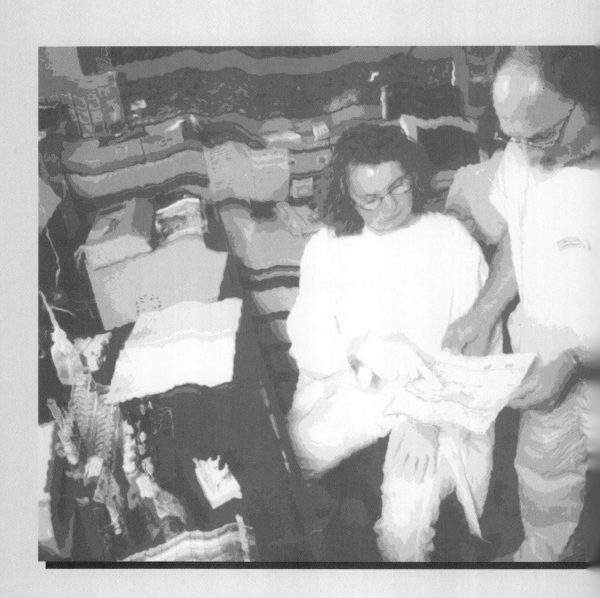

III
Kapitel 12 – 19

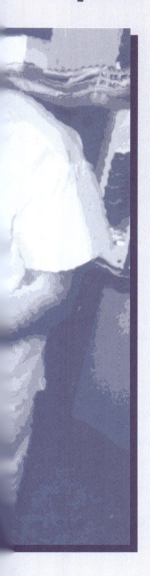

12 Blutkrankheiten . . . 508
13 Immunologie . . . 540
14 Infektionskrankheiten . . . 547
15 Vergiftungen . . . 611
16 Allgemeine internistische Onkologie . . . 624
17 Referenzbereiche für gebräuchliche Laboruntersuchungen bei Erwachsenen . . . 646
18 Geriatrie (Altersheilkunde) . . . 655
19 Der bewusstlose Patient . . . 663

12 Blutkrankheiten

W. Wirth

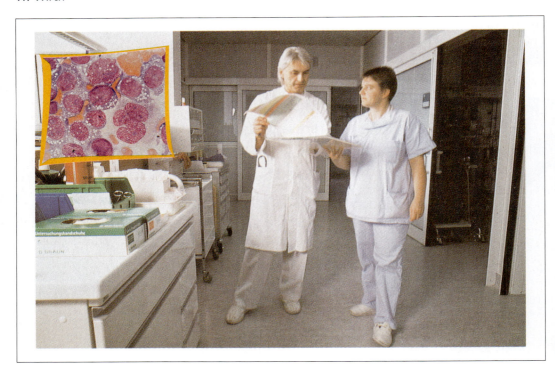

Anatomie und Physiologie ... 509

Erkrankungen des erythropoetischen Systems ... 511
Bau und Funktion der Erythrozyten ... 511

Anämien ... 512
Hypochrome Anämien ... 512
Hyperchrome (megaloblastäre) Anämien ... 513
Normochrome Anämien ... 515
Hämolytische Anämien ... 515
Polyglobulie ... 517

Erkrankungen des leukopoetischen Systems ... 518
Klassifizierung, Bau und Funktion der Leukozyten ... 518
Agranulozytose ... 519
Aplastische Anämie (Panhämozytopenie) ... 520
Myelodysplastische Syndrome ... 520
Myeloproliferative Syndrome ... 521
Akute Leukämien ... 523

Erkrankungen des lymphoretikulären Systems ... 524
Lymphogranulomatose (Morbus Hodgkin) ... 524
Non-Hodgkin-Lymphome ... 525
Monoklonale Gammopathien ... 528

Hämorrhagische Diathesen (Blutungsübel) ... 530
Normale Gerinnung ... 530
Untersuchungsmethoden ... 531

Koagulopathien ... 532
Angeborene Bildungsstörungen von Gerinnungsfaktoren 532
Erworbene Bildungsstörungen von Gerinnungsfaktoren (erworbene Koagulopathien) ... 534
Immunkoagulopathien ... 535

Anatomie und Physiologie **509**

Thrombozytopathien ... 536
Thrombozytopenien ... 536
Thrombozytosen ... 537

Gefäßbedingte Blutungsübel ... 537
Morbus Osler ... 537

Weitere Gefäßschäden
mit Blutungsneigung ... 538

→ **Pflegeschwerpunkt
Anämie 538**

 Typisches Prüfungswissen
Anämieformen (S. 512, 513), Morbus Hodgkin (S. 525), Leukämieformen (S. 524)

Anatomie und Physiologie

Zu den Zellen des Blutes rechnen die roten Blutkörperchen *(Erythrozyten)*, die Blutplättchen *(Thrombozyten)* und 3 Arten von weißen Blutkörperchen *(Leukozyten)*, nämlich die Granulozyten, die Lymphozyten und die Monozyten. Sie entwickeln sich aus Stammzellen im Knochenmark, die noch die Fähigkeit besitzen, sich zu der einen oder anderen Zellart weiterzuentwickeln (Abb. 12.**1** – 12.**4**). Die Stammzellen der Lymphozyten verlassen offenbar schon in der Embryonalzeit das Knochenmark und entwickeln sich dann in den lymphatischen Organen wie Lymphknoten und Milz weiter (B-Lymphozyten). Ein Teil der lymphatischen Zellen durchläuft eine Zwischenentwicklung im Thymusorgan (T-Lymphozyten, S. 542), Kap. 13 (Immunologie). Erythrozyten, Thrombozyten und Granulozyten werden im roten Mark (Schädel, Wirbel, Becken,

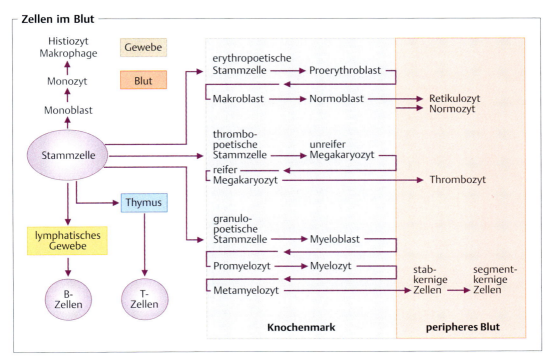

Abb. 12.**1** Entwicklungsreihen

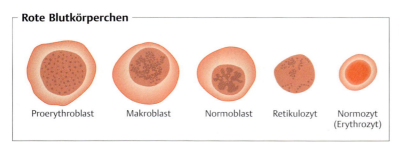

Abb. 12.**2** Entwicklungsreihen der Erythrozyten

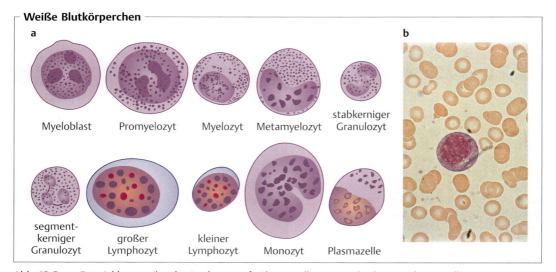

Abb. 12.**3** **a** Entwicklungsreihe der Leukozyten **b** Plasmazelle im Vergleich zu anderen Zellen

Sternum, Rippen, lange Röhrenknochen) aus ihren Stammzellen in mehreren Teilungs- und Reifungsschritten gebildet.

Die ausgereiften Zellen werden aus dem Knochenmark (Speicherungspool) nach Bedarf in die Peripherie (Funktionspool) abgegeben. Die Erythrozyten besitzen eine Lebenszeit von 90–120 Tagen, die Thrombozyten von 9 Tagen und die Granulozyten von 7 Stunden. Die Lebensdauer der Lymphozyten beträgt je nach ihrer Funktion wenige Tage bis mehrere Jahre.

Abbau bzw. Verlust der Blutzellen und deren Neuproduktion halten sich normalerweise die Waage. Die Bildung der Erythrozyten wird durch einen in der Niere gebildeten Faktor, das Erythropoetin, angeregt. Bildung und Mobilisierung der weißen Blutkörperchen erfolgen durch verschiedene heute gut definierte und gentechnisch herstellbare Faktoren (Wachstumsfaktoren der Hämatopoese). Dazu gehören der Granulozyten-Kolonie-stimulierende Faktor (G-CSF), der Makrophagen-Kolonie-stimulierende Faktor (M-CSF),

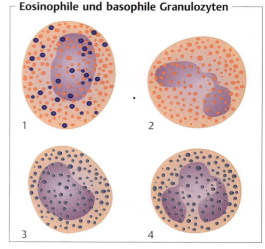

Abb. 12.**4** 1 = unreifer eosinophiler Granulozyt, 2 = reifer eosinophiler Granulozyt, 3 = unreifer basophiler Granulozyt, 4 = reifer basophiler Granulozyt (ca. 1500fache Vergrößerung)

der Granulozyten-Makrophagen-Kolonie-stimulierende Faktor (GM-CSF) sowie der Stammzellfaktor (CSF) und verschiedene Interleukine (IL 1, 3, 5, 6 und 11).

Die Wachstumsfaktoren werden mit gutem Erfolg zur Behandlung der Neutropenie nach zytostatischer Therapie oder Bestrahlung eingesetzt (S. 524).

Erkrankungen des erythropoetischen Systems

Bau und Funktion der Erythrozyten

Die Erythrozyten besitzen einen Durchmesser von 7–8 µm sowie eine Dicke von 2–2,5 µm. Sie haben eine rund-ovale, bikonkave Gestalt (Abb. 12.5). Die Erythrozytenmembran enthält wichtige Rezeptoren und Strukturen wie z. B. die *Blutgruppeneigenschaften*. Wichtigster Bestandteil des Erythrozytenstromas ist das Hämoglobin. Die große Oberfläche und der Hämoglobingehalt bestimmen die Erythrozyten zum wichtigsten *Sauerstoffträger*. Im Laufe von durchschnittlich 100 Tagen altern die Erythrozyten. Sie verlieren dabei ihre Fähigkeit, Sauerstoff zu binden und abzugeben und sich in ihrer Gestalt den kleinen Kapillaren anzupassen. Ihr Abbau erfolgt vorwiegend in der Milz, aber auch in Leber und Knochenmark. Neubildung und Abbau halten sich normalerweise die Waage; der Umsatz beträgt täglich etwa 8–10‰ der Gesamtzahl der Erythrozyten. Entsprechend groß ist der Anteil von jungen Erythrozyten (Retikulozyten) im Blut, die durch eine spezielle Färbung mit Brillantkresylblau darstellbar sind.

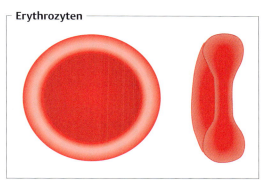

Abb. 12.**5** Rund-ovale, bikonkave Form

 Größe, Form und Anfärbbarkeit der Erythrozyten geben wertvolle Hinweise auf Störungen der Blutzellbildung oder des gesteigerten Zellabbaus.

Die Zahl der Erythrozyten im Kubikmillimeter (mm³) beträgt 4,5–5,4 Millionen. Die unteren Normgrenzen für Erythrozytenzahl und Hämoglobingehalt liegen bei Frauen (4 Mill., 13 g%) niedriger als bei Männern (4,5 Mill., 14 g%).
Zur *Größenbestimmung* der Erythrozyten werden 1000 Zellen mit einem speziellen Mikroskopokular ausgemessen und die Messwerte in eine Verteilungskurve eingetragen (Price-Jones-Kurve). Eine Verschiebung zu kleinen Zellen (Mikrozyten) findet man z. B. bei dem familiären hämolytischen Ikterus (S. 515); besonders große Zellen (Makrozyten) bei der perniziösen Anämie (S. 513). Erythrozyten unterschiedlicher Größe (Anisozytose) und mehr basophiler (bläulicher) Anfärbbarkeit (Polychromasie) weisen auf eine übersteigerte Neubildung (z. B. nach Blutverlust) hin. Erythrozyten mit wenig Farbstoffgehalt sind in der Mitte durchscheinender (Anulozyten), und angeborene Störungen im Aufbau der Erythrozyten führen zu unterschiedlicher Gestalt (Spaltformen, Sichelformen, Schießscheibenformen).

Daten zur Erkennung von Störungen des erythropoetischen Systems

- Erythrozytenzahl in Millionen pro µl Blut (Mill./mm³),
- Erythrozytenvolumenanteil (Hämatokrit) in Milliliter pro 100 ml Blut (%),
- Hämoglobinmenge in Gramm pro 100 ml Blut (g% bzw. mmol/l),
- mittleres Zellvolumen (MCV), bestimmt aus Erythrozytenzahl und Hämatokritwert (in µm³),
- mittlerer Zellhämoglobingehalt (MCH) ermittelt aus Erythrozytenzahl und Hämoglobinmenge (in pg),
- mittlere erythrozytäre Hämoglobinkonzentration (MCHC), ermittelt aus Hämoglobinmenge und Hämatokritwert (in %).

Diese Werte werden von automatischen Zählgeräten mit angeschlossenem Rechner routinemäßig erstellt.

Anämien

Ursache und Symptome

Eine Anämie kann bedingt sein

- durch einen überwiegenden Mangel an Hämoglobin, d. h., der Farbstoffgehalt des einzelnen Erythrozyten ist vermindert = *hypochrome* Anämie (MCH unter 28 pg),
- durch einen überwiegenden Mangel an Erythrozyten, d. h., der Farbstoffgehalt des einzelnen Erythrozyten ist erhöht = *hyperchrome* Anämie (MCH über 33 pg),
- durch einen etwa gleichmäßigen Verlust an Hämoglobin und Erythrozyten, d. h., der Farbstoffgehalt des einzelnen Erythrozyten ist normal = *normochrome* Anämie (MCH 28–33 pg).

Klinische Zeichen der Anämie sind:

- Blässe der Haut und Schleimhaut,
- Abgeschlagenheit, schnelle Ermüdbarkeit,
- Schwindel, Ohrensausen, Blutdruckerniedrigung,
- Erhöhung der Herzfrequenz, Auftreten eines systolischen Geräusches über dem Herzen,
- in schweren Fällen, besonders bei schnellem Blutverlust: Schweißausbruch, schneller, weicher Puls, Atemnot, Blutdruckabfall und schließlich Kreislaufkollaps.

> **Aspekte der Pflege.** Patienten mit chronischen Anämien benötigen meist nur vorübergehend Unterstützung bei eingeschränkten ATLs, um eine Überanstrengung zu vermeiden. Ermöglichen Sie dem Patienten ausreichende Ruhephasen über den Tag verteilt. Aufenthalte im Freien tun dem Patienten gut. Bei trockener Haut, brüchigen Nägeln und Mundwinkelrhagaden ist die Durchführung einer intensiven Hautpflege unerlässlich. Zu weiteren pflegerischen Maßnahmen vgl. Pflegeschwerpunkt Anämie, S. 538

Hypochrome Anämien

Eisenmangelanämie

Die Eisenmangelanämie ist die häufigste chronische Anämie.

Ursache

Ursachen der Eisenmangelanämie sind:

- chronischer Blutverlust und damit Eisenverlust, z. B. bei Magengeschwüren, Darmentzündung, Hämorrhoiden, verstärkter Regelblutung, Hiatushernien,
- ungenügende Eisenzufuhr mit der Nahrung,
- ungenügende Eisenaufnahme, z. B. bei Mangel an Magensäure, Magen- bzw. Darmresektion, Entzündung oder bösartiger Entartung der Magen-Darm-Schleimhaut,
- erhöhter Eisenbedarf (Wachstum, Schwangerschaft).
- Vermehrte Eisenbindung im retikuloendothelialen System (RES) und verminderte Eisenaufnahme in die Erythrozyten führen bei Entzündungen und Tumoren zu einer hypochromen Anämie (Infekt- oder Tumoranämie), ohne dass eine Verminderung des Speichereisens vorliegt (S. 328, chronische Polyarthritis).

Symptome

Klinisch treten bei chronischem Eisenmangel neben den Beschwerden des Grundleidens und der Anämie die Zeichen einer allgemein gestörten Zellfunktion auf, wie spröde Haut, brüchige Nägel, Mundwinkelrhagaden und Brennen der Zungen-, Schlund- und Speiseröhrenschleimhaut infolge Atrophie (Plummer-Vinson-Syndrom).

Diagnose

Das Blutbild (Abb. 12.**6**) zeigt kleine hämoglobinarme Erythrozyten von unterschiedlicher Gestalt (Mikrozytose, Anulozytose, Poikilozytose). Die Retikulozytenzahl ist vermindert, der Serumeisenspiegel erniedrigt. Der Serumeisenspiegel (Normalbereich 60–160 µg/dl) gibt nicht den Gehalt des Eisens in den Speichern und damit den eigentlichen Eisengehalt im Körper wieder. Dazu dient die Bestimmung der in der Leber gebildeten Speicherform des Eisens, des Ferritins (Normalwerte im Serum 20–280 µg/l).

Anämien

Anämie

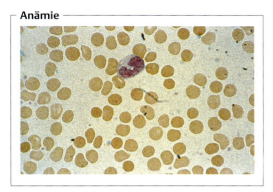

Abb. 12.**6** Erythrozyten unterschiedlicher Größe und Form, ein Monozyt

Pathogenese der perniziösen Anämie

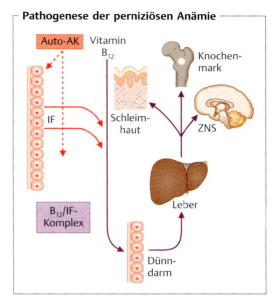

Abb. 12.**7** Intrinsic-Factor-Mangel aufgrund der Atrophie der Magenschleimhaut oder Bildung von Autoantikörpern gegen die Belegzellen oder den Intrinsic Factor selbst mit Auswirkung auf die Zellteilung

Therapie

Therapeutisch sind die Beseitigung der Ursache (Blutung, fehlende Magenäure) und die Gabe von Eisen wichtig, außer bei den entzündungs- und tumorbedingten Anämien (s.o.).

Sideroblastische Anämie

Ursache und Diagnose

Bei dieser Anämieform liegt eine *Eisenverwertungsstörung* vor, so dass trotz ausreichenden Angebots und genügender Resorption von Eisen dieses nicht in das Hämoglobin eingebaut werden kann und in Form von Eisengranulat in den Erythroblasten des Knochenmarks liegen bleibt (Sideroblasten). Der Serumeisenspiegel ist erhöht; es finden sich Eisenablagerungen in den Zellen des retikuloendothelialen Systems (Lebersiderose).

Die seltene angeborene Form der Eisenverwertungsstörung kommt nur bei Männern vor; die Frauen übertragen die Erbanlage.

Erworbene Verwertungsstörungen findet man bei der Bleivergiftung, bei Vitamin-B_6-Mangel (Alkohol), bei Entzündungen, Tumoren, Leukämie und myelodysplastischem Syndrom (S. 520). Hier kann die Anämie auch hyperchrom sein.

Therapie

Therapeutisch gibt man Vitamin B_6 und versucht, durch Eisenentzug (Desferal) die Eisenablagerung in den Organen zu verhindern.

Hyperchrome (megaloblastäre) Anämien

Perniziöse Anämie

Ursache

Die perniziöse Anämie beruht auf einer *Resorptionsstörung des Vitamin B_{12}*, das mit der Nahrung zugeführt wird. Es fehlt bei diesen Patienten der von den Belegzellen des Magens gebildete sog. Intrinsic Factor (IF), der sich mit dem Vitamin B_{12} zu einem Komplex verbinden muss, damit die Resorption des Vitamins im Dünndarm stattfinden kann.

Ursachen des Intrinsic-Factor-Mangels sind eine Atrophie der Magenschleimhaut mit fehlender Säure- und Enzymproduktion sowie eine Bildung von Autoantikörpern gegen den Intrinsic Factor selbst, aber auch gegen die Belegzellen (Abb. 12.**7**). Vitamin B_{12} ist ebenso wie die Folsäure ein wichtiger Katalysator beim Aufbau der Nukleinsäure während der Zellteilung. Sein Fehlen führt zu einer Verzögerung der Zellteilung bei sonst normalem Zellwachstum, so dass besonders große, nicht ausgereifte Zellen entstehen. Betroffen sind insbesondere die blutbildenden Zellen im

Knochenmark, die Zellen der Schleimhäute und das Nervengewebe.

Symptome

Das klinische Bild ist gekennzeichnet durch

- schleichenden Beginn mit Leistungsschwäche und Magen-Darm-Störungen,
- fahle Blässe mit gelblichem Unterton,
- Zungenbrennen mit hochroter, atrophischer Schleimhaut,
- neurologische Zeichen mit Kribbeln, Missempfindungen, Gangunsicherheit und abgeschwächtem Vibrationsempfinden.

Diagnose

Folgende Laborbefunde sind zu erheben:

- große Erythrozyten (Megalozyten) mit einem erhöhten Hb-Gehalt (MCH größer als 36 pg) und als weiteres Zeichen der Reifungsstörung eine Verminderung auch der Retikulozyten, der Granulozyten und der Thrombozyten,
- im Sternalmark große unreife Vorstufen der roten Reihe (Megaloblasten), der weißen Reihe und der Thrombozyten,
- Hämolysezeichen durch den vorzeitigen Abbauder reifungsgestörten Erythrozyten.

Die Sicherung der Diagnose erfolgt durch den Vitamin-B$_{12}$-Resorptionstest (Schilling-Test), der darauf beruht, dass infolge des Intrinsic-Factor-Mangels radioaktiv markiertes Vitamin B$_{12}$ vermindert durch den Darm resorbiert und durch die Nieren wieder ausgeschieden wird. Gibt man Intrinsic Factor in einem zweiten Test gleichzeitig dazu, müssen sich die Vitamin- B$_{12}$-Aufnahme und -Ausscheidung normalisieren.

Therapie

Die Therapie besteht in parenteralen Gaben von Vitamin B$_{12}$. Nach Auffüllen der Vitamin-B$_{12}$-Depots erfolgt eine Erhaltungstherapie alle 1–3 Monate je nach Präparat. Eine Woche nach Beginn der Behandlung ist ein deutlicher Anstieg der Retikulozyten als Zeichen der verbesserten Zellreifung zu beobachten. Der erhöhte Eisenverlust ist durch Eisengaben auszugleichen und die Anazidität durch Salzsäure- und Magenenzympräparate zu kompensieren.
Da bei Perniziosapatienten gehäuft Magenkarzinome auftreten, ist eine regelmäßige Kontrolle durch Gastroskopie erforderlich.

Ernährung. Durch die vermehrte Neubildung von Erythrozyten während der Therapie tritt häufig eine Hypokaliämie auf. Bestellen Sie deshalb für den Patienten kaliumreiche Kost. Informieren Sie ihn, dass Bananen, Nüsse und Trockenobst viel Kalium enthalten und für ihn nach Beginn der Therapie besonders empfehlenswert sind.

Symptomatische Vitamin-B$_{12}$-Mangel-Anämien

Ein Mangel an Vitamin B$_{12}$ kann weiterhin bedingt sein durch:

- entzündliche, narbige oder tumoröse Veränderungen im unteren Ileum, in dem die Vitamin-B$_{12}$-Resorption stattfindet,
- Befall mit dem Fischbandwurm (S. 590),
- erhöhten Bedarf an Vitamin B$_{12}$ (Schwangerschaft),
- vermindertes Angebot von Vitamin B$_{12}$ (Vegetarier, Ziegenmilchanämie).

Perniziosaähnliche Anämie durch Folsäuremangel

Folsäuremangel führt ebenfalls zur Zellreifungsstörung. Gestörte Resorption (Sprue), vermehrter Bedarf (Schwangerschaft, Dialyse) und besonders verminderte Zufuhr mit der Nahrung (Alkoholiker) können zu einem Folsäuremangel führen.

 Häufig führt auch die Langzeitgabe von Zytostatika, Folsäureantagonisten (Methotrexat, Azulfidine) und Antikonvulsiva zur megaloblastären Anämie.

Das klinische Bild gleicht demjenigen der Vitamin-B$_{12}$-Mangel-Anämie; neurologische Symptome sind seltener. Der Schilling-Test fällt in den Fällen eines reinen Folsäuremangels normal aus. In den meisten Fällen lässt sich aber ein Mangel an Folsäure und Vitamin B$_{12}$ nachweisen.

Die Folsäure wurde nach dem lateinischen Wort „Folium" (= Blatt) benannt. 1941 wurde sie aus vier Tonnen Blattspinat isoliert. Es ist ein wasserlösliches Vitamin der B-Gruppe. Der tägliche Bedarf liegt bei 0,2 mg, Schwangere brauchen deutlich mehr. Besonders reich an Folsäure sind Spinat, Hülsenfrüchte, Leber und Milchprodukte.

Nach Substitution von Folsäure bilden sich die Mangelerscheinungen innerhalb weniger Wochen zurück.

Normochrome Anämien

Akute Blutungsanämie

Symptome und Diagnose

Eine akute starke Blutung (Ösophagusvarizen, Magenulkus, Verkehrsunfall, Tubargravidität) bedeutet zunächst Verminderung der Gesamtblutmenge ohne Verschiebung des Verhältnisses Plasma zu Zellzahl. Die Anämie wird erst messbar, wenn nach Stunden – zum Ausgleich des Blutvolumenverlustes – Gewebswasser in das Gefäßsystem einströmt. Im Vordergrund stehen bei Verlust von 1 l und mehr Blut deshalb zunächst die Zeichen des Volumenmangelkollapses mit Schwäche, Schweißausbruch, Anstieg der Pulsfrequenz, kaltem Schweiß und Blutdruckabfall. Ein akuter Blutverlust von 2–2,5 l bedeutet akute Lebensgefahr. Das Ausmaß des Verlustes an roten Blutkörperchen durch die Blutung wird erst nach 1–2 Tagen voll erkennbar (Verminderung der Erythrozytenzahl und des Hämatokritwertes bei normalem Farbstoffgehalt der noch vorhandenen Zellen). Die Neubildung der Erythrozyten setzt in einem nennenswerten Ausmaß nach 5–10 Tagen ein.

Therapie

Die Therapie der akuten Blutung besteht in Blutstillung, Volumenersatz, evtl. Erythrozytenkonzentrat und Eisengabe für die Blutneubildung.

Hämolytische Anämien

Ursache

 Definition: Unter Hämolyse versteht man den vermehrten und verfrühten Untergang von roten Blutkörperchen. Eine Anämie entsteht, wenn der Zellzerfall größer ist als die Neubildung.

Die *Ursachen* des vermehrten Zellzerfalls liegen entweder im Erythrozyten selbst (Membranschäden, Enzymdefekte, Fehler im Aufbau des Hämoglobins) und sind meist angeboren *(korpuskuläre hämolytische Anämien)*; oder das Serum enthält Faktoren, die die Erythrozyten schädigen (Antikörper, Toxine, mechanische Hindernisse). Diese *serogenen hämolytischen Anämien* sind meist erworben.

Symptome

Im klinischen Bild kombinieren sich die Symptome der Anämie mit denen der Hämolyse. Erscheinungen des vermehrten Zellzerfalls sind:

- Anstieg des indirekten Bilirubins im Serum,
- vermehrte Urobilinogenausscheidung im Urin,
- Freisetzung von Enzymen (Lactatdehydrogenase) und von Eisen aus den Erythrozyten,
- vermehrt anfallender Gallenfarbstoff mit Neigung zu Gallensteinbildung,
- vermehrte Neubildung von Erythrozyten (Retikulozytose).

Akute hämolytische Schübe gehen mit Schüttelfrost und Fieber einher.

> Das vermehrt anfallende Hämoglobin kann die Niere schädigen.

Korpuskuläre hämolytische Anämien

Eine dominant vererbte Störung im Aufbau der Erythrozytenmembran führt zur **Kugelzellanämie** (kongenitale Sphärozytose, familiärer hämolytischer Ikterus). Die Erythrozyten sind kleiner und haben kugelförmige Gestalt. Sie können sich nicht mehr durch Formveränderung anpassen und werden in der Milz vermehrt abgebaut. Die Erkrankung verläuft in Schüben und äußert sich in der Regel erstmals zwischen dem 12. und 30. Lebensjahr mit Blässe, Ikterus und Milzvergrößerung. Ein Teil der Patienten weist weitere angeborene Anomalien auf (Turmschädel, hoher Gaumen, Zahn- und Augenanomalien).

Die Erythrozyten haben eine verkürzte Lebenszeit (gemessen durch Bestimmung der Radioaktivität von Blut und Milz nach Markierung der Erythrozyten mit radioaktivem Chrom) und eine verminderte osmotische Resistenz (vorzeitiges Platzen der Zellen in einer abgestuften Salzlösung). Therapeutisch führt die Entfernung der Milz meistens zu einer Beschwerdefreiheit.

 Sicherheit. Nach einer Splenektomie (Milzentfernung) sind die betroffenen Patienten aufgrund einer vorübergehenden Erhöhung der Thrombozytenzahl im Blut stark thrombosegefährdet. Führen Sie daher eine konsequente Thromboseprophylaxe durch.

Sichelzellanämie

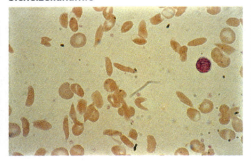

Abb. 12.**8** Erythrozyten mit Sichelzellform

Weitere seltene vererbte *Membranstörungen* führen zu elliptischen Erythrozyten (Elliptozytose), zu Stechapfelformen (Akanthozytose) oder zu einer gesteigerten Säureempfindlichkeit, wobei schon der natürliche pH-Abfall des Bluts über Nacht zu einer Hämolyse führen kann (paroxysmale nächtliche Hämoglobinurie).
Andere hämolytische Anämien sind durch vererbte *Störungen im Enzymsystem* der Erythrozyten bedingt. Die Enzymschäden (z. B. Glucose-6-Phosphat-Dehydrogenase-Mangel) machen sich vielfach erst nach Einwirkung von Medikamenten (Schmerzmittel, Sulfonamide, Malariamittel) bemerkbar und kommen gehäuft bei bestimmten Bevölkerungsgruppen vor (Afrika, Asien, Mittelmeerraum).
Vererbte *Aufbaustörungen des Eiweißanteils* des Hämoglobins finden sich bei der Sichelzellanämie der schwarzen Bevölkerung und der Thalassämie, die vorwiegend in den Ländern des Mittelmeerraumes auftritt.
Der **Sichelzellanämie** liegt eine falsche Zusammensetzung der Aminosäuren in den Polypeptidketten des Globinanteils zugrunde (Hämoglobinopathie). Das fehlgebildete Hämoglobin (HbS) neigt zur Ausfällung unter Kristallbildung, wodurch die Erythrozyten Sichelzellform annehmen (Abb. 12.**8**). Die nicht mehr verformbaren Erythrozyten verstopfen die kleinen Gefäße (Schmerzkrisen in vielen Organen, Durchblutungsstörungen) und gehen beschleunigt zugrunde (Hämolyse). Eine ursächliche Behandlung dieser in Schüben verlaufenden Erbkrankheit gibt es bisher nicht.
Bei den **Thalassämien** werden eine oder mehrere Polypeptidketten des Globinanteils vermindert gebildet. Je nachdem welche Polypeptidkette vermindert vorhanden ist, unterscheidet man α-, β-, δ- oder Kombinationsformen. Am häufigsten kommt die β-Thalassämie (Cooley-Anämie) vor. In einer Reihe von Fällen liegt gleichzeitig eine Hämoglobinopathie vor.
Abhängig von der Größe der Fehlbildung entstehen leichte Krankheitsbilder (Thalassaemia minor) mit kleinen hämoglobinarmen Erythrozyten, leichter Hämolyse und geringer Milzvergrößerung oder schwer verlaufende Erkrankungen (Thalassaemia major) mit stark beschleunigtem Zelluntergang.
Durch Milzentfernung oder Übertransfusion, um die Eigenproduktion der geschädigten Erythrozyten zu unterdrücken, sowie gleichzeitigen Eisenentzug können die schweren Symptome gemildert werden. Viele Thalassaemia-major-Kranke sterben schon im Jugendalter. Knochenmarkstransplantationen werden versucht.

Serogene hämolytische (immunhämolytische) Anämien

Ursache und Diagnose

Gegen Erythrozyten gerichtete Antikörper binden sich an die Zellmembran. Die Antikörperbindung löst einmal eine Zusammenballung der Erythrozyten *(Agglutination)* aus. Die agglutinierten Erythrozyten werden beschleunigt abgebaut. Im anderen Fall führt die Bindung der Antikörper an die Zellmembran unter Mitwirkung von Komplement direkt zu einer Zerstörung der Zellen *(Hämolyse)*. Andere Antikörper binden sich scheinbar reaktionslos an die Zellmembran. Aber die Lebensdauer auch dieser Erythrozyten ist verkürzt, so dass die Zeichen des beschleunigten Zelluntergangs erkennbar werden.
An Erythrozyten gebundene Antikörper lassen sich im Test nachweisen durch Zugabe eines gegen den ersten Antikörper (γ-Globulin) gerichteten zweiten Antikörpers (Anti-γ-Globulin = Coombs-Serum). Der zweite Antikörper führt zu einer sichtbaren Agglutination der Erythrozyten (= direkter Coombs-Test).
Frei im Serum vorhandene Antikörper lassen sich auf die gleiche Weise nachweisen, wenn man zunächst Testerythrozyten im Serum zugibt und nach Bindung der Antikörper im zweiten Schritt das Coombs-Serum beimischt (indirekter Coombs-Test).
Man findet 3 Arten von durch Antikörper hervorgerufenen, hämolytischen Anämien.

Isoimmunhämolytische Anämien. Sie entstehen durch Blutgruppenunverträglichkeit. Jeder Mensch besitzt in seinem Plasma Antikörper gegen die Blutgruppen, die er selbst nicht hat (Tab. 12.**1**).

Tabelle 12.1 Antikörper gegen die verschiedenen Blutgruppen

Blutgruppe	Antikörper gegen
A	B
B	A
AB	∅
0	A und B

Bei der versehentlichen Übertragung blutgruppenungleichen Blutes kommt es teils verzögert, teils sehr akut zu einer Hämolyse mit schwerem Schockzustand.
Neben dem AB0–Blutgruppensystem spielt der sog. *Rhesusfaktor* eine Rolle. Etwa 85 % der Menschen besitzen den Rhesusfaktor (Rh), die übrigen 15 % sind rhesusfaktornegativ (rh). Diese vererbten unterschiedlichen Erythrozyteneigenschaften können bei einer Schwangerschaft zu einer unter Umständen tödlichen Schädigung des Kindes führen. Dies ist der Fall, wenn eine rh-negative Mutter ein Rh-positives Kind austrägt. Die Mutter bildet dann im Laufe der Schwangerschaft Antikörper gegen die Rh-positiven Erythrozyten. Bei einer zweiten Schwangerschaft mit einem Rh-positiven Kind produziert die sensibilisierte Mutter schnell und in großer Zahl Antikörper gegen die Erythrozyten des Kindes, die über die Plazenta auf das Kind übergeben und zu einer schweren Hämolyse führen.

> In Fällen von Rhesusfaktorunverträglichkeit (Rh-Inkompatibilität) kann man durch rechtzeitige Gaben eines Anti-Rh-Immunglobulinserums die Bildung der mütterlichen Anti-Rh-Antikörper verhindern.

Autoimmunhämolytische Anämien. Aus unbekannten Gründen oder im Rahmen einer Virusinfektion, einer Kollagenose (S. 338) bzw. einer Leukämie können Antikörper gegen die eigenen Erythrozyten auftreten und zu einer schleichenden oder akuten Hämolyse führen. Am häufigsten treten Antikörper auf, die sich bei Körpertemperatur an die Erythrozyten binden (Wärmeagglutinine, Wärmehämolysine). Seltener ist die sog. Kälteagglutininkrankheit, die darauf beruht, dass die Kälteagglutinine, die bei jedem Menschen vorkommen und nur bei Temperaturen unter + 10 °C wirksam werden, sich stark vermehren und schon bei höheren Temperaturen aktiv werden.
Neben der Behandlung einer erkennbaren Grundkrankheit ist in schweren Fällen eine immunsuppressive Therapie erforderlich.
Sehr selten nur noch werden die im Rahmen einer Syphilis auftretenden biphasischen Kälteagglutinine beobachtet, die sich nur in der Kälte an Erythrozyten binden und erst in der Wärme unter Zutritt von Komplement zur Hämolyse führen.

Medikamentös-immunhämolytische Anämien. In den letzten Jahren werden zunehmend immunhämolytische Anämien beobachtet, bei denen Medikamente den Anstoß zur Bildung von Autoantikörpern oder Immunkomplexen geben. Derartige Hämolysen wurden nach Gaben von Antibiotika, Analgetika, α-Methyldopa oder Chininpräparaten gesehen. Beim Absetzen des jeweiligen Medikaments hören die Erscheinungen auf, können aber jederzeit wieder durch erneute Gaben ausgelöst werden.

Toxisch-hämolytische Anämien

Viele chemische Substanzen können direkt die Erythrozyten schädigen und unter Umständen eine lebensbedrohliche Hämolyse mit Hämoglobinurie, Nierenversagen und Schock auslösen. Zu solchen Substanzen gehören z. B. Blei, Arsen, Nitroverbindungen, Saponin, Essigsäure oder das Gift des Knollenblätterschwamms. Gelegentlich wirken auch einige Medikamente wie Atebrin, Conteben und Sulfonamide toxisch auf die Erythrozyten.

Mechanische Hämolyse

Diese Form der Hämolyse ist durch die Anwendung künstlicher Herzklappen aktuell geworden. Durch Turbulenzen und Reibung, die auch bei Patienten mit erworbenen Herzklappenfehlern auftreten können, werden die Erythrozyten so geschädigt, dass eine schwach ausgeprägte Hämolyse beobachtet werden kann.

Polyglobulie

➡ **Definition:** Unter Polyglobulie versteht man eine Vermehrung der Erythrozyten zum Ausgleich eines äußeren oder inneren Sauerstoffmangels.

Ursache

Bei Aufenthalt in großen Höhen ist der Sauerstoffpartialdruck so erniedrigt, dass der einzelne

Erythrozyt nicht vollständig mit Sauerstoff beladen wird. Diesen Sauerstoffmangel kompensiert der Organismus durch eine Vermehrung der Zahl der Erythrozyten. Behinderung des Sauerstoffaustausches in der Lunge (Emphysem, Fibrose, Stauung), Mischblut bei Herzfehlern oder Gifte (Kohlenmonoxid, Blausäure) führen ebenfalls zur kompensatorischen Polyglobulie.
Eine *Reizpolyglobulie* finden wir durch vermehrte Bildung oder Zufuhr von Glukokortikosteroiden (Cushing-Krankheit, S. 403ff). Die Eindickung des Bluts durch starken Flüssigkeitsverlust wird als *Pseudopolyglobulie* bezeichnet.

Symptome und Diagnose
Die Patienten sehen zyanotisch aus, die Erythrozytenzahl beträgt 6–8 Millionen, der mittlere Zellhämoglobingehalt (MCH) ist normal, der Hämatokritwert erhöht.

Therapie
Eine langfristige Besserung der Polyglobulie ist nur durch Beseitigung der Ursache zu erreichen. Aderlässe können nur vorübergehend helfen; eine reaktive vermehrte Neubildung ist meist die Folge.

> Der Aderlass war lange Zeit ein sehr beliebtes therapeutisches Mittel. Schon in der alten indischen Medizin wurde er angewandt. Der griechische Arzt Hippokrates (460–370 v. Chr.) beschreibt die Anwendung des Aderlasses zur Behandlung akuter Krankheiten junger, gesunder Menschen. Noch zu Beginn des 20. Jahrhunderts wurde der Aderlass zur Heilung von Entzündungen des Herzens, der Lunge und des Gehirns eingesetzt.

Erkrankungen des leukopoetischen Systems

Klassifizierung, Bau und Funktion der Leukozyten

Zu den Leukozyten gehören die Granulozyten, die Lymphozyten und die Monozyten. Ihre Entwicklungsreihen sind in Abb. 12.**3** (S. 510) dargestellt.

Die **Granulozyten** reifen im Knochenmark heran. Auf der Reifungsstufe des Myelozyten erfolgt eine Differenzierung:

- in Zellen mit neutrophilen Granula, die den größten Anteil der Zellen ausmachen,
- in Zellen mit eosinophilen Granula, die 3–5 % der Leukozyten ausmachen und bei allen Überempfindlichkeitsreaktionen vermehrt sind,
- in Zellen mit basophilen Granula, die etwa 1 % der Leukozyten ausmachen und typischerweise bei der chronischen myeloischen Leukämie vermehrt auftreten.

Eine sog. *toxische Granulation* in Form kräftiger, rotblauer Granula findet sich in den neutrophilen Granulozyten bei bakteriellen Entzündungen. Während der Reifung ändert sich der Enzymgehalt der Granulozyten. Unreife Formen sind reich an Peroxidase, reife Formen reich an alkalischer Phosphatase.
Menschen, die zwei X-Chromosomen besitzen (normale Frauen XX, Männer mit Klinefelter-Syndrom XXY, S. 418) weisen bei mehr als 2 % der segmentkernigen Zellen trommelschlägelförmige Kernanhänge auf.
Die Hauptaufgabe der Ganulozyten ist die *Phagozytose*. Dazu wandern sie, angelockt durch chemische Entzündungsstoffe, in das Gewebe.
Das Plasma der Granulozyten enthält Bläschen mit Verdauungsenzymen (lysosomale Enzyme), die in der Lage sind, geschädigte Zellen, Bakterien oder andere Fremdstoffe aufzulösen. Aktivierte Granulozyten geben Entzündungsstoffe ab (Prostaglandine, Leukotriene, O_2-Radikale).
Die **Lymphozyten** reifen in den lymphatischen Organen (B-Lymphozyten) oder im Thymusorgan (T-Lymphozyten) heran. Die ausgereiften Zellen im peripheren Blut besitzen einen runden, kompakten Kern mit einem schmalen, hellen Plasmasaum, in dem gelegentlich einzelne rote Granula zu erkennen sind. Daneben treten größere aktivierte Lymphozyten mit breitem basophilen Zytoplasma auf (Reizformen).
Die Lymphozyten sind Träger der *Immunität* (S. 542, Kap. 13). Sie sind in der Lage, fremde Strukturen zu erkennen und spezifische Antikörper dagegen zu bilden. Die sog. B-Lymphozyten wandeln sich dabei zu großen Zellen (Immunoblasten) und zu Plasmazellen um, welche Antikörper produzieren und an das Blut abgeben. Die T-Lymphozyten reagieren als Zellen

selbst spezifisch gegen die fremden Antigene (Bakterien, Viren, Fremdgewebe, Tumorzellen).
Die **Monozyten** im peripheren Blut stammen aus dem Knochenmark. Sie haben die Fähigkeit, sich zu *Makrophagen* umzuwandeln und im Gewebe Fremdstoffe zu beseitigen. Durch die Aufnahme und Verarbeitung von antigenem Material, das sie an die Lymphozyten weitergeben, spielen sie eine wichtige Rolle für die Einleitung einer Immunreaktion.

Gesamtzahl der Leukozyten. Die Gesamtzahl der Leukozyten im peripheren Blut beträgt 4 500 – 10 000 Zellen pro µl Blut. Die Verteilung der Leukozyten wird im Blutausstrich nach Anfärbung mit May-Grünwald- und Giemsa-Lösung (Färbung nach Pappenheim) bestimmt, sog. Differenzialblutbild. Es werden jeweils 100 Leukozyten ausgezählt.

Normale Verteilung der Leukozyten im Differentialblutbild

basophile Granulozyten	0 – 1 %
eosinophile Granulozyten	1 – 3 %
Metamyelozyten	0 %
stabkernige Granulozyten	3 – 4 %
segmentkernige Granulozyten	60 – 70 %
Lymphozyten	30 – 35 %
Monozyten	2 – 4 %

Bakterielle Entzündungen und toxische Reize lösen eine *Vermehrung der Granulozyten* (Leukozytose) und das vermehrte Auftreten jüngerer Formen (Linksverschiebung) aus. Virusinfektionen und Tuberkulose dagegen gehen mit einer Erhöhung der Lymphozytenzahl (Lymphozytose) einher, wobei die Gesamtzahl der Leukozyten normal oder sogar erniedrigt ist. Im Verlauf einer bakteriellen Infektion folgen der Leukozytose die monozytäre Überwindungsphase, dann die lymphozytäre Heilungsphase und schließlich eine kurzdauernde Eosinophilie („Morgenröte der Entzündung").
Eine ausgeprägte *Verminderung der Leukozytenzahl* findet man bei Schädigung des Knochenmarks. Auch eine chronisch vergrößerte Milz *(Hypersplenismus)* kann zur Verminderung der Leukozytenzahl, aber auch der Erythrozyten und Thrombozyten führen. Die Ursachen dafür sind noch nicht ganz geklärt. Neben einem vermehrten Abbau der Blutzellen in der Milz denkt man auch an eine Hemmung des Knochenmarks durch unbekannte Substanzen, die aus der vergrößerten Milz freigesetzt werden.

Eine *Verminderung der Lymphozyten* beobachtet man bei der Stressreaktion oder der Gabe von Glukokortikoiden sowie bei generalisierten bösartigen Erkrankungen des lymphatischen Systems.

Agranulozytose

Ursache

> **Definition:** Eine Verminderung der Granulozyten wird als Leukopenie, ein weitgehendes Fehlen (unter 500/µl) als Agranulozytose bezeichnet.

Neben Verdrängung und Zerstörung des normalen Knochenmarks durch Tumoren sind toxische (Phenothiazin-Typ) und allergische (Pyrazolon-Typ) Reaktionen auf Medikamente die häufigsten Ursachen einer Agranulozytose. Dosisabhängig können viele Medikamente die Bildung der Granulozyten hemmen.

> Die Zahl der weißen Blutkörperchen muss besonders bei der Anwendung von Antibiotika, Antiarrhythmika, nichtsteroidalen Antirheumatika, Thyreostatika, Phenothiazinen, Antikonvulsiva und auch vieler Sedativa in regelmäßigen Abständen kontrolliert werden.

Die Empfindlichkeit des Knochenmarks gegen diese Medikamente kann individuell unterschiedlich sein. Zytostatika und Strahlen schädigen dosisabhängig immer das Knochenmark mit nachfolgendem Abfall der Granulozyten.

Symptome

Da bei den betroffenen Patienten die wichtigsten Abwehrzellen fehlen, kommt es meist plötzlich zu Fieber, Schleimhautgeschwüren und Lymphknotenschwellung. Eine Sepsis kann schnell zum Tode führen.

Diagnose

Im peripheren Blut fehlen fast vollständig die Granulozyten bei oft normaler Zahl der Lymphozyten. Das Knochenmark weist in prognostisch ungünstigen Fällen keine Zellen der granulopoetischen Reihe auf, in anderen Fällen findet man vermehrt unreife Zellen, besonders Promyelozyten.

Therapie

- Absetzen aller Medikamente, die als mögliche Ursache in Frage kommen,

- lokale und allgemeine Infektionsbekämpfung durch Antibiotika,
- Glukokortikosteroide bei Autoimmunreaktion,
- Übertragung gesunder Spenderleukozyten, um die kritische Phase bis zur Erholung der eigenen Granulozytenproduktion zu überbrücken,
- Versuch einer Gabe von Wachstumsfaktoren (G-CSF).

Aplastische Anämie (Panhämozytopenie)

Ursache

Bei einer Schädigung der frühen Stammzellen im Knochenmark ist die Entwicklung aller drei Blutzellsysteme gestört. Es kommt zur Anämie, Granulozytopenie und Thrombozytopenie. Chemische Substanzen (z. B. Benzol, Chloramphenicol), ionisierende Strahlen oder auch Hepatitisviren werden gelegentlich als Auslöser gefunden, in vielen Fällen bleibt die Ursache aber unklar. Der Schädigung der Stammzellen liegt offensichtlich eine Autoimmunreaktion zugrunde.

Symptome und Diagnose

Die Anämie führt zu Blässe, Müdigkeit, Adynamie, die Agranulozytose zu Infektionen, Schleimhautentzündung und die Thrombozytopenie zur Blutungsneigung.
Bei der Punktion findet man ein so genanntes leeres Knochenmark, die peripheren Blutzellen sind stark vermindert, die Retikulozytenzahl typischerweise deutlich erniedrigt.

> **Pflege** **Knochenmarkpunktion.** Bei der Sternalpunktion liegt der Patient flach auf dem Rücken auf einer harten Unterlage, bei der Beckenkammpunktion liegt er in Bauchlage mit leicht hoch gelagertem Becken oder in flacher Seitenlage mit angewinkelten Knien. Wirken Sie während der Punktion beruhigend auf den Patienten ein; häufig erhält er auch eine Kurznarkose. Komprimieren Sie nach dem Entfernen der Punktionskanüle die Einstichstelle für mindestens 3 Minuten, legen Sie anschließend einen sterilen Verband an, der mit einem Sandsack beschwert wird. Der Patient soll sich nun auf die biopsierte Seite drehen. Nach dem Eingriff hat der Patient 1–3 Stunden Bettruhe. Kontrollieren Sie während dieser Zeit regelmäßig die Vitalzeichen und den Verband auf Nachblutungen.

Therapie

Bei weniger ausgeprägten Formen kann man zunächst den Verlauf beobachten, in einem Teil der Fälle erholt sich das Knochenmark. Bei den schweren Formen behandelt man mit Antilymphozytenserum, Cyclosporin A und letztlich mit einer Knochenmarkstransplantation.

Myelodysplastische Syndrome

Bei älteren Menschen fällt immer wieder eine Anämie auf, die jeder Behandlung trotzt (*refraktäre Anämie*). In einem Teil der Fälle ist die Anämie mit einer Verminderung der weißen Blutkörperchen (Leukopenie) oder auch der Blutplättchen (Thrombozytopenie) verbunden. Statt der erwarteten Zellarmut im Knochenmark findet man bei diesen Patienten eine dichte Ansammlung von einkernigen, in ihrer Reifung gestörten Zellen. Die Zahl der unreifen myeloblasten- oder promonozytenähnlichen Zellen ist deutlich erhöht, ohne dass sich schon eine Leukämie diagnostizieren lässt. In einem Teil der Fälle besteht eine Eisenverwertungsstörung mit dem Auftreten von eisenbeladenen Zellen (Ringsideroblasten), in anderen Fällen finden sich vermehrt atypische Erythroblasten. Früher bezeichnete man die Knochenmarksstörung auch als Leukämievorstufe (*Präleukämie*), da etwa die Hälfte der Fälle innerhalb von 2 Jahren in eine Leukämie übergeht, besonders in den Fällen, in denen mehr als 5 % atypische Vorstufen gefunden werden.
Eine andere Gruppe von Patienten, auch jüngere, weist ähnliche Veränderungen im Knochenmark auf. Es handelt sich um die Patienten, die wegen einer Krebserkrankung, einer Autoimmunkrankheit oder nach einer Organtransplantation mit *Bestrahlung* und *Zytostatika* behandelt wurden. Das geschädigte Knochenmark reagiert mit einem myelodysplastischen Syndrom, ein Teil dieser Patienten erleidet als Zweitkrankheit eine Leukämie.
Schließlich werden unter dem Begriff myelodysplastisches Syndrom noch die Fälle von nichtlymphatischen Leukämien eingeordnet, die über Jahre einen Stillstand oder ein nur sehr langsames Fortschreiten der leukämischen Veränderung zeigen (atypische Leukämie, schwelende Leukämie). In einem Teil der Fälle können dabei bis zu 50 % unreife Zellen im Knochenmark gefunden werden. Eine besondere Form mit megakaryozytärer Umwandlung der leukämischen Vorstufen zeigt oft einen Übergang in die Osteomyelosklerose (S. 522).

Therapie

Therapeutisch verhält man sich gerade bei den älteren Patienten noch zurückhaltend und beschränkt sich auf Transfusionen von Erythrozyten. Bei Zunahme der leukämischen Reaktion hat sich die Behandlung mit Cytosinarabinosid in niedriger Dosierung, evtl. mit einem Vitamin-A-Derivat bewährt. Bei Jugendlichen kommt auch eine Knochenmarkstransplantation in Frage.

Myeloproliferative Syndrome

➡ **Definition:** Unter dem Begriff myeloproliferative Erkrankungen werden unkontrollierte Wucherungen der Zellen des Knochenmarks zusammengefasst.

Die chronisch wuchernden Zellen (Granulozyten, Erythrozyten, Thrombozyten) haben eine Tendenz zur Ausreifung. Sie verdrängen die normal wachsenden Zellen im Knochenmark. Gleichzeitig tritt eine Blutneubildung in Milz und Leber (embryonale Blutbildungsstätten) auf.
Die Ursache der krebsartigen Wucherung der Zellen ist bisher unbekannt. Eine Virusgenese wird diskutiert, im Tierreich sind durch Viren hervorgerufene Leukämien bekannt. Ionisierende Strahlen können sicher leukämische Veränderungen auslösen, wie die Spätfolgen nach atomarer Bestrahlung (Hiroshima) gezeigt haben.

Chronische myeloische Leukämie (CML)

➡ **Definition:** Die chronische myeloische Leukämie beginnt zwischen dem 20. und 40. Lebensjahr. Es handelt sich um eine langsam fortschreitende Wucherung aller Zellen der granulopoetischen Reihe mit Ausschwemmung auch der unreifen Zellformen ins periphere Blut.

Symptome

Der Beginn der Erkrankung ist schleichend mit Schwäche, Gewichtsabnahme und Druckgefühl im Oberbauch durch die Vergrößerung der Milz und später auch der Leber. Im weiteren Verlauf treten Fieber, Infektneigung, Anämie durch Verdrängung des roten Marks und Blutungsneigung durch Verdrängung der Thrombozyten hinzu. Milzinfarkte und Milzvenenthrombose führen zu heftigen Oberbauchschmerzen. Sog. akute Schübe mit dem Auftreten vorwiegend unreifer Zellformen (Blasten) und nicht beherrschbare Infekte oder zerebrale Blutungen beenden das Leben des Patienten.

Diagnose

Das periphere Blutbild zeigt eine ausgeprägte Leukozytose (30 000 – 300 000 Zellen/mm^3) und eine Linksverschiebung bis hin zu den Promyelozyten. Basophile und eosinophile Formen sind vermehrt. Im Knochenmark fällt die gewucherte und zur unreifen Seite verschobene Granulopoese auf. Im Gegensatz zur reaktiven, nicht bösartigen Vermehrung der Granulozyten fällt der Nachweis der alkalischen Leukozytenphosphatase in den peripheren Granulozyten bei der chronischen Myelose negativ aus. Dagegen lässt sich in 90 % der Fälle ein verändertes Chromosom 22, das Philadelphia-Chromosom, in den leukämischen Zellen nachweisen. Es entsteht dadurch ein genetischer Defekt in einer hämatopoetischen Stammzelle, von der die Leukämie ihren Ausgang nimmt.

Therapie

 Als Philadelphia-Chromosom wird der verkürzte Teil des Chromosom 22 bezeichnet. Zumeist kommt die Verkürzung nicht durch Deletion, sondern durch Translokation zustande. Der Rest findet sich zumeist auf Chromosom 9 wieder. Unter Deletion versteht man den Verlust des mittleren Chromosomenstücks bei zweifachem Chromosomenbruch. Bei der Translokation wechselt ein Chromosomenstück nach dem Prinzip von Bruch und Wiedervereinigung seinen Platz. Benannt ist das Philadelphia-Chromosom nach dem Ort der Erstbeschreibung (1958).

- Zytostatika (Hydroxyurea) zur Hemmung der Zellwucherung, wobei eine periphere Zellzahl von 10 000 – 20 000 Zellen/mm^3 angestrebt wird.
- α-Interferon wird ebenfalls mit Erfolg eingesetzt. Bei einem Blastenschub oder Therapieresistenz benutzt man Zytostatika-Kombinationen.
- Infolge des starken Zellzerfalls mit Erhöhung der Harnsäure aus dem Zellkernabbau Erfordernis eines reichlichen Flüssigkeitsangebots und eines Alkalisierens des Urins, um Nierensteinbildung zu verhindern.
- Bei einer erheblichen Vergrößerung der Milz Röntgenbestrahlung des Organs.
- Unter günstigen Bedingungen kann heute durch eine allogene Knochenmarkstransplantation unter HLA-identischen Geschwis-

tern eine Heilungsrate von etwa 60 % erreicht werden.

Megakaryozytäre Myelose (hämorrhagische Thrombozythämie)

Diese Erkrankung unbekannter Ätiologie ist durch eine ungehemmte Vermehrung der Thrombozyten gekennzeichnet. Es entwickelt sich eine Neigung zu Thrombosen. Die Therapie entspricht der der chronischen Myelose. Zusätzlich ist oft eine Behandlung mit Antikoagulanzien erforderlich. Sekundäre Thrombozytosen können im Verlauf von Entzündungen, malignen Tumoren und einer akuten Blutung auftreten.

Polycythaemia vera

Ursache und Pathogenese

Definition: Unter Polyzythämie versteht man die Vermehrung aller drei Blutzellensysteme (Erythrozyten, Leukozyten und Thrombozyten) durch einen Defekt auf der Ebene der hämatopoetischen Stammzellen (s. Abb. 12.**1**).

Die Ursache der Zellvermehrung ist unbekannt. Die Polyzythämie kann in eine Leukämie oder Osteomyelofibrose übergehen. Der hohe Zellgehalt bedingt eine Erhöhung der Viskosität des Blutes.

Sicherheit. Aufgrund der Viskositätserhöhung des Blutes und der Vermehrung der Thrombozyten sind die Patienten stark thrombosegefährdet. Die Thromboseprophylaxe erhält deshalb einen besonderen Stellenwert. Achten Sie bei der Patientenbeobachtung aber auch auf Zeichen einer Blutung; zuweilen sind bei Polyzythämie die Thrombozyten nicht ausreichend funktionstüchtig.

Symptome

Die Patienten klagen über Kopfschmerzen, Schwindel, Ohrensausen. Haut und Schleimhäute sind blaurot; die Augenbindehaut ist deutlich rot gestaut. Die Leber ist bei einem Drittel, die Milz bei zwei Dritteln der Kranken vergrößert. Auffällig ist die Neigung zu blutenden Magenulzera, zu Hautblutungen und Thrombosen.

Diagnose

Entsprechend der Vermehrung aller Zellen im peripheren Blut ist auch das Knochenmark sehr zellreich. Folge des vermehrten Zellumsatzes ist die Erhöhung der Harnsäure und des Bilirubins im Serum sowie der Gallenfarbstoffe im Urin.

Therapie

Die Behandlung besteht in wiederholten Aderlässen bis zu einem Hämatokritwert unter 45 %. Überwiegt auch die Bildung der weißen Blutkörperchen, gibt man Zytostatika (Myleran).

Osteomyelofibrose, Osteomyelosklerose

An der Osteomyelofibrose erkranken vorwiegend Erwachsene jenseits des 40. Lebensjahres.

Pathogenese

Das Knochenmark wird infolge Wucherung von Fibroblasten zunehmend durch ein faserreiches Bindegewebe ersetzt. Eine Fehlregulation der hämatopoetischen Stammzellen geht voraus, so dass zu Beginn das Bild einer Polyzythämie entsteht. In späteren Phasen können sich die entarteten Zellen zu einer chronischen Leukämie entwickeln. Als Ersatz des verödeten Knochenmarks entstehen blutbildende Zellen in Leber und Milz mit Vergrößerung dieser Organe (extramedulläre Blutbildung).

Symptome

Die Krankheit beginnt über Jahre schleichend mit Schwäche, Müdigkeit, rheumatischen Beschwerden und sonst ungeklärten Fieberschüben. Der große Milztumor führt zu Druck- und Verdrängungserscheinungen.

Diagnose

Im peripheren Blut finden sich anfangs erhöhte, später normale bis leicht verminderte Leukozytenzahlen mit deutlicher Linksverschiebung. Im Gegensatz zur chronischen Myelose ist die alkalische Leukozytenphosphatase in den Zellen erhöht. Erythrozyten und Thrombozyten sind in den Anfangsstadien der Erkrankung oft vermehrt; es treten Vorstufen der roten Reihe im peripheren Blut auf. Die Sternalpunktion ergibt wenige oder keine Zellen (Punctio sicca). Die histologische Untersuchung einer Beckenkammbiopsie zeigt die erhebliche Bindegewebsfaservermehrung. In einem Teil der Fälle fällt im Röntgenbild die Verdickung der Kortikalis (Femurschaft) auf.

Therapie und Prognose

- Glukokortikoide, anabole Steroide und kleine Dosen Zytostatika können vorübergehend das Bild bessern.
- Bei ausgeprägter Anämie müssen Transfusionen gegeben werden.

Erkrankungen des leukopoetischen Systems

- In seltenen Fällen, in denen mehr Erythrozyten in der Milz zugrunde gehen als produziert werden, ist eine Milzentfernung angezeigt.

Die Erkrankung kann 10–20 Jahre dauern. Am Ende steht oft ein Übergang in eine Leukämie.

Akute Leukämien

Akute Leukämien können in jedem Alter auftreten. Man unterscheidet zwischen akuten myeloischen Leukämien (AML) und akuten lymphatischen Leukämien (ALL). Bei Kindern herrschen die lymphatischen Formen vor.

Formen

Die akuten Leukosen gehen von unterschiedlichen undifferenzierten Zellformen aus. Man unterscheidet bei den **myeloischen Formen** (Abb. 12.**9**) nach Aussehen und Enzymgehalt verschiedene Arten.

Arten der AML:

- *Stammzellleukämie* mit sehr undifferenzierten Zellen, zu denen auch die akute Lymphoblastenleukämie der Kinder gehört. Die Zellen sind grobschollig, PAS-positiv und peroxidasenegativ.
- *Myeloblastenleukämie* (Abb. 12.**10**) mit myeloblastenähnlichen Zellen, die meist peroxidasepositiv sind,
- *Promyelozytenleukämie* mit typischen roten Granula im Zellplasma und gelegentlich mit stabförmigen, sich rot anfärbenden Stäbchen im Plasma (Auer-Stäbchen),
- *Monozytenleukämie* mit deutlich positiver Esterasereaktion,

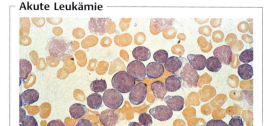

Abb. 12.**10** Blastenleukämie, peripheres Blut

- *Erythroblastenleukämie* mit einem mehr als 50 %igen Anteil von unreifen roten Blutkörperchen an der Gesamtzahl aller kernhaltigen Zellen im Knochenmark.

Bei den **akuten lymphatischen Leukämien** unterscheidet man Formen, die sich von T-Zellen ableiten (20 %), von B-Zellen ableiten (seltene, prognostisch ungünstige Formen), und Formen, die aus unreifen B-Zellen hervorgehen (Mehrzahl der ALL).

Symptome

Der Beginn der Erkrankung ist meist akut mit hohem Fieber, Schüttelfrost und schwerem Krankheitsgefühl. Nekrotisierende Schleimhautentzündungen weisen auf die rasch einsetzende Infektabwehrschwäche hin, Haut- und Schleimhautblutungen auf den Thrombozytenmangel und eine gesteigerte Fibrinolyse, die Blässe und die Mattigkeit der Patienten schließlich auf die rasch einsetzende Anämie. Gliederschmerzen, Schleimhautinfiltration (Monozytenleukämie), Lymphknoten- und Milzschwellung sowie Zeichen einer Meningitis (Meningeosis leucaemica) können hinzutreten.

Diagnose

Unabhängig von der Zellart können die akuten Leukosen im peripheren Blut eine erhöhte Zellzahl (100 000 Zellen/mm^3) vorwiegend leukämischer Zellen aufweisen oder auch normale oder sogar verminderte Zellzahlen mit nur wenigen abnormen Zellformen im peripheren Blut (aleukämische Formen, Abb. 12.**11**).
Die Leukämiezellen sind immer sehr unreif; Zwischenstufen der Reifungen wie bei der chronischen Myelose fehlen (Hiatus leucaemicus). Das Knochenmark zeigt ein einförmiges Bild mit

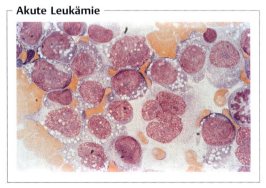

Abb. 12.**9** Akute myeloische Leukämie, Knochenmark

Leukämie

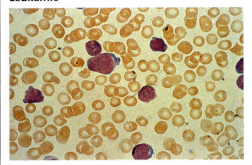

Abb. 12.**11** Akute lymphatische Leukämie, peripheres Blut

dicht gedrängten Leukämiezellen und Verdrängung der übrigen Blutbildung.

Therapie und Prognose

Durch eine intensive zytostatische Therapie sind die Überlebenszeiten der Patienten mit der sonst in kurzer Zeit immer tödlich verlaufenden Krankheit deutlich verlängert worden. Besonders bei den kindlichen akuten Lymphoblastenleukämien sind in 30–40 % der Fälle sogar Heilungen zu erzielen.

 Aspekte der Pflege. Zu pflegerischen Maßnahmen im Rahmen der Zytostatikatherapie bei Patienten mit akuter Leukämie vgl. Kap. 16, S. 641f.

Behandlungsschema bei akuten Leukämien
- *Induktionstherapie:* Einleitung der Behandlung mit einer Kombination mehrerer Zytostatika sowie Glukokortikoiden und evtl. Röntgenbestrahlung des Schädels. Es werden dadurch praktisch alle Zellen im Knochenmark zerstört, so dass das Überleben in dieser Phase (aplastische Phase) nur durch strenge Asepsis, breit gefächerte Antibiotika- und Antimykotikatherapie und Zufuhr von Leukozyten, Erythrozyten und Thrombozyten ermöglicht wird. Die Erholung des Knochenmarks wird durch Wachstumsfaktoren beschleunigt. Es folgt dann die
- *Erhaltungstherapie* mit einer Kombination weniger eingreifender Zytostatika. Im Abstand von etwa 6 Wochen wird jeweils eine kürzere
- *Reinduktionstherapie* mit der hoch dosierten Zytostatikakombination durchgeführt.

Eine vollständige Remission der Erkrankung ist dann erzielt, wenn keine oder weniger als 5 % Leukämiezellen (Blasten) im Knochenmark gefunden werden. Jeder neue Blastenschub verschlechtert die Prognose. Nicht beherrschbare Infekte oder eine zerebrale Blutung beenden das Leben der Patienten.
Die Möglichkeit einer allogenen Knochenmarkstransplantation nach Zerstörung der Leukämiezellen hat die Prognose besonders der Leukämie im Kindesalter weiter verbessert.

Erkrankungen des lymphoretikulären Systems

Zu den Erkrankungen des lymphoretikulären Systems gehören die Lymphogranulomatose (Morbus Hodgkin) sowie eine Reihe von Erkrankungen, die zur Gruppe der Non-Hodgkin-Lymphome zusammengefasst werden und als maligne Entartung der verschiedenen Entwicklungsstadien der Lymphozyten anzusehen sind.

Lymphogranulomatose (Morbus Hodgkin)

Ursache und pathologische Anatomie

Die Lymphogranulomatose ist eine letztlich bösartige, mit Granulombildung des lymphatischen Systems einhergehende Erkrankung. Ihre Ursache ist unbekannt. Der fieberhafte Verlauf mit Entzündungszeichen erinnert an eine Infektion (Epstein-Barr-Viren?), das Ansprechen der Granulome auf Zytostatika und Röntgenstrahlen sowie der oft tödliche Verlauf an eine maligne Erkrankung.
Es hat sich gezeigt, dass Hodgkin-Granulome, die lymphozyten- oder histiozytenreich sind (Paragranulome), besser auf eine Behandlung ansprechen als lymphozytenarme, fibröse Formen (Hodgkin-Sarkome). Weiter ist entscheidend für die Prognose der Erkrankung, wie ausgebreitet, in welchem Stadium die Granulome bei Beginn der Therapie sind.

Erkrankungen des lymphoretikulären Systems

Erkrankungsstadien des Morbus Hodgkin

- *Stadium I*: Befall einer Lymphknotenregion (I) oder eines extralymphatischen Organherds (I E),
- *Stadium II:* Befall mehrerer Lymphknotenregionen oberhalb oder unterhalb des Zwerchfells (II), evtl. mit einem Organherd auf der gleichen Zwerchfellseite (II E),
- *Stadium III:* Befall von Lymphknoten beiderseits des Zwerchfells (III), der Milz (III S) und evtl. weiterer Organherde (III E),
- *Stadium IV,* ausgedehnter Organbefall mit und ohne Lymphknotenbeteiligung (IV).

Zu jedem Stadium wird vermerkt, ob Allgemeinsymptome fehlen (A) oder vorhanden (B) sind. Zu den Allgemeinsymptomen werden gerechnet: Fieber, Gewichtsverlust von mehr als 10 % und Nachtschweiß.

Es gilt heute als gesichert, dass die Erkrankung in einem Lymphknoten beginnt und sich entgegen dem Lymphstrom ausbreitet. Ein Ausbreitungsschub kündigt sich meist durch Allgemeinsymptome (B) an.

Thomas Hodgkin (1798–1866) veröffentlichte 1832 seine Studien über die „krankhaften Erscheinungen der absorbierenden Drüsen", mit denen er die Lymphknoten meinte. Später stellte sich heraus, dass es sich bei manchen der von ihm beschriebenen Fälle um andere Lymphome oder Tuberkulose handelte. Hodgkin war ein sehr religiöser Mensch, der sich auch um soziale Reformen und die Erziehung bemühte und zu den bedeutendsten humanitären Persönlichkeiten seiner Zeit gehörte.

Symptome

Schmerzlose Schwellung einzelner Lymphknotengruppen, evtl. auch hartnäckiger Juckreiz stehen am Anfang der Erkrankung. Sind die Lymphknoten im Bauchraum oder ist die Milz bzw. die Leber zuerst befallen, so ist das Krankheitsbild zunächst sehr schwer zu erkennen. Hinweise für das Bestehen einer Lymphogranulomatose sind:

- schubweiser Fieberverlauf (Pel-Ebstein-Typ), septische Fieberschübe oder auch einmal eine Kontinua,
- Schmerzen in den befallenen Regionen nach Alkoholgenuss,
- Anämie, Leukozytose mit Linksverschiebung, Lymphopenie und Vermehrung der Monozyten und Eosinophilen,
- Herpes zoster oder andere Virusinfekte als Zeichen der Infektabwehrschwäche.

Bei der weiteren schubweisen Ausbreitung der Erkrankung können praktisch alle Organe befallen werden (Lunge, Knochen, Magen).

Diagnose

Der Lymphknotenbefall wird durch Palpation, Röntgenuntersuchungen bzw. CT (Mediastinum), Sonographie, Lymphangiographie bzw. Laparoskopie (Bauchlymphknoten) festgestellt. Gesichert wird die Diagnose durch die histologische Untersuchung eines Lymphknotens oder Organstücks (Milz, Leber, Knochen). Typisch sind im histologischen Bild große einkernige Hodgkin-Zellen, mehrkernige Riesenzellen (Reed-Sternberg- Zellen) und eine Vermehrung der eosinophilen Zellen. Die Tuberkulinreaktion fällt infolge einer Funktionsstörung der Lymphozyten bei der Lymphogranulomatose negativ aus.

Therapie und Prognose

Die Hodgkin-Granulome sind der Strahlentherapie und der kombinierten zytostatischen Therapie sehr gut zugänglich. Im Stadium I wird in erster Linie die gezielte Bestrahlung der befallenen und der umgebenden Lymphknotengruppen durchgeführt. In den Stadien II und III werden Chemotherapie und Bestrahlung eingesetzt. Im Stadium IV wird die alleinige kombinierte Chemotherapie durchgeführt. Die Überlebensdauer der frühen Stadien und der gut ansprechenden Hodgkin-Form ist durch die Behandlung so groß geworden, dass man in 70–90 % der günstig gelagerten Fälle von Heilungen sprechen kann.

Non-Hodgkin-Lymphome

Definition: Unter diesem Begriff wird eine Gruppe von Erkrankungen zusammengefasst, die sich vom Morbus Hodgkin abgrenzen lassen und sich einerseits nach ihrem histologischen Bild und andererseits nach ihrer Abstammung klassifizieren lassen.

Histologisch werden lymphozytäre, histiozytäre und gemischte Formen unterschieden, die jeweils wieder knötchenförmig oder diffus verteilt auftreten können. Die lymphozytären Formen haben eine bessere Prognose als die beiden anderen Formen.

Die Zellen der verschiedenen Non-Hodgkin-Lymphome lassen sich von einzelnen Zellen des Immunsystems (T-Zellen, B-Zellen, Makrophagen) ableiten. Die Non-Hodgkin-Lymphomzellen stellen mehr oder weniger bösartige Entartungen („Karikaturen") der verschiedenen Arten und Entwicklungsstufen der Immunzellen dar (s. Kap. Immunologie, S. 542). Die Anomalie der Lymphozyten konnte zum Teil definiert werden. Es handelt sich um einen Genaustausch zwischen Chromosomen, wodurch die Eigenschaften der betroffenen Zelle bis hin zur ungehemmten, bösartigen Vermehrung verändert werden. Ein typisches Beispiel ist die Verlagerung eines Gens des Chromosoms 18 (bcl-2 Protoonko-Gen) auf eine bestimmte Stelle des Chromosoms 14, wodurch im ersten Schritt die Überlebenszeit der Lymphomzelle verlängert und damit wahrscheinlich das Bösartig-Werden eingeleitet wird.

Bei einigen Non-Hodgkin-Lymphomen findet man eine enge Beziehung zu einer Virus-Infektion S. 627 (T-Zell-Leukämie-Virus, Epstein-Barr-Virus) bzw. zur Helicobacter-pylori-Infektion des Magens (MALT-Lymphom S. 528 u. Kap. 1, S. 36).

Immunsupprimierte Patienten (angeboren, Zytostatika- oder Strahlentherapie, HIV-Infektion) tragen ein höheres Risiko, an einem Lymphom zu erkranken.

Im Allgemeinen sind die Non-Hodgkin-Lymphome, die sich von ausgereiften Immunzellen ableiten, in ihrem Verlauf gutartiger (= niedriger Malignitätsgrad) als die Lymphome, die sich von unreifen Zellen ableiten (= hoher Malignitätsgrad). Einige entartete Immunzellen besitzen noch die Fähigkeit, γ-Globuline von sehr einheitlicher Struktur (früher Paraproteine) zu produzieren.

Die bisher gebräuchliche Kiel-Klassifikation wurde neuerdings abgelöst durch die international einheitliche R E A L-(Revised European American Lymphoma-)Klassifikation. Für den klinischen Gebrauch entstand daraus die in Tab. 12.2 wiedergegebene Einteilung, die Wachstumsaktivität, Aggressivität und Therapiechancen der Non-Hodgkin-Lymphome berücksichtigt.

Tabelle 12.2 REAL-Klassifikation als Grundlage der Einteilung der Non-Hodgkin-Lymphome (nach Diehl/Hiddemann 1997)

B-Zell-Reihe	T-Zell-Reihe

I Indolente Lymphome
• Chronische lymphatische Leukämie,
• Immunozytom (M. Waldenström),
• Haarzell-Leukämie,
• Marginalzonen-B-Zell-Lymphome
  – extranodal (MALT),
  – nodal (monozytoid),
  – splenisch;
• folliculäre Keimzentrumslymphome (Grad I und II).
	I Indolente Lymphome
	• Mycosis fungoides,
	• chronische adulte T-Zell-Leukämie/Lymphom*

II Aggressive Lymphome • Plasmozytom/multiples Myelom, • Mantelzell-Lymphom, • folliculäres Keimzentrumslymphom Grad III, • diffuses großzelliges B-Zell-Lymphom (einschl. immunoblastischer, zentroblastischer und diffuser großzelliger Varianten), • mediastinales B-Zell-Lymphom, • Burkitt-ähnliches B-Zell-Lymphom.*	II Aggressive Lymphome • Unspezifizierte T-Zell-Lymphome,* • angioimmunblastisches Lymphom,* • angiozentrisches Lymphom,* • intestinales T-Zell-Lymphom,* • anaplastisches großzelliges T- und Null-Zell-Lymphom
III Sehr aggressive Lymphome • Vorläufer-B-lymphoblastisches Lymphom, • Burkitt-Lymphom.	III Sehr aggressive Lymphome • Vorläufer-T-lymphoblastisches Lymphom, • adultes T-Zell-Lymphom/Leukämie.
IV M. Hodgkin	

* Provisorische Einteilung nach Diehl/Hiddemann. Der Internist 38 (1997) 105

Erkrankungen des lymphoretikulären Systems

Symptome

Das klinische Bild ist gekennzeichnet durch die lokale oder generalisierte Schwellung von Lymphknoten. Im weiteren Verlauf werden Milz, Leber, Knochenmark und andere Organe befallen.
Abflussbehinderungen durch gewucherte Lymphome führen zu Aszites, Pleuraerguss oder auch zu Ureterkompression. Allgemeinsymptome wie Fieber, Nachtschweiß und Gewichtsverlust werden bei ca. 20 % der Patienten beobachtet.
Die Lymphome mit *niedrigem Malignitätsgrad* kommen häufiger vor (Verhälmis 3 : 1) und zeigen einen Häufigkeitsgipfel zwischen dem 60. und 80. Lebensjahr. Sie leiten sich überwiegend von den B-Lymphozyten ab, wachsen langsamer und progredient und verursachen in den ersten Stadien wenig Beschwerden. Das hat zur Folge, dass sie vielfach erst im fortgeschrittenen Stadium des Organbefalls diagnostiziert werden.
Die Lymphome mit *hohem Malignitätsgrad* wachsen rasch und werden deshalb in der Regel früh diagnostiziert. Es kommen hierbei Entartungen aller Immunzellen vor. Ein Häufigkeitsgipfel wird zwischen dem 5. und 15. Lebensjahr, ein zweiter zwischen dem 65. und 75. Lebensjahr beobachtet.
Bei beiden Lymphomformen, bei den gutartigen häufiger als bei den höher malignen, kann eine Ausschwemmung der malignen Zellen ins Blut erfolgen (leukämische Reaktion).
Die Stadieneinteilung der Non-Hodgkin-Lymphome lehnt sich weitgehend an die des Morbus Hodgkin an.

Therapie

Die Vielfalt der Krankheitsformen, die noch nicht ausreichende Zahl kontrollierter Therapiestudien bei manchen Lymphomformen und insbesondere die Entwicklung und Verfeinerung neuer Therapieverfahren (Ersatz des zunächst durch Bestrahlung und Zytostatika zerstörten Lymphsystems durch die Transplantation geeigneter hämatopoetischer Stammzellen, gerade bei jungen Patienten) bedingen, dass es vielfach noch keine endgültig festgelegten Therapieschemata gibt. Die Anlehnung an bestimmte erfahrene Therapiezentren ist deshalb besonders wichtig. Die Stadien I und die früheren Stadien II (Befall zweier benachbarter Lymphknotenregionen oder eines benachbarten extralymphatischen Organs) sind der Strahlentherapie gut zugänglich. Spätere Stadien lassen sich besser durch die Chemotherapie, zum Teil in Kombination mit lokaler Bestrahlung, beeinflussen. Bei konsequen-

Haarzellleukämie

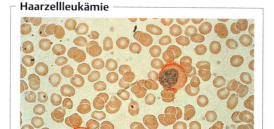

Abb. 12.**12** Haarzelle, Färbung mit monoklonalen Antikörpern

ter und ausreichender Therapie sind jahrelange Remissionen und evtl. auch Heilungen möglich. Die Haarzellleukämie (Abb. 12.**12**) spricht gut auf α-Interferon an.

Chronische lymphatische Leukämie

Häufigkeit und Pathogenese

Die chronische lymphatische Leukämie besitzt auf Grund ihrer Häufigkeit und ihres langjährigen Verlaufs eine Sonderstellung unter den Non-Hodgkin-Lymphomen und soll deshalb gesondert behandelt werden. Die chronische lymphatische Leukämie (CLL) tritt immer als generalisierte Erkrankung, d. h. im Stadium IV in Erscheinung. Der Häufigkeitsgipfel der Erkrankung liegt zwischen dem 50. und 70. Lebensjahr. Männer sind doppelt so häufig betroffen wie Frauen. Es handelt sich um eine langsam fortschreitende Wucherung lymphatischer Zellen in allen lymphatischen Geweben und in den späteren Stadien auch in anderen Organen (Haut, Nieren, Magen-Darm-Trakt).

Symptome

Der Beginn ist schleichend wie bei der chronischen Myelose. Frühzeitig fallen Lymphknotenschwellungen am Hals, axillär oder inguinal auf. Die Milz ist frühzeitig vergrößert, weniger konstant die Leber. In der Haut können sich ausgedehnte lymphatische Infiltrationen entwickeln. Die Infektabwehr ist vermindert, da die Abwehrleistung des lymphatischen Systems eingeschränkt ist (Antikörpermangel). Dazu kann die diffuse Durchsetzung des Knochenmarks mit lymphatischen Zellen die normale Blutbildung hemmen. Anämie und Blutungsneigung sind die Folge. Die Erkrankung kann sich über viele Jahre hinziehen.

Diagnose

Die Zellzahl im peripheren Blut kann bis auf über 100 000 Zellen/mm^3 erhöht sein, mit einem Lymphozytenanteil von 80–90 %. Die Kerne der Zellen sind lockerer als normal; zum Teil treten größere Zellformen auf; die PAS-(Paraaminosalicylsäure-)Reaktion ist deutlich positiv. Beim Ausstreichen werden die Zellen leicht zerstört; die Kernreste werden als Gumprecht-Kernschatten bezeichnet.
Der Knochenmarksausstrich zeigt eine noduläre bis diffuse Durchsetzung mit Lymphozyten unter Zurückdrängung des übrigen blutbildenden Systems.

Therapie

- Zytostatische Therapie (Chlorambuzil) in Kombination mit Glukokortikoiden, besonders in fortgeschrittenen Fällen mit bedrohlicher Anämie und Thrombozytopenie (Knospe-Schema);
- Stammzelltransplantation bei jüngeren Patienten;
- Röntgenbestrahlung der Milz oder der mediastinalen Lymphknoten, wenn Verdrängungs- bzw. Stauungserscheinungen auftreten;
- Antibiotika und γ-Globulin bei Infektabwehrschwäche.

MALT-Lymphom

Der Magen-Darm-Trakt ist bei den Non-Hodgkin-Lymphomen häufig sekundär aber auch primär betroffen. Eine besondere Form eines niedrig malignen Lymphoms entsteht offensichtlich unter dem Einfluss einer lang dauernden *Helicobacter-pylori-Besiedlung* der Magenschleimhaut (MALT-Lymphom = mucosa associated lymphatic tissue). Die heute übliche Eradikationstherapie der Helicobacter-Besiedlung bei Patienten mit chronischer Gastritis und rezidivierenden Ulzera (S. 26) führt in vielen Fällen zum Rückgang des Lymphoms. Offensichtlich ist der chronische *Entzündungsreiz* durch die Bakterien eine wichtige Ursache für die Entwicklung des Lymphoms.

Monoklonale Gammopathien

Pathogenese

→ **Definition:** Unter monoklonalen Gammopathien fasst man eine Gruppe von Erkrankungen zusammen, die durch Wucherung eines Zell-

klons von Plasmazellen mit starker Sekretion eines weitgehend gleichartigen Immunglobulins (früher Paraprotein genannt) entstehen.

Entsprechend den Klassen der normalen Immunglobuline (S. 544) können IgG-, IgA-, IgM-, IgE- und IgD-Proteine auftreten. Manchmal bilden die Zellen nur Teile eines Moleküls, die entweder aus schweren Ketten oder nur aus den leichten Ketten des Moleküls bestehen.

Plasmozytom (multiples Myelom, Morbus Kahler)

→ **Definition:** Beim Plasmozytom handelt es sich um die maligne Wucherung eines Plasmazellklons mit Bildung eines einheitlichen Immunglobulins. Das Plasmozytom gehört zu den aggressiven Lymphomen der B-Zell-Reihe.

Die Erkrankung tritt vorwiegend im höheren Lebensalter auf, bei Männern doppelt so häufig wie bei Frauen. Die Plasmazellen wuchern herdförmig oder diffus im Knochenmark und aktivieren Osteoklasten. Dadurch entstehen im Röntgenbild ausgestanzte runde Herde oder das Bild einer allgemeinen Osteoporose. Auch in den Weichteilen können gelegentlich Plasmozytomherde entstehen. Selten findet man über längere Zeit nur einen einzelnen Knochenherd. Bei einem Teil der Patienten kommt es in den Endphasen der Erkrankung zu einer Ausschwemmung der Plasmazellen ins Blut (Plasmazellleukämie). Die Ablagerung der Immunglobuline in den Nieren führt schließlich zur Niereninsuffizienz.

Symptome

Die Erkrankung beginnt schleichend mit rheumatischen Beschwerden, Knochenschmerzen und Leistungsinsuffizienz. Durch den Befall der Knochen können Spontanfrakturen auftreten. Die Verdrängung des normalen Knochenmarks bedingt Anämie und eine durch Thrombozytenmangel verursachte Blutungsbereitschaft, die noch dadurch verstärkt wird, dass die Immunglobuline einen Teil der Gerinnungsfaktoren abbinden.

Diagnose

Sehr früh fällt bei diesen Patienten die extrem beschleunigte BSG auf (> 100 mm n. W.). In der Elektrophorese wandern die einheitlichen Immunglobuline in Form eines schmalen Bandes (Gradient) (Abb. 12.**13a–c**).

Erkrankungen des lymphoretikulären Systems

Eiweißelektrophorese

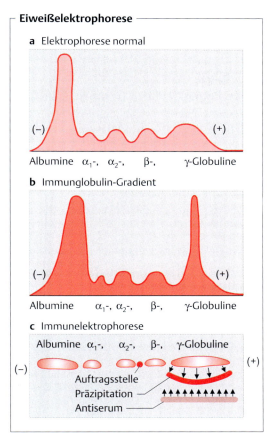

Abb. 12.**13** Auftrennung der Eiweißkörper im Blutserum von **a** Gesunden und **b** von Patienten mit Plasmozytom im elektrischen Feld. **c** Immunelektrophorese

Führt man die Elektrophorese im Agar durch und gibt anschließend ein Serum, das Antikörper gegen Immunglobuline enthält, dazu, so entsteht eine Präzipitationslinie an der Stelle, an der das Antiserum und das Immunglobulin zusammentreffen. Da wir heute Antiseren gegen alle vorkommenden Proteine besitzen, gelingt es mit der *Immunelektrophorese*, die Plasmozytomeiweiße im Serum eines Patienten genau zu bestimmen.
Beim Plasmozytom findet man vorwiegend IgG- (ca. 70 %) oder IgA- (ca. 30 %) Proteine. In etwa 30 % der Fälle erscheint beim Plasmozytom ein zusätzliches Immunglobulin, das nur aus leichten Ketten besteht und wegen seiner geringen Molekülgröße gut über die Nieren ausgeschieden wird. Dieses Bence-Jones-Protein hat die Eigenschaft, beim Erwärmen des Urins auf etwa 70 °C auszu-

Plasmozytom

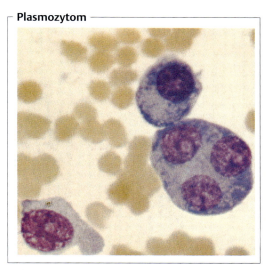

Abb. 12.**14** Einkernige und mehrkernige Plasmazellen im Knochenmark

fallen und bei weiterer Erhitzung wieder in Lösung zu gehen. Gelegentlich findet man bei Plasmozytompatienten nur das Bence-Jones-Protein. Begleitend zu den genannten Immunglobulinen können in der Kälte gelierende Eiweißkörper (Kryoglobuline) auftreten, die bei Abkühlung Durchblutungsstörungen verursachen können. Der ausgedehnte Befall des Knochens führt zu einer Erhöhung des Serumkalziums und evtl. zu Kalkablagerungen in den Nieren.
Im *Sternalpunktat* sind die Plasmazellen vermehrt, oft von atypischer Form, zum Teil mehrkernig und in Nestern liegend. Die übrigen Blutzellen werden verdrängt (Abb. 12.**14**).

Therapie

> Mit der Therapie beginnt man erst beim Auftreten schwerwiegender Komplikationen (hoher Eiweißgehalt, Knochenmarksverdrängung, Knochenzerstörung, Nierenschädigung).

- Zytostatika in Kombination mit Kortison können über längere Zeit die gewucherten Plasmazellen zurückdrängen und den Paraproteinspiegel im Blut senken.
- Die Knochenschmerzen und Plasmozytomherde sprechen meist gut auf eine Röntgenbestrahlung an.
- Bei starker Eiweißvermehrung kann die Plasmapherese vorübergehend den Eiweißspiegel senken.

Die Patienten sterben schließlich an der Nierenschädigung oder an Infekten.

Immunozytom, Makroglobulinämie (Morbus Waldenström)

Pathogenese

Bei dieser Gammopathie wuchern lymphoretikuläre Zellen, die ein Makroglobulin (IgM) produzieren. Betroffen sind meist Menschen im höheren Alter. Die wuchernden Zellen finden sich vorwiegend in Milz, Leber, Lymphknoten, Knochenmark. Die Makroglobuline erhöhen die Viskosität des Blutes, so dass es zu Zirkulationsstörungen (Augen, Gehirn) kommen kann.

Die Verdrängung des normalen Knochenmarks (Thrombozyten) und die Bindung von Gerinnungsfaktoren durch die Makroglobuline führen zur Blutungsneigung.

Symptome, Diagnose und Therapie

Der langsame Beginn ist gekennzeichnet durch Blutungsneigung, Anämie, Lymphknoten- sowie Leber- und Milzschwellung. Im Röntgenbild sieht man meist eine diffuse Osteoporose. Die BSG ist maximal beschleunigt. Elektrophorese und Immunelektrophorese zeigen die Makroglobuline. Im Knochenmark findet man die gewucherten lymphozytär-plasmazellulären Elemente. Die hohe Viskosität des Bluts führt zu Durchblutungsstörungen am Augenhintergrund (Fundus paraproteinaemicus) und evtl. zur zerebralen Mangeldurchblutung bis hin zum Koma (Coma paraproteinaemicum).

Eine Dauerbehandlung mit Zytostatika (Leukeran) ist erforderlich. In akuten Phasen kann der Entzug des viskösen Plasmas lebensrettend sein.

Schwerkettenkrankheit (Franklin-Krankheit)

Bei dieser seltenen Erkrankung bilden die entarteten plasmazellulären Zellen nur einen Teil des Antikörpermoleküls, die schweren Ketten. Es kann sich dabei um Ketten des IgG-, IgA- oder IgM-Moleküls handeln.

Symptome und Therapie

Schwellung von Lymphknoten, Leber, Milz und Schleimhäuten und Infektanfälligkeit bestimmen das Bild.

Die Behandlung entspricht der des Plasmozytoms.

Monoklonale Gammopathie unbestimmter Signifikanz (MGUS)

Symptomatisch können, manchmal nur vorübergehend, Gammopathien bei Lebererkrankungen, Karzinomen, Lymphadenose, Osteomyelofibrose und Systemischem Lupus erythematodes, häufig aber auch ohne eine erkennbare Ursache auftreten. Sie haben keinen eigenen Krankheitswert und sind nicht behandlungsbedürftig. Gelegentlich wurde später ein Übergang in eine echte maligne Gammopathie beobachtet.

Hämorrhagische Diathesen (Blutungsübel)

Normale Gerinnung

Definition: Das Strömen des Bluts wird durch ein Gleichgewicht zwischen Gerinnung und Wiederauflösung (Lyse) von Gerinnseln gewährleistet. Das Gerinnungssystem des Bluts ist ein kompliziertes Zusammenspiel von vielen Gerinnungsfaktoren, an dessen Ende schließlich die Umwandlung von Fibrinogen zu Fibrin steht.

Die **Gerinnungsfaktoren** sind Eiweißkörper, die in inaktiver Form im Serum vorliegen und beim Gerinnungsvorgang nacheinander und zum Teil auch nebeneinander aktiviert werden. Als weitere Faktoren treten aus den Thrombozyten ein Phospholipid (PLF) bzw. beim exogenen System ein Gewebsphospholipid (PHL) hinzu. Darüber hinaus ist die Anwesenheit von Kalziumionen (Ca^{2+}) nötig.

Der erste Schritt der Gerinnung besteht in der Aktivierung des Faktor X entweder über das endogene System oder über das exogene System (Thromboplastinzeit). Der zweite Schritt ist gemeinsam und beginnt mit der Aktivierung des Prothrombins und endet schließlich bei der Bildung des unlöslichen Fibrins (gemeinsame Endstrecke = final common pathway) (Abb. 12.**15**).

Neben gerinnungsfördernden Faktoren existieren im Blut auch **Hemmfaktoren der Gerinnung**. Besondere Bedeutung besitzt das *Antithrombin III*, das sowohl Thrombin als auch den aktivierten Faktor X (Xa) inaktiviert. Die Wirkung von Antithrombin III wird durch Heparin und z. B. durch einige Antibiotika verstärkt. Antithrombin III ist

Hämorrhagische Diathesen (Blutungsübel)

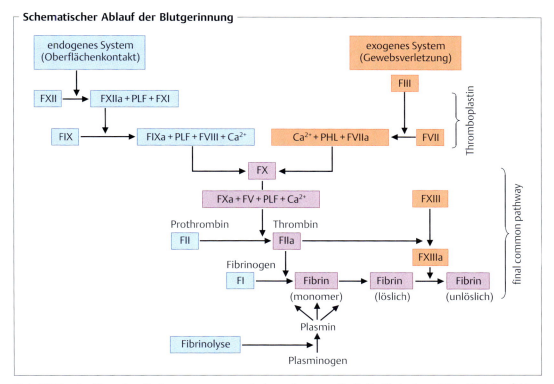

Schematischer Ablauf der Blutgerinnung

Abb. 12.15 Auslöser des Gerinnungsvorgangs sind Gefäßendothelschäden (endogenes System) oder Gewebsverletzungen (exogenes System). Parallel dazu verläuft die Fibrinolyse. PLF = Plättchenfaktor, PHL = Gewebsphospholipid

ein α_2-Globulin und wird in der Leber gebildet. Ein Mangel an Antithrombin III kann erblich sein oder wird beobachtet bei Leberzellschäden, Eiweißverlusten oder erhöhtem Verbrauch bei überschießender Gerinnung. Ein Antithrombin-III-Mangel geht einher mit einer verstärkten Neigung zu Thrombosen und Embolien.

 Durch die Gabe eines Antithrombin-III-Konzentrats kann die erhöhte Thrombosegefahr vorübergehend beseitigt werden.

Ausgelöst wird der **Gerinnungsvorgang** entweder durch einen *Gefäßendothelschaden*, wodurch eine kontaktaktive benetzbare Oberfläche entsteht und die Faktoren XII und XI (endogenes System) aktiviert werden; oder der Vorgang wird durch eine Gewebsverletzung mit Aktivierung des Faktor VII ausgelöst (exogenes System) (Abb. 12.15). Durch Aktivierung weiterer Faktoren unter Beteiligung des Plättchenphospholipids (PLF) bzw. des Gewebsphospholipids (PHL) und von Kalziumionen entsteht der aktivierte Faktor X. Das gesamte Reaktionsgemisch wird als *Thromboplastin* bezeichnet. In weiteren Schritten wird Prothrombin (F II) zu Thrombin (F IIa) und Fibrinogen (F I) zu Fibrin, das durch den Fibrin stabilisierenden Faktor XIII verfestigt und durch Zusammenziehen zum festen *Gerinnsel* wird.

Parallel zur Aktivierung der Gerinnung verläuft die Aktivierung des fibrinolytischen Systems. Blut- und Gewebsaktivatoren sowie Streptokinase und Urokinase verwandeln das inaktive Plasminogen zu Plasmin, welches wiederum Fibrin, Fibrinogen und die Faktoren V und VIII aufzulösen vermag.

Durch die Aktivierung des Gerinnungsvorganges und des fibrinolytischen Systems geschieht ein ständiger Auf- und Abbau des Fibrins.

Untersuchungsmethoden

Die *Gerinnungszeit* kann einfach, wenn auch ungenau bestimmt werden, indem man einen Blutstropfen auf ein paraffiniertes Uhrglasschälchen gibt und alle 30 Sekunden mit einer fein ausgezogenen Glasspitze durch den Blutstropfen geht, bis sich ein feiner Fibrinfaden zeigt. Eine Verlängerung der Gerinnungszeit auf über 8–10 Minuten zeigt global eine Störung des endogenen Gerinnungssystems an. Eine Verlängerung der *Blutungszeit* findet man vor allen Dingen bei einer Störung der Thrombozytenfunktion oder bei einem Thrombozytenmangel.

Um eine Gerinnungsstörung genauer zu erfassen, wurde eine Reihe von Untersuchungsverfahren entwickelt, die alle von dekalzifiziertem Blut (z. B. durch Natriumcitrat) ausgehen:

- Die Rekalzifizierungszeit ist die Zeit bis zur Gerinnung nach Zusatz von Kalziumionen ($CaCl_2$).
- Die *partielle Thromboplastinzeit (PTT)* ist die Gerinnungszeit nach Zusatz von Kalziumionen und Thrombozytenfaktor 3, so dass nur Störungen der endogenen Gerinnungsfaktoren, nicht aber der Thrombozyten gemessen werden.
- Beim aufwendigeren *Thrombelastogramm (TEG)* wird ein Stempel in einem hin- und herrotierenden Gefäß mit rekalzifiziertem Blut in zunehmendem Maße mitgenommen. Der Beginn der Stempeldrehung zeigt den Gerinnungsbeginn an (Messung der Gerinnungszeit); das größte Ausmaß der Stempeldrehung zeigt die Thrombusfestigkeit an (beeinflusst durch Thrombozytenzahl und Fibrinogengehalt).
- Zur Bestimmung der *Thromboplastinzeit (Quick-Test, TPZ)* werden Kalziumionen und Gewebsextrakt zugegeben. Mangel an Faktor II, V, VII und X sowie Fibrinogenmangel verlängern den Eintritt der Gerinnung (exogenes System). Der Quick-Test ist zur Überwachung der Therapie mit Antikoagulanzien gut geeignet, da hierbei die Faktoren II, VII, IX und X gesenkt sind.
- Die *Thrombinzeit (TZ)* eignet sich gut zur Überwachung der Behandlung mit Heparin oder Thrombolytika (S. 177). Zum Plasma wird im Überschuss Thrombin zugegeben. Die Antithrombinwirkung des Heparins und die Fibrinspaltprodukte der Thrombolysetherapie verlängern die Thrombinzeit.
- Die *Thrombozytenzahl* wird in der Zählkammer bzw. im Zählautomaten bestimmt. Der Normalwert liegt zwischen 150 000 und 450 000/µl.

Hinweise auf die *Funktion der Thrombozyten* ergeben neben der Blutungszeit Bestimmungen hinsichtlich ihrer Aggregationsfähigkeit, ihrer Fähigkeit zur Anheftung an Kunststoff und ihrer Form und Ausbreitung auf silikonisierten Objektträgern.

Das *Fehlen einzelner Gerinnungsfaktoren* wird nachgewiesen durch Bestimmung der Gerinnungszeit im Patientenblut nach Zusatz eines Testserums, das alle Gerinnungsfaktoren bis auf einen enthält. Durch einen Ansatz mit mehreren derartigen Testseren lässt sich genau der Faktor herausfinden, der auch im Patientenblut fehlt.

Koagulopathien

Definition: Koagulopathien sind Blutungsbereitschaften (hämorrhagische Diathesen), die durch eine Störung der Gerinnungsfaktoren bedingt sind. Die auftretenden Blutungen sind mehr flächenhaft.

Angeborene Bildungsstörungen von Gerinnungsfaktoren

Hämophilie A

Pathogenese

Der klassischen Hämophilie A liegt ein Mangel der niedermolekularen, gerinnungsaktiven Komponente des *Faktor VIII* (antihämophiles Globulin) zugrunde. Es handelt sich um eine an das X-Chromosom gebundene Erbkrankheit, bei der die Männer erkranken (XY), während die Frauen Überträgerinnen (Konduktorinnen) sind (XX). Bei einem Teil der Patienten tritt die Erkrankung nach einer Spontanmutation auf.

Nur unter den Kindern eines Hämophilen und einer Konduktorin können auch weibliche Kranke sein (XX). Erste Erkrankungszeichen treten meist in früher Jugend auf. Im Alter nimmt die Blutungsbereitschaft ab.

Symptome

Das Fehlen des Faktor VIII führt zur mangelnden Thromboplastinbildung im endogenen System. Das sich regelrecht bildende Gewebsthromboplastin reicht aus, um die Blutungszeit normal zu halten und Spontanblutungen im Allgemeinen zu verhindern.

 Kleine Traumen, Fehlbelastungen (Muskeln, Gelenke) oder auch Schleimhautentzündungen (Harnwege, Magen-Darm-Trakt) können unstillbare lebensbedrohliche Blutungen auslösen.

Wiederholte Gelenkblutungen führen zur Gelenkzerstörung und -versteifung. Blutungen in die Muskulatur werden oft spät erkannt. Hämophile mit einer Faktor-VIII-Restaktivität von über 5 % lässt das Krankheitsbild oft nur nach Verletzungen oder Operationen zutage treten.

Diagnose

Die globalen Gerinnungstests (Gerinnungszeit, Rekalzifizierungszeit, PTT, Thrombelastogramm) sind deutlich verändert, Quick-Test und Blutungszeit normal. Die Faktor-VIII-Aktivität lässt sich mit spezifischen Tests bestimmen. Der genetische Defekt kann auch pränatal nachgewiesenwerden.

 Patientenbeobachtung. Blutungen treten bei Patienten mit Hämophilie A oder B häufig spontan auf. Gezielte Patientenbeobachtung kann helfen, eine Blutung frühzeitig zu erkennen und damit die negativen Auswirkungen für den Patienten geringer zu halten. Kontrollieren Sie aus diesem Grund Haut und Schleimhäute des Patienten auf Hämatome, Petechien und Blutungen sowie die Ausscheidungen auf Blutbeimengungen. Bewegungseinschränkungen und Schmerzen in Muskeln oder Gelenken können Symptome von Einblutungen sein. Zeichen einer zerebralen Blutung zeigen sich bei einer regelmäßigen Bewusstseinskontrolle. Vitalzeichenkontrollen sind wichtig; nehmen Sie jedoch die Blutdruckmessung sehr vorsichtig vor, damit dadurch keine Hautblutungen entstehen.

Therapie

Bei leichten Blutungen genügt oft eine lokale Blutstillung mit Fibrin- bzw. Thrombinpräparaten. Schwere Blutungen erfordern die Zufuhr von Faktor-VIII-Konzentraten (antihämophiles Globulin als Kryopräzipitat); die Zufuhr muss nach etwa 8 Stunden wiederholt werden. Vor Operationen muss der Faktor-VIII-Gehalt auf 30–60 % angehoben werden, je nach Größe des Eingriffs.

 Intramuskuläre Injektionen, Einläufe und Suppositorien sind bei allen Hämophilie-Patienten zu vermeiden, ebenso Medikamente, die die Thrombozytenaggregation hemmen, z. B. ASS.

Hämophilie B

Pathogenese und Symptome

Die Hämophilie B beruht auf einem Mangel an *Faktor IX* (Christmas-Factor). Sie ist seltener, zeigt in Klinik und Laborbefunden keine Unterschiede zur Hämophilie A.

Der Christmas-Faktor wurde bei einem Patienten mit dem Namen Christmas 1953 erstmals nachgewiesen. Ein anderer Name ist Antihämophiles Globulin B.

Therapie

Die Therapie ist einfacher, da der Faktor IX in aktiver Form im Serum und im Plasma vorliegt und eine längere Halbwertszeit besitzt als der Faktor VIII.
Es stehen zur Behandlung auch Faktor-IX-Konzentrate zur Verfügung (Prothrombinkonzentrat = PPSB).
Gegen die zugeführten Faktoren entwickeln 5–20 % der Behandelten faktorenhemmende Antikörper. Die schwierige Behandlung einer *Hemmkörper-Hämophilie* erfolgt in Spezialzentren. Bis etwa 1985 infizierten sich zahlreiche Hämophiliekranke mit Hepatitis- und HIV-Viren. Seither sind die Virusinaktivierung der Faktorenkonzentrate und die Plasmaspenderüberwachung deutlich verbessert worden.

 Sicherheit. Die Pflege von Hämophilie-Patienten ist immer auch darauf ausgerichtet, Blutungen zu vermeiden. Schalten Sie Verletzungs- und Sturzquellen im Patientenzimmer aus. Die Klingel soll stets in Reichweite des Patienten sein. Lassen Sie eventuell ein Nachtlicht brennen. Seien Sie vorsichtig bei der Durchführung der Körperpflege: weiche Zahnbürste, Trockenrasur, kein heftiges Naseschneuzen, keine rektale Temperaturmessung, keine Massagen, kein Abklopfen. Wenden Sie großflächige Handgriffe bei der Lagerung an. Bestellen Sie weiche, obstipationshemmende Nahrung.

Von-Willebrand-Syndrom

Pathogenese

Die als Von-Willebrand-Syndrom bezeichnete Erkrankung wird autosomal dominant vererbt, so dass Frauen und Männer gleich häufig erkranken können. Es handelt sich um unterschiedliche Defekte des Von-Willebrand-Faktors, der von Endothelzellen und Megakaryozyten gebildet wird und sich bei der normalen Gerinnung mit dem Faktor-VIII-Molekül verbinden muss. Es sind dadurch die Gerinnungsfähigkeit des Plasmas und die Thrombozytenfunktion für die primäre Blutstillung gestört. Die Folgen, vermehrte Schleimhautblutung, verlängerte Blutungszeit und gesteigerte Kapillardurchlässigkeit, treten manchmal erst nach Schädigungen (postnatal, postoperativ) zutage.

Symptome und Therapie

Die Erkrankung tritt in früher Jugend in Form von Haut- und Schleimhautblutungen auf (Nasenbluten, verstärkte Regelblutung). Therapeutisch gibt man je nach Art des Defektes Frischblut bzw. Frischplasma oder auch Konzentrat bzw. Minirin. Die Patienten sollten in ein Zentrum mit entsprechender Erfahrung eingewiesen werden.

Faktorenmangel anderer Art

Faktorenmangel anderer Art ist sehr selten. Fälle mit Mangel an Faktor II, V VII, X, XI, XII oder XIII sind beschrieben worden. Sie sind alle nicht geschlechtsgebundene Erbkrankheiten. Auch ein Fibrinogenmangel kann angeboren sein (Afibrinogenämie, Hypofibrinogenämie).

Erworbene Bildungsstörungen von Gerinnungsfaktoren (erworbene Koagulopathien)

Ein *Mangel an fettlöslichem Vitamin K* bei Verschlussikterus, bei Magen-Darm-Resorptionsstörungen oder Schädigung der Vitamin-K-produzierenden Darmflora führt zur verminderten Bildung von Gerinnungsfaktoren (II, VII, IX, X) in der Leber. Auch bei einem *Leberparenchymschaden* werden die Gerinnungsfaktoren in zu geringer Menge gebildet. Blutungs- und Gerinnungszeit sind verlängert, der Quick-Wert ist erniedrigt. Die parenterale Zufuhr von Vitamin K beseitigt nur im ersten Fall die Gerinnungsstörung (Koller-Test). Sonst können symptomatisch Prothrombinkonzentrat und evtl. auch Fibrinogen gegeben werden.

Die Blutungsneigung bei der *Urämie* (S. 491) wird durch einen Kapillarschaden, durch Störung der Thrombozytenfunktion und durch Verminderung von Gerinnungsfaktoren (II) verursacht. Hämaturie, Haut- und Schleimhautblutungen sind die Folge.

Die Behandlung mit *Cumarinderivaten* (Antikoagulanzien, z. B. Marcumar) führt zu einer Verdrängung des Vitamin K bei der Synthese der Vitamin-K-abhängigen Gerinnungsfaktoren. Der Quick-Wert ist ein verlässlicher Test zur Kontrolle der Behandlung mit Antikoagulanzien. Er sollte auf 15–20 % der Norm erniedrigt sein.

Verbrauchskoagulopathie (disseminierte intravasale Gerinnung)

Ursache und Pathogenese

Kommt es in vielen kleinen Gefäßen zur Gerinnung, so werden die Gerinnungsfaktoren und die Thrombozyten so stark verbraucht, dass das weiterfließende Blut einen Gerinnungsdefekt aufweist. Gleichzeitig kann auch das Fibrinolysesystem aktiviert sein. Eine hämorrhagische Diathese in dem nachfolgenden Stromgebiet ist die Folge.

◀ **Ursachen einer Verbrauchskoagulopathie:**
- Einstrom gerinnungsaktiver Substanzen, Strömungsverlangsamung und Gefäßwandschäden mit Freisetzung von Kollagen oder
- Schädigung des retikuolendothelialen Systems, das normalerweise Aktivierungsprodukte der Gerinnung aus dem Blut abfiltert. ▶

Alle Schädigungen des Gefäßendothels, Antigen-Antikörper-Komplexe, Bakterientoxine, große Hämatome, Fruchtwasser, Fetteinstrom, Gewebstrümmer oder auch ein Kreislaufschock mit Stase können Anlass zum vermehrten intravasalen Verbrauch von Gerinnungsfaktoren sein. Seit langem bekannt ist die als Waterhouse-Friderichsen-Syndrom bezeichnete Verbrauchskoagulopathie bei Meningokokkensepsis (S. 580).

Diagnose

Die Laboruntersuchungen zeigen eine Verminderung aller Gerinnungsfaktoren einschließlich Antithrombin III, besonders einen frühzeitigen Abfall der Thrombozyten und des Fibrinogens und Erhöhung der Fibrinspaltprodukte.

Therapie

Die Therapie verfolgt das Ziel, die Gerinnung zu hemmen, um dadurch den Verbrauch der Gerinnungsfaktoren zu stoppen.

 Trotz der großen Blutungsbereitschaft ist Heparin das Mittel der Wahl.

Gefrorenes Frischplasma (FFP) kann die verbrauchten (< 50 %) Gerinnungsfaktoren ersetzen.

 Lokale Blutstillung. Patienten mit Verbrauchskoagulopathie sind intensivpflegebedürftig. Sie bluten oft massiv an mehreren Körperstellen. Je nach Lokalisation können Sie (neben der Therapie mit Heparin und FFP) Methoden der lokalen Blutstillung anwenden: Druckverband, Tamponade, Kälteanwendung, Ruhigstellung und Hochlagerung der betroffenen Extremität und lokale Blutstillungspräparate.

Fibrinolyse

Pathogenese

Bei ausgedehntem Gewebszerfall (Verbrennungen, Lungen-, Nieren-, Herz- oder Prostataoperationen, Uterusgewebe bei geburtshilflichen Komplikationen) werden Substanzen (Kinasen) freigesetzt, die das fibrinolytische System aktivieren. Aus Plasminogen entsteht Plasmin, das Fibrin und Fibrinogen abbaut und im Weiteren auch andere Gerinnungsfaktoren (II, V, VII) zerstört.
Die Fibrinspaltprodukte hemmen selbst wieder die Fibrinbildung. Im Gegensatz zur Verbrauchskoagulopathie ist die Thrombozytenzahl bei der Fibrinolyse normal. Bei der Blutentnahme lösen sich die zunächst entstehenden Blutgerinnsel im Reagenzglas wieder auf.

Therapie

Die Therapie erfordert Spezialkenntnisse und Erfahrung. Im Prinzip gibt man Antifibrinolytika (E-Aminocapronsäure) und ersetzt das verbrauchte Fibrinogen. Ist das Gerinnungssystem noch aktiviert, gibt man zuvor Heparin.

Immunkoagulopathien

Pathogenese

 Definition: Unter Immunkoagulopathien versteht man Gerinnungsstörungen, die durch Bildung von Antikörpern gegen Gerinnungsfaktoren entstehen. Solche Fehlsteuerungen des Immunsystems (Autoantikörperbildung) können bei Kollagenosen, chronischen Infekten, Tumoren und Fremdeiweißzufuhr (Transfusionen, z. B. auch von Gerinnungspräparaten) auftreten.

Von Bedeutung ist das sog. Lupusantikoagulans, das bei etwa 10 % der Patienten mit systemischem Lupus erythematodes (S. 338) als gerinnungsaktives Phospholipid zur Thromboseneigung bei diesen Patienten führt sowie auch Ursache der erhöhten Fehlgeburtsrate bei den Patientinnen mit systemischem Lupus erythematodes darstellt. Antikörper gegen Faktor VIII oder IX bedingen eine sog. Hemmkörperhämophilie.

Therapie und Prophylaxe

Die Therapie richtet sich gegen die auslösende Krankheit bzw. besteht in der Unterlassung nicht notwendiger Transfusionen.

Dysproteinämische Purpura

Pathogenese

Immunglobuline bei monoklonalen Gammopathien (S. 528) können das Gerinnungssystem komplex stören. Sie werden an die Oberfläche von Thrombozyten angelagert und hemmen deren Funktion; sie schlagen sich an den Basalmembranen der Kapillaren nieder und erhöhen dadurch den Durchlässigkeitsgrad, und sie binden schließlich Gerinnungsfaktoren im Plasma ab.

Symptome und Therapie

Man findet besonders an der unteren Extremität eine rezidivierende Purpura mit petechialen Blutungen, gelegentlich auch Schleimhaut- und Retinablutungen. Die Therapie besteht in dem Versuch, den Immunglobulinspiegel zu senken (Zytostatika, Plasmapherese).

Thrombozytopathien

Physiologie
Die Thrombozyten üben eine Doppelfunktion bei der Gerinnung und Blutstillung aus. Einerseits verkleben sie bei einem Gefäßschaden untereinander (Thrombozytenaggregation) und haften am Endotheldefekt an (Thrombozytenadhäsion). Durch Retraktion entsteht ein fester, den Defekt verstopfender Pfropf. Andererseits liefern sie für den Ablauf des Gerinnungsvorganges den Plättchenfaktor 3 und einige weitere Komponenten wie energiereiche Phosphate, Serotonin oder den Antiheparinfaktor.

Pathogenese und Symptome
Durch Thrombozyten bedingte Blutungsübel sind vorwiegend durch einen Thrombozytenmangel (Thrombozytopenie), weniger häufig durch eine Funktionsstörung der Thrombozyten (Thrombozytopathie) bedingt. Selten wird eine abnorme Vermehrung der Thrombozyten (Thrombozytose) beobachtet.
Kennzeichnend für die thrombozytenbedingten hämorrhagischen Diathesen sind flohstichartige Haut- und Schleimhautblutungen (Petechien). Durch Kneifen der Haut oder Stauung des Unterarmes mit einem Blutdruckapparat lassen sich die petechialen Blutungen willkürlich auslösen (Rumpel-Leede-Test). Die Blutungszeit ist beim Thrombozytenmangel verlängert, die Gerinnungszeit dagegen normal.

Thrombozytopenien

Immunthrombozytopenische Purpura (ITP), Morbus Werlhof

Pathogenese
Beim Morbus Werlhof bilden sich, ausgelöst durch Virusinfektionen oder Medikamente, Autoantikörper, die sich an den C_3-Rezeptor der Thrombozyten binden und damit zum Untergang der Thrombozyten führen.

Symptome und Diagnose
Beim *akuten* Morbus Werlhof treten nach dem Virusinfekt (Kinder) oder nach der Medikamenteneinnahme plötzlich petechiale Blutungen an Haut und Schleimhäuten (Nasen-Rachen-Raum, Magen-Darm-Trakt, ableitende Harnwege) auf. Nach Abklingen des Infekts bzw. Absetzen

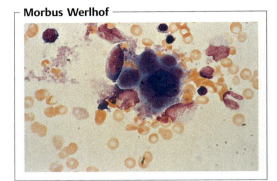

Morbus Werlhof

Abb. 12.**16** Aktivierter Megakaryozyt

des Medikaments steigt die Thrombozytenzahl in 2 Wochen bis 2 Monaten wieder an.
Beim seltenen *chronischen* Morbus Werlhof beginnt die Erkrankung vielfach im jugendlichen Alter und verläuft schubweise. Das weibliche Geschlecht ist bevorzugt betroffen. Neben petechialen Hautblutungen fallen Nasenbluten, blaue Flecken, Zahnfleischbluten oder verstärkte Regelblutung auf. Lebensbedrohlich können postoperative Blutungen und Gehirnblutungen werden. Das Knochenmark zeigt eine Vermehrung unreifer und degenerierter Megakaryozyten (Abb. 12.**16**), das periphere Blutbild eine Verminderung der Thrombozytenzahl und der unreifen Formen bei deutlich verminderter Thrombozytenüberlebenszeit (unter 8 Tagen).

Therapie
In den akuten Blutungsphasen gibt man Immunglobulin-Serum oder hoch dosiert Kortison. Beim chronischen Morbus Werlhof muss die Behandlung oft über Monate durchgeführt und evtl. durch ein zweites immunsuppressiv wirkendes Medikament (Azathioprin) ergänzt werden. Bei anhaltender Blutungsneigung kann eine Milzexstirpation noch erfolgreich sein.

Thrombotisch-thrombozytopenische Purpura (TTP)
Bei der TTP (Moschkowitz-Syndrom) verstopfen Thrombozytenthromben die Arteriolen. Auslöser ist ein fehlgebildeter Von-Willebrand-Faktor. Durch die verstopften Gefäße kommt es zu Durchblutungsstörungen im Gehirn bis zum Koma und zur Niereninsuffizienz. Durch den Thrombozyten-

verbrauch entstehen Blutungen und durch eine Schädigung der Erythrozyten durch Fibrinfäden eine hämolytische Anämie.
Plasmapherese und Kortison sind die therapeutischen Möglichkeiten.

Hämolytisch-urämisches Syndrom (HUS)

Thrombozytenreiche Mikrogerinnsel, die die Nierenkapillaren verlegen, sind die Ursache des HUS. Auslösender Faktor ist eine Infektion mit bestimmten Kolibakterien (E. coli 0157:H7), die über Zytokinstimulation eine Gefäßentzündung vorwiegend in der Niere auslösen. Wie bei der TTP kommt es auch zu Thrombozytenmangel und zur hämolytischen Anämie. Das Frühkindesalter ist besonders betroffen.
Eine spezifische Therapie ist nicht bekannt, das akute Nierenversagen erfordert oft eine Hämodialysebehandlung.

Weitere Thrombozytopenieformen

Weitere Ursachen eines Thrombozytenmangels können sein:

- direkte Schädigung des Knochenmarks (z. B. Röntgenstrahlen, Zytostatika),
- Verdrängung der Megakaryozyten (Leukämie),
- Verödung des Knochenmarks (Panzytopenie),
- erhöhter Verbrauch von Thrombozyten (Verbrauchskoagulopathie),
- Verlust von Thrombozyten (schwere Blutung),
- erhöhter Abbau in der Milz (Splenomegalie, wahrscheinlich verbunden mit splenogener Markhemmung).

Thrombopathien

Gelegentlich treten vererbbare Störungen der Thrombozytenfunktion auf. Die Erkrankungen machen sich schon im Kindesalter bemerkbar. Das klinische Bild gleicht trotz normaler Thrombozytenzahlen dem Bild der Thrombozytopenie. Die Behandlung besteht in Gaben von Thrombozytenkonserven oder Frischblut. Eine erworbene Störung der Thrombozytenfunktion kommt bei Urämie, Verbrauchskoagulopathie oder Gammopathie vor.

Thrombozytosen

Selten wird eine Thrombozytenvermehrung (über 1 Million/mm^3) aus unbekannter Ursache beobachtet. Gleichzeitig bestehen dabei eine hämorrhagische Diathese und eine Thromboseneigung. Leukämien, Lymphogranulomatose oder Polycythaemia vera können ebenfalls mit einer pathologischen Vermehrung der Thrombozyten verbunden sein.

Gefäßbedingte Blutungsübel

Morbus Osler

Symptome

Der Morbus Osler ist eine Erbkrankheit. Er ist gekennzeichnet durch Gefäßerweiterungen (Teleangiektasien) und pathologische Verbindungen zwischen Arterien und Venen (Aneurysmen), die leicht bluten. Die Gefäßveränderungen treten an der Haut, an den Schleimhäuten und an den inneren Organen auf. Sie sind als hell- bis blaurote Flecken besonders gut an der Lippen- und Mundschleimhaut (Abb. 12.17) zu sehen. Zahlreiche Gefäßverbindungen im kleinen Kreislauf wirken wie ein Shunt. Blutungen treten mit zunehmendem Alter der Patienten vorwiegend an der Nasenschleimhaut auf.

Therapie

Blutstillung durch Tamponade. Pflege der Nasenschleimhaut mit Salben und evtl. operative Entfernung größerer Aneurysmen sind die therapeutischen Möglichkeiten.

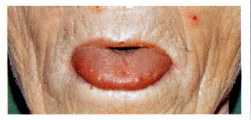

Abb. 12.17 Typische Flecken der Mundschleimhaut

Weitere Gefäßschäden mit Blutungsneigung

Immunreaktionen am Gefäßendothel und zum Teil auch in den tiefen Gefäßwandschichten gehen vielfach mit Blutaustritt einher. Bei derartigen allergischen Gefäßentzündungen (Vaskulitiden, S. 342ff) können die Gefäßschädigungen ganz im Vordergrund des klinischen Bildes stehen, oder sie sind nur eine Begleitreaktion bei meist chronischer Grundkrankheit (Purpura Schoenlein-Henoch beim Streptokokkenrheumatismus, Purpura hyperglobulinaemica bei Leberzirrhose, Tuberkulose oder Amyloidose).

Erhöhte Gefäßdurchlässigkeit mit petechialen bis flächenhaften Hautblutungen finden sich auch bei länger dauernder Kortisontherapie, bei Alterungsprozessen in der Haut, bei angeborenen Strukturdefekten im Bindegewebe (Ehlers-Danlos-Syndrom) und schließlich auch beim Vitamin-C-Mangel (Skorbut).

Pflegeschwerpunkt Anämie

Anämien stellen ein im Pflegealltag häufig auftretendes Symptom dar, dem verschiedene Grundkrankheiten (Tumore, Leber- und Nierenkrankheiten) zugrunde liegen. Die verschiedenen Pflegemaßnahmen müssen daher zum einen auf die jeweilige Grundkrankheit ausgerichtet sein. Zum anderen beziehen sie sich auf die Einschränkungen, die für den Patienten aus der Anämie resultieren. Diese werden im Folgenden vorgestellt.

Aktivität und Bewegung

Patienten mit einer Anämie haben auf Grund der geringeren Anzahl (intakter) Erythrozyten eine reduzierte Sauerstofftransportkapazität. Eine Folge davon ist die raschere Ermüdung bei körperlicher Aktivität – häufig ist dies gekoppelt mit einer ausgeprägten Dyspnoe. Bettruhe bzw. Mobilisation müssen daher der Schwere des Krankheitsbildes und dem jeweiligen Zustand des Patienten angepasst sein. Bedenken Sie dies auch bei der Körperpflege sowie beim An- und Auskleiden des Patienten; lassen Sie ihm Zeit, gewähren Sie ihm häufigere Ruhepausen.

Bei Patienten, bei denen die Kreislaufsituation noch labil ist, sollten Sie bei der ersten vorsichtigen Mobilisation unbedingt einen Stuhl oder Rollstuhl griffbereit haben. Beobachten Sie ihn während der Mobilisation genau, überwachen Sie seine Vitalwerte. Überfordern Sie ihn nicht, achten Sie genauso darauf, dass der Patient sich selbst nicht überfordert.

Bei Patienten mit einer perniziösen Anämie können auf Grund neurologischer Störungen Gangunsicherheiten auftreten. Machen Sie auch Angehörige, die mit dem Patienten einige Schritte gehen möchten, darauf aufmerksam. Bei auftretendem Schwindelgefühl, Ohrensausen, Sehstörungen etc. muss die Mobilisation sofort abgebrochen werden, da die Gefahr eines Kreislaufkollapses besteht.

Körperpflege und Kleidung

Bei Eisenmangelanämien treten häufig spröde Haare, trockene Haut, brüchige Nägel und Mundwinkelrhagaden auf. Achten Sie daher nach der Körperpflege darauf, die Haut wieder rückzufetten.

Ebenso wichtig ist eine sorgfältige Mundpflege. Das starke Zungenbrennen bei einer Hunter-Glossitis lässt sich etwas mindern, indem man die Zungenschleimhaut mit einer entsprechenden schmerzlindernden Tinktur bepinselt.

Von besonderer Bedeutung bei Patienten, die an einer Anämie leiden, ist die Dekubitusprophylaxe, da durch die herabgesetzte Sauerstoffversorgung der Haut und des Unterhautgewebes eine erhöhte Dekubitusgefahr besteht. Inspizieren Sie die gefährdeten Stellen sehr genau und dokumentieren Sie Ihre Beobachtungen.

Durch die Anämie ist bei vielen Patienten auch die Wärmeregulation gestört. Diese Patienten neigen zum Frieren. Bieten Sie Ihnen daher warme Kleidung, warme Getränke oder auch eine zweite Bettdecke an. Bei bewusstseinsgestörten Patienten ist bezüglich der Wärmeregulation eine genaue Krankenbeobachtung durch das Pflegepersonal erforderlich.

Essen und trinken

Eine wichtige Komponente bei der Ernährung von Anämiepatienten ist der Eisengehalt der Nahrungsmittel. Was für die Ernährung bei einer Eisenmangelanämie gilt, gilt grundsätzlich auch bei vielen anderen Anämieformen: Für die Erythrozytenneubildung muss in ausreichendem Maße Eisen zur Verfügung gestellt werden (Abb. 12.18). Dabei ist zu beachten, dass tierisches Eisen (Fleisch, Eier) besser vom menschlichen Körper resorbiert wird als pflanzliches Eisen (Getreide, Kartoffeln). Vitamin C fördert zudem die Eisenaufnahme in den Körper. Daher gehört neben Fleisch auch genügend Obst und Gemüse auf den Speiseplan. Eisenpräparate werden nicht mit, sondern zwischen den Mahlzeiten eingenommen.

Da bei der Neubildung von Erythrozyten auch der Kaliumverbrauch ansteigt (besonders bei einer hyperchromen Anämie), ist auf eine vermehrte Kaliumzufuhr zu achten (z. B. durch Bananen). Für den Patienten bzw. seine ihn versorgenden Angehörigen kann die Vermittlung einer Diätberatung auf Grund der erwähnten diätetischen Besonderheiten von Nutzen sein.

Leidet der Patient wegen Defekten an der Mundschleimhaut unter Kau- und Schluckbeschwerden, sollte auf eine besonders weiche Kost zurückgegriffen werden.

Achten Sie bei Polyglobuliepatienten darauf – sofern keine Kontraindikation besteht –, dass sie über den Tag verteilt reichlich Flüssigkeit zu sich nehmen, um die Fließfähigkeit des Blutes zu verbessern.

Eisenmangelanämie

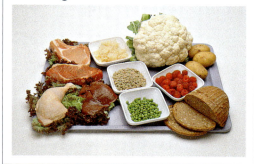

Abb. 12.18 Nahrungsmittel mit hohem Eisengehalt

Ausscheiden

Beobachten Sie den Stuhlgang auf Blutbeimengungen bzw. auf teerstuhlartiges Aussehen, was beispielsweise durch eine Blutungsanämie oder durch Gerinnungsstörungen hervorgerufen werden kann. Bedenken Sie, dass sich bei der Einnahme von Eisenpräparaten der Stuhl jedoch ebenfalls schwarz verfärbt, außerdem können Durchfälle oder Verstopfung auftreten. Weisen Sie den Patienten vor der ersten Einnahme solcher Präparate auf die möglichen Nebenwirkungen hin und bitten Sie ihn, den Stuhlgang zu beobachten und Veränderungen mitzuteilen.

13 Immunologie

W. Wirth

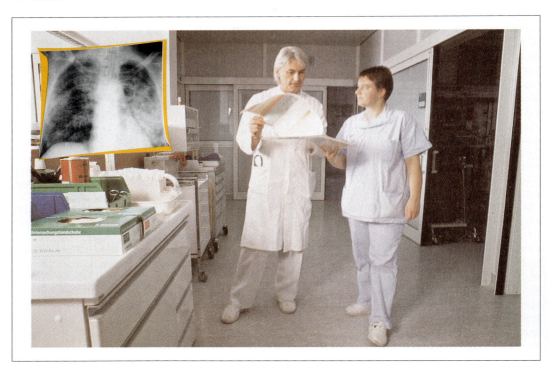

Allgemeines und spezifisches Abwehrsystem . . . *541*

Trägerzellen des Immunsystems . . . *542*

Ablauf einer Abwehrreaktion . . . *543*

Pathogene Immunreaktionen . . . *544*

Erworbenes Immunmangelsyndrom (AIDS) . . . *545*

Typisches Prüfungswissen
Allgemeine Funktion des Abwehrsystems (S. 542, 544),

Allgemeines und spezifisches Abwehrsystem

Um überleben zu können, muss sich unser Organismus mit der Umwelt und ihren schädigenden Einflüssen (z. B. chemische Schadstoffe, Bakterien), aber auch mit körpereigenen Stoffen (z. B. alternde Zellen, abgebautes Eiweiß) auseinandersetzen. Für die Abwehr gegen diese Schadstoffe stehen dem Körper auf der einen Seite *allgemeine Abwehrmaßnahmen* zur Verfügung. Dazu gehören beispielsweise der Säuremantel der Haut, die Schleimhautbarriere von Magen, Darm und Bronchien, aber auch Enzyme (Komplementsystem) und Eiweiße (C-reaktives Protein, Properdin). Auf der Zellebene spielen Fresszellen (Phagozyten) eine große Rolle. Zu ihnen gehören die polymorphkernigen Leukozyten (Mikrophagen), die Monozyten (Makrophagen) und bestimmte T-Lymphozyten (natürliche Killerzellen). Die Phagozyten werden von Fremdstoffen und Fremdzellen angelockt, phagozytieren diese und verdauen sie im Zellinnern (Abb. 13.1).

Auf der anderen Seite haben die Lebewesen im Laufe ihrer Entwicklung – an ihrer Spitze der Mensch – ein hochspezialisiertes Abwehrsystem entwickelt, das jeweils ganz gezielt gegen einen schädigenden Stoff Abwehrkörper (Antikörper) entwickelt.

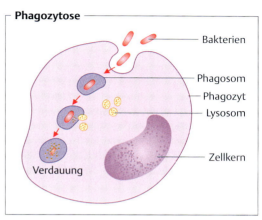

Abb. 13.1 Phagozytose eines Erregers durch eine Fresszelle (Phagozyt) Lysosom: Bläschen mit Verdauungsenzymen

Definition: Das spezialisierte, spezifische Abwehrsystem nennen wir das Immunsystem (Abb. 13.2).

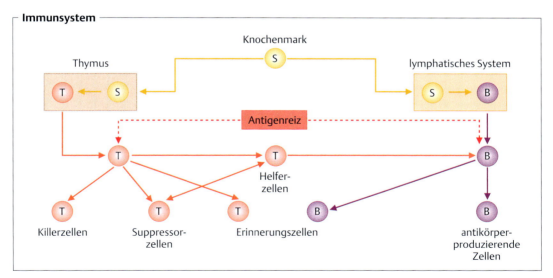

Abb. 13.2 Schematische Darstellung des Immunsystems. S = Stammzellen, T = T-Zellen, B = B-Zellen

Trägerzellen des Immunsystems

Träger des Immunsystems sind die Lymphozyten. Aus Stammzellen im Knochenmark hervorgehend, besiedeln sie in der Embryonalzeit die lymphatischen Organe des Körpers wie Milz, Lymphknoten und Peyer-Plaques des Darmes. Die Lymphozyten besitzen im späteren Leben die Fähigkeit, spezifische Antikörper gegen körperfremde Substanzen zu bilden.

Die antikörperbildenden Lymphozyten werden **B-Lymphozyten** genannt. Der Name B-Lymphozyt leitet sich ab von Untersuchungen an Vögeln, die ein besonderes Organ, die Bursa Fabricii, besitzen, in dem die antikörperbildenden Lymphozyten produziert werden.

Ein anderer Teil der Lymphozyten macht in der Entwicklung eine Reifung im Thymusorgan des Menschen durch. Diese Lymphozyten werden deshalb als **T-Lymphozyten** bezeichnet. Die Familie der T-Lymphozyten besteht aus mehreren Untergruppen mit besonderen Aufgaben. Einige Familienmitglieder sind in der Lage, zwischen körpereigenen und körperfremden Stoffen zu unterscheiden (s. Infektionskrankheiten, S. 549).

Die Fähigkeit dazu haben sie während der Embryonalzeit erworben. Alle Substanzen, die am Ende der Embryonalzeit im Organismus vorhanden sind, werden von diesen Lymphozyten als körpereigen empfunden. Alle Stoffe, die später in den Körper gelangen, wie z. B. Bakterien, Viren oder Fremdeiweiß, werden als körperfremde Substanzen erkannt. Solche körperfremden Substanzen werden als **Antigen** bezeichnet. Der Kontakt von reifen, d. h. immunologisch kompetenten T-Lymphozyten mit einem Antigen führt zur Aktivierung dieser Zellen *(Effektorzellen)* und löst dadurch die Abwehrreaktion aus. Die Effektorzellen lassen sich nach ihren Oberflächenmarkern und nach ihrer Funktion in T-Helferzellen, T-Suppressorzellen und T-Killerzellen aufteilen.

- **T-Helferzellen** erkennen das fremde Material und geben die Information an B-Lymphozyten weiter, die daraufhin spezifische Antikörper produzieren. Gleichzeitig produzieren die T-Helferzellen Vermittlerstoffe (Mediatoren = Lymphokinine), die weitere Zellen wie Makrophagen und Granulozyten aktivieren.
- Die *T-Killerzellen* sind in der Lage, fremde Zellen (Transplantate) oder fremd gewordene Zellen (virusinfizierte Zellen, Tumorzellen) anzugreifen und zu vernichten.
- Eine wichtige Eigenschaft der *T-Suppressorzellen* ist die Unterdrückung einer überschießenden Aktivität von T-Helferzellen (Unterdrückerzellen = Suppressorzellen). Sind die Unterdrückerzellen zahlenmäßig stark genug, so können sie die übrigen T-Lymphozyten so stark hemmen, dass diese nicht mehr gegen die körperfremde Substanz aktiv werden können. Die körperfremde Substanz wird dann toleriert; es entsteht eine *Immuntoleranz*.

> Der Zustand der Toleranz ist für unseren Organismus besonders wichtig. Er ist immer dann nützlich, wenn körpereigenes Gewebe vor einer schädigenden Immunreaktion geschützt werden soll. Der Zustand der Immuntoleranz wäre sehr nützlich in dem Moment, in dem man ein fremdes Organ übertragen möchte, z. B. eine fremde Niere. Der Zustand der Immuntoleranz ist nicht nützlich, wenn fremde Substanzen – wie z. B. von außen eingedrungene Bakterien – durch eine Immunreaktion vernichtet werden sollen oder wenn körpereigene, aber fremd gewordene Zellen – wie z. B. eine Krebszelle – zerstört werden sollen. Vielleicht können sich Krebszellen überhaupt erst dadurch hemmungslos im Körper ausbreiten, weil die Überwachung durch unsere Immunzellen versagt *(immunologische Überwachung)*.

- Eine vierte Gruppe aus der Familie der T-Lymphozyten besitzt eine ganz besondere Bedeutung. Wenn unser Körper einmal mit einem Schadstoff in Kontakt getreten ist und gegen diesen Stoff Antikörper gebildet hat, so behält er eine Erinnerung an diesen Schadstoff zurück. Diese Erinnerung wird in bestimmten Erinnerungszellen *(Memory-Zellen)* über viele Jahre und manchmal sogar ein Leben lang bewahrt. Dringt derselbe Schadstoff später zum zweiten Mal in unseren Körper ein, so sind bereits T-Lymphozyten vorhanden, die diesen Schadstoff vom ersten Kontakt her kennen. Sie sind deshalb in der Lage, sehr schnell mit Abwehrmaßnahmen gegen den Schadstoff vorzugehen.
Diese Fähigkeit zur Erinnerung ist ein guter Schutz für uns: Wenn wir als Kind Masern durchgemacht haben, so besitzen wir über mehrere Jahre Antikörper gegen das Masernvi-

rus in uns. Darüber hinaus sind auch Lymphozyten entstanden, die über diese Zeit hinaus bis ins hohe Alter die Erinnerung an den Kontakt mit dem Masernvirus behalten und die sofort mit der Bildung von Antikörpern reagieren, wenn wir im späteren Leben wieder Kontakt mit dem Masernvirus bekommen. Das ist der Grund, warum wir bis ins hohe Alter gegen eine zweite Infektion durch das Masernvirus geschützt sind.

 Den Schutz gegen Krankheitskeime durch Antikörper und durch Erinnerungszellen machen wir uns auch in Form von *Impfungen* zunutze. Abgeschwächte oder abgetötete Bakterien (oder Viren) regen unseren Organismus zu den oben beschriebenen immunologischen Abwehrmechanismen an, so dass wir später auch gegen die natürliche Infektion mit diesen Krankheitskeimen einen Schutz besitzen.

Ablauf einer Abwehrreaktion

Gelangt ein Fremdstoff (Antigen) in den Körper, so treten vielfach zuerst die Freßzellen (Phagozyten, Makrophagen) in Aktion. Sie nehmen das Antigen auf, verdauen es und präsentieren Teile des Fremdstoffs (antigene Strukturen) auf ihrer Zelloberfläche. Bestimmte T-Lymphozyten erkennen mit Hilfe eines speziellen Rezeptors diese antigenen Strukturen auf der Zelloberfläche und verbinden sich damit. Die Bindung löst in den T-Zellen die Bildung von Mittlerstoffen (Lymphokine, Interleukine) aus, die, an die Umgebung abgegeben, weitere Makrophagen und Lymphozyten aktivieren. Auch diese Zellen bilden weitere Mittlerstoffe (Interleukin 2 = IL 2), die beispielsweise Killerzellen oder Suppressorzellen aktivieren bzw. über die Aktivierung von T-Helferzellen die B-Lymphozyten veranlassen, Antikörper zu produzieren. Es entwickelt sich auf diese Weise eine durch den Fremdstoff angestoßene Kettenreaktion, deren Stärke wiederum durch die gleichzeitige Aktivierung von Suppressorzellen reguliert wird.

Die T-Lymphozyten greifen direkt die Fremdsubstanz (Antigen) an (z. B. Viren oder fremde Zellen). Die aktivierten B-Lymphozyten produzieren die Antikörper, die sich mit dem Antigen verbinden *(Antigen-Antikörper-Komplex)*. Durch diese Bindung wird unser *Komplementsystem* aktiviert. Das Komplementsystem besteht, ähnlich wie

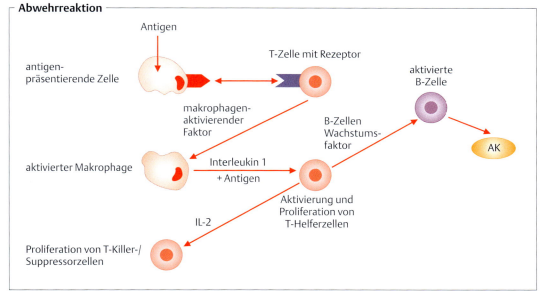

Abb. 13.3   Ablauf einer Abwehrreaktion

das Gerinnungssystem (S. 531), aus mehreren Einzelkomponenten, die in bestimmter Reihenfolge aktiviert werden. Die aktivierten Komponenten lösen einerseits Zellmembranen auf und zerstören auf diese Weise z. B. Viren oder Bakterien, andererseits locken sie Entzündungszellen (Leukozyten) an, die die fremden Substanzen durch Verdauung oder durch die Produktion von Entzündungsstoffen (z. B. Prostaglandine) vernichten (Abb. 13.**3**).

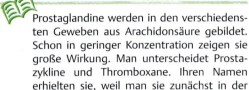
Prostaglandine werden in den verschiedensten Geweben aus Arachidonsäure gebildet. Schon in geringer Konzentration zeigen sie große Wirkung. Man unterscheidet Prostazykline und Thromboxane. Ihren Namen erhielten sie, weil man sie zunächst in der Samenflüssigkeit entdeckte und fälschlicherweise die Prostata für den Entstehungsort hielt.

Die von den B-Lymphozyten gebildeten Antikörper sind Eiweißkörper und gehören zu den γ-Globulinen (Abb. 13.**4**). Entsprechend dem unterschiedlichen Aufbau ihrer schweren Molekülketten werden folgende Antikörperklassen unterschieden:

- *IgM-Antikörper:* Antikörper, die als erste Reaktion auf einen Antigenreiz gebildet werden;
- *IgG-Antikörper:* Antikörper, die im zweiten Schritt für Monate bis Jahre gebildet werden;
- *IgA-Antikörper:* Antikörper, die vorwiegend in den Schleimhäuten gebildet werden und eine Schutzbarriere in den Schleimhäuten und im Sekret der Schleimhäute bilden (Bronchien, Magen-Darm-Trakt);
- *IgE-Antikörper:* Antikörper, die besonders bei allergisch veranlagten Menschen entstehen und allergische Reaktionen wie z. B. das Bronchialasthma vermitteln;
- *IgD-Antikörper:* Antikörper, die nur in ganz geringen Mengen vorkommen und deren besondere Aufgabe noch nicht bekannt ist.

Pathogene Immunreaktionen

Ziel der Reaktion zwischen Antikörper und Antigen ist die Ausschaltung und Vernichtung des Antigens. Gleichzeitig werden dabei Entzündungsstoffe und Verdauungsenzyme freigesetzt, die zur Schädigung des körpereigenen Gewebes in der Umgebung der Antigen-Antikörper-Reaktion führen können. Aus der nützlichen Reaktion der Vernichtung von Fremdstoffen wird auf diese Weise eine krankmachende Reaktion (pathogene Immunreaktion). Die verschiedenen Reaktionsmöglichkeiten sind in der folgenden Box dargestellt.

Übersicht über pathogene Immunreaktionen

- *Typ I = Sofortreaktion:* Antikörper der IgE-Klasse lagern sich an Mastzellen an, die mit Entzündungsstoffen beladen sind. Der Kontakt mit einem entsprechenden Antigen führt zur Schädigung der Zellwand und zur Freisetzung der Entzündungsstoffe. Ein typisches Beispiel ist der allergische Asthma-bronchiale-Anfall.
- *Typ II = zytotoxische Reaktion:* Zytotoxische Antikörper führen zur Auflösung einer Zielzelle oder verursachen deren Phagozytose. Diese Reaktion finden wir beispielsweise bei der autoimmunhämolytischen Anämie und bei Transfusionszwischenfällen.
- *Typ III = Immunkomplex-Reaktion:* Antigen und Antikörper binden sich zu Immunkomplexen. Die Anlagerung von Komplement befähigt die Komplexe Entzündungszellen zu aktivieren. Die freigesetzten Entzündungsmediatoren locken weiter Entzündungszellen an und erhöhen die Durchlässigkeit der Blutgefäße. Die Anlagerung von Immunkomplexen an Endothelzellen führt beispielsweise zum Bild der Autoimmunvaskulitis.
- *Typ IV = Zellvermittelte Reaktion:* Die Verbindung sensibilisierter T-Lymphozyten mit ihrem Antigen lockt Entzündungszellen an, wodurch die Phagozytose oder -lyse einer Entzündungsreaktion in Gang gesetzt wird. Da die Lymphozyten in der Regel an den Ort des Anti-

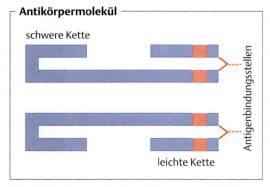

Abb. 13.**4** Schematischer Aufbau eines Antikörpermoleküls

gens wandern müssen, erfolgt die Reaktion verzögert. Das bekannteste Beispiel einer solchen Spätreaktion ist die Tuberkulin-Reaktion.
- *Typ V = stimulatorische Hypersensivität:* Autoantikörper lagern an Zellrezeptoren an und stimulieren dadurch die Zellen zur vermehrten Produktion. Ein typisches Beispiel sind die schilddrüsenstimulierten Faktoren bei der Hyperthyreose. ▸

Transfusionszwischenfall. Oft äußert der Patient zunächst diffuse Beschwerden wie „mir wird so komisch warm". Dann ist es wichtig, dass Sie kontinuierlich bei dem Patienten bleiben, um zu sehen, ob sich die Symptome verstärken oder nachlassen. In anderen Fällen sind Unruhe, Übelkeit, Atemnot, diffuse Schmerzen oder Schockzeichen die ersten Anzeichen eines Transfusionszwischenfalls. Auch Hautrötung, Quaddeln und Juckreiz können auftreten. Stoppen Sie in einer solchen Situation sofort die Transfusion und verständigen Sie einen Arzt. Halten Sie den venösen Zugang offen, damit Notfallmedikamente ohne Verzögerung verabreicht werden können.

Schutzwirkung und Schadenswirkung können von derselben Immunreaktion ausgehen. Eine Vernichtung des Schadstoffes wird in vielen Fällen unter Inkaufnahme einer Schädigung des körpereigenen Gewebes erreicht.

Durch Fehlregulationen des komplizierten Immunsystems können sich auch Antikörperaktivitäten gegen körpereigene Gewebe richten. Die auf diese Weise entstehenden Entzündungen bzw. Krankheiten werden als **Autoaggressionskrankheiten** bezeichnet. Zu solchen Krankheiten mit Autoaggressionscharakter gehören Entzündungen der Schilddrüse (S. 447), aber auch der Leber (S. 75), des Darmes (S. 49, 51) und z. B. auch der systemische Lupus erythematodes (S. 338).

Als **Antikörpermangelsyndrome** werden angeborene oder erworbene Defekte der Immunabwehr bezeichnet. Es kommen angeborene Defekte der B-Zellen allein oder in Kombination mit einem Fehlen oder einer Funktionsschwäche der T-Zellen vor. Schwere Infekte gefährden die Betroffenen schon im Kindesalter.

Erworbene Schädigungen der Immunzellen kommen durch Autoantikörperbildung, maligne Entartung des lymphatischen Systems, durch Zytostatikabehandlung oder durch Virusinfektion vor.

Erworbenes Immunmangelsyndrom (AIDS)

In den letzten Jahren macht ein erworbenes Immunmangelsyndrom (AIDS = acquired immune deficiency syndrome) Schlagzeilen. AIDS wird durch das Retrovirus HIV (human immunodeficiency virus) hervorgerufen. Dieses außerhalb des Körpers sehr empfindliche Virus wird durch Sperma, Blut oder Scheidensekret übertragen. Am häufigsten erfolgt die Infektion beim Geschlechtsverkehr oder durch infizierte Spritzen (Fixer).

Infizierte Mütter können ihre Kinder intrauterin, perinatal oder selten durch Muttermilch anstecken. Nur in wenigen Fällen wurde bisher bei Ärzten oder Pflegepersonal die Übertragung durch eine Stich- oder Schnittverletzung nachgewiesen. In früheren Jahren haben sich viele Hämophiliekranke durch Gerinnungsfaktorkonzentrate infiziert. Heute ist bei uns eine Ansteckung durch Konzentrate oder Blutkonserven praktisch ausgeschlossen.

Durch Hautkontakt, Gegenstände, Lebensmittel, Sputum, Toiletten oder durch Insekten wurde bisher keine Übertragung bekannt.

Das Krankheitsbild AIDS wurde 1981 zum ersten Mal beschrieben; im selben Jahr registrierte man in den USA 219 Todesfälle. Zu Beginn der 90er Jahre betrug die Durchseuchung in großen Städten Afrikas bereits 20 %. Pathogenetisch kommt es zu einer Abnahme der T-Helfer-(CD 4-)zellen im Vergleich zu den T-Suppressor(CD 8-)zellen. Die CD 4/CD 8 Ratio ist diagnostisch und prognostisch von großer Bedeutung und kann im Gegensatz zum AIDS-Test auch ohne das Einverständnis des Patienten bestimmt werden.

Pathogenese und Verlauf

Im Organismus befallen die Viren in erster Linie T-Lymphozyten (T_4-Zellen), Makrophagen und unter anderem auch Zellen des Gehirns. In den Zellen baut das Virus seine eigene Erbanlage (RNS) mit Hilfe des Enzyms Reverse-Transkiptase, das dieser Virusgruppe den Namen gegeben hat (Retrovirus), in einen DNS-Strang um, der in die Erbanlage der Zelle (DNS) eingebaut wird. In dieser Phase ist der Virusanteil nicht erkennbar und angreifbar. Der betreffende Mensch ist infiziert, aber nicht erkennbar erkrankt.

Nach Monaten, evtl. nach Jahren, kann die Viruserbanlage aktiviert werden, und die infizierte Zelle produziert zahlreiche neue Viren. Die Zellen gehen dabei zugrunde oder sind in ihrer Funktion schwer geschädigt. Da T-Helferzellen und Makrophagen wichtige Komponenten der Infektabwehr sind, können jetzt andere Viren (Zytomegalie) und Erreger (Pneumocystis carinii, Toxoplasmen, Pilze) zu schweren, oft tödlich verlaufenden Infektionen führen. Die Prognose der manifesten Erkrankung wird weiter verschlechtert durch das Auftreten von lymphatischen Tumoren, des Kaposi-Sarkoms und die direkte Schädigung von Zellen des Zentralnervensystems.

> Man nimmt heute an, dass 25 – 50 % der HIV-Infizierten nach Monaten bis Jahren erkranken. Die akute Infektion ähnelt einem grippalen Infekt oder dem Pfeiffer-Drüsenfieber. In dieser Zeit lassen sich die ersten Antikörper nachweisen (Antikörpersuchtest, falls positiv, weitere spezifische Tests).

Nach einer jahrelangen Latenzzeit entwickelt sich bei etwa 50 % der Infizierten ein Stadium mit generalisierter Lymphknotenschwellung (Lymphadenopathiesyndrom, LAS). Im weiteren Verlauf treten Fieber, Nachtschweiß, Durchfall und Gewichtsverlust auf (AIDS-related complex, ARC). Das Vollbild des AIDS wird dann durch die hinzutretenden Infektionen, Tumoren und den Gehirnbefall bestimmt.

Häufigkeit

Über 55 000 AIDS-Kranke wurden bis 1992 in Europa registriert. Mehr als die Hälfte der Erkrankten ist inzwischen gestorben. Die Zahl der Infizierten wird auf 10 Millionen geschätzt.
Während die Aufklärung und damit die Prophylaxe in den hochgefährdeten Gruppen (Homo- und Bisexuelle, Fixer) erste Erfolge in Form des Rückgangs von Neuinfektionen zeigt, ist durch das Eindringen des Virus in die heterosexuelle Bevölkerung die Gefahr für die Allgemeinheit deutlich erhöht. Die Zahl der Infizierten, darunter auch Neugeborene, steigt an.

Therapie

Die oppurtunistischen Infektionen lassen sich durch bakterien-, protozoen-, pilz- und virushemmende Mittel zeitweise beherrschen. Bewährt hat sich auch die prophylaktische Behandlung der gefährlichen Pneumocystis-carinii-Infektion. In der Behandlung der AIDS-Erkrankung sind erste Erfolge erzielt worden durch zwei Hemmstoffe der Reverse-Transkriptase (Zidovudin = Retrovir, Lamivudin = Epivir) in Kombination mit einem Protease-Hemmstoff (Crixivan = Indinavir). Dadurch wird die Virusvermehrung gebremst und die Zahl der intakten T-Helferzellen steigt an. Es resultiert eine deutlich verlängerte Überlebenszeit der Patienten. Die Entwicklung eines Impfstoffs wird noch Jahre in Anspruch nehmen.

Für das Pflegepersonal werden Schutzmaßnahmen empfohlen, die etwa den Hygienevorschriften bei der Behandlung von Hepatitis-B-Infizierten entsprechen.

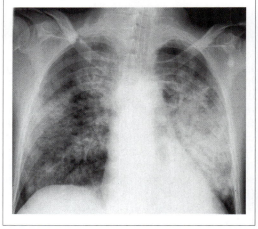

Abb. 13.**5** Milchglasartige Trübung im Röntgenbild

14 Infektionskrankheiten

W. Wirth

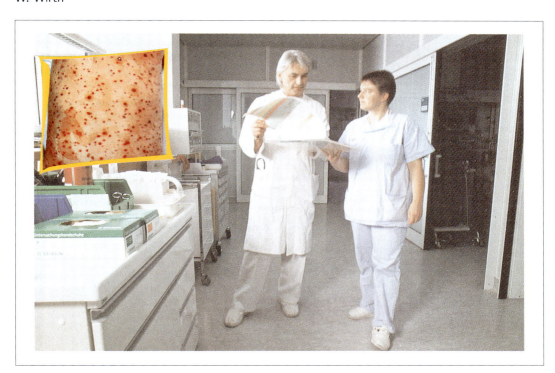

Pathophysiologie . . . 549

Viruskrankheiten der oberen Luftwege (Erkältungskrankheiten) . . . 550
Infektion mit Schnupfenviren . . . 550
Infektion mit Influenzaviren (Grippe) . . . 551
Infektion mit weiteren Erkältungsviren . . . 552
Viruspneumonie – primär atypische Pneumonie . . . 552

Viruskrankheiten des Zentralnervensystems . . . 553
Poliomyelitis (spinale Kinderlähmung) . . . 554
Coxsackie-Virus-Infektion . . . 555
ECHO-Virus-Infektion . . . 556
Frühsommer-Meningoenzephalitis (FSME) . . . 556

Lymphozytäre Choriomeningitis (LCM) . . . 557
Tollwut (Lyssa) . . . 557
Meningitis und Enzephalitis als Virusbegleiterkrankungen . . . 558

Exanthemische Viruskrankheiten . . . 558
Windpocken (Varizellen) und Gürtelrose (Herpes zoster) 558
Herpes-simplex-Virus-Infektion . . . 559
Pocken (Variola vera) . . . 560
Masern (Morbilli) . . . 560
Röteln (Rubeola) . . . 561
Exanthema subitum . . . 562
Erythema infectiosum (Ringelröteln) . . . 562

14 Infektionskrankheiten

Weitere Viruskrankheiten ... 562
Parotitis epidemica (Mumps) ... 562
Infektiöse Mononukleose
(Pfeiffer-Drüsenfieber) ... 563
Zytomegalievirus-Infektion ... 563
Hantavirus-Infektion ... 564

Rickettsiosen ... 564
Klassisches Fleckfieber ... 564
Wolhynisches Fieber ... 565
Q-Fieber ... 565

Mykoplasmeninfektionen ... 565

Chlamydien-Infektionen ... 566

**Bakteriell bedingte
Infektionskrankheiten 566**
Keuchhusten (Pertussis) ... 566
Diphtherie ... 567
Scharlach ... 569
Katzenkratzkrankheit ... 570
Erysipel ... 570
Sepsis ... 570
Salmonellosen ... 571
Shigellosen (Bakterienruhr) ... 573
Cholera ... 574
Botulismus (Lebensmittelvergiftung) ... 575
Leptospirosen ... 575
Rückfallfieber ... 576
Brucellosen 576
Tularämie ... 577
Yersiniosen ... 577
Weitere Bakterienenteritiden ... 578
Bakterielle Meningitis ... 579
Listeriose ... 580
Tetanus (Wundstarrkrampf) ... 581
Milzbrand ... 582
Gasbrand ... 582

**Krankenhausinfektionen
(nosokomiale Infektionen)** ... 583

Krankheiten durch Protozoen ... 586
Toxoplasmose ... 586
Lambliasis ... 586
Trichomonasis ... 587

**Wurmbefall
Befall mit Nematoden (Fadenwürmer)** ... 587
Askaridiasis (Spulwurmbefall) ... 587
Enterobiasis (Madenwurmbefall) ... 588
Trichuriasis (Peitschenwurmbefall) ... 588
Trichinose (Trichinenbefall) ... 588

Befall mit Zestoden (Bandwürmer) ... 589
Täniasis (Bandwurmbefall) ... 589
Zystizerkose (Zystizerkenbefall) ... 590
Diphyllobothrium-latum-Befall
(Fischbandwurmbefall) ... 590
Echinokokkose (Echinokokkenbefall) ... 590

Befall mit Trematoden (Saugwürmer) ... 591
Fasziolosis (Leberegelbefall) ... 591

**Wichtige Tropenkrankheiten
Tropische Viruskrankheiten** ... 592
Gelbfieber ... 592
Denguefieber (7-Tage-Fieber) ... 593
Pappataci-Fieber
(Sandfliegen-Fieber) ... 593

**Bakteriell bedingte
Tropenkrankheit** ... 593
Lepra (Aussatz) ... 593

**Tropenkrankheiten durch
Protozoen** ... 594
Malaria ... 594
Schlafkrankheit ... 597
Chagas-Krankheit ... 597
Leishmaniasen ... 597
Amöbiasis ... 598

Tropische Wurmkrankheiten ... 599
Bilharziose (Schistosomiasis) ... 599
Filariosen ... 600
Ankylostomiasis ... 601
Paragonimiasis ... 601
Clonorchis- und Opisthorchisbefall ... 602

Tuberkulose ... 602

➞ **Pflegeschwerpunkt
Lungentuberkulose 607**

Typisches Prüfungswissen
Poliomyelitis (S. 554), Meningitis (S. 556, 579), Unterscheidung exanthemischer Viruserkrankungen (S. 558, 560), Infektiöse Mononukleose (S. 563), Keuchhusten (S. 566), Diphtherie (S. 567), Scharlach (S. 569), Erysipel (S. 570), Salmonellosen (S. 571), Tetanus (S. 581), Tuberkulose (S. 602, 606)

Pathophysiologie

→ **Definition:** Dringen krankmachende Erreger wie z. B. Viren oder Bakterien in einen Organismus ein, so spricht man von einer *Infektion*. Vermehren sich die Erreger im Körper und schädigen ihre Stoffwechselprodukte und Gifte Zellen und Gewebe, so entsteht eine **Infektionskrankheit**.

Gegen die krankmachenden (pathogenen) Erreger setzt sich der Organismus mit Zellen sowie mit Blut- und Gewebssäften zur Wehr (Abb. 14.1). Bestimmte Zellen weißer Blutkörperchen können die Erreger in sich aufnehmen und verdauen (Phagozytose). Die Blut- und Gewebssäfte enthalten Eiweißkörper (Enzyme), die die gleiche Aufgabe erfüllen. Eine besondere Abwehrmaßnahme gegen krankmachende Erreger besteht in der Immunreaktion (s. Kap. Immunologie, S. 544), d. h. in der Bildung spezieller Eiweißkörper (Antikörper). Ihre Bildung wird durch das Eindringen einer fremden Substanz (Antigen) ausgelöst, d. h. in unserem Falle durch die Infektion mit Erregern. Die Antikörper sind jeweils spezifisch gegen den Erreger gerichtet, der ihre Bildung ausgelöst hat.

Ein Typhuserreger ruft die Bildung von Antikörpern gegen Typhusbakterien hervor und nicht z. B. gegen Ruhr- oder Cholerabakterien. Findet man daher bei einem Patienten mit einer Durchfallerkrankung viele Antikörper gegen Typhusbakterien in seinem Blut oder stellt man im Verlauf der Erkrankung eine deutliche Zunahme solcher Antikörper fest, so kann man mit großer Sicherheit schließen, dass bei dem Patienten eine Typhusinfektion vorliegt.

Es gibt somit 3 Möglichkeiten, die Ursache einer Infektion zu erkennen:

- allgemeine klinische Krankheitszeichen,
- direkter Nachweis der Erreger durch mikroskopische Untersuchung, Züchtung auf Nährböden oder Übertragung auf ein Versuchstier,
- Nachweis von Antikörpern (indirekter Erregernachweis).

Die Art der Antikörper und ihre Menge im Serum (Serumverdünnungstiter) wird bestimmt durch verschiedene Untersuchungsverfahren wie Komplementbindungsreaktion (KBR), Agglutinationsreaktionen (z. B. Widal-Reaktion) oder durch einen Neutralisationstest. Da die Antikörper sich erst als Reaktion auf die eingedrungenen Erreger bilden, wird man sie in nennenswerter Zahl frühestens nach 6–8 Tagen im Serum finden. Es empfiehlt sich deshalb, immer möglichst frühzeitig zu Krankheitsbeginn eine Serumprobe zu untersuchen und eine zweite Serumprobe nach etwa einer Woche. Auf diese Weise kann man die Zunahme der Antikörper im Serum (Titeranstieg) erfassen.

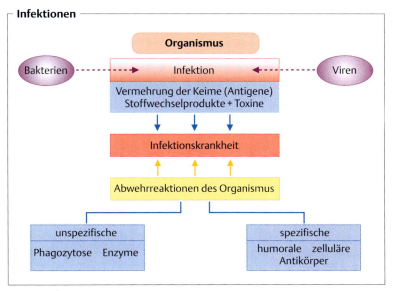

Abb. 14.1 Abwehrmechanismen des Körpers

Geringe Antikörpermengen gegen einen Erreger im Serum eines Patienten deuten auf eine früher durchgemachte Erkrankung oder auf eine Impfung gegen diese Erkrankung hin.

Bei der Auseinandersetzung unseres Körpers mit Erregern können mehr lokal begrenzte Infektionen wie z. B. ein Furunkel oder eine Mandelentzündung entstehen, oder es entwickelt sich eine Infektionskrankheit, die nach bestimmten Regeln abläuft *(zyklische Infektionskrankheit)*:

- *1. Phase:* Die Infektion beginnt immer mit der Aufnahme der Erreger über die Schleimhäute oder auch durch die Haut. Die Erreger haften auf den Schleimhäuten, ohne dass zunächst besondere Krankheitszeichen auftreten (*Inkubationszeit*).
- *2. Phase:* Die ersten, meist uncharakteristischen Beschwerden wie allgemeines Krankheitsgefühl, Abgeschlagenheit, Gliederschmerzen – Beschwerden, wie sie jeder als Zeichen eines beginnenden grippalen Infekts kennt – fallen mit der ersten örtlichen Vermehrung der Erreger und ihrem Übertritt in das Blut und Lymphsystem zusammen. In dieser Phase kommt es auch zu einer ersten Fieberreaktion.
- *3. Phase:* Auf dem Blutweg (Bakteriämie, Virämie) gelangen die Erreger in die Organe des Körpers, wobei man in vielen Fällen eine Bevorzugung für bestimmte Organe feststellen kann, z. B. Hepatitisviren für die Leber, Meningokokken für die Hirnhäute oder Malariaparasiten für die roten Blutkörperchen. Der Organbefall geht mit einem erneuten Fieberanstieg einher, und es entwickeln sich jetzt die für die jeweilige Infektionskrankheit typischen Krankheitserscheinungen.

Viruskrankheiten der oberen Luftwege (Erkältungskrankheiten)

➔ **Definition:** Die Viruskrankheiten der oberen Luftwege reichen vom einfachen Schnupfen bis zur Lungenentzündung (Pneumonie). Ursache dieser Erkältungskrankheiten sind verschiedene Virusarten. Die durch sie hervorgerufenen Krankheitsbilder sind sich sehr ähnlich und werden im Allgemeinen als „grippale Infekte" bezeichnet.

Im Folgenden sollen die wichtigsten Erkältungsviren und die durch sie hervorgerufenen Krankheiten beschrieben werden (Tab. 14.1).

Infektion mit Schnupfenviren

Ursache und Pathogenese

Von der Familie der Schnupfenviren (Rhinoviren) konnten bisher über 100 verschiedene Typen bestimmt werden. Die einzelnen Virustypen unterscheiden sich zum Teil so stark, dass die Infektion mit dem einen Schnupfenvirus keinen Schutz gegen andere Schnupfenviren hinterlässt. Dadurch ist es möglich, dass wir in den Wintermonaten mehrmals an einem Schnupfen erkranken.
Die *Übertragung* der Schnupfenviren erfolgt von Mensch zu Mensch durch Tröpfcheninfektion oder direkten Kontakt (z. B. Händedruck). Schlechte Allgemeinverfassung, ungewohnte Abkühlung („Zug") oder Überanstrengungen fördern das Angehen der Infektion.
Inkubationszeit: 1–3 Tage.

Tab. 14.1 Erkältungskrankheiten

Erreger	Krankheitsbild
Schnupfenviren	Schnupfen, Bronchitis (Kinder)
Grippeviren	Grippe, Bronchopneumonie
Adenoviren	Rachenkatarrh, Tonsillitis, Konjunktivitis, Pneumonie
Parainfluenzaviren	Rachenkatarrh, Bronchopneumonie
Geflügelpestviren	Rachenkatarrh, Konjunktivitis, Bronchitis
RS-Viren	Schnupfen, Bronchiolitis (Kinder)
REO-Viren	Schnupfen, Bronchitis, Diarrhö
Enteroviren (Polio-, ECHO-, Coxsackie-Viren)	Sommergrippe, Darmgrippe

Symptome

Die Erkrankung beginnt mit Niesen und Kratzen im Halse, mit Frösteln und leichtem allgemeinem Krankheitsgefühl. Die entzündete Nasenschleimhaut sondert reichlich seröses Sekret ab, das durch eine bakterielle Mischinfektion eitrig werden kann. Die Schwellung der Nasenschleimhaut behindert die Atmung und verschließt die Abflusswege der Nasennebenhöhlen. Kopfschmerzen und evtl. eine Entzündung der Nebenhöhlen (Sinusitis) sind die Folgen. Fieber gehört nicht zum Bild des unkomplizierten Schnupfens.

Diagnose und Therapie

Das Krankheitsbild ist so eindeutig und harmlos, dass ein Nachweis der Erreger oder die Bestimmung von Antikörpern sich erübrigt.
Eine spezifische Therapie gegen die Schnupfenviren gibt es noch nicht. Symptomatisch können Mittel, die die Schleimhäute abschwellen, Linderung bringen. Vitaminen, besonders dem Vitamin C, wird eine Schutzwirkung zugeschrieben.

 Patienteninformation. Raten Sie einem Patienten, der Schnupfen hat, viel zu trinken. 2–3 Liter pro Tag, wenn keine Kontraindikation wie z. B. Herzinsuffizienz besteht. Dadurch wird das Sekret verflüssigt und kann leichter abfließen. In Kombination mit einem schleimhautabschwellenden Nasenspray kann so der Entstehung einer Nasennebenhöhlenentzündung meist vorgebeugt werden.

Prophylaxe

Allgemeine Abhärtung, genügende Luftfeuchtigkeit in beheizten Räumen und Vermeidung von Kontakt mit Schnupfenkranken können das Angehen einer Infektion erschweren.

Infektion mit Influenzaviren (Grippe)

Ursache und Pathogenese

Die *echte* Grippe wird durch 3 verschiedene Influenzavirustypen, A, B und C, hervorgerufen. Ein besonderes Merkmal dieser Viren besteht darin, dass sie von Zeit zu Zeit ihre Eiweißstruktur und damit ihren antigenen Charakter ändern. Das hat zur Folge, dass alle paar Jahre etwas abgewandelte Grippeviren (Untertypen) auftreten, gegen die der in früheren Jahren erworbene Schutz wenig oder gar nicht wirksam ist. Tritt ein tiefer greifender Wandel der Virusstruktur auf, so steht die ganze Menschheit schutzlos diesem neuen Grippevirus gegenüber und es kommt zu einer weltweiten Grippewelle (Pandemie). Influenzavirusempfindliche Tiere wie Schweine, Pferde und Zugvögel stellen das Virusreservoir dar.

 Die Entstehung eines neuen Untertyps durch Gen-Austausch wird als „shift" bezeichnet. Das geschieht etwa alle 10 bis 20 Jahre, wobei etwa 70 % der Weltbevölkerung durchseucht werden. Ständige, kleinere Abwandlungen, die nur zu Veränderungen des vorhandenen Untertyps führen, werden als „drift" bezeichnet.

Die *Übertragung* erfolgt durch Tröpfcheninfektion, durch direkten Kontakt oder über infizierte Gegenstände. Die Ansteckungsfähigkeit hält etwa 1 Woche an.
Inkubationszeit: 1–2 Tage.

Symptome

Das Krankheitsbild ist gekennzeichnet durch einen akuten Beginn mit allgemeinem Krankheitsgefühl, Kopf- und Gliederschmerzen sowie Kollapsneigung. Das Fieber erreicht schnell 39–40 °C. Der Rachen ist gerötet. Ein trockener Husten weist auf die Tracheobronchitis hin. Nach einigen Tagen kann sich über die Bronchitis eine *Viruspneumonie* entwickeln. Treten Bakterien hinzu („die Viren bahnen den Bakterien den Weg"), so entwickelt sich sekundär die gefürchtete *bakterielle Pneumonie* bei Grippekranken, die auch die meisten Todesfälle verursacht. Weitere Komplikationen sind Nebenhöhlenentzündung, Mittelohrentzündung und bei manchen Grippeepidemien eine Mitbeteiligung des Gehirns und der Hirnhäute.

 Wie bei jeder Infektionskrankheit gibt es alle Übergänge von sehr milden Verlaufsformen bis zu Krankheitsbildern, die in wenigen Tagen tödlich verlaufen.

Diagnose

Die Diagnose einer Grippeerkrankung wird im Allgemeinen durch den Nachweis von Antikörpern im Serum gestellt. In besonderen Fällen können aus dem Rachenspülwasser die Viren direkt gezüchtet werden.

Therapie

Eine spezifische Therapie ist mit Amantadin und Rimantadin gegeben. Beide Mittel hemmen die Vermehrung von Influenza-Typ-A-Viren bei frühzeitiger Gabe. Bei der *symptomatischen* Therapie sind folgende Punkte zu beachten:

- Grippekranke mit Fieber sollten Bettruhe einhalten.
- Der Kreislauf muss überwacht werden.
- Bei Verdacht auf eine bakterielle Mischinfektion sind frühzeitig Antibiotika oder Sulfonamide einzusetzen.
- Nach einer überstandenen Grippe bestehen noch 2–3 Wochen eine allgemeine Leistungsschwäche und Anfälligkeit.

Physikalische Maßnahmen bei Fieber. Grundsätzlich gilt, dass dem Patienten Wärme zugeführt wird, solange er während des Fieberanstiegs friert, und dass ihm Kälte zugeführt wird, wenn die Fieberhöhe erreicht ist und er nicht mehr friert. Zur Wärmezufuhr sind dicke Decken, Wärmflasche und warme Getränke geeignet. Ist die Fieberhöhe erreicht, geben Sie dem Patienten eine dünne Decke und leichte Kleidung, damit kein Wärmestau entsteht. Benutzen Sie aus diesem Grund auch keine stark fettende Körperlotion. Kühle Getränke und kühle Abwaschungen empfinden betroffene Patienten in dieser Phase meist als wohltuend. Die Raumtemperatur sollte nicht über 19 °C liegen.
Die erhöhte Körpertemperatur unterstützt die körpereigene Abwehr. Deshalb sollte nur hohes Fieber, bei Risikopatienten (z. B. schwer Herzkranke, Kinder mit Fieberkrämpfen in der Anamnese) auch mäßiges Fieber, medikamentös und/oder durch stärker wirksame physikalische Maßnahmen wie feucht-kalte Waden- oder Bauchwickel oder ein Bad mit absteigenden Temperaturen gesenkt werden.

Prophylaxe

Die Grippeschutzimpfung stellt heute die beste Prophylaxe gegen die Grippeinfektion dar. Nachteile des bisherigen Verfahrens sind:

- Die Impfung muss jedes Jahr wiederholt werden.
- Neu auftretende Grippevirustypen sind evtl. im Impfstoff noch nicht enthalten.

Nach der Grippeschutzimpfung sollte man sich 2–3 Tage schonen, insbesondere im Alter und beim Bestehen anderer Erkrankungen.

Infektion mit weiteren Erkältungsviren

Neben den Schnupfen- und Grippeviren gibt es eine Reihe weiterer Viren, die in der kalten Jahreszeit „grippale Infekte" hervorrufen:

- Die *Adenoviren* sind bei Kindern und Erwachsenen für fieberhafte Erkältungskrankheiten vom Rachenkatarrh über die Tonsillitis bis zur Bronchitis und Pneumonie verantwortlich. Als Besonderheit sind die Infektionen oft mit einer Bindehautentzündung (Konjunktivitis) verbunden.
- Im Kindesalter werden etwa 20 % aller „grippalen Infekte" durch *Parainfluenzaviren* verursacht. Bellender, trockener Husten und Neigung zu einer bedrohlichen Schwellung der Kehlkopfschleimhaut (Krupphusten) weisen bei Kleinkindern auf diese Virusart hin.
- Geflügelzüchter kennen einen Rachen- und Bronchialkatarrh mit Lymphknotenschwellung und Konjunktivitis, der durch das bei Hühnern vorkommende *Virus der atypischen Geflügelpest* ausgelöst wird.
- Weitere, besonders für Säuglinge gefährliche Erkältungsviren sind die *RS-*(Respiratorysyncytial-)*Viren* und die *REO-*(Respiratoryentericorphan-)*Viren*, die über eine Entzündung der kleinsten Bronchien auch Wegbereiter späterer Bronchiektasen sein können.
- Auch einzelne Bakterien können das Bild eines grippalen Infektes hervorrufen wie z. B. die Legionellen, die durch Klimaanlagen und Wasserleitungen verbreitet werden und häufig zu einer schweren Pneumonie führen (Legionärskrankheit, S. 300). Ebenso führt der Ornithoseerreger Chlamydia psittaci zu grippeähnlichen Symptomen (S. 566).

Viruspneumonie – primär atypische Pneumonie

Ursache und Symptome

Erreger der primär atypischen Pneumonie sind in erster Linie „Erkältungsviren" (s. Tab. 14.**1**), ferner Masernviren und Krankheitserreger, die in ihrer Entwicklungsstufe zwischen Viren und Bakterien einzuordnen sind, wie die Rickettsien (S. 564), die Mykoplasmen (S. 565) und die Chlamydien (S. 566).
Die durch diese Erreger hervorgerufene Pneumonie ist gekennzeichnet durch Fieber, trockenen Husten, geringen physikalischen, aber deutlichen röntgenologischen Befund mit frühzeitiger Lun-

Viruskrankheiten des Zentralnervensystems **553**

genhilusschwellung und späteren, meist asymmetrisch lokalisierten weichwolkigen Verschattungen bis zu Apfelgröße über den Mittel- und Unterfeldern der Lunge (S. 287, 300).

Diagnose

Im Blutbild findet man eine Linksverschiebung bei normaler Leukozytenzahl und relativer Vermehrung der Lymphozyten. In etwa der Hälfte der Fälle lassen sich Kälteagglutinine im Serum nachweisen. Die BSG ist nur mittelgradig beschleunigt. Die Krankheitsdauer beträgt 3–6 Wochen.

 Als Linksverschiebung bezeichnet man das vermehrte Auftreten jugendlicher Zellformen und früher Vorstufen neutrophiler Granulozyten.

Therapie

Chlamydien, Mykoplasmen und Rickettsien sprechen auf Breitbandantibiotika gut an. Die Rekonvaleszenz ist bei dieser Erkrankungsform im Allgemeinen deutlich verzögert.

Viruskrankheiten des Zentralnervensystems

Symptome und Diagnose

Bestimmte Viren befallen bevorzugt das Zentralnervensystem (ZNS). In manchen Fällen steht die Entzündung der Rückenmarkshäute (Meningitis), in anderen Fällen die des Gehirns und des Rückenmarks (Enzephalomyelitis) im Vordergrund des Krankheitsbildes.

Zeichen der Meningitis

- Kopfschmerzen,
- Übelkeit, Brechreiz, Erbrechen,
- Licht- und Lärmempfindlichkeit,
- Nackensteifigkeit, positives Kernig- und Brudzinski-Zeichen,
- in schweren Fällen Opisthotonus,
- Liquorveränderungen:
  - Eiweißvermehrung (über 30 mg% = 300 mg/l),
  - Zellzahlvermehrung (über 10/3 Zellen),
  - (Lymphozyten bei Virusinfektionen und Tuberkulose, Granulozyten bei bakterieller Meningitis).
  - Druckerhöhung (über 200 mm Wassersäule = 1,96 kPa),

Zeichen der Enzephalitis:

- Schwindel, Übelkeit, Kopfschmerzen, Fieber,
- Unruhe, Reizbarkeit, psychotische Bilder,
- Hirnnervenlähmung, schlaffe oder spastische Lähmung der Extremitäten,
- Sensibilitätsstörung, Reflexsteigerung Krämpfe,
- Koma, Atemlähmung, zentrales Kreislaufversagen,

- Liquorveränderungen:
  - Eiweißvermehrung,
  - meist nur geringe Zellzahlvermehrung,
  - Druckerhöhung.

Nackensteifigkeit, Kernig-Zeichen (Heben des gestreckten Beines schmerzt), Brudzinski-Zeichen (beim Anheben des Kopfes reflektorisches Anziehen der Beine) und Opisthotonus (krampfhafte Rückwärtsbeugung des Rumpfes) entstehen aus dem Bemühen, die entzündlich gereizten Meningen zu entspannen.

Lumbalpunktion. Zur Liquoruntersuchung wird eine *Lumbalpunktion* am sitzenden oder seitlich liegenden Patienten durchgeführt. Mit einer speziellen Punktionsnadel wird nach Desinfektion der Haut und ggf. Lokalanästhesie in Höhe des Beckenkammes zwischen zwei Dornfortsätzen eingegangen und in leicht kranialer Richtung entsprechend dem Verlauf der Dornfortsätze der Lumbalsack punktiert.

> **Lagerung bei Lumbalpunktion.** Eine Aufgabe der Pflegeperson besteht während der Lumbalpunktion darin, den sitzenden oder liegenden Patienten in einer Position zu halten, in der die Lendenwirbelsäule maximal gebeugt ist, damit die Dornfortsätze auseinanderweichen. Erklären Sie dem Patienten, wie wichtig es ist, dass er den Rücken so weit wie möglich krümmt und ruhig hält. *Sitzende Position*: Der Patient sitzt am Bettrand, hat die Beine angewinkelt und die Füße auf einem Hocker, einer Kiste oder einem Stuhl – je nach Betthöhe – abgestellt. Er umgreift mit den Armen seine Knie und beugt den Schultergürtel weit nach vorn. Die Pflegeperson steht vor ihm und stützt ihn ab. *Liegende Position:* Der Patient liegt auf der Seite und macht einen runden Rücken, indem er die Beine anwinkelt und den Kopf den Knien so weit wie möglich nähert. Die Pflegeperson steht vor ihm, umgreift Nacken und Kniekehlen des Patienten und unterstützt so den Rundrücken.

Ob eine 24-stündige Bettruhe nach einer Lumbalpunktion geeignet ist, den häufig auftretenden postpunktionellen Kopfschmerz des Patienten zu vermindern, ist eine Regel der Erfahrungsmedizin, aber wissenschaftlich umstritten. Die meisten Kliniken haben dazu hausinterne Standards. Vorbeugend scheint jedoch die Zufuhr hoher Flüssigkeitsmengen zu wirken. Regen Sie den Patienten an, in den ersten 24 Stunden nach der Punktion mindestens 3 Liter zu trinken, einen davon in den ersten zwei Stunden nach der Punktion.

Die *Untersuchung des Liquors* umfaßt die Bestimmung von:

- Zellzahl (Fuchs-Rosenthal-Zählkammer),
- Zellart (Objektträgerausstrich-Färbung),
- Eiweißgehalt (Pandy-Reagens, Elektrophorese),
- Zuckergehalt (Verminderung durch Zucker verbrauchende Erreger) und
- Erreger (mikroskopisch, kulturell, Tierversuch).

Die Bestimmung des Liquordrucks mit dem Steigrohr wird heute nur noch selten durchgeführt. Zeichen einer Hirndrucksteigerung werden zumeist mittels moderner bildgebender Verfahren (CT, NMR) diagnostiziert.

Poliomyelitis (spinale Kinderlähmung)

Ursache und Pathogenese

Der Erreger der Kinderlähmung ist ein sehr kleines Virus (30 nm). Drei Typen (I, II, III) sind bekannt. Sie unterscheiden sich so stark voneinander, dass die Erkrankung mit einem Typ keinen Schutz gegen eine Infektion mit den beiden anderen Virustypen hinterlässt.

Die *Übertragung* erfolgt direkt oder indirekt (Schwimmbäder) durch Rachensekret und Stuhl, besonders in den Sommer- und Herbstmonaten. Die Viren vermehren sich zunächst in der Schleimhaut des Rachens und des Dünndarms und rufen hier Entzündungserscheinungen hervor. Nur in einem kleinen Teil der Fälle befällt das Virus über den Blutweg die graue Substanz des Rückenmarks und Gehirns.

Inkubationszeit: 5 – 7 Tage.

Symptome

Im Allgemeinen führt die Infektion mit dem Poliomyelitisvirus lediglich zu einer kurz dauernden fieberhaften Rachenentzündung, evtl. begleitet von Tonsillitis und Enteritis („Sommergrippe", „Darmgrippe"). Nur in wenigen Fällen bildet sich nach einer fieberfreien Latenzzeit von wenigen Tagen unter erneutem Fieberanstieg das Bild einer *Meningitis* aus. Auch in diesem Stadium kann die Infektion stehen bleiben. Es kommt zu einer schnellen Entfieberung und Heilung.

In anderen Fällen tritt ein *Lähmungsstadium* ein, beginnend mit einer asymmetrischen schlaffen Lähmung eines Beines oder eines Armes (Abb. 14.**2**).

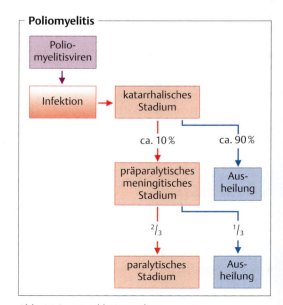

Abb. 14.**2** Krankheitsstadien

Schreitet die Entzündung im Rückenmark fort, können in den nächsten Tagen Bauchmuskeln, Zwerchfell und Brustmuskeln (periphere Atemlähmung) einbezogen werden. Schließlich können auch bulbäre Zentren geschädigt werden (Schlucklähmung, zentrale Atemlähmung). Die Lähmungen können sich bis etwa zum 10. Tag nach Lähmungsbeginn noch ausbreiten. Mit dem Abklingen des entzündlichen Ödems ist dann ein teilweiser Rückgang der Lähmungserscheinungen in den folgenden Wochen möglich. Gelegentlich werden von den Polioviren nur einzelne Gehirnnerven (z. B. N. facialis) betroffen, so dass das Bild eines grippalen Infektes mit einer Fazialisparese entsteht.

In Epidemiezeiten hat man immer wieder Fälle beobachtet, in denen das katarrhalische und präparalytische Stadium so unauffällig verliefen, dass die Betroffenen aus scheinbar völliger Gesundheit heraus mit einer Lähmung erkrankten („Morgenlähmung" der Kinder).

Diagnose

Bei jeder asymmetrischen schlaffen Lähmung besteht der Verdacht auf eine Poliomyelitis. Im Liquor findet man Eiweißvermehrung und Zellzahlvermehrung, meist unter 1000/3 Zellen. Die Diagnose wird gesichert durch den Virusnachweis aus Rachenspülwasser und Stuhl sowie durch einen Anstieg der Antikörper im Serum vom Ende der 1. Krankheitswoche ab.

Therapie

Die Therapie ist symptomatisch. Sie besteht in

- strenger Bettruhe in einem ruhigen Zimmer,
- Lagerung der gelähmten Glieder in Mittelstellung zur Vermeidung von Überstreckung und Kontraktur,
- künstlicher Beatmung bei drohender oder eingetretener Atemlähmung,

Prophylaxe

Die wirksamste Prophylaxe bestand in den letzten Jahrzehnten in einer aktiven Impfung mit lebenden abgeschwächten Viren aller drei Typen (sog. Schluckimpfung). Dies hat zum praktisch vollständigen Rückgang der Erkrankung geführt.

Im Rahmen der Impfung sind einzelne Impfpoliomyelitis-Fälle aufgetreten. Es wird deshalb empfohlen, alle Kinder und Erwachsene in unseren Breiten durch einen inaktivierten Impfstoff zu schützen und die Schluckimpfung nur zur Abriegelung bei Ausbrüchen einzusetzen (s. S. 568).

Es besteht Meldepflicht schon bei *Krankheitsverdacht*.

Coxsackie-Virus-Infektion

Ursache und Pathogenese

Die Coxsackie-Viren haben ihren Namen nach einer Stadt im Staat New York, in der sie 1947 erstmals isoliert wurden. Die mehr als 30 Typen lassen sich nach ihrem Verhalten im Tierversuch in 2 Gruppen (A und B) einteilen. Wie die Polioviren werden sie durch Verunreinigungen mit Rachensekret oder Stuhl von Mensch zu Mensch besonders in den Spätsommermonaten übertragen.

Symptome

Vier unterschiedliche Krankheitsbilder sind bekannt:

- Als *„Sommergrippe"* rufen Coxsackie-A- und -B-Viren akute fieberhafte Infekte der oberen Luftwege, zum Teil in Verbindung mit Durchfall, hervor. Als Komplikation kann sich eine Virusmeningitis einstellen, die gelegentlich von einer schlaffen Lähmung begleitet ist.
- Bei Kleinkindern rufen Coxsackie-A-Viren eine *Herpangina* hervor, die durch Fieber, Halsschmerzen, flüchtiges Exanthem und Bläschen am weichen Gaumen und an der Rachenschleimhaut gekennzeichnet ist. Aus den Bläschen entstehen kleine schmerzhafte Geschwüre. Die Erscheinungen klingen ohne Komplikationen im Allgemeinen nach einer Woche ab.
- Die sog. *Bornholmer Krankheit* (Myositis infectiosa) durch B-Viren ist gekennzeichnet durch allgemeine Abgeschlagenheit, Fieber und bald einsetzende heftige Muskelschmerzen („Teufelsgriff"). Die Muskelentzündung betrifft häufig die Brust- und Atemmuskulatur, so dass eine Verwechslung mit einer Pleuritis oder auch mit einem Herzinfarkt naheliegt. Mit einigen Rückfällen klingt die Infektion, die epidemisch auftreten kann, in 3–4 Wochen

meist ohne Komplikationen (Meningitis, Myositis) ab.
- Im Säuglingsalter können Coxsackie-B-Viren zu einer fast immer tödlich verlaufenden *Myokarditis* führen, die von einer Enzephalitis begleitet sein kann. Ein Teil der ungeklärten plötzlichen Todesfälle im Säuglingsalter ist auf diese Infektion zurückzuführen.

> Auch als Ursache der Erwachsenenmyokarditis stehen Coxsackie-Viren an erster Stelle.

Diagnose

Die Diagnose einer Coxsackie-Virus-Infektion ergibt sich aus den klinischen Bildern, dem Virusnachweis aus Rachensekret, Stuhl oder Liquor und aus dem Nachweis von Antikörpern im Serum.

Therapie

Die Therapie ist symptomatisch. Bei zerebralen und myokardialen Erscheinungen sollten γ-Globulin und kurzfristig hohe Glukokortikoidgaben eingesetzt werden.

ECHO-Virus-Infektion

Ursache und Pathogenese

ECHO-Viren (= enteric cytopathogenic human orphan viruses) werden wie die beiden vorgenannten Virusarten in den Spätsommermonaten durch Schmutz- und Schmierinfektion von Mensch zu Mensch übertragen.

Symptome

In der Regel verläuft die ECHO-Virus-Infektion wie ein fieberhafter grippaler Infekt, der bei Kindern oft von einer Enteritis („Darmgrippe") begleitet ist. Als Komplikation kann eine Virusmeningitis auftreten, die gelegentlich mit einer flüchtigen Muskelschwäche einhergeht, so dass eine Verwechslung mit der Kinderlähmung möglich ist. Nicht selten ist die Meningitis, die für eine Virusmeningitis eine auffallend hohe Liquorzellzahl aufweist (bis zu 8000/3 Zellen), mit einem vielgestaltigen und den ganzen Körper befallenden Exanthem verbunden (Meningitis exanthematica).

Diagnose und Therapie

Abakterielle Meningitisfälle nach grippalen Infekten in den Sommermonaten lenken den Verdacht auf eine ECHO-Virus-Infektion. Die Diagnose wird durch den Virusnachweis und/oder einen signifikanten Antikörpertiteranstieg gesichert.
Therapie: symptomatisch.

Frühsommer-Meningoenzephalitis (FSME)

Ursache und Pathogenese

Durch Insekten übertragene Virusenzephalitiden kommen in fast allen Ländern, besonders häufig aber in den tropischen und subtropischen Zonen vor. Der natürliche Wirt der sog. Arbo-(Arthropod-borne-)Viren sind Wildtiere. Mücken oder Zecken können sie auf den Menschen übertragen. In unseren Breiten spielt das Virus der Frühsommer-Meningoenzephalitis (FSME) eine Rolle, das durch *Zecken* (Waldgebiete) übertragen wird und sich vom Balkan über Österreich nach Deutschland (Bayern, Baden-Württemberg, Saarland) ausgebreitet hat. Der Häufigkeitsgipfel liegt in den Sommermonaten.
Inkubationszeit: 1–2 Wochen.

> In den betroffenen Endemiegebieten sind in der Regel weniger als 1 % der Zecken betroffen. Von den Personen, die von infizierten Zecken gebissen wurden, erkranken zwischen 5 % bis 30 %. Bei diesen wiederum kommt es in etwa 20–30 % zu ZNS-Symptomen (Stand 1997).

Symptome, Diagnose und Therapie

Nicht selten entwickeln sich nach einem katarrhalischen Vorstadium unter schnellem Fieberanstieg die Zeichen einer lymphozytären Meningitis. In schwer verlaufenden Fällen (ca. 50 %) treten die Zeichen einer Enzephalitis hinzu, mit Lähmung und Bewusstseinsstörung. Nach Überstehen der Krankheit können zerebrale Defekte zurückbleiben. Die Rekonvaleszenz ist auffallend lang. Kleinkinder erkranken meist nur unter dem Bild eines grippalen Infektes. Diagnose und Therapie unterscheiden sich nicht von den vorher besprochenen Virusinfekten.

Prophylaktische Maßnahmen bei FSME

- Schützende Bekleidung;
- aktive Immunisierung bei
  - gefährdeten Berufsgruppen,
  - Bewohnern der endemischen Gebiete,
  - Urlaubsreisen in endemische Gebiete;
- passive Immunisierung bei Infektionsverdacht innerhalb von 24–48 Stunden.

Lymphozytäre Choriomeningitis (LCM)

Ursache und Pathogenese
Das Virus der lymphozytären Choriomeningitis wird durch Schmutz- und Schmierinfektion (verunreinigte Lebensmittel, Staub) von Mäusen übertragen, die das Virus mit Kot und Urin ausscheiden.
Inkubationszeit: 1–2 Wochen.

Symptome, Diagnose und Therapie
Das Krankheitsbild beginnt mit einem grippeähnlichen Vorstadium mit heftigen Gliederschmerzen. Es folgt nach einem kurzen beschwerdefreien Intervall eine Meningitis, die von Lymphknotenschwellung sowie Leber- und Milzvergrößerung begleitet ist. Bleibende Schäden werden selten beobachtet.
Diagnose und Therapie: wie bei den vorher besprochenen Krankheiten.

Tollwut (Lyssa)

Ursache und Pathogenese
Die Tollwut ist eine seit alters her bekannte und in vielen Ländern der Erde verbreitete Krankheit der Wildtiere (Wölfe, Schakale, Füchse, Feldmäuse, zunehmend Fledermäuse). In Deutschland sind in den letzten Jahren vorwiegend die *Rotfüchse* befallen, die durch Bisse das Tollwutvirus mit dem Speichel auf andere Tiere (Hunde, Katzen, Rehe, Weidetiere) übertragen. Die Inkubationszeit der infizierten Tiere schwankt zwischen 10 Tagen und mehreren Monaten. Die kranken Tiere verhalten sich unterschiedlich auffällig. Zum Teil sind sie reizbar und bösartig und können dabei Mensch und Tier anfallen, zum Teil erscheinen sie aber auch sehr zutraulich (Füchse kommen in die Nähe der Häuser; Rehe lassen sich anfassen). Nach einem kurzen Lähmungsstadium verenden die erkrankten Tiere innerhalb von 10 Tagen nach dem Auftreten der ersten Krankheitszeichen.
Der Mensch kann sich über den *Speichel* tollwutkranker Tiere, insbesondere durch tiefe Biss- und Kratzwunden, infizieren. Durch die intakte Haut kann das Virus nicht eindringen, aber kleine Hautwunden an den Händen oder auch die Bindehaut des Auges sowie die Schleimhäute des Mundes können gelegentlich bei Kontakt mit virushaltigem Speichel (z. B. beim Pflegen der erkrankten Tiere) die Eintrittspforte bilden.

 Abhängig von der Massivität der Infektion, von der Tiefe und Lokalisation (Kopfwunden!) schwankt die *Inkubationszeit* zwischen 10 Tagen und 6–8 Monaten.

Symptome
Die Erkrankung beginnt uncharakteristisch mit Fieber, Nackenkopfschmerz und Missempfindungen an der Eintrittspforte des Virus. Es folgt ein zunehmendes Reizstadium mit Gereiztheit, Unruhe, Angst, Reflexsteigerung, Licht- und Lärmempfindlichkeit, Speichelfluss, Tachykardie und sehr schmerzhaften Schlundmuskelkrämpfen, die schon durch das Geräusch oder durch den Anblick von Wasser ausgelöst werden können (Hydrophobie = Wasserscheu). Diese sog. „rasende Wut" geht nach wenigen Tagen in ein Lähmungsstadium über, in dem es bei erhaltenem Bewusstsein zum Tode kommt. In manchen Fällen steht diese sog. „stille Wut" von vornherein im Vordergrund.

 Aspekte der Pflege. Ein Patient mit Tollwut wird isoliert auf einer Intensivstation untergebracht. Sein Speichel ist infektiös. Tragen Sie daher bei der Pflege am Patienten stets Gesichtsmaske, Schutzbrille, Einmalhandschuhe und Schutzkittel. Für den Patienten selbst ist weitgehende Reizabschirmung sehr wichtig. Dunkeln Sie das Zimmer ab und sorgen Sie für Ruhe.

Diagnose
Das ausgeprägte Bild der Tollwut bietet keine diagnostischen Schwierigkeiten. Da nach Ausbruch der Krankheitszeichen bisher jede Therapie versagt, ist die Feststellung eines Tollwutverdachts und nach Möglichkeit der Nachweis der Tollwut bei dem in Frage kommenden Tier entscheidend für die weiteren Maßnahmen. Abgesehen von dem meist auffälligen Verhalten der Tiere ist der Virusnachweis im Gehirn der Tiere mit Hilfe von fluoreszierenden Antikörpern heute die schnellste und sicherste Diagnose.

Therapie
- Reinigen und Desinfizieren der Wunden (Seifenlösung, Desinfektionslösung),
- passive Immunisierung in den ersten 72 Stunden (i. m. und lokal um die Wunden),
- aktive Immunisierung mit Tollwutvakzine,
- bei bloßem Kontakt mit Speichel evtl. nur aktive Immunisierung.

Prophylaxe

- Vermeidung von Kontakt mit tollwutverdächtigen Tieren,
- Bekämpfung der Wildtollwut (impfstoffhaltiges Futter),
- strenge Quarantänemaßnahmen (Tollwutsperrbezirke).

Evtl. prophylaktische Schutzimpfung gefährdeter Berufsgruppen, Beachtung der noch weit verbreiteten Tollwut bei Reisen in Ländern der Dritten Welt (z. B. Affen in Indien).
Der *Tollwutverdacht* bei Mensch und Tier ist meldepflichtig.

Meningitis und Enzephalitis als Virusbegleiterkrankungen

Symptome und Diagnose

Viele Virusinfektionen können gleichzeitig oder nachfolgend als Komplikation eine zerebrale Mitbeteiligung aufweisen. Am häufigsten wird eine Begleitmeningitis und/oder eine Begleitenzephalitis bei Masern, Mumps, Varizellen, Herpes zoster, infektiöser Mononukleose und Grippe beobachtet. Die Erscheinungen können flüchtig sein (Kopfschmerzen, leichte Nackensteifigkeit); es können sich aber auch alle Zeichen einer Meningitis oder Enzephalitis voll ausprägen.

Diagnose

Im Liquor findet man Eiweißvermehrung und Erhöhung der mononukleären Zellen (weniger als 1000/3 Zellen). Die Erreger lassen sich nur in einem Teil der Fälle im Zentralnervensystem nachweisen; in den übrigen Fällen nimmt man eine allergische Entzündung an.

Therapie

Bei bedrohlichen Bildern Versuch einer Behandlung mit γ-Globulin und Cortison, neuerdings auch Interferon, bei Herpes- und Zosterinfektionen Aciclovir.

Exanthemische Viruskrankheiten

Windpocken (Varizellen) und Gürtelrose (Herpes zoster)

Windpocken und Gürtelrose werden durch dasselbe Virus hervorgerufen. Bei der Erstinfektion, die meist im Kindesalter erfolgt, entstehen die Windpocken; im späteren Leben entwickelt sich bei einer erneuten Infektion unter dem Einfluss einer Teilimmunität die Gürtelrose.

Windpocken

Ursachen und Pathogenese

Die Empfänglichkeit des Menschen für das Virus ist so groß, dass viele Menschen schon in der Kindheit die erste Infektion durchlaufen.
Die *Übertragung* erfolgt durch Tröpfcheninfektion (mit dem „Wind") oder durch direkten Kontakt.
Inkubationszeit: ca. 2 Wochen.

Symptome und Diagnose

Unter meist geringem Krankheitsgefühl und Fieberanstieg bilden sich auf der Haut und den Schleimhäuten juckende rote Papeln, aus denen schnell wasserhelle Bläschen werden, die nach wenigen Tagen eintrocknen und verkrusten. Das Exanthem breitet sich von Kopf und Rumpf auf die Extremitäten aus, lässt Hände und Füße im Gegensatz zu den echten Pocken meist frei, während die behaarte Haut immer mitbetroffen ist.

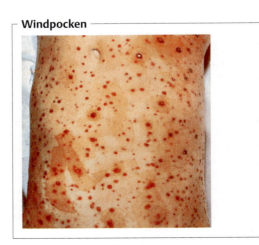

Abb. 14.3 „Buntes Bild" des Exanthems

Befall der Schleimhäute (Mund, Rachen, Konjunktiven, Genitale) kann sehr quälend sein. Das Exanthem tritt in Schüben auf, so dass abheilende Windpocken neben frischen zu sehen sind („buntes Bild") (Abb. 14.3). Die Borken fallen nach 1–2 Wochen ab; bis zu diesem Zeitpunkt besteht Infektiosität.
Komplikationen sind – außer bei Neugeborenen und abwehrgeschwächten Kindern (Leukämie) – selten.

 Infektionen der Mutter zum Ende der Schwangerschaft führen zur lebensbedrohlichen Varizelleninfektion des Neugeborenen.

Erwachsene mit Erstinfektionen sind gefährdet durch Pneumonie, Meningoenzephalitis oder Guillain-Barré-Syndrom.
Diagnose: wird nach dem klinischen Bild gestellt.

Therapie
Juckreizstillende Maßnahmen (Avil, Puder, Mundspülung), Antibiotika bei Sekundärinfektion mit Bakterien, in schweren Fällen Aciclovir.
Für gefährdete Kinder steht ein Impfstoff zur Verfügung, als schneller Schutz ein Immunglobulin.

Gürtelrose
Pathogenese
Hat sich nach den Windpocken eine ungenügende Immunität entwickelt oder wird das Immunsystem geschädigt (Leukämie, AIDS, Zytostatikatherapie), führt das neu erworbene oder noch latent vorhandene Virus zu einer Entzündung in einem Nervensegmentbereich.
Inkubationszeit: ca. 1 Woche.

Symptome und Diagnose
Es entstehen heftige Schmerzen im betroffenen Nervensegment, ehe wasserhelle Bläschen in Gruppen und oft spärlich in diesem Bezirk aufschießen, die nach 1–2 Wochen unter Krustenbildung wieder abheilen. Die Schmerzen können den Bläschenausschlag Wochen überdauern. Betroffen sind von dem meist einseitigen Befall die Gürtelpartie (Abb. 14.4), der Thorax oder auch das Gesicht und nur selten eine Extremität. Gefährlich können der Befall des Innenohres und des Auges werden; selten kommt es zu einer klinisch manifesten Mitbeteiligung des Zentralnervensystems.

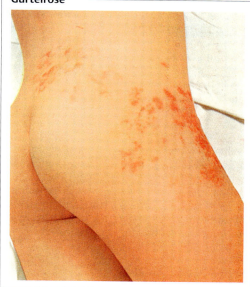

Abb. 14.**4** Gruppen von Herpes-zoster-Bläschen

 Häufig werden Leukämiepatienten (Abwehrschwäche) vom Herpes zoster betroffen. Der Bläscheninhalt kann dann hämorrhagisch werden.

Die Trias – heftige neuralgische Schmerzen, segmentale Ausbreitung und Bläschenausschlag – ist diagnostisch wichtig.

Therapie
Mit Aciclovir (Zovirax) sowie Famciclovir und Foscavir stehen heute wirksame virushemmende Substanzen zur Verfügung, die – rechtzeitig eingesetzt – den Verlauf verkürzen und die Schmerzen mindern.

Herpes-simplex-Virus-Infektion
Ursache und Pathogenese
Auch beim Herpes-simplex-Virus kennen wir eine Erstinfektion im frühen Kindesalter und später sich oft wiederholende Lokalinfektionen durch Reaktivierung des über Jahrzehnte latent in den Zellen des Körpers verbleibenden Virus.

Symptome
Die *Erstinfektion* verläuft oft stumm oder in Form einzelner Bläschen, aus denen sich schmerzhafte,

scharf begrenzte Geschwüre bis Linsengröße (Aphthen) entwickeln. Bei einer Reihe von Kindern entsteht ein ausgedehnter Befall der Mundschleimhaut mit Lymphknotenschwellung und Fieber (Stomatitis aphthosa). Als Komplikationen sind Meningitis und Enzephalitis bekannt. Todesfälle können bei Neugeborenen (Herpessepsis) und bei Ekzemkindern (Ekzema herpeticum) auftreten. Der spätere, *rezidivierende Herpes* tritt vorwiegend an den Haut-Schleimhaut-Übergangsstellen auf (Lippen, Nase, Genitale). Auslösende Faktoren können sein: Erkältungsinfekte, Magenverstimmung, Fieber, starke Sonneneinstrahlung in Schneegebieten (UV-Licht), Menstruation, Überempfindlichkeit gegen bestimmte Speisen usw. Die in Gruppen auftretenden juckenden Herpesbläschen vereitern leicht, heilen meist aber ohne Narbenbildung ab. Gefährlich ist der Befall der Hornhaut des Auges.

Diagnose und Therapie

Die Diagnose ergibt sich aus dem typischen klinischen Bild. Viruszüchtung und Antikörpernachweis sind möglich.
Therapie: Aciclovir und Nachfolgesubstanzen wie z. B. Famciclovir oder Valaciclovir mit breiterem Wirkspektrum sind hochwirksame Substanzen. Zur Lokalbehandlung eignen sich auch Joddesoxyuridin oder Triapten-Antiviral-Salbe.

Pocken (Variola vera)

Epidemiologie und Pathogenese

Die Pocken sind heute auch in den traditionellen endemischen Gebieten Ostasiens, Afrikas sowie Mittel- und Südamerikas durch die intensive Impfkampagne der WHO ausgerottet. Die letzte Pockenepidemie in Deutschland wurde 1870/71 beobachtet.
Nach dem 2. Weltkrieg sind die Pocken in Einzelfällen von Reisenden nach Deutschland eingeschleppt worden und haben zu Umgebungsinfektionen und Todesfällen geführt.
Mit dem Nachlassen des allgemeinen Impfschutzes gegen die echten Pocken werden gelegentlich wieder Kuhpocken oder andere Tierpocken (Orthopoxviren bei Katzen, Hunden, Affen) beim Menschen beobachtet. Die Infektion verläuft in der Regel unter dem Bild der milden Pocken, Immunsupprimierte erkranken schwer.

Im Orient wurde schon lange die „Variolation", die Impfung mit echten Pocken, durchgeführt. In Europa konnte sich die Methode nicht durchsetzen, zumal es teilweise zu fulminanten Verläufen nach der Impfung kam. Erst Ende des 18. Jahrhunderts entdeckte der englische Landarzt Edward Jenner (1749–1823), dass Landarbeiter, die sich zuvor mit Kuhpocken infiziert hatten, vor den Menschenpocken verschont blieben und entwickelte eine ungefährlichere Impfmethode, die schließlich zur Ausrottung der Krankheit führte.

Masern (Morbilli)

Epidemiologie und Pathogenese

Die Empfänglichkeit des Menschen für das Masernvirus ist so groß, dass in dicht besiedelten Gebieten die meisten schulpflichtigen Kinder die Erkrankung durchgemacht haben. In den sog. Entwicklungsländern spielen die Masern als Ursache der frühkindlichen Sterblichkeit eine große Rolle, da vielfach unterernährte und von anderen Krankheiten (Wurmbefall, Malaria) befallene Kinder betroffen sind.

Auch in unseren Breiten gelten die Masern nicht mehr als harmlose Kinderkrankheit, seitdem man weiß, dass das Masernvirus häufig das Zentralnervensystem befällt und die Rate der zerebralen Komplikationen z. B. höher ist als bei einer Poliovirusinfektion. Darüber hinaus hinterlassen die Masern über mehrere Wochen eine Immunschwäche, die das Angehen anderer Infektionen (Tbc) begünstigt.

Die Übertragung des Virus erfolgt durch Tröpfcheninfektion. Die intrauterine Übertragung führt nicht zur Schädigung des Fetus.
Inkubationszeit: 2 Wochen (bis zum Exanthemausbruch).

Symptome und Diagnose

Die Krankheit beginnt mit Schnupfen, Rachenentzündung, Konjunktivitis und Fieber. Typisch in diesem *katarrhalischen Vorstadium* sind kalkspritzerartige Flecken auf der Wangenschleimhaut (Koplik-Flecken). Nach 3–5 Tagen entwickelt sich nach vorübergehendem Fieberabfall das

Masern

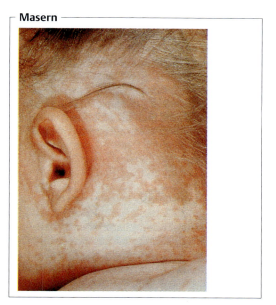

Abb. 14.5 Masernexanthem bei einem jungen Kind

Masernexanthem. Es beginnt am Kopf und breitet sich schnell mit etwa linsengroßen, leicht erhabenen und unregelmäßig begrenzten roten Flecken über Rumpf und Extremitäten aus (Abb. 14.5). Der Rachen ist dunkelrot entzündet; die Halslymphknoten und die Milz sind geschwollen. Nach 3 Tagen blasst das Exanthem unter Fieberabfall ab und zeigt eine kleieförmige Schuppung. Als *Komplikationen* werden Otitis, Tonsillitis und Pneumonie beobachtet. Die Masernpneumonie kann besonders bei Kleinkindern einen schweren Verlauf nehmen. Die Masernenzephalitis ist mit einer hohen Letalität (10–20 %) belastet.
Diagnose: Katarrhalisches Vorstadium, Koplik-Flecken, Art und Ausbreitung des Exanthems und Umgebungsinfektionen bestimmen in der Praxis die Diagnose.

Therapie

Die Therapie ist symptomatisch. Anhaltendes Fieber spricht für eine Sekundärinfektion, die mit Antibiotika zu bekämpfen ist. Bei Säuglingen und Kleinkindern besteht die Möglichkeit, die Infektion durch γ-Globulin-Gaben zu unterdrücken oder zumindest abzumildern.

Prophylaxe

Die aktive Schutzimpfung mit lebenden, abgeschwächten Masernviren hat heute schon weite Verbreitung gefunden. Die Impfung erfolgt meist in Kombination mit der Mumps- und Rötelnvakzine zu Beginn des 2. Lebensjahres mit späteren Auffrischimpfungen. Die Dauer des Impfschutzes ist wahrscheinlich lebenslang. Die natürliche Infektion hinterlässt eine lebenslange Immunität. In den ersten 3–4 Lebensmonaten sind die Säuglinge im Allgemeinen durch die von der Mutter übertragenen Antikörper geschützt.

Röteln (Rubeola)

Pathogenese

Die Empfänglichkeit für Röteln ist nicht so groß. Die *Übertragung* erfolgt bei engem Kontakt durch Tröpfcheninfektion.

> Die an sich harmlose Erkrankung wird in der Schwangerschaft gefürchtet, da das Rötelnvirus besonders in den ersten 3 Schwangerschaftsmonaten zu schweren kindlichen Fehlbildungen führen kann (Rötelnembryopathie).

Eine Ansteckungsgefahr besteht schon eine Woche vor und eine Woche nach Ausbruch des Exanthems. *Inkubationszeit:* 2–3 Wochen.

Symptome und Diagnose

Nach einem kurzen katarrhalischen Prodromalstadium breitet sich ein blassrosa, masernähnliches Exanthem, am Kopf beginnend, über den ganzen Körper aus. Fieber wechselnder Höhe besteht nur 2–3 Tage. Typisch sind die geschwollenen Lymphknoten okzipital und zervikal. Es können aber auch weitere Lymphknoten wie auch die Milz geschwollen sein. Das Blutbild zeigt eine Leukopenie mit relativer Lymphomonozytose. Die Erkrankung dauert nur 4–5 Tage; die Lymphknoten sind länger tastbar.

Therapie und Prophylaxe

Abgesehen von allgemeiner Schonung erübrigt sich eine Therapie. Hat eine Schwangere Kontakt mit einem an Röteln erkrankten Kind, sollte zunächst eine Antikörperbestimmung durchgeführt werden, um festzustellen, ob die Schwangere früher Röteln durchgemacht hat. Bei negativem Ausfall des Tests sollte eine γ-Globulin-Prophylaxe durchgeführt werden.
Junge Mädchen sollten durch eine aktive Immunisierung geschützt werden.

Exanthema subitum

Ursache und Pathogenese

Diese auch Roseola infantum oder Dreitagefieber genannte Erkrankung tritt vorwiegend bei Kleinkindern auf. Der Erreger ist ein bisher unbekanntes Virus (Adenoviren?). Vielleicht rufen aber auch unterschiedliche Viren das klinisch recht typische Krankheitsbild hervor.
Inkubationszeit: 3-9 Tage.

Symptome, Diagnose und Therapie

Ein schneller Fieberanstieg mit Krampfbereitschaft des Kindes und katarrhalischen Erscheinungen ist charakteristisch. Nach etwa 3 Tagen erscheint mit kritischer Entfieberung ein oft nur flüchtiges blass-hellrotes Exanthem an Haut, Nacken, Rumpf und proximalen Extremitätenabschnitten. Gleichzeitig bessert sich das Allgemeinbefinden deutlich. Das Blutbild zeigt jetzt eine Leukopenie mit relativer Lymphomonozytose. Die Erkrankung verläuft fast immer gutartig. Zerebrale Schäden sind sehr selten.
Weitere diagnostische Maßnahmen sind überflüssig. Die Therapie ist symptomatisch (Fiebersenkung).

Erythema infectiosum (Ringelröteln)

Ursache und Pathogenese

Der Erreger der Ringelröteln ist das Parvovirus B19. Die *Übertragung* erfolgt durch Tröpfcheninfektion. Kleinraumepidemien in Kindergärten und Schulen sind häufig. Während der gesamten Schwangerschaft kann das Virus auf den Feten übertragen werden und führt in bis zu 10 % der Fälle zum Fruchttod. Organschäden der überlebenden Kinder wurden bisher nicht beobachtet. Die *Inkubationszeit* beträgt 13 – 18 Tage.

Symptome, Diagnose und Therapie

Das klinische Bild ist gekennzeichnet durch ein girlandenförmiges Exanthem (Ringelröteln) mit grippeähnlichen Beschwerden und Lymphknotenschwellung sowie Gelenkbeschwerden. Die Vermehrung der Viren in den erythropoetischen Knochenmarkszellen (S. 509) verursacht in einem Teil der Fälle eine hämolytische bis aplastische Anämie.
Diagnose: Die Diagnose der akuten Infektion lässt sich durch IgM-Antikörper sichern. Den Durchseuchungsgrad von ca. 50 % in Deutschland zeigen IgG-Antikörper an.
Therapie: Die Therapie bei unkompliziertem Verlauf ist symptomatisch. Die ausgeprägte Anämie erfordert Bluttransfusionen, evtl. auch intrauterin.

Weitere Viruskrankheiten

Parotitis epidemica (Mumps)

Pathogenese

Das Mumpsvirus wird vorwiegend bei engem Kontakt durch Tröpfcheninfektion im Kindesalter übertragen (Geschwister, Spiel- und Schulfreunde). Es handelt sich immer um eine Allgemeinerkrankung, bei der neben der Parotis auch andere Drüsenorgane und das Zentralnervensystem befallen sein können.
Inkubationszeit: 18 – 21 Tage.

Symptome

Unter Fieberanstieg entwickelt sich typischerweise die Entzündung in einer Ohrspeicheldrüse, die schmerzhaft geschwollen ist und das Ohrläppchen dabei abhebt. Durch die teigig-ödematöse Schwellung auch der Umgebung besteht eine Kieferklemme. Nach vorübergehendem Fieberabfall folgt in den meisten Fällen nach 3 – 4 Tagen ein Befall der anderen Seite. Speicheldrüsen, Hoden, Eierstöcke, Bauchspeicheldrüse und Leber können ebenfalls betroffen sein. Die sehr schmerzhafte Hodenentzündung (Orchitis) kann zur Hodenatrophie und bei beidseitigem Befall im Wachstumsalter zum eunuchoidalen Hochwuchs führen.
Eine relativ häufige *Komplikation* ist die Mumpsmeningitis, die auch ohne erkennbare Parotitis auftreten kann. Sie ist im Allgemeinen harmlos, im Gegensatz zur selteneren Mumpsenzephalitis.

Diagnose und Therapie

Neben dem klinischen Bild lassen sich am Ende der 1. Krankheitswoche Antikörper (KBR) nachweisen. In den meisten Fällen ist auch die Serumamylase erhöht.
Die Therapie ist symptomatisch, die aktive Immunisierung wird in der Regel mit der Masernimpfung kombiniert.

Infektiöse Mononukleose (Pfeiffer-Drüsenfieber)

Ursache und Pathogenese

Das Virus der infektiösen Mononukleose (Epstein-Barr-[EB-]Virus) wird bei engem Kontakt durch Tröpfcheninfektion übertragen („kissing disease", „college disease"). Die Mehrzahl der Infektionen verläuft wahrscheinlich unter dem Bild eines grippalen Infekts. Unter besonderen Bedingungen ruft das Virus bei manchen afrikanischen Stämmen einen Gesichtstumor (Burkitt-Lymphom) hervor. *Inkubationszeit:* 4–10 Tage.

Symptome und Diagnose

Das Krankheitsbild entwickelt sich wechselnd schnell zunächst als fieberhafte Angina. In der 2. Krankheitswoche tritt eine generalisierte Lymphknotenschwellung hinzu. Leber und Milz sind mitbetroffen und jetzt auch tastbar vergrößert. Die Hepatitis hat Übelkeit, Appetitlosigkeit, Druckgefühl im rechten Oberbauch und einen wechselnd starken Ikterus im Gefolge. Die Leberwerte sind typisch verändert.
Das Blutbild weist eine charakteristische Lymphomonozytose auf. In der akuten Krankheitsphase sind die Zellen sehr formvariabel; später herrscht ein uniformes Bild mit kleinen Lymphozyten vor. Als *Komplikationen* kommen Meningoenzephalitis, Polyneuritis, Bronchopneumonie, Nephritis und Myokarditis vor.
Diagnose: Das typische Blutbild, die Lymphknotenschwellung und die Leberbeteiligung weisen auf das Krankheitsbild hin. Antikörper gegen das EB-Virus lassen sich im Serum nachweisen. In über 50 % der Fälle treten heterophile Antikörper auf, die Schaferythrozyten zur Agglutination bringen (Hanganutziu-Deicher-Reaktion, Paul-Bunnell-Test).

Ernährung. Menschen mit Mononukleose können unter *heftigen Schluckbeschwerden* leiden. Bestellen Sie daher weiche Kost und Speiseeis!

Therapie

Die Therapie ist symptomatisch und richtet sich insbesondere nach den hepatischen und zerebralen Komplikationen.

Zytomegalievirus-Infektion

Epidemiologie und Pathogenese

Die Durchseuchung der Bevölkerung mit dem Zytomegalievirus ist offenbar groß. Das Virus findet sich in Riesenzellen in verschiedenen Organen, besonders in Speicheldrüsen, Nieren, Lunge und Leber. Über die *Übertragungsart* beim Erwachsenen ist nichts bekannt. Etwa 1 % der Neugeborenen wird intrauterin oder kurz nach der Geburt (Austauschtransfusion) infiziert. Das Virus wird monatelang mit Urin und Speichel ausgeschieden. *Inkubationszeit:* unbekannt.

Symptome

Erwachsene sind meist latent infiziert. Sonst wird das Virus mit interstitieller Pneumonie, Myoperikarditis, granulomatöser Hepatitis und ulzerösen Magen-Darm-Entzündungen in Verbindung gebracht. Relativ oft haben Patienten mit Lymphogranulomatose, Leukämie, malignen Tumoren und nach Transplantation einen positiven Virusbefund. AIDS-Patienten erkranken gehäuft.
Infizierte *Neugeborene* können generalisiert mit Hämolyse, Leber- und Milzschwellung, Bronchopneumonie und rezidivierender Dyspepsie erkranken. Besonders folgenschwer ist der Befall des Zentralnervensystems mit neurologischen Ausfällen und retardierter Entwicklung, die zum Teil erst nach Monaten oder Jahren augenfällig wird. In einem Teil der Fälle ist die Erkrankung mehr organgebunden. Intrakranielle Verkalkungsherde weisen auf eine intrauterin abgelaufene Infektion hin (s. auch Toxoplasmose, S. 586).

Diagnose und Therapie

Erwachsene haben zu etwa 80 % Antikörper im Serum. Ein eindeutiger Antikörpertiteranstieg weist auf eine frische Infektion hin. Die typischen Riesenzellen finden sich im Speichel, Urin, in der Magenflüssigkeit, im Liquor und in Probeexzisionsmaterial.
Eine Behandlung mit virushemmenden Substanzen (Foscavir) und Zytomegalie-Immunglobulin ist indiziert.

Hantavirus-Infektion

Ursache und Pathogenese

Hantaviren sind weltweit verbreitet. Sie kommen in West- und Süddeutschland in bestimmten Regionen endemisch vor. Ihre *Übertragung* erfolgt durch die Ausscheidungen von Mäusen (Gartenarbeit, Camping). Die *Inkubationszeit* beträgt 12–21 Tage.

Symptome, Diagnose und Therapie

Der Hantavirustyp *Hantaan* verursacht zunächst Fieber mit konjunktivaler Blutung und führt dann zu einer Schocksymptomatik mit Blutdruckabfall, petechialen Haut- und Schleimhautblutungen, Verbrauchskoagulopathie sowie Niereninsuffizienz. Der Virustyp Puumala ist für die Nephropathia epidemica verantwortlich, die mit Fieber, Kopfschmerzen, Husten und rheumatischen Beschwerden beginnt und in eine akute Niereninsuffizienz übergehen kann. Gelegentlich wird auch eine respiratorische Insuffizienz (vorwiegend in den USA) beobachtet.

Die Diagnose wird durch den Nachweis von Antikörpern bestätigt. Die frühe Anwendung von Ribaverin kann die Mortalität senken.

Schon der *Krankheitsverdacht* ist meldepflichtig.

Rickettsiosen

→ **Definition:** Rickettsien sind gramnegative Stäbchen, die sich wie die Viren nur in lebenden Zellen vermehren können (Ausnahme: Rickettsia quintana). Ihre verschiedenen Arten sind über die ganze Erde verbreitet. Die Rickettsien besitzen beim Menschen eine ausgesprochene Affinität zu den Endothelzellen der kleinen Gefäße.

In Europa kommen folgende Erkrankungen durch Rickettsien beim Menschen vor:

- klassisches Fleckfieber,
- wolhynisches Fieber,
- Q-Fieber.

Klassisches Fleckfieber

Ursache und Pathogenese

Erreger des klassischen Fleckfiebers (Flecktyphus, Typhusfieber) ist Rickettsia prowazeki, die von Mensch zu Mensch durch Läuse (Kot) übertragen wird. Die Rickettsien befallen in erster Linie die kleinen Gefäße des Zentralnervensystems, der Haut und des Herzmuskels.
Inkubationszeit: 10–14 Tage.

Symptome

Beginn: Schüttelfrost, rascher Fieberanstieg, schweres Krankheitsgefühl, Kopf- und Gliederschmerzen, Konjunktivitis und Tracheobronchitis.
3.–5. Krankheitstag: Unter Aussparung des Gesichts erscheint das Fleckfieberexanthem am Rumpf und breitet sich über die Extremitäten bis zu den Händen und Füßen aus. Die einzelnen Flecken sind rot bis dunkel-schmutzig und unscharf begrenzt.

Die Beteiligung des Gehirns führt zu Bewusstseinstrübung, Erregungszuständen, meist vorübergehenden Hör- und Sehstörungen oder peripheren Lähmungen sowie in schweren Fällen zur Schädigung lebenswichtiger Zentren und zum Tode. Eine Myokarditis ist immer zu beobachten. Haarausfall und eine oft Monate währende Hinfälligkeit mit psychischen und nervösen Störungen gehören zum Krankheitsbild.

Die Rickettsien können jahrelang im Organismus überdauern und bis zu 30 Jahren noch zu Spätrückfällen (Brill-Zinsser-Krankheit) führen.

Diagnose, Therapie und Prophylaxe

Fieber, Exanthem und enzephalitische Zeichen nach Verlausung weisen auf Fleckfieber hin. Die Erreger sind aus dem Blut im Tierversuch (Läusefütterungsversuch) nachweisbar. Antikörper können in Speziallaboratorien bestimmt werden. Die Fähigkeit der Antikörper, Proteusbakterien zu agglutinieren, wird in der sog. Weil-Felix-Reaktion geprüft.

Therapie mit Breitbandantibiotika (Tetrazykline, Chloramphenicol), Kreislaufüberwachung und Allgemeinbehandlung.

Prophylaktisch aktive Schutzimpfung bei Gefährdung, Läusebekämpfung. Schon *Verdachtsfälle* sind meldepflichtig.

Wolhynisches Fieber

Ursache und Pathogenese

Der Erreger des wolhynischen Fiebers, Rickettsia quintana, wird durch Läuse von Mensch zu Mensch übertragen (Läusekot). In beiden Weltkriegen sind in Südosteuropa und Rußland bei Soldaten und Zivilbevölkerung zahlreiche Infektionen beobachtet worden.
Inkubationszeit: 2 bis mehrere Wochen.

Symptome, Diagnose und Therapie

Die Erkrankung ist charakterisiert durch schnellen Fieberanstieg, heftige neuralgische Schmerzen, besonders Schienbeinschmerzen, und flüchtiges Exanthem. Das Fieber verläuft in 3–12 Schüben, die jeweils von heftigen neuralgischen Schmerzen begleitet sind. Magen-Darm-Störungen werden beobachtet. Spätrückfälle können bis zu 15 Jahre auftreten.
Diagnose: durch klinisches Bild und Läusefütterungsversuch.
Therapie: Breitbandantibiotika.

Q-Fieber

Ursache und Pathogenese

Der Erreger des Q-Fiebers (Query-Fieber, Balkangrippe), Rickettsia oder Coxiella burnetii, ist im Tierreich weit verbreitet (Schafe, Damwild); er wird mit Milch, Urin, Kot und Lochien ausgeschieden. Das Blut der befallenen Tiere (rohes Fleisch) ist ebenfalls infektiös. Der Mensch infiziert sich vorwiegend aerogen durch rickettsienhaltigen Staub. *Inkubationszeit:* 2–3 Wochen.

Symptome, Diagnose und Therapie

Nach einem plötzlichen Beginn mit Schüttelfrost, Fieber und Kopf- und Gliederschmerzen entwickelt sich eine Bronchopneumonie mit schmerzhaftem Reizhusten, glasig-schleimigem Sputum und mattglasartigen Lungeninfiltraten (primäratypische Pneumonie). In schweren Fällen können enzephalitische Zeichen sowie Myokarditis und Endokarditis hinzutreten. Ein Exanthem fehlt bei dieser Rickettsiose.
Die *Erkrankung* ist meldepflichtig. Todesfälle sind selten.
Die Diagnose wird gesichert durch:

- Erregernachweis aus Blut, Sputum und Urin,
- Tierversuch,
- Antikörpernachweis (Komplementbindungsreaktion, Agglutination).

Therapie mit Breitbandantibiotika.

Mykoplasmeninfektionen

Ursache und Pathogenese

Mykoplasmen sind die kleinsten bekannten Mikroorganismen, die auf künstlichen Nährböden wachsen und heute zu einer besonderen Klasse von Bakterien gerechnet werden. Beim Menschen wurden bisher Mykoplasmastämme aus dem Nasen-Rachen-Raum, dem Urogenitaltrakt und aus Gelenkflüssigkeit isoliert. Eine sicher krank machende Wirkung wurde nur für Mycoplasma pneumoniae gesichert.
Die Übertragung erfolgt bei engem Kontakt.
Inkubationszeit: 8–16 Tage.

Symptome

Die Erkrankung beginnt akut mit einem Racheninfekt und hohem Fieber. Hartnäckiger Husten mit zunächst wenig Auswurf weist auf die sich entwickelnde primär atypische Pneumonie (S. 552) hin. Lymphknotenschwellung, Pleuritis, Myokarditis, Perikarditis und hämolytische Anämie infolge von Kälteagglutininen sowie reaktive Arthritis (S. 334, Kap. 9) können hinzutreten. Auch unter Behandlung bilden sich die Symptome nur langsam zurück.

Diagnose

Bei dem Krankheitsbild einer primär atypischen Pneumonie sichert der Nachweis eines hohen Titers Komplement bindender Antikörper und von Kälteagglutininen (80 %) die Diagnose. Die Züchtung der Erreger ist schwierig.

Therapie

Tetrazykline und Erythromycin besitzen eine sichere Wirkung auf Mykoplasmen.

Chlamydien-Infektionen

Ursache

Chlamydien sind bakterienähnliche Mikroorganismen, die sich nur in Wirtszellen vermehren können, da sie zur Synthese ihres eigenen Eiweißes die energiereichen Phosphate (Adenosintriphosphat, ATP) der Wirtszelle benötigen. Drei Spezies von Chlamydien sind heute bekannt: Chlamydia trachomatis, pneumoniae und psittaci.

- *Chlamydia trachomatis* ist in den tropischen und subtropischen Zonen verbreitet. Die unter unhygienischen Bedingungen sich ausbreitende Infektion führt zu einer chronischen Keratokonjunktivitis und durch Vernarbung der Hornhaut schließlich zur Erblindung. 400–500 Millionen Menschen sind betroffen. Rechtzeitige antibiotische Therapie mit Tetrazyklinen oder Sulfonamidsalbe verhindert die Komplikationen.
- *Chlamydia pneumoniae*, 1985 erstmals beschrieben, ist einer der häufigsten Erreger ambulant erworbener Pneumonien. Pharyngitis und Laryngitis mit Heiserkeit und hartnäckiger Husten stehen oft im Vordergrund. Der Pneumonie-Verlauf ist zwar hartnäckig, in der Regel aber gutartig unter dem Bild einer primär atypischen Pneumonie (S. 552). Tetrazykline und Makrolide über 2–3 Wochen gegeben sind sicher wirksam.
- *Chlamydia psittaci* ist der Erreger der Ornithose (Papageienkrankheit) und kommt bei fast allen Vogelarten vor. Das Virus wird mit den Ausscheidungen der Tiere durch Tröpfchen-, Staub- und Schmierinfektion auf den Menschen übertragen. Die *Inkubationszeit* beträgt 1–2 Wochen.

Die Erkrankung beginnt wie ein schwerer grippaler Infekt mit hohem Fieber. Zunehmender Husten mit rostbraunem Sputum weist auf die atypische Pneumonie hin. Kreislaufschwäche und langsame Rekonvaleszenz sind weitere Charakteristika. Das Blutbild zeigt eine Leukopenie. Der Puls ist entsprechend der Fieberhöhe nur wenig beschleunigt (relative Bradykardie).

Die Diagnose kann durch den Erregernachweis (Sputum, Blut), in der Routine durch den Antikörpernachweis erhärtet werden.

Die Therapie entspricht der der Chlamydia-pneumoniae-Infektion. Schon *Verdachtsfälle* sind meldepflichtig.

Bakteriell bedingte Infektionskrankheiten

Keuchhusten (Pertussis)

Ursache und Pathogenese

Der Erreger des Keuchhustens ist ein gramnegatives, gegen Austrocknung empfindliches Stäbchen (Bordetella pertussis). Die *Übertragung* geschieht durch Tröpfcheninfektion und direkten Kontakt. Ansteckungsgefahr besteht während des katarrhalischen Vorstadiums und während der ersten Hustenperiode. Die überstandene Erkrankung hinterlässt eine lebenslange Immunität. Da immer wieder empfängliche Kinder heranwachsen, häufen sich alle 3–5 Jahre die Erkrankungsfälle in einem Gebiet. *Inkubationszeit:* 1–2 Wochen.

Symptome

Der Keuchhusten beginnt uncharakteristisch mit einem Rachenkatarrh. Ohne besondere Störung des Allgemeinbefindens entwickelt sich ein trockener Husten, der in der 2. Krankheitswoche zunehmend abends und nachts auftritt. Die einzelnen Hustenstöße rücken zusammen, bis typische heftige Hustenanfälle auftreten mit einer Serie von Hustenstößen, zwischen denen das Kind nicht einatmen kann, blau anläuft (Stickhusten). Erst ein ziehendes, pfeifendes Einatmen beendet den Anfall. Unter Würgen und evtl. Erbrechen wird nach mehreren Anfällen etwas zäher Schleim herausgebracht.

Der beschriebene Zustand kann sich über 3–6 Wochen hinziehen. Zwischen den Anfallsperioden fühlen sich die Kinder gesund. Erstickungsgefahr besteht nicht; gelegentlich können aber konjunktivale Blutungen und sehr selten einmal eine zerebrale Blutung auftreten.

Bakteriell bedingte Infektionskrankheiten 567

 Psychische Faktoren (überängstliche Eltern) spielen nach dem Abklingen der Infektion für die Auslösung weiterer Hustenanfälle eine große Rolle. Die Kinder erfahren schnell, dass sie bei Hustenanfällen mehr Zuwendung durch die Eltern erhalten.

Für *Säuglinge* bedeutet der Keuchhusten durch eine meist superinfizierte Bronchopneumonie eine erhebliche Gefahr. Eine Beteiligung des Gehirns kommt vor.
Erwachsene können wieder erkranken. Ein pertussisähnliches Krankheitsbild wird durch Bordetella parapertussis und bronchiseptica hervorgerufen.

Diagnose

Die typischen Hustenanfälle erlauben in den meisten Fällen eine sichere Diagnose ohne bakteriologischen Nachweis der Erreger (Nasopharyngealabstrich, Hustenagarplatten) und ohne serologischen Nachweis von Antikörpern.

Therapie

Erythromycin besitzt eine sichere Wirkung auf Bordetella pertussis. Gefährdete Kinder und besonders Säuglinge sollten durch eine passive Immunisierung geschützt werden (Pertussis-Hyperimmunserum). *Symptomatisch* sorgen hustendämpfende Mittel für die erforderliche Nachtruhe. Frische Luft, Klimakammer, Höhenklima (Fliegen) wirken über psychische Faktoren oft günstig auf die Hustenanfälle. Die aktive Schutzimpfung wird in Kombination mit Diphtherie und Tetanus durchgeführt (Tab. 14.**2a** und **b**). *Krankheits-* und *Todesfall* sind meldepflichtig.

Diphtherie

Ursache und Pathogenese

→ **Definition:** Diphtheriebakterien sind grampositive Stäbchen mit charakteristischen Polkörperchen (Färbung nach Neisser). Sie bilden von Stamm zu Stamm unterschiedlich starke Toxine, die einerseits lokal im Rachen zu Schleimhautnekrose und zu dem typischen fibrinösen Exsudat führen und andererseits nach Resorption besonders die Zellen des Zentralnervensystems und des Herzens schädigen.

Seit der letzten Erkrankungswelle mit vielen Todesfällen nach dem 2. Weltkrieg ist die Diphtherie im Winter 1975/76 erstmals wieder in nennenswertem Ausmaß in Deutschland aufgetreten.
Die *Übertragung* erfolgt durch Tröpfcheninfektion, durch direkten Kontakt, aber auch z. B. durch verunreinigtes Spielzeug. *Inkubationszeit:* 3 – 5 Tage.
Zur Prüfung der Immunität gegenüber dem Diphtherietoxin spritzt man ein kleine Menge Toxin in die Haut. Bei genügend hohem Antikörperspiegel wird das Gift neutralisiert und eine Hautentzündungsreaktion bleibt aus (Schick-Test).

 Eine der herausragendsten Persönlichkeiten bei der Erforschung der Diphtherie war Emil von Behring (1854 – 1917). Seine Idee war es, die *Krankheitserreger* mit Mitteln zu bekämpfen, die der Körper selbst zur Abwehr produziert. Erste klinische Erprobungen seines Immunserums gegen das Toxin der Bakterien erfolgten 1892. Seit 1913 wurden Kinder regelmäßig damit immunisiert. Behring erhielt 1901 als erster Arzt den Nobelpreis und wurde geadelt.

Symptome

Die Diphtherie beginnt mit Fieber, Halsschmerzen und Schluckbeschwerden. Auf den hochroten, geschwollenen Tonsillen bilden sich fest haftende weiße Beläge, die auf die Umgebung übergreifen können und einen sehr typischen süßlichen Geruch ausströmen. Bei schwer verlaufender Diphtherie greift die Entzündung auf den Kehlkopf über. Die ganze Halspartie ist geschwollen (Zäsarenhals), und es kommt zu einer zunehmenden Atembehinderung.

 Der drohende Erstickungstod kann oftmals nur durch eine Intubation oder Tracheotomie verhindert werden.

Das resorbierte Toxin führt

- zu Nervenschädigung (Fazialisparese, Lähmung des Gaumensegels),
- zu Reizleitungsstörungen am Herzen (Arrhythmien, Blockierungen im Erregungsleitungssystem),
- zu einer oft tödlich verlaufenden Myokarditis.

Säuglinge können an einer Nasendiphtherie ohne auffällige Allgemeinerscheinungen erkranken.

Diagnose

Fest haftende Beläge bei heftiger Rachenentzündung und süßlicher Mundgeruch weisen auf die

Tabelle 14.**2a** und **b** Impfempfehlung der ständigen Impfkommission am Robert-Koch-Institut (STIKO) für Kinder **(a)** und für Erwachsene **(b)**

a Impfungen für Kinder auf einen Blick

Alter	Impfung
ab Beginn 3. Lebensmonat	1. Hepatitis B 1. Poliomyelitis-Impfung, parenteral 1. Diphtherie/Keuchhusten/Tetanus/Haemophilus influenzae Typ b oder 1. Diphtherie/Keuchhusten/Tetanus und 1. Haemophilus influenzae Typ b
ab Beginn 4. Lebensmonat	2. Diphtherie/Keuchhusten/Tetanus/Haemophilus influenzae Typ b oder 2. Diphtherie/Keuchhusten/Tetanus
ab Beginn 5. Lebensmonat	2. Hepatitis B 2. Poliomyelitis-Impfung, parenteral 3. Diphtherie/Keuchhusten/Tetanus/Haemophilus influenzae Typ b oder 3. Diphtherie/Keuchhusten/Tetanus und 2. Tetanus/Haemophilus influenzae Typ b
ab Beginn 12.–15. Lebensmonat	3. Hepatitis B 3. Poliomyelitis-Impfung, parenteral 4. Diphtherie/Keuchhusten/Tetanus/Haemophilus influenzae Typ b oder 4. Diphtherie/Keuchhusten/Tetanus und 3. Haemophilus influenzae Typ b 1. Masern/Mumps/Röteln
ab Beginn 6. Lebensjahr	1. Auffrischung Tetanus/Diphtherie (Td) 2. Masern/Mumps/Röteln
11.–15. Lebensjahr	1. Auffrischung Poliomyelitis-Impfung, parenteral 2. Auffrischung Tetanus(Diphtherie (Td) Röteln (alle Mädchen) Hepatitis B für ungeimpfte Jugendliche

b Impfungen für Erwachsene

Impfung	Personengruppe	Zeitpunkt der Impfung
Diphtherie	für alle Erwachsenen	Grundimmunisierung, Routineauffrischung alle 10 Jahre, kombiniert mit
Tetanus	für alle Erwachsenen	Grundimmunisierung, Routineauffrischung alle 10 Jahre
Poliomyelitis	für alle Erwachsenen* vor Fernreisen	Grundimmunisierung (Standard) Auffrischung nach Indikation
Influenza	für bestimmte Berufs- und Risikogruppen, für Personen über 60 Jahre, bei Epipandemien	Routineimpfung jährlich
FSME (Zeckenenzephalitis)	gefährdete Personen in Endemiegebieten* (Zeckenstichgefährdung)	Grundimmunisierung, Auffrischung nach 3–5 Jahren
Hepatitis A	für bestimmte Berufsgruppen, für Personen mit erhöhter Infektionsgefahr*	Grundimmunisierung, Auffrischung nach 5-10 Jahren
Hepatitis B	für bestimmte Berufsgruppen, für Personen mit erhöhter Infektionsgefahr*	Grundimmunisierung, Auffrischung bei bestimmtem Blutwert, sonst alle 10 Jahre

* Indikationsimpfung   Quelle: STIKO

Diagnose Diphtherie hin; diese wird durch die Neisser-Polkörperchenfärbung in einem Rachenabstrich bestätigt. Auf Spezialnährböden lassen sich die Diphtheriebakterien züchten.

Therapie

Bei *Diphtherieverdacht* ist unverzüglich mit antitoxischem Immunserum (100–150 E/kg Körpergewicht) zu behandeln. Bei schweren Krankheitsbildern sollte man wegen der noch schnelleren Wirksamkeit gleichzeitig γ-Globulin intravenös geben. An die Serumbehandlung schließt sich die Bekämpfung der Bakterien durch ein Penicillinpräparat an.

Prophylaxe

Bereits im 1. Lebensjahr sollte eine vollständige Immunisierung gegen das Toxin (Formoltoxoid) durchgeführt werden (s. Impfempfehlung Tab. 14.2a). Eine Auffrischimpfung ist bei Schuleintritt vorzusehen. Später muss ein Impfstoff mit herabgesetzter Dosis verwandt werden.
Krankheits- und *Todesfall* sind meldepflichtig.

Scharlach

Ursache und Pathogenese

Die Erreger des Scharlachs, Streptokokken, werden durch Tröpfcheninfektion oder durch infizierte Gegenstände von Mensch zu Mensch übertragen. Betroffen sind vorwiegend Kinder zwischen dem 2.–10. Lebensjahr. Spritzt man Streptokokkentoxin in die Haut, so entwickelt sich – vgl. Schick-Test bei Diphtherie – nur bei einem Scharlachempfänglichen eine Hautrötung (Dick-Test). *Inkubationszeit:* 3–4 Tage.

Symptome und Diagnose

Zu Beginn entwickelt sich eine fieberhafte *Streptokokkenangina* mit weißlichen Belägen auf den geschwollenen Tonsillen. Im Gegensatz zur Diphtherie sind die Beläge leicht abwischbar. Sehr typisch ist in diesem Stadium das blass ausgesparte Munddreieck im fieberhaft geröteten Gesicht.
Das *Scharlachexanthem* tritt etwa 2 Tage später unter Aussparung des Gesichts in einem Schub auf. Besonders intensiv sind die Hautfalten (Leisten, Achseln) betroffen. Auf der allgemein leicht geröteten Haut heben sich die dicht gesäten, stecknadelkopfgroßen roten Effloreszenzen kaum ab. Spritzt man ein Streptokokkenantiserum in die Haut, so blasst das Exanthem an dieser Stelle ab (Schultz-Charlton-Auslöschphänomen).

Scharlach

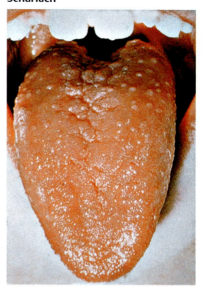

Abb. 14.**6**   Hochrote Zunge mit geschwollenen Papillen (Himbeerzunge)

Unter Fieberabfall blasst das Exanthem nach 2–3 Tagen ab. Mit der 3. Krankheitswoche setzt eine *kleieförmige Schuppung* der gesamten Haut ein. Diese Schuppung wird auch dann beobachtet, wenn das Exanthem sehr flüchtig oder gar nicht sichtbar war. Der sich ablösende Zungenbelag lässt eine hochrote Zunge mit geschwollenen Papillen sichtbar werden (Himbeer- oder Erdbeerzunge) (Abb. 14.**6**).
Das Krankheitsbild vervollständigen rheumatische Beschwerden, Leukozytose mit Linksverschiebung und Eosinophilie, Proteinurie und Kapillarschädigung (positives Rumpel-Leede-Zeichen).

> 3 Wochen nach der Erkrankung können – bedingt durch eine Sensibilisierung gegen das Streptokokkentoxin – rheumatisches Fieber oder Glomerulonephritis als *Folgekrankheiten* auftreten.

Ein Scharlachrezidiv, das früher besonders auf großen Scharlachstationen innerhalb der ersten 7 Wochen gesehen wurde, kommt heute dank der Antibiotikatherapie praktisch nicht mehr vor. Die Diagnose des Scharlachs stützt sich auf die klinischen Zeichen, den positiven Rachenabstrich und auf einen ansteigenden Antistreptolysintiter.

Therapie

Da die Scharlachstreptokokken bis heute penicillinempfindlich geblieben sind, genügt im Allgemeinen eine 2-wöchige orale Penicillinbehandlung, wenn die Möglichkeit einer Rezidivinfektion ausgeschaltet wird. In schwer verlaufenden, toxischen Fällen sollte frühzeitig mit antitoxischem Serum behandelt werden.
Krankheits- und *Todesfälle* sind meldepflichtig.

Katzenkratzkrankheit

Ursache und Pathogenese

Die Katzenkratzkrankheit wird durch eine gramnegatives Bakterium (Bartonella henselae) übertragen. Von Katzen, die selbst keine Krankheitserscheinungen zeigen, kann es durch Biss- und Kratzwunden auf den Menschen übertragen werden. *Inkubationszeit:* 3–20 Tage.

Symptome

An der Eintrittspforte entwickelt sich zunächst eine kleine Pustel mit rotem Hof, die nach etwa 2 Wochen abheilt. Etwa zur gleichen Zeit schwellen die regionalen Lymphknoten bis zu Pflaumengröße an, schmelzen zum Teil ein und können nach außen durchbrechen. Subfebrile Temperatur, Eosinophilie und zu Beginn eine Leukopenie kennzeichnen weiter das Krankheitsbild. Nach mehreren Wochen tritt meist eine Spontanheilung ein.

Diagnose und Therapie

Mikroskopischer Nachweis aus Lymphknoten, Antikörperbestimmung und positive Hautreaktionen bei Testung mit einem Abszesseiterantigen sichern die Diagnose. Bartonellen-Infektionen werden heute wieder gehäuft bei HIV-Infizierten beobachtet.
Die Therapie besteht aus Breitbandantibiotikagabe (Gentamycin, Erythromycin) und ggf. Eröffnung abszedierter Lymphknoten.

Erysipel

Ursache und Pathogenese

Hämolysierende Streptokokken sind die Ursache einer Entzündung, die sich von kleinen Hautläsionen oder Verletzungen kontinuierlich über Gewebsspalten und Lymphwege ausbreitet (Wundrose). Betroffen sind meist bettlägerige, geschwächte Patienten.

Die *Übertragung* erfolgt durch Schmutz- und Schmierinfektion. *Inkubationszeit:* Stunden bis 2 Tage.

Symptome

Unter Schüttelfrost und schnellem Fieberanstieg entwickelt sich an der Eintrittspforte der Erreger eine schmerzhafte Rötung und Schwellung. Die Entzündung breitet sich mit scharf abgesetzten unregelmäßigen Rändern nach allen Seiten hin aus. Während die Ränder immer hochakut entzündet sind, blassen die zentralen Stellen schon wieder ab. Lockeres Gewebe kann erheblich anschwellen; empfindliche Haut kann sich in Blasen abheben. Die regionalen Lymphknoten sind geschwollen.

 Herz- und Kreislauf sind durch Toxineinwirkung gefährdet. Unbehandelt kann die Infektion tödlich sein.

Diagnose, Therapie und Prophylaxe

Die Diagnose wird nach dem klinischen Bild gestellt. Im Abstrich sind Streptokokken nachweisbar.
Eine frühzeitige hoch dosierte Penicillintherapie ist das Mittel der Wahl.

 Um ein Verschleppen der Keime zu verhindern, sind die Hygienerichtlinien auf den Krankenstationen besonders sorgfältig zu beachten.

Sepsis

Ursache und Pathogenese

➡ **Definition:** Von einer Sepsis sprechen wir dann, wenn von einem Bakterienherd periodisch oder dauernd pathogene Keime ins Blut eingeschwemmt werden, die durch Absiedlung oder Toxinwirkung zu weiteren Krankheitszeichen führen.

Sepsiserreger kann grundsätzlich jede Bakterienart sein. Sehr häufig findet man Staphylokokken, Streptokokken, Meningokokken, Pneumokokken, Kolibakterien, Proteus und Pseudomonas. Sepsisherde können sein: Abszesse, Tonsillen, Gallenblase, Venenentzündung (Verweilkatheter) u. a.

Symptome

Erregerart, Sepsisherd, Toxinwirkung und metastatische Absiedlungen wechseln von Fall zu Fall. Dennoch weisen alle Sepsiskranken gemeinsame Züge auf: Die Patienten sind schwerkrank und hinfällig. Septische Fieberzacken (Schüttelfrost, Fieberanstieg, Schweißausbruch bei Entfieberung) wiederholen sich regelmäßig 1- bis 2-mal täglich. Die Milz ist groß und weich; das Blutbild zeigt eine Leukozytose mit Linksverschiebung; die BSG ist deutlich beschleunigt; es besteht eine Proteinurie. Der Kreislauf ist auffällig labil.

Der *Sepsisherd* kann deutliche Krankheitszeichen auslösen (Peritonsillarabszess, Cholezystitis, Thrombophlebitis), ist aber ebenso oft nicht erkennbar.

Die *Toxinwirkung* – besonders der gramnegativen Erreger – reicht vom toxischen Kapillarschaden über Exantheme, Gelenkergussbildung, Kreislaufstörung bis hin zur Verbrauchskoagulopathie (Endotoxinschock, S. 534, 669).

Die *Absiedlung der Bakterien* kann in jedes Organ erfolgen: Haut, Niere (Herdnephritis, Abszess), Nebennieren, Knochen, Lunge, Herz (Endokarditis), Gehirn und Rückenmarkshäute. Die Absiedlungen selbst können wieder zu einem neuen Sepsisherd werden.

Diagnose

Bei Verdacht auf ein septisches Krankheitsbild sollte vor der antibiotischen Therapie versucht werden, die Erreger zu züchten. Am günstigsten ist die Anlage einer oder mehrerer Blutkulturen zu Beginn eines Fieberanstiegs (Frösteln) direkt am Krankenbett.

Therapie

- Nach Möglichkeit Ausschaltung des Sepsisherdes, in der Regel chirurgisch,
- hoch dosierte und genügend lange Antibiotikatherapie je nach Keimart und Resistenzbestimmung, evtl. Immunglobuline, Kortison,
- Kreislaufüberwachung, Schockbekämpfung (S. 668).

Bis zum Vorliegen des bakteriologischen Ergebnisses und bei Misslingen des Erregernachweises behandelt man mit einem gramnegative und grampositive Bakterien gleichermaßen erfassenden Antibiotikum (halbsynthetische Penicilline, Cephalosporine usw.). Die bakterielle Endokarditis (lenta) bedarf einer besonders langen Therapie.

 Aspekte der Pflege. Patienten mit Sepsis sind lebensbedrohlich erkrankt. Sie bedürfen der Intensivpflege und sind abhängig in nahezu allen ATLs. Engmaschige Vitalzeichenkontrollen sowie die Durchführung sämtlicher Prophylaxen sind erforderlich. Da bei Patienten mit Sepsis die Blutgerinnung gestört sein kann und Blutungen auftreten können, achten Sie bei der Pflege auf Anzeichen einer Blutung und betreiben Sie Blutungsprophylaxe: vorsichtige Mundpflege, Trockenrasur, keine fest klebenden Pflaster verwenden, bei verwirrten Patienten Verletzungsgefahr minimieren.

Salmonellosen

Zu den Salmonellosen gehören zwei recht unterschiedliche Krankheitsbilder:

- Typhus und Paratyphus (Übertragung von Mensch zu Mensch),
- infektiöse akute Gastroenteritis oder bakterielle Lebensmittelvergiftung (Übertragung von Tieren auf den Menschen).

Eine 3. Gruppe von Salmonellen kommt nur im Tierreich vor.

Typhus (Paratyphus)

Ursache und Pathogenese

Typhus und Paratyphus werden durch Salmonella typhi und Salmonella paratyphi A, B und C hervorgerufen. In Deutschland herrschen Typhus- und Paratyphus-B-Infektionen in den Spätsommermonaten vor. Die *Übertragung* erfolgt von Mensch zu Mensch, besonders durch unerkannte Dauerausscheider, über eine Schmutz- und Schmierinfektion, über direkten Kontakt, über verunreinigte Lebensmittel oder über verseuchtes Wasser. Die Bakterien vermehren sich im lymphatischen Gewebe des Dünndarms mit Schwellung (1. Woche), Nekrose (2. Woche), Geschwürsbildung und Verschorfung (3. Woche) sowie Geschwürsreinigung und Abheilung unter Narbenbildung (4. Woche). Über den Blutweg bilden sich metastatische Typhusgranulome in fast allen Organen. *Inkubationszeit:* 1–3 Wochen.

Symptome

Das Bild des Typhus ist gekennzeichnet durch einen langsamen Krankheitsbeginn mit Abgeschlagenheit, rheumatischen Beschwerden und Halsentzündung (Angina typhosa).

- In der *1. Krankheitswoche* steigt das Fieber stufenförmig bis zu einer gleich bleibenden Höhe (Kontinua) an. Die Patienten sind benommen, nachts oft delirant. Als Besonderheiten bestehen in dieser Phase hartnäckige Obstipation, graubraun belegte Zunge, relative Bradykardie, Leukopenie mit Linksverschiebung und Verschwinden der eosinophilen Granulozyten, mäßig erhöhte BSG und febrile Proteinurie.
- In der *2. Krankheitswoche* erscheinen an Brust und Bauch die meist spärlich gesäten, linsengroßen, braunroten Typhusroseolen als Folge von Bakterienmetastasen in den Hauptkapillaren.
- In der *3. Krankheitswoche* treten mit der Geschwürsbildung im Darm erbsenbreiartige Durchfälle auf. Darmblutung und Perforation sind seltene Komplikationen. Durch die Toxinwirkung sind dagegen jetzt Herz und Kreislauf stärker gefährdet. Fast regelmäßig sind Leber, Milz, Nieren, Gallenwege und Knochen durch die Entzündungsherde infolge der allgemeinen hämatogenen Streuung der Bakterien in Mitleidenschaft gezogen.
- Mit der *4. Krankheitswoche* bessert sich das Allgemeinbefinden, und die Temperatur sinkt unregelmäßig schwankend ab. Die Rekonvaleszenz verläuft langsam und wird in etwa 10 % der Fälle durch ein leichtes und kürzer verlaufendes Rezidiv unterbrochen.

Wie bei allen Infektionskrankheiten beobachtet man sämtliche Spielarten zwischen abortiven und sehr rasch toxisch verlaufenden Krankheitsbildern. Infektionen mit den Paratyphuserregern verlaufen im Allgemeinen weniger heftig.

Diagnose

Jedes unklare länger anhaltende Fieber sollte an Typhus denken lassen. Die Bakterien lassen sich in der 1. Woche aus dem Blut, von der 2. Woche ab auch aus Stuhl und Urin nachweisen. Agglutinierende Antikörper erscheinen am Ende der 1. Woche im Serum (Widal-Reaktion).

Therapie

Sichere Mittel bei Typhuserkrankungen sind Cotrimoxazol, Amoxicillin, Ciprofloxacin oder Chloramphenicol. Man beginnt mit einer kleinen Dosis, um nicht plötzlich große Toxinmengen aus den Bakterien freizusetzen. Bei schwerem toxischem Verlauf setzt man kurzfristig Glukokortikoide ein. Unverändert wichtige Komponenten der Therapie sind Fiebersenkung, darmschonende Diät und Kreislaufüberwachung.

Nach Abschluss der Behandlung müssen 3 Stuhl- und Urinproben verschiedener Tage salmonellenfrei sein. Eine Keimausscheidung über 10 Wochen ist als Dauerausscheidung anzusehen. Die Keime siedeln dann, ohne Krankheitserscheinungen hervorzurufen, in den Gallenwegen, im Darm oder auch in den Harnwegen. Eine Sanierung gelingt heute in den meisten Fällen durch eine oder mehrere Behandlungsserien mit Ampicillin oder Bactrim. In hartnäckigen Fällen wird eine Cholezystektomie durchgeführt.

 Solange eine Salmonellenausscheidung vorliegt, unterliegen die Betroffenen der Überwachung durch das Gesundheitsamt. Sie dürfen in bestimmten Bereichen (Krankenhäuser, Lebensmittelbetriebe, Küchenbetriebe usw.) nicht tätig sein.

Prophylaxe

- Strenge Isolierung der Kranken,
- sorgfältige Desinfektion der Ausscheidungen,
- Sanierung der Dauerausscheider,
- aktive Schutzimpfung mit lebenden oder abgetöteten Erregern.

Schon *Verdachtsfälle* sind meldepflichtig.

Infektiöse Gastroenteritis

Ursache und Pathogenese

Die infektiöse Gastroenteritis wird durch mehr als 500 verschiedene Salmonellen hervorgerufen, die von Tieren und Tierprodukten auf den Menschen übertragen werden.

Die Gastroenteritissalmonellen sind im Tierreich weit verbreitet. Infiziertes Fleisch, Eier (Hühnereier, Enteneier!) oder Eiprodukte und verunreinigte Lebensmittel sind die Hauptinfektionsquellen für den Menschen. Da die Salmonellen bereits in den Lebensmitteln Toxine bilden, sind die ersten akuten Krankheitszeichen überwiegend durch die Aufnahme der Toxine bedingt. Die Vermehrung der Bakterien selbst bleibt, abgesehen von wenigen Ausnahmen, auf die Darmschleimhaut beschränkt. In den letzten Jahren wird eine Zunahme der Infektionen besonders mit Salmonella typhimurium und Salmonella enteritidis in Deutschland beobachtet. Hauptinfektionsquelle sind nicht genügend erhitzte Eier und Eiprodukte.

Bakteriell bedingte Infektionskrankheiten **573**

Inkubationszeit: wenige Stunden (Toxin) bis Tage (Bakterien).

Symptome

Die Erkrankung beginnt akut mit Kopfschmerzen, Übelkeit, Leibschmerzen, Fieber und schnell einsetzenden breiigen bis wässrigen Durchfällen, denen Schleim und gelegentlich etwas Blut beigemengt sind. Wasser- und Elektrolytverlust führen in schweren Fällen zur Exsikkose und zum Blutdruckabfall.

 Zusammen mit der Toxinwirkung kann es zum tödlichen Kreislaufversagen kommen, wenn die Therapie zu spät einsetzt.

Typhöse Krankheitsbilder schließen sich in den Fällen an, in denen die Enteritiserreger ausnahmsweise in die Blutbahn übergehen. Häufiger sind abortive und leichte Verläufe mit vorübergehendem Unwohlsein und 1- bis 2-tägigen Durchfällen.

Diagnose und Therapie

Bei akuter Durchfallerkrankung lässt sich die Diagnose durch den Bakteriennachweis im Stuhl sichern.
Therapie: Schnelle Flüssigkeits- und Elektrolytzufuhr sowie Azidoseausgleich sind in schweren Fällen lebensrettend. Unter Nahrungskarenz und vorsichtigem Kostaufbau heilen die meisten Fälle aus. Antibiotika werden nur bei längerem oder invasivem Verlauf eingesetzt, da sie die Bakterienausscheidung verlängern und die Resistenzentwicklung anderer Darmbakterien fördern können.

 Pflege bei Durchfall. Wählen Sie für einen Patienten mit Diarrhö ein Zimmer mit angegliederter Nasszelle aus und stellen Sie ihm evtl. einen Nachtstuhl bereit, damit er die Sicherheit hat, die Toilette rechtzeitig zu erreichen. Wenn der Betroffene stark geschwächt ist bzw. Kreislaufschwankungen hat – was bei Durchfall häufig vorkommt –, sollte er auf der Toilette nicht allein gelassen werden. Legen Sie eine hautschützende Salbe (z. B. Panthenol) und weiches Toilettenpapier zur Analpflege bereit. Beobachten Sie den Stuhl auf Veränderungen.
Menschen mit Diarrhö benötigen viel Flüssigkeit, um verlorenes Wasser und Salze wieder auszugleichen, z. B. 2–3 l Mineralwasser am Tag. Wenn keine Nahrungskarenz besteht, ist ballaststoffarme Kost sinnvoll, weil sie den Darm nicht noch zusätzlich reizt oder zur Peristaltik anregt. Geschälte, frisch geriebene Äpfel sind empfehlenswert.

Prophylaxe

Strenge Einfuhrkontrollen, Überwachung der Lebensmittelherstellung und -haltung und gründliches Kochen oder Garen sind wirksame Maßnahmen. Bei allen Salmonellosen ist schon der *Krankheitsverdacht* meldepflichtig.

Shigellosen (Bakterienruhr)

Ursache und Pathogenese

Die Ruhrbakterien sind gramnegative unbewegliche Stäbchen. Starke Toxinbildner wie die Shigella dysenteriae sind vorwiegend in Osteuropa, im Vorderen Orient und in Asien verbreitet. Die bei uns vorherrschenden Bakterien (Shigella sonnei, flexneri, boydii, schmitzii) sind giftärmer.
Die *Übertragung* erfolgt von Mensch zu Mensch durch eine Schmutz- und Schmierinfektion direkt oder auch über Zwischenträger (Fliegen, Schaben). Die Ruhr ist in Kriegs- und Notzeiten epidemisch besonders in Lagern unter schlechten hygienischen Verhältnissen verbreitet.
Inkubationszeit: 2–7 Tage.
Die Ruhrbakterien führen zunächst zu einer katarrhalischen, später zu einer geschwürignekrotischen Entzündung des Dickdarmes.

Symptome

Charakteristisch für die Ruhr sind – verbunden mit leichtem Fieber – Übelkeit, Leibschmerzen und schnell einsetzende, übelriechende wässrige Durchfälle. Die Stuhlfrequenz nimmt auf 20–40

Stühle pro Tag zu. Die Stuhlbeschaffenheit wird glasig-schleimig, vermischt mit Blut und Eiterfetzen. Es bestehen heftige Dickdarmkoliken und schmerzhafter Stuhldrang (Tenesmen). Wasser- und Elektrolytverlust gefährden Kreislauf und Nierenfunktion. Infektionen mit giftreichen Ruhrbakterien können eine hohe Sterblichkeitsrate aufweisen. Darmperforation und Darmblutung sind seltene Komplikationen: periproktische Abszesse und Fistelbildung werden beobachtet.

 Die überstandene Ruhr kann über Jahre oder Jahrzehnte eine Anfälligkeit des Darmes hinterlassen. Nach Diätfehlern, Alkoholgenuss, kalten Getränken treten dann erneut Durchfälle auf.

Eine weitere Folge der Ruhr kann eine reaktive Arthritis sein (S. 334).

Diagnose

- Klinisches Bild, typisch nur in ausgeprägten Fällen,
- Bakteriennachweis im Stuhl, gelingt wegen der Empfindlichkeit der Bakterien nur aus frischem, warmem Stuhl,
- Antikörpernachweis ab Anfang der 2. Krankheitswoche mit wechselnd hohen Serumtitern.

Therapie

Eine sichere Wirkung haben schwer resorbierbare Sulfonamide und Gyrasehemmer.
Neben dem Flüssigkeits- und Elektrolytausgleich spielen diätetische Maßnahmen eine große Rolle. Nach 2–3 Tagen wird die Kost vorsichtig über leicht aufschließbare Kohlenhydrate (Wasserreis, Schleimsuppen) und Eiweißzulage (Nudeln, geschabtes mageres Fleisch) langsam aufgebaut. Fette Speisen, Pfannengerichte und scharfe Gewürze sowie kalte Getränke werden über lange Zeit nicht vertragen.
Bei allen Shigellosen ist schon der *Krankbeitsverdacht* meldepflichtig.

Cholera

Ursache, Pathogenese und Epidemiologie

Jahrhundertelang hat die Cholera in großen Seuchenzügen Millionen Menschen dahingerafft. Deutschland erlebte die letzte große Epidemie 1892 in Hamburg mit fast 9000 Toten.
Der *Vibrio cholerae,* ein gramnegatives, bewegliches, kommaförmiges Stäbchen, wurde 1883 von Robert Koch in Ägypten als Erreger der Cholera identifiziert. Die *Übertragung* erfolgt von Mensch zu Mensch durch direkten Kontakt oder über verseuchtes Wasser oder verseuchte Lebensmittel. Die Vibrionen bilden Toxine, die die Darmwand derart schädigen, dass es zu einem profusen Verlust von Wasser und Elektrolyten kommt.
Inkubationszeit: durchschnittlich 3 Tage; bei toxinreichen Stämmen wenige Stunden.
In den letzten Jahren hat sich, von Asien ausgehend, eine neue Variante der Choleravibrionen (Stamm El Tor) bis in die Balkan- und Mittelmeerländer (Rumänien und Portugal) ausgebreitet und zuletzt in Südamerika zu Epidemien geführt.

Symptome

Die Erkrankung beginnt meist plötzlich mit einem Brechdurchfall. Die Stühle werden schnell wässrig und sind mit Schleimflocken durchmischt (Reiswasserstuhl). Übelkeit, Bauchschmerzen und Fieber fehlen. Nach 1–2 Tagen kommt es zur massiven Exsikkose.

❰ **Zeichen einer schweren Exsikkose bei Cholera**

- Trockene Haut und Schleimhaut,
- blasses, eingefallenes Gesicht,
- tonlose Stimme,
- Versiegen der Urinproduktion,
- Wadenkrämpfe,
- Eindickung des Blutes (Hämatokrit erhöht),
- zunehmende Apathie,
- Untertemperatur,
- Kreislaufversagen. ❱

Ohne sofortige Flüssigkeits- und Elektrolytzufuhr kann der Tod in Stunden eintreten. Bei leichterem Verlauf erholen sich die Kranken sehr rasch.

Diagnose und Therapie

Außerhalb von Epidemiezeiten und bei leichten Verläufen ist die Diagnose nur durch den Bakteriennachweis im Stuhl oder auch im Erbrochenen zu stellen.
Therapie: Schnelle Flüssigkeits- und Elektrolytzufuhr ist besonders wichtig. In fortgeschrittenen Fällen müssen zusätzlich Plasmaexpander und Kreislaufmittel gegeben werden. Schwer resorbierbare Sulfonamide sowie Streptomycin und Breitbandantibiotika (zunehmende Tetrazyklinresistenz) sind gegen die Vibrionen wirksam.

Prophylaxe

Strenge Isolierung, sorgfältige Desinfektion und einwandfreie Toilettenhygiene sind wichtige Maßnahmen. Die bisherigen Impfstoffe hatten keinen genügenden Effekt. Ein wirksamerer oraler Impfstoff steht in der Erprobung.
Verdachtsfälle sind bereits meldepflichtig.

Botulismus (Lebensmittelvergiftung)

Ursache und Pathogenese

Botulismusbazillen (Clostridium botulinum) sind unter Sauerstoffabschluss wachsende grampositive Sporen bildende Stäbchen. Sie kommen ubiquitär im Boden vor. In verunreinigten Konserven (Fleisch, Gemüse, Obst, Fisch) bzw. geräucherten oder gepökelten Fleischwaren können die sehr hitzebeständigen Sporen unter Luftabschluss auskeimen und gefährliche Giftstoffe bilden, die die Nerven lähmen (Acetylcholinhemmung). Verdorbene Lebensmittel erkennt man leicht an Verfärbung, säuerlichem Geruch, Verflüssigung oder an den durch Gasbildung ausgewölbten Konserven.

 Die Krankheitserscheinungen werden durch das schon in den Nahrungsmitteln gebildete Gift hervorgerufen. Die Aufnahme von Bazillen oder Sporen selbst ist ungefährlich.

Durch 15- bis 30-minütiges Kochen wird das Gift zerstört.
Inkubationszeit: je nach Menge des aufgenommenen Gifts wenige Stunden bis 3 Tage.

Symptome

Bei deutlichen Vergiftungserscheinungen treten zu Übelkeit und Magenschmerzen schnell Kopfschmerzen, Schwindel, Augenmuskellähmungen (Akkommodationsstörungen, Doppelbilder), trockener Mund, Schluck- und Sprachstörung sowie evtl. Harnverhaltung und Ileuszeichen hinzu.
Periphere Lähmungen sind selten; Sensibilität und Bewusstsein sind nicht gestört. Der Tod kann durch zentrale Atemlähmung oder zentral bedingten Herzstillstand eintreten. Sonst bilden sich die Lähmungserscheinungen langsam zurück.

Diagnose

Die Diagnose kann durch den Nachweis des Botulismustoxins in den verdächtigen Lebensmitteln oder auch aus Mageninhalt gesichert werden (Verimpfen auf Meerschweinchen).

Therapie

Sofortmaßnahmen: Magenspülung, medizinische Kohle, Einlauf, Abführmittel, 100 ml antitoxisches Botulinusserum (i.m., i.v.).
Weitere Maßnahmen: Je nach Schwere der Vergiftung Fortführung der Serumtherapie, Kreislaufmittel, Parasympathikomimetika, künstliche Beatmung.

Prophylaxe

Wegwerfen aller verdächtigen Nahrungsmittel, Kochen verderblicher Speisen vor dem Genuss. Schon der *Krankheitsverdacht* ist meldepflichtig.

Leptospirosen

Ursache und Pathogenese

Leptospiren sind Schraubenbakterien mit vielen freien Windungen, die von Tieren mit dem Urin direkt oder indirekt auf den Menschen übertragen werden. Von den vielen Leptospirenarten sind für menschliche Erkrankungen die in Tab. 14.3 aufgeführten wichtig.
Inkubationszeit: 5–14 Tage.
Eintrittspforte der Erreger sind kleine Haut- oder Schleimhautwunden. In feuchtem Milieu und Wärme sind die Leptospiren lange infektionstüchtig. Bestimmte Berufsgruppen sind besonders gefährdet (Kanalarbeiter, Bergleute, Reisfeldarbeiter, Tierärzte, Tierpfleger, Metzger usw.). Zweiphasiger Fieberverlauf und Befall von Leber, Nieren und Meningen sind in wechselnder Ausprägung allen Leptospirosen gemeinsam.

Symptome

Die *Weil-Krankheit* ist die gefährlichste Leptospirose. Sie beginnt akut mit Schüttelfrost, hohem Fieber, schwerem Krankheitsgefühl und Wadenschmerzen. Kopfschmerzen und Nackensteifigkeit weisen auf eine frühe meningeale Beteiligung hin. Das Fieber fällt vorübergehend für etwa 2 Tage ab. Am Ende der 1. Krankheitswoche tritt die Organbeteiligung in den Vordergrund, und zwar

- in Form einer Hepatitis (Ikterus, Transaminasenerhöhung),
- in Form einer Nephritis (Ausscheidung von Eiweiß, Zylindern, Erythrozyten, Leukozyten, Erhöhung harnpflichtiger Substanzen),
- in Form einer meist leichten Meningitis (Eiweiß- und Zellzahlvermehrung im Liquor).

Tabelle 14.3 Für menschliche Erkrankungen wichtige Leptospirenarten

Erreger	Überträger	Krankheit
Leptospira icterohaemorrhagica	Wanderratte	Weil-Krankheit
Leptospira grippothyphosa	Feldmaus, Hamster	Ernte-, Feld- und Schlammfieber
Leptospira canicola	Hund	Kanikolafieber
Leptospira pomona	Schwein	Schweinehüterkrankheit
Leptospira bataviae	Zwergmaus	Reisfeldfieber

Häufig werden Augenentzündungen (Episkleritis, Iridozyklitis) und Blutungsneigung sowie flüchtiges Exanthem beobachtet. Todesfälle können durch Versagen der Nieren- und Leberfunktion oder des Kreislaufs eintreten.
Die übrigen Leptospirosen verlaufen ähnlich, aber milder. Beim Ernte-, Feld- und Schlammfieber sowie bei der Schweinehüterkrankheit steht die Meningitis im Vordergrund.

Diagnose und Therapie

Im Frühstadium lassen sich die Leptospiren aus Blut oder Liquor auf Spezialnährböden oder im Tierversuch züchten. Nach der 1. Krankheitswoche sind Antikörper im Serum nachweisbar. Penicillin (2–5 Mega täglich) und Tetrazykline (200 mg Doxycyclin täglich) sind, frühzeitig eingesetzt, sehr wirksam. Nierenversagen, Leberbeteiligung und Kreislaufschädigung sind speziell zu behandeln.

Prophylaxe

Bekämpfung des tierischen Erregerreservoirs, Schutzbekleidung und evtl. aktive Schutzimpfung besonders gefährdeter Berufsgruppen.
Bei Leptospirosen besteht Meldepflicht im *Erkrankungsfall*.

Rückfallfieber

Ursache und Pathogenese

Die Erreger des Rückfallfiebers sind ebenfalls Schraubenbakterien (Borrelien), die durch Läuse oder Zecken von Mensch zu Mensch übertragen werden. Läuserückfallfieber kam in Kriegszeiten mit starker Verlausung vor, besonders in Ost- und Südosteuropa, während das Zeckenrückfallfieber vorwiegend in Afrika verbreitet ist.

Symptome, Diagnose und Therapie

Wiederholte Fieberanfälle mit Milz- und Leberschwellung, Ikterus, Knochenschmerzen, Anämie und petechialen Blutungen sowie starke Leukozytose mit Linksverschiebung kennzeichnen das Krankheitsbild.
Während eines Fieberanfalls sind im Blut die Borrelien nachweisbar (Dunkelfeld, Ausstrich).
Penicillin und Tetracycline in hoher Dosierung sind therapeutisch wirksam. Beim Rückfallfieber besteht Meldepflicht im *Erkrankungsfall*.

Brucellosen

Ursache und Pathogenese

Brucellen sind gramnegative unbewegliche Stäbchen. Drei Arten werden unterschieden (Tab. 14.4). Die Brucellen werden mit den Exkrementen, Lochien und der Milch ausgeschieden. Der Mensch infiziert sich durch direkten oder indirekten Kontakt.

> Bestimmte Berufsgruppen wie Tierärzte, Melker, Schlachthofpersonal sind besonders gefährdet.

Tabelle 14.4 Brucellenarten

Erreger	Vorkommen	Krankheit
Brucella abortus	bei Rindern	Bang-Krankheit
Brucella melitensis	vorwiegend bei Ziegen und Schafen	Maltafieber
Brucella suis	bei Schweinen	Schweinebrucellose

In Deutschland sind die meisten Rinderbestände inzwischen „Bang"-frei. Das Pasteurisieren der Milch zerstört die Brucellen.
Das Krankheitsbild ist vielgestaltig. Die Brucellen können sich monatelang in den Zellen des retikuloendothelialen Systems (RES), in Milz, Leber, Lymphknoten, Knochenmark und Nieren ansiedeln.
Inkubationszeit: 1–3 Wochen, gelegentlich länger.

Symptome
Am Beginn stehen oft Leistungsschwäche, rheumatische Beschwerden, Kopfschmerzen, Schlaflosigkeit. Abends wird Fieber beobachtet, das in den Morgenstunden unter Schweißausbruch wieder abfällt. Tagelange fieberfreie Intervalle sind typisch (wellenförmiger Fieberverlauf). Diese Krankheitsphase, in der ein Teil der Betroffenen noch seiner Arbeit nachzugehen vermag, kann mehrere Wochen anhalten.
Bei der Untersuchung findet man aber schon Lymphknotenschwellungen sowie eine vergrößerte Leber und Milz. Das Blutbild zeigt eine Leukopenie mit Lymphomonozytose und Eosinophilie. Weitere Organmanifestationen in Form von Osteomyelitis, Karditis, Nephritis, Thrombophlebitis, Pneumonie, Orchitis und Neuritis können auftreten. Ein monatelanger Verlauf ist nicht selten.

Diagnose und Therapie
Man muss bei entsprechenden unklaren Krankheitsbildern an eine Brucellose denken und die Diagnose sichern durch den direkten Erregernachweis aus Blut, Liquor, Sternalmark, Gallensaft, Urin oder Organpunktaten und/oder durch einen signifikanten Titeranstieg agglutinierender Antikörper im Serum.
Eine mehrwöchige Behandlung mit Tetracyclinen, Streptomycin und einem Sulfonamid ist erforderlich.

Prophylaxe
Schutzimpfung der Jungtiere, Vernichten des infizierten Viehbestandes, Schutzbekleidung, Pasteurisieren der Milch.
Bei Brucellosen besteht Meldepflicht im *Erkrankungsfall*.

Tularämie

Ursache und Pathogenese
Tularämie ist eine unter Nagern weit verbreitete und meist tödlich verlaufende Sepsis. Für menschliche Infektionen spielen besonders Hasen und Kaninchen eine Rolle. Die *Übertragung* des Erregers, Francisella tularensis, erfolgt durch direkten Kontakt, durch verunreinigte Lebensmittel oder über Zwischenwirte (Zecken). Eintrittspforten sind die Haut oder die Schleimhäute. *Inkubationszeit:* 2–5 Tage.

Die Hasenpest kommt weltweit vor, außer in Australien und der Antarktis. Der Erreger wurde 1912 in Tulare County in Kalifornien entdeckt. Edward Francis konnte 1919 den Übertragungsweg aufklären. Nach ihm heißt der Erreger „Francisella".

Symptome
An der *Eintrittspforte* entstehen unter Fieberanstieg ein schmerzhaftes Geschwür und eine Anschwellung der regionalen Lymphknoten. Haut, Bindehaut des Auges, Mund- und Rachenschleimhaut, aber auch Bronchial- und Darmschleimhaut können Sitz der Primärläsion sein. *Allgemeinerscheinungen* wie Abgeschlagenheit, Gliederschmerzen, Übelkeit, Erbrechen und Diarrhö können auftreten. Meistens klingt die Infektion nach mehreren Wochen ab. Seltener entsteht ein Generalisationsstadium mit Befall vieler Organe einschließlich des Zentralnervensystems.

Diagnose und Therapie
Erregernachweis durch Kultur oder Tierversuch und deutlicher Antikörpertiteranstieg sichern die Diagnose. Der intrakutane Hauttest mit Pasteurellenantigen besagt nur, dass zu irgendeinem Zeitpunkt eine Infektion abgelaufen ist.
Therapie: Streptomycin, evtl. in Kombination mit einem Breitbandantibiotikum. Inzision eingeschmolzener Lymphknoten.
Bei Tularämie besteht Meldepflicht bereits bei *Krankheitsverdacht*.

Yersiniosen

Pest

Ursache, Pathogenese und Epidemiologie
Der Erreger der Pest, Yersinia pestis, ist unter wildlebenden Nagetieren verbreitet. Durch den Pestfloh (Abb. 14.7) können über Hausratten Menschen infiziert werden. An Lungenpest erkrankte Menschen sorgen durch Tröpfcheninfektion für eine schnelle Verbreitung der Pest. Die besonders im Mittelalter in großen Seuchen-

Pestfloh

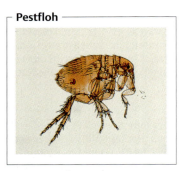

Abb. 14.7 Überträger der Pest von Hausratten auf den Menschen

zügen in Europa verbreitete Krankheit kommt heute in endemischen Herden in Ostasien, Afrika und Südamerika vor.
Inkubationszeit: Haut- und Beulenpest 3–4 Tage, Lungenpest 1-2 Tage.

> Zwischen 531 n. Chr. und 580 n. Chr. rottete die erste große Pestwelle ganze Städte aus. Eine zweite Welle traf Europa 1347–1352. Die Krankheit wurde auch als der **„schwarze Tod"** bezeichnet und galt als Strafe Gottes. Die Gläubigen flehten daher den Pestheiligen St. Rochus um Hilfe an.

Symptome
Plötzlicher Krankheitsbeginn mit Schüttelfrost, Fieber, schwerem Krankheitsgefühl, Angst, Kopf- und Gliederschmerzen, Erbrechen sowie Kreislaufstörung kennzeichnen das Bild. An der Eintrittspforte (Flohstich) entwickelt sich meist eine nekrotisierende Entzündung. Die regionalen Lymphknoten schwellen schmerzhaft an, verbacken und schmelzen schließlich ein.
Breitet sich die Pest über die Lymphbahnen nicht weiter aus, kann die Erkrankung in diesem Stadium zum Stillstand kommen. Sonst führt eine Septikämie zum Befall fast aller Organe und zum schnellen Tod. Die gefürchtete Lungenpest, verbreitet durch Tröpfcheninfektion, endet unbehandelt ebenfalls in einer Pestsepsis und schnell mit dem Tod.

Diagnose und Therapie
Einzelfälle außerhalb von Endemiegebieten sind schwer zu diagnostizieren. Die Züchtung der Erreger ist Speziallaboratorien vorbehalten. Antikörper sind mit der passiven Hämagglutinationsreaktion nachweisbar.

Therapie: Frühzeitige, hoch dosierte intravenöse Gabe von Breitbandantibiotika in Kombination mit Streptomycin ist erforderlich.
Bei Pest besteht Meldepflicht bereits bei *Krankheitsverdacht*.

Yersinia-pseudotuberculosis- und -enterocolitica-Infektion

Ursache, Pathogenese und Symptome
Von den im Tierreich verbreiteten Yersinienarten sind Y. pseudotuberculosis und Y. enterocolitica für den Menschen pathogen. Die oral aufgenommenen Erreger rufen nach einer *Inkubationszeit* von 3–10 Tagen das Krankheitsbild einer Enterokolitis hervor.

> Bei Kindern und Jugendlichen entsteht durch eine mesenteriale Lymphadenitis und Ileitis terminalis häufig das Bild einer Appendizitis mit Fieber, Durchfall und Schmerzbetonung im rechten Unterbauch (Pseudo-Appendizitis).

Bei Erwachsenen kann sich das Bild einer chronisch rezidivierenden Ileokolitis entwickeln und in einem Teil der Fälle (HLA-B27-Träger) eine reaktive Arthritis (S. 334). Bei älteren Menschen werden septische Verläufe beobachtet.

Diagnose und Therapie
Die Diagnose kann durch Nachweis der Erreger im Stuhl und von Antikörpern (IgG, IgA) im Serum gestellt werden.
Yersinien sprechen auf Tetrazykline und Cotrimoxazol gut an. Sie sind resistent gegen Ampicillin und Cephalosporin der 1. und 2. Generation.

Weitere Bakterienenteritiden

Zahlreiche akute Durchfallerkrankungen werden durch weitere Bakterien oder deren Toxine verursacht. Die Übertragung erfolgt durch infizierte Lebensmittel, in denen sich die Keime vermehren und auch schon ihre Toxine bilden, so dass einmal, wie beim Botulismus, die vorgebildeten Toxine die Krankheitserscheinungen auslösen können, bei anderen Erkrankungen, wie bei den Salmonellosen, die Keime sich zunächst im Darm vermehren.

Campylobacter-Enteritis
Campylobacter jejuni, ein gramnegatives Stäbchen, wird in den letzten Jahren zunehmend häufiger aus dem Stuhl von Patienten mit akuter

Enteritis isoliert. Verunreinigtes Fleisch ist in der Regel die Ursache der Infektion, die meist 4–5 Tage andauert und von Muskel- und Gliederschmerzen begleitet wird (reaktive Arthritis, S. 334).
Die Abheilung erfolgt in der Regel spontan. Die Bedeutung anderer Helicobacter-Bakterien für die Entstehung von Gastritis und Magenulkus S. 25.

Staphylokokken-Enteritis

Staphylokokken vermehren sich als Verunreinigung in Lebensmitteln, die in ungenügend gekühltem Zustand längere Zeit aufbewahrt werden. Die Bakterien bilden dabei Toxine, die zum Teil sehr hitzeresistent sind, so dass auch das Kochen der Speisen das Toxin nicht zerstört. Es erkranken deshalb oft alle Personen, die von den Speisen gegessen haben, innerhalb von 2–4 Stunden mit heftigem Brechdurchfall, begleitet von Bauchkrämpfen. Unter Flüssigkeitszufuhr erholen sich die Patienten schon in 1–2 Tagen.

Escherichia-coli-Enteritis

Verschiedene Koli-Bakterienstämme, z. B. enterohämorrhagische E.-coli-(EHEC-)Bakterien, sind nach Salmonellen und Campylobacter die dritthäufigsten Erreger von akuten Durchfallserkrankungen im Kindes- und Erwachsenenalter. Die *Übertragung* erfolgt durch unzureichend gegartes Fleisch, nicht pasteurisierte Milch oder rohe Gemüse. Die in tropischen und subtropischen Zonen häufige Durchfallerkrankung (Reisediarrhö) führt auch in Deutschland zu ca. 10 000 Infektionen im Jahr. Die Toxine der Bakterien können bei Kleinkindern das gefürchtete hämolytisch-hämorrhagische Syndrom mit Niereninsuffizienz auslösen. Die gefährlichen Kolibakterien sind in Stuhlkulturen schwer von den Keimen der normalen Stuhlflora zu unterscheiden.
Die Therapie erfolgt mit Antibiotika sowie Flüssigkeits- und Elektrolytersatz.
EHEC-Infektionen mit hämorrhagisch-urämischem Syndrom sind meldepflichtig.

Bakterielle Meningitis

Nicht-epidemische eitrige Meningitis

Ursache und Pathogenese

Erreger der eitrigen Meningitis sind vorwiegend Pneumokokken, Streptokokken, Staphylokokken, Enterokokken, Haemophilus-influenzae-Bakterien, Kolibakterien und Salmonellen. Die Bakterien gelangen, fortgeleitet aus der Umgebung nach Schädeltraumen, hämatogen oder über die Lymphbahnen zu den Hirnhäuten. Der Ausgangsherd der Keime kann versteckt und symptomarm sein (z. B. chronische Felsenbeinentzündung) oder in anderen Fällen eine schwerwiegende Grundkrankheit darstellen (z. B. Sepsis, Bronchiektasen).

Symptome

Das klinische Bild unterscheidet sich im Prinzip nicht von dem einer Virusmeningitis (S. 553). Die meningitischen Symptome beginnen meist plötzlich, gelegentlich aber auch über einige Tage einschleichend. Im Rahmen einer schweren Grundkrankheit können die meningitischen Zeichen zunächst wenig auffallen. Die Laborbefunde zeigen eine deutliche BSG-Beschleunigung sowie eine Leukozytose mit Linksverschiebung. Der Liquor ist durch Eiweißvermehrung und Zellzahlerhöhung getrübt bis eitrig.

Diagnose und Therapie

Meningitiszeichen und eitrig getrübter Liquor mit Granulozyten führen zur Diagnose. Die Bakterien lassen sich manchmal schon im Liquorzellausstrich nachweisen (intrazellulär). Eine Züchtung der Bakterien aus dem Liquor oder dem Ausgangsherd mit anschließender Resistenzbestimmung sollte in jedem Fall versucht werden.
Therapie: Sofortbehandlung mit hohen Dosen breit wirksamer Antibiotika (Cephalosporine, Aminoglykoside), die intravenös zu verabreichen sind, bis eine gezielte Therapie nach entsprechender Resistenzbestimmung durchgeführt werden kann. Chloramphenicol besitzt eine gute Liquorgängigkeit. Die Pneumokokkenmeningitis erfordert eine intensive Therapie. In schwer verlaufenden Fällen gibt man zusätzlich für 3–5 Tage Glukokortikoide (50–100 mg täglich).

Aspekte der Pflege. Patienten mit Meningitis sind schwer krank und bedürfen meist der Intensivpflege. Solange der Erreger und damit der Grad der Ansteckungsgefahr nicht bekannt ist, sollten Sie die strengsten Isolierungsvorkehrungen treffen. Die Patienten sind sehr reizempfindlich. Dunkeln Sie das Zimmer leicht ab und sorgen Sie so gut es geht für eine ruhige Atmosphäre. Ruckartige pflegerische Aktionen sollten vermieden werden, da sie dem Patienten zusätzliche Kopf- und Nackenschmerzen verursachen.

Epidemische Meningitis

Die Erreger der epidemischen Meningitis sind gramnegative Diplokokken (Neisseria meningitidis). Der Serotyp A ist verantwortlich für Epidemien in Südamerika, im „Meningitisgürtel" Afrikas und in Asien. In den Industrieländern kommen die Typen B und C bei Einzel- oder Gruppenerkrankungen vor. Betroffen sind Kinder unter 5 Jahren und Jugendliche, vorwiegend in den Wintermonaten. Die *Übertragung* geschieht durch Tröpfcheninfektion.
Inkubationszeit durchschnittlich 3 Tage.

Symptome

Nach kurzem katarrhalischem Vorstadium, oft verbunden mit einer Herpes labialis treten unter Schüttelfrost, Fieber und starken Kopfschmerzen die typischen Zeichen einer Meningitis auf. Darüber hinaus können als Folge der hämatogenen Aussaat der Keime Konjunktivitis, Sinusitis, Otitis, Myokarditis, Arthritis und vielgestaltige Exantheme auftreten.

> Einen besonders schweren Verlauf zeigt die Meningokokkensepsis, bei der Blutungen in die Nebennieren, Hautblutungen und schwerer Kreislaufschock in Stunden zum Tode führen können (Waterhouse-Friderichsen-Syndrom, S. 534).

Diagnose und Therapie

Getrübter Liquor und der mikroskopische Nachweis gramnegativer Diplokokken in den Liquorgranulozyten sichern die Diagnose. Eine Kultur gelingt nur aus frischem körperwarmem Liquor auf Spezialnährböden.
Therapie: Die in Deutschland vorkommenden Stämme sind penizillinempfindlich, das hochdosiert intravenös gegeben werden muss. Im Ausland ist wegen Penizillinresistenz Cefotaxim zu empfehlen. Bei engen Kontaktpersonen ist eine Chemoprophylaxe mit Rifampicin oder Ciprofloxazin zu empfehlen. Der bisher zur Verfügung stehende Impfstoff ist nicht gegen die in Deutschland vorwiegend vorkommende Serogruppe B wirksam.
Bei Meningitis epidemica besteht Meldepflicht bereits bei *Krankheitsverdacht*.

Meningitis tuberculosa

Pathogenese

Die tuberkulöse Meningitis kann im Rahmen der ersten hämatogenen Streuung und bei einer Miliartuberkulose auftreten (s. S. 603). Die Entzündung manifestiert sich vorwiegend an der Hirnbasis. Die hier verlaufenden Nerven (N. abducens) und die angrenzende Hirnrinde werden in die Entzündung miteinbezogen.

Symptome

Schleichender Beginn (evtl. über 2–3 Wochen) mit Kopfschmerzen, psychischen Veränderungen und subfebrilen Temperaturen ist typisch für die Meningitis tuberculosa. Mit den meningitischen Symptomen tritt häufig eine Abduzensparese auf. Die Lumbalpunktion zeigt in frischen Fällen einen klaren Liquor, vorwiegend Lymphozyten im Sediment und einen deutlich erniedrigten Liquorzucker (unter 30 mg/dl = 1,7 mmol/l). Nach längerem Stehen bildet sich ein sog. Spinnwebhäutchen im Liquor, in dem besonders angereichert die Tuberkelbakterien haften.

Diagnose und Therapie

Schleichender Beginn, typischer Liquorbefund und der Nachweis der Tuberkelbakterien im Liquor sichern die Diagnose. Eine Züchtung der Tuberkelbakterien (Kultur, Tierversuch) und eine anschließende Resistenzbestimmung sollten immer angestrebt werden. Neuerdings steht ein Latexagglutinationstest mit Liquor zur Verfügung.

Therapie: Neben einer Dreierkombination, z. B. mit Streptomycin, Rifampicin und Ethambutol (S. 606), können in schweren Fällen die Medikamente auch intralumbal gegeben werden. Wichtig ist die frühzeitige und ausreichend lange Behandlung.
Bei Meningitis tuberculosa besteht Meldepflicht im *Erkrankungsfall*.

Listeriose

Ursache und Pathogenese

Listeria monocytogenes ist ein grampositives bewegliches Stäbchen, das im Tierreich weit verbreitet ist und auch im Erdboden vorkommt. Die *Übertragung* auf den Menschen erfolgt als Schmutz- und Schmierinfektion von latent infizierten Menschen oder durch Verzehr roher Fleischerzeugnisse.
Vorzugsweise erkranken Neugeborene, ältere Menschen und Kranke mit geschwächter Abwehrlage (Leukämie, AIDS, Immunsuppression).

Symptome

Die Listerieninfektion tritt unter verschiedenen Krankheitsbildern auf.

Verschiedene Krakheitsbilder bei Listerieninfektion

- Listerienmeningitis bzw. -meningoenzephalitis,
- glanduläre Form mit Monozytenangina und Lymphknotenschwellung,
- septisch-typhöse Verlaufsform,
- Otitis,
- Pneumonie,
- Keratokonjunktivitis.

Latente Infektionen sind offenbar weit verbreitet. In der Schwangerschaft können die Listerien die Plazentaschranke durchbrechen, auf den Fetus übergehen und zu einer meist tödlich verlaufenden Sepsis führen.

Diagnose und Therapie

Züchtung der Bakterien aus Liquor, Mekonium, Fruchtwasser, Organabstrichen oder Punktaten sowie Nachweis von Antikörpern sichern die Diagnose.
Therapeutisch werden über 4 Wochen Amoxicillin und Gentamycin in Kombination eingesetzt.

Tetanus (Wundstarrkrampf)

Ursache und Pathogenese

Der Erreger des Tetanus (Clostridium tetani) ist ein grampositives, anaerob wachsendes Stäbchen, das in Sporenform im Erdreich weit verbreitet ist. Der Mensch infiziert sich durch Verletzungen, die den Tetanussporen ein Auskeimen unter Sauerstoffabschluss gewährleisten und die von Bagatellverletzungen (Holzsplitter) bis zu großen verschmutzten Verletzungen (Autounfälle) reichen. Die Tetanusbazillen bilden Toxine, die sich entlang der Nervenbahnen ausbreiten und motorische wie sensible Nerven schädigen.
Inkubationszeit: abhängig von der Massivität der Infektion und dem Wachstumsmilieu 4 Tage bis 4 Wochen.

 Je kürzer die *Inkubationszeit*, desto schwerer der Verlauf. Sporen können latent über Jahre im Gewebe verbleiben (z. B. Granatsplitter).

Symptome

Muskelstarre, Reflexsteigerung und klares Bewusstsein kennzeichnen das Krankheitsbild. Die Starre der Kaumuskulatur tritt frühzeitig ein; ihr Ausmaß gibt einen Anhalt für die Schwere der Infektion. Im weiteren Verlauf werden die übrige Gesichtsmuskulatur, Nacken-, Rücken-, Thorax-, Bauchmuskulatur und schließlich die Muskulatur der unteren und weniger stark der oberen Extremitäten betroffen. Die Patienten liegen in starr verkrampfter Haltung. Licht-, Geräusch- oder Berührungsreize lösen unerträglich schmerzhafte Muskelkrämpfe aus, wobei es zu Muskelrissen und sogar zu Knochenbrüchen kommen kann. Ateminsuffizienz bzw. Herz- und Kreislaufversagen führen in schweren Fällen innerhalb von Tagen zum Tode. Überleben die Patienten, werden die Heilungsaussichten mit jedem Tag besser. Abortive Verläufe mit geringer Toxinwirkung kommen vor.

 Aspekte der Pflege. Patienten mit Tetanus sind intensivpflegebedürftig; sie erhalten starke Beruhigungsmittel und werden künstlich beatmet. Da schon geringste äußere Reize extrem schmerzhafte Muskelkrämpfe auslösen, ist es wichtig, dass Sie den Patienten in einem abgedunkelten, ruhigen Einzelzimmer unterbringen. Planen Sie alle Pflegeaktionen genau vor, damit sie immer während des Wirkungsgipfels der Beruhigungsmittel ausgeführt werden.

Diagnose und Therapie

Das charakteristische klinische Bild bestimmt die Diagnose. Die Züchtung der Bazillen ist zeitraubend und schwierig.
Therapeutisch erfolgt eine schnelle passive Immunisierung mit einem Tetanushyperimmunglobulin, gleichzeitig aktive Immunisierung mit Tetanustoxoid. Darüber hinaus Muskelrelaxantien und künstliche Beatmung sowie Vermeidung von Lichtreizen. Die Tetanusbazillen selbst und Mischkeime werden durch Antibiotika bekämpft.

Prophylaxe

Bereits im 1. Lebensjahr sollte eine aktive Immunisierung mit Tetanustoxoid (in Kombination mit Diphtherieimpfstoff) durchgeführt und bei Schuleintritt nachgeimpft werden (s. S. 568, Tab. 14.2). Für einen wirksamen Schutz sind Nachimpfungen alle 6–10 Jahre erforderlich.
Tetanuserkrankung ist meldepflichtig.

Milzbrand

Ursache und Pathogenese

Die Milzbranderreger sind große grampositive Stäbchen, die sehr dauerhafte Sporen bilden. Weidetiere erkranken an einer zum Tode führenden Sepsis. Der Mensch infiziert sich bei Kontakt mit Tieren oder tierischen Verarbeitungsprodukten (Tierhäute, Felle, Wolle).

 Bestimmte Berufsgruppen wie Tierärzte, Landwirte, Metzger, Hafen- und Lederfabrikarbeiter sind besonders gefährdet.

Die *Übertragung* erfolgt durch direkten Kontakt (Hautmilzbrand), aerogen durch milzbrandsporenhaltigen Staub (Lungenmilzbrand) oder gelegentlich oral (Darmmilzbrand).
Inkubationszeit: 2 – 3 Tage.

Symptome

Beim Hautmilzbrand entwickelt sich an der Eintrittspforte ein schmerzloses Bläschen, das sich vom eingetrockneten, schwärzlich verkrusteten Zentrum mit Ödem und weiterer Bläschenbildung ausbreitet. Über die Lymphbahnen und Lymphknoten kann der Entzündungsprozess zu einer tödlichen Sepsis werden. Besonders gefährlich sind Infektionen im Gesicht.
Der seltene Lungenmilzbrand verläuft ohne Behandlung rasch tödlich. Beim Darmmilzbrand kommt es zu heftigen blutigen Durchfällen mit hoher Sterblichkeit.

Diagnose und Therapie

Es ist wichtig, bei den entsprechenden Berufsgruppen an eine Milzbrandinfektion zu denken. Die Milzbrandstäbchen lassen sich mikroskopisch in Ausstrichpräparaten nachweisen.
Therapeutisch kommen hohe Dosen Penicillin in Kombination mit einem Breitbandantibiotikum zum Einsatz.

Gasbrand

Ursache und Pathogenese

Erreger des Gasbrands sind mehrere Sporen bildende, anaerob wachsende Bazillen, die vielfach im Darm von Mensch und Tieren vorkommen und mit den Exkrementen ubiquitär im Erdreich verbreitet werden. Menschliche Infektionen entstehen durch tiefe verschmutzte Wunden (Lazarettbrand) oder auch bei Injektionen oder Operationen (Hospitalbrand). Infiziertes Fleisch kann zum Darmgasbrand oder über die Toxinwirkung zu einer akuten Enteritis (Fleischvergiftung) führen.
Inkubationszeit: 1 – 3 Tage.

Symptome

Die Gasbrandinfektion bei Wunden ist durch hämorrhagisches Ödem, Gewebsauflösung und Gasbildung gekennzeichnet. Bei oberflächlicher Gasbrandinfektion (epifaszial) ist die Gasbildung sichtbar und fühlbar. Tiefere Infektionen (subfaszial) sind immer sehr gefährlich. Die Wunden schmerzen stark, werden brandig, schmutzigbraun und sind eher trocken. Blasen zeigen ein serös-hämorrhagisches Sekret. Rötung, Wärme, Lymphangitis und Lymphknotenschwellung fehlen. Die Gasbrandtoxine schädigen Herz und Kreislauf.
Beim Darmgasbrand entwickelt sich eine ulzerös-nekrotisierende Dünndarmentzündung. Die orale Aufnahme der Toxine führt zu einer meist nur kurzfristigen heftigen Enteritis.

Diagnose und Therapie

Neben dem klinischen Bild führt der Erregernachweis (Abstrich, Stuhl) und der Nachweis der Gasbildung im Gewebe (Röntgen, Ultraschall) zur Sicherung der Diagnose.

Therapeutische Maßnahmen bei Gasbrand

- Chirurgische Wundversorgung, Amputation bei fortgeschrittenem Prozess,
- Sauerstoffatmung unter Überdruck,
- passive Immunisierung mit antitoxischem Gasbrandserum,
- Penicillin und Breitbandantibiotika,
- Glukokortikoide, Kreislaufüberwachung,
- Antitoxin in schweren Fällen.

Krankenhausinfektionen (nosokomiale Infektionen)

Epidemiologie

Im Krankenhaus erworbene Infektionen stellen ein zunehmendes Problem dar, besonders in den operativen Fächern, in intensivmedizinischen Abteilungen und bei multimorbiden, abwehrgeschwächten älteren Patienten.

 Etwa 1 Million, d. h. 7 % aller Patienten in deutschen Krankenhäusern erleiden eine nosokomiale Infektion. Auf einer Intensivstation kann die Erkrankungshäufigkeit auf 12–20 % ansteigen.

Atemwegsinfektionen, Harnwegsinfektionen, postoperative Wundinfektionen und Sepsis sind die häufigsten Komplikationen.

Ursache und Pathogenese

Harnwegskatheter, Intubations- und Beatmungsgeräte, Venenkatheter sowie postoperativer Verbandwechsel sind die Wegbereiter der Keimbesiedlung. Die Keime stammen entweder vom endogenen Reservoir der Patienten selbst oder vom exogenen Keimreservoir des ärztlichen und pflegerischen Personals.

Viren und Pilze, vor allem aber Bakterien sind die Erreger nosokomialer Infektionen. Haut und Schleimhäute stellen das Hauptreservoir dar. Die Gefährlichkeit nosokomialer Infektionen wächst durch eine zunehmende *Antibiotikaresistenz* von Bakterienstämmen. Nach Vancomycin-resistenten Enterokokken (VRE), resistenten Pneumokokken, Staphylococcus epidermidis und sogar vergrünenden Streptokokken stellen heute *multiresistente Staphylokokken* (MRSA = multiresistenter Staphylococcus aureus) die gefährlichsten Erreger dar.

Prophylaxe

Das Versagen der antibiotischen Therapie bei diesen Keimen (in Deutschland besteht zur Zeit noch keine Resistenz dieser Staphylokokkenart gegen Glykopeptide) erfordert ein Umdenken aller Beteiligungen und die Rückbesinnung auf eine wirksame *Infektionsprophylaxe*. Diese beginnt mit sachgerechter und disziplinierter Hygiene und erfordert eine gezielte Strategie zum Auffinden multiresistenter Keime. Durch strenge standardisierte Isolierungsmaßnahmen sowie durch die konsequente Desinfektion aller Gegenstände, der Kleidung und Räume muss versucht werden, die weitere Ausbreitung der multiresistenten Keime zu verhindern. Das Beispiel eines Desinfektions- und Hygieneplans beim Auftreten von multiresistenten Staphylokokken zeigt die Komplexität eines erfolgreichen Vorgehens und unterstreicht die besondere Verantwortung des Pflegepersonals (Tab. 14.5).

Tabelle 14.5 Desinfektions- und Hygieneplan bei MRSA-Vorkommen (vom Autor gekürzte Fassung)

Was	Wie oft?	Wie?	Womit?	Verantwortlich?
Patient Isolierung		Einzelzimmer, Nasszelle, Schleuse. Ggf. Kohortenisolierung, Zimmer kennzeichnen		Ärzte Stationspersonal
Transport	Nur wenn unbedingt erforderlich	Trage, Patientenbett bleibt im Zimmer. Pat. trägt Mund-, Nasen- und Haarschutz		Stationspersonal
Untersuchung		Vorabinformation der Zielabteilung, Untersuchung als letzter Patient.		Stationspersonal
	Nach Benutzung	Raum- und Gerätedesinfektion	0,5 % Incidur	Abteilungspersonal

Tabelle 14.5 Fortsetzung

Was	Wie oft?	Wie?	Womit?	Verantwortlich?
Patient Sanierung Nasenvorhof Rachen Hautareale	5 Tage lang 3-mal tägl. 3-mal tägl. 1-mal tägl.	Einreiben Gurgeln Waschen, Duschen mit antisept. Mitteln	Muporicin-Salbe Chlorhexidin-Lsg. Chlorhexidin-Lsg.	Stationspersonal
Haare	1-mal tägl.	Waschen, Haare nicht fönen		
Infizierte Hautläsionen	1- bis 3-mal tägl.	Behandlung mit antisept. Salben	Muporicin Octenisept etc.	
System. Therapie Aufhebung der Isolation	Nach drei negativen Abstrichserien	Lt. Antibiogramm Entnommen an mindestens 3 Körperstellen im Abstand von 48 Stunden		Ärzte Ärzte
Verlegung eines nicht sanierten MRSA-Patienten	Sobald es möglich ist	Transportdienst, Zielinstitution, Hausarzt, Pflegedienst, Angehörige informieren. MRSA-Vermerk auf Verlegungsbericht und Krankenakte		Personal Ärzte
Personal Hygienische Händedesinfektion	Vor Betreten und vor Verlassen des Patientenzimmers, nach Kontakt mit Blut, Ausscheidungen, nach Patientenkontakt und Kontakt mit Gegenständen	Vor Betreten vor der Tür Entnahme von 3 ml, Benetzen der äußeren Türklinke, Benetzen der inneren Türklinke, dann Verreiben in den Händen; bei Verlassen des Zimmers in umgekehrter Reihenfolge	Sterillium	Personal
Überkittel	Bei Betreten des Zimmers, Wechsel alle 8 Std.	Anlegen in der Schleuse, im Patientenzimmer. Kittel bleibt im Zimmer oder wird nach Benutzung im Zimmer entsorgt	Roter Wäschesack	Personal
Mund- und Nasenschutz Kopfhaube	Bei Patientenkontakt (Pflege, Eingriffe)	Mund und Nase müssen bedeckt sein, durchfeuchteten und defekten „Schutz" sofort verwerfen	Müllbox im Patientenzimmer	Personal
Handschuhe	Bei Patientenkontakt, Kontakt mit Ausscheidungen und Gegenständen	Anziehen	Unsterile Einmalhandschuhe	Personal
Schuhe		Straßenschuhe		

Krankenhausinfektionen (nosokomiale Infektionen)

Tabelle 14.5 Fortsetzung

Was	Wie oft?	Wie?	Womit?	Verantwortlich?
Personal Gegenstände und patientennahe Flächen	1-mal täglich	Wischdesinfektion	Incidur 0,5 %	Personal
Pflege- und Untersuchungsutensilien	1-mal täglich und nach Gebrauch	Wischdesinfektion, Pflegeutensilien und Untersuchungsinstrumente bleiben im Zimmer. Angebrochene Pflegeutensilien bei Entlassung verwerfen, Untersuchungsinstrumente desinfizieren	Incidur 0,5 %	Personal
Verbandwagen		Bleibt im Flur		
Wäsche	1-mal täglich	Zeitgleicher Wechsel der Bett- und Nachtwäsche. Benutzte und unbenutzte Wäsche wird im Zimmer entsorgt	Roter Wäschesack	Personal
Müll	bei Bedarf	Bleibt im Zimmer (Abfallgruppe B)		Personal
Patienteneigene Gegenstände		Kämme, Bürsten, Hygieneartikel desinfizieren	Incidur 0,5 %	Personal
Bett		Desinfektion und Wechsel nach Sanierung	Incidur 0,5 %	Personal
Ausbruch von MRSA Meldung an das Gesundheitsamt		Betriebsarzt informieren. Nosokomiale MRSA-Fälle melden		Personal Ärzte

Sicherheit. Man geht davon aus, dass jede 3. Nosokomialinfektion durch Einhalten der Hygienerichtlinien seitens des Krankenhauspersonals vermeidbar wäre. Schätzungen zufolge sterben in Deutschland jedes Jahr etwa 20 000 Menschen an den Folgen einer im Krankenhaus erworbenen Infektion. Versuchen Sie angesichts dieser Zahlen Ihren Blick für die scheinbar kleinen, alltäglichen Hygienefehler zu schärfen. Das Durchlesen des Hygieneplanes Ihres Krankenhauses kann Ihnen hierbei eine wertvolle Hilfe sein. Prägen Sie Ihr hygienisches Handeln durch folgendes Motto: So wie ich gepflegt sein will, so pflege ich die mir anvertrauten Patienten.

Strenge und immer wieder eingeübte Hygienemaßnahmen, klare Hygienevorschriften, Überwachung der korrekten Technik aller Eingriffe und pflegerischen Maßnahmen sowie schließlich die lückenlose Dokumentation aller nosokomialen Infektionen einer Abteilung sind unerlässliche Maßnahmen, die Zahl der Infektionen zu begrenzen. Hygienefachkräfte und Hygienebeauftragte koordinieren und überwachen in enger Zusammenarbeit mit einem bakteriologischen Laboratorium und einem Krankenhaushygieniker die Hygienevorschriften.

Krankheiten durch Protozoen

Toxoplasmose

Ursache und Pathogenese

Die Toxoplasmose ist unter Wild- und Haustieren weit verbreitet. Der Erreger, Toxoplasma gondii, ist ein einzelliges Lebewesen, das sich in den Zellen des retikuloendothelialen Systems vermehrt und in der akuten Krankheitsphase eine charakteristische Sichelform zeigt. Im darauf folgenden latenten Stadium entstehen in verschiedenen Organen Zysten mit mehreren tausend rundlich-ovalen Parasiten, die jahrelang überdauern können.
Der Mensch infiziert sich durch eine Schmutz- und Schmierinfektion, durch rohes Fleisch oder bei der angeborenen Form über die Plazenta. In manchen Gebieten ist die Bevölkerung bis zu 80 % durchseucht.

Symptome

Die Infektion verläuft bei Kindern und Erwachsenen in den meisten Fällen unterschwellig oder als banaler Erkältungsinfekt. Typischere Krankheitserscheinungen treten in Form von Lymphknotenschwellungen besonders an Hals und Nacken auf, die über viele Wochen bestehen bleiben können. In einem Teil der Fälle beobachtet man Fieber, allgemeine Abgeschlagenheit, Gliederschmerzen und einen wechselnden Organbefall. Neben Bronchitis, Pneumonie, Myokarditis, Kolitis, Hepatitis und Nephritis wird gelegentlich auch eine Beteiligung des Gehirns und der Rückenmarkshäute, besonders bei Immungeschwächten (AIDS-Patienten, S. 546), beobachtet.
Die *intrauterine* Übertragung der Toxoplasmen bei einer akuten Infektion oder einer in der Schwangerschaft aktivierten Infektion führt in vielen Fällen zum Absterben der Frucht. Ausgetragene Kinder zeigen als Hinweis auf eine abgelaufene Infektion Verkalkungsherde im Gehirn, Ventrikelerweiterung und Augenfehlbildungen. Eine noch floride Entzündung äußert sich in einer Meningoenzephalitis und zahlreichen Organschädigungen.

 Ernährungs- und Gesundheitsberatung. Weisen Sie schwangere Frauen darauf hin, den Kontakt mit Katzen zu vermeiden, weil die Toxoplasmose auch durch infizierten Katzenkot übertragen wird. Daher sollten sie insbesondere nicht das Katzenklo säubern. Darüber hinaus sollten Schwangere kein rohes oder halbrohes Fleisch zu sich nehmen; Rohkost muss vor dem Verzehr mehrfach gewaschen werden.

Diagnose

Der Nachweis von Antikörpern (KBR, Sabin-Feldman-Test, Immunfluoreszenztest) und typische histologische Veränderungen (Lymphknoten), evtl. mit dem Nachweis der Erreger in dem Gewebe, sichern die Diagnose.

Therapie

Der Therapie zugänglich sind nur die akuten Phasen der Infektion. Bewährt hat sich eine Behandlung mit Sulfadiazin in Kombination mit Pyrimethamin sowie Folinsäure (über 3 Wochen). Ansteigende serologische Titer in der Schwangerschaft erfordern in den ersten Monaten eine Behandlung mit Spiramycin; ab dem 4. Schwangerschaftsmonat kann auch Daraprim eingesetzt werden.

Lambliasis

Ursache und Pathogenese

Lamblien (Giardia lamblia) sind begeißelte birnenförmige Einzeller, die das Duodenum besiedeln können. Mit dem Stuhl werden die ovalen Dauerformen ausgeschieden. Die *Übertragung* erfolgt von Mensch zu Mensch durch eine Schmutz- und Schmierinfektion.

Symptome, Diagnose und Therapie

Nur ein stärkerer Befall führt zu Beschwerden wie wechselnden Oberbauchschmerzen, Durchfallneigung und nervösen Erscheinungen.
Im frischen Duodenalsaft lassen sich die Lamblien besonders nach Magnesiumsulfatgabe (sog. B-Galle) mikroskopisch als bewegliche Einzeller nachweisen.
Therapeutisch sind Resochin oder Metronidazol gegen Lamblien wirksam.

Trichomonasis

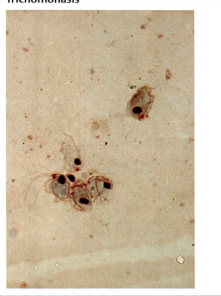

Abb. 14.8 Trichomonaden-Präparat

Trichomonasis

Ursache und Pathogenese

Trichomonas vaginalis ist ein ovaler begeißelter Einzeller, der überwiegend beim Geschlechtsakt von Mensch zu Mensch übertragen wird.

Symptome, Diagnose und Therapie

Bei Frauen führt die Trichomonasis zu einem hartnäckigen Fluor und besonders zur Zeit der Menstruation zu Reizung, Schwellung und Entzündung der Vagina und ihrer Umgebung. Männer und Frauen können an einer akuten oder chronischen Urethritis erkranken.
In Abstrichen sind die Trichomonaden mikroskopisch nachweisbar (Abb. 14.8).
Therapeutisch sprechen die Trichomonaden gut auf Metronidazol (z. B. Clont, 2 Tabletten täglich über 8 Tage) an. Eine Behandlung des jeweiligen Partners ist wichtig.

Wurmbefall
Befall mit Nematoden (Fadenwürmer)

Askaridiasis (Spulwurmbefall)

Ursache und Pathogenese

Der Spulwurm-(Ascaris-lumbricoides-)Befall ist weltweit verbreitet. Wurmbefallene Menschen scheiden die sehr widerstandsfähigen Eier mit dem Stuhl aus. Durch Kopfdüngung oder unsachgemäße Rieselfelddüngung können Gemüse und Obst verunreinigt werden. Aus den aufgenommenen Eiern schlüpfen im Dünndarm die Larven aus. Sie dringen in die Darmwand und die Darmvenen ein und gelangen mit dem Blutstrom zunächst in die Leber, dann über das rechte Herz nach 5–10 Tagen in die Lunge. Sie durchwandern die Alveolenwand, werden mit dem Flimmerstrom und durch Hustenstöße bis zum Kehlkopf befördert und erreichen durch Verschlucken nach etwa 20 Tagen wieder den Dünndarm, wo sie zu geschlechtsreifen Würmern heranreifen. Die Weibchen werden 30 cm, die Männchen 20 cm lang. Die Eiablage beginnt 70 Tage nach dem Befall.

Symptome

Die Wanderung der Larven durch die *Lunge* ruft invielen Fällen eine flüchtige umschriebene Entzündungsreaktion hervor (eosinophiles Lungeninfiltrat) mit Reizhusten, Vermehrung der eosinophilen Granulozyten im Blut, evtl. Fieber und begleitenden allergischen Hautreaktionen (Gesichtsödem), hervorgerufen durch die Stoffwechselprodukte der Würmer.
Die erwachsenen Würmer und ihre Ausscheidungsprodukte im *Darm* können Appetitlosigkeit, Nervosität, Schlafstörung, wechselnde Oberbauchbeschwerden, Stuhlunregelmäßigkeit auslösen. Empfindliche Menschen reagieren besonders beim Absterben der Würmer (Wurmkur!) mit Schocksymptomen und Krämpfen (Askaridenschock).
Mechanisch können Wurmknäuel zu einem *Ileus* führen. Würmer können in den Pankreasgang oder die Gallengänge wandern und Entzündungen und Verschlusskolik auslösen. In den Magen gelangte Würmer werden nicht selten erbrochen.

Diagnose und Therapie

Die Wurmeier lassen sich im Stuhl nachweisen. Röntgenologisch gelingt es manchmal, die Würmer nach Kontrastmittelgabe im Dünndarm darzustellen.
Therapeutisch bewährt hat sich bei Nematodenbefall Albendazol (Eskazole). Als Nebenwirkungen können Schwindel, Übelkeit und allergische Reaktionen auftreten. Für regelmäßigen Stuhlgang ist zu sorgen.

Prophylaxe

Einwandfreie Fäkalienbeseitigung, keine Kopfdüngung. Heißes Wasser (60 °C) tötet die Askarideneier ab.

Enterobiasis (Madenwurmbefall)

Ursache und Pathogenese

Der Madenwurm (Enterobius vermicularis) kommt vorwiegend bei Kindern vor. Die Würmer leben in der Ileozäkalregion bis zum Colon transversum. Die Weibchen wandern besonders nachts zum After und legen in den Afterfalten ihre Eier ab.
Die *Übertragung* erfolgt durch Staub oder den After-Finger-Mund-Weg. Ca. 40 Tage nach dem Befall erfolgt die erste Eiablage.

Symptome

Der Befall des Darmes führt nur gelegentlich zu appendizitisähnlichen Beschwerden. Die Eiablage am After ist mit Juckreiz und evtl. mit Ekzem verbunden. Die erkrankten Kinder sind in der Nachtruhe gestört und reagieren nervös. Das Eindringen der Würmer oder der Larven in die Vulva führt zu Fluor oder seltener zu Salpingitis und Endometritis.

Diagnose

Die 4 mm (Männchen) bis 10 mm (Weibchen) langen weißen Würmer sind oft auf der Kotsäule zu erkennen. Die Eier lassen sich am besten durch das mehrfache Aufpressen von Zellophanklebestreifen auf die Analhaut und anschließende Untersuchung unter dem Mikroskop nach Auftropfen von Zedernöl nachweisen.

Therapie

Molevac oder Vermox haben eine sichere Wirkung auf die Würmer. Ein erneuter Befall ist durch strenge Sauberkeit (Händewaschen, extrem kurz geschnittene Fingernägel, Analpflege, eng anliegende Höschen in der Nacht) zu vermeiden.

Trichuriasis (Peitschenwurmbefall)

Ursache und Pathogenese

Der Peitschenwurm (Trichuris trichiura) ist in tropischen und subtropischen Gebieten weit verbreitet, kommt aber auch bei uns regional gehäuft vor. Die ca. 4 cm langen Würmer bohren sich bis zu zwei Drittel in die Schleimhaut des Zäkums und des Kolons ein. Der *Übertragungsmodus* der mit dem Stuhl ausgeschiedenen Eier ist der gleiche wie bei den Spulwürmern.

Symptome, Diagnose und Therapie

Nur ein sehr starker Befall führt zu wechselnden Oberbauchbeschwerden, zu Obstipation oder auch zu Durchfallneigung sowie zu allergischen Reaktionen (Eosinophilie, Urtikarina).
Diagnose: durch Einachweis im Stuhl.
Therapie: Die Parasiten sind in der Darmmukosa schwer zu erreichen. Die Behandlung mit Mebendazol (Vermox) oder Pyrviniumbonat (Molevac) muss in vielen Fällen wiederholt werden.

Trichinose (Trichinenbefall)

Ursache und Pathogenese

Trichinella spiralis kommt in Europa und Amerika vor. Befallen werden Menschen und fleischfressende Säugetiere. Die *Übertragung* erfolgt durch rohes Fleisch (Muskulatur), das die infektionstüchtigen Larven enthält (trichinenhaltiges Schweinefleisch).
Die aufgenommenen Larven werden durch die Verdauungssäfte aus ihren Hüllen freigesetzt, wachsen in der Darmschleimhaut heran und kehren zur Kopulation wieder in das Darmlumen zurück. Die Männchen sterben ab; die Weibchen setzen nach wenigen Tagen ca. 1000 lebende Larven in der Darmwand ab, die mit dem Blut- und Lymphstrom besonders in die quergestreifte Muskulatur wandern. Hier verkapseln sich die spiralig aufgerollten Larven und werden durch eine allmählich zunehmende Verkalkung röntgenologisch sichtbar.

Symptome

Abhängig von der Stärke des Wurmbefalls treten 5–7 Tage nach dem Genuss trichinenhaltigen Fleisches Bauchschmerzen, Übelkeit, Brechreiz und Durchfälle auf. Das Einwandern der Larven in die Gewebe erfolgt etwa 30 Tage später und geht mit Fieber, heftigen Muskelschmerzen, allergischen Reaktionen, Blutungs- und Thromboseneigung sowie in schweren Fällen mit Meningoenzephalitis, Myokarditis und Kreislaufversagen einher. Unbehandelt kann die Krankheit in 10–30 % der Fälle tödlich sein.

Diagnose und Therapie

Die sicherste Diagnose ist der histologische Nachweis der Trichinenlarven aus einer Muskelprobeexzision. Antikörper (KBR, Präzipitation) werden nach ca. 10 Tagen gefunden.
Therapie: Thiabendazol (Minzolum) vermag bis zu 6 Wochen nach dem Befall die Larven noch abzutöten (2-mal 25 mg/kg über 5–8 Tage). Antihistaminika und Glukokortikoide hemmen die starken allergischen Reaktionen.

Prophylaxe

In Deutschland hat die gesetzlich vorgeschriebene Fleischbeschau der geschlachteten Schweine (Untersuchung von Muskelproben auf Trichinenlarven) die Trichinose stark zurückgedrängt. Schweine sollten nicht mit ungekochten Schlachtabfällen gefüttert werden. Pökeln und Tieffrieren tötet die Trichinenlarven nicht sicher ab, wohl aber Erhitzen auf über 65 °C.
Erkrankungs- und *Todesfälle* sind meldepflichtig.

Befall mit Zestoden (Bandwürmer)

Täniasis (Bandwurmbefall)

Ursache und Pathogenese

Taenia saginata (Rinderbandwurm) und *Taenia solium* (Schweinebandwurm) haften beim Menschen im oberen Dünndarm. Taenia saginata besitzt 4 Saugnäpfe am Kopf und erreicht etwa 10 m Länge; die Uteri in den einzelnen Bandwurmgliedern besitzen 20–35 Seitenäste. *Taenia solium* besitzt neben Saugnäpfen einen Hakenkranz, die Länge beträgt bis zu 3 m, die Zahl der Uteriseitenäste nur 6–8.
Mit dem Stuhl werden die beweglichen Bandwurmglieder einzeln oder in Ketten ausgeschieden. Werden die darin enthaltenen Eier von geeigneten Zwischenwirten (Rinder, Schweine) aufgenommen, so schlüpfen im Darm die Larven aus, dringen in die Darmwand ein und werden mit dem Blutstrom in die Organe und die Muskulatur verschleppt, wo sie zu Finnen (Zystizerken) heranwachsen und sich abkapseln. Die *Übertragung* auf den Menschen geschieht vornehmlich durch rohes Fleisch (Tatar!). 12 Wochen später sind die ersten Bandwurmglieder im Stuhl zu erwarten.

Symptome

Vielfach fehlen beim Bandwurmbefall jegliche Beschwerden. Sonst werden wechselnde Bauchbeschwerden, Gewichtsabnahme, Appetitlosigkeit und besonders bei Kindern blasses Aussehen mit halonierten Augen beobachtet. Allergische Reaktionen sind selten. In Einzelfällen wurden bei einer Appendizitis Bandwurmglieder in der Appendix gefunden.

 Sicherheit. Raten Sie Patienten mit Bandwurmbefall dringend, sich nach dem Besuch der Toilette die Hände gründlich zu waschen. Ihr Stuhl enthält Bandwurmeier, die oral aufgenommen zur Zystizerkose (s. u.) führen können. Die gängigen Händedesinfektionsmittel zerstören die Eier nur unzureichend. Tragen Sie daher im Umgang mit dem Stuhl eines betroffenen Patienten immer Handschuhe und waschen Sie hinterher Ihre Hände sehr sorgfältig.

Diagnose

In der Regel werden die sich aktiv bewegenden Bandwurmglieder von den Patienten selbst im Stuhl entdeckt. Die Eier sind meist nur spärlich im Stuhl nachweisbar.

Therapie und Prophylaxe

Niclosamid (Yomesan) und Praziquantel (Cesol) haben eine verlässliche Wirkung auf Zestoden. Die Bandwurmglieder gehen in unterschiedlich langen Ketten ab. Da der Kopf meist zerstört wird, kann der Erfolg erst durch eine Stuhlkontrolle 3–4 Monate später endgültig gesichert werden. Wegen der Gefahr einer Zystizerkose (s.unten) ist bei Taenia solium während der Wurmkur Erbrechen unbedingt zu verhüten.

◀ **Maßnahmen zur Prophylaxe des Bandwurmbefalls**

- Verbrennen ausgeschiedener Bandwurmglieder,
- Verzicht auf Weidedüngung,
- Fleischbeschau,

- kein Verzehr rohen oder ungenügend erhitzten Fleisches,
- Tiefkühlen (unter 10 °C über 5 Tage).

Zystizerkose (Zystizerkenbefall)

Ursache und Pathogenese

Bei der Zystizerkose ist der Mensch Zwischenwirt des Schweinebandwurms. Die Bandwurmglieder mit den Eiern werden mit kopfgedüngtem Gemüse aufgenommen, oder es kommt in selteneren Fällen zu einer Eigenübertragung (Erbrechen, Anus-Finger-Mund-Weg) bei Bandwurmträgern. Die Larven gelangen vornehmlich in Haut, Muskeln, Gehirn und Augen. Die nach 3–4 Jahren absterbenden Zystizerken werden von einer Kapsel umgeben und verkalken schließlich.

Symptome

Haut- und Muskelzystizerken sind als erbsen- bis haselnussgroße Knoten zu tasten. Sie verursachen nur bei starkem Befall Beschwerden in Form rheumatischer Schmerzen. Der Sitz der Zystizerken im Auge (Glaskörper, subretinal) kann Sehstörungen auslösen. Die zerebrale Zystizerkose führt zu einer basalen Meningitis, zur Ansiedlung im IV. Ventrikel oder zum Befall der Hirnrinde (Krampfanfälle).

Diagnose

- Nachweis von Finnen aus Haut-Muskel-Probeexzisionen,
- Röntgendarstellung verkalkter Zysten,
- Antikörpernachweis mittels Komplementbindungsreaktion,
- eosinophile Granulozyten im Liquor.

Therapie

Chirurgische Entfernung der Zystizerken, besonders aus Gehirn und Auge. Ist die chirurgische Therapie nicht erfolgreich, wird ein Behandlungsversuch mit Albendazol (Eskazole) in Kombination mit Dexamethason durchgeführt.

Diphyllobothrium-latum-Befall (Fischbandwurmbefall)

Ursache und Pathogenese

Verbreitungsgebiete des Fischbandwurms in Europa sind die östliche Ostsee, Seen in der Schweiz und Norditalien sowie das Donaudelta. Die Entwicklung des Bandwurms aus den Eiern erfolgt im Wasser zunächst in kleinen Krebsen und dann in Fischen, die sich von den Krebsen ernähren. Roher oder ungenügend gekochter bzw. geräucherter Fisch stellt die Infektionsquelle für den Menschen dar. Der bis zu 10 m lange Bandwurm haftet mit zwei Sauggruben im Dünndarm. Die ausgereiften Glieder sind breiter als lang.

Symptome

Bauchbeschwerden, Appetitlosigkeit und Gewichtsverlust können auftreten. Eine Vitamin-B_{12}-Mangel-Anämie (perniziöse Anämie, S. 513) kann auftreten, wenn der Bandwurm sich im Duodenum festsetzt. Wahrscheinlich entzieht der Wurm das Vitamin B_{12} der Nahrung.

Diagnose und Therapie

Einachweis im Stuhl. Nur gelegentlich findet man Gliederketten. Therapie wie bei Tänienbefall.

Echinokokkose (Echinokokkenbefall)

Unter Echinokokkose versteht man den Befall des Menschen mit Finnen zweier Bandwürmer, die vorwiegend bei Hunden, Füchsen und Katzen vorkommen.

Echinococcus-cysticus-Befall

Ursache und Pathogenese

Der Bandwurm (Echinococcus granulosus) kommt vorwiegend bei Hunden und wilden Kaninchen vor. Zwischenwirte sind Pferde, Rinder, Schafe und nur gelegentlich der Mensch über verunreinigte Lebensmittel.
Die aus den Eiern ausschlüpfenden Larven dringen in die Darmvenen ein und siedeln zu 75 % in der Leber, zu 10–20 % in der Lunge und selten in anderen Organen. Es bilden sich mit Flüssigkeit gefüllte Zysten (Hydatidenflüssigkeit). Durch Sprossung neuer Tochterzysten wachsen die Zysten und verdrängen das umgebende Gewebe. Jede Tochterzyste enthält einen Bandwurmkopf (Skolex) mit 4 Saugnäpfen und einen Hakenkranz. In Südosteuropa (Griechenland, Türkei) ist der Befall in weiten Landstrichen sehr verbreitet (Gastarbeiter!).

Die Echinokokkenblase, der sogenannte „Hülsenwurm", war bereits den Ärzten des Mittelalters bekannt. Der deutsche Zoologe von Siebold konnte 1853 durch Übertragungsversuche Zusammenhänge mit Darmwürmern von Hunden feststellen. Vogel bewies 1954, dass es verschiedene, für den Menschen pathogene Arten gibt.

Symptome

Das langsame Wachstum der Zysten kann lange Zeit ohne Beschwerden bleiben. Der Befall der Leber geht mit Druckgefühl im rechten Oberbauch und Stauung der Gallenwege (Ikterus) einher. In der Lunge führen die Zysten zu Reizhusten, Bronchitis, Pleuritis und bei Bronchusarrosion zu blutigem Sputum, das Skolizeshaken enthält. Ein Teil der Zysten heilt spontan ab und verkalkt. Austretende Hydatidenflüssigkeit (spontan, Perforation, Operation) löst einen schweren anaphylaktischen Schock aus. Ausgetretene Tochterzysten wachsen weiter.

Diagnose

- Nachweis der Zysten sonographisch, röntgenologisch oder szintigraphisch,
- Antikörpernachweis mittels Hauttest und Komplementbindungsreaktion,
- Eosinophilie.

Therapie

- Operative Entfernung der Zysten, nach Punktion evtl. mit 90 %igem Alkohol spülen,
- Versuch einer Therapie mit Mebendazol (Vermox) oder Albendazol (Eskazole).

Echinococcus-alveolaris-Befall

Ursache, Pathogenese und Symptome

Der Bandwurm (Echinococcus multilocularis) kommt bei Füchsen, Katzen und Hunden vor. Zwischenwirt ist die Feldmaus, nur sehr selten der Mensch. Der alveoläre Echinokokkus siedelt fast ausnahmslos in der Leber und sprosst mit stecknadelkopf bis erbsengroßen Tochterbläschen zerstörend in die Umgebung. Das zerstörte Lebergewebe wird durch Granulationsgewebe ersetzt. Es entsteht das Bild einer hypertrophischen Leberzirrhose.

Diagnose und Therapie

Der Echinokokkus lässt sich sonographisch, röntgenologisch, szintigraphisch und arteriographisch darstellen. Antikörper sind fast immer nachweisbar.
Therapeutisch kann die operative Entfernung versucht werden. Nachbehandlung mit Mebendazol oder Albendazol über Jahre.

Prophylaxe

- Sauberkeit im Umgang mit Hunden, Entwurmen der Hunde,
- Vorsicht beim Genuss von Bodenfrüchten in Endemiegebieten,
- sachgemäße Beseitigung von Schlachtabfällen.

Befall mit Trematoden (Saugwürmer)

Fasziolosis (Leberegelbefall)

Ursache und Pathogenese

Fasciola hepatica (Distomum hepaticum), der große Leberegel, kommt bei Rindern und Schafen vor. Aus den ausgeschiedenen Eiern entwickeln sich die Larven in bestimmten Wasserschnecken und setzen sich an Pflanzen und Gräsern ab. Durch Essen von Wasserkresse, Fallobst aus Wassergräben und wohl auch durch Verschlucken beim Baden nimmt der Mensch gelegentlich die abgekapselten Larven auf. Sie wandern durch die Darmwand und die freie Bauchhöhle zur Leber und dringen dann bis zu den Hauptgallengängen vor, in denen sie heranwachsen, die sie verstopfen und in denen sie ihre Eier ablegen.

Symptome

Der Befall mit vielen Wurmlarven ruft Fieber, Übelkeit, schmerzhafte Lebervergrößerung, hohe Bluteosinophilie (bis zu 80 %), stark beschleunigte BSG und pathologische Leberwerte hervor. Nach 2–3 Monaten kann sich ein chronisches Stadium unter dem Bild einer biliären Leberzirrhose (S. 84)

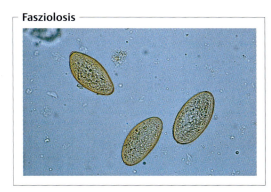

Abb. 14.9 Eier des Leberegels (Fasciola hepatica)

anschließen. Der Befall mit wenigen Larven geht meist nur mit uncharakteristischen Oberbauchbeschwerden einher und kann Monate und Jahre latent bestehen bleiben. Auch in diesen Fällen ist eine starke Eosinophilie im Blut auffällig.

Diagnose

Der Einachweis gelingt 3–4 Monate nach dem Wurmbefall aus Gallensaft und Stuhl (Abb. 14.**9**). Antikörper sind mittels Komplementbindungsreaktion nachweisbar.
Therapie mit Emetinhydrochlorid (Erwachsene), Chloroquin (Kinder), Triclabendazol (Fasinex).

Wichtige Tropenkrankheiten
Tropische Viruskrankheiten

Neben den über die ganze Erde verbreiteten Viruskrankheiten wie Masern, Poliomyelitis, Hepatitis oder Erkältungsinfekten kommen in den tropischen Gebieten Virusarten vor, die durch Insekten übertragen werden (Arboviren, S. 556). In den meisten Fällen können sich diese Viren nur in ganz bestimmten Insektenarten vermehren, so dass Erkrankungen durch sie nur im Verbreitungsgebiet dieser Insekten vorkommen.
Über 40 verschiedene Arboviren sind inzwischen bekannt geworden, die recht unterschiedliche Krankheitsbilder hervorrufen. Neben allgemeinen, oft kurz dauernden fieberhaften Infekten kommen auch schwere, tödlich verlaufende Fälle mit Enzephalitis, Hepatitis, Nephritis bzw. ausgeprägter hämorrhagischer Diathese vor.

 Lassa-Fieber, Marburg-Virus-Krankheit und Ebola-Krankheit (hämorrhagisches Fieber) haben durch eingeschleppte Fälle auch in Deutschland wieder Aktualität gewonnen.

Weitere wichtige tropische Viruskrankheiten sind Gelbfieber, Denguefieber und, auch in Südeuropa vorkommend, Pappataci-Fieber.

Gelbfieber

Ursache und Pathogenese

Erreger: Gelbfiebervirus. *Verbreitungsgebiet:* West- und Zentralafrika, Südamerika, besonders nördlich des Äquators bis Mittelamerika. *Übertragungsweg:* Als Überträger des Virus kommen in erster Linie Mücken der Gattung Aedes (Aedes aegypti) in Frage (Abb. 14.**10**). In wenig besiedelten Gebieten stellen Affen das Virusreservoir dar (Dschungel- und Buschgelbfieber), sonst der Mensch (Stadtgelbfieber). *Inkubationszeit:* 3–6 Tage.

Symptome

Der Beginn ist akut mit schwerem Krankheitsgefühl, Kopf- und Gliederschmerzen sowie Fieberanstieg. Nach einer kurz dauernden Remission folgen die Zeichen der Leberschädigung (Ikterus) und der Nierenschädigung (Proteinurie, Oligurie, Kreatinin-Anstieg). Das Blutbild zeigt eine deutliche Leukozytopenie; eine Störung der Blutgerinnung kann zu Haut- und Schleimhautblutungen führen. Neben leichten Verläufen kann das Gelbfieber innerhalb von 10 Tagen durch Leber-, Nieren- und Kreislaufversagen zum Tode führen.

Diagnose, Therapie und Prophylaxe

Diagnose durch klinisches Bild nach Aufenthalt in endemischen Gelbfiebergebieten, Nachweis neutralisierender Antikörper. Die Therapie ist symptomatisch.
Als Prophylaxe dienen Gelbfieberschutzimpfung und Mückenbekämpfung.

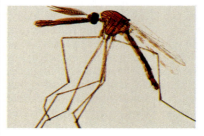

Abb. 14.**10** Wichtigster Überträger: Aedes aegypti (Männchen)

Denguefieber (7-Tage-Fieber)

Ursache und Pathogenese
Erreger: Denguevirus, 4 Typen. *Verbreitungsgebiet:* Mittelmeergebiet, Südostasien, Australien, Karibik. Reisende in diese Gebiete sind gefährdet (Thailand). *Übertragungsweg:* Von Mensch zu Mensch durch Aedes-Mücken. *Inkubationszeit:* 5–7 Tage.

Symptome
Das Denguefieber beginnt plötzlich mit besonders heftigen Kopf-, Muskel- und Gelenkschmerzen sowie schnellem Fieberanstieg mit zum Teil katarrhalischen Erscheinungen. Nach 2–3 Tagen sinkt das Fieber kurzfristig ab, und es folgt ein zweiter Fieberschub mit einem vielgestaltigen Exanthem. Deutliche Leukozytopenie, Thrombozytopenie, Bradykardie und Hypotonie kennzeichnen weiter das Krankheitsbild.
In einem Teil der Fälle, besonders bei Reinfektion, kommt es zu einem hämorrhagischen Fieber mit schweren Haut- und Schleimhautblutungen sowie zum Kreislaufschock, der tödlich enden kann.

Diagnose und Therapie
Klinisches Bild und Antikörpernachweis dienen der Diagnose. Die Therapie ist rein symptomatisch.
Bei hämorrhagischem Dengue-Fieber ist schon der *Krankheitsverdacht* meldepflichtig.

Pappataci-Fieber (Sandfliegen-Fieber)

Ursache und Pathogenese
Erreger: Pappataci-Virus, 2 Typen. *Verbreitungsgebiet:* Mittelmeergebiet, trockene Zonen in Afrika, Vorderer Orient und Asien. *Übertragungsweg:* Von Mensch zu Mensch durch kleine Mücken (Phlebotomen, Sandfly; Abb. 14.11).

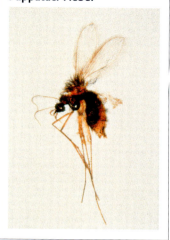

Abb. 14.11 Phlebotomus pappataci überträgt das Virus von Mensch zu Mensch

Inkubationszeit: 3–6 Tage.

Symptome
Die Erkrankung beginnt plötzlich mit Fieber, Kopfschmerzen, Augenschmerzen, Konjunktivitis, Nacken- und Gliederschmerzen. Katarrhalische Zeichen und Diarrhö kommen vor. Leukozytopenie und Bradykardie sind auffällig. Innerhalb einer Woche normalisiert sich die Körpertemperatur. Anschließend können enzephalitische und meningitische Symptome auftreten. Die Rekonvaleszenz ist verzögert mit lang anhaltenden Kopfschmerzen. Die Prognose ist gut.

Diagnose und Therapie
Klinisches Bild und Antikörpernachweis zur Diagnosestellung. Die Therapie ist symptomatisch

Bakteriell bedingte Tropenkrankheit

Lepra (Aussatz)

Ursache und Pathogenese
Erreger: Mycobacterium leprae, säurefestes, gramnegatives Stäbchen, dem Tuberkelbakterium ähnlich. *Verbreitungsgebiet:* vorwiegend Afrika, Herde in Asien, Südosteuropa, Vorderer Orient sowie Mittel- und Südamerika. *Übertragungs- und Ausbreitungsweg:* direkter Kontakt von Mensch zu Mensch bei geringer Kontagiosität. Der Entzündungsprozess breitet sich chronisch von der Haut aus, bezieht die Hautanhangsgebilde, Gefäße und Nerven mit ein und kann bei schlechter Immunitätslage auf die tieferen Gewebe (Knorpel, Knochen) übergreifen. *Inkubationszeit:* 6 Monate bis 30 Jahre, im Mittel 1 Jahr.

Symptome

Schleichend entwickeln sich zunächst blasse oder bräunlich rote Hautflecken. Bei der *lepromatösen Form* (starker Bakterienbefund, schlechte Immunitätslage) beginnen die Herde oft im Gesicht, begleitet von chronischem Schnupfen. Die Infiltrate führen zu knolligen Verdickungen. Versiegen der Schweißsekretion, Haarausfall, Sensibilitätsstörung, trophische Störungen und eine allmähliche Ausbreitung der Entzündung in die Tiefe mit Zerstörung von Haut und Knochen kennzeichnen das chronische Bild. Sekundärinfektionen und trophische Störungen bewirken die charakteristischen Verstümmelungen (Abb. 14.**12**). Absiedlungen in die inneren Organe und septische Prozesse können das Leben beenden.

Bei der *tuberkuloiden Form* (wenig Bakterien, gute Immunitätslage) ist der Prozess begrenzter. Beteiligung der peripheren Nerven, trophische Störungen und Sekundärinfektionen können aber auch hier zu Verstümmelungen führen.

Dazwischen gibt es Übergangs-(Borderline-)Formen.

Diagnose und Therapie

Der Bakteriennachweis aus Nasensekret, Hautabstrich oder Probeexzisionsmaterial in Verbindung mit dem histologischen Bild sichert die Diagnose. Der Lepromin-Hauttest gibt Auskunft über die Immunitätslage (Lepromin = Bakterienextrakt).

Therapie: Mit einer Kombinationstherapie (Rifampicin-Isoniazid-Protionamid-Dapson) über 2 Jahre ist die Lepra heute in vielen Fällen heilbar. Rifampicin-Isoniazid und Cotrimoxazol über nur 2 Monate gegeben haben denselben Effekt. Mit diesen Kombinationen werden gleichzeitig die Tuberkulose und auch opportunistische Infektionen bei AIDS (S. 546) mitbehandelt.

Lepra

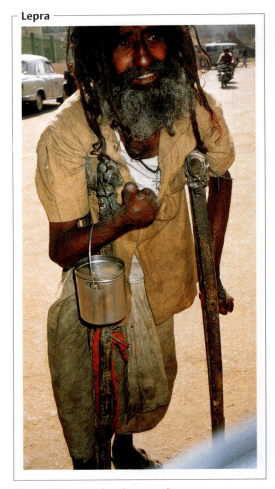

Abb. 14.**12**   Leprakranker in Indien

Prophylaxe

Isolierung bakterienreicher Fälle, BCG-Impfung zur Änderung der Reaktionslage.

Tropenkrankheiten durch Protozoen

Malaria

Ursache und Pathogenese

Verbreitungsgebiet: Die Malaria gehört immer noch zu den weit verbreiteten Infektionskrankheiten in den tropischen und subtropischen Zonen.

Erreger: Die Erreger der Malaria sind Plasmodien (Einzeller = Protozoen), die durch weibliche Mücken der Gattung Anopheles auf den Menschen übertragen werden.

Übertragungsweg: Die beim Saugakt von der Mücke aufgenommenen Geschlechtsformen der Malariaerreger durchlaufen in der Mücke einen

Tropenkrankheiten durch Protozoen

Malaria

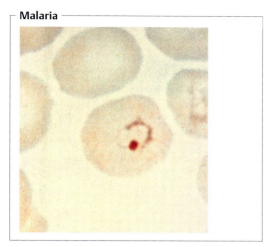

Abb. 14.**13** Plasmodium vivax, Ringform

Malariaerreger

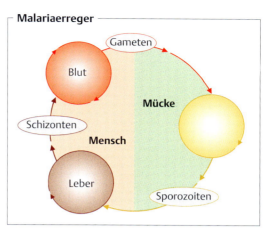

Abb. 14.**14** Entwicklungszyklus der Erkrankung

Entwicklungszyklus und werden beim Stich der Mücke mit dem Speichel auf den Menschen übertragen.
Die Erreger (Sporozoiten) gelangen zunächst in die Leber. In den Leberzellen vermehren sie sich durch Teilung (Schizogonie) über mehrere Generationen. Nach 1–2 Wochen erfolgt der Befall des Bluts. In den roten Blutkörperchen wachsen die Erreger (jetzt Schizonten genannt) zu 10–20 Merozoiten heran. Mit dem Platzen der Erythrozyten werden die Erreger frei und befallen neue Erythrozyten. Das Heranwachsen geschieht nach 2–3 Teilungsphasen synchron, so dass in regelmäßigem Rhythmus durch die Stoffwechselprodukte, die beim Platzen der Erythrozyten frei werden, Fieberschübe auftreten. Nach mehreren Vermehrungszyklen treten Geschlechtsformen der Erreger (Gameten) auf, die sich, von Mücken beim Blutsaugen aufgenommen, wieder weitervermehren können (Abb. 14.**14**).
Inkubationszeit: Die Inkubationszeit der Malaria beträgt je nach Stärke des Befalls 8–20 Tage, bei der Malaria quartana auch bis zu 40 Tagen. Gelegentlich wird eine überlange Inkubationszeit von $1/2$ Jahr beobachtet.

Formen der Malaria

Drei Malariaformen werden unterschieden:

- Bei der *Malaria tertiana* vermehren sich die Plasmodien im 48-Stunden-Rhythmus, so dass alle 2–3 Tage ein Fieberschub auftritt. In den Erythrozyten erscheinen die Plasmodien zunächst als Ringformen (Abb. 14.**13**); durch Teilung entstehen 16–20 Merozoiten. Die Erythrozyten selbst sind vergrößert und zeigen bei der Färbung nach Giemsa eine typische rosa Tüpfelung (Schüffner-Tüpfelung).
- Bei der *Malaria quartana* entsteht ein 72-Stunden-Rhythmus. Die heranwachsenden Parasiten ziehen nach der Ringform zunächst bandförmig durch die Erythrozyten, ehe sie sich zu 8–12 gänseblumenartig angeordneten Merozoiten teilen.
- Bei der *Malaria tropica* wachsen die Parasiten im 48-Stunden-Rhythmus heran, jedoch meist ohne Synchronisation, so dass ein unregelmäßiger Fiebertyp vorherrscht. Die befallenen Erythrozyten haften in den kleinen Kapillaren, besonders des Gehirns, des Herzens und der Nieren, so dass im peripheren Blut nur die jungen, oft zweikernigen Ringformen und später die apfelsinenscheibenartigen Gametenformen zu finden sind.

Symptome

Das Krankheitsbild beginnt mit Fieber, Kopf- und Gliederschmerzen sowie Übelkeit und Erbrechen. Nach wenigen Tagen stellen sich die typischen Malariaanfälle mit Schüttelfrost, schnellem Fieberanstieg (40 °C und mehr) und nach wenigen Stunden kritischem Fieberabfall unter Schweißausbruch ein (Abb. 14.**15**). Zwischen den Fieberanfällen ist das Allgemeinbefinden relativ gut. Als Zeichen der Hämolyse findet man Bilirubin- und LDH-Erhöhung im Serum, Urobilinogenausscheidung im Urin sowie Leber- und Milzschwellung. Der Kreislauf ist labil; Proteinurie, Leukozyturie und Erythrozyturie weisen auf eine Beteiligung der Nieren hin.

14 Infektionskrankheiten

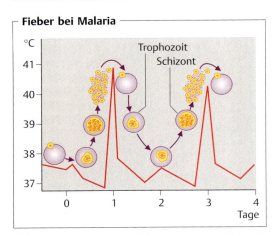

Abb. 14.15 Fieber in Abhängigkeit vom Entwicklungsstadium bei Plasmodium vivax (nach van Soest/Kretschmer)

Bei der gefährlichen Malaria tropica kann sich durch die Verstopfung der Kapillaren und durch eine sich rasch entwickelnde Hämolyse in wenigen Tagen ein zerebrales Koma entwickeln, das durch Herz- und Nierenschädigung (toxischischämisch) und eine allgemeine Blutungsneigung (Verbrauchskoagulopathie, S. 534) kompliziert wird und ohne frühzeitige Behandlung oft tödlich endet.

Patientenbeobachtung. In Deutschland trifft man am häufigsten auf Patienten mit eingeschleppter Malaria tropica, der gefährlichsten Malariaform. Die Betroffenen wirken oft auf den ersten Blick gesund, sind sonnengebräunt, was leicht darüber hinwegtäuscht wie ernsthaft sie erkrankt sind. In der Pflege hat die Patientenbeobachtung oberste Priorität: Kontrollieren Sie engmaschig die Körpertemperatur, um einen Überblick über den Fieberverlauf zu erhalten. Der Früherkennung von Herz- oder Kreislaufkomplikationen dient die engmaschige Bestimmung von Puls und Blutdruck. Bilanzieren Sie Ein- und Ausfuhr, damit eine Nierenbeteiligung rechtzeitig erkannt wird. Neben der Beobachtung des Bewusstseins achten Sie auch auf Zeichen einer Blutung, weil bei Patienten mit Malaria als Komplikation eine Verbrauchskoagulopathie eintreten kann.

Neben den sich manchmal über mehrere Wochen hinziehenden Frührezidiven können bei der Malaria tertiana bis zu 3 Jahren, bei der Malaria quartana bis zu 10 Jahren und bei der Malaria tropica bis zu 1 Jahr *Spätrezidive* auftreten.

Diagnose

Bei jedem unklaren Fieber bei Patienten, die sich in tropischen oder subtropischen Gebieten aufgehalten haben, ist an Malaria zu denken. Die Diagnose wird durch den Nachweis der Plasmodien im Blutausstrich und Dicken Tropfen gestellt. Antikörper lassen sich mittels Komplementbindungsreaktion und Immunfluoreszenztest nachweisen. Für die Malaria tropica steht neuerdings ein Schnelltest zur Verfügung.

Therapie

 Die Behandlung und Prophylaxe der Malaria wird durch die zunehmende Resistenz der Erreger gegen fast alle Mittel erschwert.

Besonders problematisch ist die Resistenzentwicklung von Plasmodium falciparum (Malaria tropica) in weiten Teilen Afrikas, im Amazonasbecken und in Teilen Ostasiens. Bei Erkrankungen in diesen Gebieten sollte die Primärbehandlung mit Lariam oder Halfan erfolgen. Halfan eignet sich auch als „Stand-by-Präparat" zur Notfallselbstbehandlung.
Sonst gibt man Chloroquin (Resochin) in Form einer Stoßtherapie mit 2,5 g Base in 3 Tagen. Zur Vernichtung der Gameten und der Gewebsformen gibt man anschließend 1 Tablette Primaquin täglich über 2 Wochen. In schweren Fällen (Malaria tropica) weitere Malariamittel wie Chinin, Daraprim, Fansidar oder Lariam, die auch bei Chloroquinresistenz zum Einsatz kommen. Herz und Kreislauf, Nierenfunktion und Atmung sind zu überwachen, die Anämie durch eine Transfusion auszugleichen.

Prophylaxe

Von 2 Wochen vor dem Beginn bis 6 Wochen nach Beendigung der Reise in ein Malariagebiet mit nicht ausgeprägter Resistenz und Vorherrschen von Malaria tertiana und quartana sind 2 Tabletten Resochin wöchentlich zu nehmen. Die Wirkung kann durch die Einnahme von zweimal 1 Tablette Paludrine täglich gesteigert werden.
Bei starker Exposition wird die doppelte Dosis empfohlen, in den Risikogebieten empfiehlt sich die Prophylaxe mit Lariam.
Die Entwicklung eines wirksamen Impfstoffs ist bisher nicht gelungen.

Schlafkrankheit

Ursache und Pathogenese

Erreger: Trypanosomen (Trypanosoma brucei gambiense, rhodesiense). *Überträger:* Tsetsefliegen. *Übertragungs- und Ausbreitungsweg:* Mit dem Blutsaugen übertragen die Stechfliegen die Erreger von Mensch zu Mensch. Nach Vermehrung an der Stichstelle befallen die Trypanosomen das Blut- und Lymphsystem sowie nach einiger Zeit auch das Liquorsystem. Durch immunologische Abwehrreaktionen werden die Erreger abgetötet. Die frei werdenden Toxine schädigen Gehirn (Meningoenzephalitis) und andere Organe.

Symptome

Dem entzündlichen Infiltrat an der Stichstelle folgt eine Anschwellung der regionalen Lymphknoten und nach 2–3 Wochen ein unregelmäßiges Fieber. Allmählich tritt die Organschädigung zutage: Leber- und Milzschwellung, Proteinurie, Anämie, Orchitis, Tachykardie. Zunehmende Erschöpfung, neurologische Ausfälle, Lethargie, Schlafbedürfnis leiten über zu Verwahrlosung, extremer Abmagerung, Sekundärinfektionen und schließlich zum Tode.

Diagnose, Therapie und Prophylaxe

Erregernachweis aus Primäraffekt, Blut, Lymphknotenpunktat und Liquor; Antikörpernachweis im Serum. Suramin oder Pentamidin als Therapie in der Frühphase, Tryparsomid oder Mel B nach Befall des Zentralnervensystems. Chemoprophylaxe mit Pentamidin, prophylaktische Fliegenbekämpfung.

Chagas-Krankheit

Ursache und Pathogenese

Erreger: Trypanosoma cruzi. *Überträger:* Blutsaugende Raubwanzen (Triatomen). *Übertragungs- und Ausbreitungsweg:* Die mit dem Kot ausgeschiedenen Erreger gelangen durch Stich- und Kratzwunden in die Haut und nach erster Vermehrung über den Blutweg in die Herz- und Skelettmuskulatur, in das retikuloendotheliale System oder auch ins Gehirn, wo sie chronische Entzündungsprozesse auslösen.

Symptome

Besonders bei Jugendlichen findet man die akute Verlaufsform mit Entzündung an der Eintrittspforte (Lidödem), unregelmäßigem Fieber, allergischen Reaktionen (Urtikaria, Ödem) und Lymphknotenschwellung. In schwer verlaufenden Fällen können Herz- und Kreislaufversagen oder eine Meningoenzephalitis zum Tode führen.
Häufiger ist ein chronischer Organbefall mit Myokarditis, Leber- und Milzschwellung sowie unterschiedlich ausgeprägten zerebralen Schädigungen.

Diagnose, Therapie und Prophylaxe

Erregernachweis aus Blut- oder Lymphknotenpunktat, evtl. in trypanosomenfreien Wanzen, die man an infizierten Menschen saugen lässt (Xenodiagnose). Antikörpernachweis im Serum. Therapie mit Lamit (Nifurtimox) oder Rochagan (Benznidazol), Antibiotika. Prophylaxe durch Wanzenbekämpfung.

Leishmaniasen

Erreger: verschiedene Leishmanienarten, die unterschiedliche Krankheitsbilder hervorrufen. *Überträger:* weibliche Mücken der Gattung Phlebotomus (Sandfliegen), die nachts Blut saugen. Das Erregerreservoir stellen Haus- und Wildtiere dar.

Orientbeule (kutane, mukokutane Leishmaniase)

Ursache und Pathogenese

Erreger: Leishmania tropica. *Verbreitungsgebiet:* Vorderer Orient, Mittelmeerraum, Ostasien, Afrika, spärlich in Südamerika. *Ausbreitungsweg:* ortsständige Vermehrung in der Haut.

Symptome

Nach Tagen bis Monaten entwickelt sich an der Stichstelle aus einer kleinen juckenden Papel allmählich ein ausgedehntes, schmerzloses, zerklüftetes Geschwür mit infiltrierten Rändern. Nach etwa 1 Jahr heilt das Geschwür unter Narbenbildung spontan ab.

Kala-Azar

Ursache und Pathogenese

Erreger: Leishmania donovani. *Verbreitungsgebiet:* wie Orientbeule, im Mittelmeerraum bis Spanien, Südfrankreich, Italien und Griechenland reichend. *Ausbreitungsweg:* Vermehrung in den Zellen des retikuloendothelialen Systems (Milz, Leber, Knochenmark).
Nach einer *Inkubationszeit* von 2 Wochen bis zu 6 Monaten setzt ein schleichendes Krankheitsbild mit Fieber, Abgeschlagenheit, Leber- und Milzschwellung und schweren Blutbildveränderun-

gen (Leukozytopenie, Anämie, Thrombozytopenie) ein. Durch Thrombozytenmangel und Gerinnungsstörungen treten Hautblutungen (Kala-Azar = schwarze Krankheit) auf. Herzmuskelschaden, Enterokolitis und eine allgemeine Infektabwehrschwäche können das Leben gefährden.

Südamerikanische Haut- und Schleimhautleishmaniase

Ursache und Pathogenese

Erreger: Leishmania brasiliensis. *Verbreitungsgebiet:* Mittel- und Südamerika. *Ausbreitungsweg:* Übergreifen von der Haut auf die tieferen Gewebsschichten. Eine direkte Übertragung von Mensch zu Mensch ist möglich.

Symptome und Diagnose

Zunächst entsteht eine Geschwürsbildung ähnlich der Orientbeule. Dann greift der Prozess auch auf die Schleimhäute, den Knorpel und den Knochen über und kann, über Jahre sich hinziehend, zu schweren Gewebszerstörungen führen.
Diagnostisch Erregernachweis aus Knochenmark, Milz, Leber; Antikörpernachweis im Serum.

Therapie

5-wertige Antimonpräparate (Pentostam, Glucantime) bei den viszeralen Formen, Chloroquin, Paromomycin-Harnstoff-Salbe bei den kutanen Formen, ggf. chirurgische Entfernung.

Amöbiasis

Ursache und Pathogenese

Erreger: Entamoeba histolytica. *Verbreitungsgebiet:* vorwiegend tropische und subtropische Gebiete.
Übertragungs- und Ausbreitungweg: Die mit dem Stuhl ausgeschiedenen Dauerformen der Amöben (vierkernige Zyste) sorgen über verunreinigtes Wasser oder Lebensmittel für die Verbreitung von Mensch zu Mensch. Aus der Zyste geht im Darm die Minutaform hervor, die Wochen und Monate ohne Krankheitszeichen das Darmlumen besiedeln kann. Unter der Einwirkung weiterer schädigender Faktoren (Darminfektion, Klima- und Reisestress u.a.) wandelt sich die Minutaform zur Magnaform, dringt in die Darmwand ein und löst einen nekrotisierenden Entzündungsprozess aus. Von konfluierenden unterminierten Geschwüren geht die Entzündung in die Tiefe. Durch Einbruch in die Gefäße erfolgt die Verschleppung in die Leber.

Symptome

Die Erkrankung beginnt meistens akut mit Bauchschmerzen, glasig-blutigen Schleimbeimengungen zum Stuhl, der durchfällig wird und in schweren Fällen schließlich nur aus himbeergeleeartigem Schleim besteht. Nach Abklingen der akuten Durchfallsphase bleiben oft Wochen und Monate uncharakteristische Bauchschmerzen und eine Neigung zu Rezidiven (durch Diätfehler, körperliche Überbelastung usw.) zurück. Im Darm können sich tumorartige Verdickungen entwickeln (Amöbome).
Die Absiedlung der Amöben in die Leber macht sich meist erst nach Monaten durch Druckgefühl im Oberbauch, dyspeptische Beschwerden und Lebervergrößerung bemerkbar. Nach einer diffusen Entzündungsreaktion in der Leber (Amöbenhepatitis) entwickelt sich ein Leberabszess, der Kindskopfgröße erreichen kann.

> Durch Perforation in die Bauchhöhle oder in die Pleura entstehen lebensbedrohliche Zustände.

Diagnose

- Nachweis der Amöben im Stuhl oder in Probeexzisionen aus dem Darm,
- Nachweis von Antikörpern im Serum,
- Darstellung des Leberabszesses (Sonographie, Szintigraphie, CT).

Therapie

1. Medikamente, die auf die Darmlumenform wirken (Diloxanidfuorat),
2. Medikamente, die auf die Gewebsform wirken (Metronidazol, beim Leberabszess zusätzlich Chloroquin, Nachbehandlung mit Diloxanidfuorat).

Tropische Wurmkrankheiten

Bilharziose (Schistosomiasis)

Ursache und Pathogenese

Erreger und Verbreitungsgebiet: Die Würmer leben als Pärchen in den Blutgefäßen, wobei das größere Männchen das fadenförmige Weibchen umschließt (Abb. 14.**16**).
Drei Arten sind weltweit (ca. 200 Mill. Infizierte) verbreitet:

- Schistosoma haematobium in Afrika und Vorderasien,
- Schistosoma mansoni in Afrika und Südamerika,
- Schistosoma japonicum in Ostasien.

Entwicklungszyklus und Übertragungsweg: Aus den mit Stuhl und Urin ausgeschiedenen Eiern schlüpfen im Wasser die Larven (Mirazidien) aus und entwickeln sich in Schnecken weiter. Die im Wasser frei umherschwimmenden voll entwickelten Larven (Zerkarien) vermögen die menschliche Haut zu durchdringen. Auf dem Lymph- und Blutweg gelangen sie zu den Pfortadervenen, reifen zu geschlechtsreifen Würmern heran und suchen, zu Paaren vereint, die Mesenterial- und Darmvenen (Sch. mansoni, Sch. japonicum) oder die Urogenitalvenen (Sch. haematobium) auf. Leber-, Lungen- oder Gehirngefäße werden seltener befallen.
Um die verstopften Venen entstehen Infiltrate und Fremdkörpergranulome. Die Eier können durch Enzymabsonderung die Blasen- und Darmwand durchdringen und so ausgeschieden werden.

Symptome

Beim Eindringen der Larven durch die Haut können flüchtige Reizerscheinungen auftreten (Zerkariendermatitis). 4–7 Wochen später entwickelt sich ein febril-allergisches Stadium mit Ödem, Urtikaria, Gliederschmerzen, Leber- und Milzschwellung, Bronchitis, Darmstörungen und Bluteosinophilie als erste Reaktionen auf den *Befall der Organe* mit den Würmern und Eiern. Das anschließende chronische Stadium kann sich über Wochen und Monate hinziehen:

- Die *Urogenitalbilharziose* ist gekennzeichnet durch Blasenbeschwerden und pathologischen Urinbefund mit Leukozyten, Erythrozyten und evtl. Wurmeiern (ab dem 40. Tag). Zystoskopisch ist die Blasenwand gerötet und verdickt; die Entzündungsreaktionen und die Wurmeier sind als helle Knötchen mit rotem Hof zu erkennen. Sekundärinfektionen können hinzutreten. Eine karzinomatöse Entartung (20 %) ist gefürchtet.
- Die *Darmbilharziose* verursacht je nach Stärke des Befalls Bilder von dyspeptischen Beschwerden bis zur schweren ulzerierenden Kolitis. Auch hier sind rektoskopisch die Eigranulome zu erkennen.
- Die *hepatolienale Bilharziose* führt zu einer beträchtlichen Vergrößerung von Leber und Milz. Die zunehmende Fibrosierung der Eigranulome bewirkt das Bild einer Leberzirrhose mit Pfortaderstauung.
- Die *Lungenbilharziose* ist im Röntgenbild erkennbar an einer miliaren Zeichnung und später an Infiltratbildungen sowie an den bronchitischen Zeichen und einer zunehmenden Rechtsherzbelastung.
- Die *Gehirnbilharziose* weist das Bild einer Meningoenzephalitis oder eines Herdgeschehens im Gehirn auf.

Diagnose

Einachweis in Stuhl, Urin oder Biopsiematerial (Zystoskopie, Rektoskopie). Eier von Schistosoma mansoni besitzen einen Seitenstachel (Abb. 14.**17**), von Schistosoma haematobium einen Endstachel, von Schistosoma japonicum keinen Stachel. Antikörper sind nach wenigen Wochen nachweisbar.

Therapie

Praziquantel (Biltricide, Cesol) wirkt auf alle drei Schistosoma-Arten. Die Eier haben nur eine kurze Lebensdauer. Der Erfolg der Kur ist über $1/2$ Jahr zu kontrollieren.

Erreger der Bilharziose

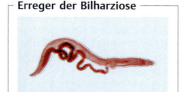

Abb. 14.**16** Schistosoma mansoni, Wurmpärchen. Das größere Männchen umschließt das fadenförmige Weibchen

Schistosoma mansoni

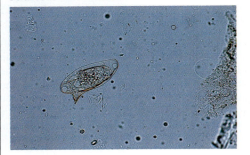

Abb. 14.**17** Mikroskopisches Präparat der Eier mit Seitenstachel

Prophylaxe

Behandlung der Eiausscheider, Freihalten der Gewässer von Fäkalien, Vernichtung der Zwischenwirtsschnecken, Meiden verseuchter Gewässer.

Patienteninformation. Die Süßwasserschnecken befinden sich in warmen, stehenden Süßgewässern auch in touristisch erschlossenen Gegenden um das Mittelmeer, in Afrika und in der Karibik. Raten Sie Menschen, die dorthin verreisen, niemals ihre Haut in Kontakt mit den beschriebenen Gewässern kommen zu lassen; die Zerkarien brauchen nur kurze Zeit zum Eindringen.

Filariosen

Filarien, schlanke Nematoden, werden von Blut saugenden Insekten, in denen sie einen Entwicklungszyklus durchlaufen, übertragen. 4 Filarienarten führen beim Menschen zu Erkrankungen.

Befall mit Wuchereria bancrofti und Brugia malayi

Ursache und Pathogenese

Beide Filarienarten rufen gleichartige, durch Lymphangitis und Lymphstauung gekennzeichnete Krankheitsbilder hervor. Sie werden durch Mücken übertragen.
Wuchereria bancrofti ist im Vorderen Orient, in Ostasien, Australien, Afrika, in der Südsee und teilweise auch in Mittel- und Südamerika verbreitet.

Brugia malayi wird in begrenzten Gebieten Ostasiens gefunden und kann auch Katzen und Affen befallen.
Die mit dem Stich übertragenen Filarien wachsen im Gewebe heran und wandern in den Lymphbahnen in das Körperinnere, wo sie zu Entzündungsreaktionen in den Lymphgefäßen und Lymphknoten führen. Nach etwa einem Jahr treten erstmals junge Filarien (Mikrofilarien) auf, die sich tagsüber im Lungenkapillarnetz aufhalten und nachts in die Blutbahn ausgeschwemmt werden.

Symptome

Monate nach dem Befall machen sich Juckreiz, Lymphknotenschwellungen, nächtlicher Hodenschmerz und Taubheitsgefühl in den Extremitätenbemerkbar. Neben allergischen Reaktionen ist der weitere Verlauf durch rezidivierende Entzündungen und Abflussbehinderung der Lymphwege gekennzeichnet. Groteske Stauungen (Elephantiasis, Lymphskrotum) können schließlich auftreten. Hinzukommende Sekundärinfektionen führen im Endstadium zum Tod.

Diagnose und Therapie

Der Mikrofilariennachweis erfolgt aus einem nächtlichen Blutausstrich.
Therapie: Diäthylcarbamazin (Hetrazan) tötet die Mikrofilarien und zum Teil auch die erwachsenen Würmer ab, mehrere Kuren sind deshalb zu empfehlen.

Befall mit Loa-Loa

Ursache und Pathogenese

Loa-Loa ist im tropischen Regenwald Afrikas verbreitet. Überträger sind Bremsen. Die Filarien befallen das Unterhautbindegewebe; ihre Larven treten nach Monaten bis Jahren erstmals auf und schwärmen tagsüber ins Blut aus.

Symptome, Diagnose und Therapie

1 – 2 Jahre nach dem Befall kommt es zu ödematösen Hautschwellungen, Pruritus und juckenden Knötchen. Gelegentlich sind unter der Haut oder auch mitunter in der Konjunktiva die geschlängelten Filarien zu erkennen. Die Lebensdauer der Filarien beträgt bis zu 15 Jahren.
Diagnose: Nachweis der Filarien im Auge oder seltener der Mikrofilarien im Blut. Antikörpernachweis mittels Komplementbindungsreaktion.
Therapie: Hetrazan, gleichzeitig Glukokortikoide und Antihistaminika gegen die allergischen Reaktionen.

Befall mit Onchocerca volvulus

Ursache und Pathogenese

Die Onchozerkose ist in Mittelafrika, Venezuela und Guatemala verbreitet und wird durch Kriebelmücken (Simulien) übertragen. Die bis zu 50 cm langen erwachsenen Würmer liegen aufgeknäuelt in der Unterhaut; die Mikrofilarien wandern über große Strecken im Bindegewebe der Haut.

Symptome, Diagnose und Therapie

Es entwickeln sich über 1–2 Jahre schmerzlose linsengroße Bindegewebsknoten. Die wandernden Mikrofilarien rufen stark juckende und allmählich sklerosierende Hautreaktionen hervor. Auch die Augen können befallen werden, wenn die Knoten (Filarien) am Kopf sitzen (Blindheit).
Diagnose: Nachweis der Mikrofilarien in der Haut und im Auge, Nachweis der Filarien in den Knötchen.
Therapie: Chirurgische Entfernung der Knoten. Ivermectin und auch Hetrazan wirken auf die Mikrofilarien, während Suramin (Germanin) auch auf die erwachsenen Würmer wirkt.

Ankylostomiasis

Ursache, Pathogenese und Epidemiologie

Erreger und Verbreitungsgebiet: Die Hakenwurmkrankheit ist über die ganze Erde in feuchtwarmen Gebieten bis zum 30. Breitengrad beiderseits des Äquators verbreitet. Ein Fünftel der Erdbevölkerung ist befallen. In Deutschland sind in den Bergwerken (Wärme, Feuchtigkeit, O_2-Zutritt) Erkrankungen aufgetreten.
Zwei Hakenwurmarten kommen beim Menschen vor:

- Ancylostoma duodenale und
- Necator americanus.

Übertragung und Entwicklungszyklus: Aus den Eiern entwickeln sich die Larven unter günstigen klimatischen Bedingungen im Erdboden. Sie bohren sich aktiv durch die Haut, wandern über die Lymphbahnen und das rechte Herz in die Lungenkapillaren, durchbohren die Alveolenwand und erreichen mit verschlucktem Bronchialsekret den Dünndarm, wo sie sich mit dem dünneren vorderen Ende in die Darmwand einbohren und Blut saugen. Nach etwa 6 Wochen erscheinen die ersten Eier im Stuhl.

Symptome

An der Eintrittspforte der Larven können juckende Papeln entstehen. Die Wanderung durch die Lunge löst bronchitische Symptome aus. Der Darmbefall verursacht uncharakteristische Bauchbeschwerden, Appetitlosigkeit, Blähungen und Durchfallneigung. Allergische Reaktionen (Ödeme, Eosinophilie) werden immer beobachtet. Bei starkem Befall kommt es zu einer Eisenmangelanämie durch den chronischen Blutverlust. Es resultiert eine allgemeine Resistenzminderung gegenüber weiteren Noxen.

Diagnose, Therapie und Prophylaxe

Diagnose: durch Einachweis im Stuhl.
Therapie: Albendazol (Eskazole), Mebendazol (Vermox), Pyrantelpaomat (Helmex) oder auch Thiabendazol (Minzolum) haben eine verlässliche Wirkung.
Prophylaxe: Hygienisch einwandfreie Abortanlagen, Entwurmung der Bevölkerung, Fußbekleidung.

Paragonimiasis

Ursache und Pathogenese

Paragonimus westermani, der Lungenegel, ist in Ostasien verbreitet. Gelangen Paragonimuseier ins Wasser, so schlüpfen die Larven aus und entwickeln sich zunächst in Schnecken und dann in Krabben und kleinen Krebsen zu infektionstüchtigen Larven. Der Mensch wird durch rohe Krabben- und Krebsgerichte befallen. Die Larven wandern vom Dünndarm durch die freie Bauchhöhle und das Zwerchfell in die Lunge, wo sie zu Zystenbildung mit blutig-schleimigem Inhalt führen. Abirrende Larven können sich gelegentlich in anderen Organen absiedeln (Gehirn).

Symptome

3–6 Wochen nach dem Befall machen sich die klinischen Erscheinungen unter dem Bild einer chronischen Bronchitis bemerkbar, die sich über Monate hinzieht. Das meist spärliche Sputum enthält Blutspuren, reichlich eosinophile Zellen und gelegentlich Paragonimuseier. Die Lungenzysten sind als 1–2 cm große Rundherde röntgenologisch zu erkennen. Sekundärinfektionen können hinzutreten.

Diagnose, Therapie und Prophylaxe

Diagnose durch Einachweis aus Sputum und Stuhl.
Therapie: Praziquantel (Cesol, Biltricide), bei ZNS-Befall Kortikosteroide.
Prophylaxe: Vermeidung roher Krabben- und Krebsgerichte.

Clonorchis- und Opisthorchisbefall

Ursache und Pathogenese

Die kleinen Leberegel kommen in Ostasien (Clonorchis sinensis, Opisthorchis viverrinus) und in den Mündungsgebieten großer Flüsse Osteuropas (z. B. Weichsel) und Sibiriens (Opisthorchis felineus) vor. Die Larven entwickeln sich in Schnecken und dann in Fischen, besonders Karpfen. Rohe oder schwach geräucherte Fischspeisen führen zum Befall des Menschen. Die Larven wandern über die Gallengänge in die Leber und führen zu Entzündungsreaktionen und schließlich zur Fibrosierung des Organs.

Symptome

Ein leichter Befall bleibt ohne Beschwerden, sonst treten Leberdruckschmerz, dyspeptische Beschwerden und Cholezystopathie auf. Am Ende kann eine fortschreitende Leberzirrhose stehen. Leberkarzinome treten gehäuft auf.

Diagnose, Therapie und Prophylaxe

Diagnose durch Nachweis der Eier im Stuhl und Gallensaft.
Die Therapie mit Praziquantel hat eine verlässliche Wirkung.
Prophylaktisch Vermeidung roher Fischspeisen (Salate).

Tuberkulose

Ursache und Pathogenese

Der Erreger der Tuberkulose, ein gramnegatives, säurefestes Stäbchen, gehört zur Gruppe der Mykobakterien. Er wurde 1882 von Robert Koch entdeckt. Zwei Typen der Mykobakterien sind für die menschliche Tuberkulose von Bedeutung:

- Der *Typus humanus* (Mycobacterium tuberculosis) wird von Mensch zu Mensch übertragen und führt zur Lungentuberkulose.
- Der *Typus bovinus* (Mycobacterium bovinum) wird mit der Kuhmilch übertragen (Lymphknoten-Tbc); er kommt heute bei uns nach Ausrottung der Rindertuberkulose praktisch nicht mehr vor.

Atypische Mykobakterien (MOTT = Mycobacteria Other Than Tuberculosis), wie z. B. der Typus gallinaceus, können besonders bei immunsupprimierten Menschen zu tuberkuloseähnlichen Bildern führen.

Robert Koch (1843–1919) gelang es, den Erreger anzuzüchten und zu färben. Er machte auch therapeutische Versuche mit Glycerinextrakt und löste damit große Hoffnungen aus, die aber bald schwer enttäuscht wurden. Eine wirksame Therapie stand erst Jahre später zur Verfügung. Koch entdeckte auch den Choleraerreger. 1905 erhielt er den Nobelpreis.

Die Übertragung der Tuberkulose geschieht fast ausnahmslos durch Tröpfcheninfektion; eine Infektion entweder durch bakterienhaltigen Staub oder infizierte Gegenstände ist aber nicht auszuschließen.
Die Erstinfektion mit Tuberkelbakterien löst Überempfindlichkeits- und Immunisierungsvorgänge vom zellulären Typ aus, die den Ablauf der Tuberkuloseerkrankung beim Menschen mitbe-

stimmen. Diese Umstimmung des Organismus ist mit der sog. Tuberkulinreaktion messbar.

Ein positiver **Tuberkulintest** zeigt an, dass das Immunsystem Kontakt mit Tuberkelbakterien hatte. Er wird 5–6 Wochen nach der Erstinfektion positiv. Tuberkulin ist ein Extrakt aus Tuberkelbakterien und wird intrakutan verabreicht. Der Test wird positiv bewertet, wenn sich nach 48–72 Stunden das Hautareal rötet und sich Papeln bilden. Ein positiver Test wird als Hinweis, nicht aber als Beweis gewertet. Er ersetzt nicht andere Methoden der Tuberkulosediagnostik.

Häufigkeit

Die Tuberkulose ist weltweit verbreitet mit geschätzt 7,4 Millionen Erkrankten. Vorwiegend in den Entwicklungsländern werden jährlich ca. 3 Millionen Todesfälle registriert.

Die generelle frühe *Impfung* im Säuglings- und Kleinkindesalter mit einem abgewandelten Tuberkelbakterienstamm (BCG) wird heute nicht mehr empfohlen, um den wichtigen diagnostischen Hinweis für eine Erstinfektion nicht zu verfälschen. Darüber hinaus wurden nach der Impfung selten auch unkontrolliert fortschreitende Infektionen mit dem Impfbakterienstamm beobachtet. Nur bei besonders gefährdeten Kindern, z. B. in Tuberkulose-Familien und in Entwicklungsländern mit weit verbreiteter Tuberkuloseinfektion, wird die Impfung weiterhin empfohlen.

Pathologisch-anatomisch ist die spezifische tuberkulöse Entzündung durch die Bildung von Tuberkelknötchen gekennzeichnet, die aus einem Kranz von Epitheloidzellen und Langhans-Riesenzellen um ein verkäsendes Nekrosezentrum bestehen und von einem Wall aus Lymphozyten umgeben sind. Im weiteren Verlauf wachsen als Heilungsreaktion Bindegewebszellen (Fibroblasten) ein; das Entzündungsgewebe vernarbt und verkalkt schließlich.

Verlauf

Im Ablauf der Tuberkulose (Abb. 14.**18**) unterscheidet man eine primäre und eine postprimäre Phase:

- Die *primäre Phase* wird praktisch von jedem Menschen durchlaufen und manifestiert sich als Primärkomplex; zu ihm gehören
  - ein Primärherd im Gewebe und
  - über die Lymphbahnen eine Mitbeteiligung der entsprechenden Lymphknotengebiete.

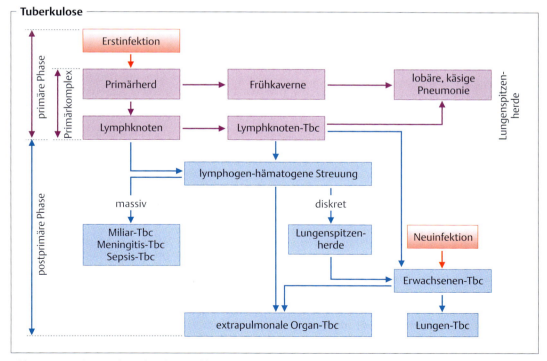

Abb. 14.**18** Schema des Erkrankungsablaufes

- Die *postprimäre Phase* kann sich durch kontinuierliche, bronchogene, lymphogene oder hämatogene Ausbreitung der Tuberkelbakterien unmittelbar anschließen, oder sie entwickelt sich Jahre später durch das Wiederaufflackern alter tuberkulöser Herde oder infolge einer Neuinfektion. Für die Ausweitung der Tuberkulose über die Erstinfektion hinaus werden konstitutionelle Faktoren, Unterernährung sowie andere Faktoren, die die allgemeine Widerstandskraft schwächen, als ursächlich angesehen.

Primäre Phase
Symptome

Pulmonaler Primärherd. Die Erstinfektion mit Tuberkelbakterien führt in über 90 % der Fälle zum pulmonalen Primärherd, der 5–6 Wochen nach der Infektion röntgenologisch sichtbar wird und meistens im Unterlappen oder in den unteren Abschnitten des Oberlappens lokalisiert ist. Über die Lymphbahnen greift die tuberkulöse Entzündung auf die regionalen Lymphknoten im Lungenhilus über (Primär-Komplex). Klinisch können in dieser Zeit allgemeine Abgeschlagenheit, Leistungsschwäche und Zeichen eines leichten grippalen Infekts, evtl. mit subfebrilen Temperaturen, auftreten.

Durch eine Beteiligung der Pleura können eine *Pleuritis tuberculosa* mit Schmerzen bei der Atmung und schließlich Ergussbildung auftreten. Als allergisch-hyperergische Reaktion beobachtet man bei manchen Menschen in diesem Stadium ein *Erythema nodosum*, das sich in Form schmerzhafter, entzündlicher, bläulich-roter, erbsen- bis bohnengroßer Knoten, vorwiegend an den Schienbeinen, manifestiert.

In den meisten Fällen heilt der Primärkomplex ab und verkalkt, so dass im späteren Leben bei vielen Menschen die verkalkten Hiluslymphknoten im Röntgenbild zu sehen sind.

Infektionstüchtige Tuberkelbakterien können sich jahrelang in den „abgeheilten" Lymphknoten abkapseln und später Ausgangsherd der Erwachsenentuberkulose sein.

Kavernenbildung. In wenigen Fällen mit schlechter Abwehrlage heilt der Primärkomplex nicht ab. Es kommt zur käsigen Einschmelzung, und anstelle des Primärherdes entsteht eine Kaverne. Von hier aus können über den Bronchialweg weitere Lungenabschnitte befallen werden; eine *käsige lobäre Pneumonie* entsteht. Auch vom Lymphknoten des Primärkomplexes kann die Tuberkulose auf weitere Lymphknoten der Umgebung übergreifen *(Hiluslymphknotentuberkulose)* und über die Bronchien weitere Lungenabschnitte erfassen. Klinisch weisen Fieber, Husten, Nachtschweiß, schweres Krankheitsgefühl, deutliche BSG-Beschleunigung und Leukozytose auf dieses Krankheitsbild hin.

Hämatogenlymphogene Streuung. Wichtig für den weiteren Ablauf der Tuberkulose ist die *hämatogenlymphogene Streuung* der Tuberkelbakterien. In geringem Ausmaß findet sie wohl bei jeder Primärinfektion statt, bleibt aber in der Regel ohne klinische Folgen.

Am häufigsten erfolgt die Streuung der Tuberkelbakterien aus den befallenen Lymphknoten.

Folge einer massiven hämatogenen Streuung im Anschluss an die Erstherdentstehung ist die *akute Miliartuberkulose*. Die hämatogene Aussaat der Tuberkelbakterien in die Lunge (pulmonale Form) ist klinisch von allgemeiner Abgeschlagenheit, Fieber, Husten und Dyspnoe begleitet. Das Sputum ist meist spärlich und anfangs bakterienfrei. Auch die Tuberkulinprobe kann in dieser Phase noch negativ sein. Das Blutbild zeigt eine Leukozytopenie und Lymphozytopenie; die Milz ist vergrößert zu tasten. Ein Teil der Patienten ist benommen, so dass eine Verwechslung mit einer Typhusinfektion (S. 571) möglich ist. Röntgenologisch führt die Aussaat der Tuberkelbakterien in die Lunge zu dicht gesäten miliaren Fleckschatten, die über allen Lungenabschnitten, von kranial nach kaudal abnehmend, zur Darstellung kommen.

Eine weitere Folge der miliaren Aussaat der Tuberkelbakterien kann die *Meningitis tuberculosa* sein (meningeale Form). Hier treten die zerebralen Erscheinungen ganz in den Vordergrund des Krankheitsbildes (S. 553).

Als Sonderform einer massiven hämatogenen Streuung kommt es bei fehlender immunologischer Abwehr (Anergie) des Organismus zur *Sepsis tuberculosa*. Bei dieser schweren Erkrankung treten tuberkulöse Entzündungsherde ohne nennenswerte abgrenzende Gewebsreaktionen in allen Organen auf, besonders auch in der Haut.

Für die **Diagnose** der massiven hämatogenen Aussaat von Tuberkelbakterien im Anschluss an die Primärinfektion kommt neben dem Bakteriennachweis und dem Röntgenbild der Spiegelung des Augenhintergrundes eine große Bedeutung zu. In vielen Fällen sieht man sehr früh Tuberkelherde in der Aderhaut und sichert damit die Diagnose.

 Eine diskrete hämatogene Streuung im Anschluss an die Ersterherdentstehung führt auf der einen Seite zu Lungenspitzenherden (verkalkte Simon-Huebschmann-Herde, vernarbte Malmros-Herde) und auf der anderen Seite zur Absiedlung in andere Organe. Die Herde verkäsen und verkalken oder heilen bindegewebig ab, können aber über viele Jahre noch infektionstüchtige Tuberkelbakterien enthalten und Ausgangspunkt der Erwachsenentuberkulose der Lungen oder der extrapulmonalen Organtuberkulose sein.

Postprimäre Lungentuberkulose (Erwachsenentuberkulose)

Entstehung einer chronischen Erwachsenentuberkulose

- Aus einem Assmann-Frühinfiltrat,
- aus anderen älteren Lungenstreuherden,
- aus einer alten Lymphknotentuberkulose,
- seltener aus einer Neuinfektion.

Das Assmann-Frühinfiltrat entwickelt sich aus einem älteren Spitzenherd; es liegt typischerweise infraklavikulär im Oberlappen. Klinisch bestehen in dieser Zeit meist wenige Erscheinungen, vielleicht das Bild eines verschleppten grippalen Infekts. Heilt das Frühinfiltrat nicht ab, so kann es direkt oder über die Bildung einer Frühkaverne zur bronchogenen Ausbreitung der Tuberkulose kommen. Auf diesem Weg entsteht wohl am häufigsten die chronische Erwachsenentuberkulose, die dann einen sehr unterschiedlichen Verlauf nehmen kann.

Symptome und Verlauf

Exsudative Verlaufsform. Die *exsudative Verlaufsform* der Lungentuberkulose ist gekennzeichnet durch verkäsende pneumonische Herde, die sich im Röntgenbild unscharf begrenzt abzeichnen und zur Kavernenbildung neigen. Die Kavernen entstehen durch Einschmelzung der käsigen Nekrose. Durch Anschluss an einen Bronchus wird das eingeschmolzene bakterienhaltige Material abgehustet (offene Tuberkulose). Werden gleichzeitig Blutgefäße eröffnet, kommt es zu Blutbeimengungen zum Sputum oder – bei Eröffnung großer Gefäße – auch zum Bluthusten (Hämoptoe). Der die Nekrose umgebende Zellwall ist im Röntgenbild als Ringwall zu erkennen.

Klinisch ist die exsudative Lungentuberkulose gekennzeichnet durch eine stärkere Beeinträchtigung des Allgemeinbefindens, durch Gewichtsabnahme, Fieber und Husten mit blutigem Sputum.

Produktive Verlaufsform. Die produktive Verlaufsform führt zu röntgenologisch schärfer abgegrenzten Herden, die überwiegend in den Oberlappen zu finden sind und seltener zur Kavernenbildung neigen. Das Allgemeinbefinden ist weniger beeinträchtigt, der Verlauf chronischer als bei der exsudativen Form. Nachtschweiß, allgemeine Leistungsschwäche, subfebrile Temperaturen, umschattete Augen, rezidivierender Husten sowie BSG-Beschleunigung kennzeichnen dieses Stadium. Bei der bindegewebigen Abheilung tendiert die produktive Lungentuberkulose zur narbigen Schrumpfung und Verziehung. Raffung der Lungenhili, Bronchiektasenbildung und kompensatorisches Emphysem sind die Folgen.

Bronchustuberkulose und Pleuritis tuberculosa. In allen Stadien der Lungentuberkulose kann sich eine Bronchustuberkulose entwickeln. Sie entsteht

- entweder durch den hämatogenen Befall vieler kleiner Bronchien und ohne erkennbare Lungenparenchymherde,
- durch den Einbruch eines tuberkulösen Lymphknotens in einen Bronchus
- oder fortgeleitet von einer Kaverne mit Bronchusanschluss.

Eine *Pleuritis tuberculosa* kann ebenfalls in allen Stadien der Tuberkulose auftreten, wird aber bevorzugt bei einer Erstinfektion im jugendlichen Erwachsenenalter gefunden. Der Beginn ist meist akut mit hohem Fieber, Krankheitsgefühl, Schweißneigung, Husten und starken atemabhängigen einseitigen Brustschmerzen. Der sich bildende Erguss (Pleuritis exsudativa) ist klar bis hämorrhagisch, eiweißhaltig, lymphozytenreich und enthält nur geringe Mengen säurefester Stäbchen. Nach Resorption des Ergusses, die sich über Wochen hinziehen kann, bleiben strang- oder flächenhafte Pleuraverwachsungen zurück.

Durch hämatogene Streuung kann gelegentlich auch eine *Pericarditis tuberculosa* auftreten.

Extrapulmonale Organtuberkulose

Bei einer schwer verlaufenden Lungentuberkulose kann es zur Absiedlung und zum Angehen der Tuberkulose in anderen Organen kommen. Die extrapulmonale Organtuberkulose stellt dann in der Regel das Finalstadium der Erkrankung dar. Häufiger wird eine isolierte Organtuberkulose 1–20 Jahre nach der Primärinfektion beobachtet. Sie entsteht durch die Reaktivierung unbemerkt abgelaufener postprimärer hämatogener Streuherde. Am häufigsten beobachtet werden Nierentuberkulose (S. 467), Knochentuberkulose, Nebennierentuberkulose (S. 408), Gelenktuberkulose (S. 326) und Genitaltuberkulose.

Der oft schleichende Verlauf der extrapulmonalen Organtuberkulose und die uncharakteristischen Allgemeinsymptome wie Abgeschlagenheit, subfebrile Temperatur, Gewichtsabnahme, mäßige BSG-Beschleunigung und evtl. Leukozytose erschweren die Diagnose des tuberkulösen Entzündungsprozesses.

Diagnose

Der Röntgenuntersuchung und dem Erregernachweis kommen bei der Tuberkulose die größte diagnostische Bedeutung zu.

Nicht selten deckt das Röntgenbild der Lunge zufällig bei einer Reihenuntersuchung oder bei unklaren Krankheitszuständen tuberkuloseverdächtige Veränderungen auf. Die weitere diagnostische Sicherung muss dann durch den Erregernachweis aus Sputum, Magensaft (verschlucktes Sputum), Pleuraexsudat, Liquor, Urin oder Stuhl erfolgen.

◀ **Methoden zum Nachweis der Tuberkelbakterien**

- Mikroskopische Untersuchung auf säurefeste Stäbchen (Färbung nach Ziehl-Neelsen),
- Kultur auf Spezialnährböden,
- molekularbiologischer Nachweis auch kleinster tuberkulosespezifischer RNA- oder DNA-Sequenzen nach Anreicherung in vitro. ▶

Sind verdächtige Lymphknoten erreichbar, kann auch die histologische Untersuchung die Diagnose sichern.

Der Nachweis von Antikörpern spielt bei der Tuberkulose wegen des Überwiegens der zellulären Immunreaktion kaum eine Rolle. Eine positive Tuberkulinprobe besagt lediglich, dass eine Auseinandersetzung mit Tuberkelbakterien stattgefunden hat, die im Allgemeinen mehr als 6 Wochen zurückliegt.

Therapie der Tuberkulose

Wegen der weit verbreiteten und zunehmenden Resistenzentwicklung bei den Tuberkelbakterienstämmen wird stets eine *Kombinationsbehandlung* durchgeführt. Bewährt hat sich die Kombination aus Isoniazid, Rifampicin, Pyrazinamid und evtl. Ethambutol über 2 Monate und anschließend für weitere 3 Monate die Zweierkombination aus Isoniazid und Rifampicin. Bei Verdacht auf einen multiresistenten Stamm sollten immer die kulturelle Anzüchtung und die Empfindlichkeitstestung gegen alle zur Verfügung stehenden Medikamente einschließlich Streptomycin angestrebt werden.

Neben der medikamentösen Therapie ist auch heute noch die *Allgemeinbehandlung* mit Ruhe, Schonung, ausgewogener Kost und evtl. Klimatherapie nicht zu vernachlässigen.

Bei therapieresistenten Kavernen, zerfallenen Tuberkulomen oder auch bei Bronchusstenosen muss ein operatives Vorgehen in Erwägung gezogen werden. Die Kollapsbehandlung (d. h. Stilllegen eines Lungenteils durch Lufteinfüllung in den Pleuraspalt [Pneumothorax]) ist heute kaum mehr erforderlich.

Pflegeschwerpunkt Lungentuberkulose

Die Lungentuberkulose ist in Deutschland zu einer eher seltenen Erkrankung geworden. Die Erkrankungszahlen wurden deutlich reduziert. Dafür gibt es verschiedene Ursachen:

- insgesamt verbesserte Lebensumstände, gesunde Ernährung
- gute Gesundheitsvorsorge mit Impfungen
- hoher Standard in der medizinischen und pflegerischen Versorgung.

In Osteuropa und in Kriegsgebieten, wo dies nicht der Fall ist, steigen die Zahlen dagegen spürbar an. Auch im Rahmen der HIV-Infektion tritt die Lungentuberkulose verstärkt auf sowie generell bei Abwehrgeschwächten. Bei alten Menschen, deren Ersterkrankung bereits Jahrzehnte zurückliegt, können Tuberkuloseherde wieder aufflackern.

Auf Station pflegen Sie überwiegend Patienten im akuten Stadium. Die Symptome dieses Stadiums und die dadurch bestehende Infektionsgefahr bestimmen einen großen Teil Ihres Pflegeplans. Am Anfang Ihrer Pflege steht wie immer die Beobachtung des Patienten und das Sammeln von Daten.

Krankenbeobachtung

Ein Hinweis: Da die Erkrankung lange Zeit fast symptomlos verläuft und die ersten Anzeichen oft unspezifisch sind, wird die Lungentuberkulose anfangs häufig nicht erkannt. Besonders bei älteren Menschen müssen Symptome wie Husten, Müdigkeit, Blässe, Appetitlosigkeit und Gewichtsabnahme aufmerksam beobachtet werden. Sie werden im höheren Lebensalter häufig dem natürlichen Alterungsprozess angelastet und daher in ihrer Bedeutung verkannt. So wird der Husten als wichtigstes Symptom der Tuberkulose als normaler Husten, wie er auch bei chronischer Bronchitis oder Herzinsuffizienz zu finden ist, falsch interpretiert.

Das Gleiche gilt für Müdigkeit, Blässe, Appetitlosigkeit und Gewichtsabnahme. Dies sind Symptome, die häufig auch in anderem Zusammenhang auftreten können und daher nicht entsprechend beachtet werden. Die pflegerische Aufgabe liegt darin, sich nicht mit der „erstbesten" Erklärung eines Symptoms, beispielsweise der altersbedingten Veränderung, zufrieden zu geben, sondern die unterschiedlichen Anzeichen sorgfältig zu beobachten, sie in der Gesamtheit ihrer Bezugsmöglichkeiten zu sehen, den Verlauf zu dokumentieren und so einen wichtigen Beitrag für eine exakte Diagnosestellung zu liefern.

Sicherheit

Die Maßnahmen zur Infektionsverhütung und zur Unterbrechung der Infektionskette stehen bei der Pflege eines Patienten mit Lungentuberkulose, ähnlich wie bei MRSA-Hygieneplan (s. S. 583) an erster Stelle.

Isolation: Sie wird bei einer offenen Lungentuberkulose, bei der die Gefahr der Freisetzung von erregerhaltigen Aerosolen besteht, unumgänglich. Der Patient wird in einem Einzelzimmer untergebracht. Ein Schild an der Außenseite der Zimmertür (Abb. 14.**19a**) weist die Besucher auf die Einhaltung hygienischer Vorschriften hin. Denken Sie daran, dass Bilder, wie beispielsweise hier von Mundschutz und Händedesinfektion, oft langwierige Erklärungen ersetzen können.

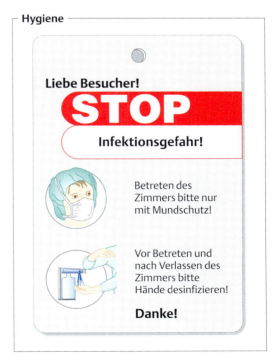

Abb. 14.**19** **a** Spezielle Maßnahmen zum Schutz des Patienten und der Umgebung

Hygiene

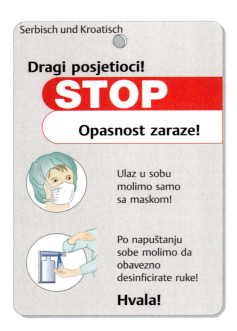

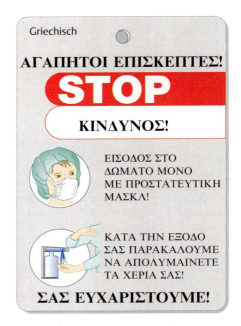

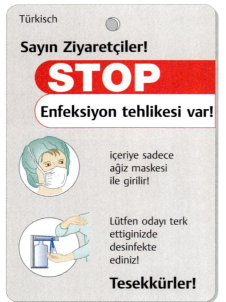

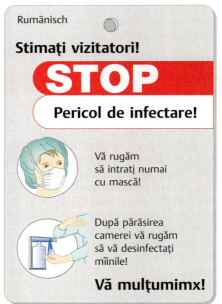

Abb. 14.**19 b** Übersetzungshilfen für ausländische Besucher

Manchmal ist der Besucherstrom schlecht kontrollierbar, vor allem bei ausländischen Patienten, die je nach Herkunft in ein anderes soziales und familiäres System eingeflochten sind. Um ein Einhalten der Hygieneregeln zu gewährleisten, sind diese Türschilder besonders wichtig. Indem Sie sie auch in der Sprache des Patienten anbringen, bauen Sie eine zusätzliche Sicherheit ein (Abb. 14.**19b**).

Der Patient sollte sein Zimmer nicht verlassen. Eine Ausnahme sind Untersuchungen und tägliche Spaziergänge an der frischen Luft, bei denen ein Mundschutz getragen werden muss. Diese Spaziergänge oder -fahrten im Patientengarten sind ein wichtiger Bestandteil der Pflegemaßnahmen, um das Wohlbefinden zu fördern und zu verhindern, dass die körperliche Isolation zu einer seelischen wird. Der Patient und seine nächsten Bezugspersonen sollten über die Gründe dieser Maßnahmen informiert werden. Die Wahrscheinlichkeit der Einhaltung steigt dadurch erheblich und das Gefühl von Mitverantwortung und des „Etwas-tun-Könnens" wirkt sich positiv aus. Denken Sie auch daran, Ihre Kollegen in den Funktionsabteilungen über die Erkrankung und die dadurch bestehende Infektionsgefahr zu informieren. Die Bezugspflege hat auch hier wieder deutliche Vorteile gegenüber der Funktionspflege. Es haben deutlich weniger Menschen Kontakt mit dem Patienten.

Händedesinfektion: Grundsätzlich sollten zum Schutz des Patienten vor dem Betreten und, zur Unterbrechung der Infektionskette, nach dem Verlassen des Patientenzimmers die Hände desinfiziert werden. Zeigen Sie auch den Besuchern, wie sie den Spender mit dem Ellenbogen bedienen können (Abb. 14.**19a**).

Schutzkittel: Er ist immer dann nötig, wenn die eigene Kleidung kontaminiert werden kann. Das ist bei allen Pflegetätigkeiten der Fall, bei denen körperlicher Kontakt nötig ist, wie z.B. bei allen unterstützenden Maßnahmen der Mobilisation oder der Körperpflege. Der Schutzkittel sollte stets im Zimmer verbleiben. Ist das nicht möglich, muss er in direkter Nähe zum Zimmer (Ständer vor der Tür) mit der Innenseite nach außen aufgehängt werden. Dadurch wird vermieden, dass die kontaminierte Seite mit anderen Menschen oder Gegenständen in Berührung kommt.

Schutzhandschuhe: Wie der Name sagt, sollten sie zum Schutz bei kontaminierendem Kontakt getragen werden. Das ist der Fall, wenn z.B. mit Sputum umgegangen wird. Nach einmaligem Tragen sind sie – wie Papiertaschentücher, Verbandmaterial etc. – in einem speziellen Müllbeutel, der sich farbig von den anderen unterscheidet, zu entsorgen. Das Berühren von Türklinken mit den Handschuhen sollte unbedingt vermieden werden.

Mund- und Nasenschutz: Am häufigsten werden Erreger bei nahem körperlichen Kontakt durch das Husten übertragen. Daher sollte der Mund- und Nasenschutz bei potentiell gefährdenden Situationen, vor allem aber bei Atemübungen und auswurffördernden Maßnahmen, getragen werden.

> Halten Sie den Patienten dazu an, sich beim Husten oder Niesen ein Papiertaschentuch vor Mund und Nase zu halten und sich von der anwesenden Person abzuwenden. Die Maske muss eng anliegen.

Sie sollten jedoch wissen, dass die Maske keinen optimalen Schutz bietet. Ihr Filter ist zu groß für die kleinen Aerosole, wie sie bei der Tuberkuloseübertragung vorkommen. Ein großer Nachteil der Maske ist, dass sie Ihre Mimik verschwinden lässt. Vor allem in der Kommunikation mit ausländischen Patienten ist das eine erhebliche Beschwernis.

Wäscheabwurf: Ebenso wie der Müll sollte auch die Wäsche getrennt gesammelt werden. Um die Kontamination des Fußbodens, des Wäschecontainers etc. zu vermeiden, können Sie den Wäschesack zusätzlich in eine Plastiktüte stecken. Die persönliche Wäsche des Patienten kann ebenfalls als Infektionswäsche in der Wäscherei gereinigt werden. Ist das nicht möglich, sollte sie chemisch desinfiziert werden. Nicht waschbare Patientenkleidung ist zu vermeiden, da diese nur in einem Dampfdesinfektionsgerät bei 75 °C desinfiziert werden kann.

Atmung

Eine regelmäßige, dem Befund und der Situation angepasste Atemtherapie wird am besten von Physiotherapeuten oder speziellen Atemtherapeuten gewährleistet. Sie sollten jedoch für frische Luft im Zimmer sorgen und mit den Therapeuten den groben Maßnahmenplan besprechen, um an Wochenenden und Feiertagen, an denen die Therapeuten oftmals fehlen, den Patienten zu diesen Übungen anhalten zu können. Je nach Absiedlungsausmaß kann sehr plötzlich eine ausgeprägte Belastungsdyspnoe mit Angst auftreten. Eine Reduzierung der Belastung, atemerleichternde Oberkörperhochlagerung im Bett und ruhiger Zuspruch sind die ersten Maßnahmen. Messen Sie die Atemzüge, Puls und Blutdruck und informieren Sie unverzüglich den Arzt, wenn sich die Symptome nicht bessern.

Schlaf

Ausreichende Ruhe und erholsamer Schlaf, über den Tag verteilte Ruhepausen und ein harmonischer Tagesrhythmus wirken sich fördernd auf den Genesungsprozess aus. Bei fieberhaftem Verlauf der Tuberkulose sollte der Patient Bettruhe einhalten. Je nach Verlauf reicht deren Ausmaß von vollständiger Bettruhe bis zur gelockerten Version, bei der der Patient am Anfang nur kurzfristig, z. B. zur Toilette, aufsteht, und die Mobilisation dann über das Waschen am Waschbecken, das Essen am Tisch und das stundenweise Verlassen des Bettes gesteigert wird.

Ernährung

Fördern Sie eine gesunde und ausgewogene Ernährung. Aus der Küche können Sie vitamin- und nährstoffreiche Mahlzeiten bestellen. Je nach Schweregrad der Erkrankung und dem Allgemeinzustand des Patienten sollten Sie die Diätassistentin intensiver einbeziehen. Im direkten Gespräch mit dem Patienten, nach Kenntnis der Diagnostik und der persönlichen Einschätzung seines Ernährungs- und Allgemeinzustandes, kann diese einen optimal auf den Patienten abgestimmten Ernährungsplan erstellen. Besonders wichtig ist, dass die Mahlzeiten in mindestens fünf kleinen Portionen über den Tag verteilt werden und der Patient mindestens 2 $^1/_2$ bis 3 Liter Flüssigkeit zu sich nimmt. Vor allem ältere Patienten haben nicht unerhebliche Probleme, diese Menge zu erreichen, da das Durstgefühl im Alter nachlässt. Daher sollten Sie unbedingt die Lieblingsgetränke in Erfahrung bringen und bestimmte Zeitpunkte nutzen, beispielsweise morgens, wenn der Durst am größten ist.

Nicht nur die erheblichen Nebenwirkungen, sondern auch die große Anzahl der Medikamente wirken sich negativ auf das Wohlbefinden des Patienten aus. Sie sollten daher grundsätzlich nur zu den Mahlzeiten eingenommen werden, die in einem ruhigen und ungestörten Klima stattfinden sollten. Untersuchungen kurz vor und nach den Mahlzeiten sollten ebenfalls vermieden werden.

Eine weitere Nebenwirkung der Medikamente ist die Gelbfärbung von Körpersekreten. Denken Sie daran, dass davon auch die Tränenflüssigkeit betroffen ist und Kontaktlinsen dauerhaft verfärbt werden können.

15 Vergiftungen

W. Wirth

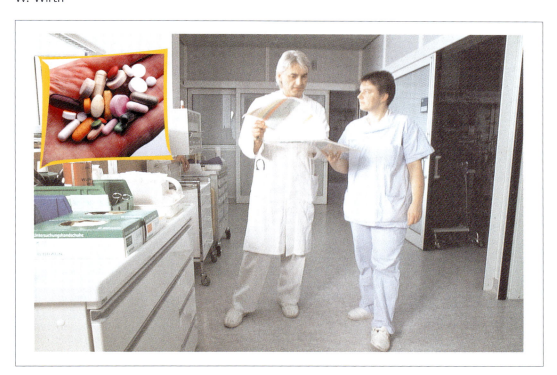

Allgemeine Symptomatik und Grundzüge der Therapie . . . 612
Erste Hilfe . . . 614
Entgiftung (Detoxikation) . . . 614

Spezielle Vergiftungen . . . 616
Schlafmittelvergiftungen . . . 616
Schmerzmittelvergiftung . . . 616
Alkoholintoxikation . . . 617

Vergiftungen durch Ätzgifte . . . 618
Vergiftungen durch
organische Lösungsmittel . . . 619
Vergiftung mit Pflanzenschutzmitteln . . . 620
Schwermetallvergiftungen . . . 621
Inhalatorische Vergiftungen . . . 622
Vergiftungen durch Schlangenbisse . . . 623

 Typisches Prüfungswissen
Tablettenintoxikation (S. 613, 616)

Allgemeine Symptomatik und Grundzüge der Therapie

Definition: Man unterscheidet eine akute Vergiftung von einer chronischen Vergiftung; letztere kann auch durch langfristige Zufuhr unterschwelliger Dosen eines Giftes zustande kommen.

Paracelsus von Hohenheim (1493–1541) wird der Ausspruch zugeschrieben: „Allein die Dosis macht ein Gift". Dieser auch heute noch gültige Satz umreißt knapp die Problematik einer Vergiftung: Eine Substanz kann – in einer kleinen Menge eingenommen – durchaus einen gewünschten, z. B. schlaffördernden Effekt haben, wohingegen dieselbe Substanz – in großer Menge eingenommen – eine lebensbedrohliche Vergiftung hervorzurufen vermag.

> Paracelsus, auch Phillip Theoprast Bombast von Hohenheim genannt, gilt als Begründer einer auf Naturbeobachtung und Erfahrung begründeten Medizin. Seine Therapie stützt sich auf Verwendung von Mineralien und Metallen und trägt alchemistische und magische Züge. Er forderte Barmherzigkeit und Liebe zum Kranken als Grundlage für das ärztliche Handeln.

Die *akuten Vergiftungen* lassen sich nach den näheren Umständen der Giftzufuhr einteilen in:

- Vergiftungen in suizidaler Absicht,
- akzidentelle (zufällige) Vergiftungen,
- gewerbliche (berufsbedingte) Vergiftungen.

Nach den näheren Umständen der Giftaufnahme unterscheidet man:

- Inhalationsgifte, die über die Atemwege ins Blut gelangen,
- perkutan resorbierbare Gifte, die über die Haut ins Blut gelangen und
- Ingestionsgifte, die über den Magen-Darm-Trakt ins Blut gelangen.

Pathophysiologie

Abhängig von der Art der Vergiftung kann es zu einer Schädigung verschiedener Organsysteme kommen:

- **Herz** und **Kreislauf** können durch unmittelbare Einwirkung des Giftes auf die Erregungsbildung im Herzen, die Erregungsleitung oder den Herzmuskel selbst betroffen werden. Klinische Zeichen der Gifteinwirkung sind Herzrhythmusstörung, Verbreiterung des QRS-Komplexes im EKG und Störung der QT-Strecke. Der Kreislauf im engeren Sinne wird beispielsweise durch eine Überdosis von Schlafmitteln (Vasomotorenlähmung) oder durch Antihypertonika geschädigt.
- Die **Lunge** kann als erstes Organ erkranken bei Inhalationsvergiftungen, d. h. bei Einatmung von giftigen Dämpfen, wie sie z. B. bei Explosion und Brand entstehen können. Darüber hinaus kann die Lunge aber auch – wie das Beispiel einer Paraquatvergiftung (S. 620) zeigt – durch oral aufgenommene Gifte erkranken (progrediente Lungenfibrose). Schließlich kann die Lunge auch im Sinne einer sogenannten Schocklunge mitreagieren bei primärer Gifteinwirkung auf das Herz-Kreislauf-System.
- Die **Niere** kann unmittelbar durch eine Vergiftung betroffen sein, wie beispielsweise durch organische Lösungsmittel oder Knollenblätterpilzvergiftung (S. 621). Die Tubuli können durch Ausflockung von Hämoglobin bei denjenigen Intoxikationen verstopft werden, die zu einer erheblichen Hämolyse führen. Häufig wird die Niere auch bei einer akuten Vergiftung indirekt in Mitleidenschaft gezogen durch Minderperfusion infolge eines Kreislaufschocks.
- Die **Leber** ist angesichts ihrer zentralen Stellung im Stoffwechsel bei zahlreichen Vergiftungen mitbetroffen. Mögliche Reaktionsformen der Leber sind eine Cholestase, ein hepatitisähnliches Schädigungsmuster oder ein akutes Leberversagen.

Anamnese

Die Angaben des Kranken, seiner Angehörigen sowie evtl. der Besatzung des Rettungswagens sind von großer Bedeutung, um eine Vergiftung zu erkennen. Insbesondere die Umstände, unter denen der evtl. schon bewusstlose Patient angetroffen wurde, legen den Verdacht auf eine Vergiftung nahe. In der Umgebung des Patienten aufgefundene leere Arzneimittelpackungen geben Hinweise auf eingenommene Substanzen.
Entscheidend ist, an eine Vergiftung zu denken. Dies sollte immer dann geschehen, wenn sich bei der Eigen- und evtl. Fremdanamnese wider-

sprüchliche Angaben finden, oder wenn die bei einem Patienten erhobenen Befunde nicht zwanglos zu einem der herkömmlichen Krankheitsbilder passen.

Symptome

Gestützt auf die (Fremd-)Anamnese, den klinischen Befund sowie evtl. den Giftnachweis ist die Frage zu klären, ob überhaupt eine Vergiftung vorliegt. Auf eine Vergiftung können verschiedene Leitsymptome hinweisen, die jedoch für sich allein genommen nicht spezifisch sind. Zu nennen sind in diesem Zusammenhang:

- zentralnervöse Störungen,
- Störungen der Atmung,
- Kreislaufstörungen,
- Magen-Darm-Störungen,
- Störungen der Leber- und Nierenfunktion,
- Hautzeichen (Druckstellen, Blasen, Einstichstellen).

Die Beurteilung der *Komatiefe* gibt einen Anhalt für den Schweregrad der Vergiftung.

Schweregrad einer Vergiftung
(Edinburgh-Schema)

0	Keine Funktionseinschränkung
I	Patient schläfrig, aber ansprechbar
II	Nicht ansprechbar, Reaktion auf leichtere Schmerzreize
III	Nicht ansprechbar, Reaktion auf stärkere Schmerzreize
IV	Keine Reaktion auf maximale Schmerzreize, alle Reflexe fehlen

Diagnose

Die Sicherung der Diagnose gelingt am besten durch den toxikologischen Giftnachweis. Aus diesem Grund sollten eine Blutprobe, Urin, Stuhl sowie das Spülwasser der Magenspülung für einen Giftnachweis aufbewahrt werden. Mit Schnelltests gelingt der Nachweis bestimmter Giftgruppen oder gar von Einzelgiften. Bei inhalatorischen Vergiftungen kann man die Ausatmungsluft mit Hilfe von Gasspürgeräten untersuchen. Genauer ist der dünnschicht- oder gaschromatographische (= Trennung von Gas- oder dampfförmigen Flüssigkeitsgemischen) Nachweis der Gifte.

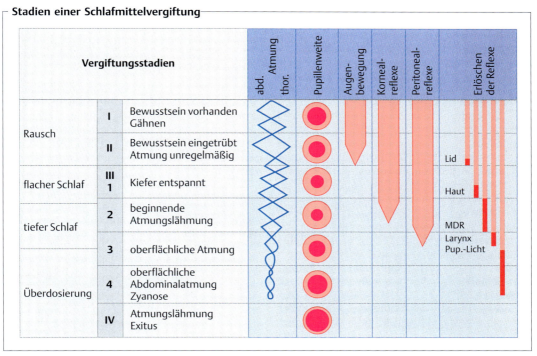

Abb. 15.1 Schematische Darstellung der in verschiedenen Stadien einer Schlafmittelvergiftung (Komastadien) noch nachweisbaren bzw. bereits erloschenen Reflexe (nach Güdel). Abd. = abdominal, thor. = thorakal, MDR = Muskeldehnungsreflexe, Pup.-Licht = Reaktion der Pupillen auf Licht

Für die Behandlung des Vergifteten kann jedoch auf den exakten Giftnachweis nicht gewartet werden, da bereits bei begründetem Verdacht sofort eine Therapie einzuleiten ist.

Differenzialdiagnose

Eine Vergiftung ist differenzialdiagnostisch abzugrenzen von verschiedenen Stoffwechselerkrankungen, die ebenfalls zu einem Koma führen können, z. B.:

- Coma diabeticum,
- Leberkoma,
- Nierenkoma,
- Elektrolytentgleisungen,
- Schilddrüsenkoma,
- Addison-Krise (Nebennierenkoma).

Die Besprechung dieser Komata erfolgt bei den jeweiligen Krankheiten. Darüber hinaus können auch eine Meningitis oder Enzephalitis sowie ein subdurales Hämatom nach Sturz ebenso zum Koma führen, wie ein Hirntumor.
Stets ist zu beachten, dass Alkoholgeruch in der Atemluft (Foetor alcoholicus) nie eine Alkoholintoxikation beweist, sondern oft nur Begleitsymptom einer anderen Vergiftung ist!

Erste Hilfe

Je nach der Schwere und Art der Vergiftung muss bereits unmittelbar nach Auffindung des Vergifteten erste Hilfe geleistet werden. Diese dient der Aufrechterhaltung vitaler Funktionen und soll eine Verschlimmerung der Vergiftungsfolgen verhindern.
Um bei somnolenten oder bewusstlosen Patienten einer Aspiration möglichst vorzubeugen, bringt man den Kranken in eine stabile Seitenlage (s. Abb. 19.**1**). Hat der Kranke bereits erbrochen und finden sich noch Speise- bzw. Giftreste im Mund- oder Rachenraum, so werden diese mit dem Finger entfernt. Bei Bewusstlosigkeit sollte zusätzlich ein Tubus eingelegt werden, um ein Zurückgleiten der Zunge mit daraus resultierender Behinderung der Atmung zu vermeiden (s. Abb. 19.**7**).
Ist als Folge der Vergiftung die Atmung des Kranken ungenügend, muss eine Beatmung versucht werden. Neben der Mund-zu-Mund-Beatmung (s. Abb. 19.**6**) hat sich die Benutzung spezieller Tuben bewährt.

 Vorsicht ist geboten für den Ersthelfer bei der Atemspende, da er möglicherweise dadurch selbst das Gift inhalieren kann. Aus diesem Grund sollte die Beatmung bevorzugt mit einem Atembeutel erfolgen. Im Rettungswagen ist auch eine maschinelle Beatmung möglich.

Im Fall eines Herzstillstandes sind die in Kapitel 19, S. 671 skizzierten Maßnahmen zu ergreifen.

Entgiftung (Detoxikation)

Die zur Entgiftung erforderlichen Maßnahmen trennt man in primäre Entgiftung (Detoxikation) und sekundäre Entgiftungsbehandlung.

Primäre Detoxikation

Bei *oral* aufgenommenen Giften kann **Erbrechen** rasch zur Entfernung größerer Giftmengen aus dem Körper beitragen (primäre Detoxikation). Dies kommt jedoch nur in Betracht, solange die Patienten ansprechbar sind.

 Bei schon somnolenten oder gar bewusstlosen Kranken verbietet sich wegen der Aspirationsgefahr das provozierte Erbrechen. Auch bei Schaum bildenden Giften, wie z. B. Waschmitteln, darf Erbrechen nicht ausgelöst werden.

Die zur Provokation des Erbrechens benutzte hypertone Kochsalzlösung birgt das Risiko einer starken Natriumbelastung, falls es nicht zum Erbrechen kommt. Eine mechanische Reizung des Gaumens, Brechsirup sowie Apomorphin werden ebenfalls verwendet, um Erbrechen auszulösen.

 Induziertes Erbrechen. Lassen Sie einen Patienten, der aufgrund einer Vergiftung erbrechen soll, nicht alleine, weil die Gefahr der Aspiration und einer plötzlichen Bewusstseinseintrübung (je nach eingenommener Substanz) nicht ganz auszuschließen ist. Geben Sie dem Patienten ausreichend Zellstoff und stellen Sie einen Eimer zum Erbrechen bereit. Eine Nierenschale reicht – insbesondere wenn der Patient Brechsirup bekommen hat – für das heftige Erbrechen nicht aus.

Allgemeine Symptomatik und Grundzüge der Therapie

Kommt es nicht zum Erbrechen, ist eine **Magenspülung** notwendig. Diese wird durchgeführt nach vorheriger Prämedikation mit 0,5 mg Atropin i.v. In Linksseitenlage wird, evtl. nach vorheriger endotrachealer Intubation zur Aspirationsprophylaxe, ein fingerdicker gleitfähig gemachter Magenschlauch in den Magen eingeführt. Durch einen Gummikeil wird er vor dem Zerbeißen gesichert. Von der korrekten Lage des Schlauches überzeugt man sich durch Luftinsufflation unter epigastrischer Auskultation oder durch die spontane Entleerung von Mageninhalt. Die Magenspülung erfolgt mit Einzelportionen von ca. 300 ml Wasser unter Kontrolle der instillierten und abgeleiteten Flüssigkeitsmenge. Die Spülung wird solange fortgeführt, bis die Spülflüssigkeit klar zurückkommt. Vor Entfernung des Magenschlauches wird Aktivkohle und evtl. Glaubersalz instilliert, um Giftreste zu binden und eine forcierte (gesteigerte) Diarrhö zu erreichen.

Magenspülung. Eine Magenspülung bedeutet für den Patienten immer eine erhebliche körperliche und psychische Belastung, auch wenn sein Bewusstsein getrübt ist. Mitunter werden bis zu 100 Liter Spülflüssigkeit benötigt, so dass der Spülvorgang eine Stunde oder länger dauern kann. Wirken Sie währenddessen beruhigend auf den Patienten ein. Vor einiger Zeit, zum Teil auch noch heute, wurde die Ansicht vertreten, ein Patient, der sich in suizidaler Absicht vergiftet hat, müsse durch die Magenspülung oder durch die Wahl eines besonders dicken Magenschlauches „bestraft" werden, um ihn dadurch von einem erneuten Selbstmordversuch abzuschrecken. Lassen Sie diese Einstellung im Interesse des Patienten der Vergangenheit angehören.

Bei *perkutaner* Giftaufnahme müssen alle kontaminierten Kleidungsstücke entfernt und der Körper reichlich mit Wasser und Seife gewaschen werden. Aus Sicherheitsgründen müssen dabei Schutzhandschuhe getragen werden.
Sollten die Augen durch Gifteinwirkung geschädigt sein, ist so früh wie möglich eine ausgiebige Spülung (Leitungswasser) durchzuführen.
Jeder Patient mit einer schwerwiegenden Vergiftung gehört in die Klinik und wird dort intensivmedizinisch behandelt. Dies umfasst die Überwachung und Aufrechterhaltung der Atmung, des Kreislaufs sowie der Herzfunktionen. Überwachung der Körpertemperatur, Bilanzierung der Flüssigkeitsein- und -ausfuhr sowie eine parenterale Ernährung ergänzen erforderlichenfalls die intensivmedizinische Betreuung (Basistherapie).
Ist das Gift bereits im Körper aufgenommen, vermag die **forcierte Diarrhö** zu helfen, den enterohepatischen Kreislauf mancher Giftstoffe bei gleichzeitiger Gabe von Kohle zu unterbrechen.

Sekundäre Detoxikation

Ist das Gift durch die Haut, die Atemwege oder den Magen-Darm-Trakt in den Körper gelangt, sind die Möglichkeiten der primären Detoxikation erschöpft. Eine **forcierte Diurese** kommt bei solchen Giftstoffen in Betracht, die nierengängig sind (z. B. zahlreiche Schlafmittel). Unter forcierter Diurese versteht man die Durchspülung mit 10–20 l/24 h. Kurzfristige Kontrollen der Bilanz, des zentralen Venendrucks sowie der Serumelektrolyte sind erforderlich, um die Diurese adäquat steuern zu können. Kontraindikationen zu einer forcierten Diurese sind u. a. Herzinsuffizienz, Niereninsuffizienz sowie Hirnödem.
Soll bei Niereninsuffizienz ein prinzipiell renal eliminierbares Gift dennoch aus dem Körper entfernt werden, bietet sich eine **Hämodialyse** zur extrakorporalen Detoxikation an. Diese setzt jedoch eine gute Wasserlöslichkeit und eine geringe Eiweißbindung des Giftstoffes voraus.
Diese Einschränkungen entfallen bei der **Hämoperfusion**. Bei diesem Verfahren wird Blut unter sterilen Bedingungen maschinell durch eine Säule mit mikroverkapselten Kohlepartikeln gepumpt. Dabei absorbiert die Kohle Giftstoffe aus dem Blut, unabhängig davon, ob diese wasserlöslich, fettlöslich oder eiweißgebunden sind. Die Hämoperfusion hat den Nachteil, dass auch andere Blutbestandteile wie beispielsweise die Thrombozyten bei der Passage der mit Aktivkohle angefüllten Säule zerstört werden können.
Aus diesem Grund wurde das Verfahren erweitert zur **Plasmaperfusion**. Dabei wird zunächst das Blutplasma unter sterilen Kautelen separiert (Plasmapherese) und dieses dann frei von korpuskulären Blutbestandteilen über eine entsprechend beschichtete Säule gegeben. Auf diese Weise können die Nebenwirkungen der Aktivkohleperfusion deutlich gemindert werden. Voraussetzung für diese Form der extrakorporalen Detoxikation ist ein Giftstoff, welcher an Kohle oder einen Kunststoff (Adsorber) absorbiert werden kann.
Gifte, die sich primär im Gewebe ansammeln, können durch diese Verfahren nicht oder nur ungenügend eliminiert werden.

Spezielle Vergiftungen

Ohne Anspruch auf Vollständigkeit sollen im Folgenden einige klinisch häufiger in Erscheinung tretende akute Vergiftungen besprochen werden.

Schlafmittelvergiftungen

Häufigkeit

Schlafmittel und Sedativa gehören zu den am häufigsten eingenommenen Medikamenten. Sie machen 60 % der Arzneimittelintoxikation aus. Benzodiazepine, Antihistaminika und Barbiturate sind die Hauptvertreter. Prinzipiell kann bei entsprechend hoher Dosierung auch mit rezeptfreien Schlafmitteln eine tödliche Intoxikation herbeigeführt werden.

Symptome und Diagnose

Die klinische Symptomatik ist abhängig von der Menge des eingenommenen Schlafmittels sowie vom Stadium, in welchem sich der Patient bereits befindet. Allen Schlafmitteln ist gemeinsam, dass sie über Müdigkeit, Schläfrigkeit, Somnolenz (Benommenheit) zum Schlaf und weiter zur Bewusstlosigkeit und zum tiefen Koma mit oder ohne Störungen der Atmung führen können. Erregungszustände (Exzitationen) oder Krampfbilder können das klinische Bild überlagern. Erbricht der Patient, dann kann es darüber hinaus durch Verlegung der Atemwege zur Erstickung kommen. Wesentlich ist die exakte Erfassung des jeweiligen Narkosestadiums. Dabei orientiert man sich an der Atemtätigkeit, den noch vorhandenen Reflexen und der Pupillenweite (Abb. 15.**1**). Bei Antihistaminikavergiftung ist die agitierte Psychose (anticholinergisches Syndrom) auffällig.

> **Sicherheit.** Patienten mit schwerer Barbituratvergiftung neigen zu Atemdepression, Kreislaufstörungen und Hypothermie. Kontrollieren Sie die entsprechenden Parameter engmaschig, am besten per Monitor. Decken Sie den Patienten warm zu. Nach Barbituratvergiftungen entstehen häufig großflächige Hautblasen und -nekrosen, besonders an Hautstellen mit hohem Auflagedruck. Prophylaktisch wirkt hier die Weichlagerung.

Oft gibt die Fremdanamnese Hinweise auf die Art der Intoxikation. Wichtig ist auch die Suche nach evtl. Tablettenröhrchen in der näheren Umgebung des Patienten, um die Art des eingenommenen Giftes zu erkennen.
Nach Lagerung Freimachen der Atemwege, Erbrechen und Magenspülung (primäre Detoxikation). Bei der Benzodiazepinvergiftung gibt man Flumazenil als Antidot, führt man bei der Barbituratvergiftung eine forcierte Diurese oder evtl. auch Hämoperfusion durch und behandelt die anticholinergischen Erscheinungen der Antihistaminikavergiftung mit Physostigmin.

> Je schwerer die Vergiftungssymptome, desto eher wird man die extrakorporale Detoxikation einsetzen.

Nachsorge

Ist die akute Phase der Schlafmittelintoxikation überwunden, werden Arzt und Pflegeperson versuchen, mit dem Patienten in ein vertrauensvolles Gespräch zu kommen, um die Ursache des Suizidversuches zu ergründen. Eine fachpsychiatrische Beratung und nachfolgende sozialmedizinische Betreuung sollen helfen, die Rezidivgefahr zu vermindern.
Darüber hinaus ist medizinisch die Behandlung der Sekundärkomplikationen der Intoxikation, wie beispielsweise einer Pneumonie, erforderlich. Hat der Patient vor Krankenhauseinweisung längere Zeit bewusstlos zu Hause gelegen, können sich sog. Barbituratnekrosen an den Fersen entwickeln, die sehr hartnäckig sind und hautärztliche Betreuung erfordern.

Schmerzmittelvergiftung

Vorkommen und Häufigkeit

Vergiftungen durch Schmerzmittel werden nicht selten als Begleiterscheinung einer Schlafmittelvergiftung beobachtet. Die Einnahme der Tabletten erfolgt häufig in suizidaler Absicht. Alleinige Analgetikavergiftungen machen nur etwa 10 % aller zur Klinikaufnahme kommenden Vergiftungsfälle aus.

Symptome

Das klinische Bild einer Schmerzmittelvergiftung wird stark beeinflusst von der Art und der Menge sowie dem Applikationsweg (oral oder intravenös) des Analgetikums. Gerade bei den *Opiaten* und ihren Abkömmlingen besteht eine deutliche

Spezielle Vergiftungen

Abhängigkeit der klinischen Symptomatik vom Grad der Gewöhnung.

Überdosierung von *Acetylsalicylsäure* führt zu starken Veränderungen im Säure-Basen-Gleichgewicht sowie im Wasser- und Elektrolythaushalt. Ausgeprägte Hyperventilation, Somnolenz oder delirante Zustände sowie Schwitzen und Dehydratation können das klinische Bild einer Salicylatvergiftung prägen. Während für Erwachsene die letale Dosis bei etwa 30–40 g liegt, beträgt diese für Kinder nur 3 g! Daher sind gerade Kinder durch versehentliche Einnahme von salicylathaltigen Medikamenten gefährdet.

Das in vielen Schmerzmitteln verwendete *Paracetamol* kann bei Überdosierung neben gastrointestinalen Beschwerden vornehmlich eine starke Leberschädigung auslösen, die bis zum Leberkoma führen kann. Die typischen Vergiftungssymptome treten häufig erst nach 2 Tagen auf. Daneben können kardiale Symptome wie Herzrhythmusstörungen und EKG-Veränderungen, selten auch Nierenversagen, beobachtet werden. Die letale Dosis beträgt für den Erwachsenen etwa 15–20 g.

Therapie

Eine Vergiftung durch *Opiate* und ihre Abkömmlinge kann günstig durch das Antidot Naloxon beeinflusst werden.

Bei Drogensüchtigen kann die rasche Opiatantagonisierung zu schwersten Entzugserscheinungen führen.

Bei der *Salicylatintoxikation* steht therapeutisch die primäre Giftentfernung aus dem Magen-Darm-Trakt durch Magenspülung und forcierte Diarrhö im Vordergrund. Unter den sekundären Detoxikationsmaßnahmen erlaubt die forcierte Diurese bei gleichzeitiger Alkalisierung des Urins eine deutliche Steigerung der Salicylatausscheidung im Urin. Erforderlichenfalls kann auch eine Hämodialyse eingesetzt werden.

Bei *Paracetamolintoxikation* steht die Verhinderung einer weiteren Leberschädigung therapeutisch im Vordergrund. Aus diesem Grund gibt man als Antidot N-Acetylcystein – eine Substanz, die als Mukolytikum leicht verfügbar ist. Wichtig ist, dieses Antidot frühzeitig zu geben, da nach bereits eingetretenem schwerem Leberschaden dieser durch das Antidot verschlimmert werden könnte.

Alkoholintoxikation

Äthanolvergiftung

Häufigkeit

Vergiftungen durch Äthanol (Äthylalkohol) gehören infolge der leichten Verfügbarkeit dieser Substanz zu den häufigsten Vergiftungen überhaupt. Der jährliche Äthylalkoholverbrauch beträgt in Deutschland – bezogen auf erwachsene Personen – ca. 15 l reinen Alkohol. Berücksichtigt man weiter, dass bei einem durchschnittlich 75 kg schweren Erwachsenen etwa 200 g reiner Alkohol für einen schweren Rausch ausreichen, wird deutlich, wie oft Alkoholintoxikationen vorkommen.

Physiologie

Der Alkoholgehalt üblicher Getränke schwankt stark. Bier hat etwa 2–5 % Alkohol, deutscher Wein etwa 6–12 %, Südweine 15–22 % und Schnäpse sowie Liköre können zwischen 30 und 60 % Alkohol enthalten. Die Alkoholresorption erfolgt zum geringen Anteil im Magen, zum größeren Teil rasch nach Aufnahme im Dünndarm. Demgegenüber ist die im Wesentlichen von der Leber geleistete oxidative Alkoholelimination limitiert. Sie beträgt etwa 7 g pro Stunde. Als Erfahrungswert kann gelten, dass nach abgeschlossener Alkoholresorption der Blutalkoholspiegel stündlich um etwa 0,1‰ absinkt.

Symptome und Diagnose

Die enthemmende und euphorisierende Wirkung kleiner Mengen Alkohol ist allgemein bekannt. Bei Alkoholkonzentrationen zwischen 1 und 2‰ stellen sich Gehstörungen ein. Von einem schweren Rausch spricht man bei Alkoholkonzentrationen von um und über 3‰.

Bei über 4‰ Alkohol im Blut besteht akute Lebensgefahr.

Mit steigender Alkoholkonzentration kommt es zunächst zu einem Exzitationsstadium, dem später visuelle, zerebellare und statoakustische Störungen folgen. Gangstörungen bis zum Torkeln, lallende Sprache und Greifstörungen sind die typischen klinischen Symptome. Im Spätstadium kommt es zur Alkoholnarkose, die in Atemdepression und Hypothermie übergehen kann.

Differenzialdiagnostisch ist die Alkoholintoxikation von allen anderen Vergiftungen abzugrenzen. Aus dem Umstand, dass ein Patient eine „Alkoholfahne" hat, darf nie nur auf einen Alkoholrausch geschlossen werden. Andere Erkrankungen wie beispielsweise Schädel-Hirntraumen oder Stoffwechselkomata müssen ausgeschlossen werden. Die Sicherung der Diagnose geschieht durch Alkoholbestimmung im Blut.

Bei der *chronischen Vergiftung* mit Äthylalkohol stehen Persönlichkeitsveränderungen im Vordergrund. Abnehmendes Urteilsvermögen und Verlust der Persönlichkeitsstruktur werden beobachtet. Klinisch führt chronischer Alkoholmissbrauch zu Magenschleimhautentzündungen und Magengeschwüren. Erkrankungen der Leber, der Bauchspeicheldrüse oder Störungen des Fettstoffwechsels können die Folge sein.

Therapie

Die Behandlung der akuten Alkoholintoxikation folgt weitgehend der für die Schlafmittelintoxikation. Sie beginnt – falls erforderlich – mit rascher Eliminierung noch nicht resorbierter Alkoholmengen aus dem Magen und umfasst symptomatische Maßnahmen wie künstliche Beatmung, Kreislaufstützung und Elektrolytausgleich nach klinischem Bedarf.

Ist die akute Phase der Alkoholvergiftung überwunden, muss auf Symptome einer dann oft einsetzenden Entzugssymptomatik mit Delir geachtet werden, um frühzeitig medikamentös eingreifen zu können.

Methanolvergiftung

Gänzlich anders als die Äthanolvergiftung verläuft die Vergiftung mit dem Alkohol Methanol. Ursache ist häufig eine Verwechslung mit dem Äthanol.

Symptome

Klinisch kommt es bald nach der Methanolaufnahme zu einem narkoseähnlichen Zustand mit Erbrechen. Nach einer Latenzzeit von etwa 20 Stunden, in der Methanol oxidativ abgebaut wird, entwickeln sich Kussmaul-Atmung (langsame, vertiefte Atmung), Unruhe und Zyanose. Im weiteren Verlauf kann es zu Lähmungserscheinungen kommen. Typische Spätfolge ist die Erblindung. Bei Überdosierung tritt der Tod unter den Zeichen der Atemlähmung ein.

Therapie

Durch Magenspülung wird versucht, die noch nicht absorbierten Methanolreste aus dem Körper zu eliminieren. Die Gabe von Äthanol verlangsamt den Methanolabbau zur toxischen Ameisensäure und vermindert dadurch die drohende Azidose. Forcierte Diurese und evtl. frühzeitige Dialyse sind neben der immer erforderlichen Alkalisierung zur Bekämpfung der Azidose bewährte Maßnahmen.

Vergiftungen durch Ätzgifte

Säurevergiftungen

Pathogenese

Säuren führen über Eiweißfällung zu einer Zellnekrose. Nach oraler Säureaufnahme kommt es zu einer Verätzung des oberen Gastrointestinaltrakts mit einer sog. Koagulationsnekrose. Das Ausmaß der Schädigung wird von der Konzentration der Säure, ihrem Dissoziationsgrad sowie der Dauer der Einwirkung bestimmt.

Symptome

Meist unmittelbar nach Trinken der Säure entsteht eine schwere, schmerzhafte Stomatitis mit schmutziggrauen Belägen. Reaktiv entwickelt sich ein starker Speichelfluss. Nicht selten kommt es zum Erbrechen von kaffeesatzartig verfärbten Blut. Ein Kreislaufkollaps kann sich entwickeln. Örtliche Komplikationen wie ein Glottisödem oder eine Magenperforation können zum Tode führen.

Therapie und Prognose

Die Behandlung zielt auf rasche Neutralisation der aufgenommenen Säure, Verminderung der eingetretenen Schäden und Verhinderung von Spätkomplikationen. Dazu wird zunächst bei Säurevergiftung alkalisierend mit Magnesiumperoxid behandelt.

 Vor der unkontrollierten Auslösung von Erbrechen muss bei Säure- und Laugenvergiftungen gewarnt werden, da dadurch erneut die Speiseröhre beschädigt werden und rupturieren kann.

Besondere Vorsicht ist bei Essigsäureverätzung geboten, die zu einer Hämolyse und konsekutiv zu einer Anurie führen kann. Oxalsäurevergiftung kann durch Ausfällung der Kalziumionen zu einer Hypokalzämie mit tetanischen Anfällen führen.

Über die akute Behandlung hinaus müssen Patienten mit einer Säurevergiftung des oberen Gastrointestinaltrakts besonders intensiv nachbeobachtet werden. Ein ausreichender Volumen-

der eingetretenen Koagulationsnekrose nimmt erfahrungsgemäß längere Zeit in Anspruch. Im Rahmen der Ausheilung kann es zu narbigen Stenosen der Speiseröhre oder selten auch des Zwölffingerdarms kommen.

Laugenvergiftungen

Pathogenese

Im Gegensatz zur Vergiftung mit Säure, führt die Laugenverätzung (z. B. mit Abflussreiniger) zu einer weichen, verquollenen Nekrose mit eher sulziger Oberflächenbeschaffenheit (sog. Kolliquationsnekrose). Sie wirkt sich insbesondere in Mund und Ösophagus aus.

Symptome

Die Klinik der Laugenverätzung gleicht zunächst derjenigen der Säurevergiftung. Bedingt durch die sulzig-weiche Kolliquationsnekrose der Speiseröhre sind Speiseröhrenperforationen leicht möglich. Mit Lackmuspapier ist schnell die Unterscheidung zwischen Säuren und Laugen möglich.

Therapie

Therapeutisch wird man versuchen, die aufgenommene Lauge durch Gabe von Zitronensaft oder verdünntem Essig zu neutralisieren. Auch reichlich Wasser wird empfohlen.

Vergiftungen durch organische Lösungsmittel

Definition und Vorkommen

Die Gruppe der organischen Lösungsmittel umfasst eine Vielzahl chemisch unterschiedlicher Substanzen. Ihnen ist gemeinsam, dass sie gut fettlöslich, schwer wasserlöslich und relativ leicht flüchtig sind. Chemisch gesehen handelt es sich um Äther, Phenole, Alkohole, Chlorkohlenwasserstoffe und andere organische Lösungsmittel. Organische Lösungsmittel sind in Industrie und Haushalt weit verbreitet. Erinnert sei in diesem Zusammenhang an Lösungsvermittler in Lacken und Klebstoffen sowie in zahlreichen Pflegemitteln oder an die Fleckenentferner.
Angesichts der weiten Verbreitung organischer Lösungsmittel sind in dieser Gruppe akzidentelle Vergiftungen besonders häufig. Bezogen auf die Gesamtzahl der Vergiftungen machen diejenigen durch organische Lösungsmittel jedoch nur etwa 10–20 % aus.

Pathogenese

Angesichts der vielfältigen chemischen Strukturen organischer Lösungsmittel sind die Stoffwechselwege dieser Substanzen im Körper recht unterschiedlich. Aufgrund der hohen Fettlöslichkeit reichern sie sich bevorzugt im Zentralnervensystem an. Darüber hinaus können sie zu einer Schädigung blutbildender Organe führen. Teilweise sind erst die im Körper entstandenen Stoffwechselprodukte der Lösungsvermittler toxisch.

Symptome

Entsprechend der Vielzahl der chemischen Substanzen kann das klinische Bild außerordentlich variieren. Beispielhaft soll im Folgenden die Vergiftung mit *Tetrachlorkohlenstoff* eingehender besprochen werden. Sie verläuft in mehreren Phasen:

- Nach oraler Aufnahme kommt es in der 1. Phase zunächst zu gastrointestinalen Störungen und einer Art Katerstimmung. Bereits in diesem Stadium kann evtl. durch Atemlähmung der Tod eintreten.
- Im 2. Stadium werden klinisch kaum Symptome beobachtet. Demgegenüber lässt sich die Schwere der Erkrankung in diesem Stadium durch Anstieg der Transaminasen im Serum erkennen. Wegen der fehlenden klinischen Symptome wird in diesem Stadium oft die Schwere der Erkrankung verkannt.
- Im 3. Stadium schließlich stehen toxische Leber- und/oder Nierenschäden im Vordergrund. Ohne Behandlung entwickelt sich Leberkoma oder Nierenversagen. Beide führen zum Tod.

Diagnose

Die Diagnose einer Lösungsmittelvergiftung beruht einerseits auf einer eingehenden Anamnese – evtl. unter Hinzuziehung von Fremdangaben. Beweisend für die Intoxikation ist letztlich der toxikologische Nachweis, der jedoch schwierig und zeitraubend ist. Dafür stehen verschiedene Methoden wie Gaschromatographie, Spektrophotometrie u. a. in der Atemluft wie im Harn zur Verfügung. Vergiftungszentralen sind Tag und Nacht erreichbar! Unter der Tel. Nr. 022828 73211 wird eine kostenlose Beratung in Vergiftungsfragen rund um die Uhr angeboten.

Therapie

Eine kausale Therapie der Vergiftung mit organischen Lösungsmitteln ist bislang nicht möglich. Nur selten wird es gelingen, durch Magenspülung noch Giftreste aus dem Körper zu entfernen. Die Resorption kann durch Gabe von flüssigem Paraffin unterbunden werden. Kontraindiziert sind Alkohol, Milch oder Rizinusöl, da dadurch die Resorption gefördert werden kann. Erfolgte die Giftaufnahme perkutan, ist eine sorgfältige Reinigung der Haut mit Seife angezeigt. Alkohol zur Hautreinigung ist verboten.

Prognose

Die Prognose der akuten Vergiftung wird vom Zeitpunkt bestimmt, in welchem die Therapie einsetzt. Die Letalität wird mit etwa 5 – 10 % angegeben. Wird die akute Vergiftungsphase überstanden, hängt der weitere Krankheitsverlauf von der Schädigung lebensnotwendiger Organe wie Zentralnervensystem oder Leber bzw. Niere ab.

Vergiftung mit Pflanzenschutzmitteln

Definition und Vorkommen

Die Vielzahl der verwendeten Pflanzenschutzmittel lässt sich nach dem Anwendungsziel in Mittel zur Pilzbekämpfung, Insektenbekämpfung, in wuchshemmende oder wuchsfördernde, wurmtötende Mittel usw. unterscheiden. Unter vergiftungsmedizinischen Aspekten ist eine Unterscheidung von verschiedenen chemischen Wirkgruppen sinnvoller. Man unterscheidet deshalb:

- organische Phosphorverbindungen,
- Chlorkohlenwasserstoffe,
- Mittel auf Strychninbasis,
- Metaldehyd,
- Paraquat.

Angesichts der weiten Verbreitung von Pflanzenschutzstoffen in der Landwirtschaft sind berufliche und akzidentelle Vergiftungen mit dieser Substanzgruppe nicht selten. Häufiger werden sie jedoch zu Suizidversuchen verwendet.

Pathogenese

Die Resorption der Pflanzenschutzmittel steht in enger Beziehung zu ihrer chemischen Struktur. Chlorierte Kohlenwasserstoffe und organische Phosphorverbindungen können oral, durch Einatmen oder perkutan resorbiert werden. Bei den Insektiziden kommt es in der Regel zu einer Acetylcholinvergiftung durch Hemmung der Cholinesterase und damit zu Störungen an den neurogenen Synapsen.

Symptome

Die Vielzahl der verwendeten Stoffe macht es praktisch unmöglich, die Vergiftungserscheinungen auch nur einigermaßen vollständig darzustellen. Bei Organophosphorverbindungen (E605, Metasystox) stehen so verschiedene Symptome wie vermehrter Speichelfluss, Bradykardie, Bronchospasmus, Brechdurchfall oder kolikartige Bauchbeschwerden im Vordergrund.

Aspekte der Pflege. Menschen mit E605-Vergiftung sind intensivpflegebedürftig und erfordern den Einsatz erfahrener Pflegepersonen. Sie sind nicht nur vital gefährdet durch das eingenommene Gift, sondern auch durch hoch dosierte Verabreichung des Gegengifts Atropin. So beobachtet man häufig neben den oben genannten Symptomen auch eine Tachykardie und Darmlähmung, die die Ausscheidung des Giftes behindert und somit lange Einwirkzeiten begünstigt.
Selbstschutz. Tragen Sie bei jedem Kontakt mit dem Kranken Handschuhe, da das Gift auch perkutan ausgeschieden und aufgenommen wird. Der Patient muss in der Akutphase in einem Einzelzimmer liegen. Mitglieder des Behandlungsteams klagen nach Einatmen der stechend riechenden Raumluft oft über Kopfschmerzen und Unruhe. Lüften Sie daher gut durch (auch bei Zimmern mit Klimaanlage).

Der Tod kann unter Atemlähmung eintreten. Chlorierte Tetrachlorkohlenstoffe können darüber hinaus zu Leber- und Nierenschäden führen. Pflanzenschutzmittel auf Strychninbasis verursachen vornehmlich Muskelkrämpfe. Paraquatpräparate verursachen typischerweise mit einer Latenzzeit von mehreren Stunden Darmkoliken und hämorrhagische Durchfälle. Ödematöse Verquellung der Alveolen kann zu einer tödlichen Lungenparenchymschädigung führen.

Diagnose

Die Diagnose basiert auf dem Nachweis des Giftes in der Spülflüssigkeit des Magen-Darm-Trakts, der Giftmetaboliten in Blut oder Urin. Die organischen Phosphorverbindungen besitzen einen stechenden aromatischen Geruch, der Magensaft ist durch eine beigefügte Farbe immer blau gefärbt, die Aktivität der Serum-Cholinesterase stark vermindert.

Spezielle Vergiftungen

Therapie und Prognose

Giftentfernung (Magenspülung) und Aufrechterhaltung der Vitalfunktionen stehen im Vordergrund der Therapie. Bei Acetylcholinvergiftung gibt man Atropin in hoher Dosierung unter Kontrolle von Pupillenweite, Darmperistaltik und Speichelsekretion. Toxigonin reaktiviert anschließend die blockierte Esterase.
Die Prognose hängt entscheidend vom rechtzeitigen Einsatz der Maßnahmen ab.

Schwermetallvergiftungen

Eine Reihe von Schwermetallionen wirkt überwiegend durch Blockade enzymatischer Reaktionen giftig. Die Wichtigeren werden im Folgenden besprochen.

Quecksilbervergiftung

Metallisches Quecksilber wie auch Quecksilberverbindungen sind in der Industrie weit verbreitet. Während die orale Aufnahme von metallischem Quecksilber – z. B. aus einem zerbrochenen Fieberthermometer – in der Regel keine Vergiftungserscheinungen verursacht, kann die Inhalation von Quecksilberdampf sowie die Zufuhr ionisierten Quecksilbers schwere Vergiftungserscheinungen zur Folge haben. Nach Hustenreiz und gastroenteritischen Beschwerden führt die Resorption zur Nierenschädigung und durch Anreicherung im ZNS zur Quecksilberenzephalopathie.
Therapeutisch gibt man als spezifisches Antidot DMPS (Dimercaptopropansulfonsäure), das Quecksilber, wie auch andere Schwermetalle, zu einem unlöslichen Komplex bindet.

Arsenvergiftung

Arsen findet in der Industrie wie auch zur Schädlingsbekämpfung Verwendung. Es wird vom Magen-Darm-Trakt rasch aufgenommen und über die Nieren ausgeschieden. Die Vergiftungserscheinungen machen sich durch Erbrechen, Bauchkoliken, Durchfälle und Nierenversagen bemerkbar. Kreislaufversagen kann zum Tode führen. Als Antidot wird ebenfalls DMPS gegeben. In Haaren und Nägeln kann Arsen nach überstandener Krankheit noch lange Zeit nachgewiesen werden.

Thalliumvergiftung

Thallium wird in Form von Pasten oder Giftweizenkörnern zur Mäusebekämpfung verwendet. Es führt akut zu Erbrechen, abdominellen Koliken und Durchfall. Im weiteren Verlauf treten Nervenschädigungen auf, von einer Polyneuropathie bis zu Lähmungen. Die Haarwurzeln färben sich typischerweise schwarz, die Haare fallen nach etwa 3 Wochen aus. Mit Magenspülung und Abführmaßnahmen wird die Giftentfernung versucht. Berliner Blau kann die Resorption hemmen.

Bleivergiftung

Bleiverbindungen werden verzögert im Magen-Darm-Trakt resorbiert und vorwiegend im Knochen abgelagert. Bei akuter Vergiftung beobachtet man Metallgeschmack und vermehrten Speichelfluss, es kommt zu heftigen gastrointestinalen Beschwerden. Spätstadien sind durch eine Polyneuropathie und chronische hypochrome Anämie gekennzeichnet. Das Zahnfleisch weist den typischen Bleisaum auf.
Therapeutisch versucht man das Blei durch DMPS oder Kalzium-EDTA zu binden.

Pilzvergiftung

Symptome

Giftige Pilze werden meist infolge einer Verwechslung genossen. Charakteristisch für die Pilzvergiftung ist ein von Stunden bis selten zu Tagen reichendes Latenzstadium im Anschluss an die Pilzmahlzeit. Das Spektrum klinischer Symptome beginnt mit gastrointestinalen Beschwerden und kann bei langer Latenz bis zu Leber- und Nierenschäden reichen.
Die gefürchtete *Knollenblätterpilzvergiftung* verursacht durch den Giftstoff Amanitin eine schwere Leberschädigung. Laborchemisch erinnern die Befunde an eine nekrotisierende Hepatitis. Unbehandelt führt das Leiden zum Tod durch Leberversagen.

> Knollenblätterpilzarten wachsen von Juni bis Oktober auf lockerem Boden in Misch- und Laubwäldern, häufig in der Nähe von Eichen oder Buchen. Vor allem junge Knollenblätterpilze werden häufig mit Champignonarten verwechselt. Sie sind geschmacksneutral und können aus Pilzgerichten nicht herausgeschmeckt werden. 1998 traten in Norddeutschland gehäuft Fälle von Knollenblätterpilzvergiftung auf.

Therapie

In der Frühphase einer Pilzvergiftung sollte durch Magenspülung versucht werden, eventuelle Reste der Giftmahlzeit zu entfernen. Zusätzlich wird eine forcierte Diarrhö eingeleitet. Bei schwerem Verlauf wird eine parenterale hyperkalorische Ernährung durchgeführt. Bei Knollenblätterpilzvergiftung wird versucht, durch extrakorporale Detoxikation (S. 615) Amanitin aus dem Körper zu entfernen.

Prognose

Die Prognose der Pilzvergiftung hängt von der Art sowie der Menge der aufgenommenen Pilze ab. Kommt es trotz extrakorporaler Detoxikation zum Leberversagen, ist die Prognose ernst. Anderenfalls kann aber die Leber ohne bleibenden Schaden ausheilen.

Inhalatorische Vergiftungen

Reizgase

Gase können durch Einatmung (Inhalation) starke Reizzustände im Respirationstrakt und Vergiftungserscheinungen auslösen. *Wasserlösliche Reizgase* wie Ammoniak oder Chlorwasserstoff schädigen vorwiegend im oberen Respirationstrakt, *fettlösliche Reizgase* wie Stickstoffdioxid oder Phosgen vorwiegend im unteren Respirationstrakt. *Brandgase* enthalten meist mehrere toxische Substanzen (Kunststoffe) bis hin zur Beimischung von Blausäure. Kampfgase sind meist Organophosphorverbindungen. Die Symptome ähneln denen der E 605-Vergiftung (S. 620).

Symptome, Diagnose und Therapie

Husten, Atemnot und konjunktivale Reizung zeigen sich als Sofortreaktion. Bei Brandunfällen findet man die Schleimhäute meist mit Ruß- und Rauchpartikeln verklebt. Ein toxisches Lungenödem kann sehr kurzfristig, aber auch erst nach Stunden auftreten, weshalb bei Verdacht auf eine Reizgasvergiftung immer eine 12- bis 24-stündige Beobachtungszeit eingehalten werden muss.

Durch sofortige Inhalation von Kortikoiden wird versucht, die akute Schleimhaut- und Alveolenreaktion zu hemmen. Stellt sich eine respiratorische Insuffizienz ein, muss rechtzeitig intubiert und beatmet werden.

Mit Gasspürröhrchen können unbekannte Gase am Unfallort identifiziert werden. Auch die Rettungsmannschaft ist durch die Gase gefährdet!

Kohlenmonoxidvergiftung

Vorkommen und Pathogenese

Die Inhalation eines Luftgemisches mit mehr als 0,2 % Kohlenmonoxid-(CO-)Anteil führt beim Menschen innerhalb kurzer Zeit zur Vergiftung und infolge von Hypoxie zum Tode. CO entsteht durch unvollständige Verbrennung organischen Materials. Eine gefährliche CO-Anreicherung kann auch durch Autoabgase in geschlossenen Räumen hervorgerufen werden. Die toxische Wirkung des CO beruht auf Verdrängung des Sauerstoffs aus seiner Bindung am Hämoglobinmolekül. Es wirkt somit nicht direkt toxisch, sondern führt über Verdrängung von Sauerstoff zur Gewebshypoxie. Vergiftungen kommen in suizidaler Absicht oder berufsbedingt vor, aber auch durch Ofengase bei unvollkommener Verbrennung.

Symptome und Diagnose

Klinisch ist die akute CO-Vergiftung durch eine charakteristische kirschrote Hautverfärbung gekennzeichnet. Dieses nur im akuten Stadium nachweisbare Symptom wird später durch andere Zeichen überlagert. Leichte Formen der CO-Vergiftung führen nur zu klopfenden Kopfschmerzen. Schwerere Formen gehen mit Sehstörungen, Erbrechen, Übelkeit und Schwindel einher. Unter Anstieg der Atemfrequenz und Kollapserscheinungen kann durch Atemlähmung der Tod eintreten. Die Diagnosesicherung erfolgt durch Nachweis von CO in der Atemluft (Prüfröhrchen) oder durch Messung des CO-Hämoglobins.

Therapie

Die Therapie beginnt mit unverzüglicher Entfernung des Patienten aus dem gefährlichen Bereich. Bei der Bergungsaktion müssen die Helfer einen entsprechenden Atemschutz anlegen. Durch Sauerstoffbeatmung gelingt es, die reversible CO-Bindung am Hämoglobin aufzulösen. Die metabolische Azidose wird mit Bikarbonat korrigiert.

Blausäurevergiftung

Vorkommen und Pathognese

Blausäure wird als Schädlingsbekämpfungsmittel vereinzelt in der Industrie angewendet. Die toxische Wirkung beruht auf Blockierung von Zellatmungsenzymen. Bei oraler Aufnahme sind 100 mg Cyanid in wenigen Minuten tödlich.

Symptome

Klinisch kann man die aktue Blausäurevergiftung am Bittermandelgeruch der Ausatmungsluft und an der Symptomenkombination Atemnot und Bewusstlosigkeit bei fehlender Zyanose erkennen. Wegen der schnellen Giftwirkung wird sofort mit reinem Sauerstoff beatmet und das Antidot 4-Dimethylaminophenon gegeben, wodurch aus normalem Hämoglobin Methämoglobin gebildet wird, das eine mehrfach tödliche Blausäuredosis binden kann. Durch die zusätzliche Gabe von Natriumthiosulfat werden weitere Giftmengen neutralisiert.

Vergiftungen durch Schlangenbisse

Pathogenese und Klinik

Verschiedene Schlangen wie Kreuzottern, Giftnattern und Klapperschlangen können bei ihrem Biss Gift in die Bisswunde einspritzen. Man erkennt den Kreuzotterbiss an zwei symmetrischen und typischerweise etwa 1 cm auseinander liegenden Bissstellen. Lokalerscheinungen umfassen Ödem, blaurote Verfärbung der Haut und Lymphangitis. Etwa 1 Stunde nach dem Biss treten Allgemeinerscheinungen auf wie Schwindel, Schweißausbruch und Herzbeschwerden.

Therapie

Die Behandlung der Schlangenbisse besteht in sofortiger Kompression der betroffenen Extremität durch elastische Binden, notfalls kann eine venöse Stauung angelegt werden, wobei der Puls jedoch fast tastbar bleiben muss. Durch Exzision der Bissstelle in Lokalanästhesie wird versucht, örtlich noch vorhandenes Gift zu entfernen. So früh wie möglich sollte ein Antitoxin („Serum") gegen die entsprechende Schlangenart oder – falls diese unbekannt ist – ein polyvalentes Schlangenserum gegeben werden. Darüber hinaus sollte an aktive und passive Tetanusimmunisierung gedacht werden. Da Schlangenantitoxine üblicherweise von Pferden gewonnen werden, muss auch einer entsprechenden Allergie gefragt werden. Bei Notfällen ist daran zu denken, dass Tierhandlungen und zoologische Gärten meist über ein Schlangenserum-Depot verfügen.

> Zu den Giftschlangen zählen Kobras, Mambas, Seeschlangen, Vipern und Crotalidae, zu denen auch die vorwiegend in Amerika verbreiteten Klapperschlangen gehören. Zu den Vipern zählen die in Deutschland vorkommenden Kreuzottern, Kupferottern und Aspisvipern. Die einheimischen Arten ernähren sich von Mäusen und sind gesetzlich geschützt, da sie vom Aussterben bedroht sind.

16 Allgemeine internistische Onkologie

H. Wagner

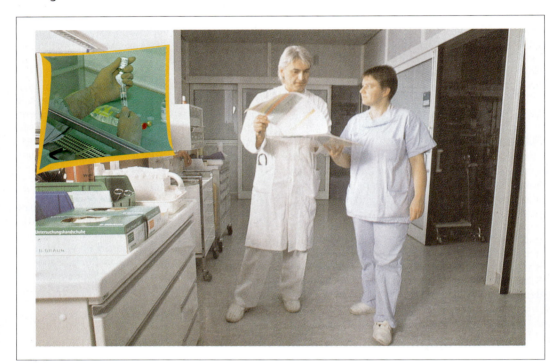

Tumorentstehung, Häufigkeit, Vorsorge . . . 625

Diagnostik und Stadieneinteilung . . . 629

Onkologische Therapien . . . 633

Onkologische Notfälle . . . 639
Tumorhyperkalzämie . . . 639

Obere Einflussstauung . . . 639
Querschnittssyndrom . . . 639
Tumorlysesyndrom . . . 640
Hirnmetastasen . . . 641

Handhabung von Zytostatika . . . 641

➔ **Pflegeschwerpunkt Onkologie** . . . 642

Typisches Prüfungswissen
Krebsentstehung (S. 625, 628), Stadieneinteilung (S. 629, 631), Medikamentöse Behandlung (S. 635, 641)

Tumorentstehung, Häufigkeit, Vorsorge

Biochemie, Molekularbiologie und Molekulargenetik der Zellen, sowohl der normalen als auch der Karzinomzellen, haben in den letzten Jahren zu wichtigen neuen Erkenntnissen über Entstehung, Wachstum und Metastasierung von Tumoren geführt. Es ist daher zu hoffen, dass in naher Zukunft weitere neue Behandlungsmodalitäten wie z. B. Immuntherapie und der Einsatz von Substanzen, die zu einem Wachstumsstopp des Tumors und zu einer Verhinderung der Metastasenbildung führen, entwickelt werden.

Die Behandlung der bösartigen Erkrankungen richtet sich nach der Organspezifität, der Ausdehnung der Erkrankung und dem Allgemeinzustand des Patienten. Der wichtigste Faktor einer kurativen Therapie ist die Früherkennung. Allen Patienten muss daher die Krebsvorsorgeuntersuchung immer wieder angeraten werden.

Häufigkeit

Die Krankheit Krebs nimmt mit ca. 22 % aller Todesfälle pro Jahr hinter den Herz-Kreislauf-Erkrankungen den 2. Platz ein. Die Inzidenz, d. h. die jährliche Anzahl an Neuerkrankungen, steigt bislang jedes Jahr weiter an.

Die Verteilung der einzelnen Krebsarten schwankt weltweit deutlich. In den westlichen Industrieländern steht bei Männern das Bronchialkarzinom an 1. Stelle, bei den Frauen das Mammakarzinom (Abb. 16.1). In Afrika und Asien ist das primäre Leberzellkarzinom die häufigste Tumorart. Konstant rückläufig ist seit vielen Jahren das Magenkarzinom, während der Lungenkrebs bei Frauen und der Hautkrebs (malignes Melanom) stark ansteigen. Steigende Tendenzen bei Mammakarzinom, Ovarialkarzinom und Darmkarzinom sind nachweisbar. Die Erkrankungsrate des Bauchspeicheldrüsenkarzinoms hat sich in den letzten 50 Jahren verdoppelt.

Es besteht eine deutliche Abhängigkeit der Krebsinzidenz von Geschlecht, Rasse und geographischer Lokalisation; darüber hinaus ist die Häufigkeit bestimmter Krebsarten mitbedingt durch sich wandelnde Umwelt- sowie Lebensgewohnheiten. Auch ist Krebs eine Krankheit des höheren Lebensalters: $3/4$ aller an Krebs Verstorbenen sind 65 Jahre oder älter. Eine Ausnahme bilden die Hodentumoren (bevorzugt im 2. bis 3. Lebensjahrzehnt) sowie z. B. der Wilms-Tumor bei Kindern. Der Morbus Hodgkin weist einen zweigipfligen Verlauf auf.

> Von 100 000 Einwohnern erkranken jährlich ca. 400 an einer bösartigen Erkrankung; die Mortalitätsinzidenz (Letalität) beträgt 200 pro 100 000 Einwohner und Jahr.

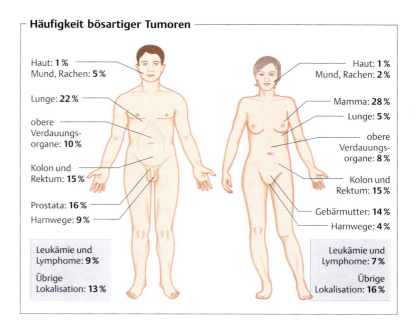

Abb. 16.1 Verteilung bei Männern und Frauen

Häufigkeit bösartiger Tumoren

Männer:
- Haut: 1 %
- Mund, Rachen: 5 %
- Lunge: 22 %
- obere Verdauungsorgane: 10 %
- Kolon und Rektum: 15 %
- Prostata: 16 %
- Harnwege: 9 %
- Leukämie und Lymphome: 9 %
- Übrige Lokalisation: 13 %

Frauen:
- Haut: 1 %
- Mund, Rachen: 2 %
- Mamma: 28 %
- Lunge: 5 %
- obere Verdauungsorgane: 8 %
- Kolon und Rektum: 15 %
- Gebärmutter: 14 %
- Harnwege: 4 %
- Leukämie und Lymphome: 7 %
- Übrige Lokalisation: 16 %

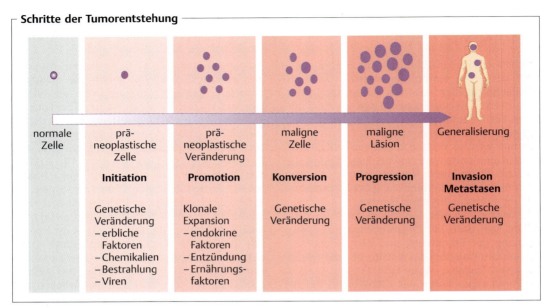

Abb. 16.2 Modell der Entstehung eines malignen Tumors in mehreren Schritten

Krebsursachen

Die Krebsentstehung verläuft in mehreren Schritten (Abb. 16.2). Zahlreiche exogene und endogene Faktoren sind für genetische Veränderungen in der betroffenen Zelle ursächlich verantwortlich. (Abb. 16.3)

Von zentraler Bedeutung sind z. B. Onkogen-Aktivierung, Verlust von Tumorsuppressorgenen, Translokationen/Inversionen/Punktmutationen mit Veränderung der Genexpression. Bestehen bereits Krebsgene in der Keimbahn, ist ein erhöhtes Risiko für Krebserkrankungen die Folge. Krebsgene sind vererbbar, können aber auch spontan („somatische Mutation") in der Keimzelle als Folge des Einwirkens von Karzinogenen auftreten (Tab. 16.1). So weist die familiäre Häufung bei Brustkrebs auf die Bedeutung genetischer Faktoren hin. Ähnliches gilt auch für Haut-, Magen-, Darm- und Blasenkrebs.

Maligne Zellen weisen drei charakteristische Eigenschaften auf:

- Unabhängigkeit vom Kontrollsystem des Zellwachstums, das in gesunden Geweben funktionsfähig ist,
- Infiltration benachbarter Gewebe (im Unterschied zu gutartigen Tumoren),
- Bildung von Metastasen durch lymphogene oder hämatogene Aussaat.

Zwischen der Entstehung einer malignen Erkrankung bis zum klinisch manifesten Tumor liegt eine Zeitspanne von oft mehreren Jahrzehnten

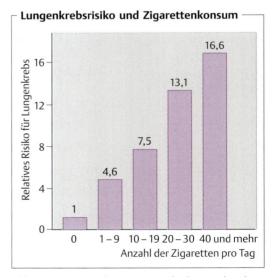

Abb. 16.3 Das Risiko, an Lungenkrebs zu erkranken, steigt mit der Anzahl der täglich gerauchten Zigaretten. Bei einem täglichen Konsum von 10–19 Zigaretten ist es, verglichen mit einem Nichtraucher, 7,5-mal höher. Allerdings hat auch ein Nichtraucher ein geringes Risiko einer Lungenkrebserkrankung

Tumorentstehung, Häufigkeit, Vorsorge

Tabelle 16.1 Karzinogene und assoziierte humane Neoplasien

Karzinogen / Gruppe	Assoziierte Erkrankungen
Genussmittel	
• alkoholische Getränke	Leberzellkarzinom, Kopf- und Halstumoren, gastrointestinale Tumoren,
• Tabak	Bronchialkarzinom, Kopf- und Halstumoren, Ösophaguskarzinom, Pankreaskarzinom, Nierenzellkarzinom, Nierenbeckenkarzinom, Blasenkarzinom
Arbeitsstoffe und Umweltbelastung	
• aromatische Stoffe	Blasenkarzinom
• Arsen	Bronchialkarzinom, Hauttumoren
• Asbest	Bronchialkarzinom, Mesotheliome
• Benzen	akute myeloische Leukämie
• Benzidin	Bronchialkarzinom
• Chlormethyläther	Bronchialkarzinom
• Chrom, Kadmium, Beryllium und -verbindungen	Bronchialkarzinom
• Holzstaub	Nasennebenhöhlen-Tumoren
• ionisierte Strahlung	verschiedene solide Tumoren, Leukämien
• Isopropylalkoholprodukte	Nasennebenhöhlen-Tumoren
• Radon und Zerfallsprodukte	Bronchialkarzinom
• Senfgas	Bronchialkarzinom, Kopf- und Halstumoren
• Nickel und Nickelverbindungen	Bronchialkarzinom, Kopf- und Halstumoren
• Polyzyklische Kohlenwasserstoffe	Bronchialkarzinom, Skrotumkarzinom, Hauttumoren
• UV-Licht (Sonnenlicht, UV-B)	Hauttumoren, Melanom
• Vinylchlorid	Angiosarkom der Leber
Medikamente	
• Alkylantien	akute myeloische Leukämie, Blasenkarzinom
• androgene Steroide	Leberzellkarzinom
• Diethylstilbestrol (pränatal)	Adenokarzinom der Vagina
• Epipodophyllotoxinderivate	akute myeloische Leukämie
• Immunsuppressiva (Azathioprin, Cyclosporin)	Non-Hodgkin-Lymphome, Hauttumoren, Sarkome
• Phenazetin	Nierenbeckenkarzinom, Blasenkarzinom
• synthetische Östrogene	Endometriumkarzinom
Bakterien, Viren, Pilze	
• Aflatoxine	Leberzellkarzinom
• chronische Hepatitis B, C (HBV, HCV)	Leberzellkarzinom
• Epstein-Barr-Virus (EBV)	Burkitt-Lymphom, Nasopharynx-Karzinom
• HIV	Lymphome, Kaposi-Sarkom
• HTLV-1	adulte T-Zell-Leukämie/Lymphom
• Humane Papillomaviren (HPV)	Zervixkarzinom, Analkarzinom
• KSHV/HHV-8	Kaposi-Sarkom, Plasmozytom (?)
• Schistosomiasis	Blasenkarzinom

(Abb. 16.4). Der Schädigung der Erbinformation in der Zelle durch Karzinogene stehen allerdings auch Reparaturmechanismen gegenüber, so dass in zahlreichen Fällen Krebsvorstufen sich auch wieder zurückbilden können. Dem Immunsystem kommt bei der Bekämpfung von karzinomatös entarteten Zellen ebenso wie bei der Verhinderung von Absiedlungen einzelner Zellen in fremden Organen (Metastasierung) große Bedeutung zu.

Der britische Arzt Denis P. Burkitt (1911 – 1993) war Missionsarzt in Uganda, wo er 1958 erstmals den nach ihm benannten Tumor beschrieb; ein Tumor, den er vorwiegend bei Kindern im Regenwald entdeckte, ausgehend von den Lymphknoten des Kiefers. Burkitt konnte große Aufschlüsse über den Einfluss klimatischer Bedingungen und Ernährungsgewohnheiten auf die Tumorentstehung gewinnen.

Tumordiagnostik und Tumorgröße

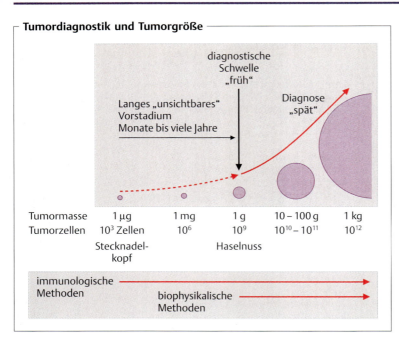

Abb. 16.**4** Diagnostische Erfassung eines Tumors durch immunologische und biophysikalische Methoden in Abhängigkeit von der Tumorgröße

Durch Absiedlung einzelner Zellen bilden maligne Tumoren Metastasen, die entweder mit dem Blutstrom (Abb. 16.**5**) und/oder dem Lymphstrom (Abb. 16.**6**) in andere Organe gelangen. Aus Mikrometastasen entstehen durch unkontrollierte Zellteilung größere Tumoren, wobei durch die Bildung neuer Blutgefäße eine eigene Blutversorgung für den Tumor geschaffen wird. Etwa eine von 1 Million Tumorzellen des Primärtumors ist in der Lage, eine Metastase zu bilden.

Krebsvorsorge

Durch **primäre Prävention**, d. h. Erkennung und Elimination karzinogener Substanzen, kann das Krebsrisiko deutlich gesenkt werden. Fettarme, ballaststoffreiche Nahrung geht mit einem wesentlich niedrigeren Krebsrisiko einher als fettreiche, geräucherte, ballaststoffarme Ernährung (Tab. 16.**2**).

Tabelle 16.**2** Beziehungen zwischen Ernährung und Entstehung von Krebs

Nahrungsbestandteil	Einfluss auf die Krebsentstehung	Vermuteter Mechanismus	Tumorarten
Fett	fördernd	Kokarzinogen	Kolon, Brust, Prostata, Rektum, Endometrium
Körpergewicht Kalorienmenge	fördernd	Fettgewebe als Speicher für Karzinogene	Kolon, Brust, Prostata, Schilddrüse, Niere, Zervix
Fasern	hemmend	verkürzte Darmpassagezeit	Kolon
Früchte, Gemüse	hemmend	enthalten Schutzfaktoren	Lunge, Kolon, Brust, Prostata, Blase, Magen, Endometrium
Alkohol	fördernd	synergistische Wirkung zusammen mit Rauchen	Lunge, Brust, Rektum, Ösophagus
Gepökeltes Fleisch	fördernd	Karzinogene	Magen, Ösophagus

Diagnostik und Stadieneinteilung   629

Hämatogene Metastasierung

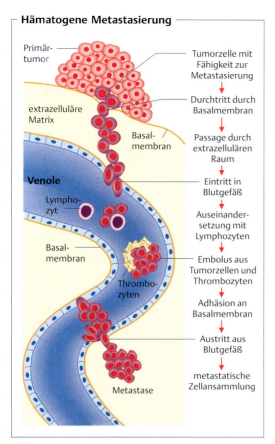

Abb. 16.5 Vorgänge bei der Metastasierung auf dem Blutweg

Lymphogene Metastasierung

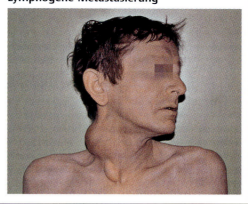

Abb. 16.6 41-jähriger Patient mit einer Lymphknotenmetastase eines Larynxkarzinoms

Unter **sekundärer Prävention** werden die klinischen Krebsfrüherkennungsuntersuchungen zusammengefasst:

- Selbstuntersuchung der Brust monatlich,
- ärztliche Untersuchung der Brust bei Frauen über 40 Jahren,
- Mammographie bei Frauen über 50 Jahren,
- Prostatauntersuchung bei Männern über 40 jährlich.

Bei hohem individuellem oder familiärem Risiko müssen intensivere Untersuchungsprogramme durchgeführt werden.

Diagnostik und Stadieneinteilung

 Grundsätzlich hat vor Beginn einer onkologischen Therapie eine histologische Diagnose vorzuliegen; in Ausnahmefällen wird die Therapie aufgrund zytologischer Sicherung begonnen.

Therapie und Prognose der malignen Erkrankung werden im Wesentlichen vom **Ausbreitungsgrad**, d. h. dem Tumorstadium, bestimmt. Bei Vorliegen von Metastasen verschlechtert sich die Prognose des Tumorpatienten dramatisch. Die therapeutischen Möglichkeiten sind von einer möglichst frühzeitigen Diagnose abhängig. Mittels biophysikalischer Methoden (z. B. Röntgenuntersuchung, Computertomographie) werden Tumoren erst ab einer Größe von ca. 1 Milliarde (10^9) Zellen – entspricht etwa der Größe einer Haselnuss – erfasst (Abb. 16.4). Wichtige apparative Untersuchungen in der Tumordiagnose sind in Tab. 16.3 wiedergegeben.

Neben der lokoregionären Ausbreitung des Tumors wird auch die Metastasenlokalisation dokumentiert (Tab. 16.4). Bei ca. 10 % der Patienten wird der Primärtumor nicht entdeckt, sondern nur Metastasen.

TNM-System

Zur besseren Vergleichbarkeit der Befunde bei soliden Organtumoren besteht seit 1968 international das standardisierte TNM-System zur Stadieneinteilung und Verlaufsdokumentation.

Tabelle 16.3 Wichtige apparative Untersuchungen in der Tumordiagnostik, Zielorgane und Indikationen

Untersuchungstechnik	Zielorgane / Zielregion
Röntgenuntersuchungen • Konventionell • mit Kontrastmittel • CT	Thorax (Lunge), Skelett, Brust (Mammographie), ableitende Harnwege (Infusionsurographie), Gefäßdarstellungen (Angiographie), Schädel, Skelett (Gehirn), Kopf-Hals-Bereich, Pankreas, Niere, Urogenitaltrakt, Retroperitoneum (Lymphknoten).
MRT (MRI)	Gehirn/ZNS/Spinalkanal (Abb. 16.7a u. b), Kopf-Hals-Bereich (Weichteile!), Thorax (Mediastinum, Lungenhilus), Abdomen/Becken, Extremitäten/Weichteile.
Sonographie	Abdomen (Leber!), Schilddrüse, Niere, kleines Becken (Endosonographie).
Szintigraphie	Skelett, Schilddrüse.
Endoskopische Verfahren: • Bronchoskopie • Gastroskopie • Koloskopie • Zystoskopie • Thorakoskopie • Mediastinoskopie • Laparoskopie	 Trachea, Bronchien Speiseröhre, Magen, Duodenum End- und Dickdarm Harnblase Pleura, Lungenoberfläche Mediastinum Bauchfell und intraabdominale Oberflächen (z. B. Leber, Darm)

Glioblastom

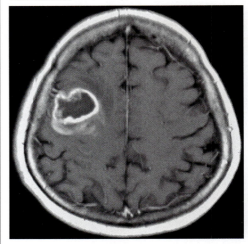

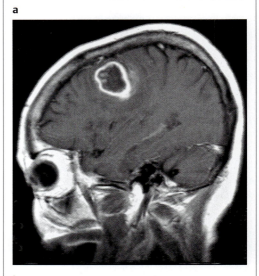

Abb. 16.7a u. b Zentral-nekrotisches Glioblastom (Grad IV nach WHO) im Horizontalschnitt **a** und im Sagittalschnitt **b**

Neben Tumorgröße (T) wird der Lymphknotenbefall (N) und die Fernmetastasierung (M) angegeben. Die Bösartigkeit des Tumors wird in Form des Grading (G) beschrieben (Tab. 16.5). Neben dieser prätherapeutischen Klassifikation gibt es auch eine postoperative pTNM-Klassifikation. Ein C-Faktor (C für „certainty", Befundsicherung) kann zusätzlich zum TNM-System angegeben werden.

Das Wort Metastase leitet sich von dem griechischen Wort „Metastasis" ab und bedeutet wörtlich übersetzt „Umstellung" oder „Versetzung". In der Medizin versteht man darunter allgemein die Ortsveränderung eines Krankheitsproduktes, sei es tumoröser oder infektiöser Art.

Diagnostik und Stadieneinteilung

Tabelle 16.4 Typische Metastasierungsmuster einiger Tumorarten

Primärtumor	Typisches Metastasierungsziel
Mammakarzinom	Knochen, Gehirn, Lunge, Leber, Niere
Prostatakarzinom	Knochen
Kleinzelliges Bronchialkarzinom	Gehirn, Leber, Knochenmark
Malignes Melanom	Leber, Gehirn, Darm
Nierenzellkarzinom	Lunge, Knochen, Niere
Follikuläres Schilddrüsenkarzinom	Knochen, Lunge

Stadieneinteilungen, die nicht nach dem eben angegebenen Prinzip aufgebaut sind, finden sich u. a. bei kolorektalen Tumoren (Tumorstadien nach Dukes), bei gynäkologischen Tumoren (FIGO-Einteilung bei Ovarialkarzinom) oder beim kleinzelligen Bronchialkarzinom („limited disease" und „extensive disease"). In den Abb. 16.8 a-c ist die Klassifikation eines Mammakarzinoms wiedergegeben.

Von großer Bedeutung für die Therapieplanung ist der **Allgemeinzustand** eines Patienten. Der Karnofski-Index und die AJCC-Performance-Status-Skala sind die gebräuchlichsten Schemata zur Beurteilung des Allgemeinzustandes von Patienten in der Onkologie (Tab. 16.6).

Tumormarker

➡ **Definition:** Tumormarker sind vom Tumor gebildete oder induzierte Substanzen (z. B. onkofetale Antigene, tumorassoziierte Antigene, Hormone), die entweder histologisch am Tumorgewebe (zelluläre Tumormarker) oder im Blut (humorale Tumormarker) nachweisbar sind.

Zwischen der Höhe der Konzentration der Tumormarker im Blut und der Größe der Tumormasse besteht eine gewisse positive Korrelation. In Tab. 16.7 sind einige wichtige Tumormarker aufgeführt.

Tabelle 16.5 TNM-System – Klassifizierungssystem für solide Tumoren (gekürzt nach UICC: TNM classification of malignant tumors)

Staging: Festlegung des Tumorstadiums	
T	**Ausdehnung des Primärtumors**
Tis	nichtinvasives Karzinom (Tumor in situ; auch: Carcinoma in situ = Cis)
T0	keine Anhaltspunkte für Primärtumor
T1, T2, T3, T4	zunehmende Größe und Ausdehnung des Primärtumors
TX	Mindesterfordernisse zur Erfassung des Primärtumors nicht erfüllt
N	**Regionäre Lymphknoten**
N0	keine Anhaltspunkte für regionale Lymphknotenbeteiligung
N1, N2, N3	Anhaltspunkte für regionalen Lymphknotenbefall (Unterteilung in N1, N2, N3 je nach Zahl und Lokalisation der betroffenen Lymphknoten)
N4	Anhaltspunkte für Befall nichtregionaler Lymphknoten
NX	Mindesterfordernisse zur Erfassung von Lymphknoten-Beteiligung nicht erfüllt
M	**Metastasen**
M0	keine Anhaltspunkte für Fernmetastasen
M1	Anhaltspunkte für Fernmetastasen
MX	Mindesterfordernisse zur Erfassung von Fernmetastasen nicht erfüllt
G	**Histopathologisches Grading**
G1, G2, G3	gut, mäßig, schlecht differenziert
G4	undifferenziert
GX	Differenzierungsgrad kann nicht bestimmt werden
R	**Resektionsart**
R0	im Gesunden
R1	mikroskopische Tumor-Reste
R2	makroskopische Tumor-Reste

Mammakarzinom

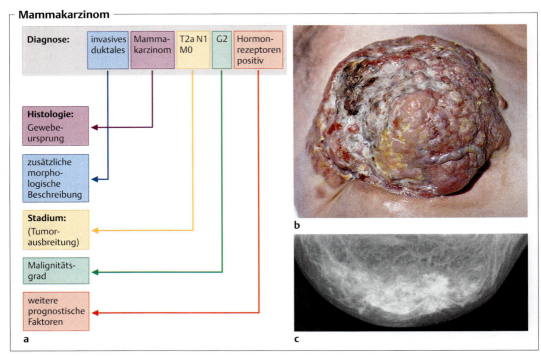

Abb. 16.8 **a** Kombination verschiedener Einteilungssysteme am Beispiel der Diagnosestellung für ein Mammakarzinom, **b** Mammakarzinom im T4-Stadium, **c** mammographische Darstellung eines ausgeprägten Mammakarzinoms mit Einziehung der Mamille

Tabelle 16.6 AJCC (American Joint Committee of Cancer)-Performance-Status-Scale und der Karnofsky-Index zur Beurteilung des Allgemeinzustandes

AJCC-Performance-Status-Scale		Karnofsky-Index	
H0	normale Aktivität	100 %	normal, keine Beschwerden, keine Krankheitszeichen sichtbar
		90 %	fähig zu normaler Aktivität, keine Symptome oder Zeichen der Krankheit
H1	ambulant mit Beschwerden; kann sich selbst versorgen	80 %	normale Aktivität unter Anstrengung, einige Krankheitszeichen oder Symptome
		70 %	sorgt für sich selbst, unfähig zu normaler Aktivität oder aktiver Arbeit
H2	nicht bettlägerig in mehr als der Hälfte der Zeit; bisweilen fremder Hilfe bedürftig	60 %	braucht gelegentlich Hilfe, ist aber fähig, für die meisten seiner Angelegenheiten selbst zu sorgen
		50 %	braucht beträchtliche Hilfe und oft professionelle Pflege
H3	zur Hälfte der Zeit oder mehr bettlägerig; pflegebedürftig	40 %	braucht besondere Pflege
		30 %	stark behindert, Krankenhausaufnahme ist indiziert, noch keine Lebensgefahr
H4	bettlägerig; stationäre Behandlung nötig	20 %	Krankenhausaufnahme notwendig, sehr krank, aktive unterstützende Therapie notwendig
		10 %	sterbend

Tabelle 16.7 Einige wichtige Tumormarker

Marker	Vorkommen
Alphafetoprotein (AFP)	Leberzellkarzinom, Keimzelltumoren des Hodens
hCG	Keimzelltumoren des Hodens
Karzinoembryonales Antigen (CEA)	Kolonkarzinom, Magenkarzinom, Mammakarzinom
Prostataspezifisches Antigen (PSA)	Prostatakarzinom
CA 125	Ovarialkarzinom
CA 19-9	Pankreaskarzinom
CA 15-3	Mammakarzinom

Die Hauptindikation der Bestimmung von Tumormarkern liegt in der Verlaufskontrolle für die Wirksamkeit einer Therapie (Operation, Chemotherapie, Bestrahlung, Hormontherapie); deshalb *vor* Therapie Messung des geeigneten, deutlich erhöhten Markers und Kontrolle in entsprechenden Abständen *nach* Therapie. Der Wiederanstieg eines Markers nach erfolgreicher Therapie kann auf ein Rezidiv bzw. auf Metastasierung hinweisen.
Tumormarker sind in der Regel zur Primärdiagnostik und zum Screening (Ausnahme PSA bei Prostatakarzinom) unbrauchbar.

Paraneoplastische Syndrome

→ **Definition:** Paraneoplastische Syndrome sind tumorinduzierte Funktionsstörungen, die durch ektope Bildung von z. B. Peptidhormonen bzw. hormonartig wirkenden Polypeptiden bedingt sind.

Häufigkeit: kleiner als 5 % aller Tumoren, bei einzelnen Tumorformen größer als 20 % (vor allen Dingen kleinzelliges Bronchialkarzinom, Karzinoid, selten Gastrointestinaltrakt- und Genitaltumoren).

Symptome

Typische Funktionsstörungen sind z. B.:

- an der Haut: Akanthosis nigricans maligna bei kleinzelligem Bronchial- und Magenkarzinom, bullöses Pemphigoid bei Nierenzellkarzinom,
- Thrombophlebitis migrans/saltans bei Pankreaskarzinom,
- Neuro- und Myopathien, Polymyositis, Dermatomyositis bei kleinzelligem Bronchialkarzinom und Karzinom des Magen-Darm-Traktes,
- endokrine Dysfunktion: Hyperkortizismus bei kleinzelligem Bronchialkarzinom,
- Gynäkomastie bei Hodentumoren,
- Polyglobulie durch Erythropoetin bei Nierentumoren,
- hämatologische Veränderungen: Polyglobulie, Anämie, Hyperfibrinolyse, Thromboseneigung, autoimmunhämolytische Anämie bei Prostatakarzinom und Pankreaskarzinom und Nierentumoren.

Onkologische Therapien

Grundsätzlich stehen für die Behandlung bösartiger Tumoren vier verschiedene Therapiearten zur Verfügung:

- Operation,
- Strahlentherapie,
- medikamentöse oder internistische Behandlung
  - Chemotherapie (systemisch oder regional),
  - Hormontherapie,
  - Immuntherapie,
  - Gentherapie,
- supportive Therapie (unterstützende Maßnahmen).

Seit der Entdeckung natürlich strahlender Materialien durch das Ehepaar Curie 1898 bemühte man sich, Radium zur lokalen Strahlentherapie einzusetzen. Albert Döderlein war einer der ersten, die das Uterus-Karzinom mit eingepackten Radiumsalzen therapierten. Die ersten Zytostatika kamen Mitte der 50er Jahre auf den Markt.

Die einzelnen Therapieverfahren können allein, miteinander kombiniert oder zeitlich gestaffelt eingesetzt werden. Die interdisziplinäre Behandlungsstrategie erfolgt in Absprache zwischen In-

16 Allgemeine internistische Onkologie

Tabelle 16.8 Bösartige Erkrankungen, die auch im fortgeschrittenen Stadium durch Chemotherapie heilbar sind

Tumor	Komplette Remissionen (in %)	5–Jahres-Überlebensrate (in %)
Chorionkarzinom der Frau	90	80
Hodentumoren	90	75
akute lymphatische Leukämie	90	50
M. Hodgkin (Stadien III + IV)	80	70
Burkitt-Lymphom (Stadien III + IV)	80	40
Non-Hodgkin-Lymphome (Stadien III + IV)	80	30
akute myeloische Leukämie	70	20
kleinzelliges Bronchialkarzinom	60	10

ternisten, Chirurgen und Radiotherapeuten. Hilfreich für die Therapieplanung ist die Einschätzung der Leistungsfähigkeit des Patienten.
Entsprechend dem Therapieziel werden unterschieden:

- **Kurative Behandlung** (curatio, lat. = Heilung): Heilung wird angestrebt bei potentiell kurablen Tumoren z. B. bei lokal oder lokoregionär begrenzten soliden Tumoren, Nebentumoren, bestimmten Formen von malignen Lymphomen und Leukämien (Tab. 16.8).
- **Adjuvante Behandlung** (adjuvare, lat. = zusätzlich helfen): unterstützende zusätzliche systemische Chemo- und/oder Strahlentherapie nach erfolgter kurativer Operation. Der Patient hat keinen nachweisbaren Krebs mehr (vgl. Rektum- oder Kolontumoren, S. 58).

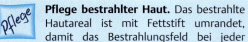

Pflege bestrahlter Haut. Das bestrahlte Hautareal ist mit Fettstift umrandet, damit das Bestrahlungsfeld bei jeder Therapiesitzung immer wieder richtig eingestellt werden kann. Entfernen Sie diese Markierung nicht. Sie hilft Ihnen und dem Patienten beim Auffinden der besonders empfindlichen Hautstelle. Informieren Sie den Patienten, dass er die bestrahlte Haut nicht waschen, cremen, rasieren oder desodorieren darf. Er soll dort nicht reiben oder kratzen. Mehrmals täglich kann Kamillenpuder aufgetragen werden. Das Hautareal sollte nur mit Naturfasern bedeckt und vor Sonne, Hitze und Kälte geschützt werden. Verwenden Sie keine Wärmflaschen oder Kühlelemente und kleben Sie keine Pflaster auf. Verschmutzungen werden mit Kamillen- oder Panthenollösung vorsichtig entfernt.

Gesicherte Indikationen für eine adjuvante Chemotherapie

- Wilms-Tumor,
- Ewing-Sarkom,
- Rhabdomyosarkom,
- Medulloblastom,
- Mammakarzinom,
- osteogenes Sarkom,
- Hodentumoren,
- kolorektale Karzinome.

- **Neoadjuvante Behandlung:** Hierunter wird eine Systemtherapie verstanden, die vor der lokalen, in der Regel chirurgischen Behandlung eines bösartigen Tumors durchgeführt wird. Ziel ist die Verkleinerung des Primärtumors vor der Operation (Verbesserung der Operabilität) mit kurativem Ziel.
- **Palliative Behandlung** durch Verringerung der Tumormasse bis zur Milderung von Krankheitssymptomen, ohne dass Aussicht auf Heilung besteht; darüber hinaus Verbesserung der Lebensqualität, evtl. der Lebenserwartung.
- **Symptomatische Behandlung:** Diese Therapieform ist auf die Linderung von Symptomen wie Schmerzen, Husten, Fieber, tumorbedingte Anämie ausgerichtet.

Chemotherapie

Definition: Als Chemotherapie wird die Behandlung eines Tumors mit zytostatischen Substanzen bezeichnet. Ziel ist, die Zellteilung der Tumorzellen zu verhindern bzw. zu verringern.

Da auch die gesunden Zellen in ihrer Zellteilung beeinträchtigt werden, sind unerwünschte Wir-

kungen an gesunden Geweben und Organen die Folge.
Eine zytostatische Monotherapie ist nur in Ausnahmefällen angezeigt. Die *Polychemotherapie*, d. h. Kombination mehrerer Zytostatika mit unterschiedlichem Ansatzpunkt im Verlauf des Zellzyklus, wird bei den meisten internistischen Chemotherapiekonzepten bevorzugt. Die Zytostatika werden gleichzeitig oder in enger zeitlicher Folge hintereinander eingesetzt. Durch den kombinierten Einsatz der Zytostatika werden die Remissionsraten verbessert, die Entwicklung resistenter Klone verhindert bzw. verzögert.

Wichtige Zytostatika nach Herkunft und Wirkungsweise

- **Antimetabolite:** Hemmer (auch „falsche Bausteine") wichtiger Schlüsselenzyme der Zelle, z. B.
  - Methotrexat (MTX),
  - 5-Fluorouracil (5-FU),
  - Azathioprin und 6-Mercaptopurin,
  - Fludarabin,
  - Gemcitabin.
- **Alkylierende Substanzen:** Gehen Bindungen mit der DNS ein und wirken deshalb zytostatisch, z. B.
  - Cyclophosphamid und seine Derivate (Endoxan),
  - Chlorambucil (Alkeran),
  - Cisplatin und Carboplatin,
  - Carmustin (BCNU).
- **Antitumor-Antibiotika:** Diese Substanzen wurden aus Antibiotika entwickelt, z. B.
  - Bleomycin,
  - Doxorubicin,
  - Mitomycin C,
  - Mitoxantron.
- **Pflanzenalkaloide:** Wirken z. T. als Mitosehemmer, z. T. Wirkung nicht geklärt, z. B.
  - Metastasengifte aus Vinca rosea (Vincristin, Vinblastin, Vinorelbin),
  - Alkaloide aus Podophyllum peltatum (Etoposid, Teniposit),
  - Alkaloide aus Camptothecin (Topoisomerase-Inhibitoren – Topotecan, Isinotecan),
  - Raditaxol und Docetaxel aus Eibenarten.
- **Hormone und Antihormone**, z. B.
  - Antiöstrogen (Tamoxifen),
  - Aromatasehemmer (Aminoglutethimid, Formestan),
  - Medroxyprogesteronacetat,
  - LH-Releasing-Hormon-Analoga (Buserelin, Goserelin),
  - Antiandrogene (Cyproteronacetat, Flutamid).
- **Sonstige Zytostatika**, z. B.
  - Dacarbazin, Procarbazin, L-Asparaginase.

Nebenwirkungen der Zytostatika sind obligat und führen in unterschiedlichem Ausmaß zu

- Knochenmarksdepression (Leukopenie, Thrombopenie, Anämie),
- Schädigungen von Schleimhäuten (Stomatitis, Ulzera, Enterokolitis, Diarrhoe),
- Appetitverlust, Übelkeit, Erbrechen,
- kardialer und pulmonaler Toxizität sowie Nephrotoxizität,
- Schädigung des Nervensystems (Polyneuropathie und paralytischer Ileus, zentralnervöse Störungen nach intrathekaler Applikation von Zytostatika),
- dermatologischen Nebenwirkungen,
- Haarausfall sowie Hautverfärbungen, z. B. nach 5-Fluorouracil (s. Abb. 16.**9**),
- karzinogener und teratogener Wirkung mit Auftreten von sekundären Neoplasien,
- reproduktiver Toxizität: sekundäre Amenorrhoe bzw. Oligo- und Azoospermie.

Hormontherapie

Die *additive* Hormontherapie besteht in der Zufuhr von Hormonen, z. B. Gabe von Östrogenen bei Prostatakarzinom. Des Weiteren werden Glukokortikoide bei Lymphomen (Abb. 16.**10**) eingesetzt. Die *ablative* Hormontherapie, d. h.

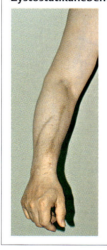

Abb. 16.**9** Dunkelbraune Verfärbung der Venen am Arm durch adjuvante Chemotherapie mit 5-Fluorouracil

Lymphom

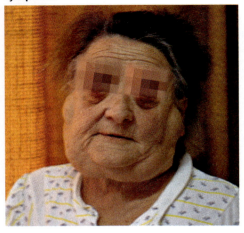

Abb. 16.**10** Patientin mit Non-Hodgkin-Lymphom

der Entzug von Hormonen, besteht z. B. in der Gabe von LH-RH-Analoga bei metastasierendem Prostatakarzinom. Darüber hinaus werden Hormonantagonisten wie das Antiöstrogen Tamoxifen oder Steroidsynthesehemmer, z. B. Formestan, bei Mammakarzinom eingesetzt. Die Antiandrogene Cyproteronacetat und Flutamid sind bei metastasierendem Prostatakarzinom indiziert.

Voraussetzung für eine rationale Hormontherapie ist neben der Bestimmung der Hormonspiegel im Blut die Messung der Hormonrezeptoren im Tumorgewebe.

Immuntherapie

Bei dieser Form der internistischen Tumortherapie wird unterschieden zwischen systemischer und lokaler Immuntherapie; bei der *lokalen* werden immunstimulierende Vakzine (z. B. BCG) in den Tumor injiziert. Bei der *systemischen* Immuntherapie kann unterschieden werden zwischen aktiver und passiver Immunbehandlung. Die klinischen Ergebnisse der Immuntherapie mit monoklonalen Antikörpern bei der passiven Immuntherapie haben bislang enttäuscht.
Im weiteren Sinne gehört zur Immuntherapie auch die Behandlung mit so genannten Immunmodulatoren, den Zytokinen, wie z. B. α-Interferon (bei Haarzell-Leukämie, chronisch myeloischer Leukämie, Kaposi-Sarkom) und Interleukin 2 bei Nierenzellkarzinom.

Gentherapie

Da bösartige Erkrankungen als Folge von genetischen Veränderungen in einer Zelle anzusehen sind, ist es konsequent, nach therapeutischen Angriffspunkten auf genetischer Ebene zu suchen. So bestehen erste Erfahrungen mit dem

- Transfer von „Suizidgenen", so dass in malignen Zellen ein genetisch fixiertes Zelltodprogramm (= Apoptosis) ausgelöst wird,
- Ersatz defekter Gene (z. B. p53),
- Transfer von Zytokin-Genen (z. B. Einbau von Genen des *Tumornekrosefaktors* TNF in aktivierte Lymphozyten).

Andere Therapieverfahren

Weitere Therapieverfahren wie Hyperthermie (Überwärmung des Körpers), die lokal oder systemisch eingesetzt werden kann, sind als Ergänzung zu den bereits bestehenden Chemotherapieformen in klinischer Erprobung. Darüber hinaus wird der Einsatz von Angiogenese-Inhibitoren, die das Wachstum neuer Blutgefäße hemmen und damit die Ernährung des Tumors unterbrechen und zu einer Wachstumshemmung des Tumors führen, überprüft.

Supportive Therapie

Um die Lebensqualität des in der Regel schwer kranken Tumorpatienten zu verbessern, ist neben der psychosozialen Betreuung eine symptomlindernde Behandlung angezeigt. Die zu behandelnden Symptome können durch den Tumor selbst oder als Nebenwirkung z. B. einer Chemotherapie ausgelöst werden.
Die supportiven Maßnahmen umfassen die nachfolgenden Punkte.

Ernährung

Ausreichende Ernährung durch Einsatz appetitsteigernder Medikamente, Ernährung per os, Anlage einer Magensonde, evtl. PEG, parenterale Ernährung, Trinknahrung, z. B. Fresubin plus, ballaststoffreich, bei Stenosen ballaststoffarm.
Menge der künstlichen Ernährung: Gesamtkalorienbedarf 30–40 kcal/kg Körpergewicht pro Tag sind notwendig zur Erhaltung des Körpergewichtes. 45–60 kcal/kg KG/Tag sind notwendig zur Gewichtszunahme bei mangelernährten Patienten. Bei ausgeprägtem Katabolismus kann der Bedarf wesentlich höher liegen. Die Gabe von Vitaminen und Spurenelementen bei parenteraler Ernährung ist wichtig!

Onkologische Therapien

Antiemetische Therapie

Antiemetika, Mittel gegen Erbrechen, werden vor, während und nach der Chemotherapie gegeben:

- Einsatz von Metoclopramid (z. B. Paspertin als Bolus vor Zytostase oder über Perfusor; Antidot: Biperiden, z .B. Akineton).
- Wirksamste Substanzen sind die 5-HT3-Rezeptorantagonisten (z. B. Navoban oder Granisetron), evtl. in Kombination mit Dexamethason.
- Keine antiemetische Therapie nach Bedarf! Der Übelkeit und dem Erbrechen stets einen Schritt voraus sein!
- Beginn der antiemetischen Therapie stets *vor* Beginn der Chemotherapie.

> **Pflege** **Übelkeit bei Chemotherapie.** Die meisten Patienten klagen nach Verabreichung von Zytostatika über massive Übelkeit, viele müssen erbrechen. Achten Sie insbesondere *vor* der ersten Chemotherapie darauf, dass der Patient zur Prophylaxe antiemetisch wirksame Medikamente erhält, weil sonst vor den folgenden Therapiekursen die Angst vor der Übelkeit das Auftreten von Übelkeit begünstigt bzw. die Übelkeit verstärkt.

Schmerztherapie

Die Schmerztherapie erfolgt mit dem Ziel der weitgehenden („90%igen") Beschwerdefreiheit. Analgetika sollten regelmäßig (prophylaktisch) unter exakter Festlegung der Einnahmeintervalle verordnet werden. Die Verordnung „nur bei Bedarf" ist unzureichend. Nach Möglichkeit ist die orale oder transdermale Form (Pflaster) der Schmerztherapie zu wählen. Eine parenterale Gabe ist nur bei zwingenden Gründen indiziert (z. B. unstillbares Erbrechen). Die Anwendung von Morphin oder anderen stark wirksamen Opioiden sollte nicht hinausgezögert werden. Die adjuvante Medikation (bei Opioidtherapie Laxanzien und Antiemetika) und Koanalgetika (z. B. Antidepressiva) sind zur Optimierung der Behandlung häufig erforderlich. Schlaflosigkeit ist konsequent zu therapieren. In Abb. 16.**11** ist der Stufenplan der WHO über Schmerztherapie dargestellt.

◀ Einteilung der Analgetika und Koanalgetika

- Peripher wirkende Analgetika (Nichtopioide):
  - Paracetamol,
  - nichtsteroidale Antirheumatika,
  - Metamizol.
- Schwache zentral wirkende Analgetika (schwache Opioide):
  - Codein,
  - Dihydrocodein,
  - Tramadol,
  - Tilidin/Naloxon.
- Starke zentral wirkende Analgetika (starke Opioide):
  - Morphin (BtM),
  - Buprenorphin (BtM),
  - Levomethadon (BtM),
  - Fentanyl (BtM).
- Koanalgetika:
  - Antidepressiva,
  - Antikonvulsiva,
  - Neuroleptika,
  - Kortikosteroide,
  - Anxiolytika,
  - Hypnotika,
  - Muskelrelaxanzien,
  - Bisphosphonate. ▶

Die Abb. 16.**12** a u. **b** verdeutlichen den Vorteil der regelmäßigen Gabe von Analgetika, der zu einer besseren Schmerzlinderung bzw. -freiheit führt als die so genannte Bedarfsmedikation.
Weitere Möglichkeiten zur Linderung von Tumorschmerzen bestehen in:

- Strahlentherapie (Schmerzbestrahlung),
- osteosynthetischen Maßnahmen (z. B. bei Wirbelkörpereinbrüchen),
- Einsatz von Bisphosphonaten, z. B. Pamidronsäure (Aredia), Alendronsäure (Fosamax), Clodronsäure (Ostac) sowie Kalzitonin bei Knochenschmerzen,
- Einsatz von hämatopoetischen Wachstumsfaktoren (GCSF, GM-CSF), und autologen Stammzelltransplantationen zur Prophylaxe und Behandlung der myelosuppressiven Nebenwirkung der Chemotherapie,

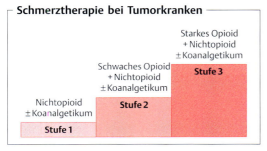

Abb. 16.**11** Von der WHO entwickelter Stufenplan für eine rationale Schmerztherapie

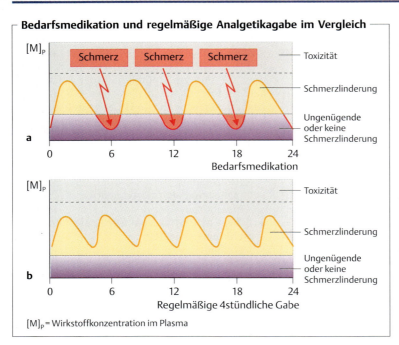

Abb. 16.**12** **a** Werden Schmerzmittel nur bei Bedarf verabreicht, dann ist die Schmerzlinderung immer wieder ungenügend. **b** Bei einer kontinuierlichen Gabe von Schmerzmitteln ist die Schmerzlinderung anhaltend

- Infektionsprophylaxe und -therapie,
- Transfusion von Erythrozyten oder Thrombozyten nach Bedarf.

Beurteilung des Therapieerfolges

Nach Abschluss einer Therapie werden zur Beurteilung des Behandlungserfolges die Untersuchungsmethoden, die zuvor zur Erkennung der Tumormanifestation notwendig waren, wiederum eingesetzt.

Zusammenfassend wird der Therapieerfolg, wie in Tab. 16.**9** dargestellt, beurteilt.

Tabelle 16.**9** Bewertung des Therapieerfolgs bei Tumorerkrankungen

Komplette Remission (CR)	vollständige Rückbildung sämtlicher nachweisbarer Tumormanifestationen für mindestens 1 Monat
Kontinuierliche komplette Remission (CCR)	mehr als 10 Jahre anhaltende Remission (entspricht „Heilung")
Partielle Remission (PR)	Rückgang aller Tumorparameter, z. B. bei soliden Tumoren > 50 % der initialen Größe
Kein Ansprechen („No change"; NC)	keine Größenänderung oder < 50 % Rückbildung messbarer Tumorparameter
Progression (PG)	> 25%ige Zunahme der Tumorparameter oder Zunahme/Neumanifestation von sicher tumorbedingten Symptomen
Rezidiv	erneute Tumormanifestation nach Erreichen einer CR

Onkologische Notfälle

Tumorhyperkalzämie

Auftreten bei Tumoren mit ausgedehnter Skelettmanifestierung, meist Mamma-, Bronchial-, Nierenkarzinom, Plasmozytom, sowie bei Tumoren mit ektoper Parathormonbildung (Bronchial-, hepatozelluläres Karzinom; Abb. 16.**13**).

Symptome

Übelkeit, Erbrechen, Polyurie und Polydipsie. Neuromuskuläre Störungen wie Müdigkeit und Muskelschwäche sowie psychische Störungen bis zum Koma.

Therapie

Bei Serumkalziumwerten über 3,2 mmol/l Rehydrierung durch Gabe von 0,9 % NaCl-Lösung i. v. 2–3 l pro Tag; Schleifendiuretika: Furosemid 40–120 mg im Abstand von 4 Stunden; Kalzitonin 4 Einheiten/kg Körpergewicht i. v. im Abstand von 12 Stunden; Bisphosphonate (Clodronat bzw. Pamidronat) zur Hemmung des tumorbedingten osteoklastären Knochenabbaus. Absetzen der Digitalismedikation wegen Gefahr von Rhythmusstörungen.

Obere Einflussstauung

Definition: Sie ist Folge einer Abflussbehinderung im Bereich der Vena cava superior (Abb. 16.**14 a** u. **b**), z. B. durch Bronchialkarzinome, Lymphome, lokal infiltrierende Karzinome sowie sonstige Mediastinaltumoren. Es kommt zu einer venösen Stauung im Bereich des Kopfes, des Halses und der Brust.

Therapie

Bestrahlung; Gleichzeitig Beginn einer Glukokortikoidgabe mit 4–6 mg Dexamethason alle 6 Stunden i. v.; systemische Chemotherapie parallel oder nach Abschluss der Bestrahlung.

Querschnittssyndrom

Definition: Beim Querschnittssyndrom handelt es sich um eine Rückenmarkkompression mit neurologischen Ausfällen durch maligne Erkrankung.

Besonders Auftreten bei Tumoren mit Tendenz zu ausgedehnter Skelettmetastasierung (Bronchial-, Mamma-, Prostatakarzinom, Hypernephrom, Plasmozytom), aber auch bei Melanomen und Lymphomen.

Symptome

Schleichende Entwicklung über längere Zeit („Rückenschmerzen", LWS-Syndrom) möglich; neurologische Ausfälle unter Umständen jedoch innerhalb weniger Stunden bei rasch proliferierenden Tumoren wie kleinzelligem Bronchialkarzinom oder Nierenzellkarzinom möglich. Es können bilaterale motorische Störungen (Paresen) sowie sensible Ausfälle („Reithosenanästhesie") und Blasen- und Mastdarmlähmung entstehen.

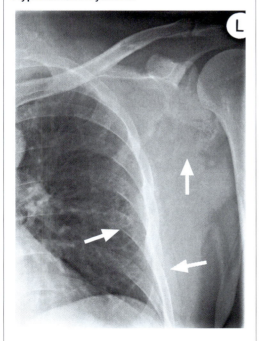

Abb. 16.**13** Hyperkalzämiesyndrom bei einem in die Knochen metastasierenden Bronchialkarzinom; der → Pfeil weist auf die Metastasen der 7. Rippe hin, die Skapula ist total zerstört ↑

Obere Einflussstauung

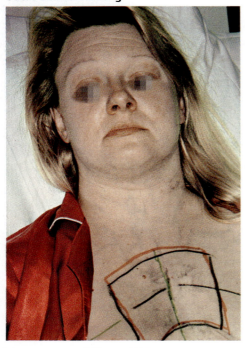
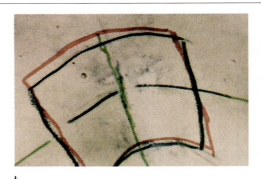

Abb. 16.**14 a** u. **b** Patientin mit oberer Einflussstauung bei Mediastinaltumor. Neben Lid- und Gesichtsschwellung finden sich Umgehungskreisläufe an Hals, Thorax und oberem Abdomen. Eingezeichnet sind die Bestrahlungsfelder

> Bei der Reithosenanästhesie fallen die Berührungsempfindung und oft auch die Schmerzempfindung im Bereich der Dermatome S3–S5 aus, was in etwa dem Lederbesatz einer Reithose entspricht. Gleichzeitig sind Miktion, Defäkation und Sexualfunktion gestört.

Diagnose und Therapie

> Es darf hier kein Zeitverlust durch Diagnostik und Therapie entstehen. Lähmungen, die länger als 24 Stunden bestehen, sind kaum noch beeinflussbar.

Therapie nach Sicherung der Diagnose durch CT bzw. MRT: neurochirurgische Intervention (Laminektomie), Glukokortikoide (4–6 mg Dexamethason alle 4–6 Stunden i. v.), lokale Strahlentherapie.

Tumorlysesyndrom

Ätiologie und Symptome

Das Krankheitsbild kann bei schnellem Zerfall großer Tumormassen mit Freisetzung intrazellulärer Bestandteile bei chemotherapieempfindlichen Tumoren (maligne Lymphome, Leukämien, seltener solide Tumoren) entstehen. Von pathologischer Bedeutung ist insbesondere die Freisetzung von Harnsäure, Kalium und Phosphat durch den schnellen Zellzerfall; eine sekundäre Niereninsuffizienz kann entstehen.
Symptome: Neben Herzrhythmusstörungen (Arrhythmien, Kammerflimmern) kann es zu Muskelkrämpfen und Tetanien sowie Parästhesien, Kopfschmerzen und Nierenversagen kommen.

Prophylaxe und Therapie

EKG-Kontrollen, ggf. Monitorüberwachung, reichlich Flüssigkeitszufuhr (mindestens 2–3 l 0,9%ige NaCl-Lösung pro Tag). Bei Hyperkaliämie Resonium oral oder als Klysma alle 6 Stunden; Furosemid. Frühzeitig Dialyse erwägen.

Hirnmetastasen

Komplikation vor allem von Bronchial- und Mammakarzinomen (Abb. 16.15). Hirnmetastasen manifestieren sich häufig unter einer sonst erfolgreichen Chemotherapie, da praktisch alle Zytostatika mit Ausnahme der Harnstoffderivate BCNU, ACNU und CCNU nicht oder nur ungenügend die Blut-Hirn-Schranke passieren.

Therapie

Dexamethason 3- bis zu 6-mal 8 mg pro Tag sowie Mannit-Infusion (Osmofundin) zur Behandlung des begleitenden Hirnödems. Bestrahlung des zentralen Nervensystems. Nur in Einzelfällen sollte eine chirurgische Intervention erwogen werden (z. B. bei einer Solitärmetastase eines strahlenresistenten Tumors).

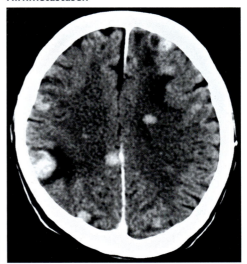

Abb. 16.15 Computertomographisches Bild von Hirnmetastasen eines Bronchialkarzinoms

Handhabung von Zytostatika

Da es bei unsachgemäßem Umgang mit Zytostatika zu Schädigungen bei Ärzten und Pflegenden kommen kann, müssen außerordentliche Sicherheitsmaßnahmen eingehalten werden.

Grundsätzlich können Zytostatika durch Haut und Schleimhäute resorbiert werden. Durch direkten Kontakt mit Zytostatika können Hautreizungen und Phlebitiden bis hin zu Gewebsnekrosen hervorgerufen werden. Schleimhautreizungen besonders an den Augen sind bekannt. Übelkeit und Kopfschmerzen werden durch direkten Kontakt mit Zytostatika verursacht.
Zytostatika werden durch Urin, Stuhl, Atemluft und Schweiß ausgeschieden. Ärzte und Pflegepersonal müssen daher sowohl bei der Zubereitung wie auch beim Umgang mit Zytostatikalösungen besondere Vorsichtsmaßnahmen beachten. Regelmäßig müssen diese Berufsgruppen

- über den sachgerechten Umgang mit Zytostatika,
- die Maßnahmen zur Gefahrenabwehr,
- die Entsorgung kontaminierten Materials unterrichtet und
- vorsorglich arbeitsmedizinisch überwacht werden.

 Sicherheit. In größeren Kliniken werden die Zytostatikalösungen meist in der Apotheke auf einer Laminarflow-Werkbank (Abb.16.16) – hier herrscht ein wirbelfreier, gerichteter Luftstrom – zubereitet und fertig auf die Station geliefert. In anderen Kliniken ist das Pflegepersonal für die Zubereitung zuständig. Als Mindestanforderung an den Zubereitungsplatz gilt dann ein Abzug. Darüber hinaus sollte der Raum ruhig gelegen sein, d. h. die zubereitende Pflegeperson darf nicht in die Stationsroutine (Telefon, Patientenklingel u. ä.) integriert sein, sondern muss ohne Störungen konzentriert arbeiten können. Tragen Sie einen langärmeligen Schutzkittel, Handschuhe, Mundschutz und Schutzbrille! Dies gilt auch für zuschauende Personen, die z. B. angeleitet werden. Decken Sie die Arbeitsfläche mit einer Einmalunterlage ab und stellen Sie alle benötigten Materialien bereit, bevor Sie mit der Zubereitung beginnen.

Zytostatikazubereitung

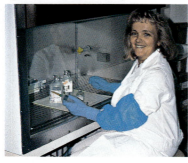

Abb. 16.**16** Die Zubereitung von Zytostatika muss unter besonderen Vorsichtsmaßnahmen erfolgen, hier mit einer Laminarflow-Werkbank

Bei der **Herstellung** von Lösungen aus Trockensubstanz ist auf Druckausgleich zu achten, damit es nicht zur Aerosolbildung und damit verbundener Atemluftkontamination kommt. Außenseiten von Spritzen oder Infusionsflaschen, die mit Zytostatika kontaminiert wurden, sind mit 70%igem Alkohol abzuwischen.

Beim **Verabreichen** von Zytostatika (Injizieren von Lösungen oder Umgang mit Infusionsflaschen) sind Einweghandschuhe, Schutzkittel, Schutzbrille und Mundschutz zu tragen. Tabletten oder Dragees werden in gesonderten Tablettenschälchen und *unmittelbar* vor Einnahme an den Patienten ausgegeben.

Zu **Zytostatikaabfällen**, die gesondert beseitigt werden müssen, zählen:

- alle Gefäße, Spritzen, Schlauchleitungen und sonstige bei Herstellung und Applikation verwendeten Hilfsmittel,
- leere Ampullen, Durchstechflaschen, Infusionsflaschen, Infusionssysteme,
- kontaminierte Einmalartikel, z. B. Zytostatikahandschuhe, Zellstoff, Tupfer, Kompressen, Einmaltücher, Einmalkittel,
- verfallene Zytostatikazubereitungen (diese sind in jedem Fall über die Apotheke zu entsorgen),
- Restmengen von Zytostatika,
- ausgetauschte Filter des Laminarflow-Gerätes.

 Schwangere Beschäftigte und Jugendliche unter 18 Jahren dürfen nicht mit Zytostatika umgehen.

Bei **Kontamination** der Haut wird die betroffene Stelle sofort mit Seife und viel Wasser wiederholt gewaschen. Gelangen trotz Schutzbrille Zytostatikaspritzer ins Auge, so wird hier ebenfalls 10 Minuten lang gespült sowie das weitere Vorgehen mit einem Augenarzt besprochen. Aus versicherungstechnischen Gründen müssen Unfälle mit Zytostatika dem Betriebsarzt gemeldet werden.

Vorgehen bei Paravasaten

Besonders gefährlich sind bei versehentlicher Verabreichung in das gefäßumgebende Gewebe (Paravasat) Vincristin, Vinblastin, Adriamycin, Etoposid sowie Mitomycin C. Die Zytostatikagabe wird sofort unterbrochen und wenn möglich das Paravasat aspiriert und danach die Nadel entfernt. Bei Blasen und großem Paravasat wird von allen Seiten transkutan abgesaugt. Die Extremität wird hoch gelagert, trockene Eiswickel bzw. Eiswasserumschläge zur Schmerzlinderung appliziert. Bei Etoposid, Vinblastin, Vincristin und Vindesin hilft milde trockene Wärme (Paravasatstelle mit Decke warm halten). Bei progredienter Gewebsnekrose evtl. chirurgische Intervention.

Alle Paravasate, Vorgehensweisen und Maßnahmen werden genauestens dokumentiert.

Pflegeschwerpunkt Onkologie

Patienten mit onkologischen Erkrankungen sind Teil der Pflege in verschiedenen medizinischen Teildisziplinen – in der Inneren und der Chirurgie, in der Geriatrie oder der Pädiatrie, in der Urologie wie in der Gynäkologie. Ein fundiertes pflegerisches Wissen und ein dem Krankheitsbild entsprechender sensibler Umgang mit den Patienten sind die Grundvoraussetzungen für ein professionelles Arbeiten auch und besonders in diesem Fachbereich. Die Patienten benötigen – je nach Krankheitsbild oder Krankheitsstadium – Unterstützung bei den Lebensaktivitäten, eventuell er-

Pflegeschwerpunkt Onkologie

folgt die vollständige Übernahme durch die Pflegenden.

Um zu erkennen, was der Patient will, was er kann und wann er überfordert wird, ist ein sehr hohes Maß an Sensibilität und zwischenmenschlicher Kompetenz nötig. Diese Qualitäten zählen zu den wichtigsten im Umgang mit onkologischen Patienten und ihren Angehörigen.

Ein weiteres herausragendes Kennzeichen ist außerdem, dass nicht nur Patienten und Angehörige, sondern auch Pflegende in der Onkologie mit ihren Ängsten konfrontiert werden. In sehr persönlichen Gesprächen, in denen sich der Betroffene mit seinem Leben und den Fragen nach Leben und Tod auseinandersetzt, können sich enge Beziehungen zu Pflegenden aufbauen. Wichtig ist, dass Sie selbst Ihr eigenes Wohlbefinden nicht vernachlässigen, sondern Hilfe suchen, wenn Sie sich überfordert fühlen. Nutzen Sie dazu das Gespräch zum Erfahrungsaustausch mit Mitgliedern des multiprofessionellen Teams oder inner- bzw. außerbetriebliche Fortbildungsmöglichkeiten. Lassen Sie Ihre Gedanken und Ängste ruhig zu. Sie werden feststellen, dass Sie nicht allein sind.

Körperpflege und Kleidung

Als Begleiterscheinung von Chemo- oder Radiotherapien kommt es häufig zu Läsionen und Entzündungen der Haut oder der Schleimhäute. Führen Sie daher eine regelmäßige Inspektion der entsprechenden Hautareale durch. Vergessen Sie die Nasenschleimhaut nicht. Dokumentieren Sie sehr sorgfältig Ihre Beobachtungen. Schon kleine Läsionen können sich schnell zu ernsthaften Pflegeproblemen entwickeln. Mund-, Lippen- und Hautpflege sind bei diesen Patienten sehr wichtig. Bestrahlungsfelder müssen jedoch pflegerisch besonders behandelt werden (vgl. „Pflege bei bestrahlter Haut", S. 634)

Bei einer geschädigten Mundschleimhaut bieten sich Spülungen mit anästhesierenden, desinfizierenden oder antimykotischen Lösungen an. Zahnbürsten sollten weiche, abgerundete Borsten besitzen. Hat der Patient sehr niedrige Thrombozyten- bzw. Leukozytenzahlen, muss das Zähneputzen wegen der Blutungs- bzw. Infektionsgefahr unterbleiben.

Aktivität und Bewegung

Die Belastbarkeit von onkologischen Patienten bei der Mobilisation hängt immer vom Schweregrad der Erkrankung ab. Sie kann stark schwanken und muss daher immer individuell abgestimmt werden. Sie wird unter anderem davon beeinflusst, ob Begleiterkrankungen wie beispielsweise eine Tumoranämie vorliegen, die die Mobilisation zusätzlich erschweren.

Körperliche Bewegung hilft dabei, z. B. nach einer Operation, die Leistungsfähigkeit wieder aufzubauen. Dies kann Körper und Geist gleichermaßen stärken. Gymnastik- und Sportgruppen, in denen sich Betroffene zusammenfinden, dienen auch dem Erfahrungsaustausch im Umgang mit der Krankheit.

Essen und Trinken

Bei allen Tumorpatienten ist das Körpergewicht regelmäßig zu kontrollieren, um bei Entwicklungen nach oben oder unten rechtzeitig intervenieren zu können. Das Körpergewicht kann beispielsweise bei Patienten, die Kortikosteroide einnehmen, stark zunehmen. Sie sollten zusammen mit dem Patienten besprechen, wie sich eine angepasste Kalorienaufnahme gestalten lässt.

Bei Patienten mit einer Tumorkachexie kann wiederum eine Nahrungsergänzung durch spezielle hochkalorische Fertignahrung und Mixgetränke indiziert sein. Lassen Sie hierbei den Patienten die verschiedenen Geschmacksrichtungen probieren, bis er seinen „Lieblingsgeschmack" gefunden hat. Bieten Sie ihm Wunschkost an und ermöglichen Sie gegebenenfalls ein Gespräch mit der Diätassistentin.

Bei Mundschleimhautentzündungen empfehlen sich z. B. weiche (evtl. passierte) Speisen, gekühlte Früchte mit wenig Säure (Melonen), schwach gewürzte Speisen und Puddings. Bei Übelkeit sollten vor allem fettarme Speisen angeboten werden.

Ausscheiden

Bei manchen Chemotherapieschemata ist eine strenge Ein- und Ausfuhrkontrolle nötig, um rechtzeitig eine Niereninsuffizienz erkennen zu können. Mitunter ist auch der Urin stündlich auf seinen pH-Wert hin zu untersuchen.

Im Zuge von Strahlen- oder Chemotherapien kann es auch zu Darmschleimhautentzündungen kommen, die starke Durchfälle zur Folge haben. Auf Grund der Durchfälle kann die Haut im Analbereich stark gereizt werden. Achten Sie hier durch eine gründliche Hautpflege auf intakte Hautverhältnisse bzw. informieren Sie den Patienten, dies selbst zu tun. Seine Mithilfe ist auch gefordert bei der Beobachtung von Stuhl und Urin auf Blutbeimengungen. Außerdem ist eine Obstipationsprophylaxe bei Patienten mit einer Thrombopenie wichtig (diese Patienten dürfen wegen der Blutungsgefahr nicht pressen) sowie bei Patienten, die Opiate zur Schmerzbekämpfung einnehmen.

Sicherheit

Für Patienten in einem fortgeschrittenen Krankheitsstadium ist die Linderung ihrer Schmerzen vorrangig bei der Erhaltung einer gewissen Lebensqualität. Tumorschmerzen zählen zu den stärksten Schmerzen überhaupt! Eine geeignete, effektive Schmerztherapie wird daher vom Arzt nach dem von der WHO vorgegebenen Stufenschema festgelegt. Geben Sie Schmerzäußerungen stets an den behandelnden Arzt weiter und dokumentieren Sie diese genau. Gegebenenfalls muss eine Umstellung erfolgen. Wichtig ist, dass der Patient weiß, dass er keine Schmerzen aushalten muss, sondern sich im Bedarfsfall jederzeit bei Ihnen melden kann, um zusätzlich Analgetika zu bekommen und schmerzfrei zu sein.

Die Pflege von Tumorpatienten (Immunschwäche, Umgang mit toxischen Stoffen) erfordert ein hohes Maß an sicherem Arbeiten. So dürfen beispielsweise orale Zytostatika nicht zermörsert werden, da dadurch nicht nur der Resorptionsvorgang gestört, sondern auch die zubereitende Person durch die freigesetzten Aerosole gefährdet wird. Zum Umgang mit Zytostatika s. auch „Sicherheit", S. 641).

Sexualität

Der Bereich der Sexualität ist bei den meisten onkologischen Erkrankungen sehr problembeladen. So kann beispielsweise ein künstlicher Darmausgang mit großen Hemmungen verbunden sein. Der Verlust von weiblicher Brust, Ovarien oder Gebärmutter kann bei Frauen ebenso eine Krise im Selbstwertgefühl auslösen wie bei Männern die Resektion eines oder von beiden Hoden. Als Spätfolge von Chemotherapien kann die Fertilität beeinträchtigt sein. Daraus können sich in der Folge Depressionen entwickeln, die eventuell die Behandlung durch einen Psychologen erforderlich machen. Beobachten Sie den Patienten genau, um ihm frühzeitig – gemeinsam mit dem Arzt – diese Hilfe anbieten zu können.

Sinn finden

Gerade bei Tumorpatienten ist es besonders wichtig, dass Sie so gut wie möglich auf die individuellen Bedürfnisse eingehen. Dies bezieht sich nicht nur auf besondere Wünsche bei der Zimmergestaltung oder bei der Planung des Tagesablaufs, sondern auch darauf, ob der Patient allein sein will oder das Gespräch sucht. Viele scheuen die Auseinandersetzung mit der Erkrankung und reagieren, beispielsweise auf Sie als Pflegende, aggressiv. Bedenken Sie, dass sich solche Aggressionen nicht gegen Sie persönlich richten.

Die Diagnose „Krebs" ist für die meisten Menschen so niederschmetternd, dass sich eine psychische Krise entwickelt, die unterschiedlich stark

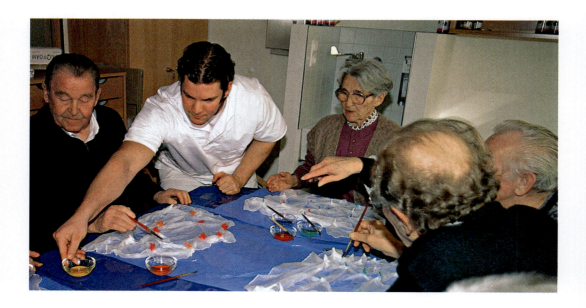

ausgeprägt sein kann. Die Patienten sind sehr verunsichert und stellen, auch Ihnen, viele Fragen zu Behandlungsmöglichkeiten, Nebenwirkungen von Medikamenten etc. Hier ist es besonders wichtig, dass Sie den Patienten – gemeinsam mit dem Arzt – umfassend informieren, um ihm eine angemessene Auseinandersetzung mit der Krankheit zu ermöglichen.

Vor allem sind es jedoch existenzielle Ängste, die sowohl den Patienten als auch seine Familie beschäftigen. Möglichkeiten, mit dieser extrem belastenden Situation umzugehen, wären, neben einer psychologischen Beratung, beispielsweise der Anschluss an Selbsthilfe- oder Beschäftigungsgruppen oder seit einiger Zeit auch die Möglichkeit, sich über das Internet mit Mitbetroffenen auszutauschen.

Jeder Patient muss letztendlich individuell für sich entscheiden, welche Möglichkeiten zur Krisenbewältigung er annimmt. Ihre Aufgabe besteht hierbei in der Beratung und Motivation, nach neuen Werten zu suchen, und in der Unterstützung darin, mit der Krankheit leben zu lernen.

17 Referenzbereiche für gebräuchliche Laboruntersuchungen bei Erwachsenen

U. Gerlach

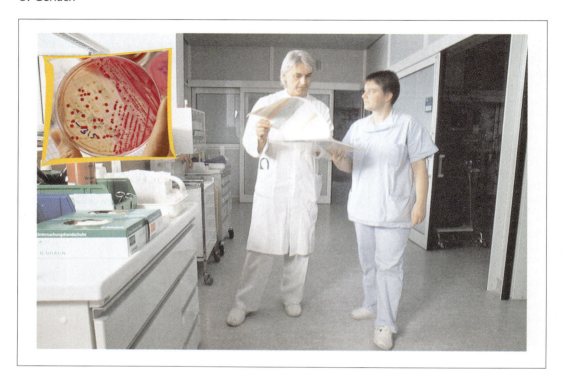

Die Referenzwerte sind in sogenannten konventionellen Messgrößen, zum Teil in SI-Einheiten (Système International d'Unitées), angegeben. Die Verwendung von SI-Einheiten hat zum Ziel, Messwerte international besser vergleichbar zu machen. Um biochemische Reaktionen zu beurteilen, ist es übersichtlicher, ihren Ablauf als molekulare Reaktion zu betrachten. Wenn das Molekulargewicht bekannt ist, soll deshalb die Konzentration in Mol pro Liter angegeben werden. Ist das Molekulargewicht eines Stoffes nicht bekannt, werden Gewichtskonzentrationen, bezogen auf 1 Liter, verwendet. In der medizinischen Praxis werden vielfach weiterhin mit Vorteil die konventionellen Einheiten benutzt, die auch für viele Patienten die Gewichtung pathologischer Laborwerte erleichtern, z. B. für Blutzucker- oder Cholesterinwerte.

Die Referenzbereiche sind bei manchen Messungen von der verwendeten Methode abhängig.

Abkürzungen: aB = arterielles Blut, abs. = absolut, B = Blut, L = Liquor, P = Plasma, S = Serum, U = Urin

Umrechnungen: Konventionelle E.: Faktor = SI
SI × Faktor = konventionelle E.
Faktor = konventionelle E.: SI

Faktor	Vorsilbe	Symbol
10^{12}	tera	T
10^9	giga	G
10^6	mega	M
10^3	kilo	k
1	–	–
10^{-3}	milli	m
10^{-6}	mikro	µ
10^{-9}	nano	n
10^{-12}	piko	p
10^{-15}	femto	f
10^{-18}	atto	a

647

	Referenzbereich konventionell	SI
Kleines Blutbild		
Leukozyten	Tsd./µl 4,0 – 10,0	4 – 10 G/l
Erythrozyten	Mio./µl 3,9 – 5,9	4 – 5,2 T/l
Hämoglobin	g/dl 12,0 – 16,0	7,45 – 9,93 mmol/l
Hämatokrit	% 37 – 47	
MCV	fl 83 – 100	83 – 100 µm³
MCH	pg 28 – 34	1,6 – 2,1 f mol
MCHC	g/dl 32 – 36	20,2 – 22,7 mmol/l
Thrombozyten	Tsd./µl 150 – 350	150 – 350 G/l
Differentialblutbild		
Neutrophile (rel.)	% 40 – 80	
Neutrophile (abs.)	Tsd./µl 1,60 – 8,00	
Lymphozyten (rel.)	% 20 – 50	
Lymphozyten (abs.)	Tsd./µl 0,80 – 5,00	
Monozyten (rel.)	% 1 – 10	Tsd./µl
Monozyten (abs.)	Tsd./µl 0,04 – 1,00	=10⁹/l
Eosinophile (rel.)	% 1 – 6	
Eosinophile (abs.)	Tsd./µl 0,04 – 0,60	
Basophile (rel.)	% 0 – 2	
Basophile (abs.)	Tsd./µl 0,00 – 0,20	
Retikulozyten		
Retikulozyten (rel.)	% 0,5 – 2,5	
Retikulozyten (abs.)	Tsd./µl 22 – 139	10⁹/l
Elektrolyte und Elemente im Serum		
Natrium	132 – 155 mval/l	132 – 155 mmol/l
Kalium	3,5 – 5,2 mval/l	3,5 – 5,2 mmol/l
Kalzium	4,20 – 5,80 mval/l	2,10 – 2,90 mmol/l
Chlorid	96 – 107 mval/l	96 – 107 mmol/l
Anorganisches Phosphat	2,4 – 4,6 mg/dl	0,77 – 1,5 mmol/l
Magnesium		0,65 – 1,0 mmol/l
Zink	80 – 150 µg/dl	12,2 – 30 µmol/l
Eisenstoffwechsel		
Eisen (Ferrum)	60 – 140 µg/dl	11 – 25 µmol/l
Ferritin	30 – 400 ng/ml	30 – 400 µg/l
Transferrin	200 – 360 mg/dl	2 – 3,6 g/l
Kupferstoffwechsel		
Kupfer	80 – 130 µg/dl	12 – 20,4 µmol/l
Caeruloplasmin	20 – 60 mg /dl	0,2 – 0,6 g/l
Enzymaktivität im Serum		
GOT	< 15 U/l	
GPT	< 17 U/l	
Gamma-GT	< 18 U/l	
Alkalische Phosphatase	< 170 U/l	
LDH	< 240 U/l	
PCHE	3000 – 9000 U/l	1 Unit =
CK	10 – 70 U/l	1 µmol Substratumsatz/min
CK – MB	0 < 10,0 U/l	
α-Amylase	< 120 U/l	
Lipase	< 190 U/l	
GLDH	< 5 U/l	
ACE	8 – 52 U/l	
Lysozym	4,6 – 17,6 U/l	

17 Referenzbereiche für gebräuchliche Laboruntersuchungen bei Erwachsenen

	Referenzbereich konventionell		SI
Isoenzyme im Serum			
Alk. Phosphatase (Leber)	6 – 74 U/l		
Alk. Phosphatase (Knochen)	11 – 102 U/l		1 Unit =
Saure Phosphatase	< 4,5 U/l		1 µmol Substratumsatz/min
Pankreasspezifische Amylase	< 450 U/l		
Protein im Serum			
Gesamtprotein	6 – 8 g/dl		60 – 80 g/l
Protein-Elektrophorese		g/dl	g/l
Albumin	55,3 – 68,9 %	4,15 – 5,17	41,5 – 51,7
α$_1$-Globulin	1,6 – 5,6 %	0,12 – 0,42	1,2 – 4,2
α$_2$-Globulin	5,9 – 11,1 %	0,44 – 0,83	4,4 – 8,3
β-Globulin	7,9 – 11,1 %	0,59 – 0,83	5,9 – 8,3
γ-Globulin	11,4 – 20,0 %	0,86 – 1,50	8,6 – 15,0
Troponin I (Myocard)	2,0 ng/ml		2,0 µg/l
Lipidstoffwechsel (Serum)			
Cholesterin	s. u.		
Triglyzeride	< 150 mg/dl		< 2 mmol/l
LDL-Cholesterin	s. u.		
HDL-Cholesterin	> 35 mg/dl		> 0,9 mmol/l
Cholesterin/HDL-Cholesterin	< 5,0		
Lp(a)	< 30 mg/dl		300 mg/l

Kommentar:
Zur Prävention der koronaren Herzkrankheit (KHK) wurden von der *International Task Force for the Prevention of Coronary Heart Disease* für Erwachsene folgende Zielwerte empfohlen (Nutr. Metab. Cardiovasc. Dis. 2, 113 – 156, 1992)

	Gesamtcholesterin konv.	SI	LDL-Cholesterin konv.	SI
Patienten mit KHK (Sekundärprävention)	< 175 mg/dl	< 4,53 mmol/l	< 100 mg/dl	< 2,6 mmol/l
Patienten ohne KHK mit zwei Risikofaktoren (s. u. oder nachgewiesener familiärer Hypercholesterinämie (LDL-Rezeptor-Defekt oder Apo B 3500) (Primärprävention)	< 195 mg/dl	< 5,0 mmol/l	< 135 mg/dl	< 3,5 mmol/l
Patienten ohne KHK mit einem zusätzlichen Risikofaktor (s. u.) (Primärprävention)	< 195 mg/dl	< 5,0 mmol/l	< 155 mg/dl	< 4,0 mmol/l
Patienten ohne KHK und ohne zusätzliche Risikofaktoren (s. u.) (Primärprävention)	< 230 mg/dl	< 5,9 mmol/l	< 175 mg/dl	< 5,9 mmol/l

Kommentar:
Zusätzliche Risikofaktoren sind: HDL-Cholesterin < 35 mg/dl (Männer) bzw. < 45 mg/dl (Frauen), Triglyzeride > 200 mg/dl, Lp(a) > 30 mg/dl, Zigarettenrauchen, Übergewicht, arterielle Hypertonie, Diabetes mellitus, arteriosklerotische Gefäßerkrankungen in der Familienanamnese, männliches Geschlecht, Menopause

	Referenzbereich konventionell	SI
Leber, Galle siehe Enzymaktivität i. S.		
Ammoniak	80 – 110 µg/dl	47 – 65 µmol/l
Bilirubin (gesamt)	0,2 – 1 mg/dl	3,4 – 17,1 µmol/l
Blutzucker/Insulin – Stoffwechsel im Serum		
Glukose nüchtern (KB)	55 – 110 mg/dl	3,05 – 6,1 mmol/l
Glukose-Toleranztest 2 Std. nach 75 g Glukose oral	< 200 mg/dl	< 11,1 mmol/l

Kommentar:
Ein Diabetes mellitus besteht, wenn die Glukose im Kapillarblut beim nüchternen Patienten > = 113 mg/dl bzw. 2 Stunden nach oGTT oder in einer zufällig genommenen Probe > 200 mg/dl ist.
Eine gestörte Glukosetoleranz besteht bei Nüchtern-Glukose im Kapillarblut > 98 mg/dl und < 113 mg/dl oder zufällig bestimmter Glukose im Kapillarblut > = 140 mg/dl und < 200 mg/dl. (Empfehlung der Amerikanischen Diabetes Gesellschaft (ADA), modifiziert für Kapillarblut nach Mehnert & Standl (Internist 1998, 39)

Insulin/C-Peptid im oralen Glukose-Toleranztest		
Insulin oGTT 0 min		
Insulin oGTT 120 min	8 - 24 µU/ml	58 – 172 pmol/l
C-Peptid oGTT 0 min		
C-Peptid oGTT 120 min	1,0 – 3,0 ng/ml	0,37 – 1,0 nmol/l

Kommentar:
Insulin/C-Peptid im oralen Glukosetoleranztest: normalerweise Anstieg des Insulins auf 2 – 10fachen Basalwert, Anstieg des C-Peptids auf 3 – 5fachen Basalwert. Frühe exzessive Insulinanstiege (> 300 µU/ml) sind typisch für postabsorptive Hypoglykämien, verzögerte Insulinanstiege treten bei gestörter Glukosetoleranz auf.

Diabetes-Kontrolle		
Hb A1C (Erythrozyten)	2,7 – 6,6 %	
Hb A1 (Erythrozyten)	4 – 8 %	
Hormone im Serum **Hypophyse**		
Somatotropes Hormon (STH) basal	< 7,0 ng/ml	< 7 µg/l
Adrenocorticotropes Hormon (ACTH) (zirkadianer Rhythmus)	7 – 51 pg/ml	1,5 – 11,2 pmol/l
Thyroidea-stimulierendes Hormon (TSH)	0,35 – 4,5 µU/ml	0,35 – 4,5 mU/l
Prolactin Frauen	< 15 ng/ml	< 15 µg/l
Männer	< 11 ng/ml	< 11 µg/l

17 Referenzbereiche für gebräuchliche Laboruntersuchungen bei Erwachsenen

	Referenzbereich konventionell	SI
Hormone im Serum		
Gonadotropine		
LH (Luteinisierendes Hormon)		
FSH (Follikelstimulierendes Hormon)		
LH basal:		
Männer (vor der Pubertät)	< 1,3 mU/ml	
Männer (nach der Pubertät)	2,0 – 18,0 mU/ml	
Frauen (vor der Menarche)	< 1,3 mU/ml	
Frauen (nach der Menarche)	zyklusabhängig	U/l
Follikelphase	0,8 – 9,8 mU/ml	
Ovulation	17,5 – 49,0 mU/ml	
Lutealphase	0,6 – 10,8 mU/ml	
Frauen (postmenopausal)	30,0 – 72,6 mU/ml	
FSH basal:		
Männer (vor der Pubertät)	0,4 – 2,1 mU/ml	
Männer (nach der Pubertät)	1,6 – 18,1 mU/ml	
Frauen (vor der Menarche)	0,4 – 7,1 mU/ml	
Frauen (nach der Menarche)	zyklusabhängig	U/l
Follikelphase	1,5 – 11,4 mU/ml	
Ovulation	5,1 – 34,2 mU/ml	
Lutealphase	1,1 – 8,4 mU/ml	
Frauen (postmenopausal)	27,6 – 132,9 mU/ml	
Schilddrüse		
Thyroxin (T4)	5 – 12 µg/dl	64 – 154 nmol/l
freies T4	1 – 2,3 ng/dl	13-30 pmol/l
freies T3	2,2 – 56 pg/ml	3,39 – 8,62 pmol/l
Thyroglobulin	< 80,0 ng/ml	< 80 µg/l
Calcitonin basal	< 48 pg/ml	< 13,44 pmol/l
Nebenschilddrüse		
Parathormon		
intaktes Molekül		1,2 – 6,5 pmol/l
Mittelmolekül		5 – 40 pmol/l
Nebennierenrinde		
Cortisol basal	15 – 250 ng/ml	41 – 690 nmol/l
Kommentar:		
Zirkadianer Rhythmus:		
8 Uhr	50 – 250 ng/ml	149 – 690 nmol/l
16 Uhr	25 – 130 ng/ml	69 – 358 nmol/l
24 Uhr	15 – 115 ng/ml	41 – 317 nmol/l
Aldosteron (im Liegen)	< 150 pg/ml	< 414 pmol/l
Nebennierenmark		
Adrenalin (Plasma)	48 – 124 ng/l	0,26 – 0,68 nmol/l
Noradrenalin (Plasma)	126 – 255 ng/l	0,74 – 1,50 nmol/l
Magen		
Gastrin basal	< 125 pg/ml	< 62,5 pmol/l
Pankreas		
Insulin basal	8 – 24 µU/ml	58 – 172 pmol/l
Glukagon (Plasma)	50 – 250 pg/ml	50 – 250 ng/l

	Referenzbereich	
	konventionell	SI
Darm (S)		
Vasoaktives intestinales Polypeptid (VIP)	32 – 63 pg/ml	32 – 63 ng/l
Sexualhormone (S)		
Testosteron (Männer)	3 – 10 ng/ml	10 – 35 nmol/l
(Frauen)	< 1 ng/ml	< 3,5 nmol/l
Östradiol		
Frauen		
vor der Pubertät	< 43 pg/ml	< 157 pmol/l
Follikelphase	26 – 158 pg/ml	95 – 580 pmol/l
Ovulation	69 – 364 pg/ml	253 – 1336 pmol/l
Lutenalphase	51 – 219 pg/ml	187 – 804 pmol/l
postmenopausal	< 47 pg/ml	< 173 pmol/l
Männer		
vor der Pubertät	< 29 pg/ml	< 106 pmol/l
nach der Pubertät	13 – 47 pg/ml	48 – 173 pmol/l
Serumanalytik bei Rheumatismus,		
Kollagenosen, Immunopathien		
Analyse (S)		
Waaler-Rose-Test	negativ	
Rheumafaktor Latex	> 20 IU/ml	
Anti-Streptolysin O	< 200 IU/ml	
Anti-Staphylolysin	negativ	
Zirkulierende Immunkomplexe ZIK C1q IgG	< 6 mg/ml	
C-reaktives Protein (CRP)	< 0,5 mg/dl	
Autoantikörper (S)		
ANA Antinukleäre (Zellkern)		
Autoantikörper (Suchtest)	1: < 40 Titer	
ds DNA (Doppelstrang-DNA) Antikörper	< 8 IU/ml	
ANCA Granulozyten-Cytoplasma		
Autoantikörper		
o-ANCA	< 2 U/ml	
p-ANCA	< 6 U/ml	
SS-A/Ro-Autoantikörper	< 25 U/ml	
SS-B/La-Autoantikörper	< 25 U/ml	
Cardiolipin-Autoantikörper	< 25 U/ml	
Autoantikörper gegen Mitochondrien		
(Subtypen)	1: < 20 Titer	
Parietalzellen		
Glatte Muskulatur	1: < 20 Titer	
Leberspezifische Antigene		
Zellulärer Immunstatus		
Lymphozyten, ges.	800 – 5000 abs./µl	
B-Lymphozyten	7,0 – 23,0 %	
B-Lymphozyten	60 -1150 abs./µl	
T-Lymphozyten	60,0 – 85,0 %	
T-Lymphozyten	480 – 4250 abs./µl	
CD4 – pos. T-Lymphozyten	30,0 – 62,0 %	
CD4-pos. T-Lymphozyten	240 – 3100 abs./µl	
CD8-pos. T-Lymphozyten	21,0 – 49,0 %	
CD8-pos. T-Lymphozyten	170 – 2450 abs./µl	
HLA-DR-akt. T-Lymphozyten		
HLA-DR-akt. T-Lymphozyten		
NK-Zellen	5,0 – 29,0 %	
NK-Zellen	40 – 1450 abs./µl	

17 Referenzbereiche für gebräuchliche Laboruntersuchungen bei Erwachsenen

	Referenzbereich konventionell	SI
Serologischer Immunstatus		
α1-Glykoprotein	50–120 mg/dl	0,5–1,2 g/l
Haptoglobin	30–200 mg/dl	0,3–2,0 g/l
CRP	< 0,5 mg/dl	< 5 mg/l
IgG	700–1600 mg/dl	7–16 g/l
IgM	40–230 mg/dl	0,4–2,3 g/l
IgA	70–400 mg/dl	0,7–4,0 g/l
IgE	< 100 IU/ml	
Blutgerinnung		
TPZ/Quick	70–130 %	
INR *	0,85–1,15	
PTT	26–36 sek.	
TZ	14–21 sek.	
Fibrinogen	180–350 mg/dl	5,4–10,5 µmol/l
Faktor XIII	70–140 %	
Antithrombin III	80–120 %	
Protein C-Aktivität	70–140 %	
Protein S-Aktivität	65–145 %	
Plasminogen	75–120 %	
D-Dimere	< = 0,3 µg/ml	< 0,3 mg/l
	Abkürzungen: TPZ = Thromboplastinzeit, INR = international normalize ratio, PTT = partielle Thromboplastinzeit, TZ = Plasma-Thrombinzeit	
TPZ/Quick Therapeutische Bereiche Indikationen	**Quick %**	**INR**
Postoperative Thrombose-Prophylaxe, ohne zusätzliche Risikofaktoren	35	2,0
Postoperative Thrombose-Prophylaxe bei Risikofaktoren Venenthrombose Lungenarterienembolie Herzklappenfehler mit Vorhofflimmern	21–27	2,5–3,0
Arterielle Thrombosen Myokard-Infarkt Rezidivierende Embolien Künstliche Herzklappen	15–17	3,5–4,0
Onkologische Analytik im Serum		
alpha-Fetoprotein (AFP)	< 7 ng/ml	
Humanes beta-Choriongonadotropin (beta-HCG)	< 5 mU/ml	
beta2–Mikroglobulin	< 2 mg/l	
Carcino–embryonales Antigen (CEA)	< 5 ng/ml	
Prostataspezifisches Antigen (t-PSA)	< 4 ng/ml	
Carbohydrate Antigen (CA 19-9)	< 33 U/ml (altersabhängig)	
CA 72-4	< 6 U/ml	
Tissue Polypeptide Specific Antigen (TPS)	< 55 U/l	

		Referenzbereich konventionell	SI
Blutgasanalyse			
Basenexzess	aB		−3 bis +3 mmol/l
O$_2$-Sättigung	aB	95 – 98 %	
P$_{aCO2}$	aB	36 – 44 mmHg	4,7 – 5,9 kPa
PaO2	aB	70 – 100 mmHg	9,3 – 13,3 kPa
pH	aB	7,36 – 7,44	
Standardbicarbonat	aB		22 – 26 mmol/l
Laktat	P	9 – 16 mg/dl	1 – 1,8 mmol/l
Nierenfunktion (Serum)			
Kreatinin		0,5 – 1,4 mg/dl	44 – 106 μmol/l
Kreatinin-Clearance		100 – 160 ml/min/1,73m^{2}KO	
Harnsäure		2,5 – 7 mg/dl	155 – 384 μmol/l
Harnstoff		10 – 55 mg/dl	1,7 – 9,3 mmol/l
Nierenfunktion (Plasma)			
Osmolalität			280 – 295 mOsm/l
Renin (8.00 Uhr, im Liegen)			1 – 25 μg/l/h
Nierenfunktion (Urin)			
Albumin		< 40 mg/24h	
Erythrozyten		< 5 /μl	
Leukozyten		< 5 /μl	
Harnstoff		395 – 1384 mg/dl	400 – 580 mmol/l
Osmolalität			750 – 1400 mOsm/l
spezifisches Gewicht			1002 – 1035 g/l
pH		4,8 – 7,4	
Protein		< 150 mg/24h	< 0,15 g/24h

Spontanurin
Status
  Leukozyten   negativ
  Nitrit   negativ
  pH   4,8 – 7,5
  Eiweiß   negativ
  Glukose   negativ   } Bestimmung mit einem Teststreifen
  Ketonkörper   negativ
  Urobilinogen   negativ
  Bilirubin   negativ
  Erythrozyten   negativ
  Hämoglobin   negativ
  Dichte   1,003 – 1,040 g/ml   Bestimmung mit einem Dichtemesser
Sediment
  Erythrozyten: 0 – 1/Gesichtsfeld   nach Zentrifugation in Spitzröhrchen
  Leukozyten: 1 – 4/Gesichtsfeld   mikroskopisch bei Vergrößerung 1 : 400
  Zylinder: keine
  Plattenepithelien: < 10/Gesichtsfeld
  Nierenepithelien: keine
  Trichomonaden: keine

	Referenzbereich konventionell	SI
Funktionsproben	Konzentrationsversuch (U) (nach 12h Dursten) Dichte (relative) Osmolalität	1030–1035 800–1400 mosm/kg
	Kreatinin-Clearance (S, SU) Frauen Männer	95–160 ml/min 98–156 ml/min
	Kommentar: Die Werte sind auf eine durchschnittliche Körperoberfläche von 1,73 m^2 bezogen	
	Laktose Toleranztest 50 g Laktose in 400 ml Wasser oral Blutentnahme vor und 30, 60, 90, 120 min nach Verabreichung	Anstieg von Glukose im Blut um > 20 mg/dl
	PABA-Test (Paraaminobenzosäure)	Ausscheidung von mehr als 50 % der zugeführten PABA im 6-h-Harn = normal
	TRH-Test (Thyreotropin releasing hormone) (Messparameter: TSH)	Nach Injektion von 200 µg TRH Anstieg von TSH um 2–25 µU/ml Serum = normal
	Xylose-Absorptionstest (25 g Belastung)	5–8,5 g im 5-h-Harn
Stuhl Fettmenge	7g / 24 Std.	
Liquor Glucose pH spezifisches Gewicht Gesamteiweiß IgG Laktat Zellen Leukozyten	40–70 mg/dl 7,31–7,4 1006–1008 g/l 20–50 mg/dl 1–1,4 mg/dl 10–20 mg/dl < 10/3 < 4 /ml	2,2–3,9 mmol/l 0,2–0,5 g/l 0,01–0,014 g/l 1–2 mmol/l

18 Geriatrie (Altersheilkunde)

W. Wirth

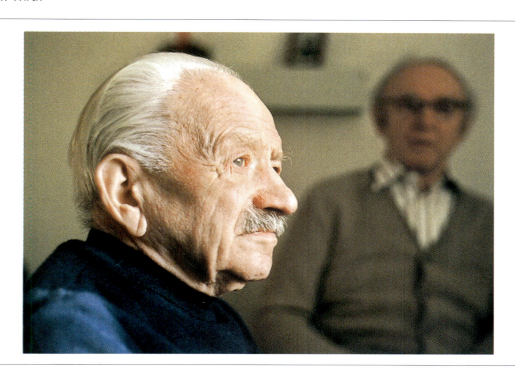

Alter und Altern . . . 656
Geriatrische Erkrankungen . . . 657
Postmenopausale, senile Osteoporose . . . 657
Benigne Prostatahyperplasie (BPH) . . . 658
Arthrose und Verschleiß . . . 658

Medikamentöse Behandlung im Alter . . . 659
Pflegeschwerpunkt Geriatrie . . . 660

Definition: Geriatrie ist die Lehre von den Krankheiten, die bevorzugt bei älteren Menschen auftreten oder durch das Altwerden des Menschen eine besondere Ausprägung erfahren. Die Forschung, die sich mit den natürlichen Alterungsvorgängen beim Menschen befasst, wird als Gerontologie (Alternsforschung, geron [griech.] = Alter) bezeichnet (Tab. 18.**1**).

Beispiele für geriatrische Erkrankungen sind die Prostatahyperplasie des Mannes mit Harnabflussstörungen, die postmenopausale Osteoporose der Frau mit dem Risiko für Knochenfrakturen sowie auch der Altersdiabetes und die Folgen des zunehmenden Gelenk- und Wirbelsäulenverschleißes. Eine besondere Herausforderung gerade für das Pflegepersonal sind die psychischen Veränderungen im Alter. Hier werden oft fließende Übergänge zwischen normalen, physiologischen Alterungsvorgängen wie dem Verlust des Kurzzeitgedächtnisses und typischen Alterskrankheiten, wie beispielsweise der Entwicklung einer Alzheimer-Krankheit, deutlich.

18 Geriatrie (Altersheilkunde)

Tabelle 18.1 Zuordnung der Fachbegriffe

Fachbegriff	Arbeitsgebiet
Gerontologie	Alternsforschung: umfasst biologische, psychologische, soziale Aspekte des Alterns
Geriatrie	Altersheilkunde: umfasst die Krankheitslehre alter Menschen
Gerontopsychiatrie	wichtiger Zweig der Geriatrie, der sich mit den psychischen Erkrankungen alter Menschen befasst

Typische Alterskrankheiten sind:

- Prostatahyperplasie,
- postmenopausale Osteoporose,
- Arthrose (Gelenke, Wirbelsäule),
- Gefäßsklerose (zentral, peripher),
- Weitsichtigkeit, Schwerhörigkeit,
- zentralnervöse und psychische Veränderungen:
  - Delirsyndrom – Verwirrtheit,
  - Demenz (Alzheimer-Typ, Multiinfarkt-Typ),
  - Parkinson-Syndrom.

Die deutlich gestiegene und weiter steigende Lebenserwartung des Menschen erfordert nicht nur im sozialen und ökonomischen Bereich (Rentenanpassung, Pflegeversicherung) ein Umdenken, sondern auch erhebliche Anstrengungen auf allen medizinischen Gebieten, um den Gesundheitsbedürfnissen der alten Menschen gerecht zu werden. Auf wichtige *ethische Fragen* in der Geriatrie, etwa wie intensiv und wie lange noch sinnvoll behandelt werden soll und darf, oder auf das Problem der Sterbebegleitung und der Sterbehilfe, auf den Zwiespalt zwischen Selbstbestimmungsrecht des alten Patienten und der Behandlungspflicht des Arztes, kann in diesem Zusammenhang nur hingewiesen werden.

Alter und Altern

Alle Zellen und Zellsysteme unterliegen einem natürlichen, genetisch festgelegten Alterungsprozess bis zum Absterben. Umwelteinflüsse und Lebensweise können diesen genetisch festgelegten Alterungsprozess beschleunigen oder vielleicht auch verzögern. Zu allen Zeiten war das ärztliche Handeln nicht nur darauf ausgerichtet, Krankheiten zu heilen und dadurch das Leben zu verlängern, sondern auch bestrebt, durch Ratschläge zu einer gesunden Lebensweise das Alt- und Gebrechlichwerden zumindest hinauszuzögern. Die Menschen unserer Zeit sind besonders empfänglich geworden für Empfehlungen zu einer so genannten gesunden Lebensweise, wobei die Grenzen der Erfahrungsmedizin und die Basis gesicherten Wissens verständlicherweise oftmals überschritten werden. Ob es jemals gelingen wird oder nur wünschenswert ist, durch Eingriffe in die Genstruktur die vorgegebene Lebenszeit des Menschen zu verlängern, ist völlig ungewiss. Augenfällig ist, dass heute bei vielen Menschen das biologische Alter nicht mehr mit dem biographischen Alter übereinstimmt. Noch vor zwei oder drei Generationen waren Fünfzigjährige alt, in unserer Generation wird dieses Alter von vielen als Lebensmitte empfunden.

> **Pflege**
>
> **Soziales Alter.** Viele alte Menschen sind von Vereinsamung betroffen. Sie setzen ihre sozialen und kommunikativen Fähigkeiten immer seltener ein, so dass diese schließlich verkümmern. Die Altersarmut – besonders bei Witwen – verstärkt diese Entwicklung zusätzlich, weil die meisten sozialen Kontaktmöglichkeiten, wie z. B. Restaurantbesuche und Reisen, Geld kosten. Diesen schleichenden Verlust von Handlungsspielräumen und sozialen Kompetenzen bezeichnet man als soziales Altern. Ein wichtiger Aspekt der Pflege alter Menschen ist es, diesem Prozess entgegenzuwirken. Unterstützen Sie alte Menschen darin, für eine günstige soziale Umgebung und für Kontaktmöglichkeiten zu sorgen.

Geriatrische Erkrankungen

Postmenopausale, senile Osteoporose

Definition: Bei der Altersosteoporose findet sich ein langsam zunehmender Schwund an Knochenmasse („low-turnover"-Osteoporose). Der Abbau betrifft die Bälkchenstruktur (Spongiosa) und den Knochenschaft (Kompakta).

Der Knochen befindet sich während des ganzen Lebens in einem ständigen Umbauprozess. Osteoklasten lösen die Knochenmatrix auf, Osteoblasten bilden neue Knochengrundsubstanz, die im Laufe von Monaten verfestigt (mineralisiert) wird. Im Wachstumsalter überwiegt der Knochenanbau, zwischen dem 30. und 40. Lebensjahr besteht ein Gleichgewicht zwischen An- und Abbau, mit zunehmendem Alter wird mehr Knochen abgebaut als aufgebaut. Hormone (Östrogen), Ernährung (Kalzium, Vitamin D) und körperliche Belastung beeinflussen diesen Prozess.

Das Nachlassen der Östrogenproduktion bei der Frau beschleunigt in der Menopause den Knochenabbau zugunsten des Knochenaufbaus („high-turnover"-Osteoporose). Betroffen ist in erster Linie der spongiöse Knochen, der den Hauptanteil im Wirbelkörper, im Oberschenkelhals und im unteren Radius bildet. Hier sind deshalb auch die Hauptrisikoorte für eine Fraktur in dieser Altersphase. Erkrankungen (chronisch-entzündlicher Gelenkrheumatismus), Medikamente (Cortison), einseitige Ernährung (mineralstoff- und vitaminarm), aber auch toxische Faktoren (Rauchen, Alkohol, Kaffee) verstärken den Abbauprozess. Eine gute Knochenausgangsmasse (Peak-Bone-Mass) vermindert das Frakturrisiko.

Klinisches Bild

Die Osteoporose beim alternden Menschen kann lange ohne Beschwerden bleiben.

Röntgenaufnahmen zeigen erst Veränderungen an, wenn bereits 30 % der Knochenmasse geschwunden sind.

Kleinste Knocheneinbrüche an der Wirbelsäule lösen Rückenschmerzen aus, die an Häufigkeit und Stärke zunehmen, wenn Wirbelkörper sintern (S. 145) und sich verformen. Muskelverspannung und Überlastung von Bändern und Sehnen verstärken das Schmerzbild, die Körperlänge nimmt ab, die Rückenhaut weist eine typische Faltenbildung auf (Tannenbaumphänomen). Durch die Sinterung der Wirbelvorderkanten bildet sich eine typische Kyphose aus („Witwen-Buckel"). Durch ein oft kleines Unfallereignis oder manchmal auch spontan kommt es zum plötzlichen Knocheneinbruch mit heftigsten Schmerzen.

Diagnose

Unter Beachtung der Risikofaktoren, des Lebensalters und durch die Knochendichtemessung (Osteodensitometrie) lässt sich heute früh und rechtzeitig eine beginnende Osteoporose erkennen. Die Skelettszintigraphie erfasst sehr früh umschriebene Störungen des Knochenstoffwechsels.

Differenzialdiagnostisch müssen Knochenschmerzen durch Metastasenbildung, Vitamin-D-Stoffwechselstörungen (Osteomalazie, S. 146) und Nebenschilddrüsenstörungen (Osteodystrophie, Morbus Paget; S. 147) beachtet werden.

Therapie

Die Behandlung der Osteoporose sollte schon im präklinischen Stadium beginnen:

- Die rechtzeitig dem Mangel angepasste **Östrogengabe** (Substitution) kann eindrucksvoll die Osteoporoseentwicklung hemmen und das Frakturrisiko herabsetzen, wenn sie konsequent über Jahre durchgeführt wird
- Eine ausreichende **Kalziumzufuhr** von 1000 bis 1500 mg/Tag ist die Grundlage jeder Osteoporose-Therapie
- **Kalzitonin**, das Peptidhormon aus der Schilddrüse, hemmt die Osteoklastentätigkeit und besitzt eine gute, schnell schmerzstillende Wirkung.
- **Fluororide** regen die Osteoblastentätigkeit und die Matrixsynthese an. Zu starker Einbau von Fluor in den Knochen führt zu Mineralisationsstörungen, weshalb eine verzögerte Fluor-Resorption (Depot-Präparate, Kalziumgaben) und nur eine zeitlich begrenzte Anwendung (1 bis 2 Jahre) wichtig sind
- **Bisphoshonate** stellen ein aktuelles Wirkprinzip dar. Bisphosphonate hemmen die Osteoklastenaktivität und verkleinern die Resorptionslakunen. Auch bei dieser Therapie hat sich ein alternierendes Behandlungsschema im Wechsel mit Kalziumgaben bewährt

In allen Behandlungsphasen sind Bewegungstherapie, Krankengymnastik, Lockerungsmassage und Bäder die unentbehrliche Stütze der Osteoporosetherapie. Die zeitweilige medikamentöse Schmerzbehandlung ermöglicht eine frühzeitige und ausreichende Mobilisierung nach osteoporotischer Fraktur. Das tägliche Training schützt darüber hinaus vor Sturz und Verletzung (zur Pflege S. 661).

Benigne Prostatahyperplasie (BPH)

Von einer gutartigen Vergrößerung der Prostata sind ab dem 50. Lebensjahr etwa 50 % der Männer betroffen („Altmänner-Krankheit"). Die Vergrößerung der Prostata (Prostataadenom, Abb. 11.**22**) fällt zeitlich zusammen mit dem Absinken des Testosteronspiegels im Blut und der relativen Zunahme der Östrogene beim älteren Mann. In der vergrößerten Prostata sind vorwiegend die fibromuskulären (stromalen) Anteile vermehrt. Man vermutet deshalb auch ein Wiedererwachen der embryonalen Stromawachstumstendenz.

Die Prostata liegt extraperitoneal unter dem Hals der Harnblase. Das Prostataadenom geht vom Mittellappen bzw. von der periurethralen Zone aus, drückt die Blasenhalsregion ein und führt zur zunehmenden Verengung der Harnröhre. Die Vergrößerung der Gesamtdrüse kann bei der rektalen Untersuchung getastet werden.

Klinik

Die Stadieneinteilung erfolgt nach dem Schweregrad der Symptome:

- **Stadium I:** Verzögerte Miktion, abgeschwächter Harnstrahl, häufiger Harndrang, nächtliches Wasserlassen (Nykturie);
- **Stadium II:** Ständiger Harndrang, zunehmende Restharnbildung bis zum Stadium III;
- **Stadium III:** Überlaufblase mit dem Bild der Inkontinenz bei prall gefüllter Harnblase, Harnrückstau über die Ureteren zu den Nierenbecken (Harnstauungsnieren), zunehmende Niereninsuffizienz und Infektionsgefahr (Urosepsis). Hochkonzentrierter, infizierter Restharn kann zu Blasensteinbildung führen. Ein akuter Harnverhalt kann in jedem Stadium auftreten.

Diagnose

- rektale Untersuchung (Vorsorgeuntersuchung),
- Ultraschalluntersuchung bei gefüllter Harnblase von der Bauchdecke aus und eventuell auch vom Darm aus (transrektal),
- Uroflowmeterie zur Harnstrahlmessung,
- evtl. Urethrozystoskopie.

Therapie

Im Frühstadium sind pflanzliche Stoffe (Brennnesselwurzel, Kürbissamen, Sägepalmenfrüchte) und β-Sitosterin beschwerdelindernd.
Im Stadium II ist die transurethrale Elektroresektion oder die operative Prostatektomie vom tiefen Bauchschnitt aus indiziert.
Eine maligne Entartung in der vergrößerten Prostata kann frühzeitig durch die Bestimmung und Verlaufskontrolle des prostataspezifischen Antigens (PSA) erkannt werden. Die Bestimmung von PSA ermöglicht somit eine primäre Tumorsuche und eine Rezidivdiagnostik.

Harninkontinenz. Unwillkürlicher Urinabgang ist ein sehr häufiges Pflegeproblem bei alten Menschen. Als Folge können neben medizinischen Störungen (z. B. Harnwegsinfekte) auch soziale Probleme entstehen: Viele Patienten isolieren sich, weil ihnen die Inkontinenz peinlich ist. Sorgen Sie dafür, dass ein betroffener Patient die Toilette möglichst schnell erreichen kann. Verlegen Sie ihn innerhalb des Zimmers möglichst nah an eine Patiententoilette. Viele inkontinente Menschen trinken zu wenig. Psychische Verwirrung aufgrund von Dehydratation kann die Folge sein; die Inkontinenz verstärkt sich weiter. Außerdem kommt es häufiger zu Harnwegsinfekten. Erläutern Sie dem Patienten den Zusammenhang und bieten Sie ihm ausreichend Getränke an.

Arthrose und Verschleiß

Die natürliche Alterung des Bindegewebes ist an unserem Bewegungsapparat besonders gut erkennbar. Die Knorpelgleitflächen der Gelenke und der Wirbelsäule rauen auf, schleifen sich ab und verlieren durch Verlust der Wasserbindungsfähigkeit an Elastizität. Auch die Halte- und Gleitgewebe wie Sehnen, Bänder, Gelenkkapseln und Muskelansatzregionen verlieren an Elastizität und Dehnbarkeit, so dass ihre Belastbarkeit mit zunehmendem Alter abnimmt.

Treppensteigen, Bücken, In-die-Hocke-Gehen oder schon das längere Laufen werden mühsam und beschwerlich. Früh macht sich Anlaufsteifigkeit bis hin zum Anlaufschmerz bemerkbar. Die Folge ist eine weiter zunehmende Immobilität des alten Menschen mit Bewegungs- und Gangunsicherheit durch Verlust der Feinmotorik. Sedativa, Neuroleptika und Schlafmittel, die die typische Altersunruhe und Schlaflosigkeit bekämpfen sollen, verstärken diesen Prozess. Das mangelnde körperliche Training vergrößert die Sturzgefahr, die alten Menschen trauen sich nicht mehr, ihre Wohnung zu verlassen, öffentliche Verkehrsmittel zu benutzen, und können dadurch familiäre und nachbarliche Kontakte verlieren.

 Aus Beschwerlichkeit, Unsicherheit und Antriebsverarmung können Vereinsamung, Missmut bis hin zur Depression, aber auch Gereiztheit, Aggression und ungerechtes Verhalten entstehen.

Diesen verhängnisvollen Kreislauf zu durchbrechen und – noch wichtiger – vorbeugend zu verhindern, ist zum einen eine ärztliche Aufgabe, zum anderen aber in noch größerem Maße eine vordringliche Aufgabe der stationären und häuslichen Pflege in Zusammenarbeit mit Physio- und Beschäftigungstherapeuten, beginnend bei der basalen Stimulation, d. h. Ausnutzung sensorischer Reize durch die Lagerung, bis hin zu aktiven Übungsprogrammen. Alle Möglichkeiten der Aktivierung sind auszunutzen.

Mit der Alterung des Binde- und Stützgewebes wird auch das Bindegewebe der Gefäße und Organe einbezogen. Die natürlichen Alterungsprozesse führen so zu Veränderungen der Struktur und Funktion letztlich aller Organsysteme. Die Gefäßwände verlieren ihre elastische Dehnbarkeit, die Gefäßwanddicke nimmt zu, die Gefäße werden empfindlicher gegenüber Druckbelastung und schädigenden Faktoren wir Cholesterin, Nikotin oder Harnsäure. Es entwickelt sich eine Arteriosklerose an peripheren und zentralen Gefäßen. Die lebenswichtigen Austauschflächen unseres Körpers wie Magen-Darm-Trakt, Bronchialschleimhaut und Alveolen, Glomeruli und Tubulusepithelien der Nieren sind gleichermaßen in den Alterungsprozess mit einbezogen. Weiterhin nimmt in allen Organen der Flüssigkeitsgehalt ab, während Bindegewebe und Fettgehalt zunehmen. Als Folge davon sind die Aufnahme (Resorption), Verstoffwechselung (Metabolisierung) und Ausscheidung (Exkretion) im Alter eingeschränkt wie auch die Möglichkeit, auf besondere Belastungen ausreichend zu reagieren (Homöostase-Störung)

Medikamentöse Behandlung im Alter

Für die medikamentöse Behandlung des älteren Menschen spielen diese Faktoren eine große Rolle. Bei der Dosierung, zeitlichen Verteilung und Kombination von Medikamenten müssen die alterungsbedingten Veränderungen berücksichtigt werden. Die Pharmakodynamik (Arzneistoffwirkung), die Pharmakokinetik (Aufnahme, Verstoffwechselung, Ausscheidung) und auch die Interaktion (wechselseitige Beeinflussung) von Medikamenten sind im Alter verändert. Das Ausmaß kann von Mensch zu Mensch unterschiedlich groß sein. Erbanlagen und im Laufe des Lebens durch Krankheit und ungesunde Lebensweise erworbene Schäden spielen dabei eine Rolle. Eine weitere Schwierigkeit der Diagnose und Therapie von Alterskrankheiten kommt noch hinzu. Alte Menschen sind in der Regel multimorbide, d. h. sie sind beispielsweise nicht nur an einer Lungenentzündung erkrankt, die behandelt werden muss, sondern sie sind gleichzeitig betroffen von Durchblutungsstörungen, Altersdiabetes, Hochdruck, Gelenkverschleiß und psychischen Veränderungen.

 Die Vielfalt der Krankheiten führt in der Regel auch zu einer Vielfachmedikation mit der Gefahr unkontrollierter und nicht erwünschter Wirkungen.

Eine besondere Aufgabe des Arztes bei der Behandlung geriatrischer Patienten ist es deshalb, Prioritäten zu beachten und nicht jede altersbedingte Beeinträchtigung mit differenzierten hoch wirksamen Medikamenten zu behandeln. Der Einsatz altbekannter und bewährter pflanzlicher Heilstoffe (Johanniskraut, Baldrian etc.) ist in geeigneten Fällen in Betracht zu ziehen.

Sicherheit. Sehr viele alte Menschen nehmen abends Schlafmittel ein. Weisen Sie Patienten, denen Sie Schlafmittel oder andere das ZNS beeinflussende Medikamente (z. B. Mittel gegen Erbrechen, gegen Allergien oder Antidepressiva) verordnen, darauf hin, dass die Sturzgefahr erhöht ist und dass sie nachts und vor allem zu Beginn der Therapie nicht allein aufstehen sollen.

Pflegeschwerpunkt Geriatrie

Alte Menschen erleben oft schmerzlich das allmähliche Nachlassen ihrer Leistungsfähigkeit. Dies betrifft die körperlichen Belange ebenso wie den geistigen Bereich. Dinge wahrzunehmen, sich zu konzentrieren, zu denken und zu erinnern fällt schwerer als früher. Zuweilen richtet sich der Blick des Betroffenen nur noch auf seine Defizite, die positiven Gesichtspunkte des höheren Alters, wie z. B. die große Lebenserfahrung, können nicht mehr geschätzt werden. Nicht selten kommt es in der Folge zu depressiven Verstimmungen, die sich u. a. in Rückzug oder Jammern äußern können. Mitunter kommt es aber auch zu aggressivem Verhalten, manchmal auch gegenüber Pflegepersonen. Durch die beschriebenen Verhaltensweisen, durch Reaktion und Gegenreaktion, kann es zu Konflikten zwischen dem Patienten und der Pflegeperson kommen. Es ist daher wichtig, dass Sie sich für die Biographie des Patienten interessieren. Bestimmte Ereignisse im Leben eines Menschen können verdeutlichen helfen, weshalb er in bestimmten Situationen z. B. mit Abwehr, Ignoranz oder Traurigkeit reagiert.
Es ist vor allem für Pflegeanfänger nicht immer einfach, mit der „Lebensmüdigkeit" oder der starren Haltung mancher alter Menschen umzugehen. Machen Sie sich bewusst, dass ein alter und/oder kranker Mensch das Recht darauf hat, seiner Situation überdrüssig zu sein oder sich auf seine Weise auf den Tod vorzubereiten. Wenn ein Patient dabei jedoch Ihre persönlichen Grenzen verletzt, sollten Sie ihm dies freundlich, aber bestimmt zu verstehen geben. In einigen Fällen ist die Pflegeperson die einzige Bezugsperson des Patienten. Er vertraut ihr dann vielleicht eher als dem Arzt seine Sorgen und Ängste in Bezug auf seine Erkrankung an. Hier ist es wichtig, dass Sie als Vermittler zwischen Patient und Arzt fungieren.

Versuchen Sie – entgegen dem gesellschaftlichen Trend, der alte Menschen eher ausgrenzt –, ihnen gegenüber eine akzeptierende respektvolle Haltung einzunehmen. Dies gilt in besonderem Maße, wenn ein Patient dement oder zeitweise verwirrt ist. Geben Sie diesen Menschen klare Anweisungen in einfachen Sätzen, etablieren Sie feste Gewohnheiten und Orientierungshilfen. Sie benötigen viel Geduld; Sie sollten einen verwirrten alten Menschen aktivieren, ihn dabei jedoch nicht überfordern. Die Reaktion des Patienten auf Überforderung ist oft Zorn. Wenn das Sprachverständnis nachlässt, versuchen Sie den Patienten verstärkt über nonverbale Zuwendung zu erreichen.

Vermeiden Sie unbedingt, einen alten Menschen wie ein Kind behandeln zu wollen, indem Sie ihn „bemuttern". Gehen Sie patientenorientiert vor. Erfassen Sie die individuellen Bedürfnisse des einzelnen Patienten mit allen Ihren Sinnen, wenn nötig auch mit Ihrer Fähigkeit zur Intuition.

Körperpflege und Kleidung

Die Unterstützung des älteren Menschen bei der Körperpflege muss sich den persönlichen Ressourcen anpassen. Lassen Sie den Patienten so viel wie möglich selbst machen, werden Sie nicht ungeduldig, auch wenn es Ihnen „zu langsam geht" und Sie schneller vorankämen, wenn Sie einen Großteil der Körperpflege selbst übernehmen würden. Eigenaktivität stärkt das Selbstbewusstsein und erhält die Selbstständigkeit des Patienten, was positive Auswirkungen auch auf andere Lebensbereiche hat.

Da ältere Menschen zu trockener Haut neigen (z. B. wegen einer Durchblutungsstörung), sollten Sie auf eine konsequente Rückfettung der Haut achten. Von besonderer Bedeutung ist die Hautpflege bei inkontinenten Patienten. Beobachten Sie insbesondere den Intimbereich sehr genau und führen Sie eine adäquate Hautpflege durch. Feuchte Kammern, wie sie z. B. in Hautfalten anzutreffen sind, neigen zu Pilzbefall oder werden wund.

Zum Schutz des Patienten vor Stürzen sollte er sicheres Schuhwerk mit einer rutschfesten Sohle tragen. In Abstimmung mit dem Patienten sollte auf bewegungseinschränkende Kleidung zugunsten bequemer Kleidung verzichtet werden. Mobile Patienten sollten tagsüber Hauskleidung tragen und nicht mit einem Flügelhemd oder Pyjama bekleidet sein.

Aktivität und Bewegung

An erster Stelle bei den Pflegeproblemen älterer Menschen steht die eingeschränkte Mobilität. Mit der Bewegungseinschränkung steigt die Dekubitus-, Obstipations-, Pneumonie-, Kontraktur- und Thrombosegefahr. Führen Sie daher konsequent die entsprechenden Prophylaxen durch. Die im Alter häufig anzutreffenden Krankheiten wie Osteoporose, Arthrose oder eine periphere Gefäßsklerose führen oftmals zu starken Schmerzen bei körperlicher Aktivität und verstärken die Immobilität. Sprechen Sie mit dem Arzt und dem Patienten über eine effektive Schmerztherapie. Gerade für Osteoporosepatienten ist regelmäßige körperliche Aktivität sehr wichtig. Sorgen Sie für entsprechende Hilfsmittel wie Gehstock, Gehwagen etc. Bei gymnastischen Übungen (z. B. auch im Wasser), Spaziergängen oder beim Schwimmen darf der Kreislauf jedoch nicht überlastet werden. Kontrollieren Sie daher regelmäßig die Vitalzeichen des Patienten.

Essen und Trinken

Der Kalorienbedarf des älteren Menschen nimmt ab, der Bedarf an Vitaminen, Mineralstoffen (insbesondere Kalzium) und Eiweiß bleibt jedoch gleich oder nimmt zu. Zur Obstipationsprophylaxe sollten auch genügend Ballaststoffe angeboten werden. Sorgen Sie in Absprache mit dem Patienten für eine entsprechende Nahrungszusammenstellung.

Im Alter lässt in der Regel das Durstgefühl nach. Der Patient bzw. die Pflegeperson muss daher die Trinkmenge kontrollieren. Anzustreben ist eine Flüssigkeitsmenge von ca. 1,5–2 Litern/d, falls keine Kontraindikation (z. B. bei Herzinsuffizienz) vorliegt. Die Flüssigkeitszufuhr sollte jedoch nicht in erster Linie durch Kaffee oder Schwarztee gedeckt werden, da diese Getränke für eine negative Flüssigkeitsbilanz sorgen. Oftmals trinken ältere Menschen bewusst wenig aus Angst vor Inkontinenz oder weil sie auf Hilfe beim Gang zur Toilette angewiesen sind. Eine geringe Flüssigkeitszufuhr fördert jedoch wiederum die Infektionsgefahr im harnableitenden System. Erklären Sie dem Patienten die Wichtigkeit einer ausreichenden Trinkmenge. Stellen Sie gegebenenfalls Utensilien zur Unterstützung der Ausscheidung (z. B. Urinflasche) bereit und nehmen Sie dem Patienten die Angst, Sie zu oft zu behelligen. Ess- und Trinkhilfen, die im Sanitätsfachhandel angeboten werden, ermöglichen bewegungseingeschränkten Patienten eine weitgehend selbstständige Nahrungsaufnahme.

Ausscheiden

Manche ältere Menschen haben die Kontrolle über die Urin- und/oder Stuhlentleerung verloren. Die Folge hiervon sind nicht nur weitere körperliche, sondern auch soziale Probleme. Aus einem Schuldgefühl heraus verschließen sich diese Menschen allzu gerne vor ihrer Umwelt und vereinsamen zusehends. Versuchen Sie gemeinsam mit dem behandelnden Arzt, Problemlösungen oder Problemminderungen zu finden. Oftmals kann durch Krankengymnastik in Verbindung mit einer medikamentösen Therapie eine Besserung erzielt werden.

Bei Männern kann eine Prostatahyperplasie zu häufigem Harndrang und letztendlich zu einer Überlaufblase mit der Gefahr des akuten Harnverhalts führen. Beobachten Sie die Ausscheidung dieser Patienten genau. Führen Sie zur Infektionsprophylaxe stets eine einwandfreie Intimhygiene durch und sorgen Sie für einen trockenen und sauberen Intimbereich.

Kommunizieren

Im Alter zunehmend auftretende Hör- und Sehverschlechterungen können die Kommunikationsmöglichkeiten des Patienten stark beeinträchtigen. Sorgen Sie dafür, dass die entsprechenden Hilfsmittel vorhanden und funktionstüchtig sind. Die Kommunikation mit chronisch verwirrten Menschen kann sich als schwierig erweisen. Ein Ansatz, mit diesen Menschen in Kontakt zu treten, ist das „validierende Arbeiten" (nach Naomi Feil). Zur Schaffung einer Vertrauensbasis, die den Zugang zum Patienten erleichtert, gilt es, die Emotionen und Motive des Verwirrten zu ergründen und anzunehmen. Durch diese Methode erleichtert sich die Kommunikation und das Wohlbefinden des Patienten wird verbessert.

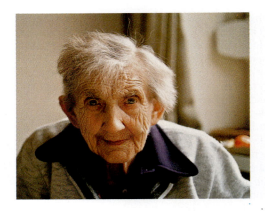

19 Der bewusstlose Patient

H. Wagner

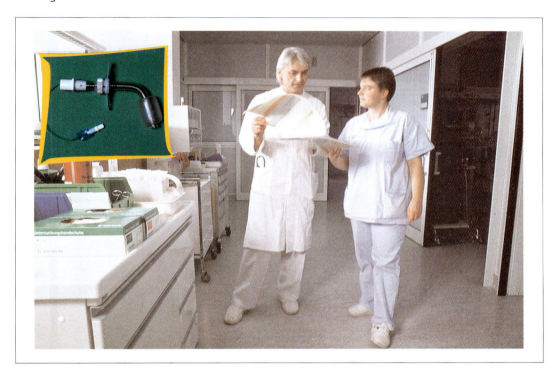

Synkopen ... 664

Krampfanfälle ... 664
Generalisierter Krampfanfall ... 664
Fokale Anfälle ... 665

Koma ... 666

Schock ... 667

Kardiogener Schock ... 668
Hypovolämischer Schock ... 669
Septischer Schock ... 669

Herz-Kreislauf-Stillstand ... 670
Kardiopulmonale Reanimation
(Herz-Lungen-Wiederbelebung) ... 671

Etwa 5 % der Krankenhauspatienten werden aufgrund eines akuten Bewusstseinsverlustes eingewiesen. Neben den Sofortmaßnahmen wird in der Klinik dann nach den Ursachen für den Bewusstseinsverlust gesucht. Nicht selten treten bei Patienten Synkope, Krampfanfall, Koma oder Schock während eines Krankenhausaufenthaltes erstmals oder zum wiederholten Mal auf. Auch hier ist die Differenzialdiagnose der Ausgangspunkt für die Therapie.

Synkopen

Definition: Unter einer Synkope versteht man eine kurze Bewusstlosigkeit. Sie wird auch als Ohnmacht bezeichnet.

Ätiologie

Als **kardiovaskuläre Ursachen** kommen Herzrhythmusstörungen, Karotissinussyndrom, Herzinsuffizienz bis hin zum Herzinfarkt und Herzfehler in Betracht. Darüber hinaus gibt es noch orthostatische, vasovagale sowie z. B. Husten- oder Miktionssynkopen.
Eine **zerebrovaskuläre Ursache** liegt u. a. bei Stenosen oder Verschlüssen der hirnversorgenden Arterien vor. Zu den **zerebralen Ursachen** zählen Krampfanfälle.
Adams-Stokes-Anfälle sind die klassische Form der kardial bedingten Synkope (s. S. 188).

Jeder Patient mit ungeklärter Bewusstlosigkeit ohne Nachweis von Krampferscheinungen wird zunächst eingehend kardiologisch untersucht.

Patienten mit medikamentös induzierten Synkopen werden unter Behandlung mit Blutdruck senkenden Mitteln sowie unter Einsatz von L-Dopa, Neuroleptika und Thymoleptika beobachtet.

Diagnose

Die Diagnostik ist sehr vielfältig. An erster Stelle stehen die Anamnese, meist Fremdanamnese, und die klinischen Zeichen. Weitere Hinweise geben Laboruntersuchungen, Ruhe- und Langzeit-EKG, Echokardiogramm, Farb-Duplex der Karotiden, Langzeit-Blutdruckmessung, neurologische Diagnostik sowie CT bzw. Kernspintomogramm.

Therapie

Die Therapie ist kausal, z. B. Weglassen von Medikamenten bei symptomatischen Hypotonien bzw. Behandlung von Herzrhythmusstörungen und Herzinsuffizienz (s. S. 183, 197).

Krampfanfälle

Die Differenzialdiagnostik und Therapie des akuten Bewusstseinsverlustes mit oder ohne motorische Krampferscheinungen fällt in den Grenzbereich zwischen Innerer Medizin und Neurologie. Eine einfache Unterscheidung gelingt in den meisten Fällen durch die Beobachtung des Muskeltonus in der Zeit der Bewusstlosigkeit:

- Bei den meisten Krampfanfällen besteht eine erhöhte tonische und/oder klonische Aktivität der Muskulatur.
- Bei Synkopen (und Komata) besteht im Allgemeinen ein Tonusverlust der Muskulatur.

Bei den **zerebralen Anfällen** werden unterschieden:

- primär generalisierte Anfälle: große tonisch-klonische Krämpfe und Absencen mit charakteristischen generalisierten Krampferscheinungen im EEG;
- Herdanfälle: partielle Anfälle; es besteht ein umschriebener Krampffokus.

Generalisierter Krampfanfall

Der große Krampfanfall (Grand-mal-Anfall) ist gekennzeichnet durch plötzliches Hinstürzen mit einem allgemeinen tonischen Muskelkrampf; er dauert etwa 30 Sekunden und geht dann in das klonische Stadium mit Zuckungen des ganzen Körpers über.
Die folgenden Symptome können, müssen aber nicht vorhanden sein: Initialschrei durch Krampf von Zwerchfell und Stimmritze, Schaum vor dem Mund, Zungenbiss, Stuhl- oder Urinabgang. Der typisch postiktale (nach dem Anfall auftretende) Dämmerzustand sowie Muskelkater am folgenden Tag sind beim Krampfanfall sehr häufig, bei der differenzialdiagnostisch zur Diskussion stehenden Synkope hingegen nicht zu beobachten.

Fokale Anfälle

Einfache fokale Anfälle können ohne Bewusstseinsverlust einhergehen.

Die *komplexen Herdanfälle* (Dämmerattacken oder psychomotorische Anfälle) weisen wechselnd ausgeprägte Bewusstseinsstörungen auf. Neben Bewegungsautomatismen (Lippenlecken, Schmatzen, Kauen, Murmeln oder Nesteln) manifestieren sich diese Anfälle in rastlosem Handeln (z. B. Herumirren, An- und Ausziehen) sowie stark eingeschränkter Aufnahmefähigkeit.

Die einfache *Absence* äußert sich in Sekunden dauernder geistiger Abwesenheit, Blickstarre, oft in tonischer Blickwendung nach oben und Augenblinzeln. Die Absence ist eine Form der generalisierten Epilepsie, bei der der Patient die Statik nicht verliert.

In Tab. 19.**1** sind die verschiedenen Krampfanfälle nach ihren Symptomen eingeteilt.

Therapie der Krampfanfälle

Die medikamentöse Langzeittherapie richtet sich zunächst nach den Symptomen. Bei generalisierten Grand-mal-Anfällen sowie Absencen werden Phenytoin (Zentropil), Carbamazepin (Tegretal) oder Valproinsäure (Ergenyl) gegeben. Bei einem einzelnen epileptischen Anfall ist eine medikamentöse Therapie nicht unbedingt nötig.

Beim Status epilepticus ist eine Therapie unbedingt erforderlich. Bewährt hat sich die Gabe von 10–20 mg Diazepam (Valium) i. v.

> Valium muss sehr langsam i. v. verabreicht werden, weil sonst die Gefahr eines Atemstillstandes erhöht wird.

Sicherheit. Bleiben Sie während eines Grand-mal-Anfalls möglichst beim Patienten und lassen Sie den Arzt rufen. Sollte der Patient auf dem Boden liegen, versuchen Sie nicht, ihn ins Bett zu heben, sondern entfernen Sie mögliche Verletzungsquellen (z. B. Stühle, Patientenbett) aus seiner direkten Umgebung. Sie können ihm ein kleines Kissen unter den Kopf legen. Ein Gummikeil wird heute nicht mehr zwischen die Zähne des Patienten geschoben, da er nur in den seltensten Fällen den Zungenbiss verhindern kann; im Gegenteil, er erhöht die Gefahr von zusätzlichen Verletzungen in der Mundhöhle und an den Zähnen. Während des Anfalls besteht Aspirationsgefahr. Flößen Sie dem Patienten daher keine Flüssigkeiten oder Medikamente ein. Lassen Sie vorbeugend für den Fall, dass der Grand-mal-Anfall in einen Status epilepticus übergeht, Materialien für das Legen einer Braunüle, Valium-Ampullen, Guedel-Tubus und Intubationszubehör richten.

Wenn mehrere Grand-mal-Anfälle aufeinander folgen, ohne dass der Patient das Bewusstsein vollständig wiedererlangt, spricht man von einem **Status epilepticus**.

> Ein Status epilepticus ist für den Patienten lebensgefährlich.

Tabelle 19.**1**   Formen der Epilepsie

Generalisierte Anfälle	Fokale bzw. fokal beginnende sekundär generalisierte Anfälle
• „Grand mal": großer Anfall ohne Aura oder fokalen Beginn • „Petit mal": BNS-(Blitz-Nick-Salaam-)Attacken bei Kleinkindern, Pyknolepsie, (Absencen), astatisch-akinetische Anfälle, myoklonische Attacken	• motorisch (Jackson-Anfälle) • sensibel/sensorisch • komplexe Symptomatik (z. B. Dämmerattacken, psychomotorische Anfälle) • viszerale und autonome Anfälle • Epilepsia corticalis partialis continua (Kojevnikov)

Koma

Ein wesentliches Unterscheidungsmerkmal zwischen Synkope und Koma ist die Dauer des Bewusstseinsverlustes. Die Synkope beginnt plötzlich und dauert nur Sekunden bis Minuten. Das Koma entwickelt sich langsam fortschreitend und hält Stunden bis Tage an. Die Ursachen für die Entstehung eines Komas sind sehr vielfältig.

Ursachen für ein Koma

Stoffwechselstörungen

- Hypoglykämie (S. 383),
- diabetische Ketoazidose (S. 380),
- hyperosmolares Koma (S. 381),
- Laktatazidose (S. 382),
- hepatisches Koma (S. 80),
- urämisches Koma (S. 491),
- hypophysäres Koma (S. 394),
- thyreotoxische Krise (S. 438),
- Myxödemkoma (S. 446),
- Hyperviskositätskoma (S. 668),
- Störungen im Wasser-, Elektrolyt- und Säure-Basen-Haushalt (S. 458).

Exogene Intoxikationen

- Alkohol,
- Schlaf- und Beruhigungsmittel,
- Opiate u. a.

Die häufigste Koma-Ursache ist die Schlafmittelvergiftung (40 % der Fälle, S. 616), gefolgt von zerebrovaskulären Ereignissen (S. 236), metabolischen Störungen, Entzündungen oder hypoxischen Schäden des ZNS (S. 236).

Diagnostik

Im Notfall können Fremdanamnese und sorgfältige Untersuchung des Patienten und seiner Umgebung wichtige Hinweise liefern.

Die **Notfalldiagnostik** läuft nach einem festen Schema ab:
1. Liegt ein Kreislaufstillstand vor? Lassen sich Arterienpulse und Spontanatmung nachweisen?
2. Bei Bestehen von schweren Störungen der Atemtätigkeit und/oder Kreislaufschock ist die Annahme einer Hypoxie als Ursache des Bewusstseinsverlustes wahrscheinlich.
3. Liegt eine Hypoglykämie vor?
4. Wie schwer ist die Bewusstseinsstörung und welche Ursache liegt vor, wenn Kreislaufstillstand, Hypoxie und Hypoglykämie ausgeschlossen sind?
5. Eine weitere Differenzierung der Ursache eines nicht traumatischen Komas ist unter den Bedingungen einer Soforttherapie weniger dringlich, sollte jedoch nicht vernachlässigt werden.

Aufgrund der oben genannten Fragen und Untersuchungen lassen sich in der Regel die folgenden Notfalldiagnosen stellen: Verdacht auf exogene Intoxikation, Stoffwechselkoma, zerebrovaskulärer Insult, Subarachnoidalblutung, postiktaler Dämmerzustand oder Meningoenzephalitis.

Therapie

In der Akutsituation werden *Sofortmaßnahmen* wie stabile Seitenlagerung (Abb. 19.**1 a** u. **b**), Legen eines Venenzugangs, Sauerstoffinsufflation, Einlegen eines Endotracheal- oder Nasopharyngealtubus zum Freihalten der Atemwege sowie Blutdruck- und Herzfrequenzüberwachung durchgeführt.

Spezielle Maßnahmen sind angezeigt bei Hypoglykämie (S. 384), bei Verdacht auf diabetisches Koma (S. 381), bei Intoxikationen (Kap. 15, S. 613) und bei zerebrovaskulärem Insult (S. 236). Nach großen Krampfanfällen mit anhaltender Bewusstseinstrübung ist eine Rezidivprophylaxe zu erwägen.

Schock

→ **Definition:** Der Schock führt zu einer kritischen Verminderung der Mikrozirkulation, einhergehend mit akuter unzureichender Versorgung der lebenswichtigen Organe; es resultieren neben einer Gewebehypoxie metabolische Störungen.

In der Notfallmedizin sind 4 Hauptschockformen relevant:

- kardiogener Schock: Pumpversagen des Herzens,
- hypovolämischer Schock: Verminderung der intravasalen Blutmenge,
- anaphylaktischer Schock: allergische Reaktion vom Soforttyp (I),
- septischer Schock: als Komplikation eines schweren infektiösen Prozesses, bevorzugt bei gramnegativen Bakterien, oft einhergehend mit Verbrauchskoagulopathie.

Pathophysiologie

Die Ursache für die Durchblutungsstörung der Organe beim Schock liegt in einer Minderversorgung der kapillären Strombahn. In den meisten Fällen liegt der schockbestimmenden **Mikrozirkulationsstörung** eine Verminderung der **Makrozirkulation** zugrunde (hypovolämischer Schock, kardiogener Schock).

Beim **anaphylaktischen Schock** liegen eine generalisierte Vasodilatation und eine erhöhte Gefäßpermeabilität vor, die zu einem Zusammenbruch der Makrozirkulation führen. Eine Ausnahme bildet der **septische** bzw. **Endotoxinschock**, bei dem primär die Mikrozirkulation geschädigt wird und erst sekundär die Makrozirkulation betroffen ist.

Folgende Faktoren führen zu einer **Minderperfusion** der kapillären Strombahn:

- vermindertes Blutvolumen,
- vermindertes Schlagvolumen,
- arterioläre und postkapilläre Vasokonstriktion bzw. Öffnung arteriovenöser Shunts,
- Störungen in der kapillären Strombahn selbst (intravasale Koagulation, Hyperviskosität, Permeabilitätsstörung).

In der Regel (abgesehen von der hyperdynamen Phase des septischen Schocks) ist die Frühphase eines Schocks durch eine Abnahme des mittleren arteriellen Blutdrucks charakterisiert. Der Körper versucht, durch folgende **Kompensationsmechanismen** gegenzusteuern:

- Aktivierung des Sympathikus, d. h. Ausschüttung von Adrenalin und Noradrenalin,
- Ausschüttung von Aldosteron und antidiuretischem Hormon (ADH) zur Volumenregulation.

Die Katecholamine führen u. a. zur einer Konstriktion der präkapillären Arteriolen und postkapillären Venen in den meisten Organen.

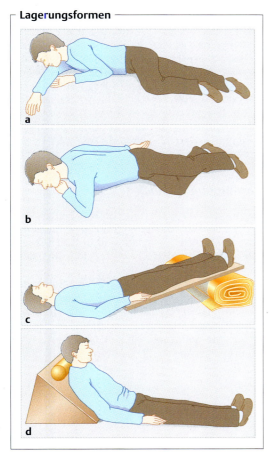

Abb. 19.1 **a** Stabile Seitenlage **b** sogenannte NATO-Seitenlage **c** Hochlagerung der Beine bei hypovolämischem Schock zur Verbesserung des venösen Rückstroms **d** Hochlagerung des Oberkörpers bei instabiler Herz-Kreislauf-Situation zur Senkung der kardialen Vorlast

Die Erhöhung des Gesamtwiderstandes und des arteriellen Blutdruckes um den Preis der Verminderung der Durchblutung peripherer Organe (**Zentralisation**) dient dazu, die Durchblutung von Herz und Gehirn aufrechtzuerhalten, die entsprechend dem unterschiedlichen Verteilungsmuster von α- und β-Rezeptoren von der ansonsten generalisierten Vasokonstriktion ausgenommen sind.

Katecholamine bewirken jedoch u. a. eine Hyperkoagulabilität und erhöhte Aggregationsneigung der Thrombozyten, so dass sie zu einer disseminierten intravasalen Gerinnung mit der möglichen Folge einer *Verbrauchskoagulopathie* beitragen können. Die kapilläre Minderperfusion führt zu einem Anstieg saurer Stoffwechselprodukte mit Erhöhung des Laktatspiegels und Ausbildung einer metabolischen Azidose. U. a. führt dies zu einer Unempfindlichkeit der präkapillären Arteriolen gegen die konstringierende Wirkung der Katecholamine. Weiterer Plasmaverlust und Blutdruckabfall sind die Folgen.

Werden die Schockmechanismen nicht durchbrochen, so führt die kapilläre Minderperfusion unausweichlich zu Zellfunktionsstörungen und schließlich zu Zellnekrosen. Betroffen sind zunächst z. B. Haut, Muskulatur, Nieren und Splanchnikusgebiet. Endorganschäden treten daher beim Schocksyndrom primär an Niere und Leber auf (Schockorgane). Zu den Schockorganen zählt auch die Lunge. Als pathogenetische Mechanismen spielen hier ebenfalls eine Störung der Mikrozirkulation, Ausbildung von Mikrothromben sowie eine direkte Kapillarschädigung durch toxische Einflüsse (z. B. Sepsis) eine Rolle.

 Entscheidend für alle Schockformen sind frühzeitige Diagnose und Therapie, da die Pathomechanismen des Schockgeschehens ab einem bestimmten Punkt auch bei Beseitigung der zugrunde liegenden Ursache eigengesetzlich ablaufen und kaum mehr zu beeinflussen sind.

 Notfall auf Station (ohne Reanimation). Bewahren Sie Ruhe. Für jeden Notfall gilt das Sprichwort: In der Ruhe liegt die Kraft. Treten Sie auch dem Patienten gegenüber ruhig und sicher auf und bleiben Sie bei ihm. Lassen Sie den Arzt bzw. Notarzt verständigen (die Telefonnummer des Notdienstes sollte auf dem Telefonapparat stehen). Wenn der Patient Atemnot hat, können Sie gegebenenfalls selbstständig Sauerstoff insufflieren (bis 6 l/min). Ist er bewusstlos, drehen Sie ihn in die stabile Seitenlage (Abb. 19.**1 a** u. **b**) oder bringen Sie ihn beim hypovolämischen Schock in die Schocklagerung (Abb. 19.**1c**). Kontrollieren Sie seine Vitalzeichen alle 3–5 Minuten bis zum Eintreffen des Arztes und protokollieren Sie sämtliche Maßnahmen.

Kardiogener Schock

Die primäre Verminderung des vom Herzen ausgeworfenen Blutvolumens führt zum kardiogenen Schock. Mögliche Ursachen sind in Tab. 19.2 aufgelistet. Häufigste Ursache ist der akute Myokardinfarkt.

Allgemeine Sofortmaßnahmen beim kardiogenen Schock sind Lagerung (Abb. 19.**1d**), Sauerstoffgabe (3–4 l/min über Nasensonde) und Sedierung (z. B. Valium 5 mg i. v.).

Spezifische Sofortmaßnahmen bestehen z. B. in einer Analgetikagabe bei akutem Myokardinfarkt (S. 177).

Tabelle 19.2 Ursachen des kardiogenen Schocks

Verminderung der Förderleistung des Herzens	Behinderung der Füllung des Herzens
• Myokardinfarkt • Myokarditis • Kardiomyopathie • Herzklappenfehler • Herzrhythmusstörung (tachykard/bradykard)	• Herzbeuteltamponade • Lungenembolie

Hypovolämischer Schock

Die Ursachen liegen in einem Blut- oder Plasmaverlust bzw. in einer Exsikkose.

Ursachen des hypovolämischen Schocks

Blutung:

- nach außen: traumatisch, gastrointestinal, urogenital, pulmonal,
- nach innen: z. B. Aneurysmablutung, Leberruptur, Extrauteringravidität, Weichteilhämatom etc.

Plasmaverlust

Dehydratation:

- Erbrechen, Durchfall,
- Polyurie (z. B. Diabetes mellitus; Diuretika etc.),
- Peritonitis, Ileus etc.

Diagnose

Wegweisend neben den direkten Hinweisen auf die Ursache der Hypovolämie sind die Zeichen der sympathoadrenergen Aktivierung wie Unruhe, Hautblässe, Kaltschweißigkeit und Weitstellung der Pupillen. Als kritische Zeichen sind Blutdruckabfall und Herzfrequenzanstieg bei auch im Liegen fehlender Füllung der Halsvene zu werten. Ein systolischer Blutdruck unter 100 mmHg und eine Herzfrequenz über 100/min zeigen das Versagen der Kompensationsmechanismen an. Der **Schockindex** (Quotient aus Herzfrequenz und systolischem Blutdruck: normal ca. 0,5) wird größer als 1. Ein unter 60 mmHg liegender oder nicht messbarer systolischer Blutdruck ist Ausdruck eines manifesten oder unmittelbar bevorstehenden Kreislaufzusammenbruchs mit Bewusstlosigkeit und Anurie.

Therapie

Sofortmaßnahmen bestehen in:

- Flachlagerung oder Seitlagerung (Abb. 19.**1**) mit Schutz vor Abkühlung;
- Freihalten der Atemwege, O_2-Gabe;
- engmaschige Puls- und RR-Kontrollen;
- intravenösem Volumenersatz durch kolloidale Plasmaersatzmittel (Plasmaexpander; HAES-Steril 10 % bzw. 6 % ggf. über mehrere Kanülen gleichzeitig);
- isotoner kristalliner Salzlösung (z. B. Ringerlösung; bei ausgeprägtem Volumendefizit werden kristalline Lösungen in Kombination mit Plasmaexpandern eingesetzt);
- Korrektur einer metabolischen Azidose mit Bikarbonatpuffer;
- bei Schocklunge (ARDS) Respirationsbehandlung mit positivem endexspiratorischem Druck (PEEP), Glukokortikoidgabe u. a.

Körpereigene kolloidale Lösungen (Plasmapräparate) zum Plasmaersatz sind Humanalbumin, pasteurisierte Plasmaproteinlösung (PPL) und gerinnungsaktive Präparate wie Fresh-frozen-Plasma (FFP).

Septischer Schock

Diese Schockform tritt meist als Komplikation bei einer Infektion mit gramnegativen Erregern auf, z. B. bei urogenitalen oder nosokomialen Infektionen.
Im Gegensatz zu allen anderen Schockformen liegt in der Frühphase des septischen Schocks eine Hyperzirkulation vor (**hyperdyname Phase**) einhergehend mit rosiger, trockener, warmer Haut, erhöhtem Herzzeitvolumen und normalem oder nur leicht erniedrigtem Blutdruck. Als Verdachtsmomente sind das Zusammentreffen von Hyperventilation und Fieber (oft mit Schüttelfrost) anzusehen. Bereits im hyperdynamen Stadium kommt es zu Störungen im Gerinnungssystem (Thrombozytenabfall, Verminderung von Fibrinogen, AT III, Quickwert).
Schließlich folgt eine **hypodyname Phase** mit Hypotonie, Tachykardie, metabolischer Azidose und Oligo-/Anurie.

Therapie

Die Sofortmaßnahmen bestehen in Flachlagerung, O_2-Gabe, intravenöser Volumengabe und evtl. Korrektur der metabolischen Azidose. Vor Einleitung einer antibiotischen Therapie sollten (wenn möglich!) bakterielle Kulturen (Blut, Sputum, Urin) zu Resistenzbestimmungen angelegt werden.

Besonders wichtig ist die Beseitigung der Schockursache (z. B. Sanierung des Eiterherdes).

Anaphylaktischer Schock siehe unter Anaphylaxie und anaphylaktoide Reaktionen, S. 667.

Herz-Kreislauf-Stillstand

→ **Definition:** Der Begriff Herzstillstand ist funktionell definiert als vollständiger Verlust der Pumpleistung des Herzens. Es resultiert ein Stillstand der Blutzirkulation (Kreislaufstillstand) mit einer akuten Mangelversorgung sämtlicher Organe mit oxygeniertem Blut.

Am Gehirn, dem Organ mit der geringsten Ischämietoleranz, treten bereits nach 3–5 Minuten irreversible Schäden auf.
Die Erfolgsaussichten von Wiederbelebungsmaßnahmen sinken wegen der zunehmenden Gewebehypoxie und Azidose mit steigender Dauer des Herzstillstandes. Wiederbelebungsmaßnahmen sind daher *sofort* einzuleiten.

Ätiologie

Die Ursachen eines Herz-Kreislauf-Stillstandes sind vielfältig.

◄ **Ursachen des Herz-Kreislauf-Stillstandes**

Primär kardiale Ursachen:
- Myokardinfarkt,
- Myokarditis,
- Kardiomyopathie u. a.

Reflektorischer Herzstillstand:
- Vagusreiz (Karotissinussyndrom u. a.).

Extrakardiale Ursachen:
- Thoraxtrauma,
- Lungenembolie u. a.

Medikamente:
- Digitalis, Antiarrhythmika u. a. ►

In seltenen Fällen ist der Kreislaufstillstand Folge einer Asystolie. Meist resultiert er aus einer pathologisch gesteigerten Herzaktivität, die wegen der extrem verkürzten Diastole keine adäquate Füllung der Kammern erlaubt (Tachykardie und Kammerflattern; S. 186) oder bei der einzelne Myokardbezirke unkoordiniert aktiviert werden (Kammerflimmern; S. 186). Für die erforderlichen Sofortmaßnahmen (kardiopulmonale Reanimation) spielt die Art der zugrunde liegenden Störung zunächst keine Rolle.

Klinik und Differenzialdiagnose

Tab. 19.**3** gibt einen Anhalt für die zeitliche Abfolge der Leitsymptome des Herz-Kreislauf-Stillstandes.
Die Diagnose des Herz-Kreislauf-Stillstandes erfordert den Nachweis der *Pulslosigkeit* (Abb. 19.**2**). Am sichersten gelingt dies durch Palpation der A. carotis (bds.); in zweiter Linie kommt die Palpation der A. femoralis in Frage.
Als Folge des Kreislaufstillstandes tritt eine *Zyanose* auf. Da das Gehirn das Organ der geringsten Ischämietoleranz ist, stehen neben der Pulslosigkeit zunächst Symptome seitens des ZNS im Vordergrund, zu denen auch der *Atemstillstand* gehört.
Die schnelle Aufeinanderfolge der Ereignisse mit dem rasch einsetzenden Atemstillstand unterscheidet den Herz-Kreislauf-Stillstand von anderen Formen der Bewusstlosigkeit. Gelegentlich können nach Eintreten der *Bewusstlosigkeit* ge-

Tabelle 19.3 Leitsymptome des Herz-Kreislauf-Stillstandes

Symptom	Latenz
Pulslosigkeit	sofort
Bewusstlosigkeit	6–12 s
Atemstillstand	30–60 s
Weite, reaktionslose Pupillen	2–3 min

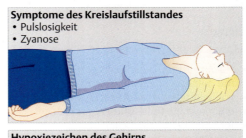

Herz-Kreislaufstillstand

Symptome des Kreislaufstillstandes
- Pulslosigkeit
- Zyanose

Hypoxiezeichen des Gehirns
- Bewußtlosigkeit
- Atemstillstand (keine Thoraxexkursion)
- weite, reaktionslose Pupillen

Abb. 19.**2** Symptome

neralisierte Krampfanfälle auftreten. Eine Schnappatmung ist Ausdruck einer erheblichen Schädigung des Atemzentrums und kommt funktionell einem Atemstillstand gleich. Weite, reaktionslose Pupillen zeigen in der Regel den irreversiblen Untergang von Gehirnzellen an.

Eine Differenzierung des zugrunde liegenden Mechanismus (Asystolie, Tachykardie, Kammerflattern, Kammerflimmern) ist nur durch EKG-Analyse möglich, ohne die eine sinnvolle Elektrotherapie (Schrittmacher/Kardioversion, Defibrillation) nicht durchgeführt werden kann.

Kardiopulmonale Reanimation (Herz-Lungen-Wiederbelebung)

 Keine Zeit verlieren durch Auskultation, RR-Messung, EKG-Registrierung u. a. Sofort die nachstehenden Maßnahmen durchführen!

ABC-Basismaßnahmen:
A: Atemwege freimachen und freihalten,
B: Beatmen,
C: „Circulation" (Kreislauf aufrechterhalten durch Herzdruckmassage).
Erweiterte Reanimationsmaßnahmen sind:

- EKG-Diagnostik und Elektrotherapie,
- medikamentöse Behandlung,
- fortgesetzte Maßnahmen auf Intensivstation.

 Selbstschutz. Während ein Patient defibrilliert wird, dürfen Sie weder ihn noch sein Bett berühren, da sonst Sie, und nicht der Patient, den Stromschlag bekommen.

Reanimation bedeutet Wiederbelebung bei Herz-Kreislauf-Atem-Stillstand. Primäre Maßnahmen zur Reanimation sind Herzdruckmassage und Atemspende. Ziel dieser Maßnahme ist es, einen Minimalkreislauf zu erhalten und dadurch den Zelluntergang in lebenswichtigen Organen zu verhindern. Im Idealfall gelingt die Wiederherstellung der spontanen Atem- und Kreislauffunktion des Patienten bei Vermeidung irreversibler Organschäden.

Indikation

Die Indikation zur kardiopulmonalen Reanimation besteht bei jedem Herz-Kreislauf-Atem-Stillstand, sofern kein infaustes Grundleiden in einem fortgeschrittenen Stadium (z. B. eine Krebserkrankung im Endstadium) besteht.

Nach Feststellung des Kreislauf- und Atemstillstandes muss sofort mit Atemspende und Herzmassage begonnen werden

Durchführung

Das praktische Vorgehen hängt davon ab, ob die Wiederbelebungsmaßnahme von einer oder von zwei Personen durchgeführt wird.
Steht nur 1 Person zur Verfügung, muss sie jeweils 2 Atemspenden mit 15 Herzdruckmassagen (80–100/min) im Wechsel durchführen (Abb. 19.**3**). Bei 2 Personen führt ein Helfer 80–100 Herzdruckmassagen/min durch, während der zweite nach jeder 5. Herzmassage eine tiefe Atemspende verabreicht (Abb. 19.**4**).
Die **Herzdruckmassage** ist nur effektiv, wenn der Patienten auf einer harten Unterlage liegt. Die Kompression muss an der Grenze zwischen mittlerem und unterem Sternumdrittel erfolgen durch Druckausübung in senkrechter Richtung mit ausgestreckten Armen (Abb. 19.**5**). Das Sternum sollte bei Erwachsenen um ca. 5 cm eingedrückt werden.
Die Beatmung erfolgt meist durch eine Mund-zu-Nase- oder Mund-zu-Mund-Beatmung (Abb. 19.**6a** u. **b**). Falls vorhanden, erleichtern Guedel- bzw. Wendl-Tuben das Freihalten der Atemwege (Abb. 19.**7a** u. **b**). Eine Intubation sollte nur von Geübten durchgeführt werden.

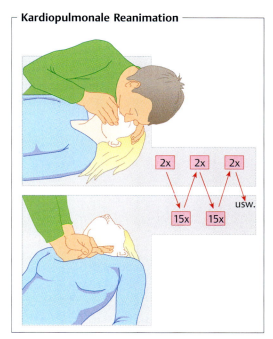

Abb. 19.**3** Ein-Helfer-Methode

Kardiopulmonale Reanimation

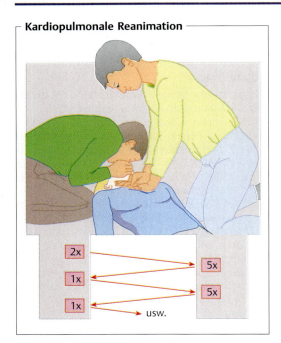

Abb. 19.**4** Zwei-Helfer-Methode

Die Technik der Herzdruckmassage und Beatmung muss durch praktische Übungen geschult sein. Während der Reanimation muss regelmäßig (jede Minute) der Karotispuls geprüft werden. Beim Einsetzen eines spontanen Kreislaufes ist die Herzdruckmassage zu beenden.
Für die effiziente Herzdruckmassage sind folgende Schritte wichtig:

- Patient auf eine harte Unterlage legen. Hierdurch wird gewährleistet, dass der bei der Herzdruckmassage ausgeübte Druck tatsächlich auf den intrathorakalen Raum übertragen wird.

Beatmung

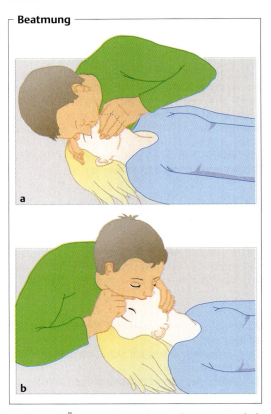

Abb. 19.**6** Überstreckung des Halses zur Freihaltung der Atemwege **a** Mund-zu-Nase-Beatmung **b** Mund-zu-Mund-Beatmung

Herzdruckmassage

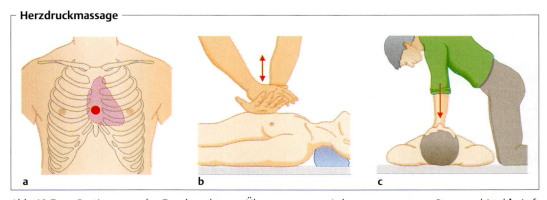

Abb. 19.**5** **a** Bestimmung des Druckpunkts am Übergang vom mittleren zum unteren Sternumdrittel **b** Aufsetzen des Handballens auf den Druckpunkt, Finger anheben **c** Druckausübung senkrecht mit gestreckten Armen durch Gewichtsverlagerung des Oberkörpers

Herz-Kreislauf-Stillstand

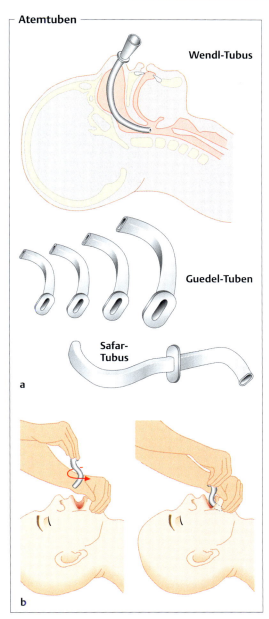

Abb. 19.7 **a** Verschiedene Atemtuben zur Erst- und Notversorgung **b** Einführen eines Guedel-Tubus durch typische Drehung in der Mundhöhle

- Der Patient wird flach auf den Rücken gelagert. Der Kopf liegt nie höher als das Herz, da sonst die zerebrale Perfusion gemindert wird.
- Brustkorb des Patienten freimachen. Nur so kann der exakte Druckpunkt lokalisiert und eine Minderung der Effektivität durch ein evtl. dickes Kleiderpolster vermieden werden.
- Seitlich vom Patienten in Thoraxhöhe Druckpunkt suchen.
- Richtige Körperhaltung einnehmen.
- *Druckphase:* Sternum etwa 3–5 cm in Richtung Wirbelsäule drücken; Oberkörper auf die gestreckten Arme verlagern.
- *Entlastungsphase:* Sternum wird vollkommen entlastet, ohne die Handballen vom Druckpunkt abzuheben; Druck- und Entlastungsphase dauern etwa gleich lang.
- Die Frequenz der externen Herzdruckmassage beträgt beim Erwachsenen 80–100/min.
- Herzdruckmassage nie länger als 5 Sekunden unterbrechen.
- Erfolgskontrolle durch Tasten des Karotispulses durchführen.
- Zur Verbesserung der rechtsventrikulären Füllung Beine hochlagern.

Bei sorgfältiger Anwendung der zuvor angegebenen Technik werden Komplikationen weitgehend ausgeschaltet. In fast 50 % der Fälle sind Rippenfrakturen – besonders bei älteren Patienten – unvermeidbar.

Häufige Fehler bei der Herzdruckmassage

- keine harte Unterlage,
- nicht korrekter Druckpunkt,
- Kompression nur ruckartig und damit zu kurz,
- Druckrichtung nicht senkrecht,
- Handballen in der Entlastungsphase vom Thorax abgehoben,
- Unterbrechungen länger als 5 Sekunden,
- keine Erfolgskontrolle.

Sachverzeichnis

A

ABC-Basismaßnahme 671
Abdomen, akutes 23, 42, 59
– geblähtes 48
Abdomenübersichtsaufnahme 47, 110, 464
Abduzensparese 580
Abführmittel 44 f
Abgeschlagenheit 365, 512
– Nierenerkrankung 460
– Tuberkulose 604
Abhusten 291, 298, 319 f
Abklopfen 320
Abkühlung 550
Abmagerung 127
Absence 665
Absorption 9, 37
Absorptionsstörung 38 f
Abstoßungsreaktion 496
Abszess, periproktischer 574
– perirenaler 464
Abwehrreaktion 543 ff, 549
Abwehrschwäche 300, 559
Abwehrspannung 47, 106
– elastische 113
– Gallensteinkolik 101
– Peritonitis 60
– Sigmadivertikulitis 54
Abwehrsystem 541
– geschwächtes 12
Acanthosis nigricans 34
Acarbose 379
ACE (Angiotensinkonversionsenzym) 304, 401
ACE-Hemmer 179, 197 f
– Herzinsuffizienz 200 f
– Hypertonie-Therapie 259, 262
– Kontraindikation 262
– Wirkung 482
– – nephroprotektive 259, 473
Acetylcholin-Rezeptor-Antikörper 143
Acetylcholinvergiftung 620
Acetylsalicylsäure 170, 177 ff
– Überdosierung 617
Achalasie 14 ff
Achillessehnenreflex 386
Achlorhydrie 390
Achselbehaarung, fehlende 409
Achylie 22
Aciclovir 559 f
Acrodermatitis atrophicans 335
– enteropathica 152
ACTH (adrenocortikotropes Hormon) 391 ff, 401, 649
– Ausfall 394 f
– Bildung, ektope 403
– Minderproduktion 394
– Überproduktion 394, 408 f
ACTH-Kurztest 409
ACTH-Syndrom, ektopisches 405
Adams-Stokes-Anfall 182, 664
– Block, sinuatrialer 187
Addison-Ausweis 410
Addison-Krankheit 408 ff
Addison-Krise 410
Adenohypophyse 391
Adenokarzinom 55
Adenom 36, 55
Adenomatose 55
Adenom-Karzinom-Sequenz 55
Adenovirus 550, 552
Aderlass 138 f, 518, 522
ADH (antidiuretisches Hormon) 149, 391, 458
Adhäsivbinde 278 f
ADH-Mangel 394, 399
Adipositas 12, 120 ff
– Atherosklerose 230
– Diabetes mellitus 365
– Ernährungsberatung 125 f
– Gallensteinkrankheit 100
– Hiatushernie 22
– Karzinomrisiko 123
– Patientenpflege 122
– Schlafapnoe 314
– Therapie 123 ff
– Verhaltensstörung 122
Adipositas-Gen 119
Adipostat 119
Adiuretin s. ADH
Adrenalektomie 406
Adrenalin 410 f, 650
Adrenogenitales Syndrom (AGS) 406
β2-Adrenorezeptor-Agonist 297
Adrenostatika 406
Adult respiratory Distress Syndrome (ARDS) 306 f
Adventitia 225
Adynamie 394 f, 408
– Differenzialdiagnose 410
– Hyperparathyreoidismus 421
– Krise, thyreotoxische 438
Afterload-Reduktion 198
Aganglionose 59
AGE-Peptid 473
Agranulozytose 519 f
AIDS (acquired immune deficiency syndrome) 545 f
– Herzkrankheit 207
– Leberbeteiligung 74
– Ösophagitis 13
AIDS-related complex 546
AJCC-Performance-Status-Skala 631 f
Ajmalin 183
Akanthozytose 515
Akantosis nigricans maligna 633
Akne 404
Akromegalie 255, 396 ff
– Virilismus 420
Akromioskapulargelenk 353
Akropachie 437
Akrozyanose 127
Aktinomykose 301
Aktionspotential 156
Aktivität, körperliche 373
Aktivkohle 615
Akut-PTCA 177
Albumin 648
Albuminteststäbchen 460
Albuminurie 473, 482
Aldosteron 401 f, 458, 650
– Bildung, gesteigerte 407
– Mangel 408
– Schock 667
Algurie 459
Alkalose, metabolische 407
Alkohol, Extrasystolie 188
– Hypoglykämie 383
– Unverträglichkeit 70
Alkoholabusus 85 f, 201, 618
– Dickdarmpolyp 56
– Gastritis 24
– Hyperlipidämie 131
– Krebsentstehung 627, 629
– Magenkarzinom 34
– Ösophagitis 12
– Ösophaguskarzinom 17
– Osteoporose 145
– Pankreaskarzinom 115
– Pankreatitis 112, 114
– Schlafapnoe 314
– Vitamin-B-Mangel 150
Alkoholgeruch 614
Alkoholhepatitis 85
Alkoholika, kohlenhydratarme 373
– kohlenhydratreiche 372
Alkoholintoxikation 617 f
Alkoholnarkose 617
Allergen 295, 306
Allergentest 296
Allergische Reaktion 295
Allopurinol 142, 498
Alphafetoprotein 89, 633, 652
Alter 656
– Behandlung, medikamentöse 659 f
Altern, soziales 656
Altersatrophie 144
Altersheilkunde 655 ff
Altershyperthyreose 437
Altersosteoporose 657 f
Altinsulin 373, 375
Aluminiumhydroxid 31
Aluminiumintoxikation 423
Alveolarwand, Autolyse 293
Alveole 288
Alveolitis 303
– exogen-allergische 306
Amanitin 86, 621
Amantadin 552
Ameisenlaufen 386
Ameisensäure 618
Amenorrhoe 395 f, 635
γ-Aminobuttersäure 391
5-Aminosalicylsäure 51 f
Aminosäurenstoffwechsel 135
Amiodaron 183, 447
Ammoniak 79, 84, 622, 649
Amöbiasis 598
Amputation 243, 250
Amylase 9, 109 f
α-Amylase 113, 115, 647
Amyloidniere 492
Amyloidose 88, 135, 495
– renale 337, 474
Analabszess 52
Analgetika, Abusus 360
– Einteilung 637
– Vergiftung 616 f
Analgetikanephropathie 255, 461, 471
Analkarzinom 59
Analoginsulin 373

Sachverzeichnis

Analpflege 45, 62
Anämie 471, 512 ff
– aplastische 520, 562
– autoimmunhämolytische 517, 544
– hämolytische 515 ff
– – Gallensteinkrankheit 100
– – Porphyrie 137
– hyperchrome 512 ff
– – makrozytäre 151
– hypochrome 512 f, 621
– – mikrozytäre 483
– Hypothyreose 446
– isoimmunhämolytische 516
– medikamentös-immunhämolytische 517
– megaloblastäre 513 f
– normochrome 512, 515
– Osteopetrose 148
– perniziöse 32, 513 f, 538
– Pflege 538 f
– Plasmozytom 528
– refraktäre 520
– renale 462, 492
– sideroblastische 513
– toxisch-hämolytische 517
– Wärmeregulation 539
Anamnese 1 f
Anasarka 195, 218
Anastomose, ileoanale 52
Anazidität 22, 30
ANCA (Granulozyten-Cytoplasma-Autoantikörper) 343 f, 479 f, 651
cANCA 463
Androgene 401 f
Androgenmangel 413 ff
Androgenresistenz 414
Aneurysma 229 f, 537
– Definition 231
– dissecans 230 f, 233
– Operationsindikation 232
– spurium 231
– verum 231
ANF 479 f
Anfall, fokaler 665
– generalisierter 664 f
– tetanischer 424 f
Angiitis, allergisch-granulomatöse 343
Angina, fieberhafte 563
– pectoris 168 ff
– – Aortenstenose 212
– – Herzinfarkt 173 f
– – Herzkatheteruntersuchung 166
– – Leitsymptom 157
– – Therapie 170 ff
– typhosa 571
Angiodysplasie 24, 42
Angiogenese-Inhibitor 636
Angiographie 238 f
– Korkenzieherkollaterale 250 f
– Verschlusskrankheit, periphere 247
Angioplastie, transluminale, perkutane 171 f, 250
Angiosarkom 148
Angiotensin 401 f
Angiotensinkonversionsenzym 304, 401
Angiotensin-Rezeptorenblocker 179, 200, 259
Angst 174, 645
Anisozytose 511
Ankylose 331
Ankylostomiasis 601 f

Anlaufschmerz 346, 348, 659
Anlaufsteifigkeit 659
Anopheles-Mücke 594
Anorchie 414
Anorexia nervosa 127 f, 395, 410
Anoxie 303
ANP (atriales natriuretisches Peptid) 401
Anschlussheilbehandlung 179
Anstrengungsasthma 296
Antazida 12 f, 24, 31
Antiandrogen 636
Antiarrhythmika 179, 181, 183
– Intoxikation 186
Antiatelekrasefaktor 288
Antibasalmembran-Antikörper 479 f
Antibiotika 55
Antibiotikaprophylaxe 203
Antibiotikaresistenz 583
Anticholinerges Syndrom 616
Antidepressiva 186
Antidiabetika 378 f, 453
Antiemetika 24, 637
Antigen 542 f
– karzinoembryonales (CEA) 59, 633, 652
– prostataspezifisches (PSA) 633, 652, 658
Antigen-Antikörper-Komplex 338, 477, 543
Antigen-Antikörper-Reaktion 324, 544
Antigenbindungsstelle 544
Antihistaminikavergiftung 616
Antihormon 635
Antihypertonika 260
Antikoagulantien 285
Antikoagulation 170, 186
– Überwachung 532
Antikonzeptiva, hormonelle, Hypertonie 261 f
– – koronare Herzkrankheit 167
– – Lebertumor 90
– – Schlaganfallrisiko 236
– – Thromboserisiko 268
Antikörper 541 ff
– antimitochondriale 79, 85
– antinukleäre (ANA) 75, 79, 87, 651
– – Kollagenose 340
– – Lupus erythematodes 338 f
– – Polyarthritis, chronische 329, 331 f
– – Polymyositis 342
– antizytoplasmatische 87, 343 f, 479 f, 651
– gegen Belegzellen 513
– gegen Erythrozyten 516 f
– gegen Gerinnungsfaktor 535
– gegen Glutamat-Decarboxylase 368
– gegen Inselzellen 364
– mikrosomale 75, 429
– zytotoxische 544
Antikörpermangelsyndrom 545
Antikörpermolekül 544
Antikörpernachweis 549
Antimetabolika 635
Antimykotika 13
Antiöstrogen 636
Antioxidantien 149
Antiphlogistika 28
Antirheumatika 329 f
– Nebenwirkung 360
– nichtsteroidale 330, 335

Antistreptolysin 324 f, 651
Antithrombin III 530 f, 652
Antithrombin-III-Mangel 268, 531
Antithrombosestrumpf 279, 281, 283
– Kontraindikation 278
Antitumor-Antibiotika 635
Antriebsarmut 424, 445
Antrum 18 f
Anulozyten 511
Anulozytose 512
Anulus fibrosus 349
Anurie 233, 459
– Nierenversagen 489
– Uropathie, obstruktive 472
Anus 44
Aorta 154 f, 163
– reitende 213, 216
Aortenaneurysma 231 f
– Ruptur 157
Aortenbogensyndrom 235, 342
Aortendissektion 232 ff
– Prognose 235
– Therapie 234 f
Aortenisthmusstenose 214, 233
– Herzgeräusch 159
– Hypertonie, arterielle 255
Aortenklappe 154 f, 159
– bikuspide 233
– verkalkte 212
Aortenklappeninsuffizienz 159, 212 f, 234
Aortenklappenstenose 207, 211 f
– angeborene 213
– Herzgeräusch 159
– Karotispulskurve 158
Aortenknopf, prominenter 213
Aortenruptur 217, 231, 234
Aortitis 231, 235
Apathie 381
APC-Resistenz 268
Aphasie 237
Aphthe 343, 560
Apnoe 314
Apolipoprotein 130
Apoplex 233 ff
Apoptosis 636
Appendix vermiformis 10, 43
Appendizitis 578
– Differenzialdiagnose 49
– phlegmonöse 60
Appetit 120
Appetitlosigkeit 25, 35, 70
Appositionsthrombose 249
Apraxie 11
APUD-Zellsystem 389
Arachidonsäure 544
Arbeitsstoff 627
Arcus corneae 131
ARDS (Adult respiratory Distress Syndrome) 306 f
Arginin-Vasopressin 399
Arrhythmie 180 f
– absolute 185
– ventrikuläre 189
Arsenvergiftung 621
Arteria carotis, Dissektion 236
– – interna 237, 239
– cerebri media 237
– dorsalis pedis 226, 246
– femoralis 246
– – superficialis 247
– iliaca interna 244 f
– peronaea 226
– poplitea 245 f

Arteria carotis
- pulmonalis 154
- radialis 226
- subclavia 242
- tibialis posterior 246, 251
- vertebralis 237, 243
Arterialisierung 290
Arterie, Anatomie 225
- Elastizitätsverlust 229
Arterienauskultation 227
Arterienkrankheit 228 ff
Arterienverschluss, akuter 248 ff
Arteriitis nodosa 42
- temporalis 235, 342 f
Arteriole, Nekrose, fibrinoide 256
Arteriolosklerose 228 f
Arteriosklerose 228 f, 258, 659
- Aortenbogensyndrom 235
- Pathogenese 129
- Risikofaktor 130
- Schutzfaktor 130
Arthralgie 201
Arthritis, Einreibung 335
- Löfgren-Syndrom 304
- Lupus erythematodes 339
- reaktive 334 f
- rheumatoide 135, 326 ff
- symptomatische 334
- urica 140
Arthropathia psoriatica 332 f
Arthropathie, enteropathische 334
Arthrose 323 f, 345 ff, 658 f
- aktivierte 346
- nodale 348
Arthrosis deformans 123
Arzneimittelhepatitis 75
Arzneimittelintoxikation 616
Asbestose 305
Aschoff-Geipel-Knötchen 324
Ascorbinsäure 151
Askaridiasis 587 f
Askaris 302
ASL-Titer 325
Aspergillose 301
Aspiration 11, 300, 319
Aspirationspneumonie 14
Aspirationsprophylaxe 615
Aspirin (s. auch Acetylsalicylsäure) 57
ASS s. Acetylsalicylsäure
Assmann-Frühinfiltrat 605
Asthenurie 399
Asthma bronchiale 294 ff
- - Symptom 296
- - Therapie 294, 296 f
- cardiale 195
Asthma-Anfall 295, 544
- Auslösung 296 f
Astronautenkost 52
Asystolie 182, 188, 670
- Schrittmachertherapie 189
Aszites 78, 92 f
- Budd-Chiari-Syndrom 88
- Perikarditis, konstriktive 207
- Pfortaderhochdruck 83
- Rechtsherzinsuffizienz 195
Aszitespunktion 83
Atelektase 276, 297
- Bronchialkarzinom 310
- Schutz 288
Atemantrieb 293, 314
Atembeutel 614
Atembewegung 288
Atemdepression 616 f

Atemexkursion, geringe 296
Atemgeräusch 289
- abgeschwächtes 315
- pfeifendes 296
- rasselndes 219
- trockenes 296
Atemgymnastik 320
Atemhilfsmuskulatur 296
Atemlähmung 293, 555, 619
- Botulismus 575
Atemluft, kalte 297
Atemmechanik 288
Atemnot s. Dyspnoe
Atemspende 614, 671
Atemstillstand 670
Atemtest 26
Atemtubus 673
Atemtyp 288
Atemvolumen 290
Atemwegsdruck, endexspiratorischer, positiver (PEEP) 306
Atemwegserkrankung 286 ff
- chronisch-obstruktive 291 ff
Atemwegsobstruktion 233, 295
Atemwegswiderstand 289, 297
Atemzentrum 671
Atemzugvolumen 289 f
Äthanolvergiftung 617 f
Atherektomie, koronare, direkte (DCA) 171
Atherom 297
Atherosklerose 167 f, 228 ff
- Form, dilatative 230
- Hirnarterie 236 f
- Komplikation 231
- Prophylaxe 230
Atmung 219, 319 f
- brodelnde 178
- erschwerte 93 f
Atopie 296
Atrioventrikularknoten 154, 180
Atrium 154
Atrophie 127
Atropin 183
Atropintest 182
Attacke, ischämische, transitorische 239, 241
Ätzgastritis 24
Ätzgift 618 f
Auer-Stäbchen 523
Aufklärungsgespräch 21
Aufstoßen 23, 100
Augenbrauenpartie, seitliche, fehlende 394
Augenbrennen 332
Augenflimmern 256
Augenhintergrund, normaler 386
- Tuberkelherd 604
Augenhintergrundveränderung 256, 261
Augenmuskellähmung 575
Augenmuskelstörung 442
Augenrötung 331
Ausatmungstechnik 297
Ausfall, neurologischer 236
Auskultation 2, 157, 226 f, 289
Auskultatorische Lücke 256
Ausscheidung 283, 458, 501
Ausscheidungsurogramm 464
Auswurf 288, 298 f
- Bronchialkarzinom 310
- Bronchitis 291
- rostfarbener 299
Autoaggressionskrankheit 545

Autoantikörper (s. auch Antikörper) 545, 651
Autoimmunadrenalitis 409
Autoimmunerkrankung 332, 364
Autoimmunhepatitis 75 f
Autoimmunhyperthyreose 437
Autoimmunreaktion 327
Autoimmunthyreoiditis 444, 446
Autoimmunvaskulitis 544
AV-Block 188
AV-Dissoziation 186, 188
Avidin 151
Avitaminose 149
AV-Knoten 154, 159, 180
AV-Knoten-Extrasystole 189
Axilla-Subklavia-Venenthrombose 269 f
Azathioprin 51, 635
A-Zellen 362
Azetongeruch 364, 381
Azidose, metabolische 380, 668 f
- renal-tubuläre 471
- Übelkeit 460
Azinus 288
Azotämie 84, 479, 488

B

Bäckerasthma 297
Bakteriämie 203, 550
Bakterienenteritis 578 f
Bakterienruhr 573 f
Bakterientoxin 569 ff
Bakteriurie, asymptomatische 465, 467, 477
- signifikante 461
BAL (bronchoalveoläre Lavage) 289
Balkan-Nephropathie 470
Ballaststoffe 47, 61, 126, 133
Ballondilatation 171
Bambusstab-Wirbelsäule 337
Bandscheibendegeneration 349 f
Bandwurmbefall 589 ff
Bang-Krankheit 576
Barbituratvergiftung 616
Bariumperitonitis 54
Bariumsulfat 22
Barorezeptorenreflex 255
Barrett-Ösophagus 14
Bartter-Syndrom 408
Basedow-Krankheit 435 ff
- Autoantikörper 429
- Diagnose 438 f
- Orbitopathie, endokrine 442
- Therapie 440
Basenexzess 290
Basophile 510, 518 f, 647
Bassi-Perforansvene 266
Bauch, bretthartar 30, 60
- Luft, freie 47
Bauchdeckenentspannung 106
Bauchfell 60
Bauchkolik 137, 621
Bauchkrämpfe 43, 579
Bauchschmerz 233, 365, 381
- im Alter 58
- Dickdarmkarzinom 57
- Divertikulitis 54
- Durchblutungsstörung 42
- Enteritis 43
- Kolitis, ischämische 59
- - pseudomembranöse 55
- krampfartiger 60

Sachverzeichnis

– Peritonitis 60
Bauchwickel, feucht-warmer 48
Bauhin-Klappe 40, 44
BCG-Impfung 603
Beatmung 294, 306, 671 f
Beatmungsbeutel 306
Beatmungsgerät 583
Becherzelle 38
Bechterew-Krankheit 336 ff
Becken, deformiertes 147
Beckenkammpunktion 520
Beckenvenenthrombose, tiefe 268 f, 282
Befeuchterlunge 306
Behaarung, maskuline 412
Behaarungsanomalie 78
Behçet-Krankheit 343
Bein, Hochlagerung 667
Beinödem 278
Beinumfang, Zunahme 283
Beinvenenthrombose, tiefe 264, 267 ff
– – Kompressionsbehandlung 277 ff
– – Lagerung 282
– – Reparation 271
Beinverkürzung 347
Belastungsdyspnoe 194
Belastungs-EKG 158, 160 f, 170
Belastungsschmerz 348
Belastungstest nach Ratschow 244 f
Belegzellen 18 f, 27
Bence-Jones-Protein 529
Bence-Jones-Proteinurie 460
Benzodiazepinvergiftung 616
Berger-Nephropathie 485
Beriberi-Krankheit 150
Berufskrankheit 305
Beschwerden, funktionelle 1
Betablocker 177
– Angina pectoris 170 f
– Herzinfarkt 179
– Herzinsuffizienz 199 f
– Hypertonie 259
– Nebenwirkung 260
Betasympathikomimetika 197
Bettlägerigkeit 275
Beweglichkeit 346
Bewegung, körperliche 125, 643
Bewegungsautomatismus 665
Bewegungseinschränkung 346, 358, 661
Bewegungsmangel 45, 93, 126, 167, 264, 365
Bewegungsstörung 238
Bewegungstherapie 146, 282
Bewusstlosigkeit 664, 670
Bewusstseinsstörung 382
– Fleckfieber 564
– Leberinsuffizienz 80
Bewusstseinsverlust, akuter 663 ff
– Dauer 666
Bicarbonat 109 f, 290
Bicarbonatresorption 471
Biguanide 378 f
Bilharziose 599 f
Bilirubin 649
– direktes 66
– indirektes 66, 76 f, 515
– Serumkonzentration, erhöhte 71, 76 f, 79
Billroth-Operation 32 f
Binde, elastische 278
– unelastische 278
Bindegewebe 323 f, 345

– Alterung 658 f
– Verkalkung 341
Bindegewebsschwäche 22, 264
Bindegewebsstoffwechsel 136
Biotin 151
Bisgaard-Zeichen 269
Bisphosphonate 146, 422, 637
– Hyperkalzämie 639
– Osteoporose-Therapie 657
Bittermandelgeruch 623
Biuretreagens 460
Blähungen 99 f
Bläschenausschlag 558 f
Blasenatonie 387
Blasenausgang, Obstruktion 488
Blasendivertikel 466
Blasenentleerung, postkoitale 470
Blasenentzündung s. Zystitis
Blasengalle 97, 99
Blasenkarzinom 627
Blasenpunktion, suprapubische, perkutane 462
Blasentenesmen 459, 467
Blasentumor 500
Blässe 33, 249, 512
– fahle 395
– Hypotonie 263
Bleivergiftung 513, 621
Bleomycin 635
Blick, starrer 437
Block, atrioventrikulärer 188
– sinuatrialer 182, 187
Blockierung, intraventrikuläre 188
Blut, Viskositätserhöhung 522, 530
Blutbild 2, 647
Blutbildung, extramedulläre 522
Blutdruck, diastolischer 155, 227, 256
– hoher 226
– Natriumausscheidung 255
– nicht messbarer 669
– niedriger 196, 212, 226, 409
– systolischer 155, 227, 256
Blutdruckabfall 669
– nächtlicher 258
Blutdruckamplitude 227
– große 212, 215
– kleine 212
Blutdruckdifferenz 214
Blutdruckmanschette 227 f
Blutdruckmessgerät 254
Blutdruckmessung 2, 157
– 24-Stunden-Blutdruckmessung 254, 258
– direkte 256
– indirekte 227 f
– bei Kopfschmerz 460
– nach Riva-Rocci 256
Blutdruckmonitoring, ambulantes 258
Bluterbrechen 17, 29
Blutgasanalyse 276, 289 f, 652
Blutgruppenunverträglichkeit 516 f
Blutkrankheit 508 ff
Blutkreislauf 225
Blutkultur 202, 571
Blutplättchen 509
Blutsenkungsgeschwindigkeit (BSG) 2
– erhöhte 50 f, 202, 355
– extrem beschleunigte 528
Blutstillung, lokale 535
Blutstuhl 29 f
Blutung, Gastritis 24
– Hämophilie 533

– konjunktivale 564
– ösophageale 13
– petechiale 70, 151, 202, 404, 536
– punktförmige s. Blutung, petechiale
– Schock 669
– Ulkuskrankheit 29, 32
Blutungsanämie, akute 515
Blutungsneigung 520
– Plasmozytom 528
– Vitamin-K-Mangel 150
Blutungsprophylaxe 571
Blutungsschock 32
Blutungsübel 530, 537 f
Blutungszeit 532
– verlängerte 534, 536
Blutverlust 512
Blutvolumen, vermindertes 667
Blutzucker 367, 369, 649
– Anstieg 363
– Senkung 363, 376
Blutzuckerkurve 452
B-Lymphozyten 362, 509, 518, 541 f
– aktivierte 543
– Referenzwert 651
– Zerstörung 364
Body-Mass-Index (BMI) 120
Boeck-Krankheit 303 f, 399, 422
Boerhaave-Syndrom 14
Bornholmer Krankheit 555
Borrelien 335, 576
Botulismus 575
Bouchard-Knoten 348
Bougierung 13
Bowman-Kapsel 457 f
Boyd-Perforansvene 265
Bradyarrhythmia absoluta 182
Bradyarrhythmie 180
Bradykardie 71, 180 ff
– AV-Block 188
– Koma, hypothyreotes 446 f
– Typhus 572
– Vergiftung 620
Bradykardie-Tachykardie-Syndrom 182
Brandgas 622
Brechdurchfall 574, 579
Brechsirup 614
Breischluck 10
Brennen, retrosternales 17
Brill-Zinsser-Krankheit 564
Brocaformel 120
Bromocryptin 396, 398
Bronchialatmen 289, 300
Bronchialbaum 287
Bronchialkarzinom 157, 309 ff
– Chemotherapie 634
– Häufigkeit 625 f
– Hirnmetastase 641
– Karzinogen 627
– Metastasierung 631
– paraneoplastisches Syndrom 314, 421
– Prophylaxe 314
– Staging 311 f
– Therapie 311 ff
– Zigarettenrauchen 626
Bronchialschleimhaut, Schwellung, ödematöse 294 f
Bronchialsekret, Abhusten 291
– Absaugen 294
– zähes 295
Bronchiektase 297 f
Bronchiolitis obliterans 291
Bronchitis, akute 291

Sachverzeichnis

Bronchitis, chronische 291 ff, 297
– – Therapie 294
– chronisch-nichtobstruktive 292
– chronisch-obstruktive 292
Bronchodilatator 297
Bronchopneumonie 292, 299, 550
Bronchoskopie 289, 311
Bronchospasmolyse 297
Bronchospasmolytikum 294
Bronchospasmus 295
Bronchustuberkulose 605
Bronzediabetes 139
Broteinheit 371, 454
Brucellose 576 f
Brudzinski-Zeichen 553
Brugia malayi 600
Brummen 296
Brust, Selbstuntersuchung 629
Brustwandableitung 159 ff
BSG s. Blutsenkungsgeschwindigkeit
Budd-Chiari-Syndrom 88
Buerger-Syndrom 250
Büffelnacken 404 f
Bulbusdruckversuch 183
Bulimie 128 f
Bullae 293
Burkitt-Lymphom 526, 563, 627 f, 634
Burning feet 386
Bursa olecrani 353
– subacromialis 353 f
Bursitis 353
Bursopathie 352 f
Bürstensaum 37
Bypass, femoropoplitealer 246
Bypass-Operation 171, 173
B-Zell-Lymphom 526

C

CA-15–3 633
CA-19-9 110, 116, 633, 652
CA-125 633
Calcitonin 144, 146 f, 421 f, 426
– Osteoporose-Therapie 657
– Referenzwert 650
– Tumormarker 430, 449
Calcitriol 423
Campylobacter-Enteritis 578 f
Campylobacter jejuni 334
Candida albicans 12
Candidamykose 301
CAPD (kontinuierliche ambulante Peritonealdialyse) 493
Caplan-Syndrom 331
Carbimazol 440
Cardiolipin-Autoantikörper 651
Cardioverter-Defibrillator, implantierbarer (ICD) 187, 189 f
CD4/CD8-Ratio 545
CD4-Zellen 651 f
CD8-Zellen 651 f
CEA (karzinoembryonales Antigen) 59, 633, 652
Chagas-Krankheit 597
Charcot-Fuß 387
Charcot-Leyden-Kristalle 296
Chemotherapie 634 f
– adjuvante 635
– Übelkeit 637
Chenodeoxycholsäure 102
Cheyne-Stokes-Atmung 288
Chiasmasyndrom 394 f

Child-Plugh-Klassifikation 80
Chinidin 183
Chirurgie, minimal invasive 102
Chlamydia pneumoniae 566
– psittaci 552, 566
– trachomatis 469 f, 566
Chlamydien 334 f, 552, 566
– Atherosklerose 230
Chlorambucil 635
Chlorid 647
Chlorkohlenwasserstoff 620
Chloroquin 339, 341 f, 596
Chlorwasserstoff 622
Cholangiographie 98
– retrograde, endoskopische (ERC) 87, 98, 105
– transhepatische, perkutane (PTC) 99
Cholangiokarzinom 87
Cholangiopankreatikographie, retrograde, endoskopische (ERCP) 87, 99
– – – Komplikation 112
– – – Patientenbeobachtung 89
Cholangioskop 105
Cholangitis 50, 100, 103 f
– chronische 84, 102
– primär sklerosierende 75, 87, 104
Choledocholithiasis 100 f
Cholelithiasis 100 ff
Cholera 574 f
Cholestase 85, 104, 612
Cholesterin 2, 97, 129
– Nahrungsmittel 133
– Serumspiegel, erhöhter 130
– Zielwert 134, 648
Cholesterinabbau 427
Cholesterinembolisation 230
Cholesterinfraktion, antiatherogene 122
Cholesterinkristall 484
Cholesterinstein 100, 134
Cholesterinstoffwechsel 66
Cholesterinsynthesehemmer 179
Cholezystektomie 102, 107
Cholezystitis 100, 103
– Singultus 12
Cholezystographie 98
Cholezystokinin 97, 110
Cholezystolithiasis 100
Cholezystopathie 602
Cholinesterase 71, 79, 143 f
Chondrokalzinose 422
Chondrosarkom 148
Chondrose 349
Chorea minor 325
Choriomeningitis, lymphozytäre 557
Choriongonadotropin, humanes 416, 652
Chorionkarzinom 634
Christmas-Faktor 533
Chrom 152
Chromaffines System 410
Chrom-Albumin-Test 39
Churg-Strauss-Syndrom 302, 343
Chvostek-Zeichen 424
Chylomikronämiesyndrom 130 f
Chylomikronen 129
Chymotrypsin 109, 111
Cimino-Shunt 494
Circulus arteriosus Willisii 237
Cisplatin 635
CK-MB 170, 175 ff
Claudicatio intermittens 244, 387
Clearance-Untersuchung 463

Clonidin 261
Clonidintest 393, 411
Clonorchisbefall 602
Clostridium difficile 55
CO_2-Narkose 293
Cockett-Perforansvene 265, 273
Coeruloplasmin 140, 647
Colitis Crohn 49
– ulcerosa 51 ff, 61 f
– – Arthritis 334
– – Cholangitis, primär sklerosierende 87
– – Entartung, maligne 52
– – Hyperparathyreoidismus 423
Colon ascendens 10, 43 f
– Divertikel 54
– descendens 10, 44
– sigmoideum 10, 44
– transversum 10, 43 f
Coma hepaticum 77, 83
Compliance, pulmonale 289
Computertomographie 2
– kraniale (CCT) 239 f
– quantitative 146
Conjunctivitis sicca 443
Conn-Syndrom 255, 407 f
Cooley-Anämie 516
Coombs-Test, direkter 516
– indirekter 516
Cor pulmonale 275, 307
– – Lungenemphysem 292
Corona phlebectatica paraplantaris 274
Cortico-releasing-Hormon 393, 401
Couplets 189 f
Courvoisier-Zeichen 104
Coxsackie-Virus-Infektion 144, 205, 555 f
C-Peptid 362, 368, 649
C-reaktives Protein 202, 325, 355
– – Referenzwert 651
Crescendo-Angina 169
CREST-Syndrom 341
CRH (Cortico-releasing-Hormon) 393, 401
CRH-Test 394
Crigler-Najjar-Syndrom 77
Crohn-Krankheit 49 ff, 61
– Arthritis 334
– Hyperparathyreoidismus 423
Cromoglicinsäure 297
Curschmann-Spirale 296
Curvatura ventriculi minor 19
Cushing-Syndrom 255, 403 ff
– alkoholinduziertes 403
Cutis gyrata 398
Cyanid 622
Cyclophosphamid 635
Cyclosporin A 496
C-Zellen 389, 426
C-Zell-Karzinom 390, 430, 449, 451

D

DaCosta-Syndrom 169
Dalrymple-Zeichen 442
Dämmerzustand, postiktaler 664
Darm, Haustrierung 44, 51 f
– irritabler 48 f
– Stenose 54
– Ulzeration 50 f
– Wandstarre 50
Darmblutung 42, 52

Darmerkrankung, chronisch-
  entzündliche 40, 49 ff
– – Leitsymptom 44
– – Pflege 60 ff
– – Schmerzprotokoll 61
– – Schwangerschaft 53
– – Selbsthilfegruppe 62 f
Darmgasbrand 582
Darmgeräusch, Fehlen 47
Darmgrippe 556
Darminfekt 334 f
Darmkarzinom 45, 626
Darmkolik 574, 620
Darmkontraktion, kolikartige 47
Darmlähmung 47, 60
Darmlumen, Einengung 50
Darmmotilität 45
Darmperforation 44, 51 f
– Peritonitis 60
Darmperistaltik 37 ff, 47
Darmpolyp 55 f
Darmreinigung 44
Darmrohr 48
Darmschleimhaut, Pflastersteinrelief 50
Darmschleimhautentzündung 643
Darmspülung, orthograde 44
Darmsterilisation 95
Darmtätigkeit 48
Darmtraining 46
Darmuntersuchung,
  röntgenologische 51 f
Darmverschluss 47 f
Darmwand, sulzig verdickte 49 f
Dawn-Phänomen 376
DCCV (Deutsche Morbus-Crohn und
  Colitis-ulcerosa-Vereinigung) 63
DDD-2 – Kammer-Schrittmacher
  191 f
Deckknochen 144
Deckplatte, Sklerosierung 349
Decrescendo-Geräusch 209 f, 213
Defäkation 9, 44 f, 275
Defäkationsreiz 46
Defibrillation 189
Defibrillator, atrialer 186
Dehnungston 159
Dehydratation 669
Dekubitalulkus 539
Dekubitusgefahr, erhöhte 93
Dekubitusprophylaxe 51, 60, 219
Deletion 521
Delir 618
Deltawelle 187
Demand-Schrittmacher 191 f
Denguefieber 593
De-novo-Angina-pectoris 169
Depotfett 122
Depression 445 f, 659
Dermatolipofasciosklerosis circularis
  274
– regionalis 274
Dermatolipofasziosklerose 266, 272
Dermatoliposklerose 266, 272, 274
Dermatomyositis 34, 42, 341 f
Dermoidzyste 318
Desinfektionsplan 583 ff
Desorientiertheit 383
Detoxikation 614 ff
Deutsche Zöliakie-Gesellschaft 41
Dexamethason-Test 394, 405
Diabetes insipidus 395, 399
– – renaler 148 f, 399, 471
– – zentraler 399

– mellitus 363 ff
– – Adipositas 123
– – Arteriosklerose 228
– – Bewegung 373, 453 f
– – Cushing-Syndrom 405
– – Diagnose 367 ff
– – Ernährung 371 ff, 454
– – Fettleber 88
– – Fußpflege 388, 455
– – genetische Belastung 365
– – Hämochromatose 139
– – Hypertonie, arterielle 261
– – Hypoglykämie 383
– – Insulintherapie 373 ff
– – Komplikation, vaskuläre 384
– – Körperpflege 454 f
– – Nephropathie 473
– – Pankreatitis 114
– – Patientenschulung 370
– – Pflege 452 f
– – Prognose 388 f
– – Reisen 455
– – Risiko, perioperatives 380
– – Schwangerschaft 367, 380
– – Sexualität 455
– – Somatostatinom 390
– – Stoffwechselentgleisung 380 ff
– – Therapie 369 ff
– – Therapiekontrolle 368 f
– – Typ I 363 ff
– – Typ II 363, 365, 378 ff, 452 ff
– – Verschlusskrankheit, arterielle
  243 f
Diagnostik, rationelle 1
Dialysat 493 f
Dialyse 493 ff
– Komplikation 494 f
Diarrhoe 44 f, 573
– Amöbiasis 598
– Bakterienenteritis 578 f
– Crohn-Krankheit 49
– C-Zell-Karzinom 449
– Divertikulose 54
– Enteritis 43
– erbsenbreiartige 572
– explosionsartige 43
– forcierte 615
– hämorrhagische 55, 620
– Karzinoid 389
– Kolitis, pseudomembranöse 55
– Reizdarm-Syndrom 48
– Sprue 41
– Therapie 45
– Tuberkulose 42
– Vagotomie 33
– Vipom 390
– wässrige 573 f
Diastole 154 f
Diät, gastroenterologische 36
– glutenfreie 41
– Obstipation 46
– Ulkuskrankheit 31
Diazoxid 261
Dickdarm 10, 43 f
– Durchblutungsstörung 59
– Motilitätsstörung 48
– stark erweiterter 59
Dickdarm-Divertikulose 53 f
Dickdarmpolyp 56
Dickdarmspiegelung 44
Differenzialblutbild 519, 647
Differenzialdiagnostik 2
Differenzierung, sexuelle 414
Diffusion 37

Diffusionskapazität 289
Digestion 9, 38
Digitalis, Dosierung 200
– Empfindlichkeit, erhöhte 199
– Herzinsuffizienz 197 ff
– Kontraindikation 199
– Wirkung 199
Digitalisierung 185 f
Digitalisintoxikation 186, 189, 199
Digitoxin 199 f
Digoxin 183, 199 f
Dihydralazin 261
1,25 – Dihydroxycholecalciferol 458
Dilatationsballon 247
Dimercaptopropansulfonsäure
  (DMPS) 621
Diphtherie 567 ff
Diphtherie-Impfung 568
Diphyllobothrium-latum-Befall 590
Diurese, forcierte 422
– – Kontraindikation 615
– – Lungenembolie 275
– – Vergiftung 615
– osmotische 364, 381 f
Diuretika 179
– Exsikkose 219 f
– Herzinsuffizienz 197 f
– Hypertonie-Therapie 258 f
– kaliumsparende 198, 259
– Nykturie 220
Diuretikamissbrauch 399
Diuretikaresistenz 484
Divertikel 41 f
Divertikulitis 53 f
Divertikulose 53 f
DNS-Virus 68
Docetaxel 635
Dodd-Perforansvene 265
Dopamin 197, 391, 410
Doppelbilder 237, 442 f
Doppelniere 466
Doppelstrang-DNS-Antikörper 480
Doppeluntersuchung 2
Doppler-Druckmessung 245
Dopplersonographie, transkranielle
  238 f
Dormia-Körbchen 102
D-Penicillamin 140
Dreitagefieber 562
Dressler-Syndrom 206
Drift 551
Drogenabhängigkeit 201 f
Drogenabusus 207
Drop attacks 237
Druck, hydrostatischer 83
– onkotischer 83
Druckgefühl, retrosternales 14
Druckschmerzpunkt 356
Druckstiefel 281
Dubin-Johnson-Syndrom 77
Duchenne-Muskeldystrophie 143
Ductus arteriosus Botalli, offener 159,
  213, 215 f
– choledochus 97
– cysticus 97
– – Steineinklemmung 106
– deferens 412
– hepaticus 97
– communis 65
– omphalomesentericus 41
– pancreaticus 97, 109
– – accessorius 110
– wirsungianus 110
Dumping-Syndrom 33, 383

Dünndarm 37 f
- Durchblutungsstörung 42 f
- Untersuchungsmethode 39 f
Dünndarmbiopsie 41
Dünndarmmuskulatur 39
Dünndarmpouch 56
Dünndarmschleimhaut 38
Dünndarmschlinge, erweiterte 41
Dünndarmtumor 43
Dünndarmzotte 37 f
Duodenaldivertikel 40
Duodenalsonde 39, 99
Duodenitis 40
- erosive 24
Duodenum 10, 20, 37
- Geschwür 26
- Spiegelung 21
- Stenose 111
Duplexsonographie 239, 243
- Beinvenenthrombose 269
- Gefäßverschluss 245 f
- postthrombotisches Syndrom 272
- Varikosis 266
Dupuytren-Kontraktur 352
Durchblutungsstörung, anfallsartige 340
- arterielle 230, 243
- Makroglobulinämie 530
- zerebrale 236 f, 239, 343
Durchfall s. Diarrhoe
Durst 149, 220, 364, 454
Durstversuch 394
D-Xylose-Test 39
Dysarthrie 237
Dysautonomie, familiäre 412
Dysfunktion, linksventrikuläre 200
Dyskrinie 294 f
Dyslipoproteinämie 130
Dyspepsie 23, 599
Dysphagie 10 f, 16 f
- Achalasie 14
- Aortendissektion 233
Dysplasie, fibromuskuläre 255
Dysplasie-Karzinom-Sequenz 55
Dyspnoe 288
- Adipositas 122
- Anämie 538
- Asthmaanfall 296
- Differenzialdiagnose 157
- Lagerung 220
- Linksherzinsuffizienz 194
- Lungenembolie 275
- Lungenemphysem 293
- nächtliche, paroxysmale 195
- Sauerstoffinsufflation 668
- Struma 433
Dysproteinämie 482
Dysregulation, orthostatische 258
Dystelektase 311
Dystonie, laryngopharyngeale 11
- vegetative 157, 439
Dysurie 459, 467
- Harnblasentumor 500
D-Zellen 362

E

E 605 620
Ebola-Krankheit 592
Ebstein-Anomalie 187
Echinokokkose 92, 590 f
- Lungeninfiltrat 302

Echokardiographie 158, 162, 170
- Herzinfarkt 176
- transösophageale 158, 234
ECHO-Virus-Infektion 556
Edinburgh-Schema 613
Effektorzellen 542
Effort thrombosis 269
EHEC-Infektion 579
Ehlers-Danlos-Syndrom 136
Eimermagen 31
Einflussstauung, obere 317, 639 f
- - Aortendissektion 233
- - Mediastinaltumor 318
- - Schilddrüsenkarzinom 450
- - Struma 433
- untere 213
- venöse 206
Einlauf 48
Einreibung 335
- atemstimulierende 320
Einschwemmkatheter-Untersuchung 164
Eisen, pflanzliches 539
- Serumkonzentration 71, 512, 647
- tierisches 539
Eisenbestand 139
Eisenbindungskapazität 139
Eisenmangel 127
Eisenmangelanämie 32, 355, 512, 538 f
- Hakenwurmkrankheit 601
- Plummer-Vinson-Syndrom 18
Eisenmenger-Reaktion 215
Eisenpräparat 539
Eisenresorption 138
Eisenspeicherkrankheit 88, 138 f
Eisenverwertungsstörung 513, 520
Eispackung 335
Eiweiß 126
Eiweißelektrophorese 529, 648
Eiweißmangelernährung 88
Eiweißrestriktion 84, 484
Eiweißverlust, intestinaler 39
Eiweißverlustsyndrom 43
Ejakulatuntersuchung 416
Ejektionsfraktion 154
Eklampsie 476 f
Ekzema herpeticum 560
Elastase 110
Elektroablation 189
Elektrokardiogramm 156, 159 f
- Ableitung 159, 161
- Elektrodenanlage 161
- Erregungsrückbildungsstörung 170
- Haarnadelkurve, hochamplitudige 187
- Niedervoltage 196, 206
- verwackeltes 160
- Vorhofflattern 183 f
Elektrolyte 647
Elektrolytentgleisung 186
Elektrolyttransportstörung 471
Elektronenstrahltomographie (EBT) 158
Elektrophorese 528 f, 648
Elektrotherapie 189 ff
Elementardiät 61
Elephantiasis 279, 600
Elliptozytose 515
Embolektomie 250, 277, 308
Embolie, arterielle 185
- Arterienverschluss, akuter 249
- arterioarterielle 236 f
- pulmonalarterielle 276
- septische 203

Embryopathie 135
Empathie 3
Emphysemblase 297
Emphysembronchitis 337
- spastische 293
Empty Sella 396
Endokardfibrose 204
Endokarditis 201 ff
- infektiöse 202 f
- Pflege 202
- rheumatische 201 f, 209
- verruköse 339
Endokarditisprophylaxe 203
Endokrines System 361 ff
Endokrinopathie, paraneoplastische 421
Endorphine 391
Endoskopie 20 f
Endosonographie 17
Endotheldysfunktion 230, 237
Endothelschädigung 268
Endotoxin 83
Endotoxinschock 667
Endotrachealtube 306
Energiebedarf 119 f
Energiebilanz 119 f
- negative 127
Energieverwertung 121
Energiezufuhr 119 ff
Enkephaline 391
Enophthalmus 450
Enteritis, Gasbrandtoxin 582
- infektiöse, akute 43
- regionalis 49
Enterobiasis 588
Enterokinase 109
Enterokokken, Vancomycin-resistente 583
Enterokolitis 578
Enteropathie, exsudative 43
- glutensensitive 40
Enterotoxin 43
Enterovirus 550
Entgiftung 66, 614 f
Enthesiopathie 334
Entwicklungsverzögerung 419
Entzündung, granulomatöse 49 f
Entzündungsstoff 544
Entzündungszeichen 202
Entzündungszellen 544
Enzephalitis 553, 558
Enzephalomyelitis 553
Enzephalopathie, hepatische 83 f
- - Darmsterilisation 95
- - Ernährung 93
Enzym 549
Enzymaktivität 647
Enzymdefekt 137, 142
Eosinophile 510, 518 f, 647
Eosinophilie 43, 302, 519
- Bilharziose 599
- Brucellose 577
- Fasziolosis 591
- Wurmbefall 588
EPH-Gestose 88, 261, 476
Epilepsie 159, 665
Epiphyse 144
Epstein-Barr-Virus 526, 563, 627
Erblindung 342, 384
- Chlamydia trachomatis 566
- Methanolvergiftung 618
Erb-Punkt 159
Erbrechen, blutiges 17, 29
- Gallensteinkrankheit 100 f

– Gastritis 24
– induziertes 614
– kaffeesatzartiges 82
– Meningitis 553
– Ösophagusruptur 14
– Urämie 460
Ergometrie 161
Ergotherapie 330
Ergotismus 235
Erkältungskrankheit 550 ff
Ermüdbarkeit 143, 408, 512
Ernährung, ballaststoffarme 45 f, 53, 61
– ballaststoffreiche 57, 283, 629
– fettarme 629
– fettmodifizierte 133
– fettreiche 56 f, 130 f
– kaliumreiche 514
– Krebs 57, 629, 636
– parenterale 11, 52
– überkalorische 120, 122, 131
Ernährungsberatung, Adipositas 125 f
– Gastritis 25
– Sprue 41
Ernährungspyramide 371
Erntefieber 575
Erreger 549 f
– gramnegativer 669
– invasiver 43
– nichtinvasiver 43
Erregungsrückbildung 159
Erregungsüberleitungszeit 159
Erste Hilfe 614
Erstickungsanfall 11
Erstickungs-T 175
Erysipel 570
Erythem, lila-rotes 341
– schmetterlingsförmiges 338 f
Erythema anulare 325
– chronicum migrans 335
– infectiosum 562
– multiforme 331
– necrolyticans migrans 390
– nodosum 50, 304, 325, 334, 604
Erythroblasten 520
Erythroblastenleukämie 523
Erythropoetin 458, 491 f, 510
Erythrozyten 509 ff
– Agglutination 516
– Funktion 511
– Lebensdauer 511
– – verkürzte 515 f
– Tüpfelung 595
– im Urin 461
Erythrozytendurchmesser 86
Erythrozytenneubildung 539
Erythrozytenvolumen, mittleres (MCV) 511, 647
Erythrozytenzahl 511, 647
– Vermehrung 517 f
Erythrozytenzylinder 461, 479
Escherichia coli, enterohämorrhagische 579
Ess-Brech-Sucht 128
Ethambutol 606
Etoposid 635, 642
Eunuchoidismus 415
Eurotransplantatzentrum 495
Exanthem 555 f, 558
– Fleckfieber 564
– girlandenförmiges 562
– Masern 560 f
– Scharlach 569

Exanthema subitum 562
Exophthalmus 436 f, 442
– einseitiger 442
Expektoration 298
Exsikkose 43, 364
– Addison-Krise 410
– Cholera 574
– diuretikabedingte 219
– Hypotonie 262
– Koma, hyperosmolares 382
– – ketoazidotisches 381
Exspiration 288
Exspirium, verlängertes 296
Exsudat 195, 316
Extrasystolie 157, 188 f
– Definition 180
– Langzeit-EKG 162
– supraventrikuläre 189
– ventrikuläre 177, 189
Extremität, blasse 226, 244
– kalte 226, 263
– Schwellung 226
Extremitätenarterienverschluss, akuter 249
Extrinsic Factor 151
Exzitation 616

F

Fahrradergometrie 160
Faktor VIII 532
Faktor IX 533
Fallot-Tetralogie 213, 216 f
Fanconi-Syndrom 471
Fangopackung 555
Farbdopplerechokardiographie 162
Farmerlunge 306
Fascia cruris 274
Faser, elastische 323
– kollagene 323
Fasziektomie, krurale 274
Faszienkompressionssyndrom 266, 274
Fasziolosis 591 f
Fasziotomie, paratibiale 274
Fazialisparese 555
Fehlbildung, arteriovenöse 42
Felty-Syndrom 331
Feminisierung 414
Ferritin 512, 647
Fersenschmerz 336
α-Fetoprotein 89, 633, 652
Fett 126
– Krebsentstehung 629
– Spaltung 109
Fettanteil, viszeraler 121
Fettausscheidung, erhöhte 111
Fettdepot 122
Fettgewebe 119
Fettintoleranz 70, 99 ff
– Pankreatitis 114
Fettkalorie 120
Fettleber 88, 364, 366
– Adipositas 122
– alkoholinduzierte 85
Fettresorption 97 f
Fettresorptionsstörung 41
Fettsäure, gesättigte 133
– hochungesättigte 133
Fettsäurekonzentration 363
Fettstoffwechselstörung 88, 122, 129 ff
– Gesundheitsberatung 133

– koronare Herzkrankheit 167
Fettstuhl 117
Fettsucht 121
Fettverteilungsstörung 404
Fettverteilungstyp, androider 121 f, 367
– gynoider 121 f
Fettzellen 119
Fiberendoskop 21, 40
Fibrate 134
Fibrin 530 f
Fibrinogen 531, 652
– Erhöhung 167, 325
Fibrinogenmangel 534
Fibrinolyse 239, 535
– lokale 247
Fibrinolysedefekt 126
Fibrinspaltprodukt 535
Fibroblasten 323
Fibromyalgie-Syndrom 355 ff
Fibrosarkom 148
Fibrose, zystische 111
Fibrositis-Syndrom 144
Fieber 320 f, 552
– Blutzuckerentgleisung 453
– Grippe 551
– Hämolyse 515
– hämorrhagisches 593
– Hodgkin-Lymphom 525
– Krise, thyreotoxische 438
– Lupus erythematodes 338
– Malaria 595 f
– Rickettsiose 564 f
– Typhus 572
Fieberanstieg 319
Fieberverlauf, wellenförmiger 577
– zweiphasiger 576
Filariose 600
Filtration, glomeruläre 459
Filtrationsrate, glomeruläre (GFR) 463
– – Abnahme 478, 491
Finger, Knopflochdeformität 327
– Schmerzanfall, ischämischer 252
– schnellender 352
– Schwanenhalsdeformität 327
– Verfärbung, fleckig-livide 340
Fingerarterie, Verschluss 253
Finger-Boden-Abstand 337
Fingermittelgelenk, Schwellung 327
Fingerpolyarthrose 348 f
Fingertremor 437
Fischbandwurmbefall 590
Fischwirbelbildung 147, 405
Fistel, arteriovenöse 159, 309
– Colitis ulcerosa 62
– enterokutane 51
– perianale 49 f
– trachoösophageale 17, 318
Flankenschmerz 467, 472
– Glomerulonephritis 479
– Niere, polyzystische 487
– Nierenvenenthrombose 484
– Nierenzellkarzinom 500
Fleckfieber 564
Fleisch 35, 629
Flimmerepithel 299
Flohstich 578
Fluid lung 489, 491
Fluor 152
– vaginaler 587
Fluoreszeindilaurat 111
Fluoride 657
5–Fluorouracil 635

Flush 389
Flüssigkeitsbeschränkung 220
Flüssigkeitsbilanzierung 48, 149
– Nierenversagen 490
Flüssigkeitsretention 195 f, 218
Flüssigkeitszufuhr, geringe 661
Foetor alcoholicus 614
– ex ore 16
– hepaticus 83
Folsäure 151, 513
Folsäuremangel 151, 514
Formeldiät 52
Forrest-Klassifikation 32 f
Fraktur, pathologische 148
Fremdkörper, Extraktion, endoskopische 21
Fremdkörpergranulom 599
Fresssucht 128
Friedewald-Formel 132
Frischplasma, gefrorenes (FFP) 535
Fruchtwasser 534
Frühmobilisation 281 f
Frühsommer-Meningoenzephalitis 556
Fruktosamin 369
Fruktoseintoleranz 142
FSH (follikelstimulierendes Hormon) 391 ff, 412
– Referenzwert 650
FSME (Frühsommer-Meningoenzephalitis) 556
FSME-Impfung 568
Füllungston, diastolisch-ventrikulärer 159
Fundus 18 f
Fundusvarize 24
Funktionsstörung, somatoforme 1
Funktionstest, hypophysärer 391, 393 f
Furosemid 198
Fuß, angiopathischer 387
– neuropathischer 387
Fußbad 455
Fußgymnastik 453
Fußknöchelödem 218
Fußpflege 285, 388, 455
Fußpilzprophylaxe 455
Fußpuls 166
Fußsyndrom, diabetisches 387 f

G

Galaktorrhoe 396
Galle 97
– eingedickte 100
– lithogene 98
Gallenblase 65, 97 ff
– Kontraktionsfähigkeit 99
– Perforation 102, 106
– vergrößerte 104
Gallenblasenentzündung 103
Gallenblasenerkrankung 12
Gallenblasenkarzinom 105
Gallenblasenstein 98
Gallenblasenwand, Ödem, entzündliches 103
– Polyp 205
Gallenfarbstoff 66, 97 f
Gallengang 66, 69, 97
– Entzündung 84
– erweiterter 101
Gallengangsatresie 99
Gallengangsdyskinesie 99

Gallengangskarzinom 87, 89, 105
Gallengangsstein 101 f
Gallengangsverschluss 38
Gallengrieß 100
Gallensäure 27, 66, 97
– Abbau, bakterieller 56
– Hautablagerung 104
– primäre 87
– Vermehrung 69, 134
– Vitaminresorption 149
Gallenstein 98
– Adipositas 122
– stummer 102
Gallensteinkolik 100 f, 106
Gallensteinkrankheit 100 ff
– Ernährung 107
– Komplikation 106
– Pankreatitis 112
– Schmerzfreiheit 106
Gallenwegsdyskinesie 99 f
Gallenwegserkrankung, entzündliche 103 f
Gallereflux 28
Galopp-Rhythmus 195
Gamma-GT 71, 78, 86
– Cholestase 104
– Normalwert 647
Gammopathie, monoklonale 528 ff, 535
– – unbestimmter Signifikanz (MGUS) 530
Ganglion 353
Ganglioneurom 410
Gangrän 59, 226, 252
– diabetisches Fußsyndrom 387
– feuchte 226
– venöse 270
Gangstörung 386, 617
Gangunsicherheit 238, 514, 538
– im Alter 659
Ganzkörperplethysmographie 289
Ganzkörperszintigramm 451
Gargoylismus 136
Gasaustausch 289
Gasbildung 582
Gasbrand 582
Gastrektomie 36
Gastrin 19 f, 28, 109, 390, 650
– Serumbestimmung 22
Gastrinom 390
Gastritis 24 ff
– chronisch atrophische 22, 34
– chronische 24 f, 27
– Helicobacter-pylori-Befall 26
– Hepatitis 71
Gastroduodenoskopie 21, 40
Gastroenteritis, eosinophile 43
– infektiöse 572 f
Gastrografin 22
Gastrointestinalblutung, obere 24
Gastroparese 387
Gastroskopie 25, 35
– Bakteriämie 203
– Ulcus ventriculi 29 f
Gastrostomie-Sonde, endoskopische (PEG) 17 f
Gaucher-Krankheit 135
Geburtshelferhand 424
Gefäßauskulation 244 f
Gefäßektasie 230
Gefäßendothelschaden 531, 538
Gefäßentzündung 342
Gefäßgeräusch 235
Gefäßkrankheit 224 ff

Gefäßmissbildung 213
Gefäßpermeabilität, erhöhte 538, 667
Gefäßregulationstraining 263
Gefäßsklerose 661
Gefäßspinnen 78
Gefäßstenose 238
Gefäßtonus 225
Gefäßverschluss 227, 238
– akuter 230
– Revaskularisation 249
Gefäßwiderstand, peripherer 255, 259
– pulmonaler, erhöhter 262
Geflügelpest 552
Gegenpulsation, aortale 197
Gehtraining 388
Gehunfähigkeit 146
Gelbfieber 592
Gelbsucht s. Ikterus
Gelenk, Beweglichkeit 346
– Fehlstellung 346 f
– Überstreckbarkeit 136
Gelenkauftreibung 348
Gelenkdestruktion 333
Gelenkentzündung, eitrige 326
Gelenkerguss 325, 329
Gelenkerkrankung, degenerative 323 f
Gelenkinstabilität 346
Gelenkknorpel 345
Gelenkpunktion 326
Gelenkrheumatismus, akuter 324
– entzündlicher 326
Gelenkschmerz 41, 51, 325, 332
– Arthrose 346
Gelenkschwellung 140, 334
Gelenkspaltverschmälerung 328, 346
Gendefekt 2
Genitaldifferenzierung 417
Gentherapie 636
Genussmittel 157
Gereiztheit 424, 659
Geriatrie 655 ff
– Pflege 660 ff
Gerinnsel 531
Gerinnung 530 ff, 652
– Hemmfaktor 530
– herabgesetzte 92
– intravasale, disseminierte 534 f, 668
Gerinnungsfaktor 150, 530
– Autoantikörper 535
– Bildungsstörung, angeborene 532 ff
– – erworbene 534 f
– Verminderung 71, 80
Gerinnungsstörung 532
Gerinnungssystem, endogenes 530 f
– exogenes 530 f
Gerinnungszeit 531 f
– verlängerte 533 f
Geröllzystenbildung 346
Gerontologie 655 f
Gerontopsychiatrie 656
Geschlecht, genetisches 417
– gonadales 417
– somatisches 417
Geschlechtsdifferenzierung, pränatale 412
Geschlechtsentwicklung 417
Geschwürsbildung 597 f
Gesicht, Deformität 136
Gesichtsausdruck, grober 398
Gestation s. Schwangerschaft

Sachverzeichnis **683**

Gewebehypoxie 622, 667
Gewebeprobe 2
Gewebeschaden, hypoxischer 249
Gewebesphospholipid 531
Gewebsverdickung 351
Gewebszerfall 535
Gewichtsabnahme, Bandwurmbefall 589
– Colitis ulcerosa 51
– Conn-Syndrom 409
– Crohn-Krankheit 49
– Diabetes mellitus 364
– Hodgkin-Lymphom 525
– Hyperthyreose 437
– Phäochromozytom 411
– Pylorusstenose 31
– Sprue 41
– Tuberkulose 607
Gewichtszunahme, Akromegalie 398
– Cushing-Syndrom 404
– Hypothyreose 445
GH (growth hormone) 391, 393
GH-releasing-Hormon 393
GH-RH-Test 393
Gibbus 145, 148
Gicht 140 ff, 470
Gichtanfall 140 f
Gichtnephropathie 474
Giemen 296
Giftaufnahme, perkutane 615
Gigantismus 396 ff
Gilbert-Meulengracht-Syndrom 76
3 – Gläser-Probe 459
GLDH (Glutamatdehydrogenase) 66, 71, 78
– Verschlussikterus 101
Gleithernie, axiale 22
Gleithoden 414 f
Gliadin-Überempfindlichkeit 485
Gliederschmerz 551, 557
Glioblastom, zentral-nekrotisches 630
α_2-Globulin 325, 355, 648
β-Globulin 648
γ-Globulin 341, 529, 544
– Referenzwert 648
Globulin, antihämophiles 532
– thyroxinbindendes (TBG) 426
Glomerulonephritis, akute 478 f, 501 ff
– chronische 480 ff
– fokal sklerosierende 480, 482
– Hypertonie, arterielle 255
– Lupus erythematodes 339
– membranöse 475, 480, 482, 484
– mesangioproliferative 480, 484 f
– nephrotisches Syndrom 482
– rasch progrediente 479 f, 489
Glomerulopathie 477 ff
Glomerulosklerose 473
Glomerulum 457 f
Glomerulusfiltrat 462
Glomerulusfunktion 462
Glottisödem 618
Glucuronyltransferase 77
Glukagon 109, 362 f, 384, 390
– Referenzwert 650
Glukagonom 390
Glukokortikoide 51, 297, 401 f
– Low-Dosis-Therapie 330
– Nebenwirkung 359
– Reizpolyglobulie 518
– Rheumatismus 326
– Überproduktion 403

Glukoneogenese 363, 402
Glukose 367 f
Glukoseabbau 453
Glukoselösung 384
Glukosemangel, zerebraler 382 f
Glukoseresorptionsverzögerer 378
Glukosetoleranz, pathologische 366 f, 398
Glukosetoleranztest, oraler 367 f, 393, 649
Glukosurie 364
– bei Normoglykämie 471
– renale 148, 369
Glutamatdehydrogenase (GLDH) 66, 71, 78, 101
Gluten 40
Glyceroltrinitrat s. Nitroglycerin
Glykogenspeicherkrankheit 88, 142
Glykokortikohormon 391
Glykosaminoglykan 136
GnRH-Test 393
Goldberger-Ableitung 159, 161
Goldpräparat 359
Gonaden 412 ff
– Unterfunktion 394
Gonadendysgenesie 418
Gonadotropin, Ausfall 394 f
– menopausales 416
– Produktion, ektope 419
Gonadotropin-releasing-Hormon (Gn-RH) 393
Gonarthrose 348
Gonorrhoe 468
Goodpasture-Syndrom 302, 480
GOT (Glutamat-Oxalacetat-Transaminase) 66, 71, 78, 176 f
– Referenzwert 647
GOT+GPT/GLDH-Quotient 104
GPT (Glutamat-Pyruvat-Transaminase) 66, 71, 78, 647
Grading, histopathologisches 631
Graefe-Zeichen 442
Grand-mal-Anfall 664 f
Granulom 49 f, 302
– nekrotisierendes 343
– rheumatisches 324
– Sarkoidose 303
Granulozyten 509 f, 518
– aktivierte 518
– basophile 510, 518 f, 647
– eosinophile 510, 518 f, 647
– Granulation, toxische 518
– neutrophile 518
– segmentkernige 510, 519
– stabkernige 510, 519
Granulozyten-Kolonie-stimulierender Faktor (G-CSF) 510
Granulozyten-Makrophagen-Kolonie-stimulierender Faktor (GM-CSF) 511
Granulozytopenie 520
Greenfield-Filter 277
Grenzwerthypertonie 254
GRH-Mangel 414
Grippe 551
Grippeschutzimpfung 552
Großzehengrundgelenk, Schwellung 140
Großzehengrundgelenk-Arthrose 349
Grundumsatz 120 f
Guedel-Tubus 671, 673
Gumprecht-Kernschatten 528
Günther-Krankheit 137

Gürtelrose 558 f
Gynäkomastie 78 f, 418, 420, 633
G-Zellen 19, 389

H

Haarausfall 152
– Hyperthyreose 437
– Nebenschilddrüseninsuffizienz 424
– Zytostatika 635
Haarzellleukämie 526 f
Haemoccult-Test 39
Hakenwurmkrankheit 601 f
Halbmondbildung, extrakapilläre 480
Halfan 596
Halsschmerzen 567
Halsumfang, Zunahme 433
Halsvene, gestaute 157, 195, 206 f
Halswirbelsäulensyndrom 349 f
Häm 137
Hämangiom 43, 55, 90
Hamartom 55
Hämatin 29, 34
Hämatokrit 30, 511, 647
Hämatopoese 510
Hämaturie 459, 501
– Analgetikanephropathie 471
– asymptomatische 485
– Glomerulopathie 478 f
– Nierenzellkarzinom 500
– Ursache 485
Hamman-Rich-Syndrom 303
Hämochromatose 88, 138 f
Hämodialyse 490 f, 493 f, 615
Hämofiltration 493
Hämoglobin 30, 137, 511
– Abbau 66
– reduziertes 288
– Referenzwert 647
Hämoglobinkonzentration, erythrozytäre, mittlere (MCHC) 511, 647
Hämoglobinopathie 516
Hämoglobinurie, nächtliche, paroxysmale 516
Hämoglobinzylinder 479
Hämolyse 514 ff
– HELLP-Syndrom 88
– mechanische 517
Hämolytisch-hämorrhagisches Syndrom 579
Hämolytisch-urämisches Syndrom 537
Hämoperfusion 495, 615
Hämophilie A 532 f
Hämophilie B 533
Hämoptoe, Differenzialdiagnose 157
– Goodpasture-Syndrom 480
– Lungenembolie 275
– Tuberkulose 605
Hämorrhagische Diathese 530 ff
Hämorrhoidalblutung 30
Hand, bärentatzenartige 397
– Nekrose 152
Händedesinfektion 609
– hygienische 584
Hanganutziu-Deicher-Reaktion 563
Hängelage 298
Hantavirus-Infektion 564
Haptoglobin 652
Harnabflussstörung 466, 472
Harnbereitung 458 f

Harndrang, Prostatahypertrophie 658
- schmerzhafter 459
Harninkontinenz 387, 658
Harnmenge, normale 459
Harnsäure 122, 142, 653
Harnsäurebilanz 140
Harnsäurenephropathie 474
Harnsäurestein 140
Harnstauungsniere 658
Harnstoff 462, 653
Harnstrahl, abgeschwächter 658
Harnwegsinfektion 465 ff
- Diabetes mellitus 453
- Diagnostik 468
- Gelenkentzündung 334
- Prophylaxe 465
- rezidivierende 366
- Steinbildung 496
- Therapie 468 f
Harnwegskatheter 583
Hartspann 356
Hasenpest 577
Hashimoto-Thyreoiditis 429, 444, 447
H_2-Atemtest 39
Hauptdrüse 18
Hauptschlagader 154
Hauptzellen 18 f
Hausarzt 1
Haustrierung 44, 51 f
Haut, blasse 216
- bronzefarbene 139
- Fibrosierung 272
- kirschrote 622
- rosige 669
- Schwellung, teigige 444
- Sklerosierung 272
- trockene 444, 492, 512, 661
- überdehnbare 136
- verdickte 398
Hautbeobachtung 51
Hautblutung 70, 78, 598
Hautentzündung 151
Hautfältelung 415
Hautkolorit 460
Hautleishmaniase 598
Hautmilzbrand 582
Hautnekrose 342, 616
Hautpflege, Inkontinenz 661
- bei Strahlentherapie 634
Hautpigmentierung 151, 410
- braune 406, 409
- periorale 56
Hautschuppung, kleieförmige 569
Hautschwellung 600
HbA1c 368 f, 649
HBc-Antigen 68
HBDH 176
HBe-Antigen 68
H_2-Blocker 31
HbS 516
HBs-Antigen 68
HDL-Cholesterin 122, 130, 648
HDL-Mangelkrankheit 134
Heberden-Knötchen 348
Heiserkeit 318, 433
Heißhunger 383, 390
Helicobacter pylori 24 ff
- - MALT-Lymphom 36, 528
- - Nachweismethode 26
- - Ulkusentstehung 28
HELLP-Syndrom 88

Hemianopsie, bitemporale 395
Hemiparese 237
Hemmkörper-Hämophilie 533
Henle-Schleife 457
Heparin 530, 532
- niedermolekulares 281
- Verbrauchskoagulopathie 535
Hepatitis, akute 67 ff
- - Diagnostik 71 f
- - Gesundheitsberatung 74
- - Prophylaxe 73
- - Risikogruppe 72
- - Stadien 70 f
- - Therapie 73 f
- anikterische 73
- cholestatische 73
- chronische 75 f
- fulminante 73, 88
- granulomatöse 563
- bei Infektionskrankheit 74
- Leberzellkarzinom 89
- nekrotisierende 621
- Schwangerschaft 74
- Selbstschutz 68
- Weil-Krankheit 576
Hepatitis-A 67 f, 70, 72 f
Hepatitis-B 68, 70, 334
- chronische 75 f
- Immunisierung 73
- Prognose 72
Hepatitis-B-Impfung 568
Hepatitis-C 68, 70, 72
- chronische 75 f
Hepatitis-D 69 f, 72 f
- chronische 75 f
Hepatitis-E 69 f, 72 f
Hepatitis-G 69 f, 72 f
Hepatomegalie 207
Hepatorenales Syndrom 84
Hepatozyten 66, 69, 72
- Fetteinlagerung 88
- Zerstörung 75, 77
Hermaphroditismus, echter 417
Hernie, eingeklemmte 47
- paraösophageale 22 f
Herpangina 555
Herpes labialis 580
- zoster 558 f
Herpessepsis 560
Herpes-simplex-Virus-Infektion 13, 300, 559 f
Herz, Druckbelastung 208
- Erregung, kreisende 187
- Erregungsbildung 156, 180
- Erregungsleitung 156
- Konfiguration, aortale 213
- Kontraktionskraft 197
- Pumpversagen 177
- Schuh-Form 213
- Trauma 217 f
- Untersuchung, klinische 157 ff
- Ventilebene 155
- Volumenbelastung 208
- Vorwärtsversagen 195
Herzaktion 159, 180
Herzanatomie 154
Herzbeschwerden, funktionale 157
Herzbeuteltamponade 157, 177, 206
Herzdruckmassage 671 ff
- Fehler 673
Herzfehler, angeborener 213 ff
- Endokarditisrisiko 202 f
- Herzauskultation 157

Herzform 162 f
- pathologische 213, 307
Herzfrequenz 154
- Steigerung 180, 669
- Verminderung 260
Herzgeräusch 154
- diastolisches 159, 213
- Endokarditis 201
- systolisch-diastolisches 159, 215
- systolisches 159
- - Anämie 512
- - bandförmiges 216
- - Herzinsuffizienz 210
- - Kardiomyopathie 205
- - rauhes 212
- - spindelförmiges 214
- - Vorhofseptumdefekt 216
Herzglykoside 198 f
Herzgröße 162
Herzhypertrophie 255
- rechtsventrikuläre 216
Herzinfarkt, akuter 173 ff
- anterioseptaler 176
- Differenzialdiagnose 101
- EKG-Veränderung 174 f
- Extrasystole, ventrikuläre 189
- Komplikation 177
- koronare Herzkrankheit 168
- Labordiagnostik 175 f
- Leitsymptom 157
- Lokalisation 175 f
- Prognose 179
- Rehabilitation 179
- Schock 668
- Sekundärprophylaxe 259
- stummer 157
- Therapie 177 ff
- transmuraler 174 f
Herzinsuffizienz 157, 193 ff
- akute 193 f, 197
- Atemnot 219
- chronische 193 f
- Ernährung 219 f
- globale 195
- Lungenembolie 275
- NYHA-Klassifizierung 197
- Pflege 196, 218 ff
- Prävention 201
- Therapie 196 ff
Herzjagen 389
Herzkammer 154 f, 163
Herzkatheteruntersuchung 164 ff
Herzklappe, Veränderung, warzenförmige 201
- Verkalkung 201
- Verletzung 217
Herzklappenfehler, erworbener 202, 207 ff
- rheumatischer 325
- Therapie 208
Herzklappeninsuffizienz 208
Herzklappenprothese, biologische 208
- Endokarditisrisiko 202
- künstliche 208 f, 517
Herzklappenstenose 208
Herzklopfen 157, 180, 185
- Ductus arteriosus Botalli, offener 215
- Hyperthyreose 437
- Hypoglykämie 383
Herzkrankheit 153 ff
- Diagnostik 158 ff

Sachverzeichnis

– ischämische 167
– koronare s. koronare Herzkrankheit
– Leitsymptom 157
Herzkranzgefäß 167
Herz-Kreislauf-Stillstand 187, 670 ff
Herz-Kreislauf-System 157
Herzlage 163
Herz-Lungen-Wiederbelebung 671 ff
Herzminutenvolumen 154
Herzmuskelenzym 158, 175 ff
Herzmuskelerkrankung 204 f
Herzrasen 157, 180, 183
Herzrhythmus 218
Herzrhythmusstörung 157, 180 ff
– bradykarde 181 f
– Elektrotherapie 189 ff
– Herzinfarkt 174, 177
– Hyperthyreose 437
– koronare Herzkrankheit 168
– Langzeit-EKG 162
– Myokardkrankheit 205
– Synkope 664
– tachykarde 182 ff
– Therapie 181, 183
– Tumorlysesyndrom 640
– Vergiftung 612
Herzruptur 177
Herzschlagkraft 260
Herzschwäche 262
Herzstiche 215
Herzstolpern 180
Herztod, plötzlicher 168
1.Herzton 155 f, 159
– paukender 209
2.Herzton 155 f, 159
– Spaltung 216
3.Herzton 174, 195
Herztransplantation 171, 200 f, 205
Herztumor 217
Herzvergrößerung 196
– Endokarditis 201
Herzversagen, akutes 193
Herzwand, Verdickung 204
Herzzyklus 155
Heuschnupfen 296
Hexenschuß 350
Hiatushernie 11 ff, 22 f
Hilusgefäß, tanzendes 216
Hiluslymphknoten, verkalkter 604
Himbeerzunge 569
Hinken 347
Hinterhaupt-Wand-Abstand 337
Hinterwandinfarkt 174
Hinterwandspitzeninfarkt 176
Hippel-Lindau-Krankheit 487
Hirnarterie, Atherosklerose 236 ff
– extrakranielle 238 f
– Kollateralkreislauf 237
Hirnatrophie 240
Hirnblutung 236, 240
Hirndrucksteigerung 554
Hirnembolie 185
Hirninfarkt 11
Hirnmetastase 641
Hirnnervenlähmung 553
Hirnödem 641
Hirnvenenthrombose 236
Hirschsprung-Krankheit 59
Hirsutismus 396, 404 f, 407, 419 f
infra-His-Blockierung 188
His-Bündel 154, 159, 180
Histaminfreisetzung, gesteigerte 28
Histamin-Rezeptor-Antagonisten 31

Hitzewallung 389
HIV (human immunodeficiency virus) 545
HIV-Infektion 300, 607
H+/K+-ATPase-Hemmer 31
HLA-B8 332, 437
HLA-B27 50, 331 f, 335 f
– Bechterew-Krankheit 336
HLA-B35 447
HLA-DR3 437
HLA-DR4 326
HLA-Dw$_3$ 332
HMG-CoA-Reduktase 130
Hochlagerung 667
Hochwuchs 418
– eunuchoider 415
Hoden 392, 412 f
– Lageanomalie 414 f
Hodenatrophie 78
Hodenentzündung 562
Hodenhochstand 414
Hodenschmerz, nächtlicher 600
Hodentumor, Chemotherapie 634
– Tumormarker 633
Hodgkin-Lymphom 524 f, 634
Hodgkin-Zellen 525
Hohlvene, obere 163, 165
– untere 65 f, 163, 165
Homans-Zeichen 269
Honeymoon-Zystitis 465, 467
Horizontallage 13
Hormon, antidiuretisches (ADH) 149, 391, 458
– – Mangel 394, 399
– hemmendes 391
– somatomammotropes 391
– Tumortherapie 635
Hormonantagonisten 636
Hormonrezeptor 636
Hormontherapie 635 f
Horner-Symptomenkomplex 450
Horner-Syndrom 233
Hornhautschaden 149
Hufeisenniere 466, 486
Hüftgelenk, Arthrose 347
Hüftgelenksendoprothese 347
– Thromboserisiko 279
Humaninsulin 373, 375
Hungeramenorrhoe 127
Hungerzentrum 120
Hunter-Glossitis 539
Hurler-Pfaundler-Krankheit 136
HUS (Hämolytisch-urämisches Syndrom) 537
Husten 275, 288
– Asthma bronchiale 296
– bellender 552
– Bronchialkarzinom 310
– Bronchiektase 298
– Bronchitis 291
– Differenzialdiagnose 157
– Lungenfibrose 303
– Pneumonie 299
– trockener 552, 566
– Tuberkulose 605, 607
Hustenanfall, nächtlicher 210
Hustenreflex 288
Hustenreiz 11
Hustensynkope 262
Hydralazin 340
Hydronephrose 469, 472
Hydrophobie 557
25 – Hydroxycholecalciferol 458

5-Hydroxyindolessigsäure 389
21-Hydroxylasemangel 406
Hydroxyurea 521
Hygieneplan 583 ff
Hygrom 353
Hyperaldosteronismus, primärer 407 f
– sekundärer 408
Hyperämie, reaktive 245
Hyperazidität 11, 22
Hyperbilirubinämie 71, 76 f
Hyperchlorämie 407
Hypercholesterinämie 130
– Arteriosklerose 228
– familiäre 134
– polygene, gewöhnliche 130 f
Hyperfibrinogenämie 123, 228
Hyperglykämie 363
– Angiopathie 384
– Glukokortikoide 402
– lebensbedrohliche 142
– Pankreatitis 113
Hyperhomozysteinämie 228
Hyperinsulinismus 261, 366 f
Hyperkaliämie, Nierenerkrankung 462
– Nierenversagen 489
– Therapie 492
– Tumorlysesyndrom 640
Hyperkalzämie 150, 199, 421, 423
– Tumorerkrankung 639
Hyperkalzämiesyndrom 424
Hyperkoagulabilität 126, 668
Hyperkortisolismus 403
Hyperkortizismus 633
Hyperlipidämie 129 ff
– familiäre 130 f
– Pankreatitis 112
– primäre 130 f
– sekundäre 130 f, 134
– Therapie 132 ff
Hyperlipoproteinämie 129
– Diabetes mellitus 364
– Gallensteinkrankheit 100
– nephrotisches Syndrom 482
Hypermagnesiämie 492
Hypernatriämie 407
Hypernephrom 499
Hyperosmolarität 380
Hyperoxalurie 470
Hyperparathyreoidismus 112
– Osteomalazie 147
– primärer 390, 421 f
– sekundärer 423, 482
– tertiärer 423
Hyperphosphatämie 423, 462, 492
– Vitamin-D-Hypervitaminose 150
Hyperphosphaturie 421
Hyperplasie, fokal noduläre 90
Hyperprolaktinämie 396, 414
Hypersensitivität, stimulatorische 545
Hypersensitivitätsangiitis 343
Hypersensitivitätsreaktion 43, 296, 544
Hypersplenismus 519
Hyperthermie 636
Hyperthyreose 427 f, 435 ff
– Differenzialdiagnose 439 f
– immunogene 438 ff
– jodinduzierte 441
– Malabsorptionssyndrom 38
– Schwangerschaft 441

Hyperthyreose
- Therapie 440 f
- Thyreoiditis 448
- TRH-Stimulationstest 429
Hyperthyreosis factitia 439
Hypertonie, arterielle 254 ff
- - Adipositas 122
- - im Alter 261
- - Antikonzeptiva,
  hormonelle 261 f
- - Arteriosklerose 228
- - Augenhintergrundveränderung 256, 261
- - Blutdruckmessung 254, 256, 258
- - Cushing-Syndrom 405
- - Diabetes mellitus 261
- - Differenzialdiagnose 412
- - Herzinsuffizienz 193
- - Hirnblutung 236
- - Hyperthyreose 437
- - hypokaliämische 407
- - Lebenserwartung 256
- - maligne 256, 261
- - Nephrosklerose 475
- - Phäochromozytom 411
- - primäre 255
- - renoparenchymatöse 255, 262
- - renovaskuläre 255, 262, 408
- - Schwangerschaft 261
- - Schweregradeinteilung 254
- - sekundäre 254 f, 262
- - Therapie 258 ff
- portale 80, 83
- pulmonale 157, 275
- - Mitralstenose 209
- - Trikuspidalklappeninsuffizienz 213
- venöse 272
Hypertrichose 419
Hypertriglyceridämie 134
- familiäre 130 f
Hyperurikämie 123, 140 ff
- Adipositas 123
Hyperventilation 425
- alveoläre 123, 276
- Salicylatvergiftung 617
Hypervitaminose 149
Hyperzirkulation 669
Hypoazidität 11
Hypoglykämie 142, 382 ff
- Addison-Krise 410
- Alkoholkonsum 373
- Antidiabetika 378
- Conn-Syndrom 409
- Differenzialdiagnose 381
- Glukosurie, renale 148
- Insulinom 390
- Insulintherapie 378
- Leberinsuffizienz 83
- nächtliche
- postalimentäre 33
- reaktive 383
- beim Säugling 412
- sulfonylharnstoffinduzierte 384
- Symptom 387, 452
- Therapie 384
Hypogonadismus 139, 413 ff
Hypokaliämie 199, 407, 424
- Anorexia nervosa 127
- Diuretika 259
- Ernährung 514
- Nierenerkrankung 462
Hypokalzämie 423, 425, 492
Hypolipoproteinämie 134 f

Hypomagnesiämie 199, 407, 424
Hyponatriämie 462
Hypoparathyreoidismus 424 f
Hypophyse 391 ff
Hypophysenadenom, eosinophiles 396
Hypophysenhinterlappen 391 f
Hypophysenhormon 392
Hypophysentumor 394 ff
Hypophysenvorderlappen 391 f
- Nekrose, ischämische 394
Hypophysenvorderlappenhormon 391, 393
Hypophysenvorderlappeninsuffizienz 394 f
Hypoproteinämie 482 f
Hyposensibilisierung 294
Hypothalamus 119 f, 391 ff
Hypothalamus-Hypophysen-Schilddrüsen-Regulationskreis 426 f
Hypothermie 446, 616 f
Hypothyreose 427 f, 443 ff
- Hämochromatose 139
- Hypoglykämie 382
- hypothalamische 428
- iatrogene 445
- Thyreoiditis 448
- thyreostatikainduzierte 440
- TRH-Stimulationstest 429
- Virilismus 420
Hypotonie 262 ff
- essentielle 262
- Niereninsuffizienz, akute 488
- orthostatische 262 f
Hypoventilation 295
Hypovitaminose 149
Hypovolämie 262, 488
- Schock 669

I

IgA 544, 652
IgA-Nephropathie 479, 485
IgD 544
IgE 295 f, 544, 652
IgG 544, 652
IgM 530, 544, 652
Ikterus (s. auch Verschlussikterus) 66, 73, 76
- Gallenblasenkarzinom 105
- Gallensteinkrankheit 101
- Juckreiz 71
- Virushepatitis 69
Ileitis terminalis 49, 578
Ileokolitis, rezidivierende 578
Ileozökalklappe 44
Ileum 37
Ileus 47 f, 106
- Aortendissektion 233
Iliosakralgelenk, Entzündung 334, 336 f
Immobilisation 279, 659
- Lungenembolie 275
- Phlebothrombose 268
Immunelektrophorese 529
Immunität 518
- zelluläre 150 f
Immunkoagulopathie 535
Immunkomplex-Reaktion 544
Immunmangelsyndrom, erworbenes (AIDS) 545 f
Immunmodulator 636
Immunoblasten 518

Immunologie 540 ff
Immunozytom 526, 530
Immunreaktion, pathogene 544 f
Immunstatus, serologischer 652
- zellulärer 651
Immunsuppressiva 144, 330, 339
Immunsystem 541 ff
Immuntherapie 636
Immunthyreopathie 436
Immuntoleranz 542
Impfung 543, 568
Impotenz 245, 414
Incisura angularis 18 f
Infarktnarbe 162
Infekt, grippaler 550, 552, 556
Infektabwehr, verminderte 527
Infektanämie 512
Infektanfälligkeit 365, 483
Infektasthma 296
Infektion, bakterielle 519
- nosokomiale 583 ff
- opportunistische 74, 546
Infektionskrankheit 547 ff
- bakterielle 566 f
- Leberbeteiligung 74, 91
- meldepflichtige 67
Infektionsprophylaxe 583, 607 ff
Infektionswäsche 609
Infertilität 413 ff, 418
- idiopathische 416
Influenza-Impfung 568
Influenzavirus 551
Ingelan-Puder 71
Ingestionsgift 612
Inhalation 319 f
Inhalationsgift 612, 622
Inhibin 412
Inhibiting-Hormon 391 f
Initialschrei 664
Initiation 625
Inkontinenz 387, 658
Inkubationszeit 550
Inselzellautoantikörper, zytoplasmatische (ICA) 368
Inselzellen 362 f
Inselzellkarzinom 390
Insertionsendopathie 348, 352
Inspektion 2, 157
Inspiration 288
Insuffizienz 154
Insulin 109, 362, 374 ff
- Handhabung 376
- Kombinationsinsulin 375, 377
- Lagerung 376
- Referenzwert 649 f
- Resorptionsgeschwindigkeit 376
- Überdosierung 142
- Wirkung 363
Insulin-Autoantikörper 364, 368
Insulinbedarf 362, 376, 378
- Schwangerschaft 380
Insulinempfindlichkeit 376
Insulin-Growth-Factor (IGF) 397 f, 432
Insulinhypoglykämietest 393 f
Insulininfusion, subkutane 376
Insulininjektion 376, 453
- Injektionsstelle 374
Insulinmangel 114, 363, 366
- Ursache 380
Insulinom 382, 390
Insulin-Pen 374
Insulinpumpe 378
Insulinresistenz 121, 363, 365 ff

Insulinsekretion 373
– erhöhte 366
– Stimulation 380
Insulinsekretionsstörung 366 f
Insulin-Sensitizer 380
Insulintherapie 373 ff
– Dawn-Phänomen 376
– Komplikation 378
– konventionelle 376 f
– – intensivierte 377
– Patientenschulung 370
– Somogyi-Phänomen 376
Insulitis 364
Insult, hämorrhagischer 240
– ischämischer 236, 240
Intelligenz, verminderte 135
α-Interferon 76, 447, 521
– Krebstherapie 636
Interkostalneuralgie 157
Interleukin 1 447
Interleukin 2 327, 447, 543
Interleukine 511
Intermediärstoffwechsel 150 ff
Intersexualität 414, 416 ff
Intertrigo 123
Intima 225
– Lipidansammlung 228, 240
Intoxikation s. Vergiftung
Intrinsic Factor 18, 149, 151
– – Mangel 25, 513 f
Intubation 306, 309, 671
Intubationsgerät 583
Inzidentalom, hormoninaktives 406
Ionenaustauscher 134
Ipratropiumbromid 183
Iridozyklitis 331, 336
Iritis 52
Ischämie 42
– zerebrale 236, 241
Ischämiesyndrom, inkomplettes 248
– komplettes 248
Ischämietoleranz 670
Ischiassyndrom 349 f
Isolation 607
Isoniazid 606
Isosorbiddinitrat 198
Isosorbidmononitrat 171, 198

J

Jackson-Anfall 665
Jejunum 10, 37
Jodallergie 464
Jodbedarf 435
Joddesoxyuridin 560
Jodfehlverwertung 432
Jodgehalt 435
Jodid 426, 434
Jodination 426
Jodisation 426
Jodmangel 127, 432, 443
– Schilddrüsenautonomie 437
– Schilddrüsenkarzinom 449
Jodstoffwechsel 426
Juckreiz 600
– analer 59, 588
– Cholangitis 87
– Hepatitis 69, 73
– Linderung 71
– Loa-Loa-Befall 600
– Verschlussikterus 104

K

Kachexie 127, 395, 643
Kadmiumexposition 499
Kala-Azar 597 f
Kalium 647
Kaliumhaushalt 260
Kaliummangel 197
Kaliumretention 491
Kaliumverlustniere 471
Kallikrein 389
Kallmann-Syndrom 414
Kalorienbedarf, täglicher 371
Kälteagglutinine 517, 553
– Mykoplasmeninfektion 565
Kälteanwendung 347
Kälteempfindlichkeit 250, 348, 395
Kälteintoleranz 439, 445
Kaltschweißigkeit 669
Kalziferol 150
Kalzium 144, 531, 647
Kalziumantagonisten 177
– Angina pectoris 170 f
– Hypertonie-Therapie 259
– Nebenwirkung 259 f
Kalziumoxalatstein 496
Kalziumresorption 150, 421, 424
– gestörte 32
Kalziumzufuhr 657
Kammererregung 159
Kammerflattern 174, 186 f
– Asystolie 670
Kammerflimmern 174, 186 f
– Herzinfarkt 177
2-Kammer-Schrittmacher 191
Kammertachykardie 157
Kammerwanddicke 162
Kampfgas 622
Kanikolafieber 575
Kapillare 225
Kaposi-Sarkom 13, 74, 546
Kardia 18 f
Kardiomegalie 204
Kardiomyopathie 188, 204 f
– akromegale 398
– dilatative 157, 186, 204 f
– hypertrophische 186 f, 204 f
– obstruktive, hypertrophische 159, 204 f
– restriktive 204 f
Kardioversion 183 f, 186, 189
Karditis 201, 331
– Brucellose 577
Karnofski-Index 631 f
Karotin 149
Karotinikterus 150
Karotisdruckversuch 182 f
Karotispulskurve 158
– Hahnenkamm-Form 212
Karotissinus, hypersensitiver 182
Karotissinusdruck 181
Karotissinussyndrom 182
Karotisstromgebiet 237
Karpaltunnelsyndrom 353
Karpfenmund 424
Kartenherzbecken 147
Karzinoembryonales Antigen (CEA) 59, 633, 652
Karzinogen 309 f, 627
Karzinoid 43, 55, 314, 389 f
Karzinom, cholangiozelluläres 89
– hepatozelluläres 89
– kolorektales 57 ff

Kaskadenmagen 23
Katabolismus 636
Katecholamine 196, 410 f
– Wirkung 667 f
Katheterablation 189
Katzenkratzkrankheit 570
Kauakt 9
Kaverne 604 f
Kawasaki-Syndrom 343
Kayser-Fleischer-Kornealring 139 f
Kehlkopf 287
Keilwirbel 146
Keratoconjunctivitis 566
– sicca 332
Kerley-B-Linie 196, 209
Kernig-Zeichen 553
Kernikterus 77
Ketoazidose 365, 380
Ketonkörper 368
Keuchhusten 566 f
KHK s. koronare Herzkrankheit
Kieferklemme 562
Kiel-Klassifikation 526
Kimmelstiel-Wilson-Syndrom 473
Kinderlähmung 554 f
Kinin 112
Kinn-Brustbein-Abstand 337
Kippscheibenprothese 208
Kissing disease 563
Kittniere 476
Klappenöffnungston 159
Klappenschlusston 159
Klatskin-Tumor 89
Kleinwuchs 418
Klick, mesosystolischer 211
– spätsystolischer 159
Klimakterium 345, 347 f
Klinefelter-Syndrom 414, 418
Klitorishypertrophie 419
Klopfschall, hypersonorer 293
Kloßgefühl 433
Kniegelenkarthrose 348
Kniegelenkentzündung 325
Knierolle 48
Knöchelödem 265
Knochen, Altersatrophie 144
– Deformation 147
– Mineralisation, verminderte 146
– Stützfunktion 144
– Verbiegung 146 f
Knochenabbau 146, 657
Knochenbruch 145
Knochendichtemessung 146, 657
Knocheneinbruch 657
Knochenmark 509 f
– leeres 520
– Verdrängung 519
– verödetes 522
Knochenmarkdepression 635
Knochenmarkpunktion 520
Knochenmarktransplantation 148, 520 f, 524
Knochenmetastase 148, 424
Knochenneubildung 148
Knochenreifung 412
Knochenresorption 145
Knochenschmerz 145, 147
– Differenzialdiagnose 657
– Knochentumor 148
– Osteomalazie 146
– Osteopetrose 148
– Plasmozytom 528
– Therapie 637
Knochenstoffwechsel 144 ff

Knochensubstanz, kompakte 144
– schwammige 144
Knochentuberkulose 148
Knochentumor, bösartiger 147 f
– gutartiger 148
Knochenumbau 421
Knochenverdichtung 148, 346
Knollenblätterpilzvergiftung 83, 86, 621
Knopflochdeformität 327
Knorpel 144
Knötchen, rheumatisches 325
Knotenstruma 432
Koagulationsnekrose 618
Koagulopathie 532 ff
– erworbene 534 f
Koanalgetika 637
Kobalamin 151
Kobalt 152
Kochsalzlösung, isotone 669
– hypertone 614
Kochsalzrestriktion 258
Kochsalzzufuhr 255
Koffein 182, 188
Kohle 615
Kohlendioxidpartialdruck 290
Kohlenhydrate 39, 126
Kohlenhydrateinheit 371
Kohlenhydratstoffwechsel 142
Kohlenmonoxidvergiftung 622
Kolektomie 56
Kolibakterien 537
Kolik 49, 137, 621
Kolitis, ischämische 59
– pseudomembranöse 55
Kollagen 136
Kollagenose 252, 338 ff
Kollateralgefäß, korkenzieherartiges 250 f
Kollateralisation 271
Koller-Test 534
Kolliquationsnekrose 619
Kolon 43 f
– Haustrierung 44
– Innervationsstörung 59
– spastisch kontrahiertes 48
Kolonkarzinom 57 ff
– Colitis ulcerosa 52
– Lebermetastase 90
– Tumormarker 633
Kolontransitzeit 45
Koloskopie 40, 44, 49
– Bakteriämie 203
– Divertikel 54
Koma 666
– Differenzialdiagnose 614
– hyperosmolares 381 f
– hypophysäres 394 f
– hypothyreotes 443, 446 f
– ketoazidotisches 380 ff
– Krise, thyreotoxische 438
– Notfalldiagnostik 666
Komatiefe 613
Kommissurotomie 210
Kommunikation 661 f
Kompartmentsyndrom 249
– orthostatisches 274
Kompetenz, fachliche 3
Komplementsystem 543 f
Komplexbildner 498
Kompression, pneumatische, intermittierende 281
Kompressionsbehandlung 277 ff
– Druckprofil, optimales 278

– Kontraindikation 278
– Thromboseprophylaxe 281
– Wickeltechnik 279
Kompressionsbinde 278
Kompressionssonographie 269
Kompressionsstrumpf 279
– Anpassung 285
– Kontraindikation 278
– Phlebothrombose 269
– postthrombotisches Syndrom 271
Kompressionsverband, Anlegen 284
Konjunktivitis 335, 552
Kontamination 642
Kontrasteinlauf 54
Kontrastmittel, jodhaltiges 166, 437 f, 464
– wasserlösliches 22, 54, 441
Kontrastmittelallergie 166
Kontrastmitteluntersuchung 41
Kontrazeptiva s. Antikonzeptiva
Konversion 625
Konzentrationsschwäche 383
Kopfschmerz 350
– Blutdruckmessung 460
– Hypertonie, arterielle 256
– Hypoglykämie 383
– Hypophysentumor 396
– Hypotonie 263
– Krise, hypertensive 261
– Phäochromozytom 411
– postpunktioneller 554
– Schlaganfall 238
Koplik-Flecken 560
Koproporphyrin 137
Kornealreflex 613
Kornealring 130
Koronarangiographie 170
Koronararterie 167
– Atherosklerose 167 f
– Stent-Implantation 171 f
Koronare Herzkrankheit 167 ff
– – Belastungs-EKG 160 f
– – Diabetes mellitus 384
– – Diagnostik 170
– – Differenzialdiagnose 169 f
– – Herzinfarkt 173
– – Herzkatheteruntersuchung 166
– – Herzrhythmusstörung 185 f, 188
– – latente 168
– – manifeste 168
– – Myokardszintigraphie 162, 164
– – Risikofaktor 122, 130, 167
Koronarfistel 159
Koronargefäß, Verletzung 217
Koronarinsuffizienz 167
Koronarsklerose 173
Koronarspasmus 169, 171, 198
Koronarsportgruppe 179
Koronarstenose 168
Korotkow-Geräusch 227
Körperbildstörung 238
Körpergewicht 119 f
Körperkreislauf 154
Körpermassenindex 120
Kortisol, Mangel 408
– Referenzwert 650
– Sekretionsstarre 403
– Tagesrhythmus 401, 403
– Überproduktion 394
Kortison 355
Kortisonstoßtherapie 330
Kotstein 54
Koxarthrose 347
Krampfaderbildung 264

Krampfanfall 664 ff
– fokaler 665
– generalisierter 664 f, 671
– Hypoglykämie 383
Kraniumpharyngeom 395
Krankengymnastik 282
Krankenhausinfektion 583 ff
Krankenpflege 3
Krankheitszeichen 1
Kreatinin 462, 491, 653
Kreatinin-Clearance 463, 653
Kreatinkinase 175 ff, 647
– Erhöhung 143, 428, 446
Krebs, Behandlung, adjuvante 634
– – kurative 634
– – neoadjuvante 634
– – palliative 634
– – supportive 636
– Diagnostik 629 ff
– Ernährung 636
– Häufigkeit 625 ff
– Mortalitätsinzidenz 627
– paraneoplastisches Syndrom 633
– Schmerztherapie 637 f
– Stadieneinteilung 629 ff
– Therapieerfolg 638
Krebsentstehung 625, 627, 629
Krebsgen 628
Krebsursache 627 f
Krebsvorsorge 629
Krebszellen 542
Kreislauf, hyperzirkulatorischer 258
Kreislaufdysregulation 262
Kreislaufregulation 254 ff
Kreislaufschwäche 283
Kreislaufstillstand 670
Kreislaufsystem 224 ff
Kretinismus 427
Kreuzschmerzen, rezidivierende 336
Kribbeln 386, 514
Krise, hyperkalzämische 422
– hypertensive 193, 256, 260 f
– – Phäochromozytom 411
– parathyreotoxische 422
– psychische 644
– thyreotoxische 438, 440 f
Krummdarm 37
Kruppenhusten 552
Kryoglobulin 529
Kryptorchismus 414 f
Kugelzellanämie 515
Kupfer 152, 647
Kupferspeicherkrankheit 88, 139 f
Kupffer-Zellen 66, 90
Kurzzugbinde 278
Kussmaul-Atmung 288, 381
– Methanolvergiftung 618
Kyphose 145 f, 337

L

Labilität, vegetative 439
Laboratoriumsprobe 2
Laboruntersuchung, Referenzbereich 646 ff
Lactitol 45
LADA (latent autoimmun disease of the adults) 363
Lagerung 281 f
– flache 13
Lähmung 238
– Enzephalitis 553

Sachverzeichnis

- Hypokaliämie 407
- schlaffe, asymmetrische 554
Lakritze 408
Laktat 652
Laktatazidose 379, 382
Laktose-Toleranztest 39, 654
Laktulose 45
Lambliasis 586
Lamina epithelialis 38
- muscularis mucosae 38
- propria 38
Laminarflow-Werkbank 641 f
Längenwachstum 144
Langerhans-Inseln 109, 362
Langhans-Riesenzellen 603
Langzeit-EKG 158, 162
Langzugbinde 278 f, 281
Laplace-Gesetz 278 f
L-Arginin-HCl-Test 393
Laryngitis acuta 291
Laryngospasmus 424
Larynx 287
Laserrevaskularisation, transmyokardiale 171
Lasertherapie, endobronchiale 313
Lassa-Fieber 592
Late-onset-AGS 406 f
Lateralinfarkt, hinterer 176
- vorderer 176
Laufbandergometrie 160
Laugenverätzung 12 f, 619
Lavage, bronchoalveoläre 289, 304
LDH 176 f, 647
LDL-Apherese 134
LDL-Cholesterin 129 f, 132, 230
- Senkung 179
- Zielwert 134, 648
LDL-Rezeptor 130, 134
Lebensmittelvergiftung 575
Leber 65 f
- Bindegewebsvermehrung 77
- Druckempfindlichkeit 70, 76
- Echinokokkus-Zyste 92
- Gefäßerkrankung 88
- Umbau, zirrhotischer 77
- verkleinerte 78
Leberabszess 91 f, 103, 598
Leberadenom 90
Leberarterie 65
Leberausfallskoma 83
Leberblindpunktion 66
Leberegel 591 f, 602
Lebergalle 97, 99
Leberinsuffizienz 72 f, 77, 80
Leberkoma 73, 83
Leberkrankheit, alkoholische 86
- entzündliche 2
- Enzymdiagnostik 69
- Hautzeichen 78
- schwangerschaftsspezifische 87 f
Leberlappen 65
Lebermetastase 89 f
Leberoberfläche, höckrige 77 f
Leberpforte 65
Leberschädigung 85 f
Lebertransplantation 80, 140
Lebertumor, bösartiger 89
- gutartiger 90 f
Lebervene 65
- gestaute 195
- Thrombosierung 88
Lebervergrößerung 70, 76, 78
- Amöbiasis 598
- Fasziolosis 591

- Hämochromatose 139
Leberversagen, akutes 83
Leberwickel 94 f
Leberzefallskoma 83
Leberzellkarzinom 89
- Hepatitis, chronische 75
- Karzinogen 627
- Tumormarker 633
Leberzirrhose 77 ff
- alkoholische 77 f, 85
- Child-Plugh-Klassifikation 80
- Ernährung 93
- Hämochromatose 139
- Hepatitis-B 75
- Hyperpigmentation 410
- Komplikation 80 ff
- Leberzellkarzinom 89
- Pflege 92 ff
- primär biliäre 75, 84 f
- Prognose 80
- Therapie 80
- Wilson-Krankheit 139
Leberzyste 90 f
Leerdarm 10, 37
Legionellen 552
Legionellenpneumonie 300
Leiomyom 55
Leishmaniase 597 f
Leistenhoden 414 f
Leistungsfähigkeit, körperliche, verminderte 78, 194, 212
- - - Hämochromatose 139
Leitungsbahn, akzessorische 187
Lemon-Sticks 502
Lendenwirbelsäule 350
Lepra 593 f
Lepromin-Hauttest 594
Leptin 119
Leptospirose 575 f
Leriche-Syndrom 245
Leukämie, akute, lymphatische 523 f, 634
- - myeloische 523 f, 634
- atypische 520
- chronische, lymphatische 527 f
- - myeloische (CML) 518, 521
- Therapie 524
Leukoklastie 344
Leukopenie 519 f
Leukopoetisches System 518 ff
Leukozyten 509 f, 518 f
Leukozytenphosphatase, alkalische 521 f
Leukozytenzahl 519, 647
- Verminderung 519
Leukozytenzylinder 461, 468
Leukozytose 54, 519, 521
- Cholezystitis 103
- Pankreatitis 113
Leukozyturie 461, 468, 476
Leydig-Zellen 412 f
LE-Zellen 339
LGL-Syndrom 187
LH (luteinisierendes Hormon) 391 ff, 650
Libidoverlust 395 f, 404
Lichtempfindlichkeit 442, 557
Lidocain 183
Lidödem 442, 460
Lidschlag, seltener 442
Ligamentum falciforme hepatis 65
- teres hepatis 65
Lindau-Krankheit 487
Linksherzhypertrophie 211 f

Linksherzinsuffizienz 193
- Herzinfarkt 174
- Leitsymptom 194 f
- Lungenödem 219
- Röntgen 176
Linksherzkatheter 158, 165 f
Links-Rechts-Shunt 214 ff
Linksschenkelblock 188
Linksverschiebung 521, 553
Linton-Nachlas-Sonde 81
Lipase 109 f, 115, 124
Lipide 66, 648
Lipidose 135
Lipidurie 484
Lipodystrophie 378
Lipolyse 363
Lipom 55
Liponsäure 387
Lipoprotein A 130, 167
Lipoproteinlipase 119, 129
- Aktivitätserhöhung 134
- Mangel 130
Lipostat 119
Lippenbremse 297
Liquor, eitrig getrübter 579
- Eiweißvermehrung 558
- Spinnwebhäutchen 580
Liquordruck 554
Liquoruntersuchung 553 f, 654
Liquorzucker, erniedrigter 580
Listeriose 580 f
Lithotripsie 102
Loa-Loa 600
Lobärpneumonie 299 f
Löfgren-Syndrom 304, 334
Looser-Umbauzone 147
Lösungsmittelvergiftung 619 f
Lowenberg-Test 269
LPH 391
L-Thyroxin 434, 446
Luftröhre 287
Luftverschmutzung 291
Luftwege, obere 287
- untere 287
Lumbago 350
Lumbalgie 336
Lumbalpunktion 553 f
Lunge, Anatomie 287
- gefesselte 316
- kollabierte 317
- Untersuchungsmethode 288 ff
Lungenabszess 301
Lungenarterienstamm 155
Lungenauskultation 289
Lungenblutung 480
Lungenembolie 274 ff, 307 ff
- Cor pulmonale 307
- Differenzialdiagnose 101
- Erstmaßnahme 276
- fulminante 276 f
- Hypotonie 262
- Schweregradeinteilung 275, 308
- Symptom 157, 282
- Therapie 276 f, 308 f
Lungenemphysem 293 ff
- Bronchitis, chronische 292
Lungenentzündung 299 ff
- Aspiration 11
- toxische 303
Lungenerkrankung 157
- Anamnese 288
- chronisch-obstruktive 293 f
- gefäßbedingte 306 ff

Sachverzeichnis

Lungenerkrankung
– interstitielle 303 ff
Lungenfell 287
Lungenfibrose 303 ff
– medikamentös induzierte 306
– rheumafaktorpositive 331
Lungenfunktionsprüfung 158, 289 f
Lungengefäßzeichnung, vermehrte 216
Lungengrenze, untere 289
Lungenhilus 287
Lungeninfarkt 157, 274, 307 ff
– Leitsymptom 274
Lungeninfiltrat, Bilharziose 599
– eosinophiles 302
– mattglasartiges 565
– rheumatisches 302
Lungenkarzinom 309 ff
– kleinzelliges 312
– nichtkleinzelliges 312
Lungenklopfschall 289
Lungenkreislauf 154
Lungenlappen 287 f
Lungenmetastase 314
Lungenmilzbrand 582
Lungenmykose 301 f
Lungenödem 177 f
– interstitielles 209
– Linksherzinsuffizienz 195, 219
– Nierenversagen 489
– toxisches 622
– Urämie 491
Lungenparenchymschädigung 620
Lungenperfusionsszintigraphie 276, 289
Lungenpest 577 f
Lungenphysiologie 288
Lungenresektion 313
Lungenspitzenherd 605
Lungenstauung 195
Lungentransplantation 297, 303, 314
Lungentuberkulose, offene 607
– Pflege 607 ff
– postprimäre 605
Lungentumor, gutartiger 314
– Operationsrisiko 313
Lungenvene 165
Lungenvenenstauung 196
Lungenversagen, akutes 306
Lungenzeichnung, netzig-streifige 341
Lungenzyste 317
Lupus erythematodes chronicus discoides 338
– – systemischer 42, 338 ff, 342
– – – Gammopathie 530
– – – Hypertonie, arterielle 255
– – – medikamenteninduzierter 340
– – – Schwangerschaft 477
Lupusantikoagulans 535
Lutschtablette 302
Lyme-Arthritis 335
Lyme-Erkrankung 205
Lymphadenitis, mesenteriale 578
Lymphadenopathie, bihiläre 304
Lymphadenopathiesyndrom (LAS) 546
Lymphadenosis cutis benigna 335
Lymphangitis 600
Lymphdrainage, manuelle 277
Lymphe 83
Lymphgefäß 225, 277
Lymphknotenmetastase 17, 628
Lymphknotenschwellung 527

– AIDS 546
– Brucellose 577
– HDL-Mangelkrankheit 134
– Listeriose 581
– Mononukleose, infektiöse 563
– okzipitale 561
– schmerzlose 525
– Still-Syndrom 331
– zervikale 71
Lymphoblastenleukämie 523 f
Lymphödem 258, 277
– Kompressionsbehandlung 279
Lymphogranulomatose 524 f
Lymphokinin 542
Lymphomonozytose 561, 563
Lymphoretikuläres System 524
Lymphozyten 509 f, 518 f, 542
– Referenzwert 647, 651
Lymphozytose 70, 519
Lymphstauung 600
Lyse 269, 276, 530
– systemische 177 f
Lysin-Vasopressin-Test 394
Lysosom 541
Lysozym 647
Lyssa 557 f

M

Macula-densa-Zellen 458
Madenwurmbefall 588
Magen 10, 18 ff
– Besiedlung, bakterielle 25
– operierter 32 f
– Untersuchungsmethode 20 ff
– Verkleinerung, operative 124
Magenausgangsstenose 32
Magenentleerung 20
– beschleunigte 28
– verzögerte 23
Magenentleerungsstörung 383
Magenfrühkarzinom 34
Magengeschwür 26
– Sodbrennen 12
Magenkarzinom 25, 34 ff, 514
– Differenzialdiagnose 29
– nach Magenresektion 33
– Sodbrennen 12
Magenlymphom 25, 36
Magenperforation 30
– Differenzialdiagnose 101
– Therapie 32
Magenpolyp 34, 36
Magenresektion 151
Magensaft 27
Magensaftsekretion 22
– Regulation 19 f
Magensäure 390, 421
– Hypersekretion 28
– Sekretionshemmung 31
Magenschleimhaut, Atrophie 25
– Hyperplasie 26
Magenschmerz 24
Magensonde 10, 13
Magenspiegelung 21
Magenspülung 615
Magentumor, gutartiger 36
Magenvolvulus 23
Magenwand 120
Magersucht 127 f
Magnesium 144, 647
Magnesiumgabe 181
Magnesium-Mangel 197

Magnesiumperoxid 618
Magnetresonanztomographie 2, 630
Makroadenom 395
Makroangiopathie 384 f
Makroblast 510
Makroglobulinämie Waldenström 530
Makroglossie 398
Makrohämaturie 459, 461
– Niere, polyzystische 487
– schmerzhafte 467
Makrophagen 519, 543, 546
Makrophagen-Kolonie-stimulierender Faktor (M-CSF) 510
Makroprolaktinom 396
Makrosomie 367
Makrozirkulation 667
Makrozyten 86, 511
Mal perforans 387
Malabsorption 40, 423
Malabsorptionssyndrom 38 f
Malaria 594 ff
– quartana 595 f
– tertiana 595 f
– tropica 595 f
Maldigestion, Osteomalazie 146
– Pankreasinsuffizienz 111, 114
– Pankreatitis, chronische 116
Mallory-Körperchen 85
Mallory-Weiss-Syndrom 14, 24
Malmros-Herd 605
Malnutrition 423
Malta-Fieber 576
Malterserkreuz 484
MALT-Lymphom 36, 528
Mammaatrophie 419
Mammakarzinom, Häufigkeit 625 f
– Hormontherapie 636
– Metastasierung 631
– Stadieneinteilung 632
– Tumormarker 633
Mammographie 629
Mangan 152
Mangelernährung 127
Manometrie 11, 15, 99
– anorektale 45
Mantel-Pneumothorax 317
Mantelzell-Lymphom 526
Marcumar 269, 484
– Lungenembolie 277
– Wirkung 534
Marfan-Syndrom 211, 233
Markschwammniere 487
Marmorknochenkrankheit 148
Maschinengeräusch 159, 215
Masern 334, 558, 560 f
Masernenzephalitis 561
Masernpneumonie 561
Mastdarm 10, 44
Mattigkeit 76, 78
Maturity onset diabetes of the young 363, 366
May-Lagerung 281
May-Perforansvene 266
MCH (mittlerer Zellhämoglobingehalt) 511 f, 647
MCHC (Hämoglobinkonzentration, erythrozytäre, mittlere) 511, 647
Mc-Quarrie-Zetterström-Syndrom 412
MCT-Fett 41
MCV (Erythrozytenvolumen, mittleres) 511, 647
Meckel-Divertikel 41 f

Media 225
- Kalzifizierung 228
Mediadegeneration, zystische 233
Medianekrose, zystische 231
Mediasklerose 258
- Typ Mönckeberg 228
Mediastinalemphysem 318
Mediastinaltumor 318, 639 f
Mediastinalverbreiterung 234, 318
Mediastinitis 13, 318
Mediator 542
Medikamente, Agranulozytose 519
- Anämie, immunhämolytische 517
- Hyperlipidämie 131
- Intoxikation 616
- Krebsentstehung 627
- Leberschädigung 86
- Thrombozytopenie 536
Medikamentenanamnese 416
Medulla oblongata 44
Megakaryozyt 509
- degenerierter 536
Megakolon, toxisches 52, 62
Megaloblasten 514
Megalozyten 514
Mehlasthma 297
Melanom, malignes 631
Melanotropin 393
Melliturie, hereditäre 369
Memory-Zellen 542
MEN (multiple endokrine Neoplasie) 390
Ménétrier-Syndrom 26
Meningiosis leucaemica 523
Meningitis 553 f, 558
- bakterielle 579 f
- eitrige, nichtepidemische 579
- epidemische 580
- exanthematica 556
- Leptospirose 576
- Listeriose 581
- lymphozytäre 556
- Pflege 579
- tuberculosa 580, 604
Meningokokkensepsis 580
Meningopolyneuritis 335
Mennell-Handgriff 337
Menopause 145, 657
Menstruationsstörung 78
Merseburger-Trias 437
Mesangiumzellen 458
Mesenterialgefäß, Durchblutungsstörung 59
- Verschluss 47
Metabolisches Syndrom 126, 367
- - Fettleber 88
- - Hypertonie, arterielle 255
Metall-Stent 17
Metamyelozyt 510
Metanephrin 411
Metaplasie 14
Metastase 148, 630
Metastasierung 628, 631
Meteorismus 41, 117, 220
Methämoglobinämie 157
Methanolvergiftung 618
Methotrexat 635
α-Methyldopa 340
Metoclopramid 12 f, 637
Metopiron-Test 393 f
Metronidazol 51
Mexiletin 183
Meyer-Druckpunkt 269
MIBG-Szintigraphie 411

Migrating motor complex (MMC) 97
Mikroadenom 395
Mikroalbuminurie 126, 460, 473
Mikroangiopathie 384 f
Mikroembolie 202
Mikrohämaturie 459, 461, 481
Mikrometastase 628
Mikroprolaktinom 396
Mikrozirkulationsstörung 272, 274, 667 f
Mikrozyten 511
Mikrozytose 512
Miktion, verzögerte 658
Miktionssynkope 262
Miktionszystourogramm 464
Milch-Alkali-Syndrom 422
Milchglasschädel 421
Milchglaszellen 72
Milchproduktion 392
Milchschorf 296
Miliartuberkulose 604
Milz, vergrößerte 78, 527
- - Felty-Syndrom 331
Milzbrand 582
Milzentfernung 515 f
Milzschwellung 70
Milzvenenthrombose 521
Minderdurchblutung, arterielle 226
- - zerebrale 263
Minderperfusion 667 f
Minderwuchs 136, 395, 419
- Hypoparathyreoidismus 425
Mineralhaushalt 144
Mineralokortikoide 401 f
Mineralstoffe 126
Minimal-changes-Glomerulonephritis 480, 484
Mischkollagenose 340
Mischkost, kalorienreduzierte 125
Miserere 47
Misoprostol 31
Mitosehemmer 635
Mitoxantron 635
Mitralbäckchen 209
Mitralinsuffizienz 177, 210 f
Mitralklappe 154 f, 159
Mitralklappenfehler, Antikoagulation, orale 186
- Herzauskultation 157
- kombinierter 210
Mitralklappenöffnungsfläche 209 f
Mitralklappenöffnungston 209 f
Mitralklappenprolaps 211
- Endokarditisrisiko 202
- Kammerflattern 186
- WPW-Syndrom 187
Mitralklappenringverkalkung 207
Mitralklappensprengung 210
Mitralsegel, Hängematten-Form 211
Mitralstenose 157, 159, 209 f
Mittelstrahlurin 461, 466
Mobilisation 94, 282 f
Mobitz-Block 188
Möbius-Zeichen 442
Modeling 145
MODY (maturity onset diabetes of the young) 363, 366
Mononukleose, infektiöse 558, 563
Monozyten 509 f, 519, 647
Monozytenangina 581
Monozytenleukämie 523
Morbus s. Eigenname
Morgagni-Adams-Stokes-Anfall 188
Morgensteifigkeit 327, 359

Morphin 294, 391
Moschkowitz-Syndrom 536
Motilitätsstörung 99
MSH (melanozytenstimulierendes Hormon) 391, 393
- Ausfall 395
- Sekretion, vermehrte 408
MSH-inhibiting-Hormon 393
MSH-releasing-Hormon 393
Mucosa associated lymphatic tissue 528
Mucosa-associated-lymphatic-tissue-Lymphom 36, 528
Müdigkeit 314, 395
- Hämochromatose 139
- Nierenerkrankung 460
- Schlafmittelvergiftung 616
Mukopolysaccharidose 136
Mukoviszidose 111 f
Multimorbidität 1
Mumps 558, 562 f
Mumpsmeningitis 562
Mundaphthe 343
Mundgeruch, faulig-jauchiger 16
- süßlicher 567
Mundhöhle 9
Mundpflege 11, 13, 48, 321
Mundschleimhaut, Flecken 537
- geschädigte 643
Mundschleimhautentzündung 643
Mundschutz 584, 609
Mundspülung 302
Mundtrockenheit 260, 332
Mundwinkelrhagade 150, 512
Mund-zu-Mund-Beatmung 671 f
Mund-zu-Nase-Beatmung 671 f
Musculus interosseus 327
Muskel, Blutung 533
Muskeldystrophie 143
Muskelkrampf 365, 581
- tonischer 244
Muskelkrankheit, entzündliche 144
Muskelrheumatismus 144, 354 ff
Muskelschmerz 142, 332, 341, 354
- Bornholmer Krankheit 555
- Conn-Syndrom 407
- Hypoparathyreoidismus 424
- krampfartiger 244
- Trichinose 588
Muskelschwäche 142 f, 342
- Conn-Syndrom 407
- Osteomalazie 146
Muskelschwellung, ischämische 249
- schmerzhafte 151
Muskelschwund 342
Muskelstarre 581
Muskelverspannung 354, 356
- schmerzhafte 346
Müslirezept 47
Mutterkornalkaloide 263
Muzilagenosa 45
Myalgie 354
Myasthenia gravis 143 f
Mycobacterium tuberculosis 42
Mycosis fungoides 526
Myeloblast 509 f
Myeloblastenleukämie 523
Myelodysplastisches Syndrom 520 f
Myelom, multiples 528
Myeloproliferatives Syndrom 521
Myelose, megakaryozytäre 522
Myelozyt 509 f, 518
Mykobakterien, atypische 602
Mykoplasmen 300, 552

Mykoplasmeninfektion 230, 565
Myogelose 356
Myoglobin 175 f
Myoglobinurie 249
Myokard 155
Myokardfibrose 341
Myokardinfarkt s. Herzinfarkt
Myokardischämie 168, 170
– stumme 170
Myokarditis 205, 556
– Fleckfieber 564
Myokardnarbe 162
Myokardnekrose 168, 173
Myokardszintigraphie 158, 162, 164
Myosis 450
Myositis 354
– infectiosa 555
Myotomie 14
Myxödem, prätibales 436 f
Myxödemherz 445
Myxom 217 f

N

N-Acetylcystein 617
Nachlastsenkung 198
Nachtblindheit 149
Nachtschweiß 527, 546, 604
Nackenschmerz 263, 356
Nackensteifigkeit 350, 553
Nagel, brüchiger 512
Nagelpsoriasis 333
Nahrung, Garmethode 126
Nahrungsabsorption 32
Nahrungsaufnahme 9, 11, 119 f
Nahrungsbedarf 219
Nahrungskarenz 48
Nahrungsmittel, eisenreiche 139
– fetthaltige 133
– kupferreiche 140
Nahrungsunverträglichkeit 25
Naloxon 617
Nase 287, 291
Nasenmaske 314
Nasennebenhöhlenentzündung 551
Nasennebenhöhlen-Tumor 627
Nasenschutz 609
NATO-Seitenlage 667
Natrium 144, 647
Natriumausscheidung 255
Natriumretention 83, 402, 491
– Hypertonie, arterielle 255
Natriumverlustniere 471
nCPAP (nasal conitnuous positive airway pressure) 314 f
Nebenhoden 412
– Schwellung, schmerzlose 476
Nebenniere 400
Nebennierenmark 400, 410
– Unterfunktion 412
Nebennierenrinde 392, 400 ff
– Überfunktion 403 ff
Nebennierenrindenadenom 405
Nebennierenrindenhormon 401 f
Nebennierenrindenhyperplasie 403, 407
Nebennierenrindeninsuffizienz, akute 410
– chronische 408 ff
– primäre 408
– sekundäre 394, 408
Nebennierenrindenkarzinom 405 f
Nebennierenrinden-Tumor 403

Nebenschilddrüse 421, 426
– Autotransplantation 423
– Entfernung 424
Nebenzellen, schleimbildende 19
Neglect-Phänomen 238
Neisseria meningitidis 580
Nekrobiosis lipoidica 365 f
Nekrose 243 f
– rattenbissähnliche 340
– Raynaud-Syndrom 252 f
Nelson-Syndrom 406
Neoplasie, endokrine, multiple 390
– Nierenveränderung 475
Nephritis, interstitielle 467
– – akute 470, 489
– – chronische 470
– Weil-Krankheit 576
Nephrokalzinose 421, 464
Nephrolithiasis 421, 496
Nephrolitholapaxie, perkutane 496
Nephron 457 f
Nephropathia epidemica 564
Nephropathie, diabetische 261, 473 f, 491
Nephroptose 486
Nephrosklerose, benigne 475
– maligne 492
Nephrotisches Syndrom 482 ff, 475
Nephrotoxizität 635
Nervenkompressionssyndrom 353
Nervensystem, autonomes 9
– willkürliches 9
Nervosität 411, 437
Nervus glossopharyngeus 9
– laryngeus recurrens 318, 426
– medianus, Kompression 353
– phrenicus 17, 318
– sympathicus 44
– vagus 9, 44, 110
– – Magensekretion 19
Netzhautablösung 385
Netzhautblutung 256
Netzhautödem 385
Neugeborenenikterus 444
Neurinom 55
Neurodermitis 296
Neurofibromatose Recklinghausen 411
Neuroglykopenie 383
Neurohypophyse 391
Neuropathie, autonome 174, 385
– sensomotorische 385
Neurotransmitter 391
Neutropenie 511
Neutrophile 647
Niacin 151
Niacinmangel 151
Nickel 152
Niemann-Pick-Krankheit 135
Niere, Agenesie 486
– Amyloidose 474
– Anatomie 457 f
– Ektopie 486
– große 474
– Physiologie 457 ff
– Röntgenuntersuchung 464
– Ultraschalldiagnostik 463 f
Nierenabszess 469
Nierenamyloidose 337, 474
Nierenanomalie 486
Nierenarterie 457
Nierenarterienstenose 255, 464
– beidseitige 262
Nierenbecken 457

– erweitertes 469, 472
Nierenbiopsie 465, 480
Nierendysplasie, zystische 486
Nierenersatztherapie 493
Nierenfunktion 653
Nierenfunktionsszintigraphie, dynamische 465
Niereninsuffizienz, akute 488
– chronische 491 f
– Dialyse 493 ff
– Hautkolorit 460
– Hypokalzämie 423
– bei Lebererkrankung 84
– Nierentransplantation 495 f
– reversible 488
– Tumorlysesyndrom 640
Nierenkolik 459, 496
– Differenzialdiagnose 101
Nierenkörperchen 458
Nierenkrankheit 456 ff
– Hypertonie, arterielle 255
– Leitsymptom 459 ff
– polyzystische 486 f
– Schwangerschaft 477
– tubulointerstitielle 470
Nierenlager, Klopfschmerzhaftigkeit 467
Nierenmark 457
Nierenparenchymnarbe 468
Nierenrinde 457 f
Nierenschaden, hypertensiver 475
Nierensteinleiden 496 ff
Nierenszintigramm, statisches 465
Nierentransplantation 495 f
Nierenvenenthrombose 484
Nierenveränderung bei Neoplasie 475
Nierenversagen, akutes 488 ff
Nierenzellkarzinom 499 f
– Metastasierung 631
Nierenzyste 487 f
Nifedipin 261
Nikotin, Extrasystolie 188
– Unverträglichkeit 70
Nikotinabusus 182
– Arteriosklerose 228
– Harnblasentumor 500
– Hypertonie, arterielle 258
– koronare Herzkrankheit 167
– Magenkarzinom 34
– Nierenzellkarzinom 499
– Ösophagitis 12 f
– Ösophaguskarzinom 17
– Osteoporose 145
– Pankreaskarzinom 115
– Thrombangiitis obliterans 250
– Ulkuskrankheit 28
Nikotinsäureamid 151
Nikotinsäurederivat 134
Nitrat 34
Nitratgabe 169
– Angina pectoris 170 f
– Blutdruckkontrolle 219
– Herzinsuffizienz 198
– Nebenwirkung 198
Nitratkopfschmerz 171
Nitrattoleranz 198
Nitroglyzerin 170, 177, 198
– Krise, hypertensive 261
Nitroprussid 261
Non-Hodgkin-Lymphom 525 ff, 634, 636
Non-Q-Zacken-Infarkt 174 f
Noradrenalin 391, 410 f, 650

Sachverzeichnis

Normalinsulin 376
Normotonie 254, 259
Nosologie 1
Notfall 668
– onkologischer 639 ff
Notfall-Endoskopie 24
Notfall-Therapie 1
NSAR (nichtsteroidale Antirheumatika) 330, 335
Nüchtern-Hypoglykämie 382
Nüchternplasmaglukose 367
Nüchternschmerz 29
Nüchternsein 21
Nucleus pulposus 349
Nukleinsäurestoffwechsel 140
Nußknacker-Ösophagus 15
NYHA (New-York-Heart-Association) 194
NYHA-Klassifikation 197, 200
Nykturie 157, 195
– Prostatahypertrophie 658
– Schlafstörung 220

O

Oberbauch, Druckgefühl 195
Oberbauchschmerz, heftigster 30
– linksseitiger 113
– Magenkarzinom 34
– rechtsseitiger 100 f
– Riesenfaltengastritis 26
Oberkörperhochlagerung 13, 277, 320, 667
Oberlidretraktion 442
Oberschenkelhalsbruch 145
Obesitas 121
Obstipation 45 ff, 220
– Adipositas 122
– akut einsetzende 54
– Conn-Syndrom 409
– Hiatushernie 22
– Hirschsprung-Krankheit 59
– Hyperparathyreoidismus 421
– Hypothyreose 444
– Kalziumantagonisten 260
– Reizdarm-Syndrom 48
Obstipationsprophylaxe 231, 277, 661
Ödem, Ausschwemmung 93
– eiweißreiches 272
– Herzinsuffizienz 218 f
– kardiales 195
– Kompressionsbehandlung 279
– nephrotisches Syndrom 482 f
– Nierenkrankheit 459 f, 502
– Perikarditis 207
– peripheres 159
– Phlebothrombose 269
– Thrombophlebitis 267
Ohnmacht 664
Ohrensausen 237, 256, 512
Ohrspeicheldrüse 9
– Schwellung 562
Oligopeptiddiät 61
Oligospermie 635
Oligurie 84, 459, 489 f
Onchocerca volvulus 601
Onkogen-Aktivierung 627
Onkologie 624 ff, 642 f
Operation, Thromboserisiko 280
Ophthalmopathie, endokrine 431
Opiatvergiftung 616 f
Opioide, schwache 637
– starke 637

Opisthorchisbefall 602
Opisthotonus 553
Orangenhaut 357
Orbitopathie, endokrine 437, 442 f
– – Radiojodtherapie 440
Orchitis 414
Organpunktion 2
Orientbeule 597
Ornithose 566
Orthopnoe 194
Orthostase 262
Osler-Krankheit 537
Osler-Weber-Rendu-Krankheit 309
Osmolalität 653
Ösophagitis 12 f
Ösophagoskopie 10
Ösophagus 9 f
– Adenokarzinom 14
– hyperkontraktile 15
– Motilitätsstörung 14 f
– starrer 341
– Striktur 13
– Ulkus 12
– Verätzung 12 f
– Zylinderepithel-Metaplasie 14
Ösophagusatonie 387
Ösophagusdivertikel 16
Ösophaguskarzinom 14, 16 ff
Ösophaguskompressionssonde 81 f
Ösophagusruptur 14
Ösophagusspasmus 11, 15
Ösophagussphinkter, Ballondilatation 14
– spastisch verengter 14
– unterer 10
Ösophagustumor 18
Ösophagusvarize 18, 80 ff
– Ernährungsberatung 81
– Notfall-Endoskopie 24
– Sklerosierung 20, 82
Ösophagusvarizenblutung 82
– Vorbeugung 92
Ossifikation 144
Osteoblasten 144, 657
Osteochondrom 148
Osteochondrose 349
Osteodensitometrie 657
Osteodystrophia deformans Paget 147
– fibrosa generalisata 147
Osteoid 144, 146
Osteoklasten 144, 657
Osteomalazie 146 f, 423
Osteomyelitis 148
Osteomyelofibrose 522 f
Osteomyelosklerose 522 f
Osteopathie 463, 481, 492
Osteopetrose 148
Osteophyten 346
Osteoporose 32, 144 ff
– Androgenmangel 415
– Bewegung 661
– gelenknahe 327 f, 333
– Hyperparathyreoidismus 422
– senile, postmenopausale 657 f
– Sprue 41
– Therapie 146, 657 f
Osteosarkom 148
Osteozyten 144
Ostitis fibrosa 492
– – generalisata 421
Östradiol 651
Östrogen 146, 275, 393, 401
Östrogenmangel 145
Östrogensubstitution 657

Outlet-Syndrom 45
Ovar 392
Ovarialkarzinom 626, 633
Ovulationshemmer s. Antikonzeptiva
Oxalsäure 470, 498
Oxalsäurevergiftung 618
Oxytozin 391

P

6P 249
PABA-Test 654
Paget-Krankheit 147
Paget-von-Schroetter-Syndrom 269
Palmarerythem 78
Palpation 2, 157
Palpitation 157, 180, 211 f
Panangiitis 250
Panarteriitis nodosa 255, 343
Pancoast-Tumor 310
Pancreas anulare 111
– divisum 111
Panhämozytopenie 520
Pankreas 109 ff, 362
– endokrines 109, 362 f
– exokrines 109
– Kalkablagerung 114
– Nekrose 112 ff
– Pseudozyste 114
– Ulkuspenetration 29
– Untersuchungsmethode 110 f
Pankreasabszess 114
Pankreasapoplexie 112 f
Pankreasenzympräparat 115
Pankreasgang, Striktur 115
Pankreasinsuffizienz 111, 114 f
Pankreaskarzinom 115 f, 626
– Thrombophlebitis 267
– Tumormarker 633
Pankreaskopf 109
Pankreaspseudozyste 115
Pankreassaft 109 f
Pankreasschädigung 139
Pankreastumor 28
Pankreaszyste 111
Pankreatektomie 115
Pankreatikographie, retrograde, endoskopische (ERP) 110 f
Pankreatitis 60
– akute 112 ff
– chronische 114 f, 116 f
– hämorrhagisch-nekrotisierende 112
– Hyperlipidämie 130
– rezidivierende 421
– Verkalkung 110
Pankreolauryl-Test 111
Pankreozymin 110
Pannikulose 357
Pantothensäure 151
Panzerherz 206
Papillarmuskelabriss 211
Papillarmuskeldysfunktion 211
Papillarmuskelnekrose 177
Papillennekrose 469, 471
Papillenödem 256
Papillenstenose 99, 103
Papillomvirus, humanes 627
Papillotomie 20 f, 100, 102
Pappataci-Fieber 593
Paracetamol 471, 481
Paracetamolvergiftung 83, 617
Paragangliom 410

Sachverzeichnis

Paragonimiasis 601 f
Parainfluenzavirus 550, 552
Paraneoplastisches Syndrom 115, 267, 633
– – Gelenkschwellung 334
– – Hyperkalzämie 424
– – Lungenkarzinom 314
– – Phlebothrombose 268
Paraplegie 233
Paraprotein 528
Paraproteinämie 464, 475
Paraquat 620
Parästhesie 242, 249
– Pancoast-Tumor 310
Parathormon 144, 421 ff
– Bildung, verminderte 424
– Referenzwert 650
Parathormonresistenz 425
Paratyphus 571 f
Paravasat 642
Pardée-Q 175
Parese 249
Parietalthrombus 173
Parkinson-Syndrom 11
Parotitis 48
– epidemica 562 f
Patellarsehnenreflex 350
Patient, intensivpflegebedürftiger 24
Patientenversorgung, ganzheitliche 1, 3
Paul-Bunnell-Test 563
Pause, kompensatorische 189
Payr-Zeichen 269
P-dextrokardiale 214
PEG-Sonde (endoskopische Gastrostomie-Sonde) 17 f
Peitschenwurmbefall 588
Pellagra 151
Pemphigoid, bullöses 633
Pendelhoden 414 f
Penicillamin 140
Penicillin-Allergie 203
Penis, infantiler 415
Pentagastrin 22
Pepsin 27 f
Pepsinogen 18
Peptid, natriuretisches, atriales 401
Peptidhormon 389
Perchlorat 441
Perforansvene 264 ff
Perforation 22
– Divertikulitis 54
Perforationsschmerz 60
Periarthropathia humeroscapularis 353 f
Periarthropathie 346
Pericarditis tuberculosa 605
Peridivertikulitis 54
Perikardektomie 207
Perikarderguss 201, 206
Perikarditis 157
– akute 206
– calcarea 207
– konstriktive 206 f
– traumatische 217
Perikardreiben 201
Perikardtamponade 206
Perimyokarditis 206
Periorbitalödem 479
Peristaltik 37 ff, 47
Peritonealdialyse 494
– ambulante, kontinuierliche 493
– intermittierende, nächtliche 493
Peritonitis 22, 60

– gallige 106
– Ileus 47
– Magenperforation 31
Perkussion 157
Peroxidase 518
Persönlichkeitsstörung 128
Persönlichkeitsveränderung 618
Pertussis 566 f
Pertussis-Hyperimmunserum 567
Pest 577 f
Petechien (s. auch Blutung, petechiale) 536
Peutz-Jeghers-Syndrom 34, 56
Pfeifen 296
Pfeiffer-Drüsenfieber 563
Pflanzenalkaloide 635
Pflanzenschutzmittel 620 f
Pflege, aktivierende 93
Pflegeschwerpunkt, Anämie 538 f
– Diabetes mellitus 452 ff
– Geriatrie 660 ff
– Glomerulonephritis, akute 501 ff
– Herzinsuffizienz 218 ff
– Lungentuberkulose 607 ff
– Onkologie 642
– Phlebothrombose 282 ff
– Pneumonie 319 ff
– Rheumatismus 358 ff
Pfortader 65
Pfortaderhochdruck 80, 82 f
Pfortaderthrombose 88
Pfropfarthritis 329
Pfropfgestose 476
Phagozyten 541, 543
Phagozytose 66, 518, 541, 549
Phäochromozytom 255, 410 ff
– Sippel-Syndrom 390
Pharmakodynamik 659
Pharmakokinetik 659
Pharynx 9 f, 287
Phenacetin 471
Phenacetinabusus 460
Phenylalanin 135
Phenylketonurie 135
Philadelphia-Chromosom 521
Phimose 472
Phlebektasie 271
Phlebitis saltans 250, 252
– Zytostatika 641
Phlebographie 269 f
Phlebothrombose 268 ff
– Gesundheitsberatung 285
– Körperpflege 283
– Lagerung 282
– Mobilisation 282 f
Phlegmasia coerulea dolens 270, 278
Phonokardiogramm 158
Phosgen 303, 622
Phosphat 144, 421 f, 647
Phosphatase, alkalische 71, 85, 422
– – Cholestase 104
– – Hyperthyreose 428
– – Leukozyten 518
– – Osteomalazie 147
– – Osteopathie, renale 462 f
– – Paget-krankheit 147
– – Referenzwert 647 f
– – Verschlussikterus 101
– saure 648
Phosphatbinder 423, 492
Phosphatstein 496
Phosphodiesterasehemmer 197
Phospholipase 109
Phospholipide 97, 129

Phosphorverbindung, organische 620
Photodermatose 138
Photoplethysmographie 271
Photosensibilität 137
Phrenikusnerv, Lähmung 17
pH-Wert 290
Phyllochinon 150
Physiotherapie 281
Physostigmin 616
Pickwick-Syndrom 123
Pigmentierung 56, 151, 406, 409 f
Pigtail-Katheter 104
Pilzinfektion 365
Pilzpneumonie 301 f
Pilzvergiftung 86, 621 f
Pit-Zellen 66
Plantarerythem 78
Plaque, atherosklerotische 230
– exulzerierte 236
– fibröse, fetthaltige 229
Plasmaersatz 669
Plasmaperfusion 495
Plasmapherese 144, 339
– Plasmozytom 529
– Vaskulitis 344
– Vergiftung 615
Plasmaseparation 495
Plasma-Thrombinzeit 652
Plasmazelle 510, 518
– mehrkernige 529
Plasmin 531
Plasminogen 531, 652
Plasminogen-Aktivator-Inhibitor 123
Plasmodium falciparum 596
– vivax 595
Plasmozytom 475, 528 f
Plasmozytomniere 492
Plättchenphospholipid 531
Pleura parietalis 287
– visceralis 287
Pleuraempyem 301, 316
Pleuraerguss 195, 315 f
– chylöser 316
– hämorrhagischer 276, 316 f
Pleuraexsudat 315
Pleuramesotheliom 305, 317
Pleurapunktion 316 f
Pleurareiben 315
Pleuraschwarte 316
Pleuratranssudat 315
Pleuratumor 317
Pleuritis, Differenzialdiagnose 101
– exsudativa 315 f, 605
– sicca 315
– tuberculosa 604 f
Plexus brachialis 351
Plummer-Vinson-Syndrom 18, 512
– Ösophaguskarzinom 16
P-mitrale 209 f
Pneumocystis carinii 300, 546
Pneumocystis-carinii-Pneumonie 546
Pneumokokken 300
Pneumokokkenmeningitis 579
Pneumokoniose 305
Pneumonie 299 ff, 319 ff
– ambulant erworbene 299 f
– atypische 300, 552 f, 565
– bakterielle 551
– chemisch bedingte 303
– Chlamydia pneumoniae 566
– eosinophile 302
– Gesundheitsberatung 321
– interstielle 563

– lobäre, käsige 604
– nosokomiale 300
Pneumonieprophylaxe 319
Pneumothorax 317
Pneumozyten 288
Pocken 560
Poikilozytose 512
Poliomyelitis 554 f
Poliomyelitis-Impfung 568
Pollakisurie 459, 467, 469
Pollenflugwarndienst 297
Pollenkalender 295
Polyarthritis 50
– akute 201
– chronische 326 ff
– – juvenile 331
– – seronegative 329
– – Sonderform 331 f
– – Therapie 329 f
Polyarthrose 348
Polychemotherapie 635
Polychromasie 511
Polycythaemia vera 522, 537
Polydipsie 365, 459
– Diabetes insipidus 399
– Hyperparathyreoidismus 421
– psychogene 399
Polyglobulie 157, 216, 517 f, 539
– Bronchitis, chronische 292
Polymyalgia rheumatica 342, 354 f
Polymyositis 341 f
Polyneuropathie, Bleivergiftung 621
– diabetische 385 ff
– HDL-Mangelkrankheit 134
– Thalliumvergiftung 621
– Zytostatika 635
Polyp 36, 55 f
Polypeptid, pankreatisches 362
Polypose 55
– adenomatöse, familiäre 55 ff
– juvenile 34
Polyurie 364 f, 459
– Diabetes insipidus 399
– Hyperparathyreoidismus 421
– nächtliche 407
Polyvinylchlorid (PVC) 86
Porphyria cutanea tarda 138
Porphyrie, erythropoetische, kongenitale 137
– hepatische 137 f
– intermittierende, akute 137
– symptomatische 138
Porphyrin 137
Porta hepatis 65
Porzellangallenblase 103
Positronen-Emissionstomographie (PET) 2, 158, 162
Postcholezystektomie-Syndrom 102
Postkardiotomiesyndrom 206
Postmyokardinfarktsyndrom 206
Post-partum-Thyreoiditis 447
Postthrombotisches Syndrom 270 ff, 279
Potenzstörung 78
Potenzverlust 395
P-pulmonale 276
PQ-Zeit 156, 159
– verkürzte 187
Präeklampsie 261, 476
Präexzitationssyndrom 187
Präinfarktsyndrom 169
Präkanzerose 14, 16, 55
Präleukämie 520
Pratt-Vene 269

Prävention, primäre 629
– sekundäre 629
Preload-Reduktion 198
Pressphlebographie 271
Primärharn 459
Primärherd, pulmonaler 604
Primärkomplex 603 f
Prinzmetal-Angina 168 f
Probeexzision 2, 21
Proenzym 109
Proerythroblast 510
Progesteron 393
Progression 625, 638
Proinsulin 362
Prokinetikum 45, 49
Proktokolektomie 52
Proktoskopie 44
Prolaktin 391 f, 649
– Ausfall 395
Prolaktinom 396, 420
Promotion 625
Promyelozyten 510, 519, 521
Promyelozytenleukämie 523
Propafenon 183
Propylthiouracil 440
Prostaglandine 31 f, 458, 544
Prostaglandinsynthese, verminderte 28
Prostataadenom 500
Prostatahyperplasie 472, 658, 661
Prostatakarzinom 500
– Hormontherapie 636
– Metastasierung 631
– Tumormarker 633
Prostataspezifisches Antigen (PSA) 633, 652, 658
Prostatauntersuchung 44, 629
Prostataverkalkung 466
Prostatitis 467
Prostazyklin 544
Prostigmin 143
Protease-Hemmstoff 546
α_1-Proteaseinhibitor 293
Protein C 652
Protein S 652
Protein-C-Mangel 268
Proteinmangel 127
Protein-S-Mangel 268
Proteinstoffwechsel 135
Proteinurie 460
– asymptomatische 470, 485
– EPH-Gestose 476
– Glomerulopathie 478
– nephrotisches Syndrom 482 f
– nichtselektive 484
– Rechtsherzinsuffizienz 195
Proteolyse 364
Prothrombin 71, 149, 530 f
Prothrombinkonzentrat 533
Protonenpumpenhemmer 26, 31
Protozoen 586 f, 594 ff
Protrusio bulbi 442
Provitamin A 149
Provokationstest 296
Pruritus genitalis 365
Pseudo-Appendizitis 578
Pseudobulbärparalyse 11
Pseudo-Conn-Syndrom 408
Pseudodivertikel 42, 54
Pseudogynäkomastie 420
Pseudohermaphroditismus 417 f
Pseudohypertonie 258
Pseudohypoparathyreoidismus 425
Pseudoperitonitis 365, 410

Pseudopolyglobulie 518
Pseudopolyp 51 f
Pseudopubertas praecox 418 f
Psoasrandschatten 464
Psoriasis 332 f
Psychopharmaka 45
Psychose 616
PTCA (perkutane transluminale koronare Angioplastie) 171 f
Pterygium colli 418
Ptosis 450
PTT (partielle Thromboplastinzeit) 532, 652
Pubertas praecox 418 f
– tarda 419
Pubertätsgynäkomastie 420
Pulmonalarterie 165
– Druckanstieg 275
Pulmonalarterien-Katheter 178
Pulmonalisangiographie 276
Pulmonalklappe 154 f, 159
Pulmonalklappeninsuffizienz 159, 207
Pulmonalstenose, angeborene 213 ff
– Herzgeräusch 159
Puls 157, 226
– fehlender 270
– harter 226
– Palpationspunkt 246
– unregelmäßiger 185
Pulsdefizit 185
Pulsdifferenz 233
Pulsionsdivertikel 16
Pulslosigkeit 233, 249, 670
Pulsminderung 245
Pumpfunktion, myokardiale 182
Punctio sicca 522
Pupille, weite 669
– – reaktionslose 670 f
Pupillenweite 613
Purinstoffwechsel 140
Purkinjefasern 154, 159
Purpura, dysproteinämische 535
– immunthrombozytopenische 536
– rheumatica 325
– Schoenlein-Henoch 344
– thrombotisch-thrombozytopenische 536 f
P-Welle 156, 159 f
– fehlende 185
Pyelographie, intravenöse 464
Pyelonephritis, akute 466 ff
– – Pflege 469
– chronische 255, 468 f
– Schwangerschaft 477
Pylorus 18 ff
Pylorusdrüse 19
Pylorusinsuffizienz 28
Pylorusstenose 12, 31
Pyodermie 51
Pyrazinamid 606
Pyridoxin 151
Pyurie 461

Q

Q-Fieber 565
QRS-Komplex 156, 159 f
– Verbreiterung 187
Quarzstaub 305
Quecksilbervergiftung 621
Querschnittssyndrom 639 f
Quick-Test 532

Quick-Wert 534, 652
Quincke-Hängelage 298
Q-Zacke, pathologische 175
Q-Zacken-Infarkt 175

R

Rachenkatarrh 550, 566
Rachitis 147, 150
Radiochemotherapie 58 f
Radiojodtherapie 435, 440 f
– Hypothyreose 445
– Kontraindikation 441
– Schilddrüsenkarzinom 450
Ramus circumflexus 167 f, 173, 176
– diagonalis 176
– interventricularis anterior 168, 173, 176
– – posterior 167
Rasselgeräusche, feuchte 289, 292 f, 298
– trockene 289, 292 f
Ratschow-Lagerungsprobe 244 f
Raucherbronchitis 292
R-auf-T-Phänomen 189
Rausch 617
Raynaud-Syndrom 252, 341
Reaktion, allergische 295
– zellvermittelte 544
– zytotoxische 544
REAL-Klassifikation 526
Reanimation, kardiopulmonale 671 ff
Rechtsherzendokarditis 201
Rechtsherzfunktion 163
Rechtsherzhypertrophie 214
Rechtsherzinsuffizienz 193, 195, 213
– Bronchitis, chronische 292
Rechtsherzkatheter 158, 164 f
Rechts-Links-Shunt 214, 216 f
Rechtsschenkelblock 188, 216, 276
Recklinghausen-Krankheit 147, 421
Reed-Sternberg-Zellen 525
Reentry-Tachykardie 187
Referenzwert 646 ff
Reflex, Erlöschen 613
– gastrokolischer 46
Reflexdystrophie 357
Reflexsteigerung 553, 581
Reflux, vesikorenaler 468, 472 f
– vesikoureteraler 464
Refluxkrankheit 12, 14
Refluxösophagitis 10, 12 f
– Hiatushernie 23
– Notfall-Endoskopie 24
Regelkreis 391, 401
Regression 62
Regurgitation 16
Reisediarrhö 579
Reisfeldfieber 575
Reiter-Syndrom 332, 335 f, 468
Reithosenanästhesie 639 f
Reizbarkeit 424
Reizdarm-Syndrom 48 f
Reizgasvergiftung 622
Reizhusten 565
Reizleitungssystem 154
Reizleitungsverzögerung 187 f
Reizmagen 23 f
Reizpolyglobulie 518
Rekalzifizierungszeit 532
Rekanalisation 271 f
Rektosigmoidoskopie 57
Rektoskopie 44

Rektum 10, 43 f
– Innervationsstörung 59
Rektumkarzinom 57 ff
Rekurrensparese 17, 441, 450
Releasing-Hormon 391 f
Remission, komplette 638
– partielle 638
Remnant-Hyperlipidämie 130 f
Remodeling 145
Renin 259, 458, 653
Renin-Angiotensin-Aldosteron-System 401 f
REO-Viren 552
Reservevolumen, exspiratorisches 290
– inspiratorisches 290
Residualkapazität, funktionelle 290
Residualvolumen 289 f
Resorptionsstörung 41
Resorptionszelle 37
Respiratorische Insuffizienz 292
– Partialinsuffizienz 276, 307
Restharnbildung 658
Retentio testis abdominalis 415
– – inguinalis 414 f
Retikulozyten 509 ff, 647
Retikulozytenzahl, verminderte 512
Retinol 149
Retinopathia diabetica proliferans 386
– – simplex 386
Retinopathie, diabetische 384 f
Retrobulbärbestrahlung 443
Reverse-Transkriptase 546
α-Rezeptor 668
β-Rezeptor 668
$α_1$-Rezeptorenblocker 260
Rezidiv 638
Rhabdomyosarkom 144
Rhesusfaktor 516 f
Rheumafaktor 328 f, 331 f, 340
– Polymyositis 342
– Referenzwert 651
– Sklerodermie 341
Rheuma-Latextest 328
Rheumaprobe 2
Rheumatisches Fieber 201, 206, 324 ff
– – Antibiotikaprophylaxe 326
Rheumatismus 322 ff
– degenerativer 345 f
– extraartikulärer 351
– Pflege 358 ff
Rhinitis acuta 291
Rh-Inkompatibilität 517
Rhinovirus 550
Rhizarthrose 348
Riboflavin 150
Rickettsien 552, 564
Rickettsiose 564 f
Riesenfaltengastritis 26
Riesenwuchs, proportionierter 397
Riesenzellarteriitis 342 f, 354
Rifampicin 606
Ringelröteln 562
Ringsideroblasten 520
Rippenfell 287, 315
Risikofaktor, kardiovaskulärer 254, 258
R-Klassifikation 312
RNS-Virus 67 ff
Rohe-Eier-Krankheit 151
Röntgenkinematographie 10
Röntgenuntersuchung, konventionelle 162

Rosenkranzbildung 150
Roseola infantum 562
Rotationsangioplastie 171
Röteln 334, 561
Rötelnembryopathie 213, 215, 561
Rotor-Syndrom 77
RS-Virus 552
Rubeosis diabeticorum 365 f
Rückenmarkkompression 639
Rückenschmerz 350, 356
– Nierenzyste 487
– Osteoporose 657
Rückfallfieber 576
Rückflussstörung, venöse 262, 272
Rückkopplungsregelkreis 401
Rückstrom, venöser 198, 279
Rückwärtsversagen 193
Ruhedyspnoe 194
Ruhe-EKG 158 ff
Ruhr 573 f
Rumpel-Leede-Test 536, 569
Rumpfverkürzung 145

S

SA-Block 187
Safar-Tubus 673
Salazosulfapyridin 51
Salicylatvergiftung 617
Salmonellen 334 f
Salmonellose 571 ff
Salve 189 f
Salzsäure 18 ff, 27 ff
– Sekretion, fehlende 22
Sand, warmer 358
Sandfliegen-Fieber 593
Sarkoidose 303 f, 399
– Differenzialdiagnose 422
Sarkom 55, 144, 148
Sättigungsgefühl 124
Sättigungszentrum 120
Sauerstoffgabe 276, 293, 668
Sauerstoff-Langzeittherapie 297
Sauerstoffmangel 216, 517
Sauerstoffpartialdruck 290, 297, 517
Sauerstoffsättigung 652
Sauerstoffträger 511
Saugwurm 591 f
Säure-Basen-Haushalt 289 f
Säurenverätzung 12 f, 618 f
Schädel-Hirn-Trauma 399
Schallschatten 98
Schambehaarung, fehlende 409
Scharlach 334, 569 f
Schaumzellen 230
Schellong-Test 263
Schenkelblock 180, 188
Schick-Test 567
Schigellen 335
Schilddrüse 392
– Druckempfindlichkeit 448
– Feinnadelpunktion 431
– Physiologie 426 f
– Schmerzen 448
– Sonographie 430
Schilddrüsenadenom, autonomes 439
Schilddrüsenautoantikörper 429
Schilddrüsenautonomie 430, 433, 435 f
– funktionelle 437, 439
– Therapie 440
Schilddrüsendysplasie 443

Schilddrüsendystrophie 443
Schilddrüsenfunktion 428
Schilddrüsenhormon 427
Schilddrüsenhormondefizit 443
Schilddrüsenhormonproduktion, erhöhte 428
Schilddrüsenkarzinom 449 ff
- anaplastisches 449
- follikuläres 449, 631
- medulläres 390, 430, 449, 451
- papilläres 449
- Tumormarker 429 f
Schilddrüsenknoten, kalter 430, 433, 449 f
- warmer 430, 432, 439
Schilddrüsenkrankheit 427 ff
Schilddrüsenszintigraphie 430 f
Schilddrüsentumor 448 ff
Schilddrüsenunterfunktion 394
Schilddrüsenvergrößerung 432
Schilddrüsenvolumen 430, 433
Schilddrüsenzyste 430
Schilling-Test 25, 514
Schirmer-Test 332
Schistosomiasis 599 f
Schlafapnoe 123, 314 f
Schläfenkopfschmerz 342, 355
Schlafkrankheit 597
Schlafmittel 660
Schlafmittelvergiftung 613, 616
Schläfrigkeit 123, 314, 381, 616
Schlaganfall 236 ff
- Pflege 238, 242
- Prognose 242
- Rehabilitation 241 f
- Therapie 239, 241
- Thromboserisiko 279
- Warnzeichen 238
Schlagvolumen 154
- vermindertes 667
Schlangenbiss 623
Schleifendiuretika 490
Schleimbeutelentzündung 353
Schleimdrüse 9
Schleimhautbarriere 541
Schleimhautentzündung, nekrotisierende 523
Schluckakt 9
Schluckauf 12
Schluckimpfung 555
Schlucklähmung 555
Schluckstörung 10, 341 f, 575
- Aspiration 11
Schlundmuskelkrampf, schmerzhafter 557
Schmerz, abdomineller s. Bauchschmerz
- atemabhängiger 276, 605
- - Pleuritis 315
- - Pneumonie 299
- belastungsabhängiger 351
- Durchblutungsstörung 243 ff
- einschießender 233
- neuralgischer 559
- periarthropathischer 348
- plötzlicher 249
- postprandialer 29
- radikulärer 350
- retrosternaler 11, 13 ff, 157, 206
- thrombangiitischer 250
- Ulkuskrankheit 28
Schmerzanfall, ischämischer 252
Schmerzkrise 17
Schmerzmittelabusus 360

Schmerzmittelvergiftung 616 f
Schmerzprotokoll 61
Schmerztherapie 313
- Krebs 637 f, 644
Schmerzverarbeitung, gestörte 356
Schnappatmung 671
Schnarchen 314 f
Schneeballknirschen 352
Schnupfen 550 f, 560
Schnupfenvirus 550
Schober-Zeichen 337
Schock 667 ff
- anaphylaktischer 667
- Askaridenschock 587
- hypovolämischer 667, 669
- kardiogener 177 f, 667 f
- - Herzrhythmusstörung 180
- - Schrittmachertherapie 189
- - Ursache 193
- Organperforation 60
- Pankreatitis 112 f
- septischer 667, 669
Schockindex 669
Schocklagerung 668
Schocklunge 306, 669
Schockniere 488
Schockorgan 668
Schockprophylaxe 113
Schocktherapie 113
Schockzeichen 62
Schonatmung 48, 219, 319
Schrittmacher, permanenter 191
Schrittmacher-EKG 192
Schrittmacherfehlfunktion 192
Schrittmachertherapie 181 f, 189, 191
- AV-Block 188
Schrittmachertyp 191 f
Schrumpfniere 473, 475, 481
Schüffner-Tüpfelung 595
Schultergelenk 354
Schulter-Hand-Syndrom 357
Schulterschmerz 353
Schultersteife 353, 357
Schulterverkalkung 354
Schultz-Charlton-Auslöschphänomen 569
Schüttelfrost 299, 319, 515
Schutzhandschuhe 609
Schutzkittel 609
Schwäche 151
Schwachsinn 135
Schwanenhalsdeformität 327
Schwangerschaft, Bakteriurie 467
- Diabetes mellitus 367, 380
- Hiatushernie 22
- Hyperthyreose 436, 441
- Insulinbedarf 380
- Pyelonephritis 477
- Struma 434
- Toxoplasmose 586
- Varikosis 264
- Virushepatitis 74
Schwangerschaftscholestase 87
Schwangerschaftsfettleber 88
Schwangerschaftsgestose 88
Schwangerschaftshypertonie 261
Schwangerschaftsikterus 87
Schwangerschaftsnephropathie 476 f
Schwangerschaftsvorsorgeuntersuchung 214
Schwarzt-Bartter-Syndrom 399
Schweigepflicht 3
Schweinebrucellose 576
Schweinhüterkrankheit 575

Schweißausbruch 33, 383
- Hypoglykämie 148
- Phäochromozytom 411
Schweißtest 112
Schwerkettenkrankheit 530
Schwermetallvergiftung 621
Schwindel, Anämie 512
- Bradykardie 181 f
- Herzrhythmusstörung 180
- Hypertonie, arterielle 256
- Hypoglykämie 148
- Hypotonie 263
- Schlaganfall 237 f
- Takayasu-Arteriitis 235
- Vorhofflimmern 185
Schwitzen, Hyperthyreose 437
- Hypotonie 263
- Karzinoid 389
Screeningprogramm 2
Sehnenxanthom 130
Sehstörung 202
- Arteriitis temporalis 342
- Hypoglykämie 383
- Hypotonie 263
- Krise, hypertensive 261
- Schlaganfall 237 f
Seitenastvarikosis 265 f
Seitenlagerung, stabile 666 f
Sekretin 20, 97, 110
Sekretin-Pankreozymin-Test 111
Sekundärbehaarung 395, 415, 418 f
Selbständigkeit 661
Selbsthilfegruppe 62 f
Selen 150, 152
Sella turcica 391
Sengstaken-Blakemore-Sonde 81
Senkniere 466
Sensibilitätsstörung 237, 453
Sepsis 570 f
- katheterassoziierte 267
- Lungenabszess 301
- tuberculosa 604
Septumaktivierung 159
Serositis 331
Serotonin 389, 391
Sertolizellen 412 f
Sexualität 644
Sexualsteroide 401
Sharp-Syndrom 340
Sheehan-Syndrom 394 f
Shift 551
Shigellen 334
Shigellose 573 f
Shunt 258, 493
Shunt-Gefäß 494
Shunt-Hyperbilirubinämie 76
Shuntoperation, portokavale 82
Shunt-Umkehr 215
SIADH (Syndrom der inadäquaten ADH-Sekretion) 399
Sicca-Syndrom 332
Sichelzellanämie 516
Sick-Sinus-Syndrom 182
Sideroblasten 513
Siegelringkarzinom 34
SI-Einheit 646
Sigma 44
Sigmadivertikulitis 54
Silikonband-Technik 124
Silikose 305, 331
Silikotuberkulose 305
Simon-Huebschmann-Herd 605
Singultus 12
Sinus coronarius 167

Sinusbradykardie 181
Sinusitis 551
Sinusknoten 154, 159, 167, 180
Sinusknotenarterie 167
Sinustachykardie 182, 276
Sinusthrombose 236
Sippel-Syndrom 390, 411
S$_I$Q$_{III}$-Typ 276
Sitzzwerg 415
Sjögren-Syndrom 332
Skelettmetastasierung 639
Sklerenikterus 70
Sklerodaktylie 341
Sklerodermie, progressive 340 f
– – Hautpflege 341
– – Ösophagusbefund 18
– – Raynaud-Syndrom 252 f
Skorbut 151
Skrotum 412
SLE s. Lupus erythematodes, systemischer
Slow virus infection 147
Sludge 100
Small vessel disease 384
Sm-Antigen 339
Sodbrennen 11 f, 23
Sofortreaktion 544
Sokolow-Index 196
Soleuspunkt 266
Somatomedin 397
Somatostatin 109, 362, 390, 393
Somatostatinanalogon 390, 398
Somatostatinom 390
Somatotropes Hormon 392 ff, 646
Sommergrippe 555
Somnolenz 616
Somogyi-Phänomen 376
Soorösophagitis 12 f
Sorbit 142
Spannungspneumothorax 317
Spasmolytika 106
Speichel 9
Speicheldrüse, geschwollene 129
Speichelfluss 25, 557, 620
– Bleivergiftung 621
Speicherkrankheit 88, 135 f
Speiseröhre s. Ösophagus
Spermatogenese 412 f
Spermatozoen 412
Spermienmotilität 416
Sphincter ampullae hepatopancreaticae 97
– Oddi 97, 100
Spider naevus 78 f
Spiralcomputertomographie 276
Spiro-Ergometrie 196
Spirometrie 289
Spironolacton 408, 420
Splanchnomegalie 398
Splenektomie 515
Spondylarthritis 50, 337
Spondylarthrose 349
Spondylitis 51 f
– ankylosans 336 ff
Spondylolisthesis 349
Spondylosis hyperostotica 350 f
Spontanfraktur 145
Spontanpneumothorax 293, 317
– Leitsymptom 157
Sport 373
Sprache, kloßige 398, 444
Sprachstörung 83
Sprue, einheimische 40
– tropische 41

Sprunggelenk, Entzündung 334
Spulwurmbefall 587 f
Spurenelement 152
Sputum 288
– blutiges 276, 308, 591
– blutig-schaumiges 195
– eitriges 291, 298
– rostbraunes 566
– zähes 296
Stammfettsucht 404 f
Stammvarikose 264 ff, 271
Stammvene, Thrombophlebitis 268
Stammzelle 509, 520
Stammzellfaktor (CSF) 511
Stammzellleukämie 523
Stammzelltransplantation 527 f
Standardbikarbonat 652
Stanford-Klassifikation 233
ST-Anhebung 169, 276
Staphylokokken, multiresistente 583
Staphylokokken-Enteritis 579
Stase 274
Status asthmaticus 296
– epilepticus 665
Staublungenkrankheit 305
Stauung, pulmonalvenöse 157
Stauungsgastritis 195
Stauungsniere 469, 472
Stauungssyndrom, arthrogenes 266, 274
– venöses, chronisches 264, 272
– – – Lymphödem 277
– – – Stadieneinteilung 274
Steatorrhoe 390
Steatosis hepatis 88
Steifigkeitsgefühl 348, 354
Steinextraktion 21, 102
Stein-Leventhal-Syndrom 406, 420
Steinstaublunge 305, 331
Stellwag-Zeichen 442
Stenose 154
Stenosegeräusch 245
Stent-Implantation 171 f
Stent-Shunt, portosystemischer, intrahepatischer, transjugulärer (TIPS) 82
Sternalpunktion 520
Sternumschmerz 336
STH (somatotropes Hormon) 392 ff, 649
Stickstoffdioxyd 622
Stickstoffmonoxid (NO) 83
Still-Syndrom 331
Stimmungsschwankung 83
Stoffwechsel 2, 66
Stoffwechselentgleisung, hyperglykämische 380 f
Stoffwechselkrankheit 118 ff, 345
Stoffwechselstörung 77, 666
Stomatitis 48, 359, 618
– aphthosa 560
Stoßwellenlithotripsie, extrakorporale 115, 496
Strahlenenteritis 55
Strahlenfibrose 306
Strahlenkolitis 55
Strahlentherapie, Darmschleimhautentzündung 643
– endobronchiale 313
– Gastritis 24
– Hautpflege 634
– lokale 633
– Ösophagitis 12
– Tumorschmerz 637

Strahlenthyreoiditis 447 f
Strahlungslunge, chronische 306
Strangurie 459
Streifen-Schnelltest 501, 503
Streptokinase 178, 531
Streptokokken, β-hämolysierende 201, 478
– hämolysierende 324, 570
Streptokokken-Antiserum 569
Streptokokkentoxin 324
Stress, negativer 167
Stress-Echokardiographie 170
Stressulkus 26, 489
Striae rubrae 404 f
– weiße 122
Stridor 314, 433
Stroke Unit 241
Strömungsgeräusch 227
Struma, Einteilung 433
– euthyreote 431 ff
– hyperthyreote 437
– intrathorakale 318, 431
– Schwangerschaft 434
Strumaprophylaxe 434 f
Strumaresektion 434
Strumarezidiv 434
Strumektomie 441
Struvit-Stein 496, 498
ST-Strecke 156
ST-Streckenhebung 160, 175
ST-Streckensenkung 160, 170, 174 f
Stufendiagnostik 1
Stuhl, Abgang, unwillkürlicher 57
– Bleistiftförmiger 57
– blutiger 30, 43, 48
– – Analkarzinom 59
– Fettgehalt 111
– heller 101, 104
– lehmfarbener 70
– schafskotförmiger 48
– Schleimabgang 48, 56
– weicher 95
Stuhldrang, schmerzhafter 574
Stuhlentleerung, schmerzhafte 51
Stuhluntersuchung 39 f, 57
Stuhlverhalten, Änderung 49
Sturzattacke 237
Subarachnoidalblutung 236
Subazidität 22
Subclavian-steal-Syndrom 242 f
Subluxation 328
Subtraktionsangiographie, digitale 238, 464
– – intravenöse 247
Sudeck-Atrophie 147, 357
Sulfasalazin 52
Sulfonylharnstoff 375, 378 f
Supraspinatussehne 354
Süßstoff 372
Süßwasserschnecke 600
Swan-Ganz-Katheter 164
Sympathikomimetika 263, 297
Sympathikotonus, erhöhter 180
Sympatholytika 260
Syndesmophyten 337
Syndrom 3
– der inadäquaten ADH-Sekretion 399
– des kranken Sinusknotens 182
– der leeren Sella 396
– der polyzystischen Ovarien 406
– der zuführenden Schlinge 33
Synkope 159, 664
– Block, sinuatrialer 187
– Bradykardie 182

Sachverzeichnis

– Hypotonie 263
– medikamentös induzierte 664
– Polyneuropathie, autonome 387
– vagovasale 159
– Vorhofflimmern 185
Synovia 326
– Veröden 330
Systole 154 f
Systolikum s. Herzgeräusch, systolisches

T

T_3 426 f, 429
fT_3 438 f, 650
T_3-Hyperthyreose 429
T_4 426 f
fT_4 428 f, 444, 650
– erhöhtes 438
Tabaksbeutelmund 253
Tachyarrhythmie 180
– atriale 182
– Lungenembolie 276
– supraventrikuläre 185
Tachykardie 180, 182 ff
– Asystolie 670
– Hyperthyreose 437
– Hypoglykämie 383
– Hypotonie 263
– Lungenembolie 275, 282
– paroxysmale 182 f
– persistierende 201
– Pneumonie 299
– Polyneuropathie 387
– supraventrikuläre 174, 182 ff
– Therapie 187
– ventrikuläre 186
Tachykinin 389
Tachypnoe 275, 282
Taenia coli 53
Takayasu-Arteriitis 235, 342
Tangier-Krankheit 134
Täniasis 44, 589 f
Tannenbaumphänomen 657
Taubheitsgefühl 238
Tawara-Schenkel 154, 159, 180
TcTU (Technetium Thyreodialer Uptake) 430
Teerstuhl 29 f, 82, 360
Tela submucosa 9, 18 f, 37, 44
Teleangiektasie 341 f, 537
– hämorrhagische, hereditäre 309
Tendomyopathie, generalisierte 355
Tendopathie 352
Tendoperiostopathie 352
Tendovaginopathie 352
Tenesmen 60 f
Tennisarm 352
Tensilon 143
Teratom 318
Territorialinfarkt 240
Test, psychometrischer 84
Testektopie 415
Testosteron 395, 412 f, 651
Testosteronönanthat 416
Tetanie, hypokalzämische 425
Tetanieprophylaxe 422
Tetanisches Syndrom 424
Tetanus 568, 581
Tetanustoxoid 581
Tetrachlorkohlenstoff 619
Tetrajodthyronin 426
Thalassämie 516

Thalliumvergiftung 621
T-Helferzellen 542 f, 545 f
T-Helferzellen/T-Suppressorzellen-Quotient 304
Theophyllin 297
Therapie, antiemetische 637
– immunsuppressive 51
– onkologische 633 ff
Thermogenese 119 ff
Thiamazol 440 f
Thiamin 150
Thiazid-Diuretika 198
Thoracic-outlet-Kompressionssyndrom 270
Thorax, fassförmiger 293, 296
– Röntgenuntersuchung 289, 292
– – Herzkrankheit 158, 162 f, 196
– – Luftsichel 30
Thoraxmagen 22
Thoraxschmerz 288
– funktioneller 169
– Lungenembolie 275
– unerträglicher 174
Thoraxschublehre 163
Thoraxstarre 337
Thoraxumfang 288
Thrombangiitis obliterans 250 ff, 268
Thrombektomie 269, 272
Thrombelastogramm 532
Thrombin 531
Thrombinzeit 532
Thromboembolie 186, 274, 307
Thromboembolieprophylaxe 186
Thrombolyse 269, 276
– Kontraindikation 178
Thrombolytika 178
Thrombopathie 537
Thrombopenie 643
Thrombophilie, hereditäre 268
Thrombophlebitis 267 f
– migrans 267, 633
– saltans 267
– septische 267 f
Thromboplastin 531
Thromboplastinzeit 530, 532, 652
– partielle 532, 652
Thrombose 230, 268
– Arterienverschluss, akuter 249
– Pankreaskarzinom 115
– Polycythaemia vera 522
Thromboseneigung 483 f
Thromboseprophylaxe 279 ff, 309
– Kompressionsprofil 279, 281
– Lagerung 281 f
– medikamentöse 281
– physikalische 280 f
Thromboserisikokategorie 279 ff
Thromboxan 544
Thrombozyten 509, 536
Thrombozytenaggregation 532, 536
Thrombozytenaggregationshemmer 170, 178, 241 f
Thrombozytenzahl 532, 647
Thrombozythämie, hämorrhagische 522
Thrombozytopathie 536 f
Thrombozytopenie 520, 536 f
Thrombozytose 522, 536 f
Thrombus 173
– wandständiger 232
Thrombusablösung 282
Thrombusbildung 274
Thymektomie 144
Thymus, vergrößerter 143

Thymustumor 318
Thyreoglobulin 426, 429 f, 650
Thyreoglobulin-Antikörper 429, 446, 448
Thyreoidektomie, totale 450
Thyreoiditis 447 f
– Feinnadelpunktion 431
– Hashimoto 429, 444, 447
– de Quervain 429, 447
– strahlenbedingte 435
– subakute 447 f
Thyreoliberin 426
Thyreostatika 440
Thyreotropin 393, 426 f
Thyreotropin-releasing-Hormon-Test 393 f, 429, 654
Thyroxin 426, 434, 444, 650
– freies 428 f, 438
– Hypothyreose-Therapie 446 f
Thyroxinbindungskapazität 393
Tiefensensibilität, gestörte 386
Tietze-Syndrom 169
TIPS (transjugulärer intrahepatischer portosystemischer Stent-Shunt) 82
T-Killerzellen 542 f
T-Lagerung 320
T-Lymphozyten 509, 518, 541 f
– aktivierte 327
– Referenzwert 651
T-Negativierung 212, 276
TNM-System 312, 629 ff
Todesangst 174
Tokopherol 150
Tollwut 557 f
Tonsille, Belag, weißlicher 569
– hochrote 567
Tonsillektomie 203
Tonsillenschwellung 134
Tonsillitis 325, 552
Tonusverlust 664
Tophi 140 f
Torsionsdystonie, idiopathische 11
Toxin 324, 488
– Durchfallerkrankung 578 f
Toxoplasmose 586
TPO-Antikörper 429, 446, 448
Trachea 287
Tracheobronchitis 551
Tracheomalazie 431
Traktionsdivertikel 16
Tränenfluss 332, 442
Transaminase 69
Transferfaktor 289
Transferrin 647
Transferrinsättigung 139
Transforming growth factor (TGF) 432
Transfusionszwischenfall 544 f
Translokation 521
Transport, aktiver 37 f
– renaler 148 f
Transposition der großen Gefäße 213
Transsudat 195, 316
Traubenzucker 384, 452 f
Trematoden 591 f
Trendelenburg-Operation 277
TRH (Thyreotropin-releasing-Hormone) 393, 426 f
TRH-Test 393 f, 429, 654
Triapten-Antiviral-Salbe 560
Trichinose 588 f
Trichomoniasis 587
Trichuriasis 588
Triglyceride 66, 129, 648
– Erhöhung 122 f, 130 f

Triglyceride
– mittelkettige 41
Trijodthyronin 426
– freies 428 f, 650
Trikuspidalklappe 154 f, 159
Trikuspidalklappeninsuffizienz 207, 213
Trikuspidalklappenstenose 213
Tripletts 189 f
Trisomie 21 213
Trommelschlägelfinger 216, 298
Tropenkrankheit 592 ff
– bakteriell bedingte 593 f
– durch Protozoen 594 ff
Tröpfcheninfektion 299, 550, 602
Troponin-T 175 f
Trousseau-Zeichen 424
Truncus pulmonalis 163
Trypanosomen 597
Trypsin 109 f
Tsetsefliege 597
TSH (Thyreoidea-stimulierendes Hormon) 391 ff, 426 f
– Ausfall 394 f
– Erhöhung 443
– Serumkonzentration 649
– – basale 428, 438
TSH-Rezeptor, Keimbahnmutation 436
TSH-Rezeptor-Antikörper 429, 437
T-Suppressorzellen 542 f
Tuberkelbakterien 606
Tuberkulinprobe 544, 603, 606
Tuberkulose 42, 299, 602 ff
– Bronchiektasie 297
– exsudative 605
– extrapulmonale 605 f
– Infektionsverhütung 607 ff
– Lymphozytose 519
– Meningitis 580
– offene 605
– Perikarditis, konstriktive 206
– produktive 605
– Silikose 305
– Therapie 606
– Therapienebenwirkung 610
– urogenitale 476
Tubulopathie, hereditäre 148 f
Tubulus 457 f
Tubulusnekrose 488
Tularämie 577
Tumor, endokrin aktiver 389 f
– Lungenembolie 275
Tumoranämie 512
Tumorhyperkalzämie 639
Tumorkachexie 643
Tumorklassifikation 312
Tumorlysesyndrom 640
Tumormarker 631, 633
– Karzinom, kolorektales 59
– Pankreaskarzinom 116
– Schilddrüsenkarzinom 429 f
Tumor-Nekrose-Faktor Alpha 327, 447
Tumorpatient, Pflege 642 ff
Tumorschmerz 637, 644
Tumorstadium 629 ff
Tumorsuppressorgen 627
Tunica mucosa 9, 18 f, 37, 44
– muscularis 9, 18 f, 37, 44
– serosa 18, 37, 44
Turmschädel 515
Turner-Syndrom 213
T-Welle 156, 159 f

– erhöhte 175
– negative 170, 175
Typhus 549, 571 f
Typhusroseole 572
T-Zell-Leukämie-Virus 526
T-Zell-Lymphom 526

U

Übelkeit, Chemotherapie 637
– Conn-Syndrom 409
– Dumping-Syndrom 33
– Hypotonie 263
– Meningitis 553
– Pyelonephritis 468
– Urämie 460
Überdrucktherapie, kontinuierliche, nasale 314
Überempfindlichkeitsreaktion 296, 544
Überernährung 88, 126, 365 f
Übergewicht 121, 255
– Hyperinsulinismus 261
Überlaufblase 658
Überwässerung 479, 489
Uhrglasnägel 216, 298
Ulcus cruris 264, 266, 273
– – Fußsyndrom, diabetisches 387 ff
– duodeni 26 ff
– jejuni 33
– ventriculi 26 ff, 33
– – perforierendes 157
Ulkus, peptisches 421
– ösophageales 12
– – Reizkolon 49
Ulkusblutung 29, 32
– Forrest-Klassifikation 32 f
Ulkuskrankheit 26 ff
– Komplikation 29 ff
– Notfall-Endoskopie 24
– Rezidiv 32
– Therapie 31 f
Ulkusnische 29
Ulkusperforation 28 ff
– Peritonitis 60
– Therapie 32
Ulkuspersönlichkeit 29
Ulkusprophylaxe, medikamentöse 24
Ullrich-Turner-Syndrom 418
Umweltbelastung 627
Umweltgift 86
Unruhe 282, 669
Untersuchung, histologische 2
– körperliche 2
– rektale 57
Untersuchungsverfahren, bildgebendes 2
Upside-down-Stomach 22
Uralyt-U 498
Urämie 491 f, 534
Uran 310
Urapidil 261
Urat 489
Uratstein 474, 496
Ureaplasma urealytikum 469
Urease-Test 26
Ureter fissus 464, 466
– Obstruktion 488
Uretermündung, vesikale 472
Ureterozele 472
Ureterstenose 466
Urethra, Obstruktion 488
Urethradilatation 203

Urethritis 332, 335, 469 f
– Leukozyturie 468
– Trichomoniasis 587
Urethrozystoskopie 465
Uricult-Test 461
Urikostatikum 142
Urikosurikum 142
Urin, Acetongeruch 453
– alkalischer 460, 496
– Alkalisieren 498, 521
– Ansäuern 468, 498
– dunkler 101, 104
– Eiweißgehalt 460
– Glukosemessung 367 f
– Ketonkörper 368
– pH-Wert 460
– Rotfärbung 137, 459
– saurer 460, 496
– schmutzig-brauner 479
– spezifisches Gewicht 460
– Streifen-Schnelltest 501, 503
– tuberkelbakterienhaltiger 476
– wasserklarer 399
Urinbefund, asymptomatischer 485
Uringewinnung 466
Urinkultur 467
Urinsediment 461
Urinstase 496
Urinuntersuchung 2, 460 ff, 468
– bakteriologische 461 f
– Referenzwert 653
Urobilinkörper 70
Urogenitalbilharziose 599
Urogenitaltuberkulose 476
Urographie 468
Urokinase 178, 531
Uropathie, obstruktive 472
Uroporphyrin 137
Urosepsis 467, 496
Ursodeoxycholsäure 85, 87, 102
Urtikaria 599
Usur, subperiostale 422
Uveitis 52

V

Vagotomie 32 f
Vagotonus, erhöhter 28, 180 f
– – AV-Block 188
– Steigerung, reflektorische 183
Vagusreiz 181, 670
Valium 665
Valsalvamanöver 181, 183
Valvuloplastie 215
Vanillinmandelsäure 411
Varikophlebitis 268
Varikosis 264 ff
– Kompressionsbehandlung 279
– Spätkomplikation 267
– Therapie 266
Varikozele 414
Varize, primäre 264, 272
– sekundäre 264, 272
Varizellen 558 f
Vaskulitis 42, 342 ff
– allergische 302
– Blutungsneigung 538
– nephrotisches Syndrom 482
– Schlaganfall 236
– Therapie 344
– Thrombangiitis obliterans 250
Vasodilatation, generalisierte 667
– periphere 83

Sachverzeichnis

Vasokonstriktion 402
– arterioläre 667
Vasopressin 149, 391
Vasospasmus 252
Vater-Papille 97, 109
– Gallenstein 112
– Karzinom 105
– Schrumpfung 103
– Stein, eingeklemmter 101
Vena cava inferior 163, 165
– – superior 65 f, 163, 165
– communicans 273
– femoralis superficialis 272
– femoropoplitea 265
– perforans 273
– poplitea 270
– portae 65
– renalis 458
– saphena accessoria lateralis 265
– – – medialis 265
– – magna, Ligatur 268
– – – Thrombophlebitis 267
– – – Varikose 264 ff
– – parva 265 f
Vena-cava-Filter 277
Vene, Anatomie 225
Venendruck 275
– zentraler 32, 158, 162 f, 165
Venendruckmessung, dynamische, periphere 271
Venenentzündung 52
Venenkatheter 583
– zentraler 162
Venenklappe 225, 273
– Thrombenbildung 274
– Zerstörung 271
Venenklappeninsuffizienz 264, 271 ff
Venenstrang, druckdolenter 267
Venenthrombose 277
Venenverschluss, chronischer 272
Venenverschlussplethysmographie 271
Venöse Insuffizienz, chronische 272 ff, 277
– – – Kompressionsbehandlung 279
Ventilationsstörung, obstruktive 289
– restriktive 289
Ventrikel 154 f, 163
– Aussackung 204
– linker, hypertrophierter 211
– – Volumenbelastung 212
– Wandbewegungsstörung 170
Ventrikelseptumdefekt 213, 216
Ventrikelseptumruptur 177
Verapamil 183
Verätzung 12 f, 618 f
Verbrauchskoagulopathie 32, 534 f
– Hantavirus-Infektion 564
– Malaria 596
– Schock 668
Verdauung 9, 38
Verdauungsenzym 109 f
Verdauungssaft 20
Vereinsamung 656, 659
Vergiftung 611 ff
– Detoxikation 614 f
– Differenzialdiagnose 614
– Erste Hilfe 614
– Giftnachweis 613
– inhalatorische 622 f
– Nachsorge 616
– Schweregrad 613
– Symptom 613
Vergiftungszentrale 619

Verhalten, aggressives 62
– regressives 62
Verhaltensstörung 122
Verkalkung 150, 337
– intrakranielle 563
– subkutane 341
Verknöcherung 144
Verlangsamung 83, 445
Verschlucken 11
Verschlussikterus 98, 100 f
– Definition 104
– extrahepatischer 104
– intrahepatischer 104
– Pankreaskarzinom 115 f
– Vitamin-K-Mangel 150
Verschlusskrankheit, arterielle, periphere 236, 243 ff, 278
– – – Beckentyp 248
– – – Oberschenkeltyp 248
– – – Stadien nach Fontaine 244
– – – Therapie 247 f
– – – Unterschenkeltyp 248
Verspannung 356
Verstimmung, depressive 424, 660
Verstümmelung 594
Vertebralarterie 350
Vertebralisstromgebiet 237
Verweilkatheter 267
Verwirrtheit 219, 383
Vesikuläratmen 289
Vibration 320
Vibrationsempfinden 386, 514
Vibrationstrauma 252
Vincristin 635, 642
VIP (vasoaktives intestinales Peptid) 390 f, 651
Vipom 390
Virämie 550
Virchow-Trias 268
Virilisierung 406 f
Virilismus 419 f
Virushepatitis 67 ff
Virusinfektion 519, 526
Viruskrankheit 550 ff
– exanthemische 558 ff
– tropische 592 f
– des Zentralnervensystems 553 ff
Viruspneumonie 552 f
Vitalkapazität 289 f
Vitamin A 149, 424
Vitamin B_1 150
Vitamin B_2 150
Vitamin B_6 151
Vitamin B_{12} 151
– Resorptionsstörung 513
Vitamin C 151, 539, 551
Vitamin D 144, 150, 421, 423
– Überdosierung 424
Vitamin E 150, 179
Vitamin H 151
Vitamin K 150
– Mangel 149 f, 534
Vitamin-A-Hypervitaminose 149
Vitamin-A-Mangel 149
Vitamin-B_1-Mangel 150
Vitamin-B_2-Mangel 150
Vitamin-B_6-Mangel 151, 513
Vitamin-B_{12}-Mangel 32, 151
Vitamin-B_{12}-Mangel-Anämie 514, 590
Vitamin-B_{12}-Resorptionstest 514
Vitamin-C-Mangel 151, 538
Vitamin-D-Hypervitaminose 150
Vitamin-D-Mangel 145 f, 150, 483

Vitamin-D-Stoffwechselstörung 146 f
Vitamine 126
– fettlösliche 41, 115, 149 f
– wasserlösliche 149
Vitamin-E-Mangel 150
Vitaminhaushalt 149 ff
Vitamin-K-Antagonisten 150
Vitaminmangel 149
Vitiligo 409
V-Lagerung 320
VLDL (very low density lipoproteins) 129 f
Vogelhalterlunge 306
Völlegefühl 23, 25, 78
– Gallenwegsdyskinesie 99
– Gastrinom 390
– Magen, operierter 32
– Magenkarzinom 34
– Pankreatitis 114
– Reizdarm-Syndrom 48
– Riesenfaltengastritis 26
Vollmondgesicht 404 f
Volumenersatz 669
Volumenmangel 182
Volumenmangelkollaps 515
Vorderwandspitzeninfarkt 176
Vorhof 154 f, 162 f
– Erregung 159 f
– linker, vergrößerter 209 ff
Vorhofextrasystole 189
Vorhofflattern 157, 183 f
Vorhofflimmern 157, 185 f
– Herzinfarkt 177
– Mitralstenose 209 f
Vorhofmyxom 177 f
Vorhofseptumdefekt 213, 216
Vorhofthrombus 185 f, 209
Vorlastsenkung 198
Vorwärtsversagen 193, 195
VVI-Einkammerschrittmacher 192

W

Waaler-Rose-Test 328, 651
Wachstumsfaktor 392
– hämatopoetischer 510 f, 637
– Jodmangel 432
Wachstumshormon 395, 398
– Sekretion, vermehrte 393, 396 f
Wachstumshormonmangel 393, 419
Wachstumshormon-Releasing-Hormon 397
Wachstumsstillstand 404
Wadenkrampf 386 f
Wadenschmerz 576
Wadenumfang 283
Wadenwickel 552
Wärme, trockene 358
Wärmeagglutinine 517
Wärmeanwendung 347
Wärmeintoleranz 437
Wärmflasche 453
Wasserhammer-Puls 212
Wasserresorption 391
Wasserretention 83, 491
Wasserspeiergesicht 136
Wassertransportstörung 471
Wasserverlust 83
Waterhouse-Friderichsen-Syndrom 534
Watschelgang 146
Watson-Kapsel 40
Watteverband 249

Wegener-Granulomatose   343 f
Weichteilrheumatismus   324, 351 ff
– Differenzialdiagnose   310
Weil-Felix-Reaktion   564
Weil-Krankheit   575 f
Wenckebachperiode   188
Wendl-Tubus   671, 673
Werlhof-Syndrom   536
Whipple-Krankheit   41, 334
Whipple-Operation   115
Widal-Reaktion   572
Wiederbelebung   671 ff
Von Willebrand-Faktor,
    fehlgebildeter   536
Von Willebrand-Syndrom   534
Wilson-Krankheit   88, 139 f
Windpocken   558 f
Wirbelkörper   146
Wirbelsäule, Erkrankung,
    degenerative   349 ff
– Randspornbildung   350
– Verformung   145
– Versteifung, schmerzhafte   337
Wirbeltuberkulose   148
Wirbelvorderkante, Sinterung   657
Wismut   32
Wohlstandssyndrom   126
Wolff-Gang   412
Wolhynisches Fieber   565
WPW-Syndrom   187
Wuchereria bancrofti   600
Wundrose   570
Wundstarrkrampf   581
Würgen   11
Wurmbefall   587 ff
Wurmfortsatz   10, 43
Wurmkrankheit   40
– tropische   599 ff
Würstelfinger   333

X

Xanthelasma   85, 131 f
Xanthom   130
– eruptives   131 f
– tuberöses   131 f
Xerophthalmie   332
Xerostomie   332
XX-Chromosom   417
XY-Chromosom   417

Y

Yersinia enterocolitica   578
– pseudotuberculosis   578
Yersinien   334 f
Yersiniose   577 f
Y-Prothese   232

Z

Zahn, Zerstörung   129
Zahnanomalie   424, 515
Zahnextraktion   203
Zahnfleisch, Blutungsneigung   151
Zäkum   43
Zäsarenhals   567
Zeckenbiss   335, 556
Zeckenrückfallfieber   576
Zelle, antigenpräsentierende   543
– enterochromaffine   389
– maligne   628
– mukoide   18 f
– parafollikuläre   426
Zellnekrose   668
Zellreifung   513 f
Zellulitis   357
Zellzerfall   521
Zenker-Divertikel   16
Zentralisation   668
Zentralnervensystem, Viruskrankheit   553 ff
Zerkariendermatitis   599
Zervikozephales Syndrom   350
Zestoden   589 ff
Zidovudin   546
Zieve-Syndrom   85
Zigarettenrauchen   291 f
– Krebsentstehung   627
– Lungenembolie   275
– Lungenemphysem   293
– Lungenkarzinom   309, 626
Zilie   299
Zink   152, 496, 647
Zinkgelverband   279
Zinkmangelkrankheit   152
Zirrhose s. Leberzirrhose
Zitrat   496
Zittern   383
Zöliakie   40

Zollinger-Ellison-Syndrom   28, 390
Zona fasciculata   401
– glomerulosa   401
– reticularis   401
Zotte   37
Zottenschwund   41
Zuckeraustauschstoff   372
Zuckung   664
Zunge, vergrößerte   444
Zungenbandverkürzung   341
Zungenbrennen   512 f, 539
Zungengrundstruma   443
Zungen-Schlund-Syndrom   11
ZVD (zentraler Venendruck)   162 f
Zwerchfellbeweglichkeit   289, 293
Zwerchfellhernie   22 f
Zwerchfellhochstand   48, 276
Zwergwuchs, hypophysärer   394
Zwölffingerdarm s. Duodenum
Zyanose   157, 288, 670
– Bronchitis, chronische   292
– Linksherzinsuffizienz   195
– Lungenemphysem   293
– periphere   195, 226
– zentrale   195, 215 f
Zyklusstörung   398
Zylinderepithel-Metaplasie   14
Zylindrom   314
Zyproteronacetat   420
Zyste, Echinococcus-cysticus-Befall   590 f
– Paragonimiasis   601
Zysten-Krankheit   91
Zystenleber   91
Zystenniere   255, 486
Zystinstein   496
Zystinurie   471
Zystitis, akute   467
– hämorrhagische   467
– wiederkehrende   465
Zystizerkose   590
Zytokine   447
Zytomegalie   13, 300, 546, 563
Zytostatika   635
– Agranulozytose   519
– Anämie, megaloblastäre   514
– Handhabung   641 f
– Kontamination   642
– Nebenwirkung   635
– Paravasat   642

Literatur

Allolio, B., H. M. Schulte (Hrsg.): Praktische Endokrinologie. Urban & Fischer, München 1996

Assmann, G.: Fettstoffwechselstörungen und koronare Herzkrankheit. MMV Medizin Verlag, München 1998

Berger, D. P., R. Engelhardt, R. Mersmann: Das Rote Buch Hämatologie und internistische Onkologie. Ecomed, Landsberg/Lech 1997

Bünte, H.: Chirurgie. Urban & Fischer, München 1996

Buddecke, E., M. Fischer: Pathophysiologie, Pathobiochemie, Klinische Chemie. Walter de Gruyter Verlag, Berlin 1992

Bundesgesundheitsblatt, Jahrgänge 40, 41, 42. Springer, Berlin 1998/90

Classen, M., V. Diehl, K. Kochsiek (Hrsg.): Innere Medizin, 3. Aufl. Urban & Fischer, München 1995

Conrad, Th., M. Kiffe: Cholesterinfrei Kochen. Verlag Tebbert, Münster 1997

Deetjen, P., E.-J. Speckmann (Hrsg.): Physiologie. Urban & Fischer, München 1994

Diehm, C., J.-R. Allenberg, K. Nimura-Eckert: Farbatlas der Gefäßkrankheiten. Springer, Berlin 1999

Domschke, W. (Hrsg.): Bindegewebe und Innere Erkrankungen. Urban & Fischer, München 1996

Domschke, W., Konturek, S. J. (Hrsg.): Der Magen. Springer, Berlin 1993

Eibach, U.: Medizin und Menschenwürde. R. Brockhaus, Haan 1993

Erdmann, E., G. Riecker (Hrsg.): Klinische Kardiologie, 4. Aufl. Springer, Berlin 1996

Fabel, H. (Hrsg.): Pneumonologie. Urban & Fischer, München 1989

Fritze, E., May, B. (Hrsg.): Die ärztliche Begutachtung. Steinkopff Verlag, Berlin 1992

Glaus, A., W. F. Jungi, H.-J. Senn: Onkologie für Krankenpflegeberufe. Thieme, Stuttgart 1997

Greifenstein, K.: Klinische Rheumatologie. Ecomed, Landsberg/Lech 1994

Gross, R., P. Schölmerich, W. Gerok: Die Innere Medizin, 9. Aufl. Schattauer, Stuttgart 1996

Hahn, E. G., J. F. Riemann (Hrsg.), begründet v. L. Demling: Klinische Gastroenterologie, 3. Aufl. Thieme, Stuttgart 1996

Handermann, M., E. Hinz, H.-G. Sonntag: Lexikon der Infektionskrankheiten des Menschen. Springer, Berlin 1997

Hauss, W. H.: Die Arteriosklerose. Steinkopff Verlag, Berlin 1990

Heepe, F.: Diätetische Indikationen. Springer, Berlin 1994

Horn, A., H. Vosberg, H. Wagner: Schilddrüse konkret, 2. Aufl. Thieme, Stuttgart 1999

Hornbostel, H., W. Kaufmann, W. Siegenthaler (Hrsg.): Innere Medizin in Praxis und Klinik. Thieme, Stuttgart 1992

Hurst, J. W., J. S. Alpert (Hrsg.): Diagnostic Atlas of the Heart. Raven Press, New York 1994

Keller, R.: Immunologie und Immunpathologie. Thieme, Stuttgart 1994

Kloke, M., O. Kloke (Hrsg.): Diagnostik und Therapie chronischer Schmerzen in der Inneren Medizin. Thieme, Stuttgart 1998

Leidenberger, F. A.: Klinische Endokrinologie für Frauenärzte, 2. Aufl. Springer, Berlin 1998

Marx, H. H. (Hrsg.): Medizinische Begutachtung. Thieme, Stuttgart 1992

Mehnert, H., E. Standl, K. H. Usadel (Hrsg.): Diabetologie in Klinik und Praxis, 4. Aufl. Thieme, Stuttgart 1999

Meng, W., R. Ziegler: Endokrinologie, 2. Aufl. Fischer, Jena 1997

Meyer zum Büschenfelde, K. H. (Hrsg.): Hepatologie in Klinik und Praxis. Thieme, Stuttgart 1989

Mühle, W.: Chronische Polyarthritis. Eular-Verlag, Basel 1994

Neuhaus, B., B. Högemann: Diagnostische und therapeutische ERCP. Biermann, Zülpich 1990

Nieschlag, E., H. M. Behre (Hrsg.): Andrologie. Springer, Berlin 1996

Ostendorf, P. C., S. Seeber (Hrsg.): Hämatologie Onkologie. Urban & Fischer, München 1997

Paumgartner, G. (Hrsg.): Therapie Innerer Krankheiten, 9. Aufl. Springer, Berlin 1999

Passarge, E.: Taschenatlas der Genetik. Thieme, Stuttgart 1994

Pott, G.: Koloskopie-Atlas. Schattauer, Stuttgart 1995

Pott, G.: Gastroskopie-Atlas. Schattauer, Schattauer 1998

Rieger, H., W. Schoop (Hrsg.): Klinische Angiologie. Springer, Berlin 1998

Roskamen, H., H. Reindell (Hrsg.): Herzkrankheiten, 4. Aufl. Springer, Berlin 1996

Schettler, G., H. Greten: Innere Medizin Bd. 1 u. 2, 9. Aufl. Thieme, Stuttgart 1998

Scheutzel, P., R. Meermann: Anorexie und Bulimie. Urban & Fischer, München 1994

Schwegler, J. S.: Der Mensch – Anatomie und Physiologie, 2. Aufl. Thieme, Stuttgart 1998

Weilemann, L. S., H. J. Reichecke: Notfallmanual Vergiftungen. Thieme, Stuttgart 1996

Wolff, H. P., T. R. Weihrauch: Internistische Therapie 98/99, 12. Aufl. Urban & Fischer, München 1999

Ziegler, R., R. Landgraf, O.-A. Müller, A. von zur Mühlen: Rationelle Therapie in der Endokrinologie. Thieme, Stuttgart 1997

Zeidler, H.: Rheumatologie. In: Innere Medizin der Gegenwart, in 14 Bdn. Urban & Fischer, München 1990

Notizen